中国抗癌协会环境肿瘤学专业委员会组织撰写

现代健康管理学丛书　　　　总主编　李玉民

生殖
健康管理学

Health Management of Reproductive System

主编　张学红

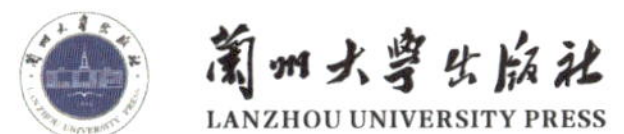

图书在版编目（CIP）数据

生殖健康管理学 / 张学红主编. -- 兰州 : 兰州大学出版社, 2025. 3. -- (现代健康管理学丛书 / 李玉民总主编). -- ISBN 978-7-311-06743-4

Ⅰ. R169

中国国家版本馆 CIP 数据核字第 2024TA4309 号

项目执行 宋 婷
责任编辑 宋 婷
封面设计 陈 欣

丛 书 名 现代健康管理学丛书
总 主 编 李玉民
本册书名 生殖健康管理学
SHENGZHI JIANKANG GUANLIXUE
作 者 张学红 主编
出版发行 兰州大学出版社 （地址:兰州市天水南路222号 730000）
电 话 0931-8912613(总编办公室) 0931-8617156(营销中心)
网 址 http://press.lzu.edu.cn
电子信箱 press@lzu.edu.cn
印 刷 兰州银声印务有限公司
开 本 880 mm×1230 mm 1/16
成品尺寸 210 mm×285 mm
印 张 36.25
字 数 1063千
版 次 2025年3月第1版
印 次 2025年3月第1次印刷
书 号 ISBN 978-7-311-06743-4
定 价 220.00元

丛书编委会

编　委

（以姓氏笔画排序）

李玉民　李宁荫　李则宣　李伟东　李兴杰　李红利　李志勇　李丽斐　李秀丽　李明鸣
李建雄　李俊峰　李彦妮　李桂香　李晓玲　李笑然　李海元　李雪梅　李彩娥　李福平
李嘉正　杨飞　杨立　杨丽　杨杰　杨波　杨柳　杨菁　杨晶　杨斌
杨婷　杨静　杨磊　杨燕　杨一蕃　杨冬梓　杨永秀　杨旭龙　杨汝阳　杨利娟
杨含腾　杨忠霞　杨金伟　杨景茹　杨璐西　杨鑫娜　豆欣蔓　肖楠　肖晓辉　吴雪
吴强　吴向阳　吴多明　吴庭恺　吴恭瑾　吴银瓶　吴锦涛　何莉　何晓　何亚娟
何佳静　何荣霞　何綦琪　余静　余阳阳　谷有全　狄天宁　闵光涛　汪维　汪小亚
汪五全　汪玉红　汪苑苑　沈海丽　宋飞雪　宋天亮　宋克薇　宋晓静　宋爱琳　宋润泽
张兰　张红　张丽(肾病)　张丽(精神)　张洁　张洲　张莉　张涛
张朗　张娟　张通　张辉　张鹏　张静　张豪　张磊　张燕(风湿)
张燕(健康管理中心)　张小卫　张小珍　张文君　张玉怀　张甲翠　张立婷　张亚敏
张成俊　张旭东　张亦舒　张军红　张军强　张红丽　张芮浩　张苍宇　张欣宗　张学红
张学良　张珊珊　张树泽　张思功　张耕源　张振袒　张莉莉　张晓芳　张爱萍　张海鸿
张海滨　张婉婉　张雅兰　张雅丽　张瑞芳　张翠莲　张德刚　张德奎　陈刚　陈军
陈昊　陈敏　陈琳　陈慧　陈江君　陈秀娟　陈思雨　陈雁飞　武力　武君
武国德　苟文婕　苟亚妮　范阿娇　范晟煊　林欣　尚攀峰　呼永华　罗晖　罗小峰
罗长江　罗志强　罗瑞英　岳平　岳鹏　岳秀宁　金晶　周栋　周小春　周文策
周心怡　周建平　周俊林　周晓伟　周海宇　周辉年　庞云清　郑婷　郑鹏飞　屈鹏
孟文勃　封昱辰　赵龙　赵达　赵旭　赵军　赵艳　赵桐　赵敏　赵琴
赵锋　赵斌　赵媛　赵磊　赵大成　赵月生　赵文君　赵兰婷　赵成基　赵宇昊
赵学文　赵思华　赵海燕　赵翀翀　赵瑜梨　郝晋雍　胡旭昌　胡丽娜　胡茂荣　胡建明
胡晓斌　胡钰敏　胡继科　胡雪剑　胡微薇　南伟　柳进　柳江燕　郜丽娜　侯博儒
俞泽元　姜金　姜程　宫玉哲　贺东强　贺志云　骆晓荣　秦立军　袁月　袁东
袁新　袁薇　袁若雯　热勒肯　耿彬　桂惠明　夏茸　夏亚一　原铂尧　顾冰
柴尔青　党欣欣　党建中　党跃修　徐献　徐义先　徐百成　徐学超　徐嘉宁　高敏
高明霞　高莉萍　郭梁　郭元成　郭少华　郭发才　郭柳青　郭莉莉　郭钰珍　郭凌云
郭继武　郭琎祎　席大勇　唐依苗　唐荣冰　姬瑞　黄昊　黄莉　黄越　黄卫东
黄泽平　黄晓俊　黄晖蓉　乾栋梁　曹宏泰　曹雨芬　曹菊玲　龚霞　盛晓赟　常鹏
常鑫　崔祥　崔鸿斌　康学文　商俊芳　阎丹峰　阎立新　梁成　梁伟　梁晓磊
梁海萍　梁耀军　彭正奎　彭雪彬　葛朝明　董静　董治龙　董海涛　董强利　蒋妮
蒋常莲　韩清　韩婕　韩兴文　韩彦明　景玉宏　景海雪　程志斌　傅松波　焦作义
舒娟　鲁锦玥　曾双　曾嵘　曾晓丽　曾祥挺　谢小冬　谢广妹　谢亚东　谢泽慧
谢寒冰　靳佳欣　蒲建中　甄东户　路锦　满江位　蔡宏斌　裴锡波　裴霞霞　廖梅
谭季春　谭恩丽　谭继英　熊彬　熊全涛　滕晓明　颜耀华　潘青　潘晓婧　操慧颖
薛莉花　魏宁　魏丽　魏孔孔　魏丽娜　魏育才　魏晓瑞　魏海东　濮家源

本册编委会

主　编　张学红

副主编　张爱萍　颜耀华

编　委

（以姓氏笔画排序）

马鹏程	兰州大学第一医院
马黔红	四川大学华西第二医院
王　丽	甘肃省妇幼保健院 （甘肃省中心医院）
王　薇	兰州大学第一医院
王丽蓉	兰州大学第一医院
王晓慧	兰州大学第一医院
毛　斌	兰州大学第一医院
毛　燕	甘肃省人民医院
石春蕊	兰州大学第一医院
叶新华	兰州大学第一医院
史森中	中国人民解放军陆军特色医学中心
朱伟杰	暨南大学生命科学技术学院
朱依敏	浙江大学医学院附属妇产科医院
乔　昆	兰州大学基础医学院
许晓娟	兰州大学第一医院
孙晓彤	甘肃省人民医院
苏　莉	兰州大学公共卫生学院
李　娟	兰州大学第一医院
李　睿	兰州大学第二医院

李　巍	秦皇岛市妇幼保健院
李丽斐	兰州大学第一医院
李福平	四川大学华西第二医院
杨　柳	浙江大学医学院附属妇产科医院
杨　菁	武汉大学人民医院
杨　婷	兰州大学第一医院
杨冬梓	中山大学孙逸仙纪念医院
何　晓	西安市人民医院 （西安市第四医院）
何佳静	兰州大学第一医院
张　洲	西北妇女儿童医院
张欣宗	广东省生殖医院
张学红	兰州大学第一医院
张莉莉	兰州大学第一医院
张爱萍	兰州大学第一医院
张翠莲	河南省人民医院
陈　慧	中山大学孙逸仙纪念医院
陈秀娟	内蒙古医科大学附属医院
苟文婕	兰州大学第一医院
胡丽娜	重庆医科大学附属第二医院
骆晓荣	兰州大学第一医院
袁　月	兰州大学第一医院
高　敏	西北大学附属安琪儿妇产医院
高明霞	兰州大学第一医院
黄　昊	中国人民解放军陆军特色医学中心
黄卫东	新疆佳音医院
谢小冬	兰州大学基础医学院
谢广妹	甘肃省妇幼保健院 （甘肃省中心医院）
谭季春	中国医科大学附属盛京医院
谭继英	兰州大学基础医学院
滕晓明	同济大学附属第一妇婴保健院
颜耀华	重庆安琪儿妇产医院
魏晓瑞	厦门安宝医院

总主编简介

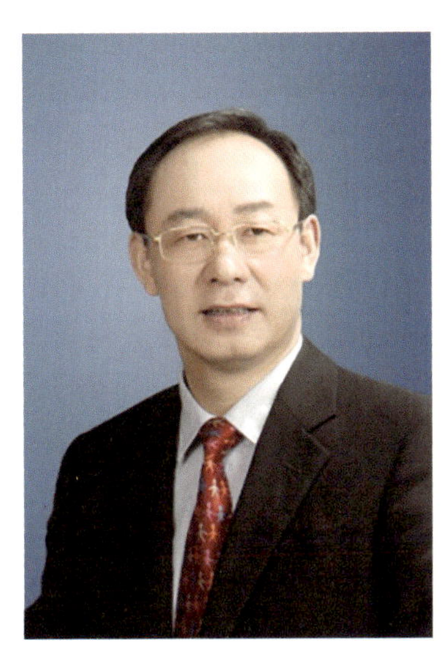

李玉民

李玉民，1962年12月出生，医学博士，兰州大学教授、博士生导师，兰州大学第二医院普通外科主任医师，英国剑桥大学访问学者，澳大利亚昆士兰科技大学客座教授。从事肝胆胰外科、微创外科和消化系肿瘤的研究。发表学术论文360余篇，其中SCI论文140余篇。参编全国高等学校“十三五”教育医学规划教材《外科学》，主编、参编专著20余部。承担“国家863计划”“国际科技合作项目”和“科技部惠民计划”等科研项目31个。获“甘肃省科技进步一等奖”等奖项27个；担任国内外学术期刊主编及编委30余个，其中担任SCI杂志副主编及编委7个；担任中国抗癌协会环境肿瘤学专委会主任委员等学术职务70余个。被授予“国务院政府特殊津贴专家”“卫生部突出贡献中青年专家”“甘肃省优秀领军人才”等多项荣誉称号。

主编简介

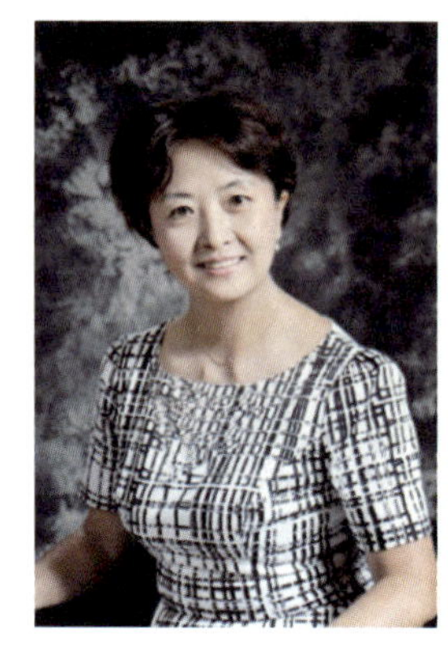

张学红

张学红，1967年4月出生，九三学社社员，兰州大学第一医院生殖医学中心首席专家、主任医师、教授、博士研究生导师。国家人类辅助生殖技术评审组专家，中华医学会生殖医学分会第一、二、三届常务委员，兼任中华医学会妇产科分会、中国医师协会、中国妇幼保健协会、中国优生科学协会、中国医药教育协会等多个国家级学术组织生殖医学、生育力保存、绝经学等方向副主任委员、常委、委员。担任《中华生殖与避孕》、《生殖医学》、《兰州大学学报》（医学版）、*CLIMACTERIC*（中文版）、*Human Reproduction Update*（中文版）杂志编委。创建西北地区首家生殖医学中心，带领团队填补“试管婴儿”研究领域西北地区多项技术空白。发表论文130余篇，主编及参编专著8部、译著2部，在研及完成国家级、省部级课题50余项。

序　一

随着现代经济社会飞速发展，人们的生活方式发生了变化，加之生态环境恶化、工业污染等诸多因素，全球多种疾病的发病率大幅增加，我国面临着巨大的健康压力和挑战。因此，不断创新现代健康管理的新理念，注重全生命周期的健康维护，建立现代健康管理的新体系，对于提升广大人民群众的健康水平意义深远。

兰州大学李玉民教授作为总主编，组织国内数百位具有丰富经验的临床专家撰写了“现代健康管理学丛书”，全面系统地介绍了常见多发疾病现代健康管理的新进展。丛书聚焦常见疾病诊疗和预防的热点问题，详细论述了饮食、生活习惯、心理精神等因素与疾病发生发展的关系；深入阐述了常见疾病发生的机制；重点突出了常见疾病现代健康管理的新方法和新策略。丛书强调多学科交叉融合，推动实行疾病的“早筛、早诊、早治、早康复”。

丛书还注重常见疾病全过程的健康管理，积极促进和创新现代健康管理体系，以常见疾病的诊疗为基础，向“上游”关注疾病病因，向“下游”关注疾病治疗后患者的康复与管理，高度重视影响健康的致病因素，强调防治并重，以预防为主，可有效指导健康生活方式并优化创新疾病防控模式。

丛书内容丰富、信息量大，兼具专业性和实用性，可为临床医生、预防医学医生、公共卫生工作者、健康管理工作者、科普工作者及医学生提供学术参考，也可为社会民众提供有益的健康指导，对提高广大人民群众的健康意识、促进建立现代健康管理新模式、维护全生命周期健康、服务健康中国战略具有重要意义。

我谨向广大读者推荐此丛书，以期有所裨益。

中国工程院院士
原国家卫生部副部长
中华预防医学会第四、五届会长

2024年3月

序　二

研究创新现代健康管理的新理论和实践是人类健康事业发展的必然需要，对提高人类的健康水平具有重要意义。

新时代的医学健康理念从以治病为中心，转向以健康为中心，维护全生命周期健康。此外，诞生了“群医学”的新理念，群医学是为恢复、维护、增强众生、生态的整体与长远健康而发展出的知识、技术、艺术和学术体系，提倡以人类为中心，实现“健康大同”。为顺应新时代健康理念的需要，推动群医学快速发展，“现代健康管理学丛书”应运而生，本丛书系统阐述了临床常见疾病的诊断、治疗、预防和康复的最新发展动态；同时，详细介绍了环境、饮食、生活习惯和心理精神等因素与疾病发生的关系，阐述了常见疾病发生的机制，重点突出了常见疾病健康管理的新技术、新方法和新理念，强调了群医学的“六域”，即促、防、诊、控、治、康（促进、预防、诊断、控制、治疗、康复）和“六宝”即语、药、械、食、居、环（语言、药材、器械、饮食、起居、环境），凸显了大健康的理念。

丛书对指导广大民众的健康生活方式、探索现代健康管理新方法、提高人民群众疾病预防意识、提升常见疾病诊疗能力、维护生命健康具有积极作用，希望能为临床医学、基础医学、公共卫生、预防保健、健康管理及科普等专业人员和医学生提供有益参考。

我特为此丛书作序。

中国工程院院士
中国工程院副院长
中国医学科学院院长
北京协和医学院校长

2024年7月

序　三

进入21世纪，健康已成为全球关注的重大课题，提升常见疾病的诊治和预防能力，推进健康管理的新技术、新方法和新理念，对维护全过程全生命周期的健康至关重要，对实施健康中国战略意义非凡。

为反映常见疾病的诊疗和现代健康管理发展的新动态和新进展，提高广大人民群众的健康水平，兰州大学李玉民教授携手数百位专家学者共同编写了“现代健康管理学丛书”。丛书详细阐述了临床常见多发疾病的病因学和发病机制，系统介绍了常见疾病的诊断、治疗、预防、康复及健康管理的最新成果；重点突出了常见疾病健康管理的新理念，强调疾病预防策略，详细介绍了常见疾病的诊疗新技术，倡导健康生活方式，既适用于专业人员，又能指导社会民众。阅读此丛书，对提高民众的健康意识、探索疾病的健康管理新模式、提升常见疾病的诊疗水平、维护广大人民群众全生命周期健康具有十分积极的作用。

丛书汇集了数百位临床专家的智慧，具有先进性、科学性和实用性，是临床医生、健康管理工作者以及医学生的良师益友。

我谨为此丛书作序，并向广大读者推荐此丛书。

中国工程院院士　李兆申

2024年7月

序　四

维护全生命周期健康是21世纪医学发展的重大使命。促进临床医学、基础医学、预防医学和公共卫生多学科交叉融合，推广常见疾病诊疗和预防新技术、创新全过程全周期的健康管理新理念，对推动实施健康中国战略具有重要意义。

由兰州大学李玉民教授作为总主编、数百位优秀专家共同参与编写的“现代健康管理学丛书”，荟萃了最前沿的健康管理理论与实践；结合专家团队多年丰富的临床经验和研究成果，全面系统地阐述了常见疾病的病因学，生理病理学，诊断、治疗、康复及预防的现状和新进展；涵盖了健康管理、健康促进、健康评估以及健康教育等多个方面的内容；系统介绍了现代健康管理学的发展趋势和临床研究动态，强调防治并重，突出了现代健康管理的新技术和新理念。

丛书的知识传递方式较为科学，既适合专业人士深入学习，又适合普通读者获取健康管理知识，这符合现代人对于全民健康管理的迫切需要，这也正是丛书的重要价值所在。

丛书立意新颖、系统全面、图文并茂，具有实用性、专业性和指导性，可使临床医学、基础医学、全科医学、健康管理、公共卫生和预防医学的相关工作者及医学生等全面系统地了解健康管理的新理念。同时，也可使民众提高自身的健康管理意识和防病治病能力。

人民的终极福祉就是健康。我很荣幸为此丛书作序，谨向读者推荐此丛书，以期广大读者从中有所受益。

中国工程院院士
中国医师协会常务副会长
清华大学临床医学院院长
清华长庚医院院长

2024年7月

序 五

为推进实施健康中国战略，维护全生命周期健康，充分反映常见疾病健康管理的最新发展动态和研究成果，“现代健康管理学丛书”全面系统地阐述了临床常见多发病的流行病学、病因学、发病机制、病理生理学、诊断、治疗、预防和康复等的新进展；详细论述了饮食、生活习惯和心理精神及环境因素与疾病发生的关系；重点突出了常见疾病现代诊疗的新方法和新策略，着重强调了常见疾病预防和康复的新理念。

丛书针对常见疾病诊断治疗和预防的关键问题，强调疾病全过程全生命周期的健康管理，重点突出疾病预防，关注影响健康的现代危险因素，注重疾病的预防、诊断、治疗和康复有机衔接；丛书涵盖了各系统常见疾病的健康管理理念，信息量大，图文并茂，实用性和指导性强，对于推广常见疾病早筛、早诊、早治的新理念、新技术，普及广大民众防病治病的知识，改善民众的生活方式，建立健康管理的新模式具有指导作用。

丛书面向人民生命健康，对于提高广大人民群众的健康水平具有重要意义，是从事临床医学专业、健康管理专业、公共卫生和预防医学专业、基础医学专业的工作者及医学生的良好参考用书。

是为序！

中国工程院院士

北京大学心血管研究所所长

北京大学博雅讲习教授

血管稳态与重构全国重点实验室主任

中国康复大学校长

2024年3月

序　六

21世纪的医学理念发生了重大变化，从以治病为目的对高科技的无限追求，逐渐转向以疾病治疗和预防并重；从以治病为中心，转向以健康为中心，重视全生命周期的健康管理。

“现代健康管理学丛书”聚焦常见疾病的现代诊疗和健康管理发展的前沿问题，总结归纳了最新的研究进展，结合专家团队丰富的临床经验，全面系统地阐述了临床常见多发病的流行病学、病因学、发病机制、病理学、诊断、治疗、预防及康复的现状和新进展，反映了常见疾病现代健康管理和诊疗技术的新动态。

丛书主要突出了现代健康管理的多学科交叉融合特征，关注影响健康的危险因素，强调预防为主，注重现代康复管理的新技术，以期促进常见疾病的诊治、预防和健康管理能力的提升。

丛书面向临床医学、全科医学、健康管理、公共卫生、预防医学、基础医学等专业工作者及医学生，使读者能全面系统地了解常见病的现代健康管理理念，掌握常见疾病诊疗和现代健康管理的新技术和新方法，提高对疾病防治的整体认识，树立健康管理新理念和新模式，这对提高全民的健康管理水平和防病治病能力具有重要意义。

我特为此丛书作序，希望为其出版能够起到一定的积极作用。

中国科学院院士　黄山峰

2024年3月

序　七

随着经济的飞速发展，生态环境和生活方式的不断变化，人类健康面临着巨大挑战，常见多发疾病的发病率越来越高，健康问题也越来越受到全球的高度重视。加速推进现代健康管理的理论和实践，提高广大人民群众的健康水平，是促进健康事业发展和实施健康中国战略的必然需要。

为顺应生命健康维护的时代需求，“现代健康管理学丛书”阐述了临床常见多发病的流行病特征、病因、发病机制、诊断、治疗、预防和康复的最新发展动态，重点突出了常见疾病诊疗和健康管理的新技术、新方法和新理念。

丛书对提高医生对常见疾病的诊疗能力，推广普及常见疾病的现代健康管理新技术、新方法，提高广大人民群众的健康水平，维护全生命周期健康，具有积极作用。

丛书系统全面，兼具实用性、专业性和指导性，是广大医生和医学生的有益参考书。

谨以此作序！

中国工程院院士

2024年3月

序　八

现代健康管理学是关于健康管理的学科理论体系，它已经成为当代医学中非常重要的一部分。

世界卫生组织发布的《2020年全球卫生统计报告》指出，全球十大死因中，心血管疾病、癌症、糖尿病和慢性呼吸道疾病均在榜中。2021年，我国65岁及以上的老年人口达2亿人，占总人口的14.2%，按照联合国的标准，中国正式进入“老龄社会”。

慢性病的高发、老龄化社会的到来、亚健康人群比例的增高等都凸显了发展健康管理学的紧迫性、必要性。开展健康管理，用现代健康管理理念和新的医学模式作为指导，通过现代医学和现代健康管理学的技术手段，对个体和群体健康状况及影响健康的危险因素进行评估，并给予有效医学干预，可以此来预防和控制疾病的发生与发展，提高生命质量，降低全社会的疾病治疗费用。因此，健康管理学在疾病的预防和诊疗研究中的重要意义日益受到学者关注。

为此，由兰州大学李玉民教授作为丛书总主编，近百位临床专家作为分册主编共同编写的“现代健康管理学丛书”，涉及心血管、呼吸、普外、骨科、妇产科、儿科、口腔、生殖等多个临床学科，是国内首套对健康管理进行系统阐述的丛书，从基础到临床、从管理体系到大数据应用，为提高健康管理水平、助力健康中国战略具有重要的价值和意义。

我谨推荐此套丛书，希望相关读者能有所收获。

中国科学院院士

2024年夏

总 序

随着经济社会飞速发展，人们的生活方式发生了重大变化；同时，生态环境恶化、工业污染、人口老龄化、不良生活习惯以及心理精神等诸多因素引发的健康问题越来越多。常见疾病多发和重大疾病发病低龄化情况日趋严重，使人类面临巨大的健康压力和挑战。全球范围内对健康问题也越来越重视，从医学教育到临床实践，从疾病预防到诊疗，从卫生健康到国家安全，健康理念均发生了深刻变化，疾病诊疗方式也随之改变，为此，创新现代健康管理模式是人类社会发展的必然要求。

世界卫生组织在《迎接21世纪的挑战》的报告中指出，21世纪的医学不应该以疾病为主要研究对象，应该以人类健康为研究的主要方向。由治病医学转向预防保健医学，由关注人的疾病转向关注人的健康；在重视科技的同时，更加重视人文关怀，推动现代健康管理新理念是医学发展的必由之路。

一人之健康是立身之本，人民之健康是立国之基。“十四五”规划和2035年远景目标纲要提出，全面推进健康中国建设，坚持预防为主的方针，为人民提供全方位全生命周期健康服务。增进人民健康福祉，事关人的全面发展和社会全面进步，事关“两个一百年”奋斗目标的实现。党的二十大报告也提出，推进健康中国建设，把保障人民健康放在优先发展的战略位置，完善人民健康促进政策。

坚持预防为主，减少疾病发生。从以“疾病”为中心转为以“健康”为中心，关键是加强对疾病预防的重视，这是健康中国战略发展的必然选择。科学证明，大部分慢性病都可以通过改变饮食和生活方式进行早期预防，做好疾病预防工作，要从普及健康知识做起，从环境安全开始落实；要重视重大疾病防控，倡导健康文明的生活方式；建立健全健康教育体系，提升全民健康素养；强化慢性病筛查和早期发现；坚持防治并重，以防为主，全生命周期的健康管理，建立和发展健康管理新理念是实施健康中国战略的必然要求。

20世纪70年代末，美国提出了“健康管理”的概念，主要是医疗保险机构通过对其医疗保险客户（包括疾病患者或高危人群）开展系统的健康管理，达到有效控制疾病的发生或发展、减少医疗保险赔付损失的目的。经过数十年的发展，健康管理学已发展成为一门学科，它通过信息和医疗技术对个人的健康状况以及影响健康的风险因素进行全面检查监测，分析评估影响健康的生理、心理及行为风险因素，提供咨询、干预和指导健康生活方式等，建立科学的健康服务流程，实施慢病综合防治策略，充分发挥个体和社会群体的健康潜能，以期提高个体的健康意识和防病治病能力，目的是恢复健康、维护健康、促进健康。

随着科技进步和社会发展、人类疾病谱和死亡谱转变、人口老龄化加速、医疗费用支出快速增长、生活水平提高以及健康意识增强，人们对健康服务的需求已经发生重大变化，从过去被动式、应对性的就医诊疗逐渐转变为主动性、常态化追求健康、预防疾病，有力促进了健康管理学的快速发展。但是，常见多发病的防治能力和健康管理水平距离健康中国战略的要求还有较大差距。就目前来讲，无论从学科、人才、技术以及投入方面，还是在理念、资源分配方面，重视疾病的诊治都远大于重视疾病的预防。因此，包括疾病诊断、治疗、预防和康复体系化的现代健康管理理念亟待加强。

“群医学”理念的诞生，即疾病的“促、防、诊、控、治、康（促进、预防、诊断、控制、治疗、康复）”，创新了医学思维，是临床医学、基础医学、预防医学和公共卫生等多学科交叉融合形成的一个创新体系，为发展现代健康管理学新理念提供了有力支撑，以期适应新时代医学健康观的重要变化，扩展健康服务的内涵，提高健康管理的效能。现代健康管理学是将疾病诊疗与预防康复有机结合起来，以疾病诊疗为基础，既向“上游”关注病因和预防，又向“下游”关注疾病治疗后的康复和管理，突出疾病的预防、诊断、治疗、康复和管理的有机衔接，强调防治并重，以防为主，促进疾病全过程全生命周期的健康管理和健康维护。

基于现代健康管理学的理念，我们从2021年3月启动，邀请了临床医学、基础医学、预防医学和健康管理学等多学科的数百位知名专家学者，编写了“现代健康管理学丛书”，旨在全面反映现代健康管理学发展的最新动态，深入阐述常见疾病从预防到康复全过程的关键问题，推广常见疾病现代健康管理学的理念和新技术，促进多学科交叉融合，以期提高常见疾病“促、防、诊、控、治、康”的能力，服务健康中国战略。

本丛书聚焦常见疾病现代健康管理学的前沿问题，分析归纳海量信息数据和研究成果，结合专家团队丰富的临床实践经验，全面系统地阐述了生殖系统、心血管系统、呼吸系统、神经系统、血液系统、内分泌系统、风湿免疫系统、消化系统、骨骼系统、泌尿系统、宫颈疾病、乳腺疾病、口腔疾病及精神心理等常见多发病的流行病学、病因学、发病机制、诊断、治疗、三级预防、康复及健康管理的发展动态。从流行病学、预防医学、临床医学、康复医学、社会学以及管理学等多学科概述了常见疾病的病因及其临床特征；从细胞生物学、分子生物学、病理学、免疫学及生物信息学等多维度解析了疾病发生发展的分子机制；重点突出了疾病的现代诊疗、预防康复和健康管理的新方法和新策略。

丛书立意新颖、学科全面、内容丰富、信息量大、图文并茂，具有创新性、专业性、系统性、完整性和实用性，面向临床专业医生、全科医生、健康管理医生，以及从事基础研究、公共卫生和预防医学、科普、公共管理等的工作者和医学生。通过阅读本丛书，希望广大读者更加全面地了解现代健康管理学的新理念，了解常见疾病现代诊疗的新技术、新方法，掌握现代健康管理学的研究方向，促进常见疾病早筛早诊早治新技术的推广应用，提高广大群众治“未病”的预防意识。

丛书编写过程中得到了王陇德院士、王辰院士、董家鸿院士、李兆申院士、窦科峰院士、董尔丹院士、陈子江院士、陈香美院士、尚永丰院士、王坤正教授等著名专家的亲切指导和帮助，在此向他们表示由衷的感谢！丛书的指导专家和各分册主编都是长期工作在临床一线的专家，他们既有扎实的理论知识又有丰富的临床经验，反复讨论丛书的目录确定、章节结构、逻辑关系、重点问题、研究进展以及创新点等关键环节，能够把握常见疾病诊疗和健康管理的热点和难点，充分展示了现代健康管理学的新进展和新理念。

由于丛书涵盖了近年来多学科多领域有关健康管理学的最新研究成果，分册较多，信息量大，工作任务重，时间紧，加之编者水平有限，错误和不足在所难免，恳请各位同道批评指正。

李玉民

2024年8月

目录

第一编 生殖健康概论及基础知识

第五编　生殖健康伦理及大数据技术在生殖健康管理中的应用

第六编　精准医学在生殖健康中的应用进展

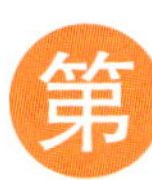
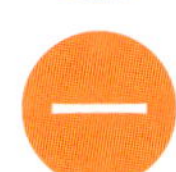
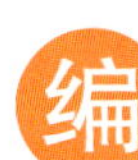

第一编 生殖健康概论及基础知识

第一章 概　论

第一节　生殖健康的概念及其发展演变

一、生殖健康的概念

生殖健康（reproductive health）是指在生命的各个阶段，生殖系统及其功能和生殖过程中的身体、精神和社会适应的完好状态，而不仅仅是没有疾病或不适。具体地说，就是生育能力健全，人们有权决定生育时间及数量，女性能够安全地通过妊娠生育健康婴儿，夫妇有安全且和谐的性生活，人们享有获取生殖健康保健服务的权利。这标志着女性处于整个生殖健康过程的中心地位，满足并尊重所有女性的需求，达到全生命周期的保健目的。与此同时，还涵盖了青少年和男性在内的生殖保健。随着新时代的进步，生殖健康被赋予新的内涵。

生殖健康是人类健康的核心，涵盖了母婴安全、计划生育、性健康与性传播疾病（sexually transmitted diseases，STD）、婴儿和儿童保健等多个方面。因此，在新的历史时期全面发展生殖健康事业，就必须提供和健全各种广泛的信息、技术和服务，从而满足人类对生殖健康的需求。社会、经济和文化等因素是影响生殖健康的决定因素。人口迁移、城市化和老龄化，在不同经济和社会环境中，均会对未来人口发展趋势和男女性别角色的定位产生重要的影响。此外，2030年可持续发展目标，是将视角放在更宽广的人类与地球、与自然生态环境的关系上，因此，生殖健康的最终目标是要全面提高出生人口素质，促进人类与资源、环境的可持续发展。

二、生殖健康概念的发展演变

（一）早期生殖健康是以控制人口为中心的计划生育

回顾生殖健康概念的发展历程对于确定生殖健康的新观点至关重要。该概念最初起源于世界妇女团体对于人权、女权和生育权的自由思想。20世纪初，一些发达国家妇女团体提出“让女性获得更多的自主权，并为她们提供更高质量的生育服务”。1968年，德黑兰国际人权大会上，明确了生育权的概念，这为生殖健康的发展奠定了基础。与此同时，在世界范围内又出现了一个新的情况，全球生态环境的恶化要求世界各国控制人口数量增长。到了20世纪70年代，对女性生殖健康以及生殖健康权利的关注已延伸至发展中国家，此时，生殖健康的核心是生育调节。

（二）20世纪80年代生殖健康的概念更侧重于孕产期保健

进入20世纪80年代，妊娠和分娩的相关疾病受到全球的广泛关注，大力倡导“母婴安全”行动，妇幼保健成为生殖健康的重中之重，且主要集中在怀孕、分娩和围产期保健方面。由于整个经济社会发展和人们生育调节能力的增强，自主选择和获得服务的理念也被普遍接受，其中包括自主选择避孕方法。青少年的性与生殖健康问题也日益突出，需要我们在生殖健康服务中更加重视和关注这一问题。

在此背景下，1988年，世界卫生组织（World Health Organization，WHO）人类生殖研究发展特别规划署主任巴赛拉多（J.Berzelatto）首次提出生殖健康的概念，建议将生殖健康的概念定义为包含四个基本要素，即生育调节、孕产妇保健、婴幼儿保健、控制性传播疾病。同年，WHO特别规划署主任法赛拉（M.F.Fathalla）在此基础上提出了防止非意愿妊娠的问题，正式将性健康的内容引入生殖健康的范畴，指出：个人和夫妇有权决定生育孩子的数量，自由选择可用的避孕方法，享有妊娠相关的保健服务的权利，妊娠得到母婴存活和健康的结局，不感染性疾病、不意外妊娠等。性健康是指性和谐和性疾病传播的控制，这是当时WHO提出的非正式的生殖健康的定义。

（三）20世纪90年代中后期强调生殖健康权利的实现

随着社会经济的发展，生殖健康服务包括与生殖有关的一些卫生保障得到了长足发展，但妊娠和分娩等健康问题突出，不孕不育率呈逐年上升态势，不安全性行为导致的非意愿妊娠比例也在不断攀升，青少年性行为及性意识开放而保健意识缺乏，性传播疾病在全球范围内的蔓延等，都严重影响生殖健康和生育质量，生殖健康服务依然任重道远。

在1994年9月开罗国际人口与发展大会（International Conference on Population and Development，ICPD）上，回顾了过去数十年来全球女性运动、生育控制运动和计划生育运动的成果，概括出了生殖健康的定义，将生殖健康的概念、策略与行动等列入了该大会《行动纲领》的第七章“生殖权利和生殖健康”中。形势的发展呼唤着观念的转变，国际社会不再单纯关注计划生育和人口控制的做法，突出强调生殖健康是促进经济和社会发展的核心。因此，政府及相关的社会团体需要承担相应的责任，制定政策，提供优质服务，创建良好的社会氛围，消除人们对性与生殖健康问题的偏见。

在1995年第四次世界妇女大会上，国际社会正式接受了《行动纲领》所提出的生殖健康的定义。生殖健康不仅指身体健康，还涵盖了心理、社会、经济、行为等多方面。至此，生殖健康进入了人类历史发展的新篇章，生殖健康的概念对公共卫生事业的发展产生了重要影响。

（四）21世纪之后全方位、全生命周期的生殖保健服务理念

进入21世纪，WHO和联合国人口基金等国际组织正在努力推动以妇女儿童为中心、以社区为基础的生殖健康计划，特别是针对发展中国家和贫困地区的女性，制定有效的政策和干预措施，为她们提供全生命周期健康保障服务。这在概念和行动上都带来了挑战和机遇，将生殖健康的目标上升到促进人类的发展和生活质量提升的高度。

2000年9月，189个联合国会员国的代表签署了《千年发展目标》，到2015年要在减少贫困、提高生活质量等8个方面取得成就，其中提倡男女平等、改善产妇保健和对抗艾滋病病毒等与生殖健康息息相关。2004年，第57届世界卫生大会强调要建立一个完善的产前、分娩、产后和新生儿保健体系，包括消除不安全流产、提供不孕症治疗、降低性传播疾病、生殖道感染、宫颈癌和其他妇科疾病的发病率和死亡率。2015年，来自194个国家的领导人共同签署《2030年可持续

发展议程》，提出到2030年确保普及性健康和生殖健康保健服务，要确保人类的性权利与生殖权利。在新的历史发展时期，生殖健康被赋予新的定义和内涵，是经济可持续发展的重要保障，是人类可持续发展的基础和前提。

第二节　生殖健康的基本内容

根据开罗国际人口与发展大会《行动纲领》关于生殖健康的定义，性与生殖健康是人们的一项重要权利，涉及全人群、全生命周期，不仅是生殖系统的生理健康问题，还包括与生殖系统健康相关的心理健康问题，并且与社会经济发展、资源环境的可持续发展密切相关。

生殖健康的核心内容包括：

第一，满意且安全的性生活。满意是指性生活对象和性生活过程满意；安全则包括两方面内容，一方面是伴侣间不担心因性生活而感染性传播疾病，另一方面不担心意外妊娠等。

第二，有健全的生育能力。当有生育意愿时，受孕者能够在自然状态下或在辅助生殖助孕技术下顺利怀孕并成功妊娠。

第三，可以自主决定生育时间和生育数量。这体现了人类享有自主决定生育的权利和充分获得生殖保健服务的权利。

第四，有需要的人群有权充分了解并获得安全、有效和保护伴侣隐私的计划生育服务。这体现在夫妇双方有权获得相关避孕节育的知识并有自由选择相应服务的权利，如避孕节育方法的自主选择和在获得服务的过程中能够充分表达个人意愿及受到有尊严的服务。

第五，妇女安全地妊娠并且生育健康的婴儿。包括孕前获得相关的咨询和指导；怀孕期间获得产前检查，最大程度地避免出生缺陷的发生；高危孕产妇和危急重症救治等有针对性的管理；产后访视和产后随访，保证母婴健康；改善妇女营养状况等。

第六，建立特殊人群的生殖健康服务体系。为青少年、围绝经期、流产后、产后等重点人群提供全面的生殖咨询和治疗服务；预防人类免疫缺陷病毒（human immunodeficiency virus，HIV）母婴传播和提高生殖健康水平；满足老年人的性与生殖健康需求。

第七，保障群众获得生殖健康保健服务的权利。主要是指政府、社会团体提供相应的保健服务，如设立专门的生殖保健服务机构，有专业技术人员，有专项基金可提供免费的生殖保健服务，并制定相应的政策、制度保证生殖健康服务的顺利开展。

（陈秀娟、杜琛）

参考文献

[1] STARRS A M，EZEH A C，BARKER G，et al. Accelerate progress—sexual and reproductive health and rights for all：report of the Guttmacher - Lancet Commission [J]. The Lancet，2018，391（10140）：2642–2692.

[2] 陈炳山.生殖健康及其主要影响因素[J].中国妇幼保健,2000,(01):55–57.

[3] MABASO Z，EROGBOGBO T，TOURE K. Young people's contribution to the Global strategy for women's，children's and adolescents' health（2016—2030）[J]. Bulletin of the World Health Organization，2016，94(5)：312.

第二章
全球生殖健康现状和发展趋势

第一节　全球生殖健康现状

生殖健康是社会可持续发展的重要支柱。政府和国际组织的工作重点已从努力控制人口的过快增长发展到保障人类生殖健康权利和提高保健质量上，以促进人与国民经济、社会和环境保护的和谐发展。尽管全球妇女儿童健康问题已经成为共识，各国政府也采取了积极的措施，但由于各国、各地区之间的投入存在一定的差距，尤其是发达国家和发展中国家之间、发达地区和贫困偏远地区之间投入的差距日益增大，因此，进一步改善发展中国家和落后地区的健康卫生条件，以及提升全球公共卫生治理水平，成为当今世界面临的一项重要挑战。

一、总和生育率

当前全球生殖健康的现状仍面临巨大挑战，世界各地的人口趋势差别很大，最贫穷的国家，特别是撒哈拉以南的一些非洲国家，人口增长迅速，生育率居高不下，而人口下降、老龄化和生育率极低则是许多发达国家关注的问题。世纪之交开始的总生育率增长在2008—2010年达到顶峰，此后，大多数国家的生育率下降或趋于稳定，在那些经历了经济衰退和失业率上升的国家和地区，其生育率下降更为明显。目前，全球生育率已从1990年的每名妇女生产3.2个活产婴儿下降到2023年的2.3个，预计今后还会进一步下降。2022年的统计数据显示，在全球19亿育龄（15～49岁）女性中，约有22.5%的女性避孕需求尚未得到满足，严重危害妇婴健康。

（一）非计划怀孕

自20世纪90年代初以来，由于育龄妇女人数增加和生育意向改变，全球意外怀孕人数从1990—1995年的1.08亿增加到2015—2019年的1.21亿，相当于全球每1000名15～49岁的女性每年有64例意外怀孕。由于全球人口的增长，2015—2019年期间意外怀孕的数量比1990—1995年增加了12%。

世界银行对收入群体调查发现，非计划怀孕与收入之间存在反比关系。在欧洲和北美洲，15～49岁的女性中，每1000名有35例意外怀孕；在东亚和东南亚，每1000名有58例意外怀孕；在中亚和南亚，每1000名有64例意外怀孕，和拉丁美洲每1000名有69例意外怀孕的比例均接近全球比例；在西亚和北非，每1000名有86例意外怀孕。相对而言，高收入国家的人们比低收入国家的人们更容易获得性健康护理。经过30年的分析，非计划怀孕出生率有所下降，这与日益普及和使用避孕措施有关，越来越多的人能够限制或推迟生育。

（二）堕胎

堕胎是性健康保健的重要组成部分，全球非计划怀孕率下降，而意外怀孕率在堕胎中结束的比例却在增加。目前，全球堕胎率大致相当于20世纪90年代初的水平。在2015—2019年，61%的意外怀孕以堕胎告终（每年总共堕胎7330万次），相当于每1000名15～49岁女性堕胎39次，堕胎数从5500万增加到超过7300万。在堕胎受限的地方，非计划怀孕的发生率通常比堕胎普遍合法的地方要高。避免胎儿意外出生的动机增强以及获得更多服务的机会增多，可能是这两种趋势发生的原因。非计划怀孕和堕胎是全球许多人共享的经历，不论地区、收入群体和法律地位如何，这些结果强调需要持续的承诺和投资，以确保获得全方位、高质量的性和性健康护理服务。

二、不孕症情况

全世界约有1.86亿人患有不孕症，西方国家中每7对夫妇中就有1对因女性患不孕症。随着全球人口的增长，不孕症的绝对患病夫妇数仍然呈现增长态势，从1990年的4200万增加到了2010年的4850万。女性的生育能力在30岁时开始下降，在35岁时生育力加速下降，到40岁时严重受限。在女性不孕症中，盆腔因素大约占35%、排卵障碍占25%～35%。男性不育的主要原因包括精液异常、性功能障碍和免疫因素等。此外，全球青少年的性行为变化也给生殖健康带来挑战，如反复非意愿性妊娠流产、生殖道感染等均可能造成生育力损害。

三、孕产妇安全问题

孕产妇死亡率（maternal mortality ratio，MMR）是全球公共卫生问题。每年约有1.5亿次分娩，近一半的孕产妇得不到完善的母婴保健，导致每年约有58万孕产妇死亡，新生儿死亡率居高不下，1800万孕产妇因妊娠和分娩引起伤残。在埃塞俄比亚、赞比亚等非洲国家，这个问题尤其严重。尽管全球在努力，然而妇女的性健康问题没有得到根本解决，面临贫困落后地区人口的高增长趋势，将需要大力推进生殖保健服务，保护和满足每个人的生育权。

四、性传播疾病发生情况

全球3亿多人患性传播疾病，每日有近100万新发感染者。2022年，联合国艾滋病规划署（Joint United Nations Programme on HIV/AIDS，UNAIDS）发布《2022年全球艾滋病防治进展报告：危急关头》显示，截至2021年底，全球约有3840万例HIV感染者，而新发感染者数量更是惊人，仅2021年全球就有约150万例新发感染者，新发感染者中有一半是妇女和儿童，约有超过65万例死于HIV相关疾病。在撒哈拉以南的非洲地区，这一发病率高达59%，为世界艾滋病防治工作带来了极大挑战，需要采取有效措施加以应对。由于避孕意识缺乏或未采取安全有效的避孕方法，HIV感染女性面临非意愿妊娠的风险，对其自身和所生育婴儿的健康均造成严重威胁。全球每年约有70万名感染HIV的婴儿出生，采取安全有效的避孕措施不仅可以避免非意愿妊娠及终止妊娠带来的不良后果，还可降低艾滋病母婴传播风险。

五、新型冠状病毒对生殖健康的影响

2019年，冠状病毒大流行已导致全球卫生进入紧急状况，最新统计已影响到188个国家，这次大流行的特点是社区传播迅速，加上其死亡率相对较高，造成了前所未有的全球健康危机，对人类的性健康有着重要的影响。许多年轻人的性欲和性交频率都因冠状病毒疾病流行而下降，来自中国的一项研究报告指出，37%的受访者的性活动减少，44%的受访者报告其性伴侣数量减少。个人自由的减少，以及糟糕的心理健康和伴侣关系可能是导致这些性行为变化的因素。性行为活跃的年轻人正面临越来越多的健康挑战，一方面，许多年轻人正面临失业或停学造成的经济和心理压力，另一方面，与性伴侣分离和缺乏获得全面性保健服务的机会，影响性功能和性活动。

新型冠状病毒（SARS-CoV-2）可识别人体组织器官中的血管紧张素转换酶2（angiotensin converting enzyme 2，ACE2），由此对两性生殖系统结构和功能造成损伤。病毒感染继发的严重炎症和免疫反应可能不利于睾丸内的精子发生和激素产生。对于SARS-CoV-2是否存在于精液中仍有争议，一项前瞻性观察发现，SARS-CoV-2患者精液中精子总数较少，但目前大多数学者认为新型冠状病毒感染对男性精子质量的影响是一过性的，随着康复时间的推移将有所恢复。最新基因序列遗传学分析和临床观察性研究分析表明，尚缺乏能够有效支持新型冠状病毒存在母婴垂直传播的可靠证据。病毒感染、治疗药物、消毒剂以及由此产生的心理问题等可能会对配子、胚胎发育、两性生殖系统及功能存在潜在影响，但尚无证据支持在孕早期无医学指征情况下的终止妊娠。有研究认为，怀孕的妇女可能与不良妊娠结局相关，包括死胎、（自发）流产和胎儿生长受限等。大流行期间，一些国家基本的性健康服务和供应链运作已经中断，如产前和产后检查、分娩和堕胎服务、避孕措施的提供和性传播疾病的管理；在药品供应系统健全的国家，一些地区的避孕药具也缺货或供不应求，需要采取有针对性的干预措施，以改善人类健康和福祉。

第二节　发达国家生殖健康现状

随着发达国家母婴死亡率的显著降低，生殖健康的重点已经转向青少年性健康服务、中老年女性保健以及男性生殖健康的研究。自1994年国际人口与发展大会以来，青少年的性与性健康和权利方面取得了重大进展，但国家内部和国家之间的进展明显不平衡，一些地方青少年的生活状况已经恶化。当前，全球每年约有390万的15～19岁女性遭受不安全流产，在美国等发达国家，15～19岁青少年中，82%的怀孕是无计划的，而全面的性教育和获得节育措施可有效降低这一年龄组的怀孕率。全球每分钟有10名未成年少女遭受不安全流产，在一些发达国家如丹麦、英国、芬兰和瑞典等，青少年流产发生率较低，约占10‰～20‰。在人工流产合法的国家，青少年可以到医院获得安全的生殖服务，但严重影响青少年的心理健康。然而，更值得密切关注的新趋势包括，青春期女孩患卵巢癌和乳腺癌的比例不断上升，超重或肥胖的青少年比例急剧上升，这些对健康均有着长期影响。

到2050年，全球50岁以上的女性预计将从2020年的10亿增加到16亿，自然更年期发生的平均年龄为49岁，84%的绝经后女性有生殖系统疾病症状，影响其个人的工作和生活。激素替代疗法的使用，使得老年人患有低雌激素相关疾病的风险得到了显著降低。

非计划怀孕是一个全球性的公共卫生问题，尽管有各种各样的女性避孕方法，但男性避孕的选择仅限于避孕套和输精管结扎术，78%的男性认为夫妻双方对计划生育负有同等责任。全球都需要和渴望新颖的男性避孕方法，一些发达国家正在进行可逆性输精管阻塞的临床试验，以及开发和推广更有效的男性节育技术，并防止艾滋病病毒的传播。男性避孕药具的最终普及可能对降低全球非计划怀孕率（目前占全部怀孕率的40%）产生重要影响，并将使人类朝着更加公正和公平的意愿性生育道路迈进。

第三节 发展中国家生殖健康现状

一、我国生殖健康现状

我国政府一直致力于制定和实施符合本国国情的人口发展与计划生育的生殖健康政策，取得了显著成果，通过加强立法与宏观管理、积极开展国际合作和交流等途径，建立非政府团体等多层面交叉模式，在开展生殖健康咨询能力建设、提高出生人口素质、倡导性别平等、促进卫生防病知识传播等方面做了大量的工作。我国一直坚定履行国际人口与发展大会《行动纲领》的承诺，特别是2001年《中华人民共和国母婴保健法实施办法》的颁布、2016年《"健康中国2030"规划纲要》、2019年《健康中国行动》以及《中华人民共和国医疗卫生与健康促进法》的颁布实施，成为促进生殖健康领域发展的重要标志，使得我国的生殖健康工作更加科学化、社会化和时代化。党的二十大报告明确提出构建生育支持政策体系的建议，积极应对人口老龄化国家战略，这既表明了国家对生育大力支持的态度，也强调了要建立一个完整的生育政策体系，以实现人口健康发展。生殖健康工作由单一的计划生育管理转变为生殖健康时代的呵护，人们更加关注出生人口的体质与素质，促进人口与健康相结合，全面促进和谐中国建设。

当前，我国生殖健康形势依然严峻，第七次全国人口普查数据表明，我国总和生育率（total fertility rate，TFR）为1.3，明显低于国际公认的2.1的人口更替水平和1.8的适度生育率水平，这表明我国即将步入人口负增长时代。2021年出生人口1062万人，二孩占比为41.4%，三孩及以上占比为14.5%，而性别比则达到110.9；男、女性生殖道感染患病率比例接近50%；全国孕产妇死亡率有所下降，城市为15.5/10万，农村为16.5/10万；2021年，5岁以下儿童死亡率降至7.1‰，婴儿死亡率降至5.0‰；每年人工流产数约900万例；生殖道肿瘤的发生率也在不断上升，宫颈癌每年新发病例达13.15万；全国女性乳腺癌发病率为42/10万，每年发病30.6万人。为了有效预防和控制这些疾病，预计到2025年底，我国适龄妇女宫颈癌筛查率达到50%以上，防治核心知识知晓率达到80%以上，宫颈癌筛查早诊率达到90%以上。2021年，全国共为823万名计划怀孕夫妇提供免费检查，目标人群覆盖率平均达93.5%，筛查出的风险人群全部获得针对性的咨询指导和治疗转诊等服务，落实了孕前预防措施，有效降低了出生缺陷的发生风险。

最新数据显示，我国约有105.3万例生存的HIV感染者，累计报告HIV相关死亡患者35.1万例；随着中国人口老龄化程度的加剧，预计到2033年老年人口将达到4亿，2070年前我国将会是全球老年人口最多的国家之一。随着社会、心理及生活环境的改变，我国不孕症夫妇人数进一步增加，不孕率由1976—1985年的6.89%上升至2010—2011年的15.50%，辅助生殖机构的建立对于提高具有生育意愿的不孕人群的生育力具有重要意义。当前我国多数人对于性健康问题仍表示敏感，性教育面临一定的挑战，包括提高国民对性教育的正确认识、引导其树立正确的性价值观等。

二、其他发展中国家生殖健康现状

据世界卫生组织（WHO）统计，约99%的孕产妇死亡发生在发展中国家，撒哈拉以南的非洲地区发病率占全球发病率的一半以上，南亚发病率占1/3。

在千年发展目标时代（2000—2015年），大多数撒哈拉以南的非洲地区在降低孕产妇和儿童死亡率方面取得了重大进展。由于社会经济地位和居住地区的不平等，这些国家之间仍面临着巨大的差异。“联合国千年发展目标”明确指出，实现1990—2015年孕产妇死亡率下降3/4的目标，然而1990—2005年，孕产妇死亡率仅下降了5%。2017年1月23日，特朗普签署总统备忘录，恢复“墨西哥城政策”（Mexico City Policy or Global Gag Rule，也称为“堕胎禁令”），这对那些依靠美国政府援助基金的非洲国家的计划生育和生殖健康服务造成严重影响，进一步加大了千年发展目标实现的难度。国际上其他政府和机构正积极鼓励各国和各地区建立专项工作基金，进行资源重组和开发来弥补资金和服务差额。

男、女性功能障碍是影响性生活质量的关键因素，包括生殖道肿瘤（前列腺、宫颈）的发病，以及童婚、暴力侵害妇女和儿童、女性生殖器切割、不良月经卫生习惯等，都会对女性生殖健康造成严重危害。在发展中国家，堕胎政策比发达国家更为严格，因此，计划生育运动没有取得应有的成效。不少国家采取有力措施，比如赞比亚政府制订了全国健康计划，南非、墨西哥政府与非政府团体在儿童发展方面建立了合作伙伴关系，爱沙尼亚也建立了青少年健康中心等，以此来加强本国的生殖健康工作。

第四节　全球生殖健康发展趋势

“人人享有生殖健康”的目标是宏伟的，但实现这个目标仍将是一个漫长的过程，我们将面临许多挑战和艰巨任务。

一、开展生殖健康的优质服务

生殖健康不仅是控制人口数量增长，而且要不断提升生殖健康服务水平，普及全民生殖健康知识，提供更多、更有效、更友好的服务，包括：性生活问题咨询，建立生殖健康档案和心理健康状况指导等；提高非意愿妊娠终止手术技能，以尽可能避免并发症的出现，保护女性的生育力；提倡婚前检查，给予优生优育指导，提高辅助生殖助孕成功率，以及更多的健康保健措施，以期达到更好的生殖健康效果，建设一个完善的生殖健康检测和评价体系。

二、鼓励男性参与生殖健康，倡导性别平等

男性作为父亲应该在节育、生育方面承担更多的责任，以减轻女性的心理压力，促进和谐健康的家庭关系。在节育方面，推广男性避孕措施；在生育方面，男性可协助女性做好孕产期保健，尊重女性在生殖健康方面的权利，并为减少性传播疾病的蔓延做出应有贡献。

三、关注特殊人群的需要

随着性传播疾病的蔓延，罹患性病的人越来越多，预防性病的进一步传播是越来越迫切的问题；规范青少年的生殖健康教育体系，积极正向引导，帮助他们学到安全的性与生殖健康知识，远离不安全性行为；发展性活跃群体的友好服务，包括提供避孕套和性传播疾病的管理。进一步加强生殖系统肿瘤的防治以及满足老年人在生殖健康方面的特殊需求。流动人口、残疾人以及生活在偏远地区的贫困人口更要纳入生殖健康服务人群。

四、聚焦重点疾病和突出问题

针对出生缺陷、儿童重大疾病、妇女宫颈癌与乳腺癌、母婴安全等影响妇幼健康的重点疾病，需在全球范围内，由各国政府、民间组织和科研部门共同努力。

对于每一个个体、每一个家庭来说，获得健康、满意、舒适和满足个人需求的生育服务是人民群众在生殖健康方面对美好生活向往的一部分，对于个人和家庭生活乃至社会发展有着深远影响。

（陈秀娟、杜琛）

参考文献

[1] POPINCHALK A，BEAVIN C，BEARAK J. The state of global abortion data：an overview and call to action[J]. BMJ Sexual & Reproductive Health，2022，48(1)：3-6.

[2] BEARAK J，POPINCHALK A，GANATRA B，et al. Unintended pregnancy and abortion by income，region，and the legal status of abortion：estimates from a comprehensive model for 1990—2019 [J]. The Lancet Global Health，2020，8(9)：e1152-e1161.

[3] 中国计划生育协会.中国生殖健康报告[M].北京：知识产权出版社，2020.

[4] MÉLODIE V，W CHRISTINE.Fertility and infertility：Definition and epidemiology[J]. Clinical Biochemistry，2018，62：2-10.

[5] FAYE C M，F C WEHRMEISTER，D Y MELESSE，et al.Large and persistent subnational inequalities in reproductive，maternal，newborn and child health intervention coverage in sub-Saharan Africa[J]. British Medical Journal Global Health，2020，5(1)：e002232.

[6] EBNER B，VOLZ Y，MUMM J N，et al. The COVID-19 pandemic—what have urologists learned?[J]. Nature Reviews Urology，2022，19(6)：344-356.

[7] 李蓉，杨菁，李红钢，等. 新型冠状病毒肺炎疫情下生殖医学的新问题与挑战[J]. 中华生殖与避孕杂志，2020，40(3)：177-181.

[8] SOFIA G，Z KRISTIN，J WILLIAM，et al.Inclusion of human rights in sexual and reproductive health programming：Facilitators and barriers to implementation[J]. Global Public Health，2021，16(10)：1559-1575.

[9] STOJKOVIC V J，B MATEJICAND K，Turza.Serbian primary care physicians' perspectives on adolescents' right to confidentiality in sexual and reproductive healthcare—a qualitative interview study [J]. Family Practice，2019，36(3)：317-324.

[10] 白符，刘畅，樊延军. 不孕不育防控策略研究进展[J]. 中国公共卫生，2018，34(9)：1303-1305.

第三章
生殖系统解剖学

第一节　女性生殖系统解剖学

女性生殖系统（female genital system）是女性生殖器官（genital organ of female）以及与其临近的器官和相关组织的统称。女性生殖器官可以分为内、外部生殖器官两部分。内生殖器官与盆腔脏器组织毗邻，并且与淋巴、血管以及神经之间紧密相连。骨盆（pelvis）是女性内生殖器官所在的部位，由于其结构特征和形状与孕妇分娩紧密相关，因此，也包括在内。

一、女性外生殖器官

女性外生殖器官（external genital organ of female）即外阴（vulva），是女性生殖器官外露的部分，由阴阜、大阴唇、小阴唇、阴蒂、阴道前庭等组成，其中还有前庭球、前庭大腺、尿道口、阴道口以及阴道瓣等。这些部分都是女性生殖系统的重要组成部分，见图3-1。

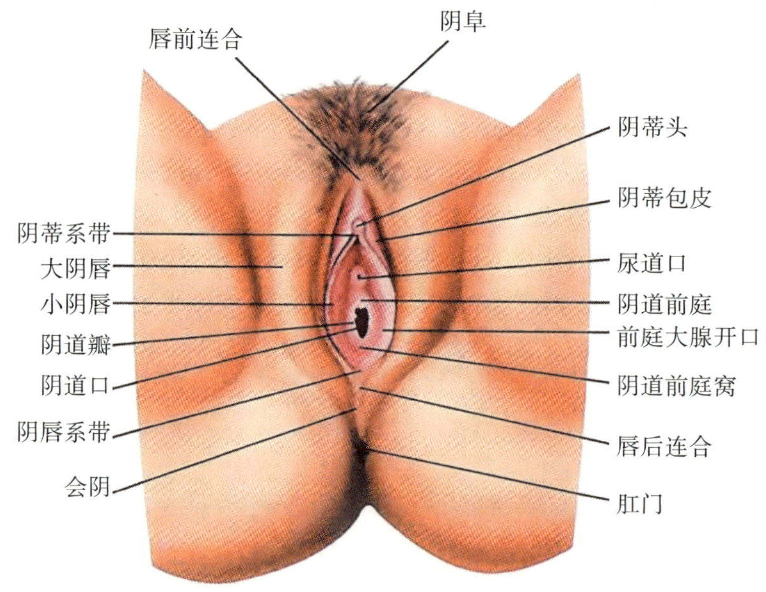

图3-1　女性外生殖器官

（一）阴阜

阴阜（mons pubis）位于女性耻骨联合前面，向上隆起并由富含大量皮下脂肪的结缔组织组成。女性性成熟后，其皮肤表面有阴毛生长分布，呈倒三角形，阴阜两侧的阴毛可向下生长分布于整个大阴唇的外侧面。

（二）大阴唇

从阴阜起始一直延伸到会阴，形成一对纵向隆起的皮肤皱褶，称为“大阴唇”（labium majus）。其外侧面为皮肤，皮下含有脂肪和结缔组织，富含血管网、淋巴管和神经丛。

（三）小阴唇

小阴唇（labium minus）位于大阴唇内侧，其表层湿润、光滑，没有毛发，并且富含皮脂腺和神经系统末梢，汗腺极少。两个小阴唇的前端融合，成为两叶，包裹阴蒂，前叶形成阴蒂包皮，后叶形成阴蒂系带，正中线形成阴唇系带。

（四）阴蒂

两侧小阴唇会合处的顶端结构称为“阴蒂”（clitoris），含有海绵样组织，具有勃起功能。阴蒂主要由阴蒂头、阴蒂体及两个阴蒂脚三部分组成，其中阴蒂头位于外阴，内部有丰富的神经末梢，对外界刺激敏感。

（五）阴道前庭

阴道前庭（vaginal vestibule）是一个菱形区域，处于两侧小阴唇中间，前方为阴蒂，后方以阴唇系带为界，尿道和阴道的外口均分布于此。此外，阴道口与阴唇系带中间还有一个浅窝，称为“舟状窝”或“阴道前庭窝”（vestibular fossa of vagina），经产妇分娩后，此窝亦可消失。

1. 尿道口

尿道口（orifice of urethra）是尿道的出口，前方为阴蒂，后方为阴道口。

2. 阴道口

阴道口（vaginal orifice）是位于尿道外口下方的裂口，其表面覆盖着一层有孔的薄膜，称为“阴道瓣”（hymen），也称“处女膜”（hymen）。处女膜孔的形状多样，有圆形、新月形、筛形和伞状等，通常在第一次性交时破裂。

3. 前庭球

前庭球（vestibular bulb）也称为“球海绵体”，由球海绵体肌紧密地覆盖于表面，位于阴道前庭的深部，由静脉丛组成。

4. 前庭大腺

前庭大腺（major vestibular gland）也称“巴氏腺”（Bartholin's glands），位于大阴唇后面，左右各一，由球海绵体肌包裹。它的开口置于处女膜与小阴唇中间的隐沟内，可以帮助女性更好地控制阴道内的分泌物。当受到性刺激时，腺体会释放出黏液，以维持阴道的湿润。

二、女性内生殖器官

女性内生殖器官（internal genital organ of female）是指位于身体内部的脏器，包括阴道、子宫、输卵管和卵巢。输卵管和卵巢也称为“子宫附件”（uterine adnexa），它们在女性生殖系统中有着重要功能。

（一）阴道

阴道（vagina）是女性的重要性交器官，也是流出经血和娩出胎儿的重要通道。它位于骨盆底部中心，前壁与膀胱和尿道相邻，长度7～9 cm，后壁紧靠直肠，长度10～12 cm。阴道的下端开口于阴道前庭后部，上端包绕宫颈，又称为“阴道穹隆”。阴道穹隆由前、后、左、右四部分组成，其中后穹隆最深，毗邻直肠子宫陷凹处，是盆腹腔的最低位处。在临床实践中，可以通过此位置进行穿刺和引流操作，或作为手术的入路。

（二）子宫

子宫（uterus）位于骨盆中央，呈倒置的梨形。宫腔容量约为5 mL，子宫长径7～8 cm，横径4～5 cm，前后径2～3 cm。子宫的上端宽阔，叫作“宫体”（body of uterus）；上端隆起部分，叫作“宫底”（fundus of uterus）；宫底两边分别是宫角（horn of uterus），与两侧的输卵管相连接；下端呈圆柱状，叫作“宫颈”（cervix uteri）。在婴儿期，宫体和宫颈的比例为1∶2；而在成人期，这一比例变为2∶1。宫腔（uterine cavity）呈倒三角形，子宫峡部（isthmus of uterus）是宫体与宫颈之间最狭窄的部分，其下端与宫颈内腔相连。

1. 子宫的解剖组织学结构

子宫由宫体和宫颈组成，它们的组织结构各不相同。宫体由浆膜层、肌层和黏膜层三部分组成，见图3-2。

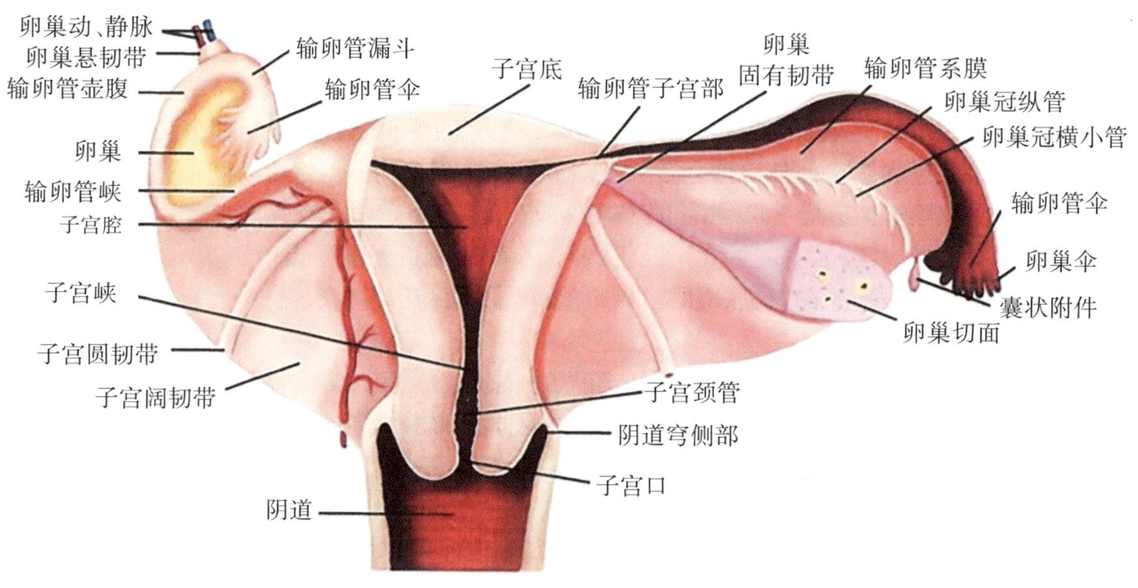

图3-2　子宫的结构

（1）子宫浆膜层

子宫浆膜层（perimetrium）是一层紧密覆盖在子宫体表面的腹膜组织，与子宫壁之间的贴合较疏松的腹膜在子宫峡部向前反折，形成膀胱子宫陷凹。腹膜从子宫后部延展至宫颈和阴道后穹隆，然后反折至直肠，形成直肠子宫陷凹，也称为“道格拉斯陷凹”。

（2）子宫肌层

子宫肌层（myometrium）由大量平滑肌束、少量弹力纤维和胶原纤维构成。其外层肌束呈纵行排列，内层肌束则呈环状排列，当发生痉挛性收缩时，会形成子宫收缩环；中层肌束则以“8”字形环绕在血管周围，呈交织排列。

（3）黏膜层

黏膜层（endometrium）由子宫内膜与肌层紧密结合，呈现出粉红色的黏膜结构，也叫作“内膜层”。子宫内膜层受到卵巢激素的影响，其中2/3会发生周期性变化，称为“功能层”；余1/3内膜无周期性变化，位于子宫肌层的内层，称为“基底层”。

（4）宫颈

宫颈（cervix uteri）由结缔组织、平滑肌和血管弹力纤维等构成。宫颈腔也称为“宫颈管”，呈梭形，在未生产的女性中，宫颈管的长度一般为2.5～3 cm，宫颈管的上端与子宫峡部相连，由于其解剖形态较窄，又称为“解剖学内口”（anatomical internal os）。宫腔内膜向下移转变为宫颈黏膜，又称为“组织学内口”（histological internal os）。

2. 子宫的韧带

子宫的韧带（ligament of uterus）主要作用是维持子宫保持正常的位置，共包括四对韧带。

（1）圆韧带

圆韧带（round ligament of uterus）起点位于宫角前方、输精管近端下方，它往前延伸至两侧骨盆壁，可以有效地维持子宫的前倾位置，从而保证其正常的生理功能。

（2）阔韧带

阔韧带（broad ligament of uterus）是一对腹膜皱襞，它的形状似翼形，从子宫两侧发出，延伸到骨盆壁，主要作用是限制子宫向两侧移动。

（3）主韧带

主韧带（cardinal ligament of uterus）是由坚韧的平滑肌和结缔组织纤维束构成，它位于宫颈两端和骨盆侧壁之间，可以有效地维持宫颈的位置，确保其稳定性。

（4）子宫骶韧带

子宫骶韧带（uterosacral ligament of uterus）是由平滑肌和结缔组织构成，它从宫颈后面延伸至第2～3骶椎前方，可以保持子宫的前倾位置。

（三）输卵管

输卵管（fallopian tube/oviduct）的长度为8～14 cm，分为左右两条，与宫角相连，形成一个管道系统，向外游走于腹腔，贴近卵巢组织。输卵管可分为四个部分：①间质部（interstitial portion of fallopian tube），位于子宫壁内，管腔短而窄，长约1 cm。②峡部（isthmic portion of fallopian tube），由子宫外侧水平向外延伸，长度为2～3 cm，输卵管峡部肌层较厚，管腔变窄，血管分布较少，是输卵管结扎手术的常选部位。③壶腹部（ampulla portion of fallopian tube），占输卵管长度的2/3，走行弯曲，壁薄腔大，血供丰富，常是精子和卵子融合成受精卵的主要部位。④漏斗部（伞部）（fimbria portion of fallopian tube），在输卵管最外侧，长1～1.5 cm，膨大呈漏斗状，覆盖于卵巢。输卵管漏斗周边有许多指状突起构造，具有“拾卵”功能。

（四）卵巢

卵巢（ovary）为一扁椭圆形的性腺，左右各一，在垂体周期性分泌的促性腺激素作用下，可产生和排出成熟卵子，并分泌甾体激素。进入青春期之前，卵巢的外表通常是平滑的，但当卵巢开始排卵后，其表层会变得凹凸不平。成熟女性的卵巢体积约为4 cm×3 cm×1 cm，重5～6 g，呈现灰白色，随着女性绝经，卵巢逐步萎缩变小。卵巢由皮质和髓质组成，皮质层处于外侧，包含大量的始基卵泡和结缔组织；髓质处于卵巢中心，内有疏松的结缔组织以及丰富的毛细血管、神经、淋巴管，还包括少量平滑肌纤维。

三、血管、淋巴和神经

生殖器官的血管与淋巴（lymph）相互伴行，静脉（vein）均与同名动脉（artery）伴行，并在相应器官及其周围组织相互吻合，形成静脉丛。

（一）动脉

1.髂内动脉

髂内动脉（internal iliac artery）起源于髂总动脉，向下延伸至小骨盆，最终在坐骨大孔上缘处分出前后两条短支。前干的分支多分布于盆腔的内脏，为脏支。后干的分支多分布于盆壁，为壁支。

2.卵巢动脉

卵巢动脉（ovarian artery）是由腹主动脉发出，分为左右两支，左侧可来源于左肾动脉。其走向是沿腹膜后方的腰大肌前向下延伸，跨过输尿管和髂总动脉下段，顺小骨盆上缘进入卵巢悬韧带，最终经由卵巢系膜汇入卵巢门。

3.子宫动脉

子宫动脉（uterine artery）是髂内动脉前干的分支，顺着骨盆侧壁向下延伸，通过子宫阔韧带基底部和宫旁组织，横跨输尿管前方到达子宫侧缘，至子宫外侧缘。在宫颈部分为上、下两支：上支称为“子宫体支”，顺着子宫上缘迂曲上行，直至宫角处又分为宫底支、输卵管支和卵巢支；下支称为“宫颈-阴道支”，分布于宫颈及阴道上部。

4.阴道动脉

阴道动脉（vaginal artery）是髂内动脉的前干分支，与子宫动脉的阴道支以及阴部内动脉相互连接吻合。

5.阴部内动脉

阴部内动脉（internal pudendal artery）是髂内动脉前干的终支，其走行由坐骨大孔的梨状肌下孔穿出，沿坐骨棘背部，经过坐骨小孔，最终达到坐骨肛门窝。

（二）静脉

静脉主要由左右髂总静脉收纳和汇集。它们的支系包括髂内、外静脉，以及髂腰静脉和骶正中静脉。盆腔内还有大量静脉丛，如膀胱静脉丛、子宫静脉丛、阴道静脉丛和直肠静脉丛等。

（三）淋巴

淋巴结和淋巴管与相关的血管伴行和分布。一般分为外生殖器淋巴结和内生殖器淋巴结两大类。内生殖器淋巴结分为三组：①髂淋巴结，沿髂动脉散布，由髂总、髂内和髂外淋巴结组成。②腰淋巴结，沿主动脉旁分布。③骶前淋巴组，排列于骶骨前方与直肠之间。外生殖器淋巴系统可分腹股沟浅淋巴和腹股沟深淋巴，均汇入髂淋巴组。

（四）神经

神经（nerve）主要来自阴部神经（pudendal nerve）。骶神经丛的分支从梨状肌下孔发出，越过坐骨棘，经过坐骨小孔穿入坐骨直肠窝，分布在会阴部和外生殖器的肌肉和皮肤组织中。内生殖器的神经主要由交感神经和副交感神经构成，交感神经由腹主动脉神经丛发出，并分为骶前神经丛和卵巢神经丛。

四、邻近器官

（一）尿道

尿道（urethra）起于膀胱三角的尖端，并止于阴道前庭部的尿道外口，穿过泌尿生殖膈。女性尿道较短且直，紧邻阴道，极易引起泌尿系统感染。

（二）膀胱

膀胱（bladder）是一种肌性囊状脏器，用于储存尿液。当膀胱充盈时呈圆形，可以容纳大量尿液，并突向盆腔及腹腔，可能影响子宫的位置。

（三）输尿管

输尿管（ureter）为一圆索状肌性长管，呈节律性蠕动，输送尿液至膀胱。输尿管起自肾盂，下行进入骨盆入口，于子宫阔韧带底部（近宫颈2 cm处）潜行于子宫动静脉下方，又经阴道侧穹隆向前进入膀胱壁。

（四）直肠

直肠（rectum）是连接乙状结肠和肛管的重要器官。直肠前壁与阴道后壁相邻，当盆底肌肉和筋膜受损时，它们会同时向下膨出。

（五）阑尾

阑尾（vermiform appendix）为盲肠盲端的细管，其位置、长短、粗细均有较大的变异。阑尾常位于右髂窝内，有时可达右侧输卵管及卵巢平面。因此，女性患阑尾炎时可波及子宫附件组织而产生炎性粘连。

五、骨盆、骨盆底及会阴

（一）骨盆

骨盆（pelvis）是一个复杂的结构，由髋骨、骶骨、尾骨和耻骨联合形成，它不仅连接着身体的躯干和下肢，还起到支撑躯体和保护盆腔内脏器的作用，也是孕妇分娩过程的骨性产道。

（二）骨盆底

骨盆底（pelvic floor）由多层肌肉和筋膜构成，是封闭骨盆出口的重要结构，其主要功能是支撑盆腔内的脏器并维持正常的位置。骨盆底的前端为耻骨联合，后方以尾骨尖为界，两旁分别为耻骨降支、坐骨升支和坐骨结节。将两个侧面坐骨结节的虚拟线连接起来，可以将盆底划分为前后两部分：前方为尿生殖三角形，有阴道和尿道穿过；后方为肛门三角，有肛管通过。骨盆底外层为外生殖器、会阴皮肤及浅会阴筋膜，中层为泌尿生殖膈，内层为盆膈。

（三）会阴

广义的会阴（perineum）指封闭骨盆出口的软组织结构。狭义的会阴指阴道口与肛门之间的软组织，其厚度为3～4 cm，呈楔状，由外向内逐渐变窄。会阴外面覆盖皮肤和皮下脂肪，内层为会阴中心腱，又称“会阴体”（perineal body）。

（张翠莲、徐嘉宁、万锋、路锦）

第二节　男性生殖系统解剖学

男性生殖系统（male genital system）包括内、外生殖器。内生殖器包括睾丸、附睾、输精管、射精管、男性尿道和附属腺体（精囊腺、前列腺和尿道球腺），外生殖器包括阴茎和阴囊。睾丸具有产生精子和分泌雄激素的功能。睾丸产生的精子先储存于附睾中，当射精时，精子经输精管、射精管和尿道排出体外。来自附属腺的分泌液参与精液的构成，对精子提供营养并促进精子活动。

一、男性外生殖器官

（一）阴茎

1.阴茎的结构

（1）阴茎的分部

根据解剖区域，阴茎（penis）可分为根部、体部、头部三部分。阴茎后端为根部，由左右侧阴茎海绵体脚及尿道球部组成。中部为阴茎体，呈圆柱状。前端为阴茎头，也称为“龟头”，是阴茎前端的膨大部分，有尿道外口，见图3-3。

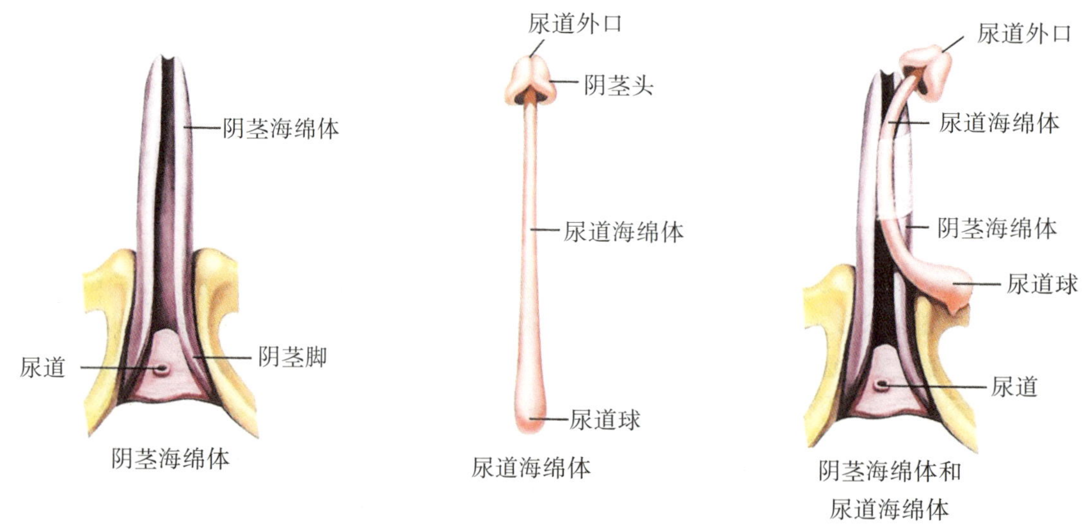

图3-3　阴茎的结构模式图（纵侧面）

（2）阴茎的组成

阴茎主要由背侧两条阴茎海绵体和腹侧一条尿道海绵体组成，外面包绕筋膜和皮肤。阴茎海绵体表面包有一层坚韧的白膜，两条阴茎海绵体紧密结合，向前延伸并逐渐变细，在阴茎头后面的凹陷内嵌入。阴茎海绵体向后延伸并逐渐分开，在后端形成左、右阴茎脚，附着于耻骨下支和坐骨支内。尿道海绵体位于阴茎海绵体的腹侧，内有尿道通过，与阴茎海绵体紧密相贴。尿道海绵体在其前端膨大为阴茎头，在其后端膨大为尿道球。

（3）海绵体的组成

海绵体由结缔组织构成的海绵体小梁样结构和腔隙组成，海绵体小梁交织成网，内含纤维组织、平滑肌及迂曲的螺旋动脉，小梁间的腔隙是与血管相通的海绵体窦，也称为“血窦”。

（4）阴茎的被膜

阴茎的被膜由外向内依次为皮肤、浅筋膜、深筋膜（Buck 筋膜）。阴茎皮肤由后向前延伸，在龟头冠状沟处游离并返折形成双层的皮肤皱襞并包绕阴茎头，称“包皮”。包皮在阴茎头腹侧中线上形成一皮肤纵带，称“包皮系带”，系带与尿道外口下端相连。

2. 动脉供应

阴茎的动脉供血来自阴部外动脉的背浅动脉和来自阴部内动脉的背动脉和深动脉。阴茎深动脉又称“阴茎海绵体动脉”。阴茎背浅动脉供应阴茎皮肤。阴茎背动脉供应阴茎海绵体背侧及尿道海绵体。海绵体动脉在阴茎海绵体发出直动脉和螺旋动脉供应海绵体窦。尿道球动脉供应尿道海绵体、龟头和尿道。

3. 静脉回流

阴茎的静脉分为背浅静脉、背深静脉、海绵体静脉。阴茎背浅静脉经阴部外静脉回流至髂外静脉，引流皮肤及皮下组织的静脉血。阴茎背深静脉回流至前列腺静脉丛，引流阴茎头部、尿道海绵体、阴茎海绵体远侧2/3的血流。阴茎海绵体静脉引流阴茎海绵体近侧1/3的血流，随后与尿道静脉合并回流至阴部内静脉。

4. 淋巴引流

阴茎的淋巴液回流至腹股沟浅表淋巴结和腹股沟深淋巴结。

5. 神经支配

阴茎的感觉神经由来自阴部神经的阴茎背神经支配，阴茎海绵体的交感神经和副交感神经由来自盆腔神经丛的海绵体神经支配。

（二）男性尿道

1. 男性尿道结构

男性尿道（male urethra）由黏膜层、黏膜下层及肌肉层组成，兼有排尿和排精的功能。尿道由内向外分为三部分，即前列腺部、膜部和海绵体部。临床上将前列腺部和膜部称为“后尿道”，海绵体部称为“前尿道”。尿道前列腺部为尿道贯穿前列腺的部分，在此段尿道后壁中线形成一纵行隆起结构，即为尿道嵴，在嵴的中部形成隆起结构为精阜。精阜中央有小的凹陷隐窝称为“前列腺小囊”，前列腺小囊在精阜的顶端呈狭缝状开口，囊的两侧各有一个射精管开口。尿道膜部为尿道贯穿尿生殖膈的部分，尿道括约肌环绕其周围，并控制排尿。尿道海绵体部为尿道贯穿尿道海绵体的部分。

2. 男性尿道动脉供应、静脉回流、淋巴回流及神经支配

男性尿道动脉由来自阴部内动脉的球部尿道分支供应尿道、尿道海绵体以及龟头。尿道的静脉回流至前列腺静脉丛和阴部内静脉。尿道的淋巴液回流至髂内和髂总淋巴结。尿道的感觉神经主要通过阴茎背神经传入中枢。尿道的神经支配为阴部神经、生殖股神经及交感神经。

（三）阴囊

1. 阴囊结构

阴囊（scrotum）为一松弛的皮肤囊袋，位于阴茎的后下方。位于阴囊正中部的阴囊中隔将阴囊腔分为左、右两腔室，各容纳一侧的睾丸、附睾和精索下部。阴囊组织由外向内依次为皮肤、肉膜、精索外筋膜、提睾肌、睾丸鞘膜、鞘膜壁层和脏层包绕睾丸、附睾，形成封闭的鞘膜腔。

2.阴囊动脉供应、静脉回流、淋巴回流及神经支配

阴囊动脉供应来自阴部外动脉、会阴动脉及提睾肌动脉、睾丸动脉和输精管动脉的分支供血。阴囊静脉经阴部外静脉回流至大隐静脉。阴囊的淋巴回流至腹股沟浅表淋巴结。阴囊前壁主要由髂腹股沟和生殖股神经的生殖分支支配，后壁主要由会阴神经分出的阴囊分支和股后侧皮神经的会阴分支神经支配。

二、男性内生殖器官

（一）睾丸

1.睾丸的位置和大体结构

睾丸（testis）位于阴囊内，略呈椭圆形，表面被覆睾丸脏层鞘膜而光滑，左右各一。正常男性右侧睾丸一般略高于左侧睾丸。正常睾丸大小，长度为4～5 cm，宽度为3 cm，厚度为2.5 cm，体积通常为15～25 mL。睾丸在外形上分为上下两端、前后两缘和内外两侧面。睾丸的上端后部被附睾头附着，下端为游离面；睾丸后缘附着的附睾与精索相接，精索将睾丸悬吊于阴囊内，精索内包含输精管、血管、淋巴管和神经，前缘游离而隆突，常称“独立缘”；睾丸的内侧面较平坦，与阴囊中隔相贴附，外侧面较隆凸，与阴囊外侧壁相贴附。

2.睾丸的内部结构

睾丸属于实质性的脏器，表面覆有坚实的被膜，被膜由脏层睾丸鞘膜、白膜和血管膜组成。睾丸表面有一层厚而致密坚韧的纤维膜，称“白膜”。白膜在睾丸后缘逐渐增厚并伸入睾丸内形成睾丸纵隔，内有血管和导管出入。由睾丸纵隔发出，形成许多放射状的睾丸小隔，将睾丸实质分成200～300个锥体形的睾丸小叶。每个睾丸小叶包含一支动脉和一个或多个盘曲的精曲小管。精曲小管卷曲细长向睾丸纵隔处汇集延伸并变直，形成精直小管，精直小管在睾丸纵隔内相互交织，会合成睾丸网，从睾丸网发出12～20条睾丸输出小管，经睾丸后缘上部进入附睾头汇入附睾管，附睾管在附睾内蜿蜒卷曲，形成附睾体部和附睾尾部，在附睾尾部导管变厚并伸直，形成输精管。精曲小管由生精细胞、支持细胞、纤维细胞和基底膜的肌样细胞组成。生精细胞包括精原细胞、初级精母细胞、次级精母细胞、精子细胞和精子。由精原干细胞有丝分裂、精母细胞减数分裂至精子形成的过程称为“精子发生”，其所需时长为64天。支持细胞具有支持、给生精细胞提供营养并分泌雄激素结合蛋白（androgen binding protein，ABP）和抑制素的功能。此外，支持细胞也是血-睾屏障（blood-testis barrier）的重要结构。在精曲小管之间有结缔组织，称为“睾丸间质”，包括睾丸间质细胞（leydig cell）、肥大细胞（mast cell）、巨噬细胞（decidual macrophage，dMφ）、神经、血管和淋巴管。睾丸间质细胞的功能为合成和分泌雄激素。

3.血-睾屏障

血-睾屏障是睾丸内精曲小管与毛细血管血液之间存在的一层独特的屏障结构。血-睾屏障由支持细胞间形成的一种特化连接复合体（junctional complex）、生精上皮基膜、管周肌样细胞、间质的毛细血管内皮及其基膜、结缔组织等组成。特化的连接复合体将生精上皮分为基底小室和近腔小室两部分，基底小室包含精原细胞和前细线期的精母细胞，近腔小室包含处于减数分裂的精母细胞及精子细胞。血-睾屏障的主要功能是阻止有害物质干扰精子发生和损害已形成的精子，形成并维持良好的精子发生微环境，形成免疫屏障，阻止精子抗原（sperm antigen）物质逸出到生精小管（也称“曲细精管”）外，避免发生自体免疫反应。

4.动脉供应

睾丸的动脉供应来自睾丸动脉、输精管动脉及提睾肌动脉。睾丸动脉是睾丸的主要血供来源，来自腹主动脉，穿过腰肌和输尿管，到达腹股沟内环进入精索，在精索内与相互交错的蔓状静脉丛紧密伴行，然后穿过睾丸白膜到达血管膜，进入睾丸纵隔，分布于睾丸网及纵隔结缔组织内，再呈放射状分支进入睾丸小隔及睾丸小叶的间质内，形成管间微动脉，然后再次分支形成管间和环绕管周的毛细血管网。睾丸动脉可形成分支与附睾头部动脉吻合。此外，在附睾尾部，睾丸、附睾、提睾肌和输精管的动脉之间，形成动脉吻合支。

5. 静脉回流

睾丸内管间及管周的毛细血管网汇集成细小的静脉，或回流到邻近睾丸纵隔的一组静脉中，或者回流到睾丸表面的静脉中，两组静脉形成相互交通吻合支，然后细小静脉逐级会合后，在睾丸和附睾头上方，腹股沟管浅环阴囊处的精索内，形成复杂分支的蔓状静脉丛，此静脉丛包含5～7条静脉，包绕着睾丸动脉上行并彼此交通吻合。最终，这些静脉丛向上逐渐会合，在腹股沟管水平形成2支或3支静脉，这些静脉分支在腹膜后再形成单一的静脉，即左、右睾丸静脉。左侧睾丸静脉上行汇入左肾静脉，右侧睾丸静脉上行汇入下腔静脉。

6. 淋巴循环

睾丸的淋巴管管壁菲薄，起始于睾丸脏层鞘膜和睾丸间质的毛细淋巴管，两组淋巴管汇集后离开睾丸，在精索内伴随睾丸血管上行，最后汇入主动脉旁和主动脉下腔静脉间淋巴结。

7. 神经支配

睾丸的神经为内脏神经，来自肾丛及腹主动脉丛，神经纤维束伴随睾丸动脉下行，在附睾头出精索并斜穿白膜，在血管膜内成丛状进入睾丸下端，少数神经纤维止于白膜，大多数神经纤维与血管壁交织在一起并分布于睾丸间质内。睾丸鞘膜的壁层和脏层及阴囊表面的感觉神经来自生殖股神经的生殖分支，这些感觉传导神经沿睾丸动脉走行到达睾丸，在白膜内分支，但不进入精曲小管。迄今尚未发现精曲小管存在神经纤维分布。

（二）附睾

1. 附睾结构

附睾（epididymis）呈新月形，是一条高度卷曲的管状结构，包裹于睾丸脏层鞘膜内，是睾丸精子的必经通道。附睾紧密贴附于睾丸后缘，并附着于睾丸的上端和下端。附睾主要分为三个部分：头部、体部、尾部。附着于睾丸上端膨大为附睾头，后缘中部为附睾体，下端较细为附睾尾。附睾后方通过纤维脂肪结缔组织与阴囊及精索相连。起始于睾丸网的8～12个输出小管组成附睾头部，睾丸输出小管盘曲并在末端会合成一条附睾管，附睾管迂曲沿睾丸后缘从上到下走行，在附睾后缘分别形成附睾体和附睾尾。附睾尾部紧密盘绕的附睾管向后上弯曲移行为输精管。附睾管伸直可达3～4 m，见图3-4。

附睾具有三种重要功能：促进精子成熟、运输精子、储存精子。睾丸内的精子不具备运动和使卵受精的能力，精子从睾丸通过附睾至输精管时获得运动和受精能力，称为“精子的成熟”。附睾具有活跃分泌和液体吸收功能，在附睾精子成熟的过程中，精子质膜的脂类在物理和化学上发生了明显的变化，这种变化促使精子获得运动及受精能力。男性睾丸产生的精子主要储存部位在附睾尾部。

2. 动脉供应

睾丸动脉的附睾上、下动脉分别供应附睾头部和体部，输精管动脉分支供应附睾尾部。此外，提睾肌动脉分支也供应附睾。附睾动脉迂曲并存在血管交通支。

3. 静脉回流

附睾体部和尾部的静脉通过睾丸边缘静脉回流，睾丸边缘静脉与输精管静脉或提睾肌静脉相互交通，最终汇入蔓状静脉丛。

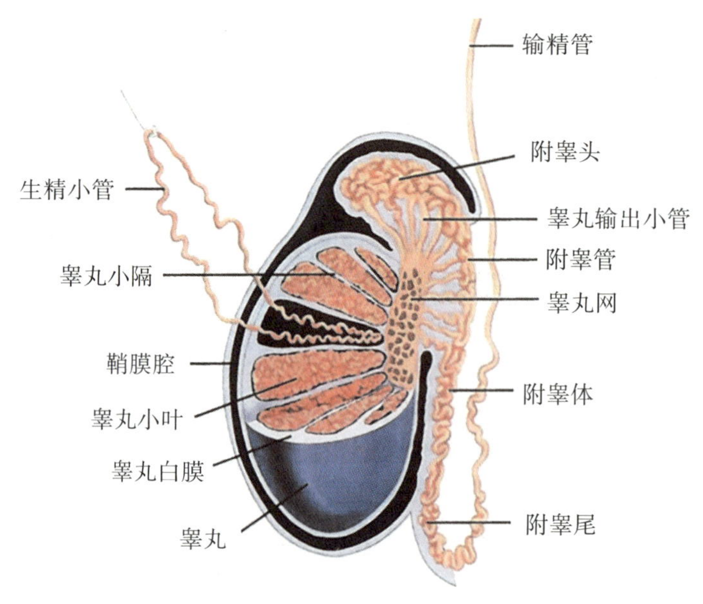

图3-4 睾丸与附睾结构

4.淋巴循环

附睾头部和体部的淋巴在精索内伴随静脉汇入主动脉前淋巴结，附睾尾部的淋巴通过输精管的淋巴回流汇入髂外淋巴结。

5.神经支配

附睾的神经是由来自下腹神经丛和盆丛的上部分产生的精索中神经和精索下神经支配。

（三）输精管

1.输精管结构

输精管（ductus deferens）是由附睾尾端延伸的厚壁肌性管状结构，从附睾尾部起始至精囊和射精管的交汇点终止，长30～40 cm。输精管共分为鞘膜内附睾段、阴囊内段、腹股沟内段、盆腔段和壶腹部。

2.动脉供应

膀胱上动脉发出的输精管动脉供应输精管，并与输精管静脉伴行。

3.静脉回流

阴囊内段输精管的静脉通过输精管静脉汇入蔓状静脉丛，盆腔段输精管的静脉汇入盆腔静脉丛。

4.淋巴循环

输精管的淋巴回流汇入髂外和髂内淋巴结。

5.神经支配

输精管的神经由交感神经和副交感神经支配 。来自腹下神经发出的交感肾上腺素能神经丛在腹股管内环处到达输精管，并分布于输精管三层肌纤维。

（四）射精管

射精管（ejaculatory duct）是由输精管壶腹末端与精囊的输出管交汇而成，长约2 cm。射精管穿过精阜后开口于前列腺部尿道。膀胱下动脉的分支供应射精管。盆腔神经丛支配射精管。

（五）精索

精索（spermatic cord）是自睾丸上端至腹股沟管腹深环处的一条条索状结构，精索内由输精管、睾丸动脉和蔓状静脉丛、输精管动脉和静脉、神经、淋巴管和鞘韧带等组成，精索外由精索被膜包被，被膜内含有提睾肌。

（六）附属性腺

1.精囊

（1）精囊结构

精囊（seminal vesicle）是长椭圆形的囊状器官，由高度盘绕的单管组成，表面凹凸不平，位于膀胱和前列腺后面，左右各一，其输出管与输精管壶腹的末端会合成射精管。精囊为外分泌器官，长度5～7 cm，宽度1.5 cm，容量为3～4 mL，其分泌的淡黄色液体参与精液的构成。精囊的管壁由内向外分为黏膜、肌层和外膜三层。

（2）动脉供应

来源于膀胱上动脉分支的精囊输精管动脉供应精囊。此外，髂内动脉和膀胱下动脉也供应精囊。

（3）静脉回流

精囊静脉经精囊输精管静脉和膀胱下静脉丛汇入盆腔静脉丛。

（4）淋巴回流

精囊的淋巴回流至髂内淋巴结。

（5）神经支配

精囊由来源于盆腔神经丛的副交感神经和来源于下腹神经和腰上神经的交感神经支配。

2.前列腺

（1）前列腺结构

前列腺（prostate）形似栗子，位于膀胱与尿生殖膈之间，长3 cm、宽4 cm、高2 cm，重量18～20 g。前列腺是实质性器官，由腺组织和平滑肌组织组成，表面有坚韧的被膜包裹。前列腺的分泌液参与精液的构成。前列腺分前叶、中叶、后叶和两个侧叶；根据解剖区域，前列腺分为中央区、移行区、外周区。

（2）动脉供应

前列腺的动脉供应主要来源于膀胱下动脉，也可来源于阴部内动脉和直肠中动脉分支。膀胱下动脉在前列腺体内可分两组：尿道动脉分支和外包膜分支。尿道动脉供应尿道、尿道周围腺体及前列腺移行区。包膜动脉供应前列腺包膜前方区域和腺体组织。

（3）静脉回流

前列腺静脉在底部形成前列腺周围静脉丛，此静脉丛收集阴茎背深静脉并与阴部静脉丛相交通，然后回流至髂内静脉。

（4）淋巴引流

前列腺的淋巴主要回流至闭孔淋巴结和髂内淋巴结。

（5）神经支配

前列腺由来源于盆神经丛的交感神经和副交感神经支配。

3.尿道球腺

尿道球腺（bulbourethral gland）为一对豌豆大小的圆形小腺体，位于尿生殖膈内。尿道球腺的排泄管细长，开口于尿道球部，其分泌物透亮而黏稠，并参与精液的组成，有利于精子的活动。

（张翠莲、徐嘉宁、万锋、路锦）

参考文献

[1] 丁文龙，刘学政. 系统解剖学[M]. 北京：人民卫生出版社，2018.
[2] 丰有吉，沈铿. 妇产科学[M]. 第2版. 北京：人民卫生出版社，2005：6-16.
[3] 谢红宁. 妇产科超声诊断学[M]. 北京：人民卫生出版社，2005：13-17.
[4] 谢幸，孔北华，段涛. 妇产科学[M]. 第9版. 北京：人民卫生出版社，2018：5-14.

第四章 生殖生理

第一节　女性生殖生理

女性一生各阶段生理特性的改变以生殖系统最为明显，其生理性改变与身体其他系统也紧密关联。女性生殖系统根据解剖学特征可分为内、外生殖器，其外生殖器为阴阜、大阴唇、小阴唇、阴蒂、阴道前庭，内生殖器为阴道、输卵管、子宫和卵巢。

一、女性生殖系统各阶段的生理特点

女性的一生大致可分为7个阶段：胎儿期、新生儿期、儿童期、青春期、性成熟期、绝经过渡期和绝经后期，部分阶段没有严格的分隔界限。女性从胎儿形成到衰老是一个分阶段的生理过程，其间伴随着下丘脑-垂体-卵巢轴（hypothalamic pituitary ovarianas，HPO axis，也称“HPO轴”）的发育、成熟和缺失，不同阶段的生殖器官发生着生理性的生长发育变化，努力满足各阶段生理性需求。

（一）胎儿期

从受精卵初步形成到胎儿孕育成功的过程称为“胎儿期”，由父亲和母亲分别传递的23对46条染色体组成受精卵，其中性染色体X和Y决定胎儿性别，合子XX发育为雌性，合子XY发育为雄性。原始性腺在胚胎发育第6周后开始生长和分化，不存在Y染色体的性腺因无H-Y抗原而发育迟缓，并于8周左右可发育形成卵巢结构。在此期间，子宫内的胎儿很容易受到母亲等外部因素的影响，感染、外界伤害或滥用药物都可能导致胎儿发育不良、畸形、流产，甚至死胎。

（二）新生儿期

从出生到出生后4周称为“新生儿期”。在这一时期，新生儿最初与母体分离，由于生存环境发生了变化，且没有完全形成属于自己的生理系统，故它对外界的抵抗是很弱的，易患病。新生女婴会受到母亲体内胎盘和卵巢分泌的女用激素的影响，表现为外阴丰满，乳房微微隆起，少许泌乳似哺乳期样表现。由于从母亲那里接受的性腺激素水平在出生后下降，有些新生女婴可能会出现少量阴道出血，并在短期内自然消失。

（三）儿童期

儿童期一般是指从出生到14周岁。在这个阶段，她们可能会经历体格、智力和性格的重大变化。生理上，性腺轴的变化根据8岁前后分为两个阶段。

在儿童早期（8岁以下），因为下丘脑和垂体对低雌激素水平的超敏感反馈，下丘脑-垂体-卵巢系统功能受到抑制。在此时期，女性性器官发育均为幼稚型。如阴道狭长，上皮细长，表皮细胞无糖原，pH值低，感染抵抗力弱；子宫体积小，宫颈管狭长，占整个子宫全长的2/3，子宫肌腱细长；输卵管弯而细；卵巢大致呈长而窄的形状；卵泡可以不依赖促性腺激素独立大量生长，但只能发育到窦前，即萎缩变性。

在儿童后期（大于8岁），促性腺激素释放激素（gonadotropin releasing hormone，GnRH）的抑制状态在下丘脑处被释放，由于促性腺激素的作用，卵泡开始发育生长，分泌性腺激素，此时子宫、输卵管和卵巢开始发育，但均未发育成熟，卵巢发育扁平呈椭圆形，皮下脂肪开始积累在乳房、臀部、肩部和耻骨处，乳房也在这个阶段开始发育，变得女性化，呈现出女性化的特征。

（四）青春期

10～18岁是从童年到成年的过渡时期，是女性生殖系统发育的重要时期，其中主要有第一性征成熟、第二性征出现和经期来潮的变化。青春期通常从8～10岁开始。中枢反馈抑制的释放，导致性激素上升，第二性征出现。青春期的具体开始时间取决于遗传因素，与外界环境、个人身体素质、吸收营养状况和女孩的心理因素均有关。

第一性征成熟意味着卵巢功能变得齐全，卵巢增大并开始分泌性腺激素，子宫和女性生殖器从幼稚变为成熟，使得具备可以生育的能力；阴阜开始隆起，阴唇变厚，色素沉着；阴道变长变宽，阴道内黏膜变厚并形成褶皱；子宫宫颈比例达到2:1；输卵管变粗，弯曲度降低；由于卵泡存在不同程度的发育，卵巢的大小增加也不均等，其表面多不平滑。

乳房发育、阴毛变化和第二性征以张力和骨盆变化的形式出现，是女性特有的生理变化，比同期男性观察到的差异大。

月经初潮是青春期的一个重要标志，这个时期标志着女孩开始出现重大的心理变化，包括情绪波动和性意识的出现。

（五）性成熟期

性成熟期是指女性生殖功能和内分泌功能最活跃的时期，又称“生育期”，在此期间，卵巢、子宫、输卵管和其他主要生殖器官处于发育最成熟的阶段，即由18岁开始并可能持续30年。

（六）绝经过渡期

绝经过渡期是指绝经等一系列症状出现直至最后一次月经期结束的时间，又称“更年期过渡”，多从40岁开始，持续1～2年，一些报告认为可能持续10～20年。在此期间，卵巢功能逐步下降，最终使卵泡在垂体促性腺激素的作用下发育停止，紧接着月经永久停止。

中国女性更年期的平均年龄为49.5岁，据统计，80%的女性绝经期在44～54岁。世界卫生组织（WHO）于1994年引入了“围绝经”一词，特别是指从卵巢衰竭开始到绝经后1年的时期。在此期间，雌激素水平的下降可能导致血管扩张受阻和精神症状的出现，如潮热、出汗、情绪波动、焦虑、抑郁和失眠等，都在围绝经期妇女中多见，称为“更年期综合征”。

（七）绝经后期

属于绝经后的一段时期，绝经后早期间质性卵巢组织也能产生少量雄激素，雄激素可被转化为雌酮存在，并参与女性激素水平的循环过程。女性60岁以后，卵巢功能可能会降低至完全衰竭，第二性征保留不足甚至完全缺乏，生殖器官进一步萎缩和老化。

二、月经及月经期表现

（一）月经

由于卵巢周期变化，子宫内膜定期脱落，表现为阴道出血，即“月经”。生殖器官成熟的特征之一是子宫内膜的周期性增生脱落，第一次月经通常发生在13～14岁，但也可能于11岁之前或15岁之后才出现。准确的月经来潮时间同样受多种因素影响，包括遗传、饮食和自身体重指数等。

经血通常为暗红色，除血液外，还包括子宫内膜碎片组织、宫颈管黏液、剥落的阴道上皮细胞、前列腺素（prostaglandin，PG）和纤维素酶。由于线性纤溶酶的存在，经血不会凝结，只有在大量出血时才会凝结。

月经来潮的第一天表示月经周期的开始，连续两次月经期的间隔称为“月经周期”，它通常持续21～35天，平均为28天。月经出血量是指月经期间失血的总量，一般为20～60 mL，超过80 mL可诊断为“月经过多”。

（二）月经期表现

一般月经期无明显特殊表现。在许多情况下，盆腔充血和前列腺素的表达会引起下腹部和腰骶部的不适，以及胃肠道问题，如腹泻。在某些情况下，还会出现心理症状和头痛。

三、各生殖器官生理性变化

（一）卵巢

1.卵巢的功能

卵巢在女性生殖系统中起着举足轻重的作用，因为一方面，它们参与了卵母细胞的产生和排卵过程，具有生殖功能；另一方面，它们是女性体内非常重要的内分泌器官，分泌雌激素（estrogen）、孕激素（progesterone）和雄激素（androgen）等，在第二性征的发育、受孕、怀孕、分娩和中年时期的长期健康方面发挥着重要作用。此外，卵巢在妇女的骨骼健康、心血管健康和神经系统健康方面发挥着重要作用。

2.卵巢的周期性变化

毛囊从胚胎发育开始进入自主发育阶段，这一过程不受促性腺激素的影响。随着发育的进展，生殖细胞的数量从16～20周达到高峰，从16周～6个月，单层的纺锤形颗粒细胞停止减数分裂，即为“原始卵泡”，它是女性生殖的基本单位，也是卵母细胞储备的唯一形式。在正常情况下，育龄妇女有卵泡成熟、排卵、黄体形成和黄体萎缩的月经周期，但怀孕和哺乳期除外。

通常将未发育成熟的卵泡命名为“原始卵泡”，其中每个原始卵泡包含一个卵子细胞，周围有棱柱状或扁平的细胞柱状排列包围。原始卵泡形成于女性胎儿期，虽然新生儿卵巢中有大约10万个甚至更多的原始卵泡，但在女性一生中，只有几百个卵泡成熟，其余的在其他任何时候可自发退化。随着青春期的临近，青春期后的基底卵泡在来自下丘脑和垂体的促性腺激素的作用下开始发育，其中的卵母细胞体积增大，周围的纺锤形细胞变成方形，从单层变为双层，由于细胞质中出现颗粒，故称为“颗粒细胞”。颗粒细胞迅速增殖，最终使得卵母细胞看起来像一个充满液体的腔式结构，周围被多层的无核颗粒细胞群包围。围绕卵巢滤泡细胞的基质细胞也整齐排列在滤泡周围并增厚，以形成内侧卵泡膜和外侧卵泡膜两种类型。在生长发育的众多卵泡中，最终只有一个卵泡会在每个月经周期继续成熟并长成“成熟卵泡”。成熟卵泡体积急剧增大，颗粒细胞层内液体也逐渐增多，使卵母细胞单向迁移而将卵泡腔变大。

成熟卵泡的结构如下：外侧滤泡膜是一种致密的卵巢间质结构，与实际的卵巢间质没有明确的界限；子宫内膜血管丰富，多角形细胞大于卵巢皮质基质细胞；在颗粒膜的细胞层和卵泡膜细胞（thecal cell）的内层之间是充满透明卵泡液（follicular fluid，FF）的基底膜，从卵母细胞腔突出的部分形成被卵母细胞隐藏的卵丘；径向花冠形成直接围绕卵子的粒状细胞结构，因其大致呈放射状排列而得名；冠状体和卵母细胞之间有一层很薄的透明膜，称为“透明区”。

随着卵泡成熟，它逐渐向卵巢表面移动并向外突出，紧接着卵巢膜被紧邻的卵泡液中的水解酶逐渐分解，从而允许卵泡液流出。由于卵泡液中存在前列腺素，卵泡周围的纤维组织略有收缩，卵母细胞和周围的小丘被慢慢压碎而排出，这称为“排卵”，卵细胞在此过程中被释放，排卵通常发生在月经周期的中间，大约在月经前14天。排卵后，由于输卵管的“拾卵”功能，卵子进入输卵管与精子相遇，成为受精卵。

排卵后，卵泡壁破裂，然后卵泡血管破裂，血液流入卵腔并凝结成称为“血体”的组织。破裂的卵泡壁在血液被吸收后被纤维蛋白封闭迅速修复，形成“黄体颗粒细胞”，其中含有黄色粒状脂质物质留在细胞质中。在这种情况下，黄体的结缔组织和毛细血管以无数个间隔通过黄体中心融合，使黄体呈花瓣状，黄体内层的细胞也顺着黄体的皱襞而行，最终黄体期样变化后的结果称为“卵泡黄体细胞”。黄体的发育通常在排卵后7～8天，月经周期在22～23天达到高峰，此时它被称为“成熟的黄体”，最大直径为2～3 cm。

如果卵子没有受精，黄体开始退化，黄色消失并在排卵后9～10天萎缩。黄体的生存时间为12～16天，平均为14天。当黄体萎缩时，性腺激素的分泌开始减少，月经开始出现，此时卵巢中出现新的卵泡，新的月经周期随之开始。8～10周后，上次月经周期的黄体细胞被吸收，组织形成纤维状的白色外观，称为“白体”。由于周期变化，卵巢不仅会产生卵子，还会产生性腺激素来执行内分泌功能。

3.卵巢性腺激素的合成及分泌

卵巢合成和分泌的类固醇主要是雌激素、孕激素，可能还有少量的雄激素。雌激素使子宫内膜生长，孕激素使子宫内膜由增殖转为分泌，雄激素促进生长发育。这三种激素的周期性分泌导致子宫内膜中雌激素和孕激素的周期性变化，临床表现为月经。

从卵泡发育开始到月经第7天，雌激素分泌急剧增加，最初的第一次高峰出现在排卵期。排卵后，卵泡液中的雌激素释放到腹腔，分泌周期为排卵后1～2天。雌激素水平再次上升，并在排卵后7～8天达到第二个高峰。雌激素具有促进子宫肌层细胞增殖和子宫扩张、子宫内膜增生和子宫内膜修复、促进宫颈肌层收缩、增加宫颈黏液分泌、使黏液变薄等多种作用，也促进输卵管肌肉的分泌，提高输卵管平滑收缩和蠕动的频率，促进阴道上皮细胞的增殖和角化，增加和维持细胞内的糖原含量，使外生殖器更加发达和饱满。此外，它还能促进乳腺导管的生长，加深乳头和乳圈的颜色，促进腋毛、阴毛等其他第二性征的发育和各种毛发的生长。在卵巢中，它与产生卵泡的激素协同作用，以促进卵细胞的发育，同时在新陈代谢中还起到促进水钠潴留的作用。此外，雌激素还可以通过下丘脑的正反馈调节和负反馈调节来调节促性腺激素的分泌，从而影响其他促性腺激素的分泌水平。

成熟卵泡的颗粒膜细胞在促黄体激素的作用下，在排卵前形成黄体。孕酮（progesterone，P）

也逐渐升高至峰值水平，然后逐渐下降。在月经期间的卵泡期水平，黄体酮（也称“孕酮”）作用于增生的子宫内膜，将其转化为分泌型子宫内膜，为受精卵着床做好充分准备，并降低子宫平滑肌对刺激激素和收缩激素的敏感性，抑制子宫收缩，促进胎儿发育。此外，它还能促进乳腺发育，抑制输卵管肌肉节律性收缩，刺激下丘脑恒温中枢，使排卵时保持高温。

肾上腺是女性雄激素的主要来源，但卵泡层也会分泌一些雄激素。睾酮（testosterone，T）主要由间质细胞和肝细胞合成和分泌，睾酮是雌激素的前体，女性睾酮的主要功能是刺激雌激素合成。此外，雄激素还支持正常女性生殖功能的发育、阴毛和腋毛的生长、肌肉骨骼的发育，以及培养正常的性欲、良好的情绪和记忆力。

除了上面列出的类固醇激素外，卵巢还分泌各种其他成分，包括肽类激素抑制剂、激活剂或卵泡抑制剂、生长因子和细胞因子。

4. 卵泡的发育与成熟

卵泡是女性生殖的原始单位，主要由生殖细胞或卵子及周围包围的内分泌细胞组成。大多数卵泡在青春期前会闭合退化，所以到青春期后，每侧大约剩有83000个卵泡，如年龄超过35岁，女性由于卵泡闭合而失去排卵能力，每侧只剩下30000个卵泡，如至58岁，则每侧只有1000个卵泡。

卵泡在月经的第1天开始发育，每个月大约有7～10个卵泡同时发育。在月经第7天之前，在促卵泡激素动员过程中，只有1个卵泡发育成优势卵泡。月经第11～13天前，卵泡发育迅速，成熟的卵泡直径大约为18～23 mm。促卵泡发育的激素是卵泡激素和促黄体激素，促卵泡激素是垂体前叶嗜碱性粒细胞分泌的糖蛋白之一，主要促进卵泡成熟。垂体前叶也分泌促黄体激素，影响卵泡的成熟和排卵。排卵后，卵泡继续生长，排卵后形成的黄体分泌雌激素和黄体酮，因此，子宫内膜的发育阶段转移到增殖后和分泌前阶段，形成正常的月经生理功能。

卵泡的发育不是同步的，每个卵泡都有自己的发育速度。在月经周期的第1～4天，稍大的卵泡由颗粒细胞在促性腺激素释放激素和黄体生成激素影响下合成，并产生更多的促性腺激素释放激素和黄体生成激素受体雄激素，雄激素可进一步芳香化为雌二醇（estradiol，E_2）而发挥功能，从而间接进一步加强促性腺激素释放激素的作用，并促进胰岛素样生长因子-1（insulin-like growth factor-1，IGF-1）和颗粒细胞的分泌，间接增强促性腺激素释放激素的作用，促进胰岛素样生长因子-1的产生，此时，便称产生了“优势卵泡”。

5. 卵泡的破裂与闭锁

卵泡的破裂，即“排卵”，通常发生在下次月经前约14天。卵泡成熟后，成熟的卵子突破卵泡，进入腹腔并在指定地点等待受孕。由于卵子可以在体内存活1～2天，而精子可以存活2～3天，因此，在排卵前3天或排卵后5天，如需避孕且有性行为应严格采取避孕措施。

排卵的详细机制目前尚不清楚，但排卵前后女性体内出现的卵泡刺激激素、黄体生成激素、雌激素和促性腺激素释放激素的反馈调节，均可能导致排卵前激素水平出现特定而刺激性的变化，并参与排卵过程的完成和排卵后黄体的形成。目前提出的卵泡破裂的机制包括卵泡壁的酶解、卵泡壁张力的降低和前列腺素作用。

闭合可以发生在卵泡发育的各个阶段，闭锁卵泡通常直径较小，小于10 mm，闭合率为15%～77%，卵泡闭锁后，纤维结缔组织被卵泡代替，卵泡内膜细胞则转化为次级基质细胞。这是一个以颗粒细胞数量减少、雄性激素合成程度和细胞形态变化为特征的过程。

6. 卵子的成熟

未成熟卵子在女性卵巢中被发现，且新生女婴出生时拥有数百万个原始卵泡，随着生长发育，数量逐渐减少，青春期女性的初级卵细胞约为10万个。如果女性尚未达到性成熟，初级卵母细胞就不会生长和发育。性成熟后，由于卵巢分泌的几种性激素的作用，初级卵母细胞在每个月经周期开始生长和发育。

在卵巢中，当次级卵母细胞在排卵过程中与精子相遇时，初级卵母细胞则开始经历最初的减数分裂过程，并在精子-卵母细胞相遇结合过程中经历第二次减数分裂，从此以后，卵母细胞则成为真正的“卵子”。成熟的卵泡从卵巢排出后，输卵管在孕激素的影响下增加了自身的收缩强度，输卵管伞端大量纤毛的存在使卵细胞只需要很短的时间就能到达壶腹部等待受精。卵细胞通常只在此处停留约24小时，在此期间，如果没有受精，它将进入自我死亡阶段；如成功受精，则通过输卵管返回子宫腔，称为“妊娠”。

（二）子宫内膜

子宫内膜分为基底层和功能层。基底层靠近子宫肌层，不受腺激素周期性变化的影响。功能层从基底层再生，可以接受激素的定期变化。月经周期有变化，是属于功能层的过度形成、坏死和脱落，也与宫内激素和卵巢激素的周期性变化相辅相成，共同形成一个长约28天的月经周期。

1.增殖期

月经周期的第5～14天，又称“卵泡发育成熟期”，子宫内膜间质细胞在雌激素的作用下大量繁殖，第5～7天维持增殖，腺上皮细胞呈立方体或微柱状生长，间质生长密集，间质动脉变直变细；在增殖中期，即周期的第8～10天，腺体活跃增生，腺体数量增多，形状稍弯曲，间质明显肿胀，受累动脉逐渐开始发育；在增殖后期，即月经周期的第11～14天，上皮细胞增殖大且呈柱状，有丝分裂增多导致腺体小弯曲，间质核与星形相连，螺旋动脉弯曲，但管腔面积增大。

2.分泌期

月经周期的第15～28天，对应卵巢的黄体期，孕激素引起子宫内膜的分泌反应，血管迅速扩张弯曲，子宫内膜变厚，受精卵植入良好，形成最佳状态。月经周期的第15～19天为早期分泌期，此时内皮腺体变长，扩张更为明显，腺上皮细胞核下开始出现含糖原的小泡，螺旋动脉继续增生；月经周期的第20～23天为分泌中期，其特点是子宫内膜呈锯齿状不断增生，腺体上皮细胞顶膜破裂，细胞内糖原释放到腺腔，形成所谓的“顶浆分泌”，间质组织肿胀，分布松散；月经周期的第24～28天是分泌后期。作为黄体变性对应的经前期，此时子宫内膜增厚至10 mm，呈海绵状，根据子宫内膜腺体张开方向的变化，还可观察到宫腔内有糖原样分泌物存在，间质细胞分化为肥大的脱落膜细胞，还可以观察到螺旋动脉的快速生长。

3.月经期

月经期具体指月经周期第1～4天，此时子宫内膜功能层与基底层分离，并于月经来潮前24小时出现肌层收缩，从而导致功能层螺旋动脉的持续痉挛性改变，最终肌层组织的营养不良，内膜基底部血肿形成，内膜营养不良、坏死使血管破裂，血液和分泌物形成经血。

（三）阴道

阴道也会在卵巢性激素的影响下发生变化，但阴道黏膜受影响最大。卵泡期阴道黏膜受雌激素影响，上皮变厚，表皮细胞变硬。阴道上皮细胞富含糖原，被阴道内的细菌分解成乳酸，维持酸性环境。排卵后，黄体酮开始起作用，加速阴道上皮细胞的分解和角质层的消失。

（四）子宫宫颈

宫颈黏膜腺细胞分泌的黏液在卵巢性激素的影响下也会发生明显的周期性变化。月经来潮后随着体内雌激素水平的下降，宫颈管产生的黏液较少，至增殖晚期雌激素水平进一步升高，黏液分泌增强，排卵期黏液会变为液体透明状，通常呈线状，会在月经周期的第6～7天产生显微镜镜检下的羊齿植物叶状晶体。排卵后，由于孕激素的作用，黏液分泌会减少并使黏液稠度增加。在这个时候如果利用涂片显微镜观察黏液性状，可以发现晶体样黏稠物，它们存在至月经周期的第22天左右完全消失，并被椭圆体样黏液替代。

（五）输卵管

输卵管的周期性变化不如子宫内膜显著，但它的周期性变化也可能随着其他生殖器官的激素变化而变化。在输卵管中，雌激素引起输卵管纤毛上皮的增殖性扩张，导致输卵管基底膜过度缩短。此外，孕激素可以降低子宫收缩的速度和频率，抑制输卵管上皮纤毛细胞的生长，延缓黏液细胞分泌激素。在雌孕激素的共同作用下，它们保护输卵管内受精卵的活动，让它们正常流入宫腔。

（六）乳房

在女性的月经周期中，各种激素成分的变化都会影响乳房的发育。在月经周期初期，雌激素水平的升高使得乳腺出现了类似增生样的变化，乳腺上皮开始增生，乳腺组织也充血。而当月经期结束后，雌激素和孕激素水平下降，乳房中因为雌激素的刺激减弱而使其体积变小、质地变软，且疼痛感消失。排卵期孕激素水平会升高，此时，乳腺小叶中导管上皮细胞受到影响，细胞开始肥大，乳腺导管也开始增加分泌，并紧接着进入下一个月经周期，乳腺再次进入增殖阶段，并此后一直处于周期性变化中。

四、下丘脑–垂体–卵巢轴的作用

（一）下丘脑–垂体–卵巢轴与女性生殖生理相互作用

下丘脑–垂体–卵巢轴是一个完整的、受调节的神经内分泌系统，每个环节都有自己的神经内分泌功能相互调节和影响。下丘脑通过释放控制性腺发育和性激素释放的神经内分泌激素来调节垂体和甲状腺激素的释放，使女性生殖器官会发生周期性变化。卵巢在促性腺激素作用下有规律地排卵，并伴有卵巢性激素分泌的周期性变化。

下丘脑主要分泌促性腺激素释放激素，作用于脑垂体，促进促卵泡激素和促黄体激素的合成和分泌。垂体通过促卵泡激素的存在促进促黄体激素的合成，黄体酮和少量雄激素用于维持女性的生理机能，其作用是促进周围基质分化为卵母细胞，分泌的促黄体激素主要作用于泡沫细胞合成性激素，卵巢主要分泌雌激素，黄体酮及其激素中的少量雄激素维持女性的生理机能。

在卵泡期，黄体在上次月经周期收缩，雌激素和孕激素水平降至最低水平。之后，下丘脑–垂体–卵巢抑制解除，下丘脑开始分泌黄体酮，促性腺激素释放激素的增加会增加垂体促卵泡激素的分泌，促进卵泡的进行性发育，协同促进卵泡内雌激素的分泌。在雌激素的影响下，子宫内膜发生增生性变化，雌激素水平逐渐升高，反而对下丘脑产生负面影响，阻止下丘脑分泌促性腺激素释放激素，从而通过减少垂体激素类激素的释放来减少对卵泡的分泌刺激。随着卵泡的成熟，垂体通过下丘脑峰值雌激素的负反馈释放大量促黄体激素，达到峰值水平，可促进成熟卵泡的排卵，黄体期排卵后，循环中促卵泡激素和促黄体激素水平迅速下降，形成成熟的黄体。

（二）下丘脑–垂体–卵巢轴相互间反馈调节

卵巢激素可以调节中枢激素的合成和分泌，具有调节反馈的原理。因此，性激素和甲状腺激素都有周期性变化，两者的作用密切相关。当神经中枢受到性激素反馈作用时，下丘脑分泌的神经激素开始调节，垂体开始合成促性腺激素，此时，激素合成和分泌的减少称为“负反馈”。

腺体之间的反馈关系可分为以下几类：一是长负反馈，当大量雌激素抑制下丘脑促卵泡激素的分泌时，释放的激素或大量孕激素的存在也抑制下丘脑和垂体。同时，卵泡刺激激素释放激素的分泌及雌孕激素的协同作用使这种负反馈更加明显。例如，雄激素沿下丘脑-垂体-卵巢轴有负反馈调节。二是长正反馈，大量雌激素会刺激下丘脑释放促卵泡激素。三是短期负反馈，促卵泡激素、促黄体激素等促性腺激素作用于下丘脑，影响促卵泡激素分泌的激素释放激素。四是超短负反馈，促卵泡激素血清浓度变化作用于下丘脑，延缓激素释放。

女性生殖生理主要受下丘脑-垂体-卵巢激素系统和抑制素-激活素-卵泡抑制素的调节。其他腺体的内分泌系统也会影响女性生殖的周期性变化，由于下丘脑-垂体-卵巢系统的生理活动受大脑皮层神经中枢的影响，外界环境和精神心理因素的变化都会影响女性的生理周期，一些连接的破坏和中断会造成障碍，从而产生对卵巢功能有负面影响的疾病。

五、妊娠期女性生殖生理

已获能精子和次级卵细胞在输卵管中相遇并成功结合形成受精卵细胞的过程称为“受精”，通常发生在排卵后的12小时内，且整个过程共约需要24小时。

当精子从精管释放到阴道中时，它会通过子宫颈和子宫腔进入输卵管。然而，此时精子表面的糖蛋白被从子宫颈分泌出来的α-淀粉酶和β-淀粉酶分解。在滑动过程中，胆固醇的成分会改变精子膜，形成被称为“精子获能”的结构内的膜电位。此时，当卵子通过输卵管与精子相遇时，精子头部的外膜破裂，释放出前体酶，这种酶用于分解卵周围的径向花冠结构和透明带，这个过程被称为“顶体反应”。之后，精子的头部与卵子表面接触，作为卵子细胞质的皮质成分的颗粒膜细胞分泌溶酶体酶，引起透明带结构的变化，精子受体也引起分子分裂，防止其他精子进入。精子的外膜通过透明带接触卵子并融合在一起。精子进入卵细胞，卵精原核融合后，核膜消失，第二次减数分裂完成。此时，染色体混合形成，利用二倍体受精卵完成受精过程。

受精成功30小时后，受精卵通过输卵管的蠕动和输卵管上皮前壁进入子宫腔，此时，受精卵开始减数分裂。72小时后，受精卵分裂成固体细胞，形成称为“桑葚”的细胞。之后，随着发生的进展，最初的囊胚在受精后的第4天进入子宫腔内，直到第5～6天，初始囊胚周围的透明带退化，体积继续增加，并成为晚期囊胚。

受精卵的着床过程是通过自身定位、附着和穿透来进行的，囊胚被子宫内膜完全浸湿和覆盖。结果表明，受精卵着床入宫腔后，自身的包膜消失，受精卵囊胚分化为连接的营养膜，胚胎与子宫内膜同步发育并发生功能变化，子宫腔分泌足够的孕激素来维持稳定的妊娠环境。

女性生殖系统是女性身体的重要组成部分，每个阶段都有其独特的生理功能，并与其他系统的功能密切相关和相互作用。

（孙晓彤）

第二节　男性生殖生理

一、睾丸的生殖生理功能

男性睾丸可分为睾丸精曲小管和睾丸间质组织两部分，主要是生成精子（spermatozoa）和分泌雄激素（androgen）的功能。精子生成（spermatogenesis）在睾丸精曲小管中需要经过一系列复杂过程，雄激素合成在睾丸间质组织中需涉及一系列复杂的酶学反应。睾丸精曲小管和间质组织在解剖结构上可明显区分，但两者在功能上共同作用使睾丸产生数量和质量合格的精子。睾丸的整体功能是在下丘脑-垂体内分泌轴的调控下进行的。同时，睾丸局部的自分泌和旁分泌调节机制在睾丸功能的调节上也起到十分重要的作用。

（一）精曲小管

睾丸由250～300个睾丸小叶组成，每个小叶中含有1～4条高度卷曲的精曲小管，精子是在睾丸精曲小管中生成的，人类的睾丸总共约有600条精曲小管，每条精曲小管的长度为30～80 cm，见图4-1。精曲小管内含有支持细胞、生精细胞及管周细胞。

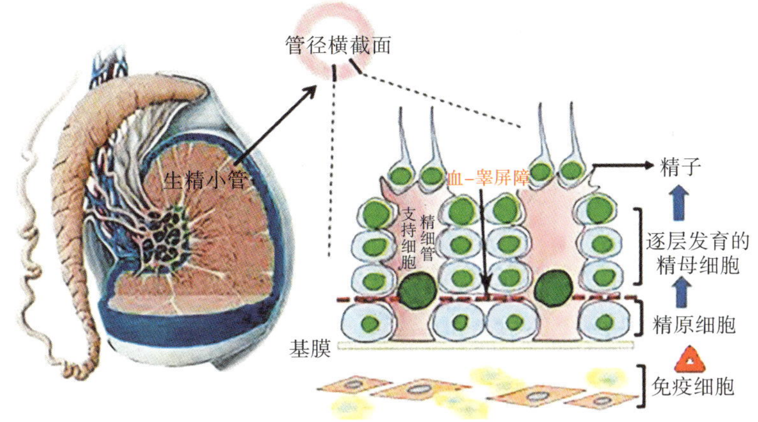

图4-1 生精小管（原创）

1.生精细胞

精子发生过程开始于精原干细胞的分化，终止于成熟的精子，分为三个过程：一是精原细胞有丝分裂和分化；二是精母细胞有丝分裂；三是单倍体的精子细胞转化为精子。其间依次经历了精原细胞、初级精母细胞、次级精母细胞、精子细胞及精子，这些细胞统称为“生精细胞”，不同阶段的生精细胞（germinal cell）在精曲小管中依照特殊的细胞联系排列，形成完整的精子发生过程。

（1）精原细胞的有丝分裂和分化

精原细胞位于生精上皮的基底部，分为A、B两种类型。A型精原细胞可分为Ap型和Ad型精原细胞。A型精原细胞可分化为B型精原细胞。Ad型精原细胞为精子发生的精原干细胞，在正常情况下不发生任何有丝分裂，当精原细胞的总体数量显著减少时，例如，由放射线引起，精原干细胞才进入分裂阶段。通常生精过程由Ap型精原细胞分化增殖为两个B型精原细胞，而B型精原细胞分裂增殖为初级精母细胞，再由初级精母细胞进行DNA合成过程。

（2）精母细胞的有丝分裂

精母细胞需要经历减数分裂的不同阶段，粗线期时，RNA的合成十分活跃，再通过减数分裂产生单倍体生精细胞，即精子细胞。而减数分裂是精子生发过程中一个非常关键的过程，在此期间，遗传物质相互重组、染色体数目减少并最终形成精子细胞。第一次减数分裂后产生次级精母细胞，这些生精细胞含有双份单倍体染色体；在第二次减数分裂后，精母细胞演变为单倍体的精子细胞。通常第一次减数分裂前期大约需要1～3周，剩下的第一次减数分裂的其他阶段和第二次减数分裂需1～2天完成，而第二次减数分裂后形成精子细胞。

（3）单倍体精子细胞转化为精子

第二次减数分裂后形成的圆形精子细胞再经过复杂的转变成为不同长度的精子细胞和精子。

精子形成是指在第二次减数分裂期间，精子细胞核发生聚缩和塑性、鞭毛形成和胞浆明显扩张后全部精子细胞变形的过程，见图4-2。精子释放是指精子释放到精曲小管管腔的过程，精子释放过程会受到多种因素的影响，包括激素、温度、血纤维蛋白溶酶原、毒性物质，以及甲拌磷寡肽酶（thimet oligopeptidase）的作用，未释放的精子将被支持细胞吞噬。圆形和狭长形精子细胞属于单倍体细胞，包含生殖所需的所有遗传信息，故研究发现，采用圆形精子细胞进行卵胞质内单精注射，同样可以使女方受孕。

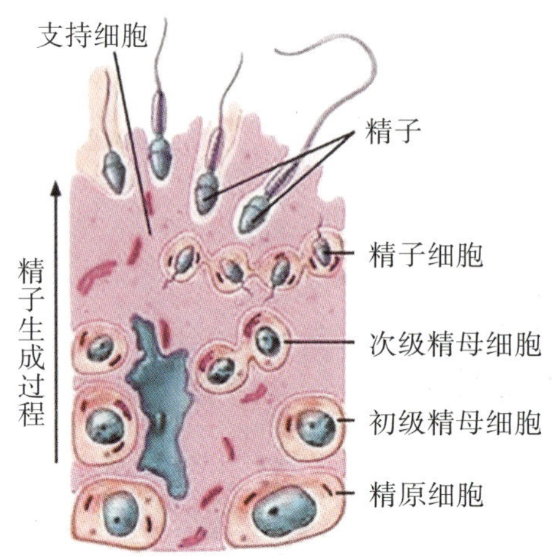

图4-2　精子发生（原创）

2.支持细胞

支持细胞（sertoli cell）是位于生精上皮的壁细胞，在成人体内支持细胞是不需要进行有丝分裂的，它位于管壁基底膜并延伸至精曲小管管腔，它也可以被认为是生精上皮的支持结构。支持细胞可延伸到生精上皮的全层结构，精原细胞发育至成熟精子的所有形态、生理变化过程，都是沿着支持细胞胞体发生的。精子分化过程中，依靠支持细胞分泌的特殊细胞外支撑结构，可使精子定向有序的排列，见图4-3。支持细胞大约占35%～40%的生精上皮体积，支持细胞主要有以下功能：

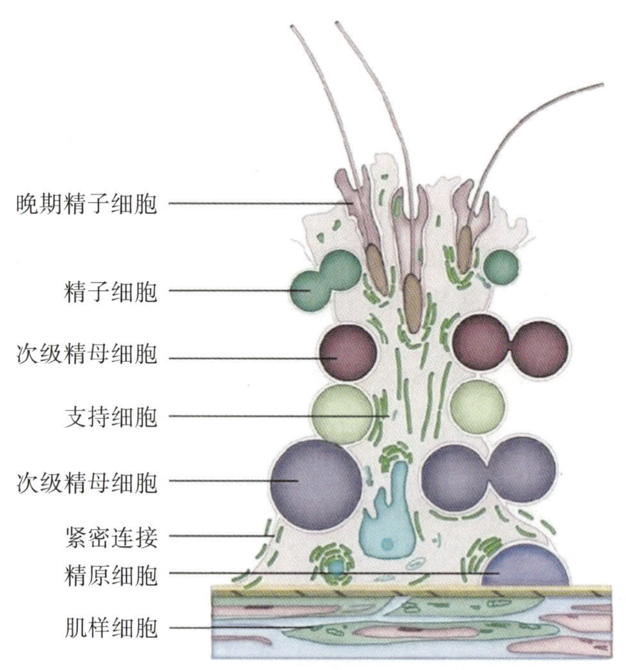

图4-3　生精上皮结构模式（原创）

（1）给生精细胞的分化、发育提供一个合适的环境

支持细胞的一个重要功能是它可以决定睾丸的最终体积和成人的精子生成数量，每一个支持细胞的形态与功能决定了精子发生的相应数目，但是每一个支持细胞影响的精子数目因种属而不同，支持细胞功能正常的情况下，数目越多，产生的精子数量就越多。

（2）提供营养、保护及支持的作用

生精上皮中无毛细血管，基底小室中的生精细胞可直接从曲细精管外获得营养物质，而管腔小室的生精上皮必须通过支持细胞的转运才能获得，因此，支持细胞在转运大分子营养物质中起重要作用，通过运输营养物质，提供各级生精细胞所需要的营养成分。在生精上皮中，支持细胞作为支架对生精细胞起支持作用。支持细胞形态和位置的改变会影响曲细精管生精上皮的构筑，影响到生精细胞的排列方式和规律。

（3）具有吞噬作用

支持细胞能吞噬变性的生精细胞、残余体和注入的颗粒性物质，在生精上皮受损或生精细胞大量变性后，支持细胞的吞噬功能有所增强。但是生精过程中，生精细胞的正常变性、退化和精子细胞变态过程中形成的残余体数量庞大，而支持细胞的吞噬功能并不十分旺盛，因此，人们认为残余体及变性生精细胞的处理主要在于激活它们自身的溶酶体，随后发生自噬作用，而支持细胞则主要介导异噬性吞噬。

（4）参与形成血-睾屏障

在靠近基底膜一侧，支持细胞形成特殊的膜性结构，使细胞彼此之间相互连接，消除细胞间隙（闭塞性紧密连接）。支持细胞彼此之间形成的这一紧密连接，称为“血-睾屏障”。血-睾屏障可提供减数分裂和精子发生“营养功能”的特殊环境，它把管腔小室与睾丸淋巴液、组织液分隔开，从而保证在管腔小室内进行的成熟分裂和精子变态过程能在一个相对稳定的微环境中进行，免受外来有害物质和突变原的损害。血-睾屏障的存在，保证了曲细精管基底小室和管腔小室之间的渗透压梯度，液体才能向管腔方向流动。

此外，血-睾屏障的功能也包括隔离精子使其避免免疫系统的识别，阻止某些抗原物质进出生精上皮。精母细胞、精子细胞和精子具有特有的自身抗原属性，功能完备的血-睾屏障可以阻止这类抗原物质进入机体的血液循环，使之与机体的免疫系统隔离，不会引发自身免疫反应。当生殖道远端屏障发生破坏，机体对精子抗原发生自身致敏作用，产生了抗精子抗体，只要血-睾屏障功能正常，血循环中的抗精子抗体也不会进入曲细精管和精子抗原发生反应，因此，在临床中可发现血循环中有抗精子抗体者仍具有正常的生育能力。

（5）促进精子向管腔的释放

成熟精子释放至管腔，可能是支持细胞顶端胞质主动运动的结果。有人观察了注射促性腺激素后的雄蟾蜍释放精子的过程，先是内浆网肿胀，继而是支持细胞顶端胞质肿胀，结果是使穴居在支持细胞顶端胞质凹陷中的精子逐步推向管腔，最后顶端胞质形成突起，顶端胞质脱离，于是精子被释放入管腔，所以哺乳动物的精子释放可能是通过支持细胞顶端胞质微丝的收缩作用来实现的。

（6）合成和分泌的作用

曲细精管管腔中存在的管腔液是睾丸液的组成部分，其主要是由支持细胞分泌。血-睾屏障的特殊结构阻止了管腔液的重吸收，使得管腔内的液体充盈而形成一定的压力，保持了管腔的形态，精子得以在这种液体中运动。支持细胞可以合成和分泌蛋白质、细胞因子、脑啡肽、类固醇、前列腺素、细胞分化的分子物质等多种物质。支持细胞的形态由其功能所决定，胞浆内含有光滑型和粗糙型内质网（分别负责类固醇和蛋白质的合成）、高尔基复合体（合成并运输分泌型产物）、溶酶体（吞噬作用）、微管和中丝（在生精细胞分裂过程中调整细胞形态），一般认为支

持细胞的微观结构与功能同精子发生的过程相互一致。

支持细胞合成并分泌雄激素结合蛋白（ABP），与雄激素睾酮、脱氢睾酮有很强的亲和力。结合后可以使曲细精管中雄激素的浓度增高，并被生精上皮摄入利用。由于睾丸液中雄激素浓度很高，并可以流向附睾，因此，也提高了附睾中的雄激素浓度。可见，睾丸和附睾中高浓度的雄激素对精子发生和精子成熟都具有重要作用。ABP可作为衡量支持细胞功能的指标之一，一般来说，睾丸精子发生旺盛者，支持细胞产生ABP的速率较大。支持细胞还能分泌抑制素（inhibin），选择性地抑制垂体前叶合成和分泌卵泡刺激素（follicle-stimulating hormone，FSH）。支持细胞能将孕烯醇酮及黄体酮转化为睾酮，并将睾酮转化成为雌二醇，因此，支持细胞有产生和分泌雌激素的能力。

3.管周细胞

管周细胞（peritubular cell）又称“肌成纤维细胞”，是具有自发性收缩功能的一种低分化肌细胞，其包绕在精曲小管周围形成环层结构。管周细胞通过间歇性收缩可带动精曲小管进行蠕动性收缩，从而将成熟精子从精曲小管中排出。睾酮是睾丸管周细胞中重要的生理活化因子，它可诱导管周细胞中肌动蛋白的产生，进而诱导管周细胞的收缩运动。

（二）睾丸间质

睾丸间质组织中包含睾丸间质细胞、血管、淋巴管、神经、淋巴细胞、巨噬细胞、纤维组织和疏松结缔组织等，其中睾丸间质细胞是最重要的，它是睾丸源性睾酮的主要来源，见图4-4。人类睾丸间质组织约占睾丸总体积的12%～15%，其中间质细胞约占睾丸间质的15%～20%，其细胞总数可达200×106个。

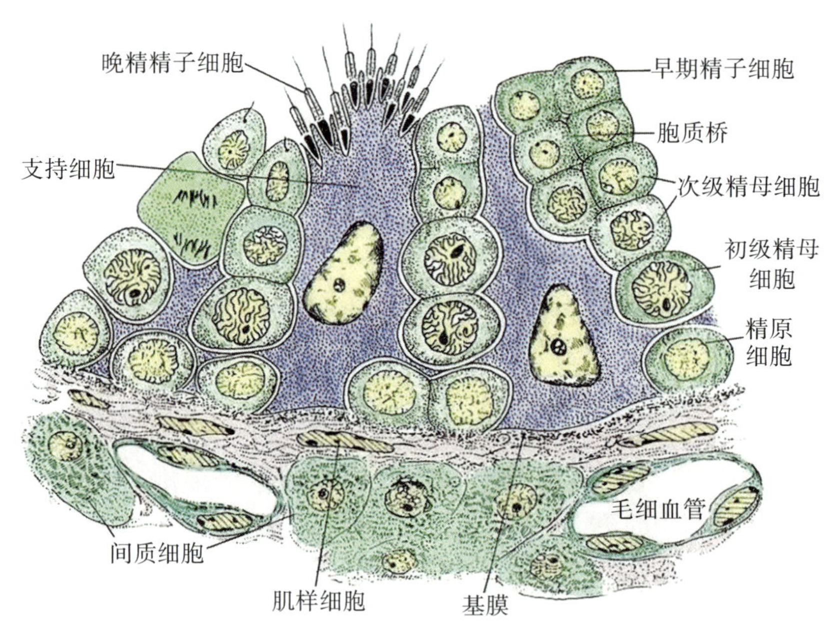

图4-4　部分生精小管与睾丸间质模式图（原创）

1.间质细胞

胎儿的睾丸在人绒毛膜促性腺激素（human chorionic gonadotropin，HCG）的诱导下，间充质细胞分化为睾丸间质细胞。成人睾丸的间质细胞增殖水平非常低，并且受到促黄体生成素（luteinizing hormone，LH）的调节作用。成熟机体睾丸的间质细胞由间充质细胞和睾丸间质内的类成纤维细胞演变而来，在这些细胞分化为睾丸间质细胞的过程中，LH起诱导分化作用。睾丸间质细胞可以合成并分泌睾酮。睾丸间质细胞可分为成熟型和幼稚型两种类型，成熟型睾丸间质细胞富含平滑型内质网以及线粒体管状嵴。间质细胞还有胞饮作用的终产物、溶酶体降解产物、脂褐质颗粒以及脂小滴这些重要的胞浆内容物，脂小滴是睾丸间质细胞合成睾酮的起始部位。

睾酮是男性最为重要的激素，其中95%的睾酮来源于睾丸分泌，睾丸每天约合成6～7 mg睾酮，其余5%则来源于肾上腺合成。睾酮是在睾丸的间质细胞中合成，其合成和分泌都受到垂体的LH以及睾丸旁分泌的调控。睾丸间质细胞是持续不断合成睾酮的，但不能储存睾酮。机体内的胆固醇是合成睾酮的原材料，其化学结构中具备一个基本的类固醇环，可以转化为睾酮。胆固醇可以通过细胞介导的内因作用从细胞外的低密度脂蛋白（low-density lipoprotein，LDL）进入睾丸间质细胞内，也可以在睾丸间质细胞内直接从乙酰辅酶A原始合成。胆固醇存储在细胞质的脂质体内，因此，脂质体的数量与睾酮合成的速度相关。胆固醇转化为睾酮的过程包括5个不同的酶促反应，在反应过程中，胆固醇的侧链从27碳缩短为19碳，类固醇的A环含有一个酮状结构。胆固醇转化为睾酮的第一个变化是碳22和碳20发生羟化，使侧链变短，继而碳22和碳20之间的键断裂，在内质网通过Δ4或者Δ5途径形成孕烯醇酮。人类类固醇的合成主要以Δ5途径为主，其中由17-羟孕烯醇酮和硫酸去氢表雄醇等中间体转变成睾酮。

睾酮在血浆中主要与白蛋白或性激素结合球蛋白（sex hormone-binding globulin，SHBG）相结合。正常男性血浆中的游离睾酮只占总睾酮的2%，而44%的睾酮与SHBG结合，54%的睾酮与白蛋白结合。睾酮与白蛋白结合的效率只是与SHBG结合能力的1%，但血浆中白蛋白的浓度远远大于SHBG，两种物质结合睾酮的能力基本是一样的。睾酮与SHBG分离发生在毛细血管内，SHBG与血管内皮的多糖-蛋白质复合物相互作用可以造成激素结合位点的结构改变，因而使结合效率降低，造成与SHBG结合的睾酮从结合蛋白上释放出来，进而可以渗透进入靶细胞中。因此，SHBG对靶细胞获得游离睾酮具有中心性调节作用。SHBG在血浆中的浓度是受到下丘脑-垂体-睾丸内分泌轴调节的，血浆中SHBG的升高可马上引起睾酮的释放，同时刺激睾酮的合成，直至血浆中的浓度达到与SHBG相适应的水平。

2.巨噬细胞和淋巴细胞

睾丸内巨噬细胞可能通过分泌某些细胞因子而影响睾丸间质细胞的功能，尤其是睾丸间质细胞的增殖、分化和类固醇合成过程。巨噬细胞可以分泌影响类固醇合成的刺激因子和抑制因子。在缺少集落刺激因子1（CSF1）的大鼠睾丸内，由于缺少巨噬细胞，睾酮的合成显著减少；但是，在使用CSF1后，睾酮的合成恢复正常。

睾丸间质的主要功能是分泌雄激素，而雄激素对于睾丸功能发育、第二性征的成熟、肌肉骨骼的雄性外观、性欲以及促进精子生发都有重要的作用。雄激素的生理作用取决于多种因素，例如，雄激素的数量、分布、细胞内的代谢情况、与受体的相互作用以及受体的活性等。同样，器官中雄激素的浓度取决于合成速度、代谢转化与分泌的平衡调节。

（三）直精小管和睾丸网

生精小管在近睾丸纵隔处变为短而直的管道，为直精小管，一端通曲细精管，一端通睾丸网。直精小管由单层柱状或单层立方上皮组成，为一种变形的支持细胞，上皮中无生精细胞。直精小管进入纵隔内形成分支并吻合成网状，称“睾丸网”，最后汇集成输出小管连接附睾。

根据睾丸网的位置和形态，睾丸网可分成三部分：一是睾丸内睾丸网，是睾丸网的起始部分，也是睾丸网的主要组成部分；二是白膜内睾丸网，位于白膜内，这部分睾丸网形态不规则；三是白膜外睾丸网或睾丸外睾丸网，是由白膜内睾丸网增宽形成的，进而会合成睾丸输出小管。不同部位的睾丸网，其上皮形态和高度不同，深埋于纵隔的睾丸网上皮细胞呈扁平状，靠近直精小管部分的睾丸网上皮呈立方形。睾丸网上皮细胞附于很厚的基膜上，基膜下有致密的胶原纤维束、小血管、毛细淋巴管及丰富的神经纤维。细胞游离面有很多微绒毛及单个的长纤毛，纤毛摆动对管腔内液体有一定程度的搅拌作用，有利于精子和液体中多种成分发生接触。靠近管腔面的上皮细胞间还有紧密连接。睾丸网上皮中有很多淋巴细胞，约占睾丸网上皮细胞的2%。睾丸网能分泌睾网液，与睾丸曲细精管内支持细胞分泌的睾丸液共同将精子输送到附睾管，并为精子存活提供合适的基质，还有助于雄激素的运输，其中的肽类物质亦能直接抑制顶体蛋白酶。此外，在睾丸网的管壁有一种特有的皱褶结构，尤其在睾丸网会合（出口）处，睾丸网之间的皱褶或皱襞结构更为明显。这种睾丸网开口或会合处形成的皱褶或皱襞结构想必具有防止精子逆流的作用，即生精小管产生的精子一旦释放进入睾丸网，就难以回流至生精小管，睾丸网内的精子一旦释放至睾丸外就难以回流至睾丸网。

睾丸网上皮中有很多淋巴细胞和巨噬细胞，但上皮之间仅有单个的紧密连接，周围也没有肌样细胞，因此，是血-睾屏障的薄弱环节，很可能是免疫反应物进入睾丸的入口，也可能是可溶性精子抗原的出口所在，因此，直精小管和睾丸网在睾丸免疫反应中有重要作用。直精小管和睾丸网上皮有吞噬精子的作用，这些上皮细胞通过顶端发出的伪足样胞质突起来摄取变性的精子。由于胞质内的溶酶体并不十分丰富，精子的自身消化也需要精子的顶体酶系共同作用。

（四）睾丸功能的局部调节

睾丸功能主要受到中枢神经系统的调节，同时睾丸局部也具有控制和调节功能。睾丸的局部调控方式包括旁分泌、自分泌和胞内分泌（intracrine）。近期研究发现，雄激素受体（androgen receptor，AR）在人类睾丸中呈时间阶段性表达，睾丸产生的局部因子对于激素活性调节可能非常重要，因此，局部因子可以被视为调节激素活性和细胞间信号传导的物质。支持细胞对精原细胞成熟有协同和调节作用，同时精原细胞也可以通过特异性物质影响支持细胞的分泌功能。因此，支持细胞处于精原细胞的局部调控之下，这种调控作用在不同生精阶段需要不同的代谢物质。具有睾丸局部调控作用的物质因子包括生长因子、免疫因子、鸦片样物质、催产素和抗利尿激素、精曲小管管周细胞调节物、肾素、血管紧张素、GHRH、CRH、GnRH、钙调蛋白、血浆铜蓝蛋白、转运蛋白、糖蛋白、血浆酶原激活物、强啡肽和PACAP等。上述具有生理功能的局部调节物质在睾丸内合成并在活体睾丸内发挥作用。

二、附睾的生殖生理

附睾位于睾丸的上端和后缘，长度为4～6 cm，为类似一个高度弯曲的逗号形状，具体可分为附睾头、体、尾三部分。附睾头部由输出小管蟠曲而成，最后输出小管的末端连接成一条附睾管，附睾管的末端逐渐向上延续成为输精管，见图4-5。附睾管上皮由主细胞和基细胞构成，形成假复层柱状纤毛上皮，上皮的纤毛不能运动，为静止纤毛。主细胞在附睾管的起始部位为高柱形状，沿附睾管向后逐渐变低，至末端变为长方形。主细胞表面分布有成簇排列的粗而长的静止纤毛，主细胞的顶部有连接复合体，但无缝隙连接。细胞核位于主细胞下半部，为长形或卵圆形。细胞顶端胞质内含有许多微管、糖原、微丝、线粒体及大小不等的小囊和散在粗面内质网。电镜下细胞质分为核上区、核周区及核下区。核上区的粗面内质网沿细胞侧面呈长轴分布并内含不同密度的多泡体。核下区可见侧面多核糖体、内质网、溶酶体及线粒体。核下区和核上区均富含脂滴成分。基细胞位于主细胞基部之间，形状为矮小锥形，可与相邻细胞之间形成广泛的桥粒和嵌合连接。细胞核呈圆形或长形，含胞质较少，且色浅。胞质内含有线粒体、溶酶体、高尔基体、多泡体、少量粗面内质网等。

精子发育成熟是在附睾转运过程中产生膜表面静负电荷，通过将精子膜上的巯基氧化为二硫键完成，并在此过程中提高精子结构的致密性。附睾管内的附睾液体和分泌物也对精子变化产生影响。附睾液有一定的渗透压，其内电解质的含量和蛋白质形成区域差异，这些差异可能是由血-附睾屏障（blood-epididymis barrier）活性、物质选择性吸收、血管化和分泌变化形成的。研究发现，附睾液中的精子存活因子、精子运动抑制因子、前向运动蛋白等都会对精子产生一定的生理影响。相比其他生殖附属性腺，附睾需要更高浓度的雄激素来维持正常的功能和结构。

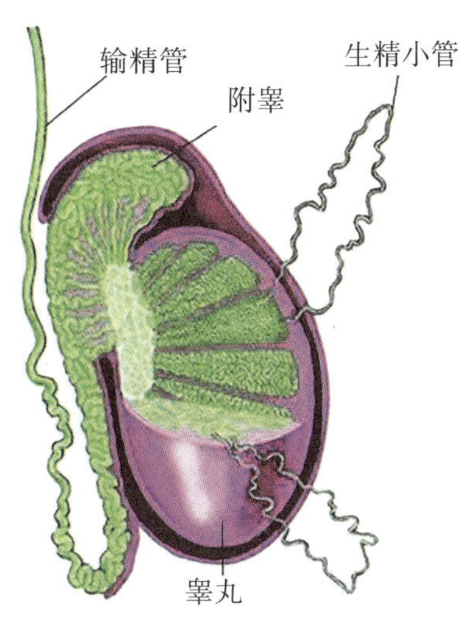

图4-5　睾丸与附睾模式图（原创）

附睾是精子成熟、保护、运输和储存的部位，在生殖过程中起着重要作用，为精子发育成熟提供了特殊的微环境。精子在睾丸内不具有运动能力或者只有很轻微的运动，睾丸精子只有通过在附睾发育成熟才能获得受精和运动能力，其中包括改变表面电荷、免疫活性、磷脂、膜蛋白、腺苷酸环化酶活性和脂肪酸含量，进而获得运动能力。人类精子一般通过附睾的时间需要2～12天。精子通过附睾尾部的时间与通过附睾头部、体部的时间基本相同，而精子转运时间可能与每日睾丸精子的产量有一定关系，而与年龄或射精频率无关。精子经过睾丸网进入输出小管，在输出小管的纤毛游动和肌样细胞收缩作用下有助于精子的运动。精子通过附睾头部及体部进入附睾尾部后的停留时间，其长短与射精频率密切相关，成熟的精子大半在附睾尾部储存。

精子通过在附睾中迁移而获得运动能力，增加精子与近端附睾上皮细胞的接触时间，有利于精子的运动能力提升。睾丸中的精子无受精能力，只可使用单精子显微注射技术将其注入卵细胞内。精子只有通过附睾远端才能逐渐获得受精能力，因此，只有附睾尾部的精子才能进入卵子内受精。附睾尾部的精子运动特征大多为前向运动、快速摆动和低振幅，而近端附睾中的精子尾部运动大多是低频率、高振幅的摆动且很少前向运动。显微镜下，输精管附睾吻合术可以使得附睾梗阻患者实现自然妊娠，说明梗阻可导致附睾管成熟序列向近端偏移，但是目前还是主张附睾远端吻合的精子有好的受精能力。

三、附属性腺的生殖生理

（一）输精管道

1.输精管

输精管是一条管腔窄和管壁较厚的肌性管道，组织学源于中肾管的管状结构，是在胚胎第13周完成全部发育的。输精管是由黏膜层、肌层及外膜层三层构成。黏膜上皮属于假复层柱状上皮，其表面有纤毛，肌层较厚（1.0～1.5 mm），由内纵、中环和外纵三层平滑肌组成。

输精管主要有参与精子的运输和分泌吸收两方面的生理功能，此外，人类输精管的细胞还具有合成和分泌糖蛋白的功能。

2.射精管

射精管可分为黏膜层、肌膜层和纤维膜，由输精管壶腹远端和精囊腺导管会合后形成并穿行于前列腺内，后开口于尿道前列腺部。射精管黏膜表面有数条纵行皱襞，上皮为假复层柱状，细胞内含黄色素颗粒。射精管固有层富含弹性纤维。射精管壶腹陷窝上皮是腺样结构，因此，具有分泌功能。肌层较厚，可分为三层，中层为环行肌，中内层为纵行肌。射精管肌层受肾上腺素能神经支配，排出其中的精子主要有依赖其肌层的收缩功能。例如，在即将射精之前，精子快速而有效地从附睾的远端运输到射精管，射精时交感神经兴奋，进而引起平滑肌的节律性强收缩，将精液射出。纤维膜则为疏松结缔组织，有血管及神经分布。

（二）附属性腺

附属性腺包括尿道球腺、精囊以及前列腺。附属性腺组织对男性生殖具有十分重要的作用，其分泌物构成精液的重要成分，例如，前列腺素、精氨酸、果糖、锌、蛋白质，其中蛋白质包括精液凝固蛋白、免疫球蛋白以及磷酸酶、蛋白酶等其他特异性酶。

在精液的体积组成中，精子占不到1%，其余最多的成分是来自精囊分泌的精囊液，其次是前列腺液，尿道球腺体液约为0.1～0.2 mL。在射精过程中，前半部分射出的精液主要为精子和前列腺液，后半部分主要是精囊液。精液和人体其他体液有很大差异，主要因精液中含有一系列独特的生物物质，包括高浓度的钾、精胺、锌、枸橼酸、磷酰胆碱、果糖、前列腺素、自由氨基酸和各种酶类（主要为α-淀粉酶、脱氢酶和精液蛋白水解酶等）。

附属性腺分泌物与精液的凝结和液化有关。人类的精液，在射出后5分钟内凝结成半固体的胶体，再过5～20分钟凝块可自发液化为黏性的液体。对人类精液的分段研究发现，尿道球腺和前列腺分泌液集中的前半程精液含有液化因子，而精囊分泌物集中的后半程精液含有与精液的凝结有关的因子。研究已经证实，前列腺液具有强烈的纤溶活性，在37 ℃时2 mL的前列腺液可使100 mL的血凝块在18小时内溶解。现已从精液中分离出两种纤维蛋白溶酶原活化因子，其分子量分别为70000和74000，并与尿激酶具有相关性。目前，普遍认为前列腺的分泌物含有丰富的纤维蛋白溶酶原活化因子。

精液的主要作用是增加精子的活力和生存能力，并提高精子在男性以及女性生殖管道中的传输能力。这些附属性腺的位置决定了它们通过分泌有效的生物保护物质，如精胺、锌或有效的蛋白酶，进而抵御或拦截病原物质的侵入。精液能够降低环境对精子的冲击作用，附属性腺分泌物对尿道的机械性冲洗，起到了对精子十分重要的生物保护作用。附属性腺组织的分泌液的异常与男性不育密切相关，但是具体机制目前尚未完全阐明。

1.前列腺

（1）前列腺的组织学发生

泌尿生殖窦在胚胎发育的第3个月期间初次出现前列腺，并且开始其发生发展过程，在泌尿生殖窦后侧、精阜的两侧，上皮细胞芽逐渐生长，之后这些上皮细胞突入间质进而形成前列腺。一对顶部的细胞芽形成了前列腺的内侧带，底部的细胞芽形成了前列腺的外侧带，前列腺的两个带围绕尿道呈环状发展。前列腺的中心部分含有黏膜下腺体、黏膜以及射精管和苗勒管的部分残余——囊状前列腺，后者形成了前列腺小囊。在胚胎发育第14周的时候，前列腺被基质组织包绕并形成大约70个管状结构。在母体子宫内发育期间，胎儿所依赖的雄激素是由胎儿睾丸Leydig细胞产生，Leydig细胞在受孕第2个月时得到激活，在第4个月时达到高峰。在前列腺自泌尿生殖窦的发生发展过程中，双氢睾酮（dihydrotestosterone，DHT）由前列腺上皮和间质细胞自睾酮产生而来。在这个过程中出现了与双氢睾酮相关的特异性生长因子，如纤维芽细胞生长因子

(FGF-10)、转化生长因子（FGF-β、TGF-α）、角质形成细胞生长因子（FGF-7）以及胰岛素样生长因子，明确前列腺间质成分与这些生长因子变化的相关性有助于生殖男科基础研究的发展。

（2）前列腺的生理功能

1）外分泌功能。前列腺是男性最大的附属性腺，分泌受雄性激素的调控，分泌的前列腺液是精液的重要组成成分，对维持精子正常的功能具有十分重要的作用，因此，对男性正常生育能力非常重要。

2）内分泌功能。前列腺内含有丰富的5α-还原酶，可将睾酮转化为更有生理活性的双氢睾酮。

3）控制排尿功能。

4）运输功能。前列腺实质内有尿道和两条射精管穿过。当男性射精时，前列腺和精囊腺的肌肉节律性收缩，将输精管和精囊腺中的精液经射精管压入后尿道，进而射出体外。

（3）前列腺主要分泌的物质

1）前列腺酸性磷酸酶。前列腺组织中的酸性磷酸酶活性是精液中高浓度酸性磷酸酶的来源，约为其他组织中的200倍以上。

2）前列腺特异性蛋白94。前列腺分泌物中存在一种由94个氨基酸组成、分子量为16 kD的非糖基化蛋白，它是前列腺分泌的主要蛋白之一，富含半胱氨酸，被称为“前列腺特异性蛋白94”（PSP-94）。PSP-94的一项重要生物学功能就是抑制卵泡刺激素。卵泡刺激素多由垂体分泌产生，但是研究也发现前列腺是垂体外的卵泡刺激素来源。前列腺中有卵泡刺激素受体（fallicle-stimulating hormone receptor，FSHR），卵泡刺激素通过旁分泌和自分泌的方式对前列腺上皮的增殖进行调节。

3）免疫球蛋白、C3补体、转铁蛋白。许多研究均证实，在人类精浆中存在免疫球蛋白，免疫球蛋白A的浓度为0～6 mg/dL，免疫球蛋白G的浓度为7～22 mg/dL，而免疫球蛋白M的浓度很低，经常低于可测出的水平。虽然在前列腺液中有免疫球蛋白的表达，并且可能与感染有关，这些抗体的全部来源途径尚不清楚，免疫球蛋白在精浆中的浓度远远低于在血液中的浓度，但仍然可能存在通过“血精屏障”扩散的可能。

2.精囊

（1）精囊的组织学结构

精囊腺由黏膜（上皮和固有膜）、肌层和外膜构成。黏膜是由单层柱状上皮或假复层柱状上皮组成的一系列皱褶，黏膜的皱褶可有第二级和第三级的分支，突入腔内，形成许多大小不同的腔隙，使黏膜呈蜂窝状。黏膜中没有真正的腺泡，只在皱褶间有些小腔或小陷窝。黏膜褶皱增加了腺体的分泌面积，并且有利于腺体的扩张和分泌物的储存。精囊腺有多个腔隙，而深陷的皱褶使腺腔的轮廓呈不规则状。

（2）精囊的生理功能

精囊腺具有分泌功能，其分泌物是一种白色或淡黄色的黏性液体。精囊液约占射出精液的70%，精囊液有稀释和给精子提供营养的功能，其主要成分有多种氨基酸、果糖、前列腺素、纤维蛋白原和枸橼酸等。精囊分泌物呈弱碱性，除能稀释精液外，还对阴道和子宫颈部的酸性物质具有中和作用，借此维持精子在阴道和子宫的活动。

（3）精囊主要分泌的物质

1）果糖。果糖有给精子提供营养和增强精子活力的作用。果糖水平受雄激素调节，精囊分泌的果糖和精子的活力及精液的黏度有一定的关系。

2）精液凝固蛋白Ⅰ和精液凝固蛋白Ⅱ。精液凝固蛋白Ⅰ和精液凝固蛋白Ⅱ是精液凝固中的主要蛋白，编码精液凝固蛋白Ⅰ和Ⅱ的基因位于20号染色体上相隔11.5 kb的两个区域。精液凝固蛋白的主要生物学功能与精子获能有关，精子获能是指精子通过女性泌尿生殖道到达透明带使卵子受精的过程。精液凝固蛋白Ⅰ和精液凝固蛋白Ⅱ可影响精子氧化酶，从而起到调节精子获能的作用。精液凝固蛋白Ⅰ和精液凝固蛋白Ⅱ产生于精囊腺上皮，具有较高的浓度，而输精管和前列腺均有精液凝固蛋白Ⅰ和精液凝固蛋白Ⅱ的强烈表达。

3）前列腺素。精囊液中含有前列腺素（如PGE2α）。PGE2α能松弛子宫颈，增强精子运动和穿过宫颈黏液的能力。

3. 尿道球腺

尿道球腺又称“Cowper腺”，大小似豌豆，位于尿道球后上方，开口于尿道膜部两侧。尿道球腺是复管泡状腺，其分泌部及导管的大小和形状不规则。腺组织被结缔组织分隔成许多小叶，小叶之间有平滑肌、骨骼肌及弹性纤维网。腺泡形状有扁平形立方或柱状。胞质充满黏液物质时，胞核扁平位于基部。导管为单层柱状上皮，在近开口的部位变为假复层柱状上皮，上皮周围有结缔组织和薄层平滑肌。

尿道球腺的分泌物呈透明状，较黏稠，有润滑作用，对精子的活动有促进作用。

（张欣宗）

第三节　女性生殖内分泌调节机制

人体存在神经系统和内分泌系统两大调节系统。前者经由神经纤维传递冲动对人体进行调节，后者调节作用的实现则有赖于多种化学递质（激素）。生殖内分泌是整个内分泌系统的重要组成部分之一，经由神经内分泌调节中枢，外界刺激可被传递到生殖内分泌系统，进而引起与生殖激素有关的一系列连锁反应。这些生殖激素组成了一个调节控制系统，既相互促进又相互制约。女性生殖功能受神经和内分泌的双重调节，特别是受下丘脑和垂体、性腺（睾丸或卵巢）激素的调节，是人体中最复杂的调控系统之一。

一、神经内分泌对女性生殖的调控

生殖功能主要由神经内分泌来负责调节，它的正常运转依赖于一系列错综复杂的信号传导通路。中枢神经系统，尤其是下丘脑，通过其释放的因子调控垂体激素的合成分泌，作用于多种靶器官而调节机体的稳态，此即为神经内分泌。对于女性而言，分泌自HPO轴的多种激素可以经由正、负反馈机制对其月经周期发挥调节作用，形成一个完整的神经内分泌系统。下丘脑作为间脑的组成部分之一，不仅参与了第三脑室底部的构成，也参与了第三脑室腹侧壁下部的构成；其肽神经元同时兼具内分泌细胞的功能，能够分泌抑制性和释放性激素。下丘脑肽神经元内的核糖体具有合成神经递质的功能，神经递质先由高尔基小包装成小泡，再沿轴突运送至神经末梢，然后穿过突触连接或分泌入血管，所以肽神经元能通过神经内分泌的方式影响神经递质及血流信号，从而发挥调节作用。其中，以下丘脑释放的促性腺激素释放激素（GnRH）最为重要，GnRH分泌性神经网络是女性生殖中枢调控的最终共同通路。

（一）下丘脑分泌激素对女性生殖内分泌的调控

1. 促性腺激素释放激素

GnRH是种小分子多肽，由10个氨基酸组成，其基因定位于8号染色体短臂，编码的前体蛋白由92个氨基酸组成。GnRH神经元细胞的数量介于1500～2000个，其细胞体主要位于下丘脑内侧视前区和正中隆起部弓状核，轴突投射至正中隆起。

在胚胎发育的过程中，内侧嗅板部位最早出现GnRH神经元，此后，GnRH神经元沿神经末梢进入大脑，即GnRH细胞通过颅神经迁移到脑内。如果嗅神经和GnRH神经元未能成功从嗅区基板迁移至大脑，则可导致嗅神经和GnRH神经元的同时缺失，这正是kallman综合征的发生机制。

kallman综合征是由一种特异性蛋白的缺陷引起的，该蛋白能抑制蛋白酶的活性，促进细胞的黏附，在GnRH神经元向脑内迁徙的过程中，它起到了非常重要的作用。鼻腔中的嗅觉上皮细胞和GnRH神经元上均存在纤毛结构，该结构的相似性可以看出，人类生殖由信息素控制的生殖进化而来。信息素是人体释放的一种化学物质，通过空气传播，有研究曾提取了卵泡晚期女性腋窝里的化合物，它具有缩短月经周期及增加其他女性LH峰值的作用，因此，朝夕相处的女性的月经周期会出现同步化现象。

人体内的GnRH呈脉冲式分泌，由垂体门脉系统进行输送，到达腺垂体后，通过特异性结合促性腺激素细胞表面的GnRH受体调节卵泡刺激素（FSH）和促黄体生成素（LH）的合成与分泌。目前发现，人体内至少存在3种GnRH受体，人类垂体中的GnRH Ⅰ型受体由跨膜蛋白构成，属G蛋白偶联受体（G protein-coupled receptors，GPCRs）。配体与受体的结合会激活磷脂酯酶C（PLC），并生成二酰甘油（DAG）和肌醇-1，4，5-三磷酸（IP3），它们会激活蛋白激酶C（PKC），动员Ca^{2+}，从而引起促性腺激素（Gn）的释放或合成。

GnRH Ⅰ型受体与其他类型的GnRH受体不同，它的胞内C-端尾部结构并不长，而此结构正是介导受体快速内化的关键所在，受体内化即指受体蛋白采取质膜凹陷方式脱离细胞膜，然后进入细胞质的现象。GnRH Ⅰ型受体胞内C-端尾部结构仅由几个氨基酸组成，因此，其脱敏机制（指受到连续刺激后丧失反应性的现象）表现为慢速的、非激动剂依赖的受体内化。而这种慢速的脱敏现象正是维持排卵前LH峰形成的基础。天然GnRH的半衰期非常短，一般不长于5分钟，一般情况下不足以导致下游分子的脱敏，因此，人类LH峰的维持时间可达48小时。GnRH半衰期仅为2～4分钟，当其进入门脉系统后就会迅速地被酶解，难以检测。由于GnRH脉冲式的分泌模式与LH的分泌模式同步，而LH的半衰期较长，为20～50分钟，易于检测，因此，可通过分析LH脉冲分泌的频率来间接地反映GnRH的分泌频率。

GnRH具有“自启效应”，即其可以通过脉冲式刺激促性腺激素细胞，保持并增加该细胞上GnRH细胞的数目。但如果GnRH脉冲频率过高，则会造成GnRH对促性腺激素细胞促进促性腺激素合成分泌作用的显著脱敏，从而引起促性腺激素的分泌显著减少。长效GnRH受体激动剂药物使用方案的关键机制正是这种效应，促性腺激素释放激素激动剂（gonadotropin releasing hormone-agonist，GnRH-a）的结构与GnRH非常相似，当外源性注射GnRH-a后，持续刺激会引起促性腺激素分泌作用的脱敏，导致性腺激素下降至极低的水平，即“假绝经状态”或“药物去卵巢术”，这种状态通常维持4～8周左右。正是基于这种作用，长效GnRH受体激动剂药物可以应用于治疗中枢性性早熟（central precocious puberty，CPP）和子宫内膜异位症及辅助生殖技术（assisted reproductive technology，ART）的降调。

2.KNDY系统——性腺激素对GnRH负反馈控制

KNDY系统由内源性阿片肽（endogenous opioid peptides，EOP）和亲吻肽（kisspeptins）神经元网络构成，该系统是启动生殖系统的关键开关。

脑啡肽、强啡肽、内啡肽是3种内源性阿片肽（EOP），它们参与着人体的诸多生理过程，涵盖了摄食、饮水、认知、肌肉活动及神经内分泌调节的生理过程。有研究显示，下丘脑阿片类物质能部分介导性激素对GnRH神经元的负反馈调节作用。有证据表明，注射纳洛酮（阿片类受体拮抗剂）能增加服用黄体酮的绝经后女性和黄体期女性的LH脉冲节律；孕酮能增加下丘脑强啡肽和内啡肽的分泌，从而显著抑制LH的分泌，强啡肽的效果更加显著。低剂量的孕酮对强啡肽的影响可能并不显著，但高剂量的孕酮则会显著加强强啡肽的释放，强啡肽对垂体前叶的影响更大，孕酮还能抑制弓状核GnRH神经元的脉冲释放，内啡肽和强啡肽还能影响亲吻肽对“脉冲发生器”的开启。因此，在卵泡期高孕酮状态下促排卵（progestin-primed ovarian stimulation，PPOS）方案中，孕酮也许就是通过上述机制来抑制LH峰的。

亲吻肽主要经由参与GnRH分泌的调控来介导青春期的启动过程。雌、孕激素抑制及负反馈GnRH分泌的作用正是有赖于亲吻肽的介导。绝经后女性缺失性激素会导致弓状核中亲吻肽表达的显著增加，而这一现象可被雌激素替代疗法逆转。亲吻肽家族中的kisspeptin-10和54在辅助生殖中能够发挥促进卵泡成熟或LH峰形成的作用。目前，KNDY神经元中NK3R拮抗剂的多项应用已进入临床阶段，包括治疗围绝经期潮热症状、降低多囊卵巢综合征（polycystic ovarian syndrome，PCOS）患者睾酮和LH水平的试验。同时，kisspeptin / KISS1R系统相关药物在多种疾病中的应用研究也在进一步开展，包括子宫内膜异位症、中枢性下丘脑闭经患者、避孕、性早熟、卵巢早衰（Premature ovarian failure，POF）、生殖结局预测等。

（二）垂体分泌的促性腺激素及受体与其他激素对女性生殖内分泌的调控

HPO轴能对多种生理过程进行精密调节，包括性腺的功能、配子和类固醇激素的生成等。垂体前叶具有分泌卵泡刺激素（FSH）、黄体生成素（LH）、促甲状腺素（thyroid stimulating hormone，TSH）、催乳素（prolactin，PRL，也称“泌乳素”）、促肾上腺皮质激素释放激素（growth hormone releasing hormone，GHRH）的作用，垂体后叶具有分泌缩宫素和血管升压素的作用。其中，该信号通路系统中参与HPO轴调控的关键激素有FSH、催乳素和LH；此外，促肾上腺激素、促甲状腺素对女性生殖系统亦有较大影响。

1.FSH、LH

FSH、LH及TSH属于同一个糖蛋白家族，该糖蛋白家族的成员均有一个相同的α亚单位，一个具有激素特异性的同源β亚单位，是异二聚体结构。就同一物种而言，这4种激素（FSH、LH、HCG、TSH）具有相同的α亚单位，但基于激素的生物特性，β亚单位则各不相同。LH、FSH、HCG主要依赖2种G蛋白偶联受体来实现其调节作用，此类促性腺激素受体的胞外结构域的主要特征便是富含亮氨酸重复序列（leucine rich repeat，LRR）。该结构域负责特异性激素的识别和结合，卵泡刺激素受体（FSHR）只能识别出1种激素——FSH，而黄体生成素受体（LHR）则能够识别出2种激素——HCG和LH。

在卵泡的发育成熟过程中，LH的脉冲分泌频率呈增加趋势，由卵泡期早期的90分/次逐渐增加至卵泡期晚期的60分/次。排卵期LH的脉冲分泌没有发生变化，而在黄体期却出现了显著的下降，为3～8小时/次。LH的脉冲幅度会受到月经周期的影响，其脉冲幅度在卵泡期会有所下降，在排卵期则会显著上升，黄体期变化较大，幅度均是卵泡期的2倍。

在GnRH的调控下，促性腺激素细胞会分泌（脉冲式分泌）FSH和LH，但二者的分泌并不平行。在人的垂体中存在着2个LH池：人体中已形成的，储存于颗粒小体中的LH存于第一池中，当受到GnRH的刺激后，可快速释放；新合成的激素存于第二池中，在长时间接收到GnRH的刺激后才可释放。当GnRH刺激了30分钟后，此时，LH所达峰值是其初次释放，当连续刺激90分钟后，LH的峰值会二次上升，且持续4小时，此时，是其第二库存释放。FSH没有第二池，属于单池释放。FSH的半衰期是3～4小时，GnRH的半衰期是2～4分钟，LH的半衰期是20～50分钟。经过中枢神经系统的调节及各器官的相互协调，下丘脑-垂体-卵巢分泌的激素才得以发挥维持人体正常生殖内分泌平衡的功能。

2.FSH、LH的亚单位基因突变及多态性

卵泡刺激素（FSH）、黄体生成素（LH）由α亚基和β亚基组成，二者的α亚基相同且由同一个基因编码，β亚基由另一个基因编码。研究显示，编码α亚基的基因定位于人类第6号染色体上；编码FSH中β亚基的基因定位于人类第11号染色体上，而编码LH和CG中β亚基的基因则定位于人类第19号染色体上。促性腺激素编码基因的突变可能会导致激素功能丧失、性腺功能减退等异常。

3.FSH、LH及受体对生殖系统的调控

FSH、LH受体的细胞外结构域非常独特，都由7个跨膜螺旋组成，属于CGCR家族。性腺中的FSH受体位于卵巢的颗粒细胞以及睾丸的支持细胞中，而LH受体则位于黄体间质细胞（luteal cell）、卵巢的卵泡膜细胞及睾丸的间质细胞。LH受体还会受到颗粒细胞中FSH的诱导，能在成熟的卵泡细胞中进行表达，促性腺激素经由受体介导可对卵巢和睾丸的生长、分化以及甾体类性腺激素的合成进行调节。有研究表明，促性腺激素受体能在非性腺部位进行异位表达，如LH/HCG在人类子宫内膜、宫颈、子宫肌层、输卵管及胎膜脐带中表达，它们可能参与了子宫的增生等其他过程。

4.催乳素

催乳素（PRL）作为一类由垂体催乳素细胞合成的激素，能在生殖、哺乳和代谢过程中发挥作用。就正常的人类垂体而言，催乳素细胞占到了垂体细胞总数的15%～25%，它的数量不会随着性别和年龄的变化而变化。催乳素细胞在妊娠期及哺乳期会出现明显的增生，在分娩后的几个月内，增生会一直持续，但哺乳则会延缓这一进程。这一原理同样也适用于催乳素瘤，因此，催乳素瘤在妊娠期间会明显增大。

催乳素基因突变及分子结构的多态性表现为人类催乳素基因及催乳素调控基因定位于6号染色体。众多因子参与了PRL基因表达过程的调控，这些因子包含雌激素、糖皮质激素、促甲状腺激素（TSH）及表皮生长因子（epidermal growth factor，EGF）等。雌激素能调控多巴胺（dopamine，DA），并以此来抑制PRL基因的转录，从而介导催乳素细胞的增殖与表达。多巴胺（DA）是抑制PRL的主要因子。

人体内催乳素大致可分为未糖基化催乳素、糖基化催乳素、大分子催乳素及超大分子催乳素。其中，未糖基化催乳素的生物活性和免疫反应均最强；糖基化催乳素的生物活性和免疫原性较未糖基化的催乳素均有所下降；大分子催乳素的生物活性呈进一步降低趋势；超大分子催乳素生物活性最低，多为糖基化催乳素的多聚体或其与免疫球蛋白结合后的产物。人体内催乳素多样化的形式造成了人体内催乳素结构的多样性，因此，会出现血中催乳素与临床表现不一致的情况。

催乳素的分泌过程受下丘脑合成释放的多种生物活性物质调控，包括催乳素抑制因子（多巴胺）、催乳素释放因子、血管活性肠肽、促甲状腺激素（TSH）等。

催乳素的分泌呈阵发性。膳食中氨基酸的摄入，抗精神类药物及三环类抗抑郁药的服用、降压药物左旋多巴、慢性疾病终末性肾病、甲状腺功能的减退、催乳素瘤、肝硬化、妊娠等都会引起催乳素的升高。

催乳素有多种生理功能，能够调节渗透压、影响生长发育和生殖相关的活动等。其真正的生理意义还有待探索，但它们在人体内的主要功能是为哺乳做准备。催乳素受体在人体的多种组织里均有表达，如肾上腺皮质、垂体、肾小管、睾丸、乳腺、附睾、前列腺及卵巢、脑、肺、心等。

催乳素对乳腺的作用有：妊娠期的胎盘会产生高浓度的雌激素和孕酮，而雌激素会诱导体循环中催乳素的浓度升高，三者共同作用能促进妊娠期小叶组织与腺泡的生长发育，待它们发育完全后，催乳素又可进一步刺激乳蛋白及其他成分的合成。分娩后，人体内的雌激素水平会迅速下降，高浓度的雌激素无法再抑制催乳素的泌乳功能，因此，产妇可以持续地分泌乳汁，产后的这种生理性高催乳素血症能够被溴隐亭所抑制，从而迅速地停止泌乳。

催乳素对促性腺激素的作用有：虽然人们尚不清楚正常水平的催乳素对促性腺激素的作用，但它对维持卵泡的正常发育具有重要意义。雌性小鼠在敲除了催乳素基因后就会丧失生育能力，它们体内的始基卵泡较少，排卵也较少。催乳素水平的升高可在多个水平上对生殖性腺轴造成影响，它能通过降低脉冲振幅和频率发挥抑制LH脉冲分泌的作用。催乳素具有抑制促性腺激素的脉冲式分泌的作用，这可能与其对下丘脑的直接影响有关，通过减少GnRH、FSH及LH的分泌引起卵泡发育和排卵的抑制作用，因此，高催乳素血症患者时常会伴有闭经和月经稀发的症状。

催乳素还具有促进钙和骨生理代谢的功能。羊水中含有大量的催乳素，这可能与免疫调节和渗透压的调节有关。

5.促甲状腺激素

下丘脑-垂体-甲状腺轴（hypothalamic pituitary thyroid axis，HPTA）是人类神经内分泌系统的重要组成部分。腺垂体促甲状腺激素的合成分泌由中枢神经系统通过调控下丘脑合成分泌促TRH进行调节，即分泌的促甲状腺激素刺激甲状腺细胞分泌甲状腺素及T3和T4，而增加的T3和T4通过负反馈调节显著抑制下丘脑TRH及腺垂体TSH的合成释放，从而降低腺垂体对TRH的反应性，并下调TSH的合成与分泌，使得机体不会过多分泌T3和T4；当T3和T4降低时，T3和T4负反馈调节作用亦会随之削弱，引起TSH分泌增多，从而加大了T3、T4的分泌。

TSH及甲状腺素对女性生殖系统的影响有：甲状腺素等激素和HPO轴有着密切的联系，甲状腺素结合蛋白、TRH、TSH以及T/T3等与HPO的改变存在相关性。研究结果表明，HPTA可显著影响性激素结合球蛋白（SHBG）的浓度，改变雌、雄激素的代谢，从而影响HPTA。对于甲状腺功能亢进的患者而言，SHBG的浓度会升高，雌、雄激素的代谢清除率将会下降，血清中雌、雄激素的浓度将会上升。对于甲状腺功能减退的患者而言，血清中雌、雄激素的浓度则会下降。除此之外，TRH会在垂体水平上促进催乳素的释放，这对女性正常生育功能的维持具有重要意义。

6.促肾上腺素

肾上腺素会参与应激反应，调控躯体活动。在机体合成分泌甾体激素的器官中，肾上腺位居第二，仅次于卵巢组织。肾上腺能合成机体内的多种激素，包括雄激素、雌激素、糖皮质激素及孕激素等。有些激素（如肾上腺雌激素、孕激素、雄激素）的分泌量虽不多，却是女性体内雄激素的重要来源。雄激素反应细胞分布于人体下丘脑内，雄激素能通过负反馈机制作用于下丘脑-垂体，从而抑制Gn和GnRH的分泌。肾上腺发生病变时，体内雄激素的分泌会显著升高，而高水平的雄激素会显著抑制下丘脑分泌GnRH的作用，同时由于雄激素能对抗雌激素的生理作用，所以升高的雄激素水平也会对卵巢功能产生抑制。

肾上腺功能初现（adrenarche）又称“阴毛初现”（pubarche），这是青春期发育的早期特点，即随着青春期肾上腺雄激素分泌的增加引起女性腋毛和阴毛的生长。17，20-碳链裂解酶及17-羟基类固醇脱氢酶的活性在肾上腺功能初现期会增强，肾上腺3β-羟基类固醇脱氢酶Ⅱ基因的表达亦会增强，随之促进雄酮、硫酸脱氢表雄酮及肾上腺脱氢表雄酮等的合成分泌。雄激素亦具有多种生理作用，如促进蛋白质的合成过程，加快肌肉发育和骨骼生长，以及促进女性毛发的发育。

7.生长激素释放激素对女性生殖系统的影响

一些研究已经报道生长激素释放激素（GHRH）具有促进体内PRL释放的作用。该特征的发现源于一个临床现象，即对于存在肢端肥大表现的分泌GHRH的肿瘤患者而言，其具有高PRL血症，且PRL和GH会在肿瘤切除后呈平行下降趋势。另有报道发现，GHRH具有促进健康人体内PRL释放的作用，可被长期应用于有GH神经内分泌失调的儿童的治疗中。

（三）卵巢分泌的性激素对女性生殖内分泌的调控

在女性生殖过程中，发挥至关重要作用的性腺激素来源于胆固醇。对于人类而言，其卵巢主要负责雌激素、雄激素和孕激素这三种性腺类固醇激素的合成分泌，合成途径主要包括Δ4和Δ5两条。在性激素的合成过程中，有多种酶参与。首先，胆固醇进入卵泡膜细胞后，在线粒体细胞色素20-羟化酶、22-羟化酶、20-裂解酶及22-裂解酶的作用下，生成孕烯醇酮，再经过Δ4和Δ5途径，生成睾酮和雄烯二酮，最后，在芳香化酶（aromatase，AT）的催化下生成雌酮和雌二醇。

在性激素的合成过程中会涉及17种酶。先天性肾上腺皮质增生症的发病原因之一便是类固醇合成急性调节蛋白（STARD1）、17α羟化酶、11β羟化酶和21α羟化酶的缺乏。

1.两细胞两促性腺学说

（1）两细胞系统

该学说较为完整地阐述了卵巢激素的合成部位及激素受体的作用。在该学说中，颗粒细胞和卵泡膜细胞内分别分布有FSH受体和LH受体。颗粒细胞内最初并无LH受体分布，但随着卵泡的生长发育及受到FSH的诱导，LH受体开始在颗粒细胞内逐渐生成。颗粒细胞会应答FSH的刺激，由此导致的增生可显著促进卵泡生长，增加FSH受体量。卵泡膜细胞也会对LH的刺激产生应答并生成类固醇激素，特别是通过17α羟化酶（P450c17）、3β-羟类固醇脱氢酶和胆固醇侧链裂解酶（P450scc）基因的转录来合成雄激素。卵泡膜细胞和颗粒细胞会分泌具有旁分泌和自分泌特点的肽类激素。人体卵泡膜细胞具有分泌胰岛素样生长因子（IGF）的功能，LH对雄激素的合成具有促进作用，而IGF能显著加强该作用；此外，颗粒细胞中FSH介导芳香化的作用也可被IGF显著增强。经体外研究证实，卵泡膜细胞与颗粒细胞内均存在雄激素芳香化酶系统，体内研究进一步发现，卵泡期颗粒细胞中芳香化酶的活性要明显高于卵泡膜细胞，这表明体内雌激素主要来源于生长卵泡中的颗粒细胞。颗粒细胞中缺乏17α羟化酶，这使得颗粒细胞层的芳香化效率主要决定于卵泡膜细胞分泌的雄激素，即LH和FSH对上述2种细胞的共同作用决定了排卵前卵泡刺激素的合成分泌过程，见图4-6。随着排卵的发生，卵泡膜上的黄体细胞内开始产生雌激素，且芳香化作用亦能使一部分雄激素转化生成雌激素，故而两细胞系统的作用得以继续发挥。

（2）性-腺类固醇激素的转运

在循环过程中，大部分的睾酮及雌二醇会与肝脏中合成的性激素结合球蛋白（SHBG）结合，而剩余的一部分会与白蛋白结合，与皮质类固醇球蛋白结合的则是极少数部分。SHBG的基因位于17号染色体上，它是一种糖蛋白，上面有雌激素和雄激素的结合位点。有研究发现，脑、胎盘、内膜等其他组织中也有SHBG基因的表达，但尚不清楚其生物学意义。就女性而言，SHBG基因变异后会表现出高雄激素血症的症状，这表明游离状态的睾酮的生物利用度较高。

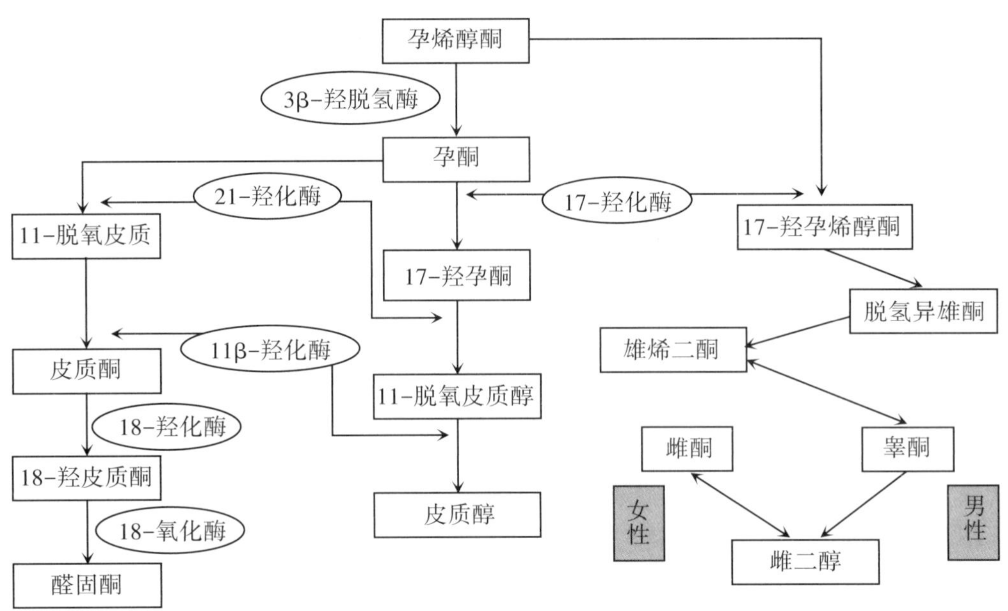

图4-6 类固醇激素合成的过程（原创）

2. 雌激素

17β-羟类固醇脱氢酶可催化雄烯二酮转变为睾酮，去甲基和芳香化可使睾酮转化为雌二醇。雌三醇作为雌二醇和雌酮的外周代谢产物，并非由卵巢分泌。女性循环中的雌激素除卵巢分泌的雌酮与雌二醇之外，还包括由外周脂肪组织转换而来的雌激素。雌激素对于生殖的作用主要包括以下方面：①促进人体内卵泡的发育过程。②维持子宫发育，并使子宫平滑肌对催产素更加敏感。③增强输卵管肌肉的节律性收缩，促进卵子和精子的运动。④促进子宫内膜间质与腺体发生周期性的增殖和修复，形成月经。⑤维持阴道酸性环境。⑥促进第二性征与外生殖器发育。

3. 孕酮

孕酮主要来源于肾上腺和卵巢，对非妊娠期的女性而言，其外周组织无法将类固醇转化为孕酮。孕酮在男性、青春期前少女、排卵前期成年女性血液中的水平低于检测范围，排卵后女性孕酮的波动范围较大。对于先天性肾上腺增生症的患者而言，其血液中的孕酮水平显著高于常人。孕三醇是尿液中17α-羟孕酮的主要代谢产物之一，肾上腺性征综合征患者的酶缺乏会引起17α-羟孕酮的积累，造成孕三醇排泄的增加，因此，对肾上腺性征综合征而言，孕三醇具有临床意义。孕激素对生殖的作用主要包括以下方面：①影响输卵管肌的收缩，缩小其振幅。②促使由雌激素诱发的增生子宫内膜的进一步增厚，从而有利于孕卵的生存和着床。③增加精子通过宫颈的难度。④于孕卵着床后，通过降低子宫平滑肌的兴奋性及其对催产素的敏感性防止子宫收缩，利于胚胎生长环境的保持。⑤促进乳腺腺泡生长发育。

4. 雄激素

卵巢的雄激素产物主要来源于卵泡膜细胞和间质组织分泌的雄烯二酮与脱氢表雄酮（dehydroepiandrosterone，DHEA）。肾上腺每天都会生成DHEA和一部分雄烯二酮，而其余的雄烯二酮则来自卵巢（约50%来自卵巢，另外50%来自外周组织）。正常情况下，女性体内50%左右的睾酮由外周组织中的雄烯二酮转化而来，25%左右的睾酮由卵巢分泌，剩余的睾酮由肾上腺合成分泌。人体内大部分睾酮的代谢是以17-酮类固醇的形式随尿液排出体外，而5α-衍生物双氢睾酮（DHT）则是不同靶组织中雄激素的重要来源。对男性而言，其血液循环中的多数DHT来源于睾酮，其机制是睾酮进入靶细胞后会在5α-还原酶的作用下生成DHT。就女性而言，其体内的雄烯二酮的生成率大于睾酮，因此，其血液中的DHT主要来源于雄烯二酮，还有一部分来源于

DHEA。5α-还原酶有Ⅰ型和Ⅱ型，由独立基因编码。皮肤中的5α-还原酶以Ⅰ型为主，生殖组织中的5α-还原酶则以Ⅱ型为主。循环雄激素主要为睾酮，血液中的DHT仅占循环睾酮的一小部分，约10%。DHT在3α-酮-还原酶的作用下被还原成相对低活性的雄烷二醇，DHT的主要代谢产物是3α雄烷二醇。雄激素可以促进男性外生殖器的生长和精子的发生，促进男性第二性征的发育，另外有助于维持男性肌肉的力量，与维持性欲以及骨骼的强度有关。

5.性激素受体的作用机制

（1）雌激素受体

雌激素受体（estrogen receptor，ER）包括雌激素受体-α（estrogen receptor-α，ER-α）和雌激素受体-β（estrogen receptor-β，ER-β）。它们由不同的基因表达，且在不同组织中的表达水平亦不相同。例如，在脑组织的某些区域和心血管系统中，ER-β是优势受体；ER-α和ER-β这两种受体会在乳腺组织中同时表达，也会同时出现在卵巢组织中。但经基因敲除后，二者的表现却存在显著差异：ER-α基因敲除的小鼠将不发生排卵，对促性腺激素的刺激无反应，且小鼠的雌二醇、睾酮和LH水平较高；但对ER-β基因敲除的小鼠而言，其卵巢组织学表现正常，但存在排卵障碍。综上所述，其他组织中ER-α所承担的可能更多是雌激素介导作用，比如，在ER-α作用下雌激素能够发挥促进子宫生长分化的作用。尽管雌激素对ER-α和ER-β的亲和力相似，但经体外研究证实，二者具有独特的功能，甚至可能具有相反的作用。雌激素能在IGF-1的作用下促进子宫上皮细胞的增殖。另外，黏蛋白-1（mucopro tein-1，Muc-1）会在雌激素的诱导下表达。Muc-1不仅具有胚泡黏附作用，还能对抗子宫感染。雌激素除了能调节子宫的正常功能外，还是引发乳腺癌的危险因素。在ER拮抗剂的作用下，会阻断雌激素调节基因的表达，从而减缓或阻止乳腺癌的生长。在人类骨骼的生长过程中，雌激素和受体可能起着重要的作用，对于缺失功能性ER-α的成年男性而言，他们可能会表现出骨密度下降、骨骺闭合不完全的症状。

（2）孕激素受体

孕激素在机体内具有多种作用，比如雌性排卵到乳腺发育的调节、生殖行为及妊娠的建立与维持等。对于孕激素受体（progesterone receptor，PR）而言，其虽属于单基因表达，但由不同的启动子来转录，包含PRA和PRB两个异物。假如靶向干扰了雌鼠的PR基因，它们会丧失对孕酮的反应性；而雄鼠则不同，它们的外观很正常，生育能力也与野生型雄鼠一样。PR在乳腺导管的完全分化和分支方面起着重要作用。有研究表明，那些携带PROGINS等位基因的个体，她们罹患乳腺癌的风险降低，但罹患卵巢癌的风险上升了。

孕激素在子宫组织中通过调控细胞周期相关蛋白和信号通路，抑制内膜细胞增殖，并促进其分化和功能成熟。孕激素和其受体还有另一个重要的作用，使妊娠期胚胎对局部的免疫系统产生抑制作用，这可能是由子宫内膜基质细胞中RANTES的下调所介导。孕激素所调节的其他两个功能，即抑制催产素受体及骨桥蛋白的诱导，它们在子宫的生理机能和分娩中有着重要的作用。

（3）雄激素受体

通过雄激素受体（AR）的特异性激活，睾丸在性别决定后，会产生雄激素。AR与PR在DNA结合区的氨基酸序列相类似，所以孕激素不仅要与AR竞争结合位点，还要在代谢过程中竞争5α-还原酶来生成二氢孕酮，而后者又能与DHT和孕酮竞争AR，因此，孕激素具有抗雌激素和雄激素的双重作用。对于敲除AR基因的小鼠和雄激素缺乏的小鼠而言，其体内的肾管会发生退化，外生殖器形似雌性。人类AR的突变则可造成女性生殖器发育异常、激素不敏感综合征或性器官不明确等。男性在未成熟时期所分泌的雄激素水平较低，在后期的发育过程中（即青春期和性成熟期）则会分泌较高水平的雄激素。雄激素具有控制第二性征发育的作用，促使男性生成精子，并产生生殖行为和攻击行为。精子的产生和受精都受到细胞凋亡速率的影响，在这个过程中，重要的抗凋亡因子就是雄激素，雄激素的下降会增加生殖细胞的凋亡。

分布在不同器官中的同一激素的不同受体，在与激素结合后，其产生的效应不同，甚至会相反。选择性ER的调节药是种不错的选择，这种复合物既能保留雌激素的有利效应，又能避免其带来的不良反应。例如，他莫昔芬与雷洛昔芬，它们既能增加骨矿物质的密度，又能降低骨质疏松的女性椎骨骨折的风险。雷洛昔芬在乳腺和子宫中起到拮抗药的作用；他莫昔芬的作用与其明显有别，其在乳腺中起到拮抗雌激素的作用，但在子宫中起到的是协同雌激素的作用。因此，他莫昔芬治疗乳腺癌的效果比较显著，但其存在一个不良反应，即会显著增加患者罹患子宫内膜癌的风险。

（4）抗苗勒管激素对生殖内分泌的调控

抗苗勒管激素（anti-mullerian hormone，AMH）分泌自卵巢颗粒细胞，体内的AMH除一小部分来自小的窦前卵泡外，大部分来自生长中的小卵泡，即窦前卵泡。血浆中AMH的浓度与窦卵泡的数量之间呈正相关，由于体内的AMH不受月经周期的影响，故亦能用其来反映卵巢的储备情况。AMH作为卵泡发育的重要调节因子之一，其血清水平与卵泡的发育程度显著相关，窦前与窦卵泡时期是AMH分泌的高峰，其能防止卵泡过早耗竭，与原始卵泡的募集和窦卵泡的发育紧密相关。AMH可抑制卵泡的初始募集，AMH分泌的不足可引起原始卵泡募集的增加，从而加速卵泡的发育，加速卵泡池耗竭，最终导致卵巢功能降低。目前研究证实，AMH对下丘脑-垂体-卵巢轴具有多重作用。

（四）肠道菌群对女性生殖内分泌的调控

肠道被称为“人体的第二大脑”，其共生菌的种类和数量为人体最多，多种生殖内分泌的调控与肠道菌群之间紧密相关。首先，肠道菌群与众多中枢神经递质的分泌释放有关，比如乙酰胆碱、去甲肾上腺素、多巴胺和5-HT等，其紊乱可显著影响上述神经递质的分泌及作用。其次，肠道菌群还与性激素分泌的调节有关。研究显示，由服用抗菌药物导致的肠道菌群结构的改变可导致服用口服避孕药（oral contraceptive，OC）的妇女避孕失败。研究发现，多种代谢作用与胆汁酸及其衍生物有关。胆汁酸代谢作为多囊卵巢综合征（PCOS）患者肠道菌群变化的主要代谢途径，由其导致的胆汁生成障碍可损坏肠道通透性，导致毒性菌株进入血液循环，进一步引起胰岛素抵抗和内毒素血症，从而不利于雄激素向雌激素转变的芳香化过程。肠道菌群在正常情况下可以调节多种控制食欲的蛋白激酶的合成分泌，比如酪酪肽和胰高血糖素样肽（glucagon-like peptide，GLP）等，这些激素能使人产生饱腹感，其紊乱与肥胖和性早熟（precocious puberty，PP）等有关。目前的研究显示，肠道菌群紊乱导致肥胖及性早熟的中间物质可能包括瘦素（leptin）、神经激肽（neural excitation peptide）及亲吻肽等。

二、月经周期的生殖内分泌调控

（一）下丘脑-垂体-卵巢轴（HPO轴）对月经的调控

月经是指女性子宫内膜因卵巢的周期变化而发生的周期性出血和脱落现象。正常的月经周期一般为28天左右（21～35天），月经量约为50～80 mL。

正常月经的生殖功能有以下几点：排卵、周期性卵泡发育及着床妊娠。在垂体、下丘脑和卵巢的共同刺激下，外加抑制信号精确的功能和时间调整，这种规律的排卵周期才得以实现HPO轴调控着女性的月经周期。首先，下丘脑合成分泌促性腺激素释放激素（GnRH），之后以脉冲分泌方式将其输送至垂体门静脉系统发挥调节卵泡刺激素（FSH）和黄体生成素（LH）的合成分泌的作用，合成的FSH和LH将通过垂体前叶进入循环。FSH和LH不仅能发挥刺激卵泡发育、黄体形成和排卵的作用，还具有协同孕激素、雌激素、抑制素A和抑制素B分泌的作用。卵巢类固醇激素和抑制素对促性腺激素分泌的调节是该系统的一个关键组成部分，它能直接作用于垂体水平，或者调节GnRH脉冲分泌的振幅或频率。在人类生殖周期单卵母细胞成熟的特征中，FSH分泌的负反馈抑制具有至关重要的作用。除此之外，月经周期中雌激素的正反馈作用亦非常关键，排卵前的LH峰对排卵是至关重要的。

下丘脑里的各种激素、亲吻肽、神经激肽B、内啡肽和强啡肽及促性腺激素抑制激素等共同调节了促性腺激素的释放。

另外，睡眠和内源性生物钟会对内分泌系统产生严重的影响。有研究证实，睡眠能直接影响LH的脉冲式分泌，推测也能影响GnRH的脉冲分泌。有研究报道，对青春期的男、女性而言，当他们进入睡眠后，LH的脉冲分泌都会增加。最近的研究进一步证明，青春期男、女性的LH脉冲通常发生在慢波睡眠（slow vrave sleep，SWS）之后，似乎是SWS抑制了LH脉冲。因此，睡眠不足可能会对青春期的性发育和排卵带来影响。

月经周期包括卵泡期、排卵期与黄体期，以28天为标准，其月经期、增殖期及分泌期，见图4-7。

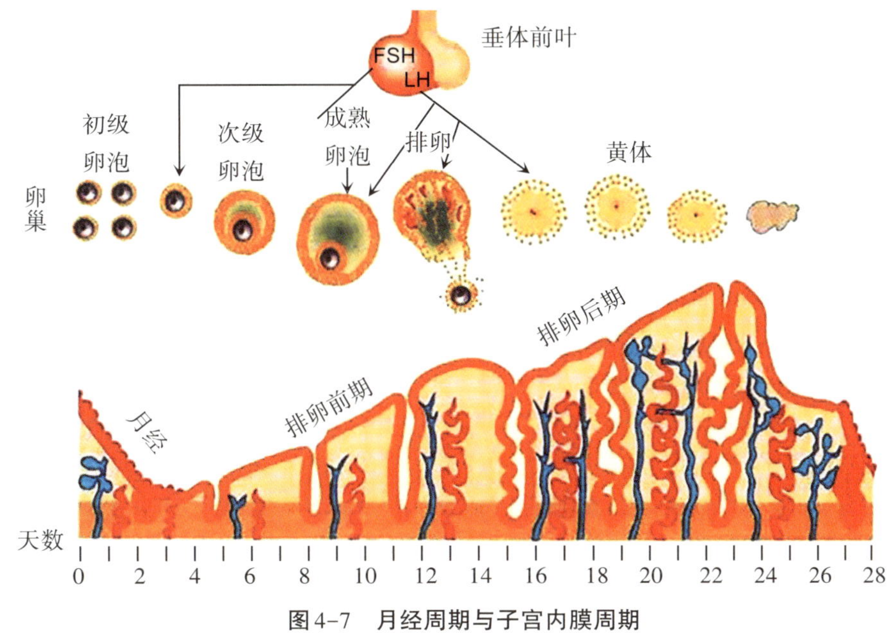

图4-7 月经周期与子宫内膜周期

此外，随着月经周期的推进，子宫内膜的组织学形态将在腺体、内膜厚度、间质及子宫动脉形态方面发生明显的变化。

月经周期的“黄体-卵泡转换期”是月经周期的重要转换期，始于上个周期的黄体晚期直至本周期的卵泡早期。雌激素、孕激素的血液水平在该期呈显著下降趋势，这将通过下丘脑及垂体负反馈抑制的解除上调血液中FSH的水平。当FSH升至能刺激卵泡发育的水平后，早期的窦状卵泡则会生长。一般1个月经周期仅有1个卵泡能成为优势卵泡并完成发育。当进入月经的第1～4天时，随着上个月经周期的黄体萎缩，雌激素、孕激素和INH-A会降至最低水平，引起下丘脑及垂体抑制状态的解除，GnRH分泌水平升高，FSH的分泌亦会升高，接下来卵泡的募集和发育及雌激素的分泌会被促进，从而导致子宫内膜出现增生期改变。雌激素分泌的持续增加会进一步加剧其对下丘脑和垂体的负反馈抑制作用，从而减少GnRH及FSH的分泌，这会引起除优势卵泡外的其他卵泡停止发育并闭锁。当优势卵泡分泌雌激素的量达到200 pg/mL且维持2天后，将导致雌激素对下丘脑及垂体正反馈调节，诱发FSH峰及LH峰，然后在二者的协同作用下促进排卵过程。排卵前，在卵泡分泌的雌激素高峰的正反馈作用下，产生于小卵泡的促性腺激素平抑因子

（GnSAF）水平将下降，引起LH峰的出现，从而发生排卵。排卵后，随着FSH及LH分泌水平的下降，黄体得以发育，黄体可以分泌孕激素和雌激素，由此诱发子宫内膜分泌期变化的发生。孕酮和雌激素水平的升高可对下丘脑及垂体产生负反馈抑制作用，减少FSH及LH的合成分泌，导致黄体逐渐萎缩，随之孕激素和雌激素的分泌亦会下降，子宫内膜无法继续生长而发生脱落，发生月经来潮。

（二）影响月经的因素

心理因素会对女性的月经产生影响，焦虑、抑郁等不良心理作为应激源，可以对垂体的正常功能带来不良影响，从而影响月经。当女性处于焦虑及抑郁等应激状态时，机体的交感神经系统会被激活，显著抑制下丘脑GnRH的脉冲式分泌，LH的脉冲式分泌亦会随之受到抑制，这将引起促肾上腺皮质激素释放因子的分泌释放；与此同时，下丘脑还会诱发β-内啡肽等肽类的分泌，抑制HPO轴，减少GnRH及LH的分泌，造成月经失调。

抑郁和焦虑是两种典型的负面情绪，往往由压力引发，由压力引发的负面情绪会带来消极的应对方式，导致月经紊乱，而紊乱的月经周期又进一步加重了负性情绪，造成压力的升级。有学者在研究了压力与月经的关系后认为，压力会增加机体糖皮质激素的分泌释放，导致月经周期紊乱；还有学者认为，压力能对KNDr系统产生影响，从而进一步影响HPO轴。

压力的刺激会增加促肾上腺皮质激素释放激素（CRH）及精氨酸抗利尿激素（arginine vasopressin，AVP）的合成分泌，这将促进促肾上腺皮质激素的分泌释放，使继而引起肾上腺皮质功能的激活，使糖皮质激素的分泌释放显著增多。研究结果表明，糖皮质激素会对GnRH的脉冲式分泌产生抑制作用，压力能令糖皮质激素对GnRH分泌产生影响，非选择性糖皮质激素受体拮抗剂无法对此产生逆转。糖皮质激素还能直接作用于GnRH神经元，从而减少GnRH的分泌。压力刺激会通过KNDY系统在下丘脑水平抑制亲吻肽神经元，并借此抑制亲吻肽的分泌，从而进一步影响HPO轴。除此之外，睡眠和内源性生物钟也会对内分泌系统产生严重的影响。

（三）卵泡的发生和发育

卵泡作为卵巢的基本功能单位，其由始基卵泡发育成熟的过程将经历一系列的变化。原始卵泡的数量自女性出生后一直下降，新生女婴体内两侧卵巢含70万～200万个原始卵泡，7～9岁时体内原始卵泡将降至30万～50万个，青春期后原始卵泡将降至约4万个，而当女性步入近绝经期时，其体内原始卵泡的数量则仅剩几百个。因此，从月经来潮至绝经期，卵巢将在垂体周期性分泌的促性腺激素作用下于每个月经周期（28天左右）排出1个成熟卵泡，排卵由左右卵巢交替进行，并在排卵后形成黄体。在女性的一生中，其排卵的总数量为400～500个，其他的卵泡将会先后退化成闭锁卵泡。当女性绝经后，卵巢一般不会再进行排卵，体积也会变小萎缩。

卵巢内含有3种不同的窦前卵泡，即原始卵泡、生长卵泡，其中生长卵泡又分为初级卵泡及次级卵泡。

1.原始卵泡

位于皮质浅部的原始卵泡由初级卵母细胞及其周围的单层卵泡细胞（又称“颗粒细胞”）组成，其数量众多，但体积较小（直径30～60 μm），并且外覆一层基底膜。初级卵母细胞的形成时间是在胚胎时期卵原细胞的分裂分化之后，随后即进入第一次成熟分裂过程，并停滞于分裂前期较长一段时间，其第一次成熟分裂的完成时间是排卵前。

2.生长卵泡

原始卵泡自青春期开始即进入生长卵泡阶段，并向皮质深部逐渐转移。生长卵泡存在初级和次级卵泡两个阶段。生长卵泡在大小和结构方面相差很大，主要表现为卵母细胞的长大，以及卵泡细胞和卵泡周围结缔组织的增生性改变。

（1）初级卵泡

原始卵泡发育成初级卵泡，初级卵泡的组成结构包括初级卵母细胞及其周围的颗粒细胞。初级卵泡阶段的初级卵母细胞具有明显变大的体积，直径超过60 μm；此外，其周围的颗粒细胞的层数（单层→多层）和形状（扁平状→柱状或立方形）亦发生了明显变化。显微镜下可见，初级卵母细胞的微绒毛和卵母细胞的突起通过桥粒和缝隙连接（便于二者之间小分子物质的交换），且二者均进入透明带中。卵母细胞的外围则是由层数不等、呈放射状排列的颗粒细胞构成的放射冠。

（2）次级卵泡

生长卵泡细胞间出现液腔时即变成次级卵泡，又称“囊状卵泡”。直径方面，次级卵泡虽不足120 μm，但卵泡细胞的层数显著增多，达6～12层。此外，细胞间还会存在一些大小不等的腔隙，这些腔隙会随卵泡的不断发育逐渐合并为较大的卵泡腔，内有富含营养物质和多种生物活性物质的卵泡液，如垂体和卵巢分泌的激素及生长因子等，这些物质在卵泡的发育和成熟过程中具有关键性作用。卵泡腔的体积随卵泡液的不断增加而增大，并导致初级卵母细胞、放射冠等结构被挤至卵泡腔的一侧，从而形成呈丘状隆起的卵丘。由卵泡腔周围的数层卵泡细胞形成的卵泡腔壁就是透明带层，而卵泡壁由紧靠透明带的放射冠构成。颗粒细胞，即是指颗粒层的细胞，其能表达FSH、雄激素和雌激素受体，彼此之间还会形成缝隙连接。膜细胞层形成后，卵泡的血液供应也已完善，因此，膜细胞同时拥有了LH受体及合成类固醇激素的能力，并在FSH的作用下，刺激卵泡的募集而形成窦前卵泡。

卵母细胞的生长和分化是次级卵泡生长阶段的一个重要变化。卵母细胞在其生长过程中获得减数分裂成熟能力的分子机制尚不清楚，但只有达到一定体积的卵母细胞才能进行减数分裂。随着卵母细胞进入减数分裂，细胞周期蛋白CDK1、cyclineB和CDC25的表达量会增多。想要顺利进入细胞周期，则一定需要这些蛋白质。更重要的是，减数分裂中染色体的正常分裂离不开正常的卵泡发生和卵母细胞生长，卵母细胞的生长过程需要消耗大量能量，在发育正常的卵母细胞中，丙酮酸盐的氧化磷酸化能够提供能量，除此之外，卵母细胞还能经由缝隙连接来获取颗粒细胞中的ATP及能量底物。老年女性的体内缺乏丙酮酸脱氢酶亚型PDH1A，无法顺利进行丙酮酸盐的氧化磷酸化，因此，造成了ATP和烟酰胺腺嘌呤二核苷酸磷酸（nicotinamide adenine dinucleotide phosphate，NADPH）的减少。虽然这些卵母细胞能够生长和排卵，但不能成功地完成减数分裂，从而会造成染色体不分离的现象及非整倍体胚胎。

基因组印记会在卵母细胞的生长阶段进行重建，但在着床前、胚胎生长晚期，该过程都还没完成，基因组重建与DNA的脱甲基化有关。无论卵母细胞还是男性生殖细胞，印记失败均会造成父源或母源等位基因的异常表达，而这些异常表达又与多种遗传病有关，如Prader Willi综合征、Beckwith-Wiedemann综合征、Angelman综合征等。

除了减数分裂外，卵母细胞在生长阶段还需具备支持着床前胚胎生长及终止胚胎生长的能力，即所谓的“生长能力”。目前，人们尚不明确“生长能力”，但是它应该包括卵母细胞质适应精子DNA的能力及增强钙离子转移的能力。

（四）窦卵泡的募集

“募集”一词曾用于表述卵泡离开静止的卵泡池，进入生长发育阶段；此外，该词也用于描述一簇窦前卵泡进入下一生长阶段的过程。在自然周期中，大部分卵泡会离开生长发育轨道，走向凋亡。“选择”则指所募集的卵泡簇减少到了合适的数量，进入发育和排卵轨迹。在这一过程中，优势卵泡进入排卵过程，同时，非优势卵泡也走向了凋亡。

在女性的月经周期中，我们可以通过组织学或影像学的手段来观测直径2～5 mm的窦卵泡，然而，至今人们仍对窦卵泡的出现模式充满争议。很多研究者认为，窦卵泡的募集过程是个连续过程；还有一些研究者的观点则相反，他们认为窦卵泡的募集呈现出“卵泡波”的形式。目前存在几种卵泡募集理论。

1.连续募集

早期窦卵泡在进行连续募集。在女性的月经周期中，小窦卵泡（直径≤4～6 mm）进行着连续募集，这一过程与促性腺激素的水平无关。当这些连续募集的小窦卵泡恰好出现在黄体萎缩后的FSH升高阶段时，对FSH有反应的窦卵泡会被随机选择为优势卵泡。

2.周期募集——单次募集

借助于组织学、内分泌学及早期的超声学手段，早期的研究表明，窦卵泡的募集在整个月经周期中仅会出现1次，发生在黄体期晚期或早卵泡期。募集的窦卵泡代表的是一簇处于相似生长阶段的卵泡，研究者认为，该卵泡簇于数月前的某一时期离开了静止的卵泡池，进入了下一生长阶段。雌激素和抑制素的分泌会随着黄体的萎缩而减少，从而造成FSH的升高，这可能会阻止一簇2～5 mm小窦卵泡的凋亡。卵泡的募集始于FSH的升高，人们推测，每个卵泡均有自己的FSH阈值，只有当FSH超过阈值时，才会引发卵泡的募集。该理论认为，FSH的升高能引起一簇卵泡的募集，促使它们进入下一阶段，而不是选择出优势卵泡。

3.周期募集——“卵泡波理论”

近年来，超声及组织学研究认为，在一次月经周期里会出现多次卵泡募集，即“卵泡波”理论。该理论认为，就正常排卵女性而言，一个月经周期里会出现2个或多个卵泡簇（出现4～14个直径4～5 mm的卵泡）的募集，排卵周期的最后1个卵泡波中将产生优势卵泡，其他的非优势卵泡会闭锁退化。经连续的阴道彩超监测发现：对于那些处于健康生育期的女性而言，其中约68%的女性会出现2个卵泡波，平均月经周期约为27天，非排卵波和排卵波分别出现于早黄体期和早卵泡期；出现3个卵泡波的女性约占32%，其月经周期平均为29天，第一和第二个非排卵波分别于排卵时与中-晚黄体期出现，而排卵波则在早-中卵泡期出现。每个卵泡波在募集之前，均会出现FSH的升高。研究认为，卵泡的选择会出现于月经周期的早卵泡期至中卵泡期，其中优势卵泡最终可实现排卵。在早卵泡期中，被选择的卵泡与同卵泡簇中的其他卵泡在大小和形态上并没有明显的区别，但是被选择的卵泡往往直径较大，并且颗粒细胞的数量和FSH的受体也更多，因此，对FSH更敏感。

（五）卵泡的选择与优势化

卵泡的选择是从募集的卵泡簇中选出具有排卵能力的优势卵泡的生理过程，其对于排卵卵泡数量的调节具有关键作用。大约在上一个周期，即黄体消失后的5～7天，卵泡发生了优势化，并获得了排卵的能力。在月经周期的第5～7天时，卵巢静脉中雌二醇的水平发生了明显的变化，因此，优势卵泡的确产生于这个阶段。优势卵泡会在卵巢中继续生长，并不再与其他卵泡竞争。

卵泡优势化过程中的内分泌特征为：对于直径<8 mm的卵泡而言，雌激素与雄激素的比值相对较低，从卵泡中期开始，这个值会发生逆转。优势卵泡能合成分泌足够的雌激素，进入血液循环，在月经周期的第5～7天，两侧卵巢开始不对称合成并分泌雌激素。到了卵泡生长晚期，卵泡内雌激素的含量直接与卵泡的大小有关，当卵泡内雌激素的浓度约为1μg/mL时，循环中雌激素的浓度会达到顶峰。卵泡会在黄体生成素峰的诱导下排卵，排卵后，卵泡内雌激素和雄烯二酮的浓度都会下降，与此同时，孕激素和17α-羟基孕酮的浓度则会增加，这表明颗粒细胞发生了黄体化。

由于成熟卵泡的颗粒细胞不再继续增殖，其颗粒层将明显变薄。此时的卵母细胞将再次进行成熟分裂，第一次成熟分裂发生于排卵前36～48小时，将生成1个次级卵母细胞及第一极体。接下来，次级卵母细胞进入第二次成熟分裂，并停滞在分裂中期。虽然1个月经周期内会有多个原始卵泡生长发育，但能够发育成熟且排卵的通常只有1个。自初级卵泡后期至成熟排卵的时间跨度为85天左右。

成熟卵泡和次级卵泡均可以分泌多种激素，其中以雌激素为主。源于脑垂体的FSH与LH可以共同作用于颗粒细胞和膜细胞，促进它们合成分泌雌激素。由膜细胞合成的雄激素能透过基膜进入颗粒细胞，并在颗粒细胞内芳香化酶系的催化作用下转变为雌激素。上述途径合成的雌激素中，除一小部分进入卵泡腔外，大部分会进入血液循环，参与调控子宫内膜等靶细胞的生理生化过程。

（六）排卵

月经周期的第14天左右发生排卵，排卵是卵巢随着卵泡的成熟破裂，将次级卵母细胞、卵泡液、透明带和放射冠一并排出的生理过程。排卵前，初级卵母细胞转变为次级卵母细胞，且卵泡会随垂体释放的LH的激增发生显著变化，主要表现包括突向卵巢表面的卵泡壁、表面上皮及白膜逐渐变薄，以及卵泡液剧增，由此导致局部缺血形成透明的圆形卵泡小斑。当排卵发生时，卵丘与卵泡壁分裂，颗粒细胞在LH的作用下合成分泌前列腺素，胶原酶和透明质酸酶共同作用于小斑处的结缔组织使之解聚，这一系列过程将通过促进卵泡膜外层平滑肌的收缩造成小斑破裂。卵巢在排出卵泡液的同时，还会将卵母细胞及其外周的透明带与放射冠细胞一并排出到输卵管中。

排卵后的次级卵母细胞会面临两种结局：其一，未在24小时内完成受精的次级卵母细胞将退化；其二，在24小时内完成受精的次级卵母细胞将开始第二次成熟分裂，继而形成1个成熟的卵细胞及第二极体。然后，卵母细胞将再进行2次成熟分裂，使得卵细胞内的染色体数目变为体细胞的一半，即由之前的二倍体细胞（46，XX）成为单倍体（23，X）。排卵后2～4天，卵巢表面的裂口即能自行修复。

黄体的形成与退化排卵将导致残留的卵泡膜和颗粒层向腔内塌陷，从而引起卵泡膜内的结缔组织和血管向颗粒层延伸，并逐步演化为富含血管的黄色细胞团，此即黄体。黄体中的颗粒细胞可分化为体积较大的粒黄体细胞，主要的内分泌功能是分泌孕激素，而膜细胞则分化为体积较小的膜黄体细胞，主要的内分泌功能是分泌雌激素。卵细胞受精与否将决定黄体的结局。如未受精，黄体仅能维持14天左右的时间，该阶段的黄体被称为“月经黄体”；之后，黄体会迅速退化变小，并由结缔组织取代，即形成白体；如受精，黄体会在胎盘分泌的人绒毛膜促性腺激素的调控下继续发育生长至形成妊娠黄体，妊娠黄体直径为4～5 cm，一般维持6个月后即会退化成白体，但白体被机体吸收还需要一定时间，数月或数年不等。胎盘会继续合成后期的孕激素。妊娠黄体内的粒黄体细胞还具有分泌松弛素的作用，由此发挥松弛妊娠子宫平滑肌的功能，使其能适应妊娠期子宫体的增大。

卵泡的闭锁在其发育的任一阶段均可发生，闭锁卵泡的形态结构亦不相同。对于卵巢内的卵泡而言，它们中绝大多数会在卵泡发育的任一阶段停止生长，并退化成无法发育成熟的闭锁卵泡。机体通过凋亡机制可以对卵泡的发育和闭锁进行调控，从而使得卵巢组织内保持一定数量的成熟卵泡。卵泡闭锁形态结构的变化与卵母细胞的大小显著相关。对于原始卵泡和初级卵泡而言，其退化的第一步是卵泡细胞的核固缩，卵母细胞呈现不规则的形态，卵泡细胞分散且变小，随后发生自溶。对于次级卵泡和成熟卵泡而言，其闭锁过程中卵母细胞会退化，并逐渐消失，透明带亦会逐渐萎缩。卵泡闭锁是卵巢的正常功能，实际上卵泡的闭锁过程是卵泡中颗粒细胞和卵细胞发生凋亡的过程。

如果妊娠后的胚胎滋养层所产生的HCG使黄体避免了溶解，那么，在妊娠黄体中，HCG不仅抑制了凋亡，还轻度抑制了自噬，还维持了黄体的结构及STARD1基因的表达。排卵8天后，外周血中能检测出HCG，随着妊娠过程的推进，HCG水平会不断增加。HCG本身作为一种促黄体素，既能刺激类固醇的合成，又能阻止黄体的退化，在妊娠的前10周内，妊娠黄体是孕激素的主要来源。在妊娠的前6周，黄体的体积会增加，这是由于颗粒黄体细胞和膜黄体细胞的体积变大了，连接组织及一些非类固醇合成细胞，特别是内皮细胞产生了聚集。目前有研究认为，HCG能激活黄体11β-羟基类固醇脱氢酶的表达，增加黄体内皮质醇的含量，而黄体内皮质醇则能通过黄体细胞上的糖皮质激素受体维持妊娠周期中黄体的功能。在妊娠的最初几周，黄体是必不可少的，在妊娠7周内，进行黄体切除术会造成流产。然而，虽然有HCG的存在，但在整个妊娠期，黄体的内分泌功能并没有一直维持在高水平状态。这点能通过监测17α-羟孕酮的含量得以证实，17α-羟孕酮并不是由胎盘合成的，但它能极大地影响黄体的功能。在妊娠后6周，17α-羟孕酮的水平会达到顶峰状态，然后开始下降，类固醇合成活动的降低，部分原因是由黄体早期肥大后又收缩造成的。目前，人们对妊娠黄体结构和功能变化的机制尚不明确。

妊娠黄体还能分泌蛋白质类激素，如抑制素A和松弛素。松弛素不仅能促进子宫内膜的蜕膜化，还能抑制子宫平滑肌的收缩，从而加强母体对妊娠状态的适应。

三、卵巢衰老

随着女性年龄的增长，卵泡的数量和卵子的质量都会出现明显的下降。以正常月经周期的女性为例，其体内的卵泡损耗呈线性增长。由于绝经期女性卵巢中的卵泡数量非常少，故而研究人员认为，当女性进入生育年龄的最后10年时，卵泡会加速损耗，月经开始变得不规律。因此，即便人体的卵巢中存在着卵原干细胞，但它们产生新卵泡的能力也已枯竭。有研究报道，单侧卵巢切除术的女性绝经期会提前，而未产妇的绝经期会推迟。40岁前绝经的女性约占1%，30岁绝经的女性约占0.1%。卵巢早衰指40岁以前发生绝经。

绝经后，卵巢的重量会明显下降，体积也会明显缩小。在绝经后的5年里，卵巢里的原始卵泡、成熟或闭锁卵泡已所剩无几。血管网减少的主要特征便是血管腔缩小、血管壁增厚或硬化，血管网的减少造成了卵巢皮质血流的减少，我们能在多普勒超声下观察到这种变化。

当卵巢衰老时，其表面上皮会发生变化。卵巢上皮会变得平坦，基本上无法看到突起和陷窝。在卵泡生长基因、正常细胞代谢以外的损害及环境因素的相互作用下，造成了卵巢的衰老。我们通过母女、姐妹、同卵双胎之间绝经年龄的相似性，可以看出基因因素的重要性。通过姐妹之间的研究，我们发现，基因因素造成的绝经年龄的变异占到了85%，在绝经前切除子宫的做法会令卵巢早衰的风险加倍。目前尚不清楚造成这一情况的具体原因，究竟是手术导致，还是损伤了卵巢的血管，抑或是与切除子宫相关的病因有关。

卵母细胞的衰老与减数分裂中染色体的不分离有关，但目前人们尚不清楚这一现象的机制，也许与卵母细胞内染色体的凝聚力减弱有关，随着年龄的增长，卵母细胞在减数分裂中更容易出错。二次打击学说则认为，在卵巢发育的初始阶段，一部分卵泡的重组频率就较低，随着年龄的增长，第二次的打击与优势卵泡周围的损伤，如氧化应激与微环境损伤导致染色体不分离的频率增加有关，这可能与高频的卵母细胞胞质损伤、着床后的卵裂异常及染色体分离障碍有关。研究表明，从老年女性体内收集到的卵母细胞在第一次减数分裂时，具有潜在中心粒不成熟分离的特点。后续的观察发现，这些细胞在进行第二次减数分裂时，纺锤体出现了松散，缺乏双极性，染色体与纺锤体的结合既松散又不规则。这些现象表明，减数分裂的细胞器出现了异常，如纺锤体装配检测点和染色体黏着带的消失，对于衰老的卵母细胞而言，正是这些改变促使了染色体的不分裂。就黄体颗粒细胞中线粒体DNA（mitochondrial DNA，mtDNA）

缺失的频率而言，38岁以上的女性明显高于38岁以下的女性。卵巢衰老的另一个机制则是卵母细胞线粒体内大量缺失基因的聚集。其实，33%～50.5%的卵母细胞中都出现了δmtDNA4977的缺失，但在胚胎中，这种缺失相对较少，约占8%～32.5%。该研究表明，对线粒体DNA存在缺陷的卵母细胞而言，它们支持胚胎发育的能力有所下降。还有研究报道，在老年女性的卵母细胞中，线粒体DNA出现缺陷的概率要高于年轻女性的卵母细胞。线粒体DNA缺失和诱导凋亡的原因之一便是氧化应激，然而在体外受精/胚胎移植中，卵母细胞的生殖潜力与卵泡液中氧化应激标志物（如共轭双烯、硫代巴比妥酸反应产物和脂质过氧化物）之间并没有直接关系，端粒的缩短可能与女性绝经期的提前有关。

吸烟是与卵巢衰老相关的环境因素。吸烟能减少卵泡的数量，大约会促使绝经期提前2年。除此之外，吸烟还与不良妊娠结局、辅助生殖中生育力下降及唐氏综合征（Dawn syndrome，DS）有关。吸烟会增加女性卵泡液中尼古丁的含量，促使脂质过氧化，降低抗氧化的能力。因为抗氧化物质与FSH有着相同的功能，能阻止卵泡的凋亡，对于吸烟的女性而言，卵泡液内过氧化物和抗氧化物的不平衡可能是造成卵巢衰老的重要原因之一。吸烟造成的氧化应激还能造成线粒体DNA的缺失。人们通过动物模型发现，吸烟时产生的芳香烃类物质能上调卵巢中促凋亡基因BAX的表达，造成卵泡闭锁。化疗能造成基因组双链DNA的损伤，同样也会影响绝经年龄，这与DNA修复途径对绝经年龄的影响机制相同。

（谢广妹、冯帆）

第四节　男性生殖内分泌调节机制

一、参与男性生殖内分泌调节的主要器官

男性生殖内分泌系统主要包含下丘脑、垂体、睾丸等器官，其功能受下丘脑-垂体-睾丸轴（hypothalamic pituitary gonadal axis，也称“HPG轴”）的调节。

（一）下丘脑外中枢神经系统

下丘脑外某些中枢神经系统，如杏仁核、海马回、中脑等能够参与生殖内分泌调节，通过释放去甲肾上腺素、多巴胺等神经递质调节下丘脑的神经内分泌功能。

（二）下丘脑

下丘脑是具有多种生理调节功能的高级神经中枢，在男性生殖内分泌调节中担当枢纽作用。下丘脑分为三个纵向区域，包括室周部、中间部和外侧部，后者的功能是建立与边缘部其他中枢神经系统（如杏仁核、中脑）的联系，接收信息，从而调节促性腺激素释放激素（GnRH）的分泌。GnRH合成与分泌主要来自下丘脑内侧基底部的神经内分泌细胞，该过程受到多种激素与神经递质的调节，尤其受到吻素-KiSS1R系统的调控。吻素是由KiSS1基因编码的一种多肽，下丘脑上负责GnRH分泌的神经元有其受体KiSS1R表达，受体激活后可使激素释放。男性KiSS1基因失活性变异将导致低促性腺激素性性腺功能减退，表明吻素是GnRH分泌所必需的上游激活剂。另外，儿茶酚胺类、5-羟色胺、门冬氨酸和谷氨酸、血管紧张素Ⅱ等，对GnRH的分泌起促进作用；促性腺激素、鸦片肽、促皮质激素释放激素、催产素和干扰素等，对GnRH的分泌起抑制作

用；多巴胺和氨基丁酸则具有正负效应。

GnRH以脉冲式释放于连接垂体前叶与中央隆突的垂体门脉系统内，此释放模式对于刺激促性腺激素的合成和分泌至关重要，GnRH的持续性刺激会抑制促性腺激素的释放。下丘脑也可调节垂体分泌泌乳素，影响睾丸内甾体类激素的合成、精子发生以及性功能。

（三）垂体

垂体位于蝶鞍，于下丘脑腹侧，根据功能可分为神经垂体和腺垂体。腺垂体位于垂体前叶，在HPG轴中，下丘脑对睾丸的调节主要通过腺垂体完成。

垂体受脉冲式高水平的GnRH调节，对刺激促性腺激素的合成和分泌，包括卵泡刺激素（FSH）和黄体生成素（LH）起至关重要的作用。FSH和LH在垂体内合成后释放入血，分别调节睾丸的内分泌和生精功能。由于垂体受到GnRH的脉冲式刺激，其所分泌的FSH和LH也呈一定脉冲性，并随着男性的生殖发育而变得稳定。FSH和LH分别通过作用于睾丸支持细胞和睾丸间质细胞实现对精子发生和男性生殖内分泌的调控。

FSH作用于睾丸支持细胞，促进精子发生。支持细胞上存在特异FSH受体，该受体与FSH结合后，促使支持细胞生成雄激素结合蛋白和间质细胞刺激因子，这些物质均与精子发生密切相关。雄激素结合蛋白可将睾酮转运至睾丸生精小管管腔内，维持睾丸内睾酮浓度处于相对较高的水平，促进减数分裂的发生。在精子发生过程中，LH可通过上调支持细胞上FSH受体数量，间接增加FSH的作用。支持细胞在FSH的作用下互相紧密连接，与肌样细胞共同组成血-睾屏障，使生精小管具有利于精子发生的微环境，避免抗精子抗体生成。

LH作用于睾丸间质细胞，LH与其上的特异性受体结合后，通过激活蛋白激酶促进胆固醇分解为合成睾酮的原料。睾酮在LH的作用下通过与性激素结合球蛋白，转运至睾丸；或直接与睾酮受体结合；或通过5α-还原酶的作用转化为双氢睾酮；或通过芳香化酶的作用转化为雌二醇，分别发挥其生理作用。FSH可以诱导LH与LH受体结合，并增加LH受体的表达，间接刺激睾酮分泌。

垂体可以分泌泌乳素（PRL），PRL既可抑制GnRH和促性腺激素的分泌，也可抑制腺垂体、睾丸间质细胞的相关功能，从而影响睾丸功能。生理剂量的PRL可以通过增加相关受体，增强睾丸间质细胞对LH的敏感性，利于睾酮合成；还可通过促进睾酮与靶器官受体结合，发挥促进附属性腺生长的作用。在病理条件下，PRL大量分泌会导致高泌乳素血症（hyperprolactinemia，HPRL），抑制LH的作用，破坏HPG轴对睾酮的调控，导致睾酮缺乏及性功能障碍，损害精子发生。

（四）睾丸

睾丸是男性主要的性器官，青春期前睾丸容积<7 mL，青春期后睾丸容积>12 mL。睾丸由白膜包裹，其内除血管、神经、淋巴管外，还容纳生精小管。生精小管和周围的支持细胞、间质细胞是参与睾丸生精功能以及内分泌功能的重要生理结构。睾丸在腹腔内发育，到围生期下降至阴囊。SRY基因是睾丸发育的充分必要条件。

睾丸在男性生殖内分泌中主要起到分泌睾酮（T）的作用，主要由中枢控制。在HPG轴中，睾酮在垂体和下丘脑两个层面对上游的激素起到负反馈作用。睾酮主要对LH起抑制作用，另外，睾酮可在下丘脑中经芳香化生成雌二醇（E_2），从而在下丘脑水平抑制GnRH。尽管男性体内雌二醇水平相对较低，然而其对于FSH和LH的抑制作用是睾酮的1000倍。

睾丸功能因其内部存在的各种功能细胞的作用而存在局部调节，其作用模式包括旁分泌和自分泌模式，可以统称为“局部相互作用”。睾酮经睾丸间质细胞的5α-还原酶（5α-reductase）作用后产生的双氢睾酮也具有抑制LH的作用。生理剂量下的各种性激素主要对LH起抑制作用，高剂量的性激素对FSH和LH均有抑制作用。睾丸间质细胞分泌的睾酮可通过支持细胞发挥作用，刺激其分泌雄激素结合蛋白和生精小管液。睾酮对支持细胞的作用还体现在精子发生的过程中。当睾丸内睾酮受到抑制或阻断其对支持细胞的作用时，精子发生出现停滞。睾酮还作用于生精小管肌样细胞，使其分泌旁分泌因子P-Mode-S调节支持细胞的功能。

睾丸生精小管支持细胞能够分泌抑制素（一类特殊多肽类物质），其具有强烈的抑制FSH分泌的作用。抑制素可反映睾丸生精小管的功能，当生精功能严重受损时，抑制素水平降低，FSH水平则显著升高。

催产素是由睾丸间质细胞产生的一种活性肽，主要作用于生精小管肌样细胞，使生精小管收缩，向附睾传输精子，有助于精子的释放。

（五）下丘脑-垂体-睾丸（HPG轴）

HPG轴的正常内分泌功能保障了男性不同时期的性征、性功能和生育力。在这个调节系统内，GnRH、促性腺激素、睾酮均不能独立发挥作用。GnRH的脉冲式分泌导致促性腺激素的脉冲式分泌，后者再控制睾酮的合成和其脉冲式分泌，三者间形成了脉冲式分泌和昼夜节律的分泌特点。GnRH和促性腺激素均受睾酮和雌二醇的负反馈调节，同时睾酮的分泌特点能够调节LH的抑制作用。另外，睾丸分泌的抑制素B和激活素A也参与HPG轴的调节。以上各个调节因素共同作为一个整体而运转，形成闭环反馈调节机制，保障男性的生殖健康，见图4-8。其中任何一个环节的功能障碍都会导致男性生殖器性别异常、体质性青春期生长发育延迟（constitutional delay of growth and puberty，CDPP）、生精功能障碍、雄激素缺乏等一系列异常症状。

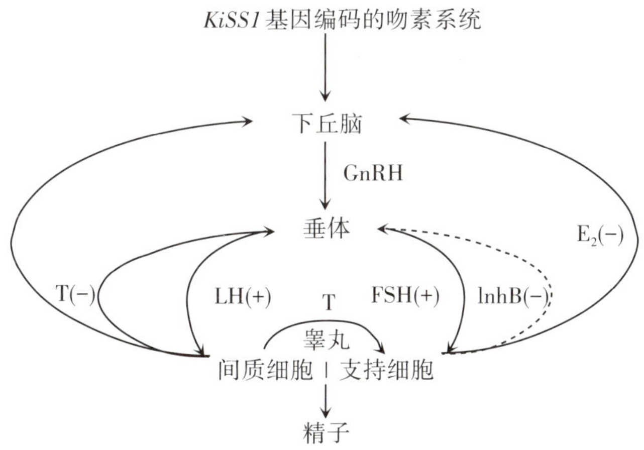

注：图左侧部分表示GnRH、LH和T的反馈调节系统，图右侧部分表示GnRH、FSH、InhB和E_2的反馈调节系统，其中InhB在HPG轴中的反馈调节作用尚待进一步研究。

图4-8　男性HPG轴（原创）

二、男性生殖内分泌激素的合成、功能与调控

（一）促性腺激素释放激素

促性腺激素释放激素（GnRH），其合成和分泌主要由位于下丘脑内侧基底部和弓状核的GnRH神经元控制，而后转运至中隆后直接通过垂体门脉系统输送到腺垂体，或通过脑室膜细胞持续释放至第三脑室。根据对GnRH受体的亲和力不同，GnRH可分GnRHⅠ、GnRHⅡ和GnRH

Ⅲ三型，人类中，GnRHⅠ是调节促性腺激素分泌的主要激动剂肽类，GnRHⅠ受体是与LH、FSH合成相关的下丘脑受体，GnRH Ⅱ 和GnRH Ⅲ存在于多种人类以外的动物中，可能不直接参与促性腺激素的合成与分泌的调控。GnRH的编码基因位于染色体8p21-p11.2，GnRH在血液循环中的半衰期仅为2～4分钟，大部分在分泌后立即在垂体被肽酶系统结合并降解。

促性腺激素释放激素（GnRH）是人类生物体中性成熟和生殖周期调节的关键因素。GnRH通过激活促性腺激素释放激素受体（gonadotropin releasing hormone receptor，GnRHR）与垂体细胞相互作用。GnRH-GnRHR复合体的任何损伤/功能障碍都会导致各种癌症类型和疾病的发生。GnRH呈间歇而规律的脉冲式分泌，因其分泌量小且主要通过门脉系统进入垂体前叶发挥作用，外周血中很难测出。GnRH通过和一种含有典型的七跨膜结构域的特殊G蛋白偶联受体相互作用发挥效应，但其结合位点的结构尚不明了。作为下丘脑分泌的生殖内分泌的重要调节激素，GnRH主要调节下游垂体促性腺激素的合成和分泌，GnRH脉冲出现的频率及其分泌的波幅决定了垂体LH和FSH的分泌形式。当腺垂体持续接受GnRH刺激时，LH和FSH的合成和分泌反而受抑制。

下丘脑-垂体-性腺轴的激素调控对于正常的生殖功能和生育能力是必不可少的。GnRH通过与其位于垂体前叶促性腺激素细胞表面高亲和力的七跨膜受体结合发挥作用。根据GnRH脉冲频率的不同，激活不同的信号级联和转录机制，以刺激FSH和LH的合成和释放。虽然GnRH脉冲频率的变化可能解释了FSH和LH的一些不同调节，但其他因素，如激活素、抑制素和性类固醇，也有助于促性腺激素的产生。GnRH脉冲式释放是GnRH神经元的本质特征，但GnRH分泌调节机制尚未完全阐明。部分动物实验研究显示，可分泌亲吻肽的下丘脑Kiss1神经元释放的神经肽类可以刺激GnRH神经元释放GnRH，视交叉前区内接受雌激素的γ-氨基丁酸（γ-aminobutyric，GAGB）神经元也参与下丘脑分泌GnRH的反馈调节。此外，体内外的各种刺激可通过边缘系统新皮质、中脑等区与下丘脑形成的复杂神经通路影响下丘脑的GnRH脉冲式分泌。除了上述的神经调控外，去甲肾上腺素、NPY、白细胞介素-1、多巴胺、5-羟色胺、γ-氨基丁酸、儿茶酚胺、阿片肽类等多种神经递质和神经调质都能影响GnRH的脉冲式分泌。在人类中，以睾酮、双氢睾酮及雌激素的形式发挥负反馈的性激素调节作用在男性生殖控制体系中至关重要。睾酮和双氢睾酮主要通过减少GnRH脉冲频率在下丘脑水平发挥作用，GnRH基因包含了对雌激素-雌激素受体复合物作用的激素反应元件，雌激素通过弓状核上的雌激素受体介导作用GnRH神经元抑制GnRH基因转录，最终降低垂体LH和FSH分泌峰值抑制促性腺激素分泌。雌激素和孕激素还可能通过多巴胺神经核团、β-内啡肽神经元和NPY神经元间接影响GnRH的脉冲分泌。另外，垂体前叶生成的促性腺激素对上级中枢GnRH的脉冲分泌的幅度和频率直接进行短反馈调节。

（二）卵泡刺激素和黄体生成素

卵泡刺激素（FSH）和黄体生成素（LH）是男性性腺发育成熟和功能调控的主要促性腺激素，均由垂体前叶的腺垂体嗜碱性细胞合成分泌，该类细胞约占垂体总细胞的7%～15%。FSH和LH都是一类含有α和β链两条多肽链的糖蛋白类激素，其α亚基相同，α亚单位基因位于第6号染色体，β-LH和β-FSH基因分别位于第19号和第11号染色体，β亚基的结构不同决定了各自促性腺激素功能的特异性，相关基因的表达调控涉及在下丘脑和垂体水平作用的下丘脑GnRH、性腺类固醇和多肽之间相互作用的体系。

垂体促性腺激素的分泌受下丘脑GnRH和性激素的综合调控。神经递质及来自下丘脑或下丘脑以外神经元轴索的影响，下丘脑产生和分泌的GnRH作用于腺垂体的促性腺细胞后，分别分泌FSH和LH。GnRH的脉冲式刺激作用于腺垂体起反应导致FSH和LH亦呈脉冲式分泌，但LH的脉冲特性略强于FSH。在人的成长周期中，儿童期GnRH优先刺激FSH分泌，但婴儿期、青春期和成人期GnRH优先刺激LH分泌。雌二醇可协同作用于GnRH的脉冲式分泌，通过诱导GnRH受体的作用提高垂体对GnRH的敏感性。也有研究显示，小剂量的雌激素通过阿片类物质抑制GnRH的脉冲幅度，从而抑制垂体FSH和LH的释放。

LH和FSH发挥生物活性时，应首先与其相应的细胞膜上的受体相结合，然后进入细胞发挥各自的功能。促性腺激素受体属于G蛋白偶联受体家族，LH和FSH受体基因位于2号染色体上，成熟的受体蛋白有多个糖基化位点，主要通过刺激细胞内非经典环磷酸腺苷（cyclic adenosine monophosphate，cAMP）起作用，促性腺激素与激素受体相互作用导致cAMP浓聚物增加，蛋白激酶被激活，引起酶类、结构和转运蛋白及转录激活因子的磷酸化发生生物学作用。FSH作用生精小管生精上皮中的支持细胞，使支持细胞产生雄激素结合蛋白（ABP）和抑制素，也可能刺激支持细胞中AR发挥生理作用，同时，还可使睾酮经支持细胞芳香化酶作用转化为雌二醇。支持细胞产生的抑制素可通过抑制垂体对下丘脑分泌的GnRH的反应从而反馈调节FSH，但睾酮并不能反馈性抑制FSH的分泌。另外，FSH还作用于间质细胞的FSH受体，同时增加LH受体的数量，增强睾酮分泌。LH主要作用于间质细胞促进线粒体内胆固醇合成睾酮，为精子发生提供内源性高睾酮环境，但大剂量的外源性睾酮反而抑制LH，使内源性睾酮降低而抑制精子发生。此外，雌二醇可能对睾酮的分泌有反馈调节作用，LH使间质细胞中的睾酮芳香化为雌二醇，使睾酮分泌控制在一定水平。因此，FSH和LH在精子发生的启动、维持、再次引发精子发生中起重要作用，FSH只对精子发生的启动起作用，精子发生的再启动需要FSH和LH共同作用，之后LH可以维持精子发生。

（三）类固醇性激素（雄激素、雌激素、孕激素）

作用于男性的类固醇性激素主要包括雄激素、雌激素、孕激素，它们在体内也可以相互转化。睾酮（T）在男性性腺发育和功能中起关键作用，从母亲妊娠宫内开始，一直持续到其婴儿期、青春期及以后，对各种组织和系统都有许多影响。睾酮的生成和分泌与年龄有着密切的关系，主要由睾丸间质细胞生成，受下丘脑-垂体-睾丸轴（HPG轴）调控。母体妊娠第8～9周，SRY（性别决定区Y）基因表达调节未分化性腺嵴转化为睾丸组织，开始生成睾丸中的睾酮。随后，睾丸通过胎盘人绒毛膜促性腺激素（HCG）刺激睾丸间质细胞分泌雄激素，驱动内外生殖器男性化。在胎儿期，睾酮主要控制内生殖器的分化和睾丸下降（睾丸引带退化），而双氢睾酮（DHT）主要参与男性外生殖器的发育。在青春期，HPG轴的再激活允许第二性征的发育、精子发生成熟，并与其他激素轴发生作用一起完成青少年生长发育的任务。睾酮还参与人体内骨的代谢，通过雄激素受体（AR）直接作用于成骨细胞促进其分化，调控成骨细胞和软骨细胞的凋亡与增殖，还通过各种细胞因子和生长因子间接影响骨代谢。ERα和ERβ是雌激素受体（ER）的两个亚型，与骨代谢相关的主要是ERα。AR存在于软骨细胞和成骨细胞中，其表达水平因年龄和骨骼部位的不同有很大差异。此外，睾酮在胚胎期、婴儿期可影响大脑发育，在成人期主要参与肌肉强度和质量、骨质密度及强度的维持以及性欲及阴茎勃起等。在心血管系统中，可以影响脂代谢，睾酮降低HDL-c，对Lp（a）脂蛋白有有益作用，同时通过调节血管中黏多糖代谢含量降低血管通透性、脆性，促进胆固醇降解排泄及其体内的分布，使血浆和大动脉胆固醇转移至肝脏。睾酮还可以直接模拟骨髓祖细胞、刺激肾脏产生促红细胞生成素和通过降低铁调素活性蛋白影响铁的动态平衡，以动员铁储存和增强铁的吸收，促进血红蛋白上升。

最近的证据表明，睾酮和其他雄激素参与了某些大脑区域的功能调控，如杏仁核，而它们对神经认知和行为的影响也引起研究人员的关注。在动物模型上的一些研究证实，涉及记忆、认知的大脑区域和性行为的大脑区域均分布AR和ERα，睾酮通过调节内皮转运蛋白的表达或活性以及减少炎症反应来维持细胞间分子结合蛋白的降解，从而控制血脑屏障（blood-brain barrier，

BBB）的完整性。血脑屏障特性的改变和慢性神经炎导致与年龄相关的中枢神经系统功能下降和几种神经退行性疾病、神经精神疾病的。

人体内95%以上的内源性血清睾酮由睾丸间质细胞分泌，其余来自肾上腺皮质。睾酮大部分与性激素结合球蛋白（SHBG）或其他血浆蛋白结合，仅占2%左右的游离睾酮维持着男性的性征、性欲以及男性生殖器官功能和生长发育。睾丸生精小管内的睾酮与雄激素结合蛋白（ABP）结合形成ABP-T复合物，为精子的发生提供高浓度内源性睾酮环境。正常生育男性睾丸的睾酮浓度超过SHBG/ABP大约200倍，睾丸内睾酮浓度是血清睾酮浓度的80倍以上。SHBG和ABP的编码基因均位于17号染色体短臂，SHBG是一种在肝脏、肾上腺皮质、前列腺腺泡、附睾及曲细精管中表达的糖蛋白，可与性激素特异性结合并起运输作用，支持细胞内的ABP通过与睾酮结合成ABP-T复合物形成生精小管内高浓度睾酮环境，为精子发生提供特殊生精微环境，高浓度的睾酮又可以通过负反馈机制抑制下丘脑及垂体生殖激素的产生。体内间质细胞分泌的睾酮通过芳香化酶作用可转化为雌二醇E_2，与间质细胞膜上受体结合抑制睾酮产生。5α-还原酶（5α-reductase）是一种依赖还原型辅酶Ⅱ的膜蛋白酶，有Ⅰ型和Ⅱ型两种同工酶，Ⅰ型酶主要分布于皮肤，Ⅱ型酶主要分布于前列腺体。5α-还原酶的主要作用是催化睾酮转化为双氢睾酮（DHT），DHT对SHBG的亲和力是睾酮对SHBG亲和力的3倍。男性有70%的DHT由外周睾酮转化而来，而女性大多数DHT由雄烯二酮转化而来。另外，DHT可由睾丸直接产生，也可以由周围组织将雄激素和雌激素作为前体物质转化而来。芳香化酶（AT）是由人类染色体15q21的CYP19基因编码的一种细胞色素P450酶，AT主要位于卵巢、睾丸、乳腺、脂肪组织、脑、胎盘和骨等多种组织的细胞内质网上，可催化雄烯二酮、睾酮转化为雌酮和雌二醇。

（四）泌乳素

泌乳素（PRL）是一种多肽类激素，由垂体分泌。在男性生殖内分泌系统中，生理剂量的PRL一方面可以诱导睾丸间质细胞LH受体生成，同时增强间质细胞对LH的敏感性，利于睾酮合成。长期摄入过量多巴胺受体激动剂溴隐亭时，血浆睾酮水平下降。人类精液中也存在高浓度的PRL，刺激精子腺苷酸环化酶活性，促进果糖利用、糖酵解，影响精子功能。

当患有泌乳素瘤时，血浆持续性PRL升高可抑制GnRH和促性腺激素的分泌，LH和FSH分泌节律受到干扰，影响睾丸功能，使睾酮水平降低。这部分患者可伴有勃起功能障碍（Erectile Dysfunction，ED）以及性欲减退的症状，使用多巴胺受体激动剂可使PRL水平恢复正常，睾酮水平恢复，症状改善。高PRL血症男性精子数量和活力降低，研究提示生精小管壁和支持细胞结构异常，生育力降低。

（五）激活素与抑制素

激活素是一类二聚体糖蛋白，由β亚基和TGF-β超家族成员组成，主要由睾丸支持细胞和间质细胞共同作用所合成。激活素可通过一系列相互作用介导FSH的产生。一方面，它们与Ⅱ型受体结合后可导致I型受体的磷酸化，同时开始一系列SMAD蛋白（SMAD2、SMAD3、SMAD4）的磷酸化，最终触发FSH编码基因的转录；另一方面，抑制素和FSH被认为是激活素的拮抗剂，它们也是糖蛋白，但在结构上与激活素不同。抑制素在结合位点竞争激活素，最终影响其激活。因此，激活素、抑制素和FSH共同形成了一个复杂的自分泌网络，在生育中起着至关重要的作用。现有证据表明，抑制素对于男性生殖内分泌调节有一定的生理意义，是精子发生的重要标志物之一。人类中，抑制素水平在不同发育阶段呈多峰分泌，在婴儿时期升高，儿童后期降低，青春期增高，中年后持续缓慢降低。此浓度变化与促性腺激素和睾酮的浓度变化趋势类似。睾丸功能衰竭患者中抑制素水平明显下降，而FSH水平显著升高，意味着支持细胞发育增殖功能衰竭，生精功能严重受损。

（六）抗苗勒管激素

抗苗勒管激素（AMH）于1947年被发现在男性胚胎睾丸支持细胞中分泌。AMH是一种二聚体糖蛋白，属于转化生长因子-β家族成员。AMH可以抑制苗勒管发育，使肾管在睾酮作用下发育为男性生殖管道，而使发育为女性生殖管道的苗勒管退化。在男性性发育过程中，AMH通过HPG轴，在下丘脑和垂体水平实现对男性生殖内分泌和精子发生的调节。在青春期前没有雄性激素信号的情况下，FSH通过非经典环磷酸腺苷（cAMP）途径与位于核因子kappa-B（NF-κB）转录起始位点超过-1.9 kb的AMH启动子区域结合并转录激活AMH，同时使支持细胞数量增加。男孩进入青春期后，睾酮突然增加导致AMH水平下降，尽管睾酮不能直接调节AMH转录，但可以通过抑制NF-κB的转录来发挥其功能，从而抑制AMH的转录激活。AMH可以反映睾丸支持细胞的功能，青春期前AMH水平不足时，意味着严重的睾丸发育不全，甚至可出现隐睾或者无睾症，支持细胞功能严重受损。因为男性不育程度与支持细胞损伤的严重程度有关，因此，男孩AMH的血清下降程度越高，可能表明他们成年后不育的风险越大。

三、精子的发生

（一）精子发生的过程

精子发生是一个极其复杂的细胞分化过程，生精小管为其发生场所，并最终产生成熟的雄性配子。该过程始于精原干细胞，最后形成高度分化和特异的精子，主要过程包括：精原细胞的增殖，精原细胞分化为精母细胞，精母细胞减数分裂产生精子细胞，圆形精子细胞变形及成熟，高度特化的成熟精子释放到睾丸小管腔等生物过程，见图4-9。

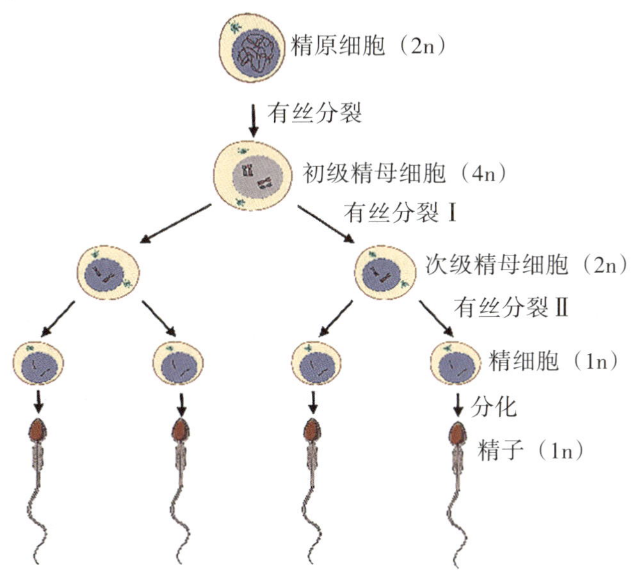

图4-9　精子的形成过程（原创）

精子干细胞是单能干细胞，可自我更新或分化成精子细胞，精子细胞穿过支持细胞或血-睾屏障进入生精小管。在生精小管中，精子细胞完成两次减数分裂以产生圆形精子，并且经过精子形成过程，精子的大小、形状和细胞器组成发生显著变化，从而生成完全细长的精子，见图4-10。在这个阶段，精子是不具备运动能力的，也不能在体内使卵子受精；为了完成成熟过程，精子必须通过附睾头和附睾尾，在那里获得运动能力，即精子成熟。最后，在女性生殖道中，精子获能，这包括一系列生理变化，使精子与卵子结合受精。获能的精子可以经历“顶体反应”，即顶体胞吐作用，这是受精的一个步骤，由亚高尔基体衍生囊泡的胞吐作用组成，顶体围绕精子头部顶端区域的细胞核，获能的精子也能够与透明带结合并使卵子受精。

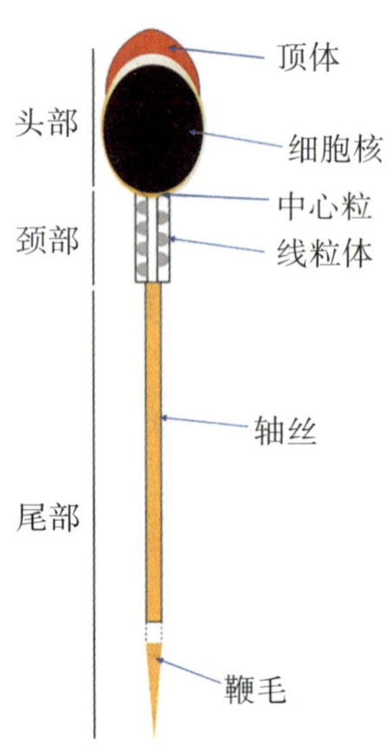

图4-10　正常精子的形态模式图（原创）

在青春期时，睾丸中处于分裂间期的生精细胞被启动进入有丝分裂，这些细胞称为“精原干细胞”或“A型精原细胞”（type A spermatogonia）。它们在自我增殖过程中形成了两种精原细胞：一种是正在分化的，一种是与精原干细胞完全相同的。成年哺乳动物的睾丸中含有好几种类型的生殖细胞。位于基底膜的管腔侧的精原细胞干细胞，经过连续有丝分裂，可生成分化的精原细胞和初级精母细胞。

减数分裂起始于初级精母细胞，这一时期的男性生殖细胞进行最后的半保留DNA复制，在这些男性生殖细胞中，所有的DNA合成均是DNA修复合成。在第一次减数分裂中先后经历细线期、偶线期、粗线期、双线期、终变期等过程，在此过程中染色体联会，即同源染色体配对。染色体配对是高度特异的，配对的同源染色体不发生互相融合，其间有间隙，间隙中主要成分是蛋白质，形成联会复合体。联会复合体不仅有助于稳定同源染色体配对，而且能帮助同源染色体小片段之间的交换和重组。减数分裂中，联会复合体是一个高度保守的结构，自然界存在的生命万物中，无论是水中霉菌，还是人类，都需要有效的联会，这类特异结构有助于母源和父源染色体基因的互换和重组。伴随着染色体的进一步折叠，每条染色体出现两条染色单体，每条染色单体均有各自的着丝点。此时，在同源染色单体之间可能发现某些片段的断裂和交换，这一现象能在光镜下看到，称之为“交叉现象”，这也是染色体基因互换和重组的重要基础。第一次减数分裂完成后，每一个初级精母细胞分裂形成两个次级精母细胞，每个次级精母细胞中容纳单倍体染色体数，而每一个染色体实际由两条染色体单体组成，两条染色体单体依托丝点处相连；在第二次减数分裂时，次级精母细胞中的两条染色单体在着丝点处分开，各自移向细胞的两端，在较短的时间里，次级精母细胞即分裂成早期的精子细胞。

在精子发生的过程中，精子形成最明显的是形态学变化的过程，主要指精子细胞发育为具有典型精子形态的精子，见图4-10。在这一阶段发生的主要变化是精子头部的形成、尾巴的形成和细胞质的丢失。其过程主要包括：顶体的形成，即高尔基复合体囊泡融合形成一个大的顶体囊泡，覆盖在精子细胞核的表面；线粒体集中在鞭毛起始部，形成线粒体鞘；中心粒迁移到细胞核的尾侧，远端中心粒分化形成精子尾部的鞭毛中轴；最后残留过量的胞质形成残余体而丢弃。

（二）精子发生的内分泌调控

胎儿间质细胞起源于间充质细胞，分泌睾酮和其他雄激素，用于胎儿生命时期男性内外生殖器的发育。在人类中，胎儿间质细胞在出生时仍然存在，但在3～6个月时消失；在1～8岁的男孩睾丸中，很少能检测到间质细胞；但当青春期时，可以看到成人型间质细胞。因此，6个月大的男孩的血清和睾丸睾酮显著低于正常水平，并在青春期之前一直保持在低水平。支持细胞增殖的第一个阶段开始于胎儿时期，并持续到青春期前，第二个阶段开始于青春期，与精子发生的开始有关，并持续到青春期中期左右。这种增殖是促性腺激素依赖的，在婴儿期最快，与高促性腺激素分泌率相关，并导致出生后第一年睾丸体积增加6倍。在儿童时期建立足够数量的支持细胞是至关重要的，因为每个支持细胞只能维持一定数量的生殖细胞，因此，睾丸中支持细胞的数量决定了成年期产生的精子数量。支持细胞是生精细胞上皮细胞中发现的唯一体细胞，它为生殖细胞提供营养、生长因子和组织结构。在人类中，支持细胞增殖有两个阶段，一个在出生后立即，一个在青春期，每个阶段都与促性腺激素水平升高有关。

睾丸功能的内分泌调控主要受到下丘脑-垂体-睾丸轴调节。下丘脑分泌促性腺激素释放激素，以脉冲的方式刺激垂体分泌和释放LH和FSH。作为对LH的反应，间质细胞产生足够的睾酮，以发展和维持第二性特征和提供一个适当的管状微环境。睾酮与支持细胞上表达的雄激素受体的相互作用允许进入减数分裂和维持精子发生。同时，FSH加速了支持细胞的增殖速率，从而强烈地影响了这些细胞的最终获得数量。垂体中LH和FSH的释放通过一个负反馈回路进行调节，通过该回路，LH的释放被间质细胞产生的睾酮抑制，FSH的分泌被抑制素抑制。

腺垂体分泌的FSH与支持细胞的FSH受体结合后，通过cAMP系统产生雄激素结合蛋白（ABP）。ABP是一种含有少量唾液酸的糖蛋白，ABP分泌水平通常可作为衡量支持细胞功能的指标，其具有很强的与雄激素结合的能力。源自间质细胞产生的一部分睾酮被选择性输送到睾丸中的生精小管，与ABP结合，形成ABP-T复合物，维持生精小管内出现高浓度睾酮环境。该复合物与生精细胞接触后，雄激素与ABP分离，进入生精细胞，先后结合胞质内受体及核受体，启动细胞内代谢过程，促进生精细胞分化、发育和成熟等过程。生精小管中高浓度的雄激素环境对维持精子发生非常重要。精子发生只有在生精上皮及支持细胞都处于高浓度睾酮环境中才能正常进行。最新研究表明，高浓度睾酮对精子发生的最后阶段至关重要。ABP对精子发生的重要作用还表现在支持细胞突起中已经变长的晚期精子细胞周围存在大量的免疫反应ABP。FSH在支持细胞“紧密连接”的形成过程中起重要作用，相邻支持细胞间形成的紧密连接是血-睾屏障的重要组成部分，它将生精上皮分隔为包绕精原细胞及细线前期精母细胞的基底室及近腔面包绕各阶段生精细胞的管腔室，为精子形成、发育提供良好的微环境。FSH还可上调间质细胞膜上LH受体的数量，从而增强LH促进间质细胞分泌睾酮的功能。

腺垂体分泌LH，LH可与间质细胞膜上的LH受体结合，从而激活腺苷酸环化酶，使ATP转变为cAMP，后经磷酸化生成磷酸化蛋白，帮助胆固醇进入线粒体，最后促进睾酮的生物合成。睾酮生成后：①进入血液循环，大部分与性激素结合球蛋白（SHBG）或其他血浆蛋白结合，只有少量（2%）为游离睾酮，由血循环运至靶细胞，维持性征、性欲并支持前列腺及精囊功能、促进发育等。②被动扩散入生精上皮，与ABP结合，促进精子发生。③直接与睾酮受体结合。④在肝脏或者睾丸支持细胞中经芳香化而形成雌二醇，与间质细胞膜上受体结合抑制睾酮产生。⑤形成负反馈，进入血液循环抑制下丘脑及垂体生殖激素的产生。

然而，目前内分泌激素对精子发生全过程的调控仍不是很清楚，睾酮只对精子发生过程的某些阶段起作用，而对另一些阶段则不起作用。在促性腺激素不足的患者中，仅有睾酮并不能维持正常精子发生，并且外源性睾酮补充并不能使睾丸内达到生精所需的高睾酮浓度，只有促进间质细胞自身产生足够的内源性睾酮，才能达到这一浓度。大剂量服用睾酮可抑制LH，导致内源性睾酮降低而抑制精子发生。有研究认为，FSH只对精子发生的启动阶段起作用；切除垂体的动物，精子发生的再启动需要FSH和LH，而一旦启动，LH可以维持精子发生。在服用睾酮药物引起的促性腺激素不足的无精症患者中，只用HCG或LH取代LH活性，或单独用FSH药物取代FSH活性都可使精子数量增加，但难以达到正常水平。因此，正常精子数量的产生需要正常水平的FSH和LH共同调控。

（李福平）

第五节　女性生殖免疫生理

免疫学（Medical Immunology）是研究人体免疫系统组成和功能、阐述免疫应答的规律、探索免疫系统针对抗原发出的危险信号应答转归，并应用于免疫学诊断和防治的生命科学，现已交叉于各个生命科学中，其中生殖免疫学（Reproductive Immunology）是研究免疫学与生殖医学相互关系的临床免疫学分支。从1953年国外专家在研究移植排斥反应中提出问题，即胎儿作为半同种异基因移植物为何妊娠期间不被母体排斥开始，经过70年的研究认为，生殖免疫包含复杂而独特的免疫学机制。

生殖免疫学是从免疫学视角研究生殖生物学的过程。主要的研究领域涉及妊娠免疫（母胎界面的免疫调节）、神经-内分泌-免疫调节、生育免疫调节、生殖系统肿瘤免疫学、性器官移植免疫学，以及生殖系感染的免疫等。

一、免疫学基础

（一）免疫的定义

免疫（immunity）来自拉丁文的“immunitas”，意为给罗马参议员免除法律的某些特权，后来针对流行病意为“免除瘟疫”，简称为“免疫”。

免疫是指机体免疫系统识别“自己”形成免疫耐受，对于“非己”危险信号产生免疫应答并清除，维持机体平衡和稳定的生理功能，具有免疫防御、免疫监视和免疫稳定三大主要功能。

（二）免疫应答的类型

免疫应答（immune response）是指免疫细胞、分子通过识别危险信号，免疫细胞活化、增殖和分化，有效清除危险信号，建立免疫防御、监视和稳定效应的过程。根据种系和个体免疫系统的发育过程，免疫细胞对危险信号的识别特点和效应机制分为固有免疫（innate immunity）和适应性免疫（adaptive immunity），参与的免疫细胞和分子是免疫应答发生发展的基础，其主要特点见表4-1。

表4-1　固有免疫和适应性免疫的主要特点（原创）

	固有免疫	适应性免疫
主要参与成分	补体、炎症因子、中性粒细胞、巨噬细胞、树突状细胞、B1细胞、NK细胞等	特异性抗体(Ig)和B2细胞、T淋巴细胞
获得方式	遗传	特定抗原刺激获得
发挥时相	早期、快速(96小时之前)	抗原刺激后(96小时之后)
物理和化学屏障	皮肤、黏膜	皮肤和黏膜免疫系统、分泌型抗体
识别抗原受体	模式识别受体(pattern recognition receptor，PRR)	T细胞受体(T cell receptor，TCR)、B细胞受体(B cell receptor，BCR)
抗原	所有抗原	特异性抗原

注：①模式识别受体(pattern recognition receptor，PRR)。②T细胞受体(T Cell Receptor，TCR)。③B细胞受体(B Cell Receptor，BCR)。

1.固有免疫应答

固有免疫（innate immunity）又称“非特异性免疫”（nonspecific immunity）或“天然免疫”(natural immunity)，机体在长期种系发育和进化过程中，通过免疫系统逐渐接触危险信号建立的天然防御体系，是机体抵御病原体入侵的第一道防线，并参与适应性免疫应答的全过程。其主要特点包括天生获得、可以遗传、针对各种危险信号直接发挥免疫应答作用。固有免疫执行者涵盖以下：

（1）屏障环境

主要有：①物理屏障，如皮肤黏膜机械阻挡作用。②化学屏障，如皮肤分泌脂肪酸、胃黏膜分泌的胃酸。③微生物屏障，如肠道、阴道微生物菌群。④血脑屏障和胎盘屏障等等。

（2）参与固有免疫的细胞

主要有：单核-巨噬细胞（mono-macrophage）、树突状细胞（dendritic cell，DC）、固有淋巴细胞［ILC细胞（innate lymphoid cell）、自然杀伤细胞（natural killer，NK）］、固有样淋巴细胞(NKT细胞、γδT细胞、B1细胞)、粒细胞、肥大细胞和血小板等。

（3）参与固有免疫的分子

主要有：溶菌酶、补体、抗菌肽、警报素、模式识别受体（pattern recognition receptor，PRR)、急性期蛋白、细胞因子和黏附分子等。

2.适应性免疫应答

适应性免疫应答（adaptive immunity）是指αβ T淋巴细胞和B2淋巴细胞识别“自己”形成免疫耐受，识别“非己”的危险信号，诱导免疫细胞的活化、增殖、分化，产生效应细胞和抗体发挥免疫的全过程。适应性免疫具有高度的特异性和记忆性。T淋巴细胞介导的免疫称为“细胞免疫”（cell-mediated immunity），B淋巴细胞转化形成浆细胞，分泌抗体，主要存在于血清或分泌液体液中，称为“体液免疫”（humoral immunity）。

（三）免疫系统

免疫系统（immune system）由免疫器官、免疫细胞和免疫分子组成。

1.中枢器官

中枢免疫器官包括骨髓、胸腺，外周免疫器官包括淋巴结、脾脏、皮肤相关淋巴组织、黏膜相关淋巴组织。

2. 免疫细胞

固有免疫细胞包括单核-巨噬细胞、树突状细胞、粒细胞、固有淋巴细胞（ILC细胞、NK细胞）、固有样淋巴细胞（NKT细胞、γδT细胞、B1细胞），适应性免疫细胞包括T细胞（αβ T细胞）、B细胞（B2细胞）。

3. 免疫分子

分泌型分子包括抗体、补体系统、细胞因子；模型分子包括T细胞受体（TCR）、B细胞受体（BCR）、MHC分子、CD分子与黏附分子、细胞因子受体、模式识别受体（PRR）、其他受体分子。

（四）生殖道免疫

女性的生殖道免疫（female genital tract immune）属于黏膜免疫的范畴，是防御有害抗原发出危险信号入侵的第一道防线，女性生殖道免疫与精子、细菌与肠黏膜免疫为不同的应答方式，生殖道内免疫与非免疫方式相互补充和协调。

1. 非免疫方式

依赖局部pH、黏液、上皮细胞屏障分泌物，机械阻挡作用于微生物环境。生殖道免疫与微生物之间的关系为研究热点，生殖道微生物组学的检测技术存在挑战，宿主-微生物环境之间存在复杂的关系，母体的免疫系统，在围产期、妊娠期发挥关键的调节作用。

2. 固有免疫

参与固有免疫的体液因子有黏蛋白、溶菌酶、酸、过氧化物酶系统、抗菌蛋白、干扰素-α、补体、乳铁蛋白等固有免疫分子，参与固有免疫的细胞有生殖道上皮细胞、中性粒细胞、树突状细胞、巨噬细胞和NK细胞等。

3. 适应性免疫

体液免疫主要通过IgG、IgA和IgM参与女性生殖道适应性免疫，与肠道黏膜免疫不同，生殖道以IgG为主，其次是IgA和IgM。参与细胞免疫的T淋巴细胞及其各亚群，如CD4+T淋巴细胞的Th1、Th2、Th17亚群，CD8+T淋巴细胞的细胞毒T淋巴（cytotoxic T lymphocyte，CTL）细胞等。

二、妊娠相关的免疫学基础

在同种异基因的器官移植中，移植物和受体之间普遍存在着MHC的不相容，会发生排斥反应。在妊娠期间，受精卵由父系的精子和母系的卵子形成，当受精卵种植在母体的宫腔内，卵子是半自己（half-self），而精子是半非己（half not-self）的同种移植物。理论上讲，这种半同种移植物被母体的免疫系统所排斥，但实际上是正常妊娠的受精卵会在母体的宫腔中生长、发育直至出生。这种半同种移植物为何会与母体共存？这种生理性的相容，被认为与妊娠期间母-胎免疫界面微环境形成的免疫耐受密切相关，这是生殖免疫一直在探索的秘境。其中参与母-胎界面（maternal-fetal interface）免疫调节细胞是研究热点，这些细胞主要有蜕膜绒毛外滋养细胞（extravillous trophoblast，EVT）、母体来源的蜕膜免疫细胞（decidual immune cells，DIC，也称“母-胎界面的蜕膜免疫细胞”）、蜕膜基质细胞（decidual stromal cells，DSC）、蜕膜巨噬细胞、NK细胞、T淋巴细胞和少量的树突状细胞和B细胞等，同时受母体激素-免疫细胞-细胞因子-黏附分子网络等多种复杂而独特精细的调节来实现。

（一）胎儿相关的免疫抑制因子

在人类物种进化和繁殖的过程中，物种之间的MHC形成了天然的屏障，以维持远源群体的繁衍和进化。

人类MHC称为"人类白细胞抗原"（human lymphocyte antigen，HLA），人类精子头部含有多种HLA，而且在精液中发现了可溶性的HLA，以免除免疫反应。妊娠期间最早产生的血浆蛋白是胎儿的肝脏分泌大量的甲胎蛋白（alpha fetoprotein，AFP），于妊娠14周达到高峰，AFP通过母胎界面进入母体里，诱导调节性的T细胞，发挥抑制细胞免疫和体液免疫的能力。在对胚囊腔液的研究中发现，胚囊腔液在妊娠第9天和12天抑制活性最强，妊娠第15天逐渐降低或完全消失。胚胎在7～8周间出现小淋巴细胞，这种淋巴细胞在胎儿12周时即可以对非特异性促有丝分裂原植物血凝素（phytohemagglutinin，PHA）应答，这说明胎儿的淋巴细胞已经具有免疫能力。但实际情况是，母体的T、B淋巴细胞因胎儿的淋巴细胞发挥抑制作用而相容胎儿，胎儿的红细胞上C3b受体可以增强免疫黏附作用而清除外来的抗原，参与母胎免疫调节，胎儿脐带血中的IgM也抑制母体CTL细胞的作用。总之，正常妊娠从精子进入母体开始，阴道的微生物、母体的激素微环境、受精卵着床抑炎因子、胚胎和胎儿告知母体免疫系统，它们不是危险信号，应该被接纳。

（二）母-胎免疫屏障的主要免疫细胞

母体子宫与胚胎之间形成的分界面常被称为"母-胎界面"，这些界面包含胎儿来源的侵入蜕膜的绒毛外滋养细胞、母-胎界面蜕膜免疫细胞（DIC）、蜕膜基质细胞（DSC）等。母体来源的蜕膜免疫细胞在发挥母-胎免疫调节包容胎儿中起主要作用。在妊娠早期，DIC主要是蜕膜自然杀伤细胞（decidual natural killer cell，dNK），占比最多为50%～70%，巨噬细胞（dMφ）占10%～20%，T淋巴细胞占10%～20%，DC、B淋巴细胞、NKT细胞则非常少。蜕膜中的免疫细胞具有独特的表面标志和功能，见表4-2。

表4-2　母-胎界面蜕膜免疫细胞（DIC）的主要特征

蜕膜免疫细胞	表面标志	分泌的细胞因子等	主要功能
dNK	$CD56^+CD16^-$（人类） $CD122^+CD3^-$（小鼠） $CD9^+$ $CD49a^+$	IFN-γ IL-8 CXCL10	免疫耐受 子宫动脉重塑 胚胎植入
dMφ	M2-like phenotype CD206 CD163 CD209	M-CSF IL-10 CCL2 CCL18 IDO TGF-β	免疫耐受、免疫保护 子宫动脉重塑
Treg	$CD25Hi$-$FOXP3^+$ PD-1HiIL-10^+ $TIGIT^+FoxP3dim$	IL-4 IDO	免疫调节

注：IDO，指吲哚胺2，3-双加氧酶（indoleamine 2，3-dioxygenase）

1.蜕膜巨噬细胞

生理条件下的巨噬细胞常常具有高度的可塑性和异质性。M1型巨噬细胞标志是高表达CD80、CD86和MHCⅡ分子，有较强的抗原提呈能力，属于促炎表型；M2型细胞标志是高表达CD206、CD163、CD209等，有较强的免疫抑制能力，属于抑炎表型。妊娠早期妊娠中蜕膜巨噬细胞占蜕膜免疫细胞的10%～20%，是最主要的抗原提呈细胞。dMφ通过诱导耐受免疫作用，重塑螺旋动脉，促进胚胎着床，维持正常妊娠。雌二醇（E_2）对dMφ发挥双向作用，即低浓度的E_2可以诱导促炎性细胞因子IL-1β、IL-6和TNF-α的升高，诱导巨噬细胞向M1细胞极化，发挥促炎作用；而高浓度的E_2抑制上述细胞因子，发挥抑炎作用。E_2在某种程度上通过调节dMφ的极化，人绒毛膜促性腺激素（HCG）可与dMφ表面HCG受体结合，通过抑制TFN-γ、IL-6产生及抑制dMφ的吞噬，诱导M1细胞向M2细胞转化，从而维持母-胎免疫耐受。

2.T淋巴细胞

胚胎抗原给了母体相容信号而非危险信号，使得母体的T细胞对于异基因移植物的免疫应答是不同的，形成母体对半同种移植物天然的耐受机制。妊娠期间，母体免疫系统保护着胎儿，同时还具备抵抗外来细菌或病原体感染的能力。蜕膜αβ T细胞在正常妊娠早期以$CD8^+$ T细胞为主，占蜕膜淋巴细胞的10%～20%，表达T淋巴细胞的效应记忆表型（effector-memory，TEM），其主要标志是$CD45RO^+$ $CD28^-$。这些蜕膜αβ T细胞高表达活化分子如CD69、HLA-DR、CD38、CD25、CD122，同时共抑制分子PD-1、Tim-3、CTLA-4也上调表达；蜕膜$CD4^+$ T细胞有17%表达趋化因子CXCR3；在辅助性辅助T细胞（help T cells，Th）的亚群中，早期妊娠期间，蜕膜$CD4^+$ T细胞以Th1细胞为主，占5%～30%，Th2细胞占5%，Th17细胞占2%。Th细胞分泌IL-17和IL-22参与父系表达HLA C的滋养层的排斥反应，虽然这些细胞因子发挥了“双刃剑”的作用，但是如果它们同时产生IL-4，对于胚胎来说是有益的。IL-17和IL-22在成功妊娠的母体胎儿界面中的积极作用，在正常妊娠中，滋养层来源的HLA-G刺激Th17/Th2细胞产生IL-17和IL-4，IL-17可通过诱导滋养层增殖对妊娠产生积极影响，可以保护母亲免受细胞外病原体侵袭而导致流产。当IL-22与IL-4共同产生时，也可以通过修复滋养细胞的损伤，诱导滋养细胞增殖、存活和减少凋亡，刺激上皮细胞分泌支持抵御病原体的抗菌肽，从而维持妊娠。

正常妊娠期间，调节T细胞在母-胎界面显著高于外周血及自然流产患者蜕膜局部，通过趋化因子CCL19、CXCL12及趋化因子受体CCR5、CCR7和CXCR4的作用，这些蜕膜Treg细胞有些是从外周血中选择性募集至母-胎界面，或是通过标志为$CD4^+CD45RA^+$初始T细胞分化而来的。标志为$CD25^{Hi}$-$FoxP3^+$、PD-1 HiIL-10+和TIGIT+FoxP3dim三种表型的蜕膜$CD4^+$ Treg发挥着调节和抑制T细胞反应的作用。

3.蜕膜NK细胞

外周血的淋巴细胞中，NK细胞标志为表达CD56bright $CD16^-$或$CD56^{dim}$ $CD16^+$，约占淋巴细胞的5%～10%；dNK的表型$CD56^{bright}CD16^-$，在妊娠早期，dNK占DIC高达50%～70%，为维持妊娠耐受是必需的。在母-胎界面，dNK通过分泌IFN-γ、表达HLA-C促进血管重铸。胎儿滋养层细胞通过产生肾上腺髓质激素发挥募集子宫底蜕膜NK（uterine NK，uNK）的作用，这种激素还可以活化uNK产生细胞因子、趋化因子和金属蛋白酶重铸血管。uNK细胞促凋亡bax基因、抗凋亡bcl2基因表达的比例增加，有利于子宫动脉血管平滑肌细胞凋亡。母-胎界面的免疫耐受机制也是dNK细胞通过Galectin-9/Tim-3通路诱导的，以维持内环境的稳定。在这些通路中，约60%的dNK细胞表达Tim-3，Galectin-9约75%表达于滋养层细胞；Tim-3+dNK细胞低表达穿孔素，对细胞杀伤毒性小，表现为免疫耐受表型，发挥抑制炎症反应的作用。正常早期妊娠，外周血Tim-3+dNK细胞诱导外周血$CD4^+$ $CD45RA^+$初始T淋巴细胞分化为Treg，产生抑炎性细胞因子，诱导母-胎免疫耐受，从而维持正常妊娠，使胎儿健康成长，并通过适当的炎症反应使母体免受有害病原体侵扰。另外，还有表型为$CD49^+Eomes^+$组织居留的NK细胞（tissue resident NK，tNK）通过分泌多效素和骨钙素，属于促生长因子（growth-promoting factor，GPF）促进孕早期胎儿的生长发育，GPF可能通过促进胎盘和血管的形成间接或直接发挥促胎儿生长作用。

（三）与妊娠免疫耐受

在研究移植排斥反应时，发现主要组织相容性抗原系统是可以引起强烈而迅速排斥反应的抗原的统称，是由一组紧密连锁的基因群，命名为“主要组织相容性复合体”（major histocompatibility complex，MHC）。因首先在研究人外周血白细胞时发现，人体的主要组织相容性抗原命名为“人类白细胞抗原”（HLA），后来发现，所有的有核细胞均表达HLA分子，命名沿用至今。HLA位于第6号染色体短臂上，根据各基因位点及其编码产物结构和功能的不同，可将HLA复合体分为三个区域，HLAⅠ、HLAⅡ和HLAⅢ类基因区。HLAⅠ类基因区包含经典HLA-A、B、C和非经典HLA-E、F、G、H等基因座位。一个有核细胞大约表达$5×10^5$拷贝的HLAⅠ分子，其化学成分是脂蛋白或糖蛋白。在生理条件下，还具有参与免疫细胞发育、提呈抗原、启动适应性免疫应答等多种功能。母-胎免疫耐受维持与子宫内形成一个对胎儿有利的免疫豁免环境密切相关。正常妊娠过程中，母-胎界面滋养层细胞经典HLA-A、B分子及HLAⅡ类分子表达是缺失的，而高表达经典HLA-C分子和非经典HLA-E、HLA-F、HLA-G的HLAⅠ类分子。子宫αNK细胞表达特异性识别HLAⅠ类分子受体有杀伤免疫球蛋白样受体（killer immunoglobulin-like receptor，KIR）、免疫球蛋白样转录物（immunoglobulin-like transcript，ILT）和C型凝集素样受体等，如前所述，dNK细胞在母-胎耐受中发挥着重要作用。下面，重点介绍下HLA-E、HLA-F、HLA-G分子：

1.HLA-E

C型凝集素家族受体CD94/NKG2A通过免疫受体酪氨酸抑制基序（immunoreceptor tyrosine inhibitory motif，ITIM）传递抑制信号，发挥负向调节NK细胞的作用。所有dNK细胞均高表达CD94/NKG2A和CD94/NKG2C受体，其配体为HLA-E分子，HLA-E分子需与HLAⅠ类分子的前导肽结合才能被运输到细胞表面，影响HLA-E分子与其受体的亲和力。不同类型的HLAⅠ类前导肽/HLA-E复合物与其特异性受体的亲和力也不同，CD94/NKG2A和CD94/NKG 2C对HLA-G前导肽/HLA-E复合物亲和力最高，而对HLA-Cw7前导肽/HLA-E复合物亲和力最低。此外，对于相同的MHC前导肽/HLA-E复合物，抑制性受体CD94/NKG2A与激活性受体CD94/NKG2C的亲和力具有显著性差异，前者明显高于后者。因此，在正常妊娠环境下，CD94/NKG识别HLA-E分子后能诱导NK细胞功能处于抑制状态并维持母体对胎儿的耐受。

2.HLA-G

在妊娠母体的血液、卵泡液、生殖道、胚胎、滋养层细胞及父亲精液中均表达非经典的HLA-G，在妊娠免疫调节中发挥着重要作用。HLA-G蛋白近乎单态性（monomorphic），在DNA水平已经注册了69个HLA-G等位基因，其中只有19个等位基因和3个在蛋白水平上是无效等位基因。在正常生理情况下，HLA-G分子的表达主要分布于母-胎界面的绒毛外细胞滋养层上，绒毛外滋养细胞（EVT）能侵袭至蜕膜并与母体蜕膜内的各类细胞接触。EVT在母胎界面保持耐受性的状态，主要表达发挥免疫负调节的细胞因子和膜分子。例如，β型转化生长因子（transforming growth factor β，TGF-β）；IL-10；吲哚胺2，3-双加氧酶（indoleamine2，3-dioxygenase，IDO）；PD-L1和HLA-G。初始转录物mRNA经选择性剪接后，编码产生7种异构体，包括4种膜结合型HLA-G1、G2、G3及G4，和3种可溶型HLA-G5、G6及G7抗原，HLA G异构体分子从绒毛到蜕膜的表达有明显不同。

对HLA-G表达的研究结果显示：①胎盘上有极少数的HLA-G3、HLA-G4、HLA-G7的mRNA的表达。②HLA-G1、HLA-G5、HLA-G2 /G6只存在于蜕膜EVT和细胞滋养细胞柱。③HLA-G5在滋养层细胞的亚群中都有表达。在整个妊娠过程中均可检测出sHLA-G（可溶性HLA-G）的存在，其含量明显高于非妊娠妇女， sHLA-G在胚胎的早期发育和种植等方面发挥着重要作用，被认为是一种评价胚胎质量较为理想的生物学标志物。

HLA-G分子与免疫细胞相互作用参与重要的妊娠耐受过程。HLA-G分子通过上调与NKCD94/NKG 2A受体，发挥抑制NK细胞的杀伤活性。在妊娠前3个月，$CD8^+$ T细胞数量减少与sHLA-G5诱导凋亡有关，sHLA-G5与CD8分子的特异性结合，活化Fas/FasL途径诱导凋亡。妊娠女性外周血$CD4^+$ HLA G^+ T细胞含量相对于正常人显著增高，蜕膜$CD4^+$ HLA G^+ T细胞含量显著增高。与外周血Treg不同，妊娠$CD4^+$ HLA G^+/$CD8^+$ HLA G^+是不表达FoxP3的免疫负调节细胞。正常妊娠女性的蜕膜标志为$CD14^+$ DC-$SIGN^+$抗原提呈细胞，相对于$CD14^+$ DC-$SIGN^-$抗原提呈细胞的HLA-G表达的比例及强度有显著增加。耐受表型DC于妊娠期间在蜕膜处聚集，表达HLA-G，分泌高浓度的IL-10。子宫NK细胞分泌的IFN-γ激活蜕膜单核-吞噬细胞，这些激活的蜕膜单核-吞噬细胞与抑制性受体ILT-2和ILT-4 HLA G^+ EVT结合，减少了蜕膜单核-吞噬细胞对EVT的细胞溶解，有诱导细胞凋亡的作用。

3.HLA-F

HLA-F分子是2003年首次在绒毛外滋养层细胞上发现的。在妊娠前3个月，HLA-F母体在蜕膜滋养层细胞的胞内上调表达。在妊娠中期和晚期，随着HLA-F蛋白表达量增加，为胎儿生长创造有利环境。用3D11抗体检测绒毛膜外滋养层细胞内和细胞表面发现，只有EVT胞内表达HLA-F。HLA-F能与单核细胞、$CD19^+$ B细胞上的ILT2和ILT4结合，但其在母胎免疫耐受中的作用尚需进一步探索。绒毛外滋养层细胞上的HLA分子与dNK细胞受体相互作用，传递信号直接抑制其细胞毒活性或影响dNK的细胞因子分泌，参与母胎免疫耐受，维持正常妊娠过程，其中HLA-G和HLA-F异同点见表4-3。

表4-3　HLA-G和HLA-F异同点

项目		HLA-G	HLA-F
表达	1.表达特点	1.两种分子均在胎盘和着床前子宫内膜的绒毛外滋养层细胞中表达	
	2.囊胚中的表达	2.是	2.尚无发表研究
	3.男性系统的检测	3.是，在睾丸、附睾组织和精浆中	3.不确定，睾丸组织中检测低水平HLA-F mRNA
多态性	1.DNA水平 2.蛋白水平	1.低(69个等位基因) 2.低，为寡肽性(19个等位基因和3个无效基因)	1.低(44个等位基因) 2.非常低，几乎为单态性(6个等位基因)
异构体	不同异构体	是，mRNA选择剪切体至少7个异构体	不确定，3个mRNA转录变异体和预测10个变异体
相互作用	1.结合ILTR 2.结合KIRs	1.结合抑制性受体ILT2和ILT4 2.结合活化KIR2DL4	1.抑制KIR3DL1和KIR3DL2 2.活化KIR3DS1，活化KIR3DS1
与生殖和妊娠并发症的相关性	1.参与不孕症	1.可能参与，子宫内膜HLA-G高表达	1.可能参与，小样本研究显示植入失败时HLA-F的表达降低
	2.参与复发性流产	2.可能参与，与特异性HLA-G基因型相关	2.可能参与，小样本研究显示流产时HLA-F的表达降低
	3.参与子痫前期	3.是，子痫前期患者的胎盘和母体血液中HLA-G的表达降低	3.不是，子痫前期患者和对照组在胎盘中HLA-F的表达无差异(只有一项研究)

第六节　精子的自身免疫

男性生殖活动是下丘脑-垂体-睾丸内分泌轴调控下进行的一系列生理过程，其间存在着复杂的免疫学机制，从而保障了精子发生与成熟的顺利进行。另一方面，男性生殖系统或生殖活动所存在或分泌的一些特异性物质，如生殖激素、睾丸生精细胞、精子、附属性腺分泌物质等都可以作为抗原，在一定内外源因素作用下，这些抗原能刺激机体免疫系统发生特异性免疫反应，进而干扰或阻断正常的生殖活动。常见的是机体免疫系统针对特异性精子蛋白即精子抗原引致的自身免疫（autoimmunization）。

精子的抗原性已被认识逾100年。现已证实，精子对男性是一个自身抗原，在男性体内激起自身免疫反应，产生的抗精子抗体（anti-sperm antibody，ASA）可以降低生育力，导致男性不育。利用精子的自身免疫特性，构建抗精子疫苗用于免疫避孕，在控制动物种群繁殖方面已取得进展。在不育症临床方面，世界卫生组织（WHO）自1987年至今一直推荐将抗精子抗体检测作为男性不育症病因诊断的一项筛查，临床上一部分男性不育患者的生殖障碍与精子自身免疫的负效应直接相关。

一、精子抗原的分类

精子抗原是精子的蛋白质成分。精子含有逾百种不同分子量的蛋白质，这些蛋白质按来源可以分为两类：一类是精子自身固有的，由睾丸精原细胞经过一系列分裂、分化为精子的过程，由核内基因表达所形成的蛋白质；另一类是精子在附睾成熟阶段及转运过程中，由生殖道上皮分泌物所获得的，也有精浆蛋白质包被在精子膜表面。故此，精子的抗原成分非常复杂，种类繁多，根据抗原的体内来源及其所处位置，精子抗原分为精子膜表面抗原和精子内部抗原。

（一）精子膜表面抗原

精子膜表面抗原包括精子包被抗原和精子固有抗原。精子包被抗原是黏附在精子膜表面的蛋白质。睾丸精子从支持细胞被释放入曲细精管管腔后，在附睾成熟过程以及在生殖道转运和悬浮于精浆时，一直受到精子外环境液体的作用和调理，精子外液的一些蛋白成分被吸附在精子膜表面。但大部分包被抗原与精子的亲和力不高，容易脱落，而且生殖道上皮和附属性腺所分泌的蛋白质多被机体免疫系统识别为自身成分，不引起自身免疫反应。精子固有抗原是精子膜表面原先存在的蛋白质，这些成分是精子发生过程中由各级生精细胞和精子本身合成的固有物质，嵌入膜表面构成精子膜的组成，经历了精子发生和成熟修饰，而且在精子功能活动中会表露出来，故具有重要的生殖免疫学意义。从啮齿动物和人类精子膜中分离提纯的糖蛋白，如受精抗原1（fertilization antigen-1，FA-1；51kDa）、精子凝集抗原1（sperm agglutination antigen-1，SAGA-1；15～25kDa）、仓鼠蛋白32（protein 32 hamster，P32H；32kDa）和NZ-2（19 kDa）等引起的抗体可以介导免疫不育。

（二）精子内部抗原

精子内部抗原包括精子膜内侧面抗原，以及精子核、线粒体鞘及轴丝系统等内部的蛋白质。在生殖活动中，这些蛋白成分从精子内部显露出来执行其功能，多与获能、顶体反应、精-卵相互作用及胚胎早期发育有关，故此类抗原产生的相应抗体所介导的生殖效应发生在雌性生殖道内。精子乳酸脱氢酶C4（LDH-C4）在睾丸的初级精母细胞已出现，成熟精子的LDH-C4主要位于尾部中段线粒体内，参与精子的乳酸代谢和糖酵解。以纯化的LDH-C4为抗原，主动免疫雌性小鼠、大鼠、兔和狒狒，不同程度地抑制了生育。人精子顶体膜相关蛋白（sperm acrosomal membrane-associated protein，SAMP32）主要存在于成熟精子的顶体内膜和顶体赤道段上，是前顶体素和顶体多种酶的一种媒介分子，参与精子获能和受精过程，抗SAMP32抗体使已获能精子不发生顶体反应，抑制了精-卵融合。精子蛋白-10（sperm protein-10，SP-10）位于精子顶体内膜上，在精子经历顶体反应后，顶体内膜裸露，SP-10就露在精子表面，参与精-卵融合，抗SP-10抗体能够阻止精子与卵透明带结合。YLP12是一种位于人精子顶体区的多肽抗原，在精子顶体反应和精子与卵透明带识别过程中起作用，不育患者血清检出抗YLP12抗体，但具有生育力的男性没有检出抗YLP12抗体。精子核中的DNA聚合酶和精蛋白是特异的精子核抗原，这类精子内部蛋白在受精后起作用，某些男性不育症患者的血清能强烈抑制精子核中的DNA聚合酶活力。

二、避免精子自身免疫反应的机制

正常情况下，机体免疫系统识别“非己物”或外来抗原，产生相应的免疫应答，而对自身抗原没有反应性。男性自青春期启动，在下丘脑-垂体-睾丸轴的调控下，睾丸曲细精管的生精上皮才开始有精子发生，精原细胞经过一系列分裂并合成新的蛋白质，发育成为高度特化的睾丸精子。但男性青春期时，免疫系统已发育成熟，故此，机体免疫系统将精子或精子抗原视为“外来抗原”，在一定条件下，机体激起对特异性精子抗原的自身免疫应答。一般地，精子抗原引致的免疫反应，大部分为B淋巴细胞介导（抗体介导）的体液免疫，即产生具有抗原特异性的抗体，抗体多属于IgG和IgA类免疫球蛋白。涉及组织损伤引起的精子免疫也有T细胞介导的细胞免疫参与，特点是出现以单核细胞浸润为主的炎症反应或/和特异性的细胞毒作用，但精子抗原与细胞免疫的相互关系仍未充分了解。

虽然睾丸产生的精子晚于机体免疫系统的成熟，但正常男性体内不会引起针对精子的自身免疫反应，这是由于精子抗原在青春期一旦出现，即处在男性生殖道的多重免疫保护之下。目前主要认为有以下机制参与避免精子自身免疫反应：

（一）睾丸组织存在血-睾屏障

睾丸曲细精管内相邻支持细胞之间，在靠近基底的细胞膜，彼此接触形成环形带状的紧密连接，此结构称为“血-睾屏障”。血-睾屏障具有隔离作用，将生精小管上皮中处于不同发育和分化阶段的生精细胞及精子与机体血循环在解剖学上分隔开来，阻止了睾丸间质组织内血液或淋巴液大分子物质进入曲细精管管腔，避免了机体血循环中免疫活性成分与精子抗原接触，同时限制了可溶性精子抗原成分从管腔渗出进入睾丸间质。故此，血-睾屏障构成了免疫屏障，避免了生精细胞特异性抗原与机体免疫系统接触而引致自身免疫反应，产生抗精子抗体。此外，分布在生精上皮基膜外、围绕曲细精管呈环形排列的管周细胞，是一类间充质/基质细胞，其分泌功能对血-睾屏障起着辅助增强作用。管周细胞分泌Ⅰ型胶原蛋白、糖蛋白和纤维粘连蛋白等成分，参与基膜的构建和损伤修复，分泌的抗蛋白酶可调节蛋白酶的活性，以抑制支持细胞和管周细胞之间细胞外基质的降解，有利于维持血-睾屏障的完整性，而且还通过分泌IL-6、IL-8、TGF-β等参与局部免疫调节。

（二）附睾存在血-附睾屏障

睾丸产生的精子汇入附睾，在附睾经历转运和成熟，并以静息状态储存。但机体免疫系统没有针对附睾内高度浓集的大量精子作为免疫攻击，这是因为附睾存在血-附睾屏障，此组织学结构屏蔽了附睾管腔内的精子及降解精子的抗原成分。

血-附睾屏障是附睾上皮主细胞（principal cell）近腔面的紧密连接。在附睾，从附睾头部开始至尾部上皮均有主细胞，主细胞近附睾管腔面的紧密连接处对进入腔内物质选择性转运，也阻挡了附睾外血循环免疫活性成分渗入腔内接触精子，对附睾内的精子起到免疫隔离作用。若附睾发生结核、感染或附睾梗阻，使血-附睾屏障受损，附睾内精子逸出与免疫系统接触，可激起免疫系统发生自身免疫应答，产生抗精子抗体。

（三）精子表面的包被抗原

精子释放入曲细精管管腔，随后附睾经历成熟。附睾分泌的蛋白质超过100种，精子在附睾的转运过程中，精子膜获得了一系列包被抗原，其促进了精子成熟，使精子获得自主运动能力和受精能力。此外，附睾上皮所分泌蛋白质的功能具有多样性，其中一些具有“免疫抑制”作用，这些蛋白质黏附或整合在精子膜表面，对精子起到遮盖效应或修饰了精子表面的“非己物”特征，使机体免疫活性细胞没有识别出精子是“外来抗原”，不能引起自身免疫反应。一些附睾分泌的特异抗原，若诱发自身免疫反应，产生的抗体严重抑制精子功能。附睾蛋白酶抑制蛋白（epididymal protease inhibitor，Eppin）结合在精子的头部和尾部，抗Eppin抗体使钙离子载体A23817诱导的精子顶体反应率显著降低，高滴度抗Eppin抗体可以完全抑制顶体反应，如用Eppin为抗原构建疫苗免疫成年雄猴，血清和精液可检出高滴度抗Eppin抗体，精子活力减弱，大部分雄猴免疫不育。

（四）睾丸间质区的局部免疫防御

睾丸间质区含有丰富的毛细血管、毛细淋巴管和神经，细胞成分包括大量的间质细胞和丰富的巨噬细胞，还有成纤维细胞、肥大细胞和未分化的间充质细胞。巨噬细胞常存在于间质细胞附近。巨噬细胞与间质细胞的比例为1∶10～1∶50，并与之相接触。巨噬细胞行使吞噬间质内细胞降解成分的功能，也能吞噬曲细精管漏出的抗原成分，从功能上起着监视和加强血-睾屏障的作用。间质细胞除了合成、分泌雄激素，还分泌多种细胞因子，如β型转化生长因子（TGF-β）、白细胞介素IL-1、IL-2和IL-6等，这些细胞因子参与调节睾丸间质区的免疫功能，起着局部免疫抑制作用。正常情况下，睾丸间质不存在B淋巴细胞，仅含有少量T淋巴细胞，$CD4^+$和$CD8^+$各占一半，至少有3个亚群Th1、Th2和Th3。活化的Th1分泌IL-2可强烈抑制间质细胞合成雄激素，协调维持睾丸局部环境的动态平衡，有助于稳定局部免疫防御。

（五）支持细胞的局部免疫调节

支持细胞通过其旺盛和复杂的合成分泌功能，支持、营养各级发育阶段的生精细胞，对精子发生过程进行广泛的调节，与此同时，支持细胞分泌的众多细胞因子形成睾丸局部调节网络，具有免疫调节作用，局部调理和抑制精子抗原。

支持细胞分泌的IL-1诱导胞内表达IL-6，它参与生精细胞发育和睾丸炎症反应的调节，IL-6与IL-1两者有协同和相加的作用。支持细胞还分泌干扰素α（interferon-α，IFN-α）和α2-巨球蛋白，这两种细胞因子参与生殖细胞增殖及间质中免疫细胞浸润的调控。Fas L（Fas ligand，Fas L）是一个Ⅱ型跨膜蛋白，属于肿瘤坏死因子（tumor necrosis factor，TNF）家族的成员，是细胞凋亡受体（也称“死亡受体”）Fas的配体，通过与细胞表面相应的受体结合而启动细胞凋亡信号传递。支持细胞高表达Fas L，这种跨膜的Fas L，与表达Fas的细胞遭遇，Fas与Fas L结合，可以传导凋亡信号，诱导表达Fas的细胞凋亡，在调节生精上皮生精细胞增殖维持精子发生数量的相对稳定、睾丸局部免疫调节和免疫耐受等方面起关键作用。

三、抗精子抗体的检测

精子抗原是男性体内自身存在的可以激起自身免疫反应并降低生育力的物质。故此，抗精子抗体测试应作为不育男性患者病因分析的一项常规检查，以了解自身免疫发生与否。

（一）检测指征

男性的抗精子抗体可以存在于血清、精浆、精子膜表面和附睾液中，尤其是精子表面的抗体对生殖活动发生效应，无精子症或严重少精子症患者，则应检查血清的抗体水平。若不育男性患者已知有以下之一的情况，更应重视抗精子抗体的检测：

①夫妇双方“不明原因”的不育症。

②男方有泌尿生殖道损伤史、感染史或/和体征。

③精液中可见明显的活动精子凝集现象。

④附睾输精管吻合术或输精管吻合术史。

⑤精液常规检查参数明显异常，如精子活动率低、精子数少，或精子畸形率高，或精液中白细胞多。

⑥非生精功能障碍的无精子症患者。

⑦男方有肛交史。

（二）检测方法

抗精子抗体检测应能确定是否有抗精子抗体、抗体滴度、抗体类型，以及抗体在精子表面的结合部位，而且检测方法应有高的特异性、敏感度和重复性，便于普通实验室常规开展测试。

以往应用于抗精子抗体检测的方法很多，包括：①明胶凝集试验（gelatin agglutination test，GAT）。②精子-宫颈黏液接触试验（sperm-cervical mucus contact，SCMCT）。③酶联免疫吸附法（enzyme linked immunosorbent assay，ELISA）。④免疫荧光试验（Immunofluorescence test，IFT）。⑤流式细胞仪分析（Flow cytometry testing，FCMT）。⑥浅盘凝集试验（tray agglutination test，TAT）。⑦精子制动试验（sperm immobilization，SIT）。⑧混合抗球蛋白反应试验（mixed antiglobulin reaction，MAR）。⑨免疫珠试验（immunobead test，IBT）。这些方法有各自的适用性，亦存在一定的局限性。世界卫生组织（WHO）推荐抗精子抗体检测采用MAR试验或IBT试验，这两种试验有方法灵敏、操作简单、观察直接和快速诊断的特点。

在MAR试验中，“桥连”抗体（抗IgG或抗IgA）将包被了抗体的乳胶颗粒（微珠）或处理过的红细胞带去，与精液中未洗涤精子表面露出的IgG或IgA相接触，然后在显微镜下观察凝集发生与否及其状况。直接IgG和IgA的MAR试验是，用未经处理的新鲜精液与包被IgG或IgA的乳胶颗粒（微珠）或处理过的红细胞相混合，向悬浮液中加入特异性的抗人IgG或抗人IgA。颗粒与活动精子之间形成混合凝集，提示精子表面存在IgG或IgA抗体。

在直接IBT试验中，将包被共价键结合的抗IgG或IgA的免抗人免疫球蛋白的微珠直接与洗涤过的精子相混合，带有抗人IgG或IgA的微珠结合到活动精子上，提示该精子表面有IgG或IgA抗体。这项试验比混合抗球蛋白反应试验（MAR）耗费更多的时间，但它提供了去除精浆可能遮蔽成分的精子表面抗体的信息。

间接IBT试验用于检测已热灭活、不含精子的体液（如血清、精浆或菠萝蛋白酶溶解的宫颈黏液）中的抗精子抗体。无抗体的供者精子吸附了待测定体液中的抗精子抗体，然后用直接IBT试验来检测。无精子症患者可应用间接IBT试验检测其血清是否存在抗精子抗体，若检出抗精子抗体，则提示患者睾丸曲细精管有一定规模的精子产生。先天性双侧输精管缺如（congenital bilateral absence of the vas deferens，CBAVD）患者的血清抗精子抗体滴度，与后天获得性精道阻塞（如感染后）患者的抗体水平有显著不同，通常后者的抗体滴度高。

按照WHO精液分析手册的抗精子抗体参考值，若MAR试验检出附着了包裹Ig颗粒上的活动精子大于50%，或IBT试验检出附着了免疫珠上的活动精子大于50%，可被认为抗精子抗体阳性。应进一步证明抗体有否显著抑制或干扰了精子功能，如穿透宫颈黏液和顶体反应，这有助于诊断免疫不育。抗体结合部位不同，抑制生殖的效应不同，免疫珠或颗粒仅黏附于精子尾尖，不影响精子的功能活动。

值得注意的是：①没有出现精子凝集，也可能存在精子抗体，同样地，精子凝集可以由其他非精子抗体因素引起，应注意观察精子凝集是否存在规律性现象，如头-头凝集，或颈中段-颈中段凝集，或尾-尾凝集等，以分辨精子凝集或是精子聚集。②如果没有IgG抗体，IgA抗体极少单独存在。几乎所有检出高滴度抗精子抗体的不育男性，其抗精子抗体都是IgG和IgA抗体的混合物。③血清IgG检出高滴度，其精子表面结合的IgA抗体一般多于IgG抗体，可能是局部分泌的IgA抗体先于从血清渗入的IgG抗体与精子接触并占据了结合位点。④精子表面的IgA抗体显著干扰生殖，IgA抗体阳性比IgG抗体阳性对诊断免疫不育更具有临床意义。⑤IBT和MAR这两种试验的结果密切相关，但两者的方法学不同，测试结果并非经常或完全一致。

四、抗精子抗体干扰男性生殖的机制

精子是男性自身产生的生殖细胞，也是男性引起自身免疫的抗原。若男性生殖道的免疫防御机制缺失，受到破坏或失去平衡，精子抗原则可以刺激机体免疫系统发生自身免疫应答，产生的抗精子抗体可以在睾丸精子发生、附睾精子成熟和精子转运等环节起负效应，但抗精子抗体介导精子功能的改变，需要在女性生殖道和受精过程甚至胚胎早期发育时才能体现。

（一）抗体对睾丸精子发生的效应

抗精子抗体对睾丸生精上皮的精子发生是否存在效应有两种观点：一种观点认为抗精子抗体不影响精子发生，另一种观点是不排除抗精子抗体损伤睾丸精子发生。

20世纪50年代后，多项试验诱导自身免疫以损伤睾丸功能。实验性变态反应睾丸炎（experimental allergic orchitis，EAO）可造成小鼠、豚鼠、家兔等多种实验动物的睾丸损伤，生精上皮没有精子产生；对前列腺癌患者采用睾丸匀浆加Freund佐剂进行免疫，可诱导出精子生成缺乏；采用特异性精子抗原构建的避孕疫苗，对雄性小鼠、猴等自身免疫可造成精子生成减少。基于这些试验结果，认为抗精子抗体可以引致精子发生损伤。但是，男性体内抗精子抗体对生精上皮的效应，与睾丸炎损伤精子发生的机制并不相同。

在血清或精子表面检出抗精子抗体阳性的不育男性，目前积累的研究资料显示，抗精子抗体不显著干扰曲细精管内精子发生，有三方面的证据：①先天性双侧输精管缺如患者，自青春期睾丸有精子发生后，由于精子没有输出通道而引致产生抗精子抗体，抗精子抗体一直在机体存在十多年至生育期，这些患者行睾丸取精后可以授精成功，睾丸组织学也显示正常或亚正常的生精上皮，这表明抗精子抗体长期存在并没有显著抑制精子发生。②双侧输精管结扎的男性，大部分术后会产生高的抗体滴度，但输精管结扎的男性如果做复通术，精液的精子浓度或精子总量并不低下，显示体内较高的抗体水平也没有严重干扰精子发生。③检测多例双侧输精管结扎超过30年男性的血清，仍可测出一定滴度的抗体水平，这说明睾丸仍有精子产生，亦间接表明即使抗精子抗体存在了30年也没有令生精上皮完全被破坏。此外，对腮腺炎合并睾丸炎不育患者的研究显示，其血清和精子表面可检出抗体，精液分析多显示精子浓度低，可观察到生精上皮变薄，精子发生低下，曲细精管腔有炎性反应，表明这些患者的自身免疫既有体液免疫又有细胞免疫参与，引致精子生成减少。故此，这些事实表明抗精子抗体没有造成睾丸曲细精管生精上皮严重损伤，但精子抗原自身免疫与睾丸损伤的关系非常复杂，可能涉及多种免疫应答机制，目前仍未充分认识。

（二）抗体对附睾精子成熟的效应

附睾液可检出抗精子抗体，附睾精子表面可检出抗精子抗体。但是，附睾上皮主细胞形成的血-附睾屏障，一般情况下，循环抗体难以透入接触到附睾管腔内的成熟精子，而附睾头前段的睾丸网和直细精管既没有血-睾屏障，也没有血-附睾屏障，是上皮组织学结构薄弱的部位，循环抗体可能经此部位进入附睾管腔内，与附睾精子结合。从理论上而言，精子在附睾成熟过程为2～11天，抗体有充分时间作用于精子，而且附睾精子膜结合了多余的抗体蛋白，降低了膜功能完整性并抑制了钙离子内流，对精子成熟应有影响。

从临床资料和相关实验室的研究结果来看，有多方面的可能性：①辅助生殖中心对无精子症患者行附睾取精，这些患者由于精道缺如或阻塞多造成了精子自身免疫，附睾精子是结合有抗体的，经卵胞质精子注射（intracytoplasmatic sperm injection，ICSI）术辅助授精后，其配偶获得妊娠，这说明精子是成熟的，即抗体没有抑制精子成熟。②行输精管复通术后的男性，射出精子的表面可检出抗体，但这些男性的配偶多在自然状态下可怀孕，这反映出精子具有活力和受精能力，即精子是成熟的，亦表明抗体没有影响精子成熟。③血清或精子表面抗体阳性的男性，其精液的前向运动精子率不高，精液中可见明显的凝集现象，这提示抗体对精子是有作用的。故此，抗精子抗体可能不显著干扰精子在附睾成熟，但抗体结合于精子膜上，对精子膜生理特性会有影响。

（三）抗体对精子转运的效应

精子在附睾迁移依赖于附睾头、体部上皮细胞对水的大量吸收和附睾管壁环形平滑肌的自动节律收缩，完成精子附睾管内的转运。抗精子抗体不抑制上皮细胞对水的吸收和平滑肌的收缩。若抗体干扰精子转运，可能的情形是精子在附睾管内严重凝集，不能被迁移，精子在附睾管内发生凝集的可能性存在。唾液酸蛋白在精子表面使膜表面带负电荷，令精子即使高浓度但同种电荷相斥而不发生凝集，唾液酸还遮盖了膜表面固有抗原，对精子有免疫保护的作用。若抗精子抗体与精子结合，精子膜表面的抗体蛋白有可能改变膜表面负电荷特性，引致“异种电荷”相吸而发生精子凝集，大量精子凝集则抑制了精子转运，甚至可能堵塞附睾管。但是，造成精子严重凝集，须使附睾管腔内有很高的抗体水平，才能应对附睾内巨大的精子抗原负荷。在一般的精子自身免疫下，附睾管腔内难以达到抗体高水平，这是因为附睾对循环抗体没有高效的转运途径。

五、精子自身免疫不育的治疗

抗精子抗体阳性的男性不育患者，临床实施治疗，若没有明确疗效的药物，可以考虑的治疗策略有：①免除精子抗原继续刺激。②免疫抑制抗精子抗体的产生。③精子体外处理。④中医中药治疗。⑤应用辅助生殖技术治疗，这项疗法对精子自身免疫不育患者有较好效果，但是需涉及女方的处理。

（一）免除精子抗原继续刺激

针对引致精子自身免疫的因素，应予以清除。性传播疾病造成男性生殖系统感染、肛交、精道阻塞等可使精子抗原易暴露于免疫系统，诱起机体自身免疫应答产生抗精子抗体，行抗感染治疗、不再肛交、精道复通等措施，清除产生抗体的风险因素，避免精子抗原继续刺激，可使体内抗精子抗体滴度逐渐减退。

（二）免疫抑制抗精子抗体的产生

以往有采用类固醇激素治疗精子自身免疫的不育患者的案例。该疗法通过激素的免疫抑制作用来抑制体内抗精子抗体的生成和补体介导的精子细胞毒影响，疗法包括大剂量短期治疗、中剂量渐减治疗、低剂量持续治疗等。文献报道此疗法有一定成功率，但实际效果尚不确切，治疗机制仍不清楚，而且类固醇激素制剂的副作用较大，应谨慎施行免疫抑制疗法，现在多不采用激素治疗抗精子抗体阳性的不育患者。

（三）精子体外处理

针对精子膜表面抗精子抗体阳性的精液标本，行精子体外处理，以除去或减少精子表面结合的抗精子抗体。体外处理有物理（如洗涤精子）、化学（如精子置于低pH值或高离子强度溶液）或生物方法（如生物活性类物质清除精子表面结合的抗体），可使吸附未紧密的抗体脱落，或者生物活性成分吸收精子膜表面的抗体或附着的复合物，但抗体与精子抗原的亲和力很高，体外处理难以达到完全清除抗体的效果，而且容易损伤精子膜。

（四）中医中药治疗

中医中药治疗抗精子抗体阳性患者是我国的特色，文献报道有多种方案和一定的抗体治愈转阴率，应加强研究并深入揭示其治疗作用机理。需要注意的是，如果精子自身免疫的因素未予清除（如睾丸损伤或精子输出通道阻塞诱发产生抗精子抗体），仅中医中药调理难有效果。因此，施行中医中药治疗前，应尽可能判明抗精子抗体产生的原因。

（五）应用辅助生殖技术治疗

对相当一部分精子自身免疫不育患者，他们机体内的抗精子抗体是不知诱因的，而且即使有明确激起自身免疫反应的原因，也难以治疗。在这样的情况下，解决精子自身免疫不育男性的生育问题，目前疗效确切且效率较高的疗法是应用辅助生殖技术治疗，包括宫腔内人工授精（intrauterine insemination，IUI）、体外受精（in vitro fertilization，IVF）和经卵胞质精子注射（ICSI），但实际应用时这三种技术获得的治疗效果不同。

精子表面结合有抗精子抗体，尤其是IgA抗体，会妨碍精子穿透宫颈黏液，使得大量精子被制约在宫颈管内，导致穿透宫颈黏液后到达输卵管授精部位的精子数目减少，进而授精失败。施行宫腔内人工授精术，需将精子洗涤除去精浆，这步骤可以减少一些与精子表面结合不紧密的抗体，随后将洗涤过的活动精子注入宫腔内，避免了抗精子抗体对精子穿透宫颈黏液环节的影响，可以改善妊娠率。但是，精子表面结合的IgA抗体，或者精子表面的抗体水平很高，抗体仍可干扰精子获能、顶体反应和精卵识别等其他生殖环节，导致治疗效果不高。

男方精子表面有抗精子抗体，采用体外受精后，一般情况下能够获得一定的受精率，这是由于极少病例会出现100%的精子膜表面都结合了抗体的情况，即总有部分精子没有抗体或结合的抗体水平低，这些精子可具有正常受精能力，使得有卵子能够受精。但是，体外受精不能完全避免抗精子抗体对一些受精事件的影响，受精率则会低于正常男性的精子。

卵胞质内单精子注射，对精子表面有抗精子抗体患者的治疗效果较好。但是，显微注射精子入卵子的同时，实际上也将精子膜表面结合的IgA和IgG抗体带入了卵胞质内，抗体蛋白可能与合子、早期胚胎表达的蛋白发生相互作用，导致ICSI受精后的胚胎碎片增多，胚胎发育异常。故此，精子表面有抗精子抗体的ICSI受精率较体外受精高，但必须注意受精后的胚胎发育状况。

总之，在正常生理情况下，男性睾丸是免疫豁免器官，睾丸内多重局部免疫防御机制保障了曲细精管的精子发生和间质区的雄激素合成，附睾内也有机制保护精子成熟，进而维持着男性生殖健康。但在某些病理情况下，精子抗原会诱发机体发生自身免疫反应，产生抗精子抗体，降低男性生育潜力。对精子自身免疫不育患者要准确进行抗精子抗体检测，选择合适的治疗方案，以改善自身免疫不育的疗效。

（朱伟杰）

第七节　性生理

性功能是人类最基本的生物学特征之一。性生理历经胎儿期、婴幼儿期、儿童期、青春期、成人期、老年期等不同时期，贯穿人的一生。性生理的正常功能发挥需在感觉器官、神经、内分泌、循环等系统的参与下才能完成。它不是单纯的生理现象，既有内分泌和神经系统等作为基础，又有复杂的心理活动，还与社会环境、文化背景等有关。因此，性生理是一种以生理学为基础的，与心理、社会等背景密切相关的综合现象。

一、人类性行为概述

现代性医学认为，凡是可带来性愉悦、获得性快感和引起性高潮和达到性满足的行为都归为性行为。人类的性行为具有比繁殖后代远为广泛的内涵和外延。从儿童期的手淫、性游戏，到青春期对异性的追求，再到成年期的性生活，最后到老年期对性的满足，可以说人类的性行为整整伴随了人的一生，同时对个人和社会也产生了重要影响。

性行为包括自身性行为和异性性行为两种。自身性行为可通过性幻想、性梦、手淫等方式实现。异性性行为包括边缘性行为和核心性行为。

与性行为有关的行为有生育、欢愉、性别和情感四个领域。性行为与这四个方面交叠相连，但又不可与任何一方等同。虽然生育与性行为是密切相关的，但事实上仍有大量的性行为与生育无关，生育也不一定非要借助性行为，可通过辅助生殖技术如人工授精和体外受精实现。性别差异在产生性行为中具有极大的意义，但与性别有关的行为并不一定是性行为，同性间也在发生性行为。虽然情感对性行为具有重要意义，但有些性行为与情感并没有关系。伴随性行为产生欢愉是性的关键，但并不是所有的性体验都是欢愉的，也不是所有欢愉的体验都是有性欲的。

二、人类生长发育不同时期的性欲

按照“俄狄浦斯情结”，性欲的发展分为三个时期：

第一时期，称为“前俄狄浦斯期”，表现为“自我性欲满足”，属于原始的性自恋时期。分为三个阶段：第一阶段为婴儿从出生到1岁左右，称为“口欲期”；第二阶段从1岁左右到2岁多，称为“肛欲期”；第三阶段从3岁到4岁，称为“性蕾期”或“阳具欲期”。

第二时期，称为“俄狄浦斯情结期”，指三四岁到五六岁。其特点是性需求从自体转向外界，属于原始性的“他恋”。比如男孩可表现出“恋母嫌父”情结，女孩有“恋父嫌母”情结。

第三时期，称为“后俄狄浦斯期”，分为三个阶段：第一阶段为“潜伏期”，指6岁至11岁，社会和文化观念开始逐步渗透到儿童的意识之中，萌发出羞耻感，幼儿性欲被暂时“冻结”。第二阶段称为“青春发育期”，指从11岁至14岁，又称“生殖欲期”，性欲开始朝着生殖这个生物学目标正常发展。第三阶段称为“青年期”，指从14岁至18岁，以及从青春期发育发展到婚恋、组建家庭、生儿育女等阶段，全面走向社会化。

三、人类的性反应周期

1994年，美国精神病学会《诊断与统计手册（第4版）》把人类性反应周期分为四期：

性欲期：指的是发生性活动的主观愿望和或对性刺激做出反应的意识。分为背景性性欲和应激性性欲两种。前者由性激素决定，后者由性刺激引发。

兴奋期：这个阶段生殖器官明显充血，男性表现为阴茎直径和长度的增加，女性表现为阴道周围小动脉扩张，阴道内2/3扩张并形成帐篷样表现，分泌物增加。

高潮期：这个阶段出现反射性、痉挛性收缩，比如全身肌肉不随意的收缩、不随意的呻吟、性红晕的出现，伴随心率、血压升高及呼吸加快。

消退期：高潮后全身性生理反应逐渐消退，持续数分钟到数小时。男性消退期后有不应期，女性则没有，再次受到性刺激后可做出反应，若能达到性高潮，则消退期很短，若不能达到性高潮，则消退期会较长，使其仍处于性兴奋状态，因此，生殖器的充血不能及时消退，会感觉小腹及会阴部位有憋胀感或其他不适而感到烦躁不安或难以入睡。

四、不同年龄阶段的男女性反应

男性的性反应和性能力在17～20岁达到高峰，随后逐渐减弱。女性的性反应和性能力在性成熟后缓慢增强，35～40岁达到高峰，阴道润滑频繁发生，多次性高潮也经常出现，随后以比男性缓慢的速度减弱。

男性在20岁时对性刺激极为敏感，会以手淫或梦遗的方式获得高潮，性高潮后的消退速度也很慢，可能在射精后半小时左右还会有一定程度的勃起，高潮反应很强烈且射精很有力。

30多岁时，男性性冲动的急迫程度减弱，高潮次数也不那么频繁，大多数男性满足于较为完美、和谐的做爱。一般来说，不会在没有性刺激的条件下过分沉溺于对性的想象。表现为勃起快、消退慢。

接近40岁时，男性除非在异常的刺激下，一般不能很快地进行连续射精，40岁以后性快感开始发生明显的变化。

50岁后，男性的性高潮频率降低，两次射精间隔的时间延长。而这个年龄段的女性的性反应却因人而异，她们的性表达取决于自身的性需要和伴侣的性能力。

可以说性贯穿了男性的一生。60岁以上的男性所分泌的睾酮足够维持他们的性行为。80岁的男性即使不能再产生强烈的多次的性高潮，但也能体会到明显的射精感受，他们还完全能够经历偶尔的高潮和更多愉快的勃起，享受更多的肌肤之亲。只不过是性唤起和达到性高潮所需的时间以及性高潮过后的不应期时间延长，射精没有以前有力，以及不会每次都能射精。

女性在65岁以后性兴趣开始下降，阴道润滑发生缓慢，高潮期阴道阵挛性收缩的激烈程度、次数减少，对性感觉的强烈程度也减弱，但仍有保持多次性高潮的能力。

五、男性性生理

（一）概述

男性性生理主要包括性兴奋的产生、阴茎的勃起、达到性高潮、射精和阴茎疲软。正常性生理的维持除需要有健全的内外生殖器官外，还需要有神经、内分泌、循环系统的参与。1966年，美国著名的妇产科学教授W.H.马斯特斯和V.约翰逊在《人类性反应》中首次系统阐述了“男性性生理”这个概念。20世纪70年代初，一些研究者对性兴奋神经冲动递质和80年代血管活性物质在阴茎勃起中的发现，使得该领域的研究深入到了分子水平。

（二）男性性生理的调控

男性性生理受神经内分泌系统即下丘脑-垂体-睾丸轴的调控。下丘脑释放促性腺激素释放激素，促进垂体释放促性腺激素，促性腺激素再作用于睾丸，产生睾酮；同时，促性腺激素和睾酮又反馈性作用于下丘脑和垂体，抑制激素的水平，从而维持正常的性功能。总体来说，性生理是由生物机体、心理及社会三重影响和作用的结果。

（三）性欲的产生、调控和维持

性欲是人类的一种本能，是一种与生俱来的需求，它是人在一定性刺激的作用下产生性行为的欲望，是性本能的内在驱动力。一般认为在性欲被唤起后，可产生积欲和解欲，也就是性欲积累和性欲释放两个过程。因此，一般认为性欲包括性接触欲和胀满缓解欲，其生理基础是循环中对睾酮敏感的精囊的内压增高，从而使得它渴望释放。

大脑灰质和下丘脑是性的中枢器官，而诸如性幻想等人的思维活动中枢位于皮质边缘系统，因此，性幻想可引起性中枢的兴奋，从而产生性欲和导致阴茎发生勃起。但男女的性中枢有所不同，男性产生性梦和性幻想的能力远高于女性。此外，内分泌水平与性欲相关，主要是指内分泌激素尤其是类固醇激素。男性的雄激素95%由睾丸产生，5%由肾上腺皮质产生。

性刺激包括触觉刺激、视觉刺激、听觉刺激和嗅觉刺激。触觉刺激在性刺激中最为重要，一方面可直接诱发性欲，另一方面也可为性交做好准备。对触觉敏感的部位被称为“动情区”或“性感带”，男性的主要动情区包括龟头、系带、臀、会阴、肛门、阴囊、股内侧、腋窝、小腹、颈部、耳和嘴，而次动情区指的是在性活动中通过体验而变得性感的部位。视觉刺激是最直接的刺激。动物可根据雌性同种动物的气味释放的性信号而选择性活动，但人往往是在触觉、视觉和听觉之后才有嗅觉。实验发现，男性的汗液、尿液、腋下和汗液中都含有刺激性欲的成分，嗅觉刺激和味觉刺激往往同时交织在一起，听觉刺激则包括音乐、言语、性生活时的呻吟和叫喊等。

（四）男性性反应周期

男性性反应是指在受到性刺激后所出现的一系列变化，包括性唤起、阴茎勃起、性高潮、射精和阴茎疲软。这些变化可发生在生殖器官内，也可发生在其他部位。男性性反应存在许多可识别的不同改变，这些变化通常与持续时间有关，但与反应强度无关。

男性性反应周期分为兴奋期、平台期、高潮期和消退期四个阶段。但有学者建议将性反应周期分为五个周期，即兴奋期、平台期、高潮期、消退期和不应期。虽然如此，但性反应周期实际上是一个连贯和完整的动态过程。

1.兴奋期

兴奋期持续时间和强度差异较大，从几分钟到几小时不等，集中表现为在性刺激下的阴茎充血勃起，表现为阴囊皮肤和肉膜拉紧增厚，提睾肌收缩，精索变短，睾丸升高，尿道外口可有少量清亮的液体，还会出现肌肉紧张、心率增加、血压升高、呼吸频率增快等全身表现。一般年轻男性较老年男性勃起快，但也很快疲软，再次刺激后可很快再次勃起，如此反复并多次出现。超过50岁的男性勃起较缓慢。

2.平台期

平台期也叫性持续期，是在兴奋期基础上的延续和发展，平均持续时间为0.5～4分钟不等。

此时持续的性刺激使得性紧张度积聚，呼吸加深加快，生殖器显著充血，导致阴茎周径显著增大，尿道口出现分泌物，以利于阴茎的插入。插入后可以随着意识控制抽插频率，虽有难以控制的排精感觉，但此时由于尚在达到性高潮的阈值之下，因此，不至于射精。

3.高潮期

该阶段是性反应的最关键和最短暂的时段，仅10～15秒。此时性紧张达到最高点，男性自觉有种迫不及待想要射精的感觉。呼吸、心率加快，血压升高，来自前列腺、精囊腺和射精管的精液成分排向尿道前列腺部，随着尿道球腺的不断膨胀，膀胱内括约肌紧闭，膀胱外括约肌扩张，使得精液自尿道前列腺部流入尿道球部。随后尿道括约肌、尿道海绵体肌、坐骨海绵体肌和会阴肌发生节律性收缩，从而将精液沿尿道阴茎段挤出，最终从阴茎口喷射而出，同时心率、呼吸、血压及肌紧张等水平开始下降。

4.消退期

性高潮后，身体和情绪均逐渐恢复到平静状态，持续时间约在15分钟之内，随后立即进入不应期。

5.不应期

男性在性高潮后会进入不应期，此时他们对性刺激无反应，甚至有厌恶的状态。一般不应期结束后才可能使得阴茎重新充血勃起并发生射精。不应期的长短受到很多因素的影响，尤其是年龄，一般来说，年龄越大，不应期越长，30岁以下的男性不应期较短，60岁以上的男性不应期较长。

六、女性性生理

（一）女性性反应模式

第一种模式为完整的性反应周期，女性高潮后无不应期，再次给予性刺激后仍然能获得性高潮；第二种模式为女性未能获得性高潮，消退期缓慢，持续时间长；第三种模式为女性性唤起很快，很快达到性高潮但又很快消退。

（二）女性性反应周期

1.性欲期

性欲期为性刺激后对性渴望的阶段，生理变化不明显，只有心理变化。

2.兴奋期

兴奋期在性刺激开始后10～30秒的时间内，阴道壁的血管开始充血，同时伴有液体的渗出，阴道发生扩张，从而使得阴道变得湿润，以利于阴茎的插入。

3.持续期

持续期性紧张持续增加，阴蒂勃起，阴道更加湿润，阴道外1/3段呈环状缩窄，内2/3段扩张，乳房进一步肿胀，全身肌肉可出现不随意的收缩，伴有心率加快、呼吸急促及血压进一步升高。

4.性高潮

性高潮可达数秒至30秒，性高潮的强度取决于性刺激的方式和有效程度，也和体力、心理及双方亲密程度有关。可表现为阴道外1/3出现的节律性收缩，平均3～12次，间隔0.8秒，从子宫底部开始，终止于子宫下段，收缩程度与体验性高潮的强度平行。以阴蒂为中心，可呈向外周波浪式扩散或感到悬置。在全身多个部位尤其是面、颈、胸及上腹部可出现性红晕。除骨盆和生殖器的肌肉收缩外，四肢肌肉也发生痉挛和收缩，皮肤竖毛肌收缩，喉部肌肉痉挛，出现呻吟的声音。同时伴有肛门外括约肌的不自主收缩，心率加快，血压升高，呼吸频率增加。

5.性消退期

性消退期为性紧张逐渐恢复到性唤起前的状态，与男性不同的是女性不存在不应期。

七、男女性反应周期的差异

女性高潮时无射精现象，但部分人有射液现象；男性有不应期，而女性没有。因此，继续给予女性刺激后，女性可不止一次达到性高潮，而且女性的消退期比男性长，一般为10～20分钟。男性较女性对性刺激敏感和广泛，女性对触觉和精神刺激更为敏感；男性性兴奋易被察觉，女性偶有阴蒂勃起和阴道湿润，不易被察觉；女性初次性交大多无性高潮，但男性相反；女性长期无性生活可导致性冷淡，而男性相反，男性的性快感更强烈；连续性交时，男性性快感减弱，而女性逐渐增强；中年女性容易获得性高潮，而高龄男性的性高潮减退。

（王丽）

参考文献

[1] 杨丽珠，胡金生. 儿童青少年人格发展与教育[M].北京:中国人民大学出版社,2014.

[2] 邢燕姬,林海丽. 长期健康管理策略对女性绝经过渡期相关症状及生存质量的影响[J]. 中国预防医学杂志,2020,21(06): 658-661.

[3] 周启敏,张学红. 甘肃省绝经过渡期和绝经后期女性潮热症状发生率及其相关因素[J]. 国际妇产科学杂志,2019,46(03): 355-360.

[4] 谢幸,孔北华,段涛.妇产科学[M]. 第9版. 北京: 人民卫生出版社. 2018.

[5] 闫阳,方兰兰. 排卵障碍发病机制及治疗的研究进展[J].现代妇产科进展,2021,30(06): 465-469.

[6] 宋翠淼，段彦苍.孕激素受体调控排卵过程中卵泡破裂的机制[J].生理科学进展，2018,49(02): 115-119.

[7] 翟朋利,高月平.月经过少的中西医研究进展[J].现代医学,2018,43(01): 119-122.

[8] 柯妍,余艳红. 机器人辅助的腹腔镜手术在妇科领域中的应用[J].中华妇产科杂志,2017,42(05): 353-355.

[9] 赵小萱,冯晓玲. 长链非编码RNA与复发性流产及反复着床失败关系的研究进展[J]. 中国计划生育学杂志,2020,28(11): 1929-1934.

[10] NI F D, HAO S L, YANG W X. Multiple signaling pathways in Sertoli cells: recent findings in spermatogenesis[J]. Cell Death & Disease, 2019, 10(8): 541.

[11] NAKATA H, WAKAYAMA T, SONOMURA T, et al. Three-dimensional structure of seminiferous tubules in the adult mouse[J]. Journal of Anatomy, 2015, 227(5): 686-694.

[12] HEINRICH A, DEFALCO T. Essential roles of interstitial cells in testicular development and function[J]. Andrology, 2020, 8(4): 903-914.

[13] WELTER H, HERRMANN C, DELLWEG N, et al. The glucocorticoid receptor NR3C1 in testicular peritubular cells is developmentally regulated and linked to the smooth muscle-like cellular phenotype[J]. Journal of Clinical Medicine, 2020, 9(4): 961.

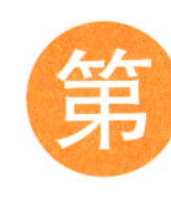
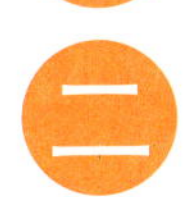
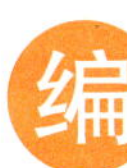

第二编 生殖健康促进体系

第五章
生殖健康促进概况

第一节　生殖健康促进的定义及相关内容

生殖健康促进（reproductive health promotion）是一个全科医学和公共卫生的新名词，在2014年第一次出现，指通过各种健康教育与干预活动，鼓励人们选择并保持符合健康要求的生活方式，改变不利于健康的行为和环境，从而提高自身的生殖健康水平与生活质量。

一、健康促进的定义

世界卫生组织（WHO）对健康促进的定义是：一切能使行为和生活条件向有益于健康的目标转变的教育与环境支持的综合体，从而使人们有能力维护和增进自身健康的过程。

健康促进包括健康教育和环境支持两个方面。健康教育是指在人群中广泛开展健康宣教。宣教内容涉及范围广，不仅包括环境、食品、饮用水、计划生育等公共卫生问题，还涉及防灾减灾、家庭急救，以及突发公共卫生事件的应急处置等科普知识的宣教。健康教育的核心，是为了让大众有正确的健康意识，通过改变不良的生活行为方式，养成健康的生活习惯，最终减少或消除健康的危险因素。通过健康教育，人们能分辨出危害健康的行为和生活方式，自觉地选择健康的行为和生活方式。而环境支持指自然环境的保护、政治环境的稳定、经济环境的发展和医疗环境的改善等。因此，健康促进强调社会、经济、政治等多层面的支持，是从社会的综合框架来考虑健康问题。

二、生殖健康

生殖健康有狭义与广义的概念。狭义的生殖健康，指生命的每个阶段，机体的生殖系统、生殖功能和生殖过程的健康状况。广义的生殖健康，不仅指没有生殖系统的疾病，还包括与生殖相关的躯体、精神等的健康状态。生殖健康包括性健康和生育健康两个方面，意味着个体不仅有生育能力，也可以自由选择性行为的时间和频率等。

在现代社会，生殖健康越来越被重视，已经成为全民健康的核心；生殖健康也不再是一个单纯的医学问题，更是一个应该被大众重视的社会问题。生殖健康不应该只存在于文字中，而应该覆盖人类整个生命周期，以促进大众的健康。生殖健康通过全方位的健康呵护，以达到生理、心理和社会适应的完美状态。经过多年的发展，生殖健康已经从一个简单的边缘学科发展为一个涉及多学科、多领域、多层次的科学体系。生育期女性是生殖健康的中心，但是妇幼保健、性传播疾病的预防等，仅有女性的参与并不够，男性的参与配合也非常重要，所以男性在生殖健康中的角色也不容忽视，所以生殖健康除了重视对女性健康权益的保障，也应该重视男性生殖健康。在新时期，生殖健康促进还要解决生殖健康服务提供不充分、不平衡的问题。

常见的生殖健康问题贯穿了整个生命周期，包括生殖系统疾病、性传播疾病的预防控制、避孕节育、孕产妇保健、辅助生殖助孕、青少年早孕、老年性相关疾病等；影响生殖健康的因素十分广泛，涉及社会、经济、政治、文化、教育、种族、女性地位、医疗和自然环境等方面。如何实现生育调节、优生优育，让人们享有全生命周期的生殖保健服务，一直是生殖健康领域的焦点问题。

随着网络媒体技术的迅猛发展，有关生殖健康的知识传播渠道也越来越多，但其中也不乏一些误导，生殖保健知识缺乏是目前普遍存在的问题，人们对生殖健康知识的渴求越来越强烈，大力实施生殖健康促进工作显得越来越迫切。

三、生殖健康促进的概念

结合对健康促进和生殖健康的理解，生殖健康促进的概念是指采取有效措施促使人们提高、改善和维护自身生殖健康的过程。生殖健康促进泛指所有能促使行为和生活方式向有益于生殖健康改变的措施和生态支撑的复合体。生殖健康促进是确保大众生殖权益的重要措施之一。通过采取积极的生殖健康促进措施，提高公众对生殖健康知识的认知，为公众提供满足其生殖健康需求的各种信息、技术和服务，促进大众生活行为方式的改变，建立支撑生殖健康行为的社会与家庭环境，从而不断促进生殖健康。

四、生殖健康促进的内容

生殖健康促进是当代社会全民健康建设的一个重要领域，是一项复杂的社会系统工程，做好生殖健康促进工作必须构建完善的服务体系，提高专业队伍素质，建立科学、规范的管理制度和运行机制。围绕重点健康问题，针对重要场所、高危人群，倡导健康的公共卫生政策与外部支持环境，以妇幼保健体系和社区为基础，进行多种多样的生殖健康促进宣教活动，让大众可以通过各种形式来了解更多的生殖健康知识，从而提高他们的健康意识和保健能力，最终实现全民健康素质的飞跃。

生殖健康促进的实施包括相关政策制定、环境支持、社区活动、技能培训和理念更新等几个方面。

（一）制定生殖健康政策，搭建良好的生殖健康服务体系

在党和各级政府的领导下，制定合情合理的生殖健康相关政策，建立并完善以政府负责、多部门合作、全社会动员、广大群众积极参与、法律法规保障为特色的生殖健康服务体系，并采用协调、高效的运维机制。各级卫生行政部门可将生殖健康促进与健康教育纳入目标管理与工作计划之中，并组织相应的监督考核。

（二）发挥专业机构和学科力量，加强生殖健康教育专业机构和人员梯队建设

充分发挥医疗机构和妇幼保健机构中生殖健康教育领域的学科和专家力量，在医院和妇幼保健系统内进行生殖健康促进与健康教育机构专业技术人员的培养，建设日益规范的生殖健康咨询服务队伍，以期为大众提供高品质、高质量的生殖健康咨询服务。生殖健康促进与健康教育的专业技术人员，除需要了解生殖健康相关的专业知识外，还需要具备多种综合能力，并配备与工作相适应的必要设备。

（三）建立健全生殖健康促进工作网络，完善生殖健康促进与健康教育信息

在健康教育三级服务网络和妇幼保健三级服务网络的基础上，建立医院、学校、社区以及企事业单位等合作网络机制，直接面向目标人群开展生殖健康促进与健康教育，完善生殖健康促进与健康教育信息，可以对生殖健康促进面临的问题和解决的途径提供思路，从而为制定生殖健康相关政策提供依据，采取更为科学有效的生殖健康促进措施。

生殖健康促进工作的开展，需遵循以下方针策略：①妇幼保健、计划生育、教育等相关政策及法律法规的制定，应首先考虑是否会促进生殖健康促进活动。②充分协调政府、社会团体、单位和公民等的行为，打造和谐的外部环境，支持生殖健康促进。③充分发挥社区平台的作用和优势，建立政府与非公组织、社会与个体之间平等、尊重的协作关系，共同开展生殖健康教育促进活动。④通过信息交流、教育、生活技能辅导培训等各种形式的活动，不断提高个体的生殖健康意识和生殖保健技能。⑤除了医疗卫生保健机构、专业卫生服务人员之外，生殖健康促进活动的行为主体还应该包括单位、家庭、学校、社区乃至政府和非公组织等。

根据《中华人民共和国母婴保健法》《中国儿童发展纲要》和《中国妇女发展纲要》的要求，应当开展多种多样的妇幼生殖保健促进与健康教育活动，为大众传播正确的生殖健康理念，让大众了解更多的生殖健康知识，提高大众的生殖健康意识，从而促进生殖健康的全面发展。

第二节　生殖健康促进的理论与方法

一、健康促进的理论模式

健康促进，是在20世纪全球健康项目推进过程中产生的一些促进健康的方法和模式，对各国开展健康促进活动有重要引导作用。目前，健康促进理论常被广泛应用于多个领域，如卫生健康、慢性疾病预防和职业卫生等。经过多年的发展与应用，健康促进理论模式主要有五种，包括健康信念模式、Pender模式、格林模式、创新扩散理论、PDCA循环理论等。生殖健康促进，是健康促进的重要组成部分，着重于关注生殖领域的健康促进方法与模式。

（一）健康信念模式

健康信念模式，是西方国家最常用的理论模式之一，此模式主要是借用社会心理学中的方法，让人们先生成健康信念，进而通过一系列行为进行改变。健康信念模式可以激起人的动机，从主观上改变，摒弃有害健康的行为，进而达到目的。

早在1958年，在研究人的健康行为和信念的关系时，学者霍克巴姆（Hochbaum）提出了最早的健康信念模式。在此之后，贝克（Becker）等心理学家进一步研究并完善了该模式。

健康信念模式主要包括以下三个部分的内容：①健康信念，是指人们对健康和疾病的了解与看法，比如人们对某种疾病的传染性、严重程度、预防方法等的了解。②影响行动的线索或意向，通俗来讲就是能改变人去采取健康行为的因素，可以是身边的广告、视频，也可以是亲朋好友的劝告、医务人员的提醒等。③影响和制约因素，是指能影响或是制约人采取健康行为的相关因素，如社会因素、认知范围等。

健康信念模式非常看重健康信念的形成，认为健康信念对人是否会改变危害健康的行为有着

重要的影响。人们健康信念的形成主要与人们对疾病易感性、疾病的严重程度、疾病的预防措施可能达到的效果以及实施预防措施过程中可能遇到的困难的认知有关。通俗一点讲，就是假如人们知道某种疾病传染性强，感染后会带来非常严重的后果，但是如果能采取积极主动的预防措施，就会显著减少疾病的传播与感染，降低疾病对人群或个体的影响，那么，人们的健康信念就会更强，更容易去接纳专业医务人员提倡的相关措施。反之，如果人们认为该病不容易传染，发生率低，疾病对健康的危害性低，不会导致严重后果，则重视程度低，不愿为积极预防该病付出努力；或者针对该疾病没有可靠的预防措施，采取这些预防性措施难度较大，不易实施，人群中的认知程度低，那么，他们的健康信念就会低，也会明显影响其对预防措施的接受程度。

健康信念模式已在世界范围推广，广泛应用于医学、社区健康教育等领域，取得了显著效果。

（二）Pender 模式

护理学家彭德（Nola J. Pender）提出了一种全新的健康促进模式，此模式主要针对护理学领域，目前已被许多国家的护理研究所借鉴。2002年，Pender健康促进模式修订为三组健康-行为促进决定因素，共10个类别，见图5-1。从Pender健康-行为促进因素的分类可以看出，实际上健康促进行为会受到多方面因素的影响，人们是否会采取健康促进行为，除了与意愿有关，还与其认知、经验、环境等密切相关。

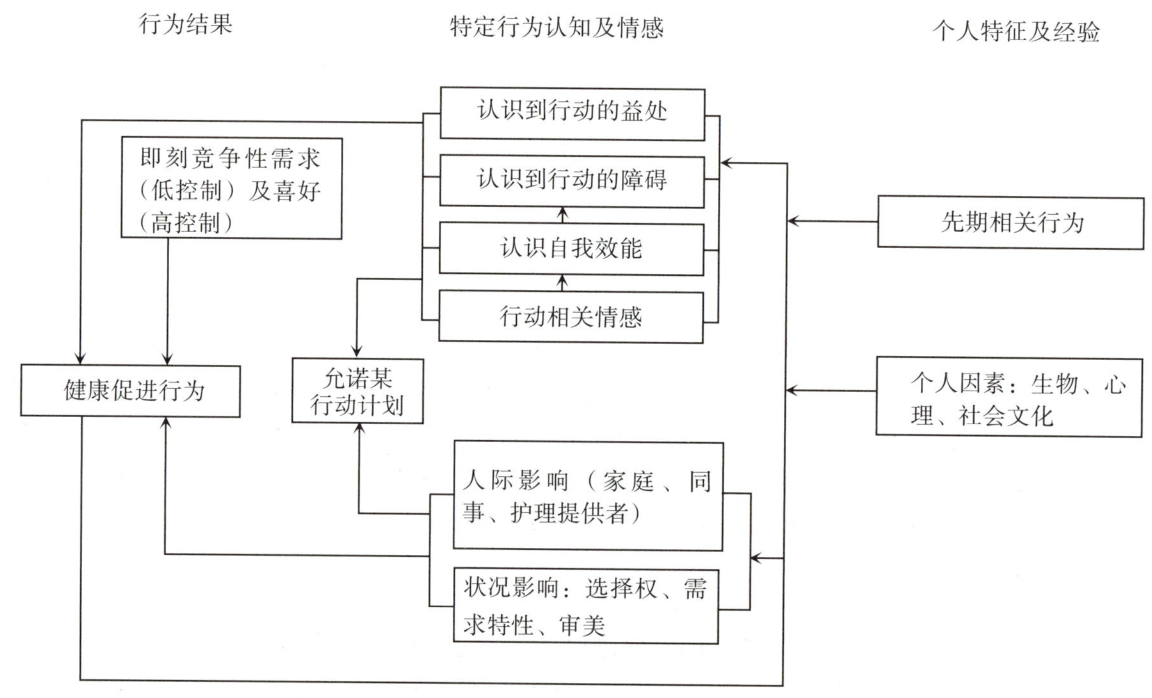

图5-1 Pender健康促进模式（原创）

该模式在后期应用过程中，逐步形成了《健康促进生活方式概况量表》，见表5-1，作为可以对健康促进行为进行量化的测量工具，已被应用于众多医学研究中，并进一步得以修订和完善。一些研究人员通过量表调查发现，神经外科的大多数护士睡眠质量差，改变生活方式（如通过运动锻炼、加强营养、调节人际关系、压力处理等）后，护士的睡眠质量会提高，护理质量也会随之增加。比如多囊卵巢综合征（PCOS）是一种常见的女性内分泌疾病，还有一些研究人员通过量表分析，发现育龄期PCOS患者的健康相关生活质量水平较低，可通过改变其生活方式进一步提高其生活质量。

表5-1　HPLP-ⅡR健康促进生活方式量表中文版因子分析结果

条目	F1	F2	F3	条目	F4	F5	F6
人际关系(IR)				**营养(N)**			
7.很乐意称赞别人的成功	0.564			14.每天吃面包、米饭、面食和谷物类食物	0.607		
13.维持有意义的人际关系	0.601			20.每天吃水果	0.654		
19.乐于和好朋友在一起	0.635			26.每天吃蔬菜	0.706		
25.自愿给别人关心、爱和温暖	0.498			38.每天吃肉、家禽、鱼、干豆类、鸡蛋和坚果类食物	0.588		
43.从人际网络中得到人际支持	0.630			44.阅读包装好的食物的标签	0.673		
				50.每天吃早餐	0.687		
健康责任(HR)				**体育运动(PA)**			
2.选择低脂肪、低饱和脂肪和低胆固醇的食物		0.569		4.遵循一个制订好的运动计划		0.663	
3.有任何不正常的症状和体征向卫生专业人员咨询		0.534		10.每周至少参加3次剧烈运动(如快步走、骑自行车、有氧舞蹈、爬楼梯,每次20 min或以上)		0.736	
8.限制糖和含糖食物的使用		0.707		16.参加一些轻度至中度的身体活动(如散步30～40 min,每周5次或以上)		0.536	
9.阅读有关健康促进的杂志或看电视		0.722		22.参加一些娱乐活动(如游泳、跳舞、骑自行车)		0.647	
15.向健康专业人员提问,并理解专业人员的指导		0.645		28.每周至少做3次伸展运动		0.692	
21.当不信任卫生专业人士的建议时去寻求第二人的建议		0.471		34.从日常生活中得到身体锻炼(如饭后散步、尽量走楼梯而不坐电梯、少坐车多走路)		0.597	
27.与专业人士讨论健康问题		0.606		40.运动时会测量自己的脉搏		0.446	
33.每月至少1次自检身体		0.480		46.运动时达到自己的心律目标		0.491	
39.向卫生专业人员咨询如何自我保健		0.645					
45.参加健康保健的教育活动		0.641					
51.必要时寻求指导和顾问		0.522					
压力管理(SM)				**精神成长(SG)**			
11.每天找一些时间放松自己			0.448	6.感觉自己在积极的成长和变化			0.548
17.接受生活中自己不能改变的事情			0.405	12.相信自己的人生是有目标的			0.658
23.睡前想一些开心的事情			0.554	18.对未来充满期待			0.691
29.用特殊方式缓解压力			0.461	30.向我人生的长期目标努力			0.635
47.自我安静,避免疲劳			0.473	42.知道生命中什么重要			0.474

注:本量表为国外量表的改编,剔除了一些条目,并进行了适当归类。引自曹文君,郭颖,平卫伟,等.HPLP-Ⅱ健康促进生活方式量表中文版的研制及其性能测试.中华疾病控制杂志,2016,20:4.

（三）格林模式

美国著名健康教育学家格林（Green）和克勒特（Kreuter）在1980年开发出一种健康促进模式，也称为“格林模式”，它是由一种诊断工具发展而来，该模式共分为两部分，即行为评估阶段和健康干预阶段。

行为评估阶段，也称为“Precede阶段”，是格林模式的第一部分。此阶段的侧重点在于正确识别健康教育的需求，以及分析不正确的行为，找到危害健康的因素，此阶段需要从社会学、流行病学、行为与环境学、教育的组织以及管理的政策方面来进行综合的评估。

健康干预阶段，也称为“Proceed阶段”，是格林模式的第二部分。此阶段侧重于实施和评价，更多的是代表教育、环境发展中出台的政策、法规及组织结构。此阶段包括四个部分：实施、过程评价、影响评价、结果评价。

格林模式避免了此前出现的医学模式的局限性，它不再将问题局限于健康问题本身，转而从多学科（如社会学、流行病学、教育等）、多角度进行全面的评估，更加深入地去分析了解健康问题与影响健康状况的因素。该模式将影响健康的各种因素分为个人因素与环境因素，更好地帮助医学工作者将这些因素作为重点干预要点，为其后推行有效健康干预措施提供了强有力的循证学依据。

目前，格林模式也被广泛应用于各个领域中，尤其在医学领域的疾病预防方面，有利于健康促进的发展，也为健康、疾病预防等方面提供了有力的循证学依据。

（四）创新扩散理论

创新扩散，是指新事物（可以是新思想、新产品、新的行为方式等）通过某些渠道在某个群体中传播，最终被接受、扩散，达到预期效果的过程。创新扩散理论是从群体层面开展的活动。

创新的推广需要时间，人们接受创新往往会经过几个步骤：得到信息、被说服、接受、实施、确认。通常当一种创新刚开始传播时，群众的接受程度会比较低，因此，一开始的扩散过程比较缓慢。当接受者所占比例达到某个数值后，扩散的速度就会大大加快，大部分人是在这一阶段接受该创新。

目前，许多国家已将创新扩散理论广泛地应用于健康促进领域，如预防出生缺陷研究等。需要引起注意的是，不同的文化对此理论实施会有不同的影响。人是群居动物，人的行为不仅受个人影响，还会受到环境的影响，创新扩散理论是从社会层面来阐述现象的传播规律，在实施过程中，容易忽略个体的价值观、需求等，应该注意避免。

（五）PDCA循环理论

PDCA（plan-do-check-act）循环理论，又称“戴明循环”“PDSA（plan-do-study-act）循环”，最早是一种质量持续改进模型，随着广泛应用，逐渐在健康促进领域显出优势。PDCA共包括四个阶段，即计划、实施、评估、改进阶段。

PDCA循环理论不同于其他理论，贯穿于项目计划从开始到结束的整个过程，对整个项目计划进行评估并不断改进。与此前的模式相比，PDCA的完整性、稳定性、有效性更高。刘玲等将PDCA循环应用于控制医院感染管理，最后发现实施PDCA后，医院的感染率明显降低，卫生合格率也有显著提高。也有教学医院将PDCA理论结合体验式学习应用于临床实习教学中，发现有助于提高实习效果和学生满意度，这种方式有助于改进教学计划设计，提升学生临床思维能力。可以看出，PDCA理论在健康促进领域的应用前景非常可观。

二、生殖健康促进的方法

生殖健康促进的途径主要包括两种：一种是通过影响主体来达成促进健康的效果，即通过引导人们积极主动地改变身心状态，从根本上改变人们对生殖健康的态度，激起其对自身生殖健康的责任感，主动学习并掌握生殖健康相关的知识及自我保健的技能，进而实施健康的生活方式和行为。另一种则是影响客体进而促进健康，也就是改变身边的环境进而影响人们去采取健康干预行为的过程。换言之，就是改变人的生活、工作环境，促使集体的健康水平提高。这两种途径相互结合，同时作用，可促进生殖健康。具体的生殖健康促进方法有：

（一）进一步加强生殖健康相关知识宣讲

卫生健康部门除了日常的宣传，还可以与一些有影响力的组织合作（如教育部门、群团组织等），加强生殖健康知识宣讲，大力传播生殖健康知识，尤其是针对特殊人群如青少年，积极开展生殖健康教育可以有效促进生殖健康。

青少年开始出现性意识、性冲动，却缺乏了解性与生殖健康知识的途径和渠道，生殖健康问题异常突出，主要表现为不安全性行为、性犯罪、性传播疾病（如艾滋病、梅毒）、避孕知识的缺乏、妊娠后人工流产，这些均会给青少年的身心带来巨大伤害。应加强对青少年的性与生殖健康教育，增强青少年的自我保护意识，并为其提供方便可及的专业咨询。

为了促进青少年的性与生殖健康教育，中国计划生育协会提出了“三三制”工作法。“三三制”工作法的第一个“三”，指三大目标人群，即青少年、家长教师同伴、政策制定者；第二个“三”，指三大核心理念，即生活技能培训、同伴教育、参与互动式体验；第三个“三”，指三大机制，即师资认证机制、青年参与机制、教育服务阵地机制。通过遵循三大理念，围绕三大人群，完善三大机制建设工作，力争形成中国特色的青少年性与生殖健康教育模式。

（二）提供积极有效的生殖健康服务

经过多年的建设，我国已经有数量庞大的生殖健康服务中心，覆盖了所有的县级地区及95%的乡镇，可以为广大人民群众提供生殖健康相关的宣传教育、科学管理，并能够做到尊重大众的知情选择权，开展卫生健康技术服务等。

1.强化避孕措施，避免意外妊娠

生殖健康服务关注生殖的重点群体，包括未婚人群、育龄人群，对无生育需求者倡导科学避孕方法，提供安全、有效、方便的避孕措施，尽量避免意外妊娠对妇女造成的伤害。卫生主管部门还应明确制定免费提供避孕服务的机制，促进安全避孕的高效推行。

2.人工流产后的关爱服务

在人工流产的妇女中推行流产后的关爱服务，对降低重复人工流产率起到了很大作用。国家卫生健康委员会（简称“国家卫健委”）妇幼健康司颁布的《人工流产后避孕服务规范（2018版）》中提到，为了达到降低重复人工流产率的目的，流产后关爱工作需要继续开展，相关服务人员的培训需要继续加强，相关服务的内容、流程一定要落实。另外，产后合理避孕、正确使用避孕药也是不可忽视的环节，应提供相关咨询服务，减少相关人群的知识盲区，健康避孕。

3.加强生殖系统肿瘤的筛查

生殖系统肿瘤如果早发现、及时治疗，可以取得良好的效果。宫颈癌作为常见的女性生殖系统的恶性肿瘤，在女性的恶性肿瘤中，其发病率高居第4位。近些年，宫颈癌的发病人群更加趋于年轻化，尽快建立完善的早期宫颈癌筛查系统，对宫颈癌的防治有着非常重要的作用。目前，我国政府高度重视妇女宫颈癌的防治，不仅通过多种方式在人群中进行宫颈癌相关的健康宣讲，提高了人们的防癌意识，还为适龄妇女提供宫颈癌免费筛查，并要求相关部门做好监督指导工作，对宫颈癌的防治起到了显著作用。

4.重视孕前优生健康体检

为育龄期夫妇提供免费的孕前优生健康体检可以有效提高妊娠质量，达到优生优育的目的。但是，目前并不是每一对育龄期夫妇都进行了孕前优生健康体检，有许多育龄期夫妇并不认为在孕前行相关检查是必要的，或根本不知道孕前需要进行健康体检。除了医院加强科普孕前优生检查外，社区也应加强宣传力度，使更多有生育计划的夫妻能够及时检查，早发现早治疗，规划最佳生育时间，达到优生的目的。

（三）加强基层和社区生殖健康服务的职能

基层和社区是直接与人民群众进行交流和沟通并提供基本卫生服务的场所，利用好基层和社区进行生殖健康服务宣教工作，可以起到事半功倍的效果。现如今，我国已经建立了较完善的县、乡、村三级卫生服务系统，加强了对基层相关服务人员的培训和能力建设，切实地满足了社会需求，已经成为服务生殖健康领域服务的重要力量。

社区也应积极投入到生殖健康服务工作中去，社区成员有权利和义务参与影响其自身生活和生殖健康的决策，并且这种参与可促进社区人员的主人翁精神，增强其自信心和自主意识，对影响其自身生活的各项事务产生更多的责任感。各社区可根据自身实际情况制订相应的工作目标和计划或干预方法，激励社区成员尽力解决存在的问题。

（四）利用新媒体促进健康并改变行为

随着社会的不断发展、进步，人们的交流和沟通方式也发生了显著变化，各种新媒体、社交媒体不断涌现。“社交媒体”快速发展，互联网交流方便快捷，都为改善健康行为提供了机会。无论是通过电脑还是移动设备，越来越多的人使用这些社交媒体来解决与健康相关的问题。虽然社交媒体作为健康促进和教育的工具具有相当大的潜力，但这些社交媒体与传统的健康促进媒体一样，需要仔细鉴别方能应用，以促使传播正确的健康知识。

2021年7月20日，中共中央、国务院发布《关于优化生育政策 促进人口长期均衡发展的决定》再次表明生殖健康服务非常重要，决定中明确指出“提倡适龄婚育、优生优育，实行三孩生育政策”，也强调了“促进生殖健康服务融入妇女健康管理全过程”。现今，我国生殖健康形势仍然严峻，除了需要全方位加强生殖健康教育外，还应全面提升公民的健康素养，以及自我保健的意识和能力，让每个公民做好“自身健康第一责任人”。

第三节 生殖健康风险识别与决策管理

一、生殖健康风险的概念

（一）风险

“风险”（risk）一词最早出现在探险领域，现已被广泛运用于各行各业。在现代社会，风险指“可能发生的危险”。风险认知是指人们了解风险、评估风险并采取行动避免或降低风险的过程。因风险的特征及人们性别、年龄、职业、种族、知识和经验等的不同，人们对风险的认知存在偏差。风险有三大特点：客观性、损失性、不确定性。而人们认识风险是为了管理风险，从而避免损失或伤害。

风险管理首先需要识别风险、评估风险，然后才能选择合适的风险管理办法，并实施与反馈。如果想要对风险进行衡量和控制，首先需要能准确、全面识别风险。风险识别有两个环节：一个是查找风险源，分析风险类别、判断风险损害程度以及受险部位；一个是找出风险因素诱发风险事故导致损失或损害的原理。在日常生活与工作中，处处充满风险，而健康风险是其中最常见的风险之一。

（二）健康风险

健康风险（health risk）随着时代变迁有所不同。遗传、环境、医疗、行为、生活方式等，都可以影响人类健康。在人们的日常生活及生产建设中，自然环境、社会因素都可能造成个体的疾病、伤残以及健康损失，这种可能性就是健康风险。而人们对影响自身身心安全和健康的各种自然或社会的因素、个体的行为和疾病的认知，就是人们对健康风险的认知。因公众文化、教育、生活环境的不同，对健康风险也会有不同的认知，因此，有学者将健康风险分为公众健康风险和专家健康风险。

（三）生殖健康风险

生殖健康风险（reproductive health risk）指人们因为各种因素的影响，导致生殖系统生理和功能以及精神上损失的可能性。影响生殖健康的因素包括各个方面，如生物方面、社会经济和文化教育方面，又如环境污染方面，同时，医疗卫生条件也会影响人们的生殖健康。

二、健康管理与健康风险评估

（一）健康管理

健康管理（health management）是对危害健康的因素进行全面管理，不仅包括对危害个人健康的因素进行管理，也包括对危害群体健康的因素进行管理。健康管理的概念，于20世纪50年代末提出，20世纪90年代后期传播到我国。

高效、充分利用各种有限的资源，积极挖掘个人、群体的能动性，对疾病进行防控和积极治疗，并尽量控制成本，提高生命质量，是健康管理的目标。早期的健康管理内容比较单一，只包括健康体检和生活方式指导，随着云计算、大数据、互联网、人工智能的发展，以及健康管理理论和应用的不断提升，国际或国内全民健康促进战略的制定，个体或群体全面健康检测等，健康风险的评估和控制管理都成为健康管理的重要内容。

健康管理包括收集完整、全面的个人健康信息，根据健康风险评估结果提出健康改善措施，以及制定个体化监督管理方案。想要做好健康管理，首先需要做好健康风险评估。

（二）风险评估

风险评估是一种量化评估，主要评估对象是风险因素及其可能造成的影响和损失。针对已经被识别的风险因素，需要确定其来源，衡量其风险程度，预计其产生危害的可能性和严重程度，对其进行直观、全面的评估，最终才能制定有效的风险预防方案。

（三）健康风险评估

20世纪60年代，美国的罗宾斯（Lewis Robbins）博士创立了以流行病学为主的预测医学（Prospective Medicine），首次提出了健康风险评估（health risk assessment，HRA）。目前，世界上处理量最大的健康风险评估系统是HRA系统，由美国密歇根大学健康管理研究中心（University of Michigan Health Management Research Center in the United States，UM - HMRC）开发。

2004年，我国正式引进了这一系统，并根据中国国情对系统进行本地化工作，经过多年的完善，建立了符合中国国情并具有中国特色的中国国民健康风险评估（Chinese Health Risk Appraisal，CHRA）系统。目前，我国健康风险评估已广泛应用于职业安全与卫生、食品卫生标准、医疗及药物毒物管理、农业及畜牧用药管理、辐射危害控制与保护、风险沟通及风险管理等领域，生殖健康及健康促进领域也有所涉及。

三、健康风险评估的目的和方法

健康风险评估是一种量化评估的工具，主要用来评估事件（疾病）发生的可能性，以及相对于同等基础状况的一般人群的相对风险性。借助健康风险评估，可以明确风险因素在疾病发生发展中所起的作用。因此，健康风险评估可以帮助识别高风险人群，确定疾病防控的重点，并能帮助个体识别健康风险因素，强化个体的健康促进行为，制定个体化健康促进措施，并对这些措施进行评价。随着科技的进步，网络和大数据日益发达，健康风险评估在健康促进活动中的应用也越来越广泛。

（一）健康风险评估的原理

做健康风险评估，需要进行问卷调查、危险度计算、评估报告。问卷的主要内容包括身高、体重、血压、血脂等生理、生化指标，以及吸烟、饮酒、运动等个人生活习惯指标，还包括个人史及家族史，以及一些不常见的指标，如精神应激因素。

（二）健康风险评估的技术方法

健康风险评估的技术方法有单因素加权法和多因素模型法两种。单因素加权法是将单一风险因素与发病率的关系以相对危险性来表示其强度，患病的风险性即最后得到的各相关因素的加权分数；多因素模型法以多因素数理分析为基础，采用统计学概率理论的方法，最终得到患病风险性和风险因素的关系。

（三）健康风险评估报告

健康风险评估报告的个人报告主要针对受评估者个人，人群报告则是总结了所有受评估者的情况。个人报告包括健康风险评估的结果和相应的健康宣教，人群报告则需要报告人口学特征、健康风险因素的总结、相关的建议和干预措施等。

四、生殖健康风险评估的目的和方法

生殖健康风险评估（reproductive health risk assessment）是通过收集特定人群的生殖健康信息，量化生活方式、环境、生物、遗传等风险因素与生殖健康之间的关系，从而预测个体在特定时间患上某种生殖系统疾病的可能性或因生殖系统疾病引起死亡的可能性。

生殖健康风险评估的目的是帮助个人识别生殖健康风险因素，纠正不良行为和习惯，按照人群的需求提供经济有效的防控措施，以最低的成本帮助政府、卫生机构和个人获得最大的健康收益，并对这些防控措施进行评价。

（一）生殖健康风险评估的原理

生殖健康风险评估主要分为三大部分：以问卷方式收集人群尤其是高危人群中生殖健康风险因素信息以及一般情况、生活方式等，完成风险评估；对风险因素造成的生殖系统损害或死亡风险进行量化评估或预测；依据评估或预测的结论为多个体提供健康咨询服务，进行健康教育，帮助改变个体生殖健康危险因素，最终达到保持或恢复其生殖系统健康、减少死亡的目的。

（二）生殖健康风险评估的流程

在识别危险因素的前提下，才能进行生殖健康风险评估。生殖健康的危险因素有化学性的，如环境毒物，也可以是物理性的，如高温、辐射，也有生物性的。当人体暴露在危险因素中并达到一定程度时，会引起个体的生殖系统损害。确定危险因素后，需要对个体进行暴露评估以及剂量反应评估，暴露评估主要是对个体是否有暴露在危险因素下的可能性以及暴露的方式进行评估，而剂量反应评估关注的是危险因素的程度（剂量）与生殖健康损害发生率之间的关系。综合以上三个步骤的内容进行评估，可完成风险判定，评估危险因素引发生殖系统损害的风险高低。风险评估结果最终经过整合，根据人群健康需求的不同，可提供个体化的健康计划。经过干预后，个体生殖健康状态的改善情况可以反馈指导生殖健康风险评估的过程，形成一个循环。

（三）生殖健康风险评估的种类

生殖健康风险评估分为一般健康状况评估、生殖系统疾病风险评估、生殖系统健康功能评估。生殖健康风险评估需要通过问卷、体格检查、实验室检查等收集个人健康信息。

1.一般健康风险评估

一般健康风险评估是评估生殖健康的风险因素及其可能诱发的疾病或导致的危害。通过对生活方式、行为风险因素、生理指标风险因素，以及风险因素数量和严重程度进行评估，最终发现问题和可能发生的疾病，从而实现分层管理风险因素。行为风险因素包括吸烟、饮酒、饮食习惯和运动等，生理指标风险因素包括血压、血脂、血糖等。

2.生殖系统疾病风险评估

生殖系统疾病风险评估是评估特定的生殖系统疾病的患病风险。首先需要选择预测的疾病，之后需要识别患该疾病相关的风险因素，然后建立合适的疾病风险预测模型，最终才是验证并评估模型的正确性和准确性。

3.生殖系统功能评价

采用标准化问卷方式，应用特异性行为功能量表，对个体目前的生殖质量进行评价。在进行生殖系统功能评价时，不仅仅需要评价个体的躯体健康、心理健康，还需要评价其社会功能以及一般性感觉。

生殖健康风险评估完成后，要完成个人评估报告和/或人群评估报告。个人报告的主要内容是针对个体的生殖健康风险评估结论和针对相关的生殖健康宣教，而人群报告需要总结受评估人群的特征、患病状况、风险因素以及相关的疾病防控建议。

五、我国生殖健康面临的挑战

在不同的性别以及生命的不同阶段中，生殖健康需要关注的重点不同。在社会发展的不同阶段，生殖健康会面临不同的挑战。随着社会进步与科学的发展，我国人民生活发生了翻天覆地的变化，在全民卫生健康状况大大提高的同时，也面临着新的生殖健康挑战。

（一）青少年性健康和性传播疾病问题堪忧

青少年（10～24岁）约占我国总人口的26%。随着社会经济的高速发展和互联网的普及，青少年可以通过多种渠道来了解相关性知识，这导致青少年的性行为越来越开放。但是科学、健康的性教育的缺乏以及避孕知识的缺乏，导致了越来越多的不安全性行为，随之而来的意外妊娠、流产以及高危流产、性病与艾滋病感染率上升等生殖健康问题越来越多。

多项调查研究显示，年轻、未婚、未育女性人工流产的比例不断升高，反复人工流产和20岁以下的高危人工流产占比显著增加。24岁以下未婚女性人工流产数占我国人工流产总数的40%以上，其中反复人工流产者占比高达20%。过早的性行为、多个性伴侣、非婚妊娠、过早的妊娠以及性病、艾滋病感染，不仅损伤了年轻人的身体，也损伤了年轻人的心理。

因此，积极为青少年提供合适、及时、科学、全面的性与生殖健康教育，构建青少年性与生殖健康教育的一体化科普服务模式，对促进我国青少年个体健康成长、家庭和睦幸福、社会和谐发展以及提高我国人口素质具有重要的现实意义。

（二）不孕不育发病率高

不孕不育在全球的发病率正逐渐上升，现已高达10%～15%。我国约有5000万对夫妇有着不孕不育的问题，对于疑难不孕症的治疗，辅助生殖技术活产率也只能达到40%左右。据世界卫生组织（WHO）人类生殖特别规划署的统计显示，不孕不育已经成为除心血管疾病（cardiovasular disease，CVD）和肿瘤外影响人类生活和健康的最大疾病。生殖道感染，包括性传播疾病、产后或流产后感染及盆腔结核，是引起不孕不育的主要原因。

根据《中国卫生健康统计年鉴（2020年）》中的数据，2019年，我国人工流产人数有976.2万例，较2018年增加了2.2万例。人工流产常见的并发症，如盆腔炎以及宫腔粘连等，可能会导致女性生育力下降，甚至无法生育。此外，越来越多的研究显示，生活方式，比如熬夜、吸烟等，以及职业和来自社会的压力，可以通过多种神经内分泌途径影响女性生殖健康，导致生育力的下降。

（三）已进入内生性低生育阶段

当一个国家总和生育率（TFR）持续低于世代更替水平（TFR=2.1）时，就进入了低生育阶段。20世纪70年代，我国总和生育率迅速下降，而计划生育政策的严格执行导致了20世纪80年代总和生育率的进一步下降。20世纪90年代初，我国进入政策性低生育阶段，总和生育率跌破2.1，此后一直位于1.60～1.69之间。21世纪后，我国进入了内生性低生育阶段。2013年和2015年，“单独二孩”和“全面二孩”政策先后出台，期待中的总和生育率的反弹并未出现。2020年第七次全国人口普查，我国总和生育率降至1.3。在这一阶段，女性平均初婚初育年龄以更快的速度继续推迟，而高龄是多种不良妊娠结局的独立风险因素。

目前，“想生不能生”和“愿生不敢生”的现象、高婚嫁成本、高养育成本、高教育成本以及社会支持的不足，使得只有少部分家庭愿意生育二胎甚至三胎。因此，如何治理低生育问题，如何应对低生育挑战迫在眉睫。

（杨菁）

参考文献

[1] 罗铭忠，刘宁，张倩.健康中国战略下中国生殖健康促进的理论发展和实践创新[J].中国计划生育学杂志,2020,28:1170-1173.

[2] STARRS A M, EZEH A C, BARKER G, et al. Accelerate progress - sexual and reproductive health and rights for all: report of the Guttmacher-Lancet Commission [J]. Lancet, 2018, 391(10140): 2642-2692.

[3] HICKEY S, ROE Y, HARVEY C, et al. Community - Based Sexual and Reproductive Health Promotion and Services for First Nations People in Urban Australia [J]. International Journal of Womens Health, 2021, 13: 467-478.

[4] KOREN A, GIANNETTI M, HYNES R, et al. Integrating Male Reproductive Health Services: One University Clinic's Story [J]. Journal of Sex & Marital Therapy, 2017, 43(1): 15-23.

[5] 贾孟春.牢记为人民服务宗旨，促进男性生殖健康[J].生殖医学杂志,2021,30:987-988.

[6] ALOMAIR N, ALAGEEL S, DAVIES N, et al. Factors influencing sexual and reproductive health of Muslim women: a systematic review [J]. Reproductive Health, 2020, 17(1): 33.

[7] KILFOYLE K A, VITKO M, O'CONOR R, et al. Health Literacy and Women's Reproductive Health: A Systematic Review [J]. Journal of Women's Health, 2016, 25(12): 1237-1255.

[8] PRATHER C, FULLER T R, MARSHALL K J, et al. The Impact of Racism on the Sexual and Reproductive Health of African American Women [J]. Journal of Women's Health, 2016, 25(7): 664-671.

[9] 王越，罗铭忠，郭金鸥，等.山西省百姓生殖健康促进工程实施情况[J].中国妇幼保健,2022,37:482-487.

[10] 白昕雨，林梅，张光贵，等.中国医疗卫生机构生殖健康服务专业人才需求调查[J].中国生育健康杂志,2021,32:454-458.

[11] 周伟.百姓生殖健康促进工程的实践与探索[J].中国计划生育学杂志,2021,29:649-651.

[12] NDAYISHIMIYE P, UWASE R, KUBWIMANA I, et al. Availability, accessibility, and quality of adolescent Sexual and Reproductive Health (SRH) services in urban health facilities of Rwanda: a survey among social and healthcare providers[J]. BMC Health Services Research, 2020, 20(1): 1-11.

[13] 沈莹，王陶陶，高敏，等. 基于健康信念模式的健康教育对社区高血压患者的干预效果评价[J]. 中华预防医学杂志，2020，54(2)：155.

[14] 张煜，臧二梅，李玉，等.健康信念模式在早期胃癌高危人群健康管理中的应用效果[J].中华消化病与影像杂志(电子版),2021,11:182-185.

[15] 孙小玲，王静，孙彦欣，等.育龄期多囊卵巢综合征患者健康促进生活方式与健康相关生活质量的相关性分析[J].中华妇幼临床医学杂志(电子版),2020,16:702-708.

[16] 刘玲，李春梅，杨晓丽.PDCA循环在提高医院感染管理质量中的效果分析[J].中华医院感染学杂志,2017,27:685-687.

[17] BRAY F, FERLAY J, SOERJOMATARAM I, et al. Global cancer statistics 2018: GLOBOCAN estimates of incidence and mortality worldwide for 36 cancers in 185 countries [J]. CA - A Cancer Journal for Clinicians, 2018, 68(6): 394-424.

[18] 赵占景，刘冉，刘景，等.河北省六县市孕前优生检查人群妊娠结局的回顾性研究[J].生殖医学杂志,2019,28:302-305.

[19] KLEIN V R. Risk Management in Obstetrics and Gynecology [J]. Clinical Obstetics &Gynecol-

ogy，2019，62(3)：550-559.

[20] SILVA T，JESUS M，CAGIGAL C，et al. Food with Influence in the Sexual and Reproductive Health [J]. Current Pharmaceutical Biotechnology，2019，20(2)：114-122.

[21] GIUDICE L C. Environmental impact on reproductive health and risk mitigating strategies [J]. Current Opinion in Obstetrics & Gynecology，2021，33(4)：343-349.

第六章 生殖健康服务

生殖健康不仅关系到每一个人的全生命周期、每一个家庭，而且关乎着人类的生存发展，它不仅是健康问题，也是发展问题。生殖健康也是全世界各国可持续发展和国家治理的重要内容。由于生殖健康问题不仅是单纯的医疗问题，而且是由社会、文化、经济原因所引起的，所以包括中国在内的全球各国，都从政治角度提出各种治理措施来促进和改善国民的生殖健康。

生殖健康一直是一项重大挑战，因此，我们必须将其纳入社会的发展中，通过提供全方位的生殖健康服务，如咨询、宣传、监测和评估等，来帮助人们改善自身的生殖健康状况，从而使人民群众能够获得更加优质、个性化和有效的生殖服务。

第一节 生殖健康咨询

一、生殖健康咨询的意义

1994年，《国际人口与发展大会行动纲领》指出“性与生殖健康是人类福祉所必不可少的”，其主要指标已经融入联合国千年发展目标。2007年，是性与生殖健康里程碑的一年：世界卫生组织（WHO）制定了新的千年发展目标（Millennium Development Goals，MDG）监测框架，在改善孕产妇健康目标中，有两个与性和生殖健康有关系。该框架整合了四类相关指标：①性与生殖健康的决定因素（政策和社会因素）。②性与生殖健康的获得性（可及性、信息和/或要求，以及质量）。③性与生殖健康保健服务的利用及结果/或影响。④核心指标，为所有国家所需并容易利用；附加指标，为涉及特殊情况和需求的国家使用；扩展指标，如为女性生殖器官切割问题（特殊问题）的国家使用。

2019年是国际人口与发展大会召开25周年，共有179个国家的政府呼吁所有人都应获得全面的生殖保健，包括自愿计划生育/避孕和安全孕产服务等的行动纲领。近年来，我国积极推进生殖健康和计划生育优质服务，通过完善法律法规、广泛宣传教育、全面提供优质服务，大大提升了人民群众的生殖健康水平，为当今经济社会发展提供了有力支撑，为改革开放和社会主义现代化建设提供了强有力的保障，但是仍然面临诸多问题和挑战。

随着社会生产的飞速发展和人们思想观念的快速换代，不同年龄段的人群对于生殖服务的需求、要求等也发生了巨大变化，比如青少年对获取性知识的渴望程度变高，老年人群的生殖健康状况不容忽视等。

生殖健康咨询应该考虑到在生命的每一个阶段如何满足性和生殖健康需求，以及如何实现性健康和生殖权利，并对其他生命阶段的性和生殖健康结果和需求产生影响。因此，生殖健康咨询旨在为服务对象提供有效的性与生殖健康解决方案，以满足他们的需求，并且评估咨询者的专业知识、思维方式和解决问题的能力。通过双向沟通，咨询者可以帮助服务对象了解风险，并为他们提供有效的决策支持，从而更好地实现他们的目标。生殖健康咨询可以使人们了解在不同的生命阶段有关生殖健康不同的干预方式，以便通过不同的干预方式在以后的生活中提高生活质量以及健康状态。

通过有效的生殖健康咨询能够：①促进人民群众对于生殖健康权利的行使和加强政府对生殖健康保健服务的提供能力。②通过提供全面的性教育，帮助服务对象更好地了解和掌握性知识，以便更好地构建一个和谐的家庭。③提高服务对象的生殖健康水平，预防性传播疾病的发生。④缓解妇女由于妊娠、分娩带来的身体、精神压力，以此来提高她们的社会地位。⑤通过遗传咨询、孕期和围产期保健等一系列综合措施，进一步提高出生人口质量。⑥为了更好地实施以人为本的计划生育服务理念，应该推广知情自主选择的避孕方法，并鼓励男性参与计划生育活动，承担相应的生殖健康义务，以提升社会整体的生殖健康水平。

二、生殖健康咨询中的基本原则

生殖健康咨询是一类特殊的职业，其通过人与人之间交流的过程，除了给服务对象提供有关的信息、知识，给予指导和帮助之外，在很多情况下，要触及服务对象的内心世界，涉及服务对象或者其他人的隐私。生殖健康咨询的核心理念是以人为本、为人民服务。在生殖健康咨询过程中，应当遵循的基本原则有以下几个方面，见图6-1。

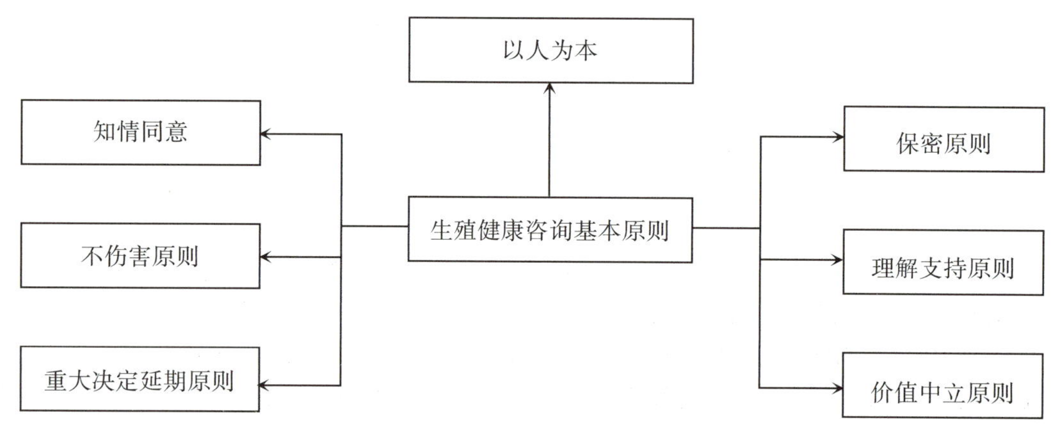

图6-1 生殖健康咨询中的基本原则（原创）

（一）以人为本

在生殖健康咨询中，坚持以人为本，是尊重、理解和关心咨询对象的具体体现，也是服务提供者必须遵循的核心原则。生殖健康咨询服务提供者与服务对象需要在平等、和谐和相互尊重的环境中发生互动和交流。在任何状况下，生殖健康咨询服务提供者都不应以任何理由、手段或措施轻视或者侮辱服务对象。正如药王孙思邈在《备急千金要方》中说道："若有疾厄来求救者，不得问其贵贱贫富，长幼妍媸，缘亲善友，华夷愚智，普同一等，皆如至亲。"所以在生殖健康咨询工作中，应摈除服务对象背景、疾患、品行、相貌、性格等一切可能导致服务提供者区别对待的因素，尊重服务对象的人格、经历和其应有的权利，才能真正做到"普同一等，皆如至亲"。

生殖健康服务提供者所面对的服务对象是具有人格平等权的，而人格平等权是我国宪法和法律赋予我国公民最基本的政治权利和民事权利。生殖健康咨询属于一种民事行为，首先就得遵守宪法和法律的规定。作为职业要求，平等对待每一个服务对象是生殖健康咨询最基本的道德要求。生殖健康咨询人员如果不能平等和正确地对待服务对象，又如何能够正确地判断和处理服务对象的问题呢？况且平等也不仅仅是道德的要求，偏见和歧视服务对象可能造成人格侵犯，那么，道德问题甚至可能转变为法律问题。

（二）知情同意

知情同意权，是服务对象在生殖健康咨询过程中最基本的要求之一。为了保证服务的有效性，提供者和服务对象应该共同制定一套完善的知情同意机制，以确保双方都能够充分理解彼此的权利与义务。此外，服务提供者应当充分认识到生殖健康咨询的职责、特征以及可能存在的局限，以便在咨询过程中能够就关键问题进行有效沟通，从而达成双方共识。

鉴于社会承受能力有限以及服务对象对家庭负有责任，生殖健康咨询服务提供者应当引导和教育服务对象，帮助他们做出明智的选择和计划；同时，应确保服务对象能够获得全面的生殖健康信息和服务，以提高其知情选择的能力；此外，还应尊重服务对象正确行使生育权利，维护妇女生殖健康的合法权利。因此，生殖健康咨询服务提供者需依据自身的专业知识谨慎地为服务对象提供意见或建议。

（三）不伤害原则

作为处理生殖健康咨询过程中各种关系的根本准则，应该将国家、社会以及所有受众的利益置于首要地位，以便服务对象可以充分了解相关信息，并且有效地做出正确选择，这也是维护公众权利的有效途径。通过采取各种措施来激发服务对象的热情，使他们能够主动参与到整个咨询过程中来，服务对象也可从各个方面综合判断，做出对自己利益最大化的决定。

（四）重大决定延期原则

在生殖健康咨询期间，服务对象的情绪可能会变得不稳定，甚至可能会受到影响，因此，在这段时间里，应该劝告他们不要轻易做出可能会对他们的生活造成重大影响且不可逆转的决定。所以在咨询开始时就应告知服务对象，应等到情绪稳定之后再做出相应的计划和决定，这是生殖健康咨询过程中极易忽略的一点。服务提供者的主要目的是帮助服务对象分析问题，培养服务对象积极的心态，树立自信心，拓展服务对象的知识面，从而找到解决问题的方法。

社会飞速发展的阶段，人们面临大量的性与生殖健康问题需要得到帮助，因为生殖健康咨询的受访者的个人状态非常复杂，而且还有可能暴露出他们的隐私，因此，在评估、诊断和干预他们的心理状态和行为时，一点点的失误就有可能导致他们心灵受到伤害。生殖健康咨询服务提供者必须深刻认识咨询工作的特殊性，从而在咨询过程中不断提高服务质量，赢得服务对象的尊重和信赖。

（五）保密原则

保护个人隐私是生殖健康咨询服务的基本原则。在提供咨询服务时，必须确保不会泄露任何个人信息，也不能利用这些信息谋取私利，这是在咨询行业中一贯遵守的原则。生殖健康咨询服务提供者在实际工作中需要严格约束自己。

保密不仅是建立和维护双方良好沟通的基础，也是确保咨询质量、提升服务声誉的重要因素，应当受到高度重视。在咨询中，除非解密能在客观评判下使服务对象获得最大利益，否则咨询人员必须为服务对象保守一切秘密。如果咨询人员不能遵守这一原则，服务对象必定会蒙受损失，轻则使其自尊心受到伤害，重则可能导致其名誉损失。

保护服务对象的隐私是维护道德和法律尊严的必要条件。从道德层面看，在咨询过程中，服务对象的个人信息可能会影响他们在单位和社会中的声誉和地位，也可能会引发家庭成员、同事或其他人之间的矛盾冲突。因此，保护服务对象的隐私是非常重要的。如果服务对象未能得到充分的隐私保护，他们的自我倾诉可能会引发更多的矛盾，甚至可能导致他们陷入绝望，甚至走向自杀的边缘。从法律上看，我国宪法明文规定需维护公民的合法权益，为此，生殖健康咨询服务提供者应该时刻牢记自身的法律责任和义务，坚持为服务对象保守秘密，千方百计维护服务对象的合法权益。

为了确保生殖健康咨询服务的安全和有效，档案保管人员应当严格遵守保密原则，维护咨询服务的权威性和严肃性，增强责任感和使命感，并且认真负责地保管咨询材料，弘扬求真务实、忠于职守、乐于奉献的精神，努力维护生殖健康咨询服务提供者的良好形象。

（六）理解支持原则

生殖健康咨询服务提供者应该从服务对象的角度出发，仔细了解他们的内心状态，洞察他们行为背后的动机，并尽可能多地提供有效帮助。服务提供者应该尊重服务对象的个人特点，不仅是从道义上来评价他们的做法，而且要从客观的角度出发，尽可能全面、准确地帮助他们找到问题根源，并提供有效的解决方案。在专业领域，了解和共鸣是必不可少的，服务提供者应该积极地给予客户肯定和支持，帮助客户发现问题并采取有效的措施来改善客户的情况，从而实现最佳的咨询结果。

（七）价值中立原则

作为生殖健康服务提供者，必须坚持客观、公正的态度，绝不能将个人情感或利益混入咨询过程，要保持理智、清醒的头脑，必须坚持价值中立，并且避免使用任何可能带有道德批评的心态、言论或行为。生殖健康服务提供者有责任始终保持这一原则。

第二节　生殖健康宣教

一、生殖健康宣教的对象

生殖健康宣教旨在通过有效的教育活动，让人们深入了解生殖健康的重要性，并采取积极的行动来改善自身的健康状况，以及采取有效的措施来减少可能对生殖健康造成的危害，并根据个体情况制定最佳的避孕方案，以期望能够预防性传播疾病，提升生活质量。应该加强性教育，提供有关性与生殖健康、避孕、性传播疾病等方面的知识，以促进人们的健康和幸福。

不仅生殖健康起源于对女性的关注，而且女性也一直是生殖健康宣教工作的主要服务对象。世界卫生组织（WHO）高级顾问法沙拉博士曾说："自然界把人类繁衍这一最重要的功能委托给了妇女，履行生殖功能使她们暴露于女性特有的而男人不能分担的潜在健康危险之中，女性生殖系统更为复杂，其患病的影响可以持续甚至超过生殖年龄。所以生殖健康的保健范围应更为广泛，不仅包括从青春期到围绝经期的保健，还应该包括其他各个年龄阶段。"所以针对女性的生殖健康宣教应该包括婴幼儿期、儿童期、青春期、育龄期、围绝经期和老年期在内；同时，近年来，男性生殖健康也越来越引起人们的重视，也应考虑将常规的男性生殖健康宣教纳入其中。

二、生殖健康宣教形式

在进行生殖健康宣传时，应该结合受众的个性特点以及所传播的信息，采取多种不同的方式，包括个别指导、团队活动等，以达到最佳的效果。“一对一”宣教是针对一个服务对象进行宣教，是最有效的健康宣教形式。“一对一”宣教谈话自由，易于双方沟通，隐秘性更强，能根据需要即时进行，简便灵活，但是服务提供者数量有限，宣教覆盖人群较少，群体效果差；集体宣教是将同类型的服务对象组织到一起进行宣教的形式，其特点是开放式的宣教，宣教过程中服务对象之间也可产生交流、提醒、讨论、互动等，缺点是欠缺隐秘性，无法做到针对性和私密性更强的个性化服务。

三、生殖健康宣教方法

在宣传生殖健康时，应该考虑受众的年龄、职业、宗教信仰、文化水平和对保健知识的渴望，并采用适当的方法。这些因素都会影响宣传的效果，因此，应该综合考虑各种因素，才能获得最佳的宣传效果。具体方法有以下几种：

（一）语言教育法

采用多种形式的口头交流，包括在线和离线会议、演讲、交流、讨论和咨询等，来实现直接的教育目的。

（二）文字教育法

通过文字和图像的结合，我们可以将相关的宣传信息制作成网站、报纸、展板、宣传卡片或者宣传手册，这样就能让更多人轻松理解和掌握，从而实现健康教育的目标。文字教育法的优势在于它方便保存和查询，能够广泛传播，效果持久。

（三）形象化教育法

采用多样的艺术造型，结合有趣的图像、语言和实物，将其融入学习者的思维中，让他们能够更好地理解和掌握所学内容，并能够根据这些信息来制定正确的行为和决策。这样的教育方法，不仅能够让学习者更好地理解和掌握所学的内容，还能够让他们在实践中获得实际的经验和技能。

（四）视听教育法

通过利用先进的视听技术，如声音、光线和电子设备，可以进行健康教育，包括录音、幻灯片和视频等。

四、生殖健康宣教的内容

宣教对于促进生殖健康至关重要，它可以帮助个人改变行为习惯，激发公众的积极性，并获得社会的全面支持，从而建立一种有利于生殖健康的社会氛围。生殖健康宣教主要包括以下内容：

（一）婴幼儿生殖健康保健宣教

其实针对婴幼儿的生殖健康保健从围生期就应该开始。由于受男尊女卑观念的影响，某些家庭为了生育男婴，往往要求受孕的妇女做胎儿性别鉴定，如果是女婴则进行堕胎。这种非医学需要的胎儿性别鉴定是对女婴人身权利的践踏；如今，国家已规定任何单位和个人都不得进行非医学需要的胎儿性别鉴定。为此，这也是生殖健康宣教应关注的重要问题。出生后的婴儿，在生殖健康保健方面，应根据男婴、女婴各自不同的生理特点，尤其在日常清洁护理方法方面进行重点宣教，还应在婴儿穿着注意事项，外伤防护（活动监护、玩具选择），异常情况观察（日常观察、及时就医），疾病预防（注意卫生、接种疫苗）等方面进行宣教。

（二）青春期生殖健康保健宣教

青春期生殖健康保健宣教内容应包括：男生、女生对各自生理变化的认知，日常清洁护理，心理调适（正确看待性发育、积极沟通交流），疾病预防（注意个人卫生、避免不良行为、定期体检）及性安全教育（了解性安全知识、学会自我保护）等。生殖健康服务机构应针对青少年开展生殖健康咨询并加大生殖健康宣教力度，成立青少年意外妊娠或心理危机干预和救助中心，使受到性侵害的青少年能够及时获得心理辅导和紧急避孕以及其他紧急保健服务。

（三）孕产妇生殖健康保健宣教

围绕母亲安全和婴儿健康开展相关工作，重点是降低孕产妇死亡率、围产儿死亡率（perinatal mortality rate，PMR）和婴儿死亡率，这是我国妇幼保健和生殖健康工作的重点和重要指标，也将加入以优生优育、降低出生缺陷为目标的生殖健康保健指标之中。孕期妇女生殖健康保健应从日常清洁护理、穿着适宜衣物、定期产检、注意性生活、关注异常症状等方面进行宣教，产后妇女生殖健康保健应从会阴护理、恶露观察、子宫恢复、性生活恢复、心理调适等方面进行宣教。

（四）围绝经期生殖健康保健宣教

围绝经期生殖健康保健宣教内容应包括：对内分泌改变造成的生理和心理问题的指导，如焦虑和抑郁情绪、性欲减退、外阴萎缩、性交疼痛等。应改变此年龄段人群对于传统的“人老了就不该有性生活”观念的误区。宫颈癌、内膜癌及乳腺癌等女性特有高发肿瘤，也是生殖健康保健的重点，关键是树立健康意识和定期进行妇女体检。

（五）男性生殖健康保健宣教

男性到中年在心理和生理方面也会发生一系列的变化，比如，事业危机、生活窘迫、家庭压力导致精神压力增加，或者罹患各种慢性疾病，如果男性出现性功能障碍或感染性传播疾病则更是雪上加霜，所以生殖健康保健更需要为男性提供相应服务。应对男性从生活习惯（作息规律、适度运动、合理膳食）、生殖器官的日常护理（保持清洁、选择合适衣物）、定期检查（早发现疾病早治疗）、心理健康（缓解压力、保持良好心态）及安全性行为（正确使用安全套、固定性伴侣）等方面进行宣教。

（六）性健康保健宣教

性健康保健是生殖健康保健的重要内容之一。生殖健康旨在确保性生活的安全、舒适、愉悦，同时也要求个人在身体、心理和社会文化等多个层面都能够保持良好的健康状态。目前，世界上对于性健康保健都比较薄弱，尤其是女性的性功能障碍长期处于被忽视的状态，医院有男科治疗男性的性功能障碍，但妇科很少关注女性的性功能障碍，大多数妇产科学书籍中都欠缺女性性功能障碍治疗的章节，所以广泛开展生殖健康咨询和宣教、性医学和性治疗工作将是未来性健康保健的发展方向。

第三节　生殖健康监测与评估

一、生殖健康评估

评估是按照已有标准或参照某一事物对另一事物现状进行评价的过程，或者说是判断现实与目标之间差距的过程。通过生殖健康评估，我们可以将生殖健康概念细分为更加完整、准确、可衡量的内容，并运用科学的方法来反映出它的实际情况。这一过程对于生殖健康研究至关重要，它的评估结果也将为决策者提供宝贵的参考。

自生殖健康的概念提出以后，如何衡量世界各国生殖健康的进展和发展变化情况、服务的提供情况、生殖健康相关资源的配置情况以及各种计划生育和生殖健康项目是否达到目标，成为普遍受到关注的问题。1997年，世界卫生组织（WHO）发布了《全球生殖健康监测指标》，选取15个指标作为衡量全球生殖健康服务的指标。2006年，WHO在此版本的基础上进行修改，形成了《生殖健康指标——全球监测指标的产生、解释和分析指南》，提出了17个衡量指标。

1997年和2006年的生殖健康指标为世界范围内衡量生殖健康的进展提供了可监测、可衡量的量化指标，对于促进世界各国的生殖健康水平起到了重要作用。WHO认为生殖健康服务的覆盖面很广，综合的生殖健康服务应该包括：计划生育的咨询，提供信息、教育、沟通以及临床服务；母婴安全，其中包括产前检查、安全分娩、产后保健、母乳喂养以及妇女保健；产科保健，包括预防人工流产、人工流产并发症的治疗、在法律允许的情况下的安全终止妊娠；预防和治疗性病（包括艾滋病），还包括安全套的发放、全面预防血液传播、自愿咨询和检测、预防和处理性暴力；积极地抑制有害的传统做法，如禁止女性生殖器割礼，针对青少年等特定群体制定专项生殖健康方案（包括信息、教育、沟通和服务等）。因此，WHO的生殖健康指标主要围绕以上这几个方面来选取。

二、我国生殖健康评估

随着我国生殖健康评估工作的广泛开展，在生殖健康评估方面也逐步形成了自己的指标体系。

（一）人口学和生育调节指标

围绕人口和计划生育工作，我国生殖健康评估方面共有30余个指标，包括总和生育率、采用各种避孕措施的人数和构成比、人工流产率、一孩及多孩比等一系列指标。随着计划生育工作的广泛开展和以人为本理念的进一步推广，原来比较强调的晚婚率、领证率和长效节育率逐渐被淡化，而优质服务的评估指标越来越受到重视。其中，“出生率”通常被定义为一千名儿童的平均出生次数，由于它的数据容易获取且计算方便，因此，在全球范围内被广泛使用。然而，它的准确度与人口结构密切相关，例如，当一个地区的男性较多，而女性较少时，其平均出生次数就会较高。由于这个原因，可以通过粗略的统计来评估一个国家或地区的人口数量。

（二）孕产妇保健指标

相关主管部门要求上报的孕产妇保健指标有育龄妇女怀孕率、孕产妇产前保健检查率、孕产妇死亡率、自然流产率、剖宫产率和产科感染率等。

（三）婴儿和儿童保健指标

目前，婴儿和儿童保健指标有新生儿死亡率（指某年每千名活产儿中28天内死亡的新生儿数）、围产儿死亡率、婴儿死亡率、5岁以下儿童死亡率（指某年5岁以下儿童死亡数除以同年活产儿总数的千分率）、活产低体重儿百分比、出生巨大儿百分比、出生性别比、出生缺陷率、伤残儿童比等。

（四）出生缺陷率

出生缺陷率是指当年在某地围产儿现有先天性缺陷的人数与当年总围产儿数量之比，通常用百分比来表示。围产儿是指从怀孕28周的胎儿到出生7天内的婴儿。目前，我国已经开始监测23种出生缺陷。

（五）预防和控制指标

性病预防和控制指标有17个，主要包括性病的发病率和患病率、HIV感染率等。

（六）国家的相关指标

2000年，国家计划生育委员会制定了县级育龄夫妇享有初级生殖健康的标准，其中包括定性和定量指标，共有8个项目：

其一，把初级生殖保健纳入县、乡政府工作。

其二，人口、计划生育及生殖保健知识。

其三，已婚育龄妇女综合避孕率。

其四，避孕有效率。

能够反映避孕有效性的指标是避孕方法失败率，各类避孕方法失败的原因不同，如宫内节育器使用相关的终止率，包括：妊娠率（包括带器妊娠和意外妊娠等）、脱落率（包括完全脱落、部分脱落和因下移而取出）以及出血、疼痛、穿孔和盆腔感染等情况，都可能导致宫内节育器使用的终止；使用口服避孕药所致的失败包括妊娠及因副反应停用导致的失败；使用女性绝育方法所致的失败率主要指妊娠率。因此，为了便于对各种方法的失败率进行比较，国际上均以妊娠率来反映不同避孕方法的有效性。妊娠率的计算方法有以下三种：

（1）百分率法

百分率法是指每百名使用同种避孕方法的女性中发生妊娠的比例。该计算方法最简单，主要缺点是未将避孕措施使用的时间因素考虑在内，因此，不推荐用于常规避孕方法，仅用于计算紧急避孕的失败率。

（2）妇女年法

妇女年法又称“Pearl指数法”。其主要优点是引入了“人·时”的概念，适合短效避孕方法妊娠率的计算。计算的方法是将避孕失败发生妊娠的人数除以采用这种避孕措施的总人数后，再乘以1200。分母是人·月（或称“妇女月”）数，是复合单位，如100个人·月可以是100个人每人避孕1个月，或10个人每人避孕10个月等，每1200个妇女月等于100个妇女年。Pearl妊娠率是指每100个妇女年的意外妊娠数。

（3）生命表法

测量长效避孕方法避孕效果公认的方法是生命表法，它是将通用的生命表的原理和方法用于避孕效果的评价。为了便于理解，将“开始使用避孕方法”视为“出生”，将“终止使用”视为“死亡”。生命表分析需要的资料有：每名妇女宫内节育器的放置日期（“出生”）；终止情况，包括终止日期（“死亡”）和各种停用的原因。生命表法计算的方法较为复杂，一般需要使用专用的统计软件。

除上述指标外，反映避孕方法性能的指标还有副反应发生率、副反应构成比等。

副反应发生率：指一定时期内（通常为1年）已采取避孕措施的人中发生副反应的概率，以百分率表示。了解各类避孕方法的各种副反应的发生情况，应按各避孕方法各种副反应分类分别计算。如宫内节育器放置后的异常出血发生率与疼痛率等、女性绝育术后疼痛发生率等。

副反应构成比：指一定时期内（通常为1年）采取某种避孕措施发生副反应的人中某种副反应发生的比例，以百分比表示。了解某种避孕方法各种副反应的构成情况，应按各避孕方法分类分别计算。如宫内节育器放置后发生异常出血的构成比等、女性绝育手术后发生疼痛的构成比等。

其五，已婚育龄妇女人工流产率。

其六，节育手术并发症发生率。

指某一时期（通常为1年）内，已采取节育手术的人群中发生并发症的概率，通常以千分率表示。了解各个避孕方法的各种并发症的发生情况，应按各避孕方法的各种并发症分类计算，如放置宫内节育器后的子宫穿孔、盆腔感染率，以及输精管结扎术后的痛性结节发生率、输卵管绝育术后的盆腔感染率等。然而，并发症发生率通常较难获得。

其七，女性常见病普查率。

其八，常见遗传病咨询率。

我国的这些生殖健康监测体系不仅日益完善，而且在生殖健康评价和促进生殖健康方面起到了重要作用。

第四节　生殖健康管理技术的专业培训

我国的生殖健康管理技术主要是人口和计划生育管理实践，从开始实施计划生育政策几十年的历史中，其间既有宝贵经验也有深刻教训，所以对于既往管理实践的理论提炼至关重要，也需要做到去粗取精、去伪存真。虽然这几十年间，人口和计划生育政策已经发生翻天覆地的变化，但是人口和计划生育管理服务仍然是我国今后一个长期且常态性的社会管理服务活动。所以加强生殖健康管理技术的专业培训，既是完善人口和计划生育管理服务的长期需要，也是指导我国生殖健康管理服务实践走向人性化、科学化和法治化的必然要求。

人口问题是阻碍我国经济社会全面协调和可持续发展的一个重要障碍，对人口发展进行调节是我国政府的重要社会管理职能。做好生殖健康管理技术的专业培训，为了更加有效地指导和管控人口，以及解决当前的人口问题，这一理念不仅在理论上具有重大价值，也在实际应用中发挥着重要作用。

一、人口规模

人口规模即人口总量。人口规模有不同的统计口径，从而有不同的统计指标。总人口数、户籍人口数、常住人口数是反映人口规模的几个常用指标。

总人口数是指某一时点、某一地区范围内有生命的人数的总和。我国相关统计部门统计的年末人口数是指每年12月31日24时的人口数，统计方法为抽样调查；卫生和计划生育部门统计的年末人口数是每年的9月30日24时的人口数，是用统计报表的方式收集人口数。

总人口数有两种统计口径，即户籍人口数和常住人口数。

《中华人民共和国户口登记条例》规定，户籍人口数是指在其常住地的公安户籍管理机关登记的人口总数。这些数据可以通过公安部门的定期统计报告获得，包括月报和年报。

“常住人口”通常是指那些在该辖区内生活了半年或更长时间的人，这些人可能来自外地，也可能来自其他地方。然而，这种情况并不适用于那些来自该辖区并且已经在该辖区生活了半年或更长时间的人。

二、人口结构

人口结构即人口的不同组成。按照组成总人口的每个个体的性别、年龄、地域、民族、文化等的不同，人口结构包括人口的性别结构、年龄结构、区域结构、民族结构和文化结构等。这里着重介绍人口性别结构和人口年龄结构。

（一）人口性别结构

在特定的时期、特定的区域，人口的性别比例可以通过性别占比来衡量。这种比例可以通过计算男女平等的程度来反映。

性别比重：指不同性别人口数在总人口中所占的百分比。计算公式为：

$$性别比重 = \frac{男性(或女性)人口数}{总人口数} \times 100\%$$

公式中，分子使用男性或女性人口数进行计算，所以计算结果有男性人口比重和女性人口比重之分。

性别比：表示一个国家中男女之间的比例，当女性人口数为100时所对应的男性人口数。其计算公式为：

$$性别比 = \frac{男性人口数}{女性人口数} \times 100\%$$

当性别比超过一百时，表明男性人口数量大于女性人口数量；而当性别比低于一百时，则表明男性人口数量少于女性人口数量；当性别比等于一百时，则表明男女人口数量相等。

（二）人口年龄结构

年龄可以作为一种标志，用来反映某个特定时间段或地区的人口结构和比例关系。

为了准确反映一个地区人口的年龄结构，计算每个人的年龄是必不可少的。计算个人年龄的方法有三种：周岁年龄（从出生到计算时止的整年数）、确切年龄（从出生日期至计算日期的实际日数）、虚岁年龄（出生后的一年，每过一次新年周岁年龄增加一岁）。在人口统计中，通常会调查年龄，有时也会填写出生日期。

反映人口年龄结构的常用指标有：

少年儿童人口比重：指14周岁及以下的少年儿童在总人口中所占的百分比，其水平的高低可反映人口总体的年轻化或老龄化程度。

$$少年儿童人口比重=\frac{14岁及以下人口数}{人口总数}\times 100\%$$

老年人口比重：指老年人口数量在总人口数中所占的百分比，其高低可反映人口总体的年龄结构特征。

计算老年人口比重，必须明确规定老年人的概念。不同国家起始定义年龄不同，有的为60岁，有的为65岁。目前，国际上一般把65岁作为老年人口的年龄起点，其计算公式为：

$$老年人口比重=\frac{65岁及以上人口数}{人口总数}\times 100\%$$

可以依据老年人口比重来判断人口老龄化的程度，当一个国家老年人口比重超过7%时，表示已经进入老龄化社会。

三、人口素质

人口素质，也被称为“人口质量”，是指人们的思维、科学文化水平以及身体健康状况，它可以反映出一个国家或地区的整体社会发展水平，以及人们对于改变世界的能力和条件。

（一）人口的思想素质

思想素质包括世界观、道德观、法制观等。人口群体的整体思想素质水平可以用人口群体中遵守公共秩序、爱护公物、尊老爱幼、青少年犯罪率和刑事犯罪率等指标直接或间接反映。

（二）人口的科学文化素质

科学文化素养是一种综合性能力，它来源于人们在日常生活中积累的丰富经验，以及通过教育培训获得的科学文化知识。科学文化素质是衡量一个国家或地区人口文化素质的指标，主要受各种受教育人口在总人口中的比重、科研人员的比重、劳动者的文化构成、职工技术等级构成等影响。

（三）人口的身体素质

身体素质可以通过观察个人的健康情况来评估。这些健康情况可以通过观察个人的身体健康状态、抵抗力、智力水平、反应速度来评估。一些常见的评估个人健康情况的方法包括遗传性疾病的比例、传染性疾病的比例、婴儿死亡率、总死亡率、人口的平均预期寿命等。

我国卫生计生部门开展的免费孕前优生健康检查、儿童预防接种等优生优育服务，就是为了提高人口身体素质，尤其是为了提高出生人口素质和儿童身体素质而开展的服务工作。

四、人口变动

人口规模和人口结构处于不断变动之中。人口变化可以分为自然变化、迁移和社会变化。自然变化指的是人口数量的增加或减少，以及性别、年龄结构的变化。迁移则指人口在空间上的流动，这种流动会导致人口的性别、年龄、职业、行业结构和地区分布发生变化。随着社会经济的发展，人口的社会变动已经成为不可避免的现实，其中包括文化、职业等方面的变化。

以下主要介绍几个重要概念，包括人口的出生统计、人口的死亡统计、人口的迁移统计和人口的增长统计。

（一）人口的出生统计

出生人口，指一定时期某一地区内离开母体后有生命迹象的婴儿数量总和。首先，出生人口统计有一定的时间限度，包括月出生人数、季出生人数、年出生人数，而年出生人数是最基本的统计指标；其次，以行政区划为准，有一定的地域限度；再次，活产婴儿为统计对象。活产婴儿是指胎儿出生后，至少有过一瞬间的以下四种生命现象之一：呼吸、心跳、脐带动脉搏动、明确的随意肌运动。

在实际工作中应注意以下两点：一是死产不算出生人数；二是虽然活产，但出生后很快又死亡的婴儿，这种情况既要做出生统计，又要做死亡统计。

出生人口性别比，反映某年出生的婴儿中男女的比例关系。人口统计资料表明，全世界各国出生人口性别比基本一致，正常比值一般为1.03～1.07。一个国家或地区的出生婴儿性别比超过或者低于这个比值就被视为不正常或者反常。

$$\text{出生人口性别比} = \frac{\text{某年男婴出生人数}}{\text{同年女婴出生人数}} \times 100$$

人口出生率，是衡量一个地区在特定时间段（通常为1年）的出生人数与同期平均人数的比值，一般用“‰”表示。计算公式为：

$$\text{出生率} = \frac{\text{年出生人数}}{\text{年平均人数}} \times 1000‰$$

总和生育率和更替水平：总和生育率指某一个国家或者地区的育龄期妇女平均所生育的孩子总数。总和生育率是衡量人口生育水平的最常用指标之一。生育率的更替水平，是指能保持人口总量不增不减的生育水平。一般认为，一对夫妇平均生育2.1个孩子，亦即总和生育率等于2.1时，可以达到生育的更替水平。但是如果生育水平在更替水平以下，就成为低生育水平。

在二孩政策放开之前，我国的总和生育率已经在较长时间里处于偏低水平（<1.5）。二孩政策放开后，我国的总和生育率也没有得到很好改善，甚至在2021年，我国的总和生育率仅为1.15，为有记录以来的最低水平。

（二）人口的死亡统计

死亡人数是某个特定时期在特定地区因各种原因丧失生命的人数总和。在进行死亡人数统计时，必须有一定的时间限度，一般用“年度”作为时间单位。

人口死亡率，是衡量一个地区在特定时间段（通常为1年）的死亡人数与同期平均人数的比值，一般用“‰”表示。计算公式为：

$$\text{死亡率} = \frac{\text{年死亡人数}}{\text{年平均人数}} \times 1000‰$$

（三）人口的迁移统计

迁入人口和迁出人口，分别指某一时期内迁入或迁出某一地区的人口数量。一个地区的人口总数会因迁入人口而增加，因迁出人口而减少。

在这两个基本指标的基础上，可以计算净迁移人数和总迁移人数：

净迁移人数=迁入人数-迁出人数

总迁移人数=迁入人数+迁出人数

将上述“迁入”改为“流入”，“迁出”改为“流出”，即可统计流动人口的相关测量指标。迁移人口和流动人口的区别一般在于是否有户籍变动，如发生户籍变动，则流动人口就成为迁移人口。

人口迁入率、人口迁出率。将迁入人口、迁出人口、净迁移人口数和总迁移人口数与同期平均总人口相比，即可得到反映人口迁移强度的指标。

$$人口迁入率 = \frac{年内迁入人口数}{年平均人口数} \times 100\%$$

$$人口迁出率 = \frac{年内迁出人口数}{年平均人口数} \times 100\%$$

$$人口净迁移率 = \frac{年内净迁移人口数}{年平均人口数} \times 100\%$$

$$人口总迁移率 = \frac{年内总迁移人口数}{年平均人口数} \times 100\%$$

（四）人口的增长统计

1. 人口自然增长率

人口自然增长率指在一定时期内（通常为1年）人口自然增长数（出生人数减去死亡人数）与该时期内平均总人数的比值，一般用“‰”表示。计算公式为：

$$人口自然增长率 = \frac{本年出生人数 - 本年死亡人数}{年平均人数} \times 1000‰ = 人口出生率 - 人口死亡率$$

由此可以看出：人口自然增长可能有三种情况，即正增长（出生率大于死亡率）、负增长（出生率小于死亡率）、零增长（出生率等于死亡率）。

2. 人口迁移增长率

人口迁移增长率指在一定时期内（通常为1年）人口迁移增长数（迁入人数减去迁出人数）与同期平均总人数之比，一般用“‰”表示。计算公式为：

$$人口迁移增长率 = \frac{本年迁入人数 - 本年迁出人数}{年平均人数} \times 1000‰ = 人口迁入率 - 人口迁出率$$

由此可以看出：人口迁移增长可能有三种情况，即正增长（迁入率大于迁出率）、负增长（迁入率小于迁出率）、零增长（迁入率等于迁出率）。

3. 人口增长率

人口增长率包括人口的自然增长和迁移增长。人口增长率，指在一定时期内（通常为1年）人口自然增长数和迁移增长数之和与同期平均总人数之比，一般用“‰”表示。计算公式为：

人口增长率=人口自然增长率+人口净迁移增长率=(人口出生率-人口死亡率）+（人口迁入率-人口迁出率）

由此可以看出：人口增长可能有三种情况，即正增长（自然增长率和净迁移增长率之和大于零）、负增长（自然增长率和净迁移增长率之和小于零）、零增长（自然增长率和净迁移增长率之和等于零）。

五、家庭及其发展能力

（一）家庭的概念

家庭通常是指以一定姻缘关系和血缘关系为基础组成的社会生活共同体，包括夫妻、父母、子女以及其他亲属等。

家庭是社会的细胞，是人类社会最基本的生产和生活单位。家庭与社会紧密相连，家庭的和谐稳定直接关系到社会的安定和繁荣，家庭与每个人的幸福生活和整个社会的和谐发展都有着密切的联系。

（二）家庭规模

家庭规模是衡量一个地区家庭数量的重要指标，包括家庭总人口数和家庭平均人口数。其中，家庭平均人口数的计算公式为：

$$家庭平均人口数 = \frac{该地区的人口总数}{该地区的家庭总户数} \times 100\%$$

（三）家庭类型

一般而言，将家庭按其结构分为以下几种类型：

1. 核心家庭

核心家庭是一种由两代人共同组成的家庭。这种家庭的特点是人口少，结构简单，家庭成员之间能够轻松地相互理解、沟通交流，从而形成一个稳定的家庭环境。

2. 主干家庭

主干家庭又称“直系家庭”。通常由两代或两代以上夫妻组成，其中每代的数量通常不会超过一对夫妻。这种家庭在中国历史上一直占据重要的地位，但随着时代的变迁，它的重要性逐渐减弱并由核心家庭取代。

3. 联合家庭

联合家庭指家庭中有一代存在有血缘关系的两对及两对以上夫妻组成的家庭。如父母和两个以上已婚子女组成的家庭，或是兄弟姊妹婚后仍在一家的家庭。联合家庭的人数众多，结构也相对复杂，通常容易出现沟通问题。

随着社会经济的发展，又出现了一些特殊的家庭类型。如子女不在身边或失去子女的“空巢家庭”，夫妻中一人外出打工或夫妻双方外出打工而子女留在家乡的“留守家庭”，计划生育“特殊困难家庭”，以及残疾人家庭等。不同的家庭类型特点不同，存在的家庭问题不同，需求也不相同。由此，需要了解各个家庭类型的不同特点和需求，开展有针对性的服务和管理活动。

（四）家庭功能

为了满足个体的需求、维护家庭的和谐，所有家庭都有其不同的功能。家庭的主要功能包括以下几种：

1. 情感交流功能

家庭是一个充满爱与关怀的环境，可以满足成员的情感需求，以维持家庭的整体性。每个家庭成员在家庭中都有机会发展自己的个性，表达自己的情感，锻炼自己的品性，培养爱心，并获得精神上的安慰与支持。

2. 社会化功能

家庭是成员社会化最重要的场所之一。孩子从家庭成员中学会语言、社会行为和技巧、是非观、价值观等，从而为踏入社会奠定基础。

3. 生殖功能

家庭是繁衍后代的基本单位。正是由于生殖功能的顺利延续，人类和社会才得以继续发展。

4. 抚养、扶养和赡养功能

抚养是指父母为未成年子女提供必要的支持，扶养主要是指夫妻双方彼此的关爱和帮助，而赡养则是子女为年老父母提供支持和关怀，这种家庭关系不仅是人类社会发展的基础，而且是社会文明的体现。

5.经济功能

家庭是一个重要的社会结构，它依靠提供和分配必要的物质资源来支持家人的日常生活，包括衣、食、住、行等。

6.卫生保健功能

卫生保健功能是指家庭为保护家庭成员的健康而提供的各种支持和照顾措施。

（五）人口政策和计划生育

人口政策是国家和政府通过制定政策对人口的数量、质量和分布所采取的一系列措施和规定。这些政策通常涉及多个方面，如思想教育、行政组织、法律、经济、技术等。人口政策的关键在于实施有效的生育政策。为改善我国长期低生育水平的现状，2013年国家开始实施“单独二孩”生育政策，2015年又实施了“全面二孩”生育政策。

计划生育旨在通过制定科学合理的生育政策，以期达到改善人口结构、提高生活水平、促进可持续发展的目标。它不仅要求政府采取有效措施，而且要求全民参与到生育活动中，以满足当今经济社会发展所需，同时要保证生育政策能够得到落实。在微观层面上，计划生育就是为提高出生人口素质、帮助社会和家庭培养出具有全面发展潜力的下一代。

六、新时期生殖健康管理工作的主要任务

“十三五”全国计划生育事业发展规划和《关于优化生育政策促进人口长期均衡发展的决定》为当前的生殖健康管理工作指明了重要方向，并且给予了具体的指导意见：

（一）扎实、稳妥、全面推进“三孩政策”

为了全面落实《中华人民共和国人口与计划生育法》，应该加强对相关法律法规和规章的完善，准确把握目标人群的情况，科学提出人口计划建议，并加强出生人口监测，跟踪评估政策实施效果，同时做好奖励扶助和社会制约等政策的衔接，以维护群众的合法权益，确保社会稳定和发展。

加强部门协同，合理配置妇幼保健、儿童照料、学前和中小学教育、社会保障等资源，满足新增公共服务需求。引导和鼓励社会力量举办非营利性妇女儿童医院、普惠性托儿所和幼儿园等服务机构。

依法实施三胎生育政策。修改《中华人民共和国人口与计划生育法》，积极推进适龄婚育、优生优育政策的实施，综合考虑本地区人口发展形势、工作基础和政策实施风险，加强政策衔接，依法组织实施，以确保三胎生育政策的有效实施。

取消社会抚养费等制约措施。为了更好地保护公民的权益，应当取消社会抚养费，并废除相关的处罚规定。同时，依法将个人的生育情况与入户、入学、入职等全面脱钩。还应积极解决历史遗留问题，并在人口发展与经济、社会、资源、环境矛盾较为突出的地区加强宣传和倡导，以促进惠民政策与生育政策的有效衔接，并精确提供各种管理服务。

建立健全人口服务体系。以“一老一小”为重点，建立完整的人口服务体系，涵盖整个生命周期。加强基层服务管理体系和能力建设，提升抚幼养老的效率。落实生育登记制度，提供有效的生育咨询指导。推进“出生一件事”联办，包括办理出生医学证明、儿童预防接种、户口登记、医保参保、社保卡申领等。

加强人口监测和形势研判。建立一个覆盖所有人群的全生命周期的监测体系，密切关注生育情况和人口变化趋势。通过目前已有的国家人口基础信息库等信息平台，实现教育、公安、民

政、卫生健康、医保、社保等领域的信息融合与共享，并动态更新。建立一个能够反映人口长期平衡发展的指标体系，健全人口预测和预警机制。

（二）提高优生优育服务水平

1.保障孕产妇和儿童健康

为了保障孕产妇和儿童健康，将全面实施五项制度，包括妊娠风险筛查与评估、高危孕产妇专案管理、危急重症救治、孕产妇死亡个案报告、约谈通报。实施妇幼健康保障工程，加快推进各级妇幼保健机构标准化建设和规范化管理，提升危重孕产妇和新生儿的救治能力，并加强儿科建设以及建立县、乡、村三级基层网络，以补齐生育相关公共服务的短板。促进妇女健康的全程管理，加强对儿童保健门诊的标准化和规范化建设，并且重视对儿童青少年近视、营养不良、龋齿等风险因素和疾病的筛查、诊断和干预，以确保他们得到基本的医疗保障。

2.综合防治出生缺陷

为了有效防止出生缺陷，应该建立完善的预防网络，落实三级预防措施，加强对相关知识的宣传，提供婚前保健服务，推动孕前优生健康检查，加强产前筛查和诊断，并且促进围孕期、产前产后一体化管理服务，以及多学科协同合作。为了更有效地预防和控制新生儿疾病，应加强对新生儿疾病的筛查，并且提供基本的医疗保障和康复援助。

3.规范人类辅助生殖技术应用

通过强化规划引领，严格审查技术，建立一个供需平衡、布局合理的人类辅助生殖技术服务体系，加强对相关技术的监管，严格规范应用，开展孕育能力提升专项攻关，规范不孕不育诊治服务，以期达到更好的生育效果。

（三）发展普惠托育服务体系

1.建立健全支持政策和标准规范体系

为了促进婴幼儿照护服务的发展，应该将其纳入经济社会发展规划，并加强政策引导。通过完善土地、住房、财政、金融和人才等支持政策，鼓励社会力量积极参与。为此，应该以市地级行政区为单位制定整体解决方案，建立工作机制，推动托育服务的健康发展。为了提高专业人才的培养水平，将逐步实施从业人员职业资格准入制度。同时发展新业态，如智慧托育，并培育民族品牌，如托育服务、乳粉奶业、动画设计和制作等。

2.大力发展多种形式的普惠服务

通过加大中央预算内投入，促进普惠托育服务体系的建立，使其更加便捷、实惠、高品质。同时，鼓励符合要求的用人单位为员工提供托育服务，并且鼓励国有企业等社会力量参与其中，以实现普惠托育的目标。为了更好地满足社区对孩子的需求，加强对社区托育服务的投入，应改进居民小区的活动场所和服务设施；同时，制定一套严格的家庭托育点管理规范，并且积极推行隔代照料、家庭互助等多种托育方式。此外，还应该支持家政企业拓展育儿服务，并且鼓励和支持具备资质的幼儿园招收适龄儿童。

3.加强综合监管

所有提供婴幼儿照护的机构都必须遵守国家和当地的相关法律法规，并且对保障婴幼儿的安全与健康负有主导责任。当地政府也需要承担监督职能，建立完善的登记注册、信息公布、评估制度，加强动态管控，并制定应急处置措施，以确保相关机构在遇到特殊情况时能够及时采取措施。

（四）降低生育、养育、教育成本

1.完善生育休假与生育保险制度

严格落实产假、哺乳假等制度。支持有条件的地方设立父母育儿假，并建立完善的假期用工成本分担机制。保障女职工生育医疗费用和生育津贴待遇，并减轻城乡居民医保参保人员的生育医疗费用负担。

2.加强税收、住房等支持政策

为了更好地促进个人所得税的发展，推动将3岁以下婴幼儿的照护费用纳入个人所得税专项附加扣除。此外，地方政府应该在配租公租房时，根据当地的住房保障条件和对有未成年子女家庭的情况，提供适当照顾等。地方政府应当积极探索并制定针对不同家庭负担水平的租赁和购房优惠政策，以减轻有未成年子女家庭的经济压力。

3.推进教育公平与优质教育资源供给

为了推进城镇小区的幼儿园治理，将持续提高普惠性幼儿园的覆盖率，并适当延长在园时长或提供托管服务。推动义务教育优质均衡发展和城乡一体化，有效解决“择校热”难题。为了实现这一目标，将依托学校教育资源，以公益普惠为原则，全面开展课后文体活动、社会实践项目和托管服务，并推动放学时间与父母下班时间衔接。为了提高学校教学质量和评估效果，将学生参加课外培训的频率和费用纳入教育监管体系。平衡家庭和学校的教育负担，并严格规范校外培训活动。

4.保障女性就业合法权益

加强对机关、企事业等用人单位招录和招聘管理，确保女性享有平等的就业机会。落实《女职工劳动保护特别规定》，定期开展针对女职工生育权益保障专项督查，同时提供更多的再就业培训和其他公共服务。以保护公众健康、维护社会稳定、促进经济发展为宗旨，落实用人单位将生育友好作为承担社会责任的重要方面，采取更加合理的措施，以便在保障女职工权益的同时，更好地满足家庭需求，并且根据实际情况，合理调整其休假和工作时间。

（胡丽娜、刘帅斌）

参考文献

[1] CANNING D, SCHULTZ T P. The economic consequences of reproductive health and family planning[J]. The Lancet, 2012, 380(9837): 165-171.

[2] MCAULIFFE L, BAUER M, FETHERSTONHAUGH D, et al. Education of residential aged care staff regarding sexuality and sexual health in later life[J]. Journal of Clinical Nursing, 2016, 25: 883-885.

[3] 高尔生,郭立燕.生殖健康统计进展[J].中国卫生统计,2004,21(5):282-284.

[4] 高书国,杨晓明.中国人口文化素质报告[M].北京:社会科学文献出版社,2004.

第七章
生殖健康评价体系

第一节　国际通用生殖健康评价指标

一、概述

生殖健康作为人类总体健康的一个重要组成部分，影响男女从孕育生命到生育，从青春期到老年的生活，包括获得和维持良好的健康以及预防和治疗疾病，因而为促进生殖健康而进行的投入可惠及个人、家庭乃至整个社会。1994年，国际人口与发展大会将"普遍获得生殖健康"确定为一个发展目标，使之成为许多国家卫生系统的一项重要目标。2004年，世界卫生大会通过一项全球生殖健康战略，重申了国际社会对性健康和生殖健康的承诺。2005年，世界卫生大会通过决议，呼吁会员国"加快国家行动，通过生殖保健，普及孕产妇、新生儿和儿童保健干预措施"，并"建立监测机制，衡量在实现目标方面的进展情况，特别是到2015年普及生殖健康的目标"。2007年3月，世界卫生组织（WHO）生殖健康研究司和联合国人口基金联合举办了技术协商会议，目的是在性与生殖健康的五个优先方面，性与生殖健康服务及其与艾滋病病毒预防、保健和治疗之间可能的联系等方面建立一套全面的衡量指标，使之用于在国家层面监测生殖健康普及化目标的进展情况。

二、全球生殖健康评价体系

1997年，WHO的《全球生殖健康监测指标》中提出了15个指标用于衡量全球生殖健康服务。2006年发布的《生殖健康指标——全球监测指标的产生、解释和分析指南》中，在之前的基础上增加了2个指标。这17个指标相辅相成，能够衡量影响性与生殖健康的各个方面，既包括成果指标，又包括服务获取指标和利用指标。

（一）总和生育率

总和生育率（TFR）是指某个国家或地区在一定时期各年龄组育龄女性的生育率之和，即按照目前生育水平，育龄女性一生能生育几个孩子，通常以千分率表示。育龄女性是指15～49岁的女性。总生育率是一定时期内育龄女性生育水平的度量指标，不受其年龄构成的影响，可以在不同时期不同地区间进行比较。国际上通常将TFR低于1.3称为"低生育率陷阱"或者"极低生育率"，认为对人口未来的发展不利。总和生育率的计算方法有两种：

第一种是把育龄女性按一年一组计算年龄别生育率（age-specific fertility rates，ASFR）。ASFR是一定时期内（通常为1年）某个年龄组的育龄女性所生育的活产婴儿数与相应年龄组的育龄女性总人口数之比，公式如

$$\text{ASFR}(‰)=\frac{\text{一年内某年龄组女性生育的活产婴儿数}}{\text{同年该年龄组女性数}}\times 1000‰$$

通常计算七个ASFR，即按照每五岁一个年龄组（15～19岁、20～24岁、25～29岁、30～34岁、35～39岁、40～44岁和45～49岁）计算一个ASFR。

第二种是把育龄女性按五年一组的年龄别生育率进行计算。假设计算了每个五岁年龄组的平均生育率，并表示为每1000名女性，则每名女性的总生育率可计算如下：

$$\text{TFR（每名女性）}=\frac{\sum \text{ASFRs}\times 5}{1000}$$

总和生育率和年龄别生育率是最常用的人口指标，是用于衡量人口动力的指标，也可以间接衡量计划生育服务效果。

（二）避孕普及率

避孕普及率（contraceptive prevalence rate，CPR）为某一时点的育龄女性使用避孕方法的比例。可分为现代方法避孕率、传统方法避孕率，或者二者合计的所有方法的避孕率。现代避孕方法包括宫内节育器、皮下埋植、绝育、避孕针、口服避孕药、避孕套、阴道屏障方法（包括隔膜、子宫颈帽和杀精剂等），传统避孕方法包括安全期、体外排精以及一些地方特有的避孕方法。

避孕普及率的计算方法简单，是用某时点已采用避孕措施的已婚育龄女性人数除以同期已婚育龄女性人数的百分比。一般按女性计算，已婚是指法定婚姻，分母包括了打算怀孕、正在怀孕、哺乳未避孕和不孕者。

当前世界各国在鼓励育龄女性采取避孕措施时，更多是从控制人口的视角转变为保护其生殖健康的视角，并且更加关注其在采取避孕措施时能否知情选择、所采取的措施是否安全舒适、在接受服务的过程中是否受到尊重、能否续用等方面，更加关注其权利是否得到保障。同时，很多地区也将政府是否有相关的法律法规、完善的设施设备、训练有素的专业技术人员保障女性获得有效的避孕方法，作为考核一个国家在生殖健康领域是否发挥作用的重要指标。

（三）孕产妇死亡率

孕产妇死亡率（MMR）是指一定时期内（通常为1年）每万例或每十万例活产中孕产妇的死亡数。该指标从妊娠开始到产后42天内，将各种原因（除意外事故外）造成的孕产妇死亡均计算在内。活产则指不论妊娠时间长短，娩出后有心跳、呼吸、脐带搏动、随意肌收缩4项生命体征之一的新生儿。

孕产妇死亡率是衡量一个国家或地区的妇幼卫生保健水平及能力的重要指标，也是衡量一个国家或地区综合卫生保健水平的重要指标。目前，中国的孕产妇死亡水平已经达到了发达国家水平，但地区间并不平衡，需要关注老、少、边、穷地区孕产妇的保健问题，降低这些地区的孕产妇死亡率。

（四）产前保健覆盖率

产前保健覆盖率是指妊娠期间因妊娠相关原因至少接受过1次熟练医护人员诊治的孕妇比例，常用百分率表示。衡量产前保健覆盖率对监测和评价新生儿健康和存活率方面具有重要的作用。WHO以及目前中国的标准均为在怀孕期间至少得到5次孕产期保健服务，每次的产前保健

服务的时间不同，内容有所侧重。

（五）由熟练医护人员接生婴儿的比例

熟练医护人员是经过教育和培训的经认可的卫生专业人员，如助产士、医生或护士等。这些医护人员应熟练掌握正常（不复杂）怀孕、分娩和产后管理以及女性和新生儿并发症的识别、管理和转诊所需的技能。由熟练医护人员接生婴儿的比例是衡量卫生系统的运作和为分娩提供充分覆盖潜力的标准。对于国家之间的比较，建议的数据周期为3～5年。

目前中国提倡住院分娩，该比例即为新生儿在医院出生的比例。该指标反映一个国家或地区孕产妇及新生儿的保健水平，是降低孕产妇死亡率、降低新生儿及婴儿死亡率的重要指标，同时反映了一个国家或地区的综合卫生保健水平和能力。

由于中国目前99%的孕产妇为住院分娩，未能住院分娩的人员主要分布在极少数边远地区且有特殊情况。中国绝大多数孕产妇能够获得有效的分娩服务，她们更加需要的是能够在安全舒适的环境中获得有隐私保护的、尊重的服务。因此，提升医护人员保护群众利益的意识、增强他们人文关怀的水平和能力，应该是今后在生殖健康服务中提供“以人为本”服务的关键。

（六）基本产科保健的可获得性

基本产科保健的可获得性是指每50万人群中具有基本产科保健功能的机构数目。基本产科保健机构，是指在过去3个月中至少提供1次含几项基本产科保健服务的机构，即使用非肠道抗生素、催产药和抗惊厥药物及手动摘除胎盘及取出残留物（如手动真空抽吸），以及协助阴道分娩（真空抽出或产钳）等。

（七）综合产科保健的可获得性

综合产科保健的可获得性是指每50万人群中具有综合产科保健功能的机构数目。综合产科保健机构指在过去3个月中，除了几项基本产科保健服务外，至少进行过1次手术（剖宫产）和输血的机构。国际上建议的最低可接受覆盖率为每50万人应有4个基本产科保健机构和1个综合产科保健机构。

基本产科保健的可获得性和综合产科保健的可获得性均为在紧急情况下提供紧急妇科救助能力的机构情况，反映一个国家或地区对孕产妇的救治水平和能力。

（八）围产儿死亡率

围产儿死亡率（PMR）是指每1000名新生儿中的围产儿死亡人数，常以千分率表示。围产儿死亡的定义各国不同，国际上提出的围产儿死亡是从怀孕22周（154天）或出生体重≥500 g开始，到出生后第7天这一期间，因胎（婴）儿疾病或影响胎（婴）儿的孕产妇疾病所引起的死胎、死产及新生儿死亡。我国则是指怀孕28周或出生体重≥1000 g到出生后第7天这一期间，发生的死胎、死产和新生儿死亡。该指标反映了一个国家或地区的孕产妇保健水平和能力，可以反映妇幼保健工作质量，是比较不同国家、人口或机构以及随时间变化的妊娠分娩结局的综合衡量标准。

（九）低出生体重婴儿的比例

低出生体重婴儿的比例是指某地区一年内出生体重低于2500 g的婴儿数与活产数之比，常以百分率表示。低出生体重婴儿的比例是对许多因素的粗略衡量，包括产妇营养（儿童、青春期、孕前和怀孕期间）、生活方式（如酒精、烟草和药物使用）以及孕期其他暴露（如传染病和居住地区海拔）。低出生体重与例如围产儿死亡率和发病率、婴儿死亡率、残疾和晚年疾病等一系列不利的健康后果密切相关。低出生体重是单个婴儿存活的有力预测指标，出生体重越低，死亡风险越高。与此同时，平均出生体重较低的群体，婴儿死亡率较高。此外，低出生体重发病率与围产儿死亡率作为衡量新生儿风险的标准是相辅相成的，该指标反映胎儿及新生儿的营养水平，在一定程度上也反映了母亲的健康水平以及社会经济发展的水平。

（十）孕妇梅毒血清学检测阳性率

孕妇梅毒血清学检测阳性率是指一定时期内接受产前检查的孕妇中，梅毒血清学检查结果阳性的孕妇所占百分比。孕妇梅毒血清学检测的阳性率可以作为艾滋病病毒传播的早期预警指标，以及高危性行为的生物标志。该指标反映性病发生的严重程度，更加重要的是可以通过该指标监测并阻断母婴之间的疾病传播。

（十一）育龄妇女贫血患病率

育龄妇女贫血患病率是指一定时期内血红蛋白水平低于110 g/L（孕妇）和120 g/L（非孕妇）的育龄妇女所占百分比。但是由于氧气含量会随着海拔的升高而降低，血红蛋白水平会上升来弥补，因此，应根据海拔调整血红蛋白参考值。当然，血红蛋白水平低也可能是由于失血或与营养不良无关的疾病所致。该指标反映妇女的营养水平，孕期妇女的营养水平更可能影响到胎儿的营养水平。

（十二）因流产入院妇产科的百分比

因流产入院妇产科的百分比是指所有住院病例（计划终止妊娠除外）中，因流产（包括自然流产或人工流产）相关并发症入院所占的百分比。该指标的最佳用途是衡量流产并发症对医疗系统造成的病例负担（或费用或资源需求），也可以是衡量流产并发症情况下服务利用率的进程指标。

（十三）妇女自诉生殖器残割率

妇女自诉生殖器残割率是指相关调查中自诉经历过生殖器切割的受访妇女的百分比。女性生殖器切割，是指无论是由于文化原因还是任何非治疗性原因引起的部分或全部切除女性外生殖器或对生殖器的其他伤害。主要形式有四大类：第一类为切除或不切除部分或全部阴蒂；第二类为阴蒂切除，部分或全部切除阴唇；第三类为部分或全部切除外生殖器，缝合/缩小阴道口（去势）；第四类为阴蒂和/或阴唇刺伤、穿孔或切开，拉伸阴蒂和/或阴唇，灼烧阴蒂及周围组织，刮除阴道口周围组织或阴道口切开，将腐蚀性物质或草药引入阴道以导致出血或以收紧或缩小阴道为目的。降低妇女生殖器切割流行率是改善生殖健康方面取得进展的标志。

（十四）女性不孕率

女性不孕率是指自诉在过去2年或2年以上时间，夫妻双方性行为活跃，没有使用避孕措施，且未哺乳的，试图怀孕但未能怀孕的育龄女性所占百分比。该指标反映一个国家或地区女性不能怀孕生育的状况。在考虑不孕不育率指标时，更应该关注一些社会文化因素对不孕不育的影响，努力消除不同地区对不孕不育的文化歧视及对女性身心健康的负面影响。

（十五）男性尿道炎的报告发病率

男性尿道炎的报告发病率是指自诉在过去12个月中有一次或多次感染尿道炎的百分比。该指标一定程度上反映了男性生殖健康水平。

（十六）孕妇艾滋病病毒感染率

孕妇艾滋病病毒感染率是指在选定的产前保健机构中进行常规哨点监测期间，从15～24岁的孕妇血液样本中检测出艾滋病病毒阳性的百分比。艾滋病病毒感染率是监测艾滋病病毒流行过程和衡量干预措施效果的首选指标。该指标可以反映艾滋病发生的严重程度，更加重要的是可以通过该指标监测并阻断母婴之间的疾病传播。

（十七）知晓艾滋病预防知识率

知晓艾滋病预防知识率是指能够正确说出预防艾滋病病毒传播的主要方法，也能辨别艾滋病病毒传播或预防的错误观念的受访者所占百分比。其中预防艾滋病病毒传播的主要方法是：没有体液交流的性行为；仅与一个未受感染的伴侣有性行为；在偶发性行为时，坚持正确使用安全套。

第二节　国内生殖健康评价指标

近20年来，国内一些专家先后提出了生殖健康评价的指标体系。贺佳等提出评价生殖健康的指标应包括计划生育、母亲保健、婴儿和儿童保健、妇女病及性传播疾病情况几个方面。王燕等提出用于农村社区生殖健康评价的指标，除了应有生育与生育调节、安全妊娠与分娩、儿童健康、性健康等生物学指标外，还应纳入反映政府政策与投资、农村社区发展及妇女地位的指标。李玫等从政策支持及资金投入、服务功能落实、服务效果等方面初步构建了流动人口生殖健康服务质量评价指标体系。2008年，在WHO和联合国人口基金资助下，原卫生部委托北京大学妇儿保健中心和公共卫生学院制定了适合我国国情的生殖健康监测指标体系，包括13个反映政策和社会决定因素的指标、12个服务可及性指标、20个服务利用性指标和22个产出/效果评价指标。2013年，骆桂钗等提出了新医改背景下的生殖健康绩效评价体系，认为应包括生殖健康投入与保障、生殖健康需求与利用、生殖健康效果与效益等方面。2016年，林培君构建了适用于广东省生殖健康评价的指标体系，包括优生优育、妇女及婴幼儿保健、青少年与儿童生殖保健、生殖健康相关疾病、男性与流动人口生殖健康几个方面。2020年，中国计划生育协会、中国人口与发展研究中心联合发布的《中国生殖健康报告》中，在结合WHO生殖健康指标、可持续发展目标以及《中国卫生统计年鉴》的基础上，提出了与我国生殖健康状况密切相关的定量指标。

一、人口计划生育相关指标

我国目前使用的人口计划生育相关指标，包括总和生育率和年龄别生育率、妇女不孕率、避孕率、避孕构成和出生性别比。其中后3个指标不同于国际通用监测指标。

（一）避孕率

避孕率是指某一时点的育龄女性使用避孕方法的比例，也称“避孕普及率”。目前，在我国常使用以下指标：

1.有偶女性避孕率

有偶女性避孕率是指某一时点有配偶的育龄女性或其性伙伴使用避孕方法的比例。该指标可以反映有配偶女性采取避孕方法的普遍程度。

2.满足计划生育需求比例

满足计划生育需求比例是指想要停止或延迟生育的育龄女性能使用避孕措施的比例。该指标可以反映避孕服务的可获得性。

3.未满足计划生育需求比例

未满足计划生育需求比例是指已婚或同居育龄女性中，不想生育或希望延迟生育但没有使用避孕措施的女性所占比例。该指标可以衡量一个国家或地区在满足避孕需求方面的行动效果。

（二）避孕构成

避孕构成是指某地区使用不同避孕方法的育龄女性占所有使用者的比例，包括绝育构成、宫内节育器构成、避孕套构成、避孕药构成、传统避孕方法构成等。该指标可以反映不同地区主要避孕方法的使用特征，以及不同育龄群众对使用某种避孕方法的倾向性。

（三）出生性别比

出生性别比是指一定时期内某地区出生的男婴与女婴人数之比，是衡量社会性别平等的重要指标。根据大量观察，出生婴儿男多于女，出生性别比一般在103～107，但由于男性死亡率高于女性，到青壮年时期，人口的性别比在100左右，到老年期，则降至100以下。了解性别比对于国家和民族有重要意义，可以提前预测和关注由于性别比例失调可能引起的各种社会问题，早期提出对策。

二、母亲安全相关指标

我国目前使用的母亲安全相关指标，包括孕产妇死亡率、产前检查率、基本产科保健、综合产科保健的可获得性、妇女贫血患病率、由熟练医护人员接生的婴儿比例和住院分娩率、“两癌”（宫颈癌、乳腺癌）筛查率及死亡率、人工流产水平。其中前几个指标属于国际通用指标，前文中已详述，下面介绍后3个指标：

（一）由熟练医护人员接生的婴儿比例和住院分娩率

由熟练医护人员接生的婴儿比例是国际通用的生殖健康监测指标，但由于在我国99%的孕产妇为住院分娩，因此，常使用住院分娩率来衡量一个地区孕产妇及新生儿的保健水平。

（二）“两癌”（宫颈癌、乳腺癌）筛查率及死亡率

由于宫颈癌和乳腺癌（简称“两癌”）是严重威胁女性健康的两大疾病，因此，我国将“两癌”检查覆盖率、早诊率和死亡率纳入生殖健康监测指标体系中。

1.“两癌”检查覆盖率

“两癌”检查覆盖率是指某年某地区每100名35～64岁女性中实际进行宫颈癌和乳腺癌检查的人数。亦可分为单病种检查覆盖率，即宫颈癌检查覆盖率和乳腺癌检查覆盖率。

2.宫颈癌早诊率和乳腺癌早诊率

宫颈癌早诊率指某年某地区进行宫颈癌检查的女性中宫颈组织病理结果为CIN2、CIN3级别病变、原位腺癌和微小浸润癌的人数，与实际检查人数中宫颈组织病理结果为癌前病变即浸润癌的人数之比。乳腺癌早诊率则指某年某地区进行乳腺癌检查的女性中乳腺癌检查结果TNM分期为0期+Ⅰ期+Ⅱa期的人数，与实际检查人数中检查结果为乳腺癌并获得TNM分期的人数之比。目前，根据国家卫生健康委《农村妇女“两癌”检查项目管理工作规范》中的要求，农村地区妇女宫颈癌早诊率应达到60%以上，乳腺癌早诊率应达到90%以上。

3.宫颈癌死亡率和乳腺癌死亡率

宫颈癌死亡率和乳腺癌死亡率指某年某地区每10万女性中死于宫颈癌及死于乳腺癌的人数。

（三）人工流产水平

通常使用人工流产率、出生人流比和人工流产比例3个指标衡量人工流产的水平。

1.人工流产率

人工流产率是指一定时期内每1000名育龄女性中发生人工流产的数量。

2.出生人流比

出生人流比是指某地区在一定时期内人工流产数量与同期活产婴儿之比。

3.人工流产比例

人工流产比例是指某一时期的人工流产数量与该时期怀孕的育龄女性人数之比。

三、婴儿和儿童保健相关指标

我国目前除了应用国际通用的围产儿死亡率和低出生体重婴儿的比例来衡量孕产妇保健及婴幼儿保健能力外，还使用了新生儿死亡率、婴儿死亡率和5岁以下儿童死亡率3个指标，另外，还有活产低体重儿百分比、出生过大儿百分比、出生性别比、出生缺陷率、伤残儿童比等。以下主要介绍前3个指标：

（一）新生儿死亡率

新生儿死亡率（neonatal mortality rate）是指一定时期内（一般为1年）每1000名新生儿中的死亡数。新生儿死亡指出生至28天内活产后发生的死亡。该指标可衡量某地区的母婴保健水平。

（二）婴儿死亡率

婴儿死亡率（infant mortality rate）是指一定时期内（一般为1年）每1000名活产婴儿中未满周岁的婴儿死亡数。该指标也被用来衡量某地区的母婴保健水平。

（三）5岁以下儿童死亡率

5岁以下儿童死亡率（under-five mortality）是指一定时期内（一般为1年）每1000名活产婴

儿中未满5岁儿童的死亡数。该指标可衡量某地区的儿童保健水平。

四、性健康与性传播疾病控制相关指标

目前，我国用于评价性健康与性传播疾病控制的4个指标，包括孕妇梅毒血清学检测阳性率、男性尿道炎的报告发病率、孕妇艾滋病病毒感染率、知晓艾滋病预防知识率，均属于国际通用评价指标。

五、青少年性与生殖健康相关指标

近年来，青少年的性与生殖健康问题成为国际上普遍关注的问题。为了及时掌握青少年的性与生殖健康状况及发展趋势，我国确定了以下3项衡量青少年性与生殖健康状况的指标：

（一）青少年艾滋病知识知晓情况的比例

1. 青少年安全套知晓情况的比例

青少年安全套知晓情况的比例是指在15～24岁青少年中，知晓坚持正确使用安全套可以预防艾滋病病毒感染的人所占比例。

2. 青少年知晓艾滋病病毒传播情况的比例

青少年知晓艾滋病病毒传播情况的比例是指在15～24岁青少年中，知晓一个看似健康的人也有可能传播艾滋病病毒感染的人所占比例。

（二）15～19岁女性有过性行为的比例

15～19岁女性有过性行为的比例是指在15～19岁女性中，发生过性行为的人所占比例。

（三）青少年生育率

青少年生育率（adolescent fertility rate）是指每1000名女性青少年中有生育行为的人数，其中以15～24岁青少年生育率为衡量青少年生殖健康状况的常见指标。

（苏莉）

参考文献

[1] 贺佳，贺宪民，高尔生，等. 生殖健康综合评价模型的研究——生殖健康综合评价方法研究[J]. 生殖与避孕，2001，21(2)：101-103.

[2] 李孜，张明，刘智勇，等. 流动人口生殖健康服务质量评价指标体系的研究与构建[J]. 中国计划生育学杂志，2008，16(10)：594-597.

[3] 赵更力，张小松，王晓莉，等. 中国生殖健康监测指标体系的建立[J]. 中国妇幼健康研究，2012，(2)：155-158.

[4] 中国计划生育协会，中国人口与发展研究中心. 中国生殖健康报告[M]. 北京：知识产权出版社，2020：44-64.

[5] 国家卫生健康委员会. 2021中国卫生健康统计年鉴[M]. 北京：中国协和医科大学出版社，2021：215-216.

第八章
生殖健康管理学中流行病学的应用

第一节　概　述

一、流行病学的概念与特点

流行病学是研究人群中与健康有关状况的分布和影响因素，并为预防和治疗各种疾病提供参考依据的学科。流行病学侧重于进行比较，建立因果关系、评估信息，以帮助有关部门制订更有效的计划、政策和遏制措施来保护人口。早期因传染病肆虐，为应对传染病，人们深入开展流行病学调查研究，进而采取措施使传染病得到控制。后来，流行病学又被应用于慢性非传染性疾病，以及伤残等方面的研究。流行病学作为重要的医学科研方法，应用广泛，涉及社会、自然和医学等各个学科。

流行病学具有以下学科特点：①研究对象是特定群体，而非个体。②研究内容是疾病和健康状况的分布及影响因素。③目的是为控制疾病与健康问题而提供科学依据。④方法学上强调严谨性，以减少混杂因素与偏倚的影响，使分析与结论更加真实、可靠。⑤流行病学与基础、临床、医学及社会学科等关系密切并相互渗透，形成了新的交叉学科，如分子流行病学、临床流行病学、环境流行病学及职业病流行病学等。

二、生殖健康流行病学在生殖健康管理中的应用

19世纪初，匈牙利医学家塞麦尔维斯（Ignaz Semmelweis）发现由医学生接生的产妇死于产褥感染者多于助产士接生者，他认为这可能与医学生和助产士洗手行为的差异有关，这即为流行病学在生殖健康领域的早期应用。现代生殖流行病学在20世纪得到充分的发展，且应用越来越广泛，包括性发育、性行为、避孕（方法）、生育、意外妊娠、人工流产、孕产妇和婴幼儿发病率及死亡率、男性及女性生殖系统疾病，以及妇幼保健与计划生育服务体系等方面。

生殖健康管理学将管理学的理念应用于生殖健康领域，是管理学、预防医学、生殖医学的交叉学科。它是通过对个体或群体的性与生殖有关的疾病或健康状况全面监测、分析、评估，并对生殖健康危险因素进行干预的全过程，主要是研究性与生殖相关疾病的自然史、分布及流行特征，以便做出“社区诊断”，找出当前应优先考虑解决的最主要的公共卫生问题。随着生殖健康管理学科的发展，越来越需要专业人员掌握流行病学的方法，为此，生殖健康流行病学（reproductive health epidemiology）应运而生。生殖健康流行病学是研究人类生殖系统及其功能疾病相关

状况的分布及其影响因素的新兴学科，通过应用流行病学方法开展病因探索，进行生殖健康风险评估，然后基于评估结果提出合理的健康干预措施并评价干预效果，最终制定出科学正确的管理决策，以提高男性、女性的生殖健康水平。

第二节　常用的流行病学方法

流行病学作为一门方法科学，通过观察、询问、体格检查及临床诊断等多种方法了解人群的疾病和健康状况，描述其频率和分布特征，通过对比、归纳和综合提出某一因素与健康结局是否存在联系的假设，然后分析性研究检验假说，最后通过实验性研究验证假说。当了解清楚疾病的发生、发展规律及影响因素后，还可以应用数学统计模型对疾病做出预测。流行病学研究方法分为理论性研究（theoretical study）、观察性研究（observational study）和实验性研究（experimental study），且每一种研究类型包括多种研究设计，见图8-1。理论性研究是在了解疾病的流行过程及影响因素后，将影响疾病发生或流行的主要因素作为参数构建数学统计模型的一种流行病学方法。观察性研究是通过观察、记录和描述研究对象的特征，然后进行对比分析的一种流行病学方法。实验性研究则是人为地进行干预，然后进行分析的研究方法。

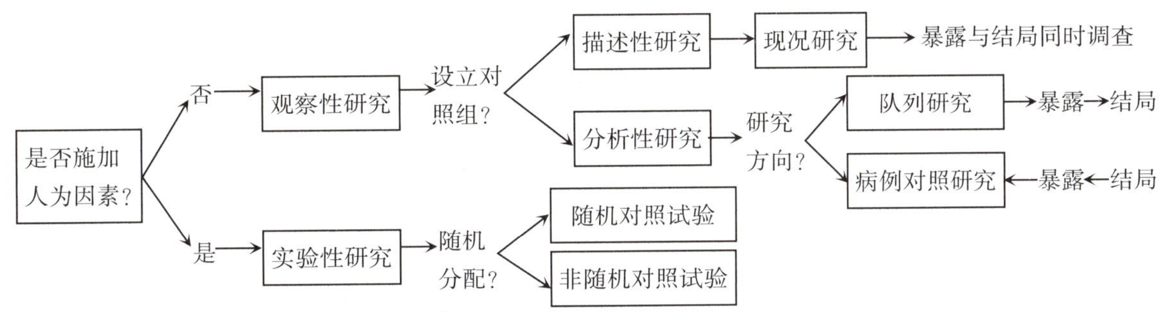

图8-1　常见的流行病学研究方法（原创）

一、观察性研究

观察性研究即非实验性研究（non-experimental study），指观察、访问并客观记录研究对象的特征，然后描述并进行对比分析的一种研究方法。观察性研究按照是否在研究设计阶段设立专门的对照组，又分为描述性研究和分析性研究。由于研究者未对研究对象人为设置处理因素，仅通过观察来收集研究因素与健康结局等相关资料，研究对象的特征、暴露因素及水平有未进行随机分配等局限性存在，因此，其研究结果不能证实因果关系。

（一）描述性研究

利用已有的或调查的资料，描述特定时间和特定范围人群中疾病或健康状况的分布特征，为后续开展分析性研究，提供病因线索。主要的描述性研究方法如下：

1.现况研究

现况研究指应用普（抽）查的方法，收集特定时期和特定人群疾病或健康状况相关因素的资料，阐明其分布特点，再加以比较研究，为确立病因假设提供依据。现况研究是在某一时间点或在短时间内完成，故称为“横断面研究”（cross-sectional study），主要用于描述性与生殖相关疾病或健康问题的分布特征，确定高危人群，达到早识别、早诊断、早治疗的目的。

例如，2019—2020年在全国范围内开展的一项大学生性与生殖健康现状及其影响因素的调查中发现，首次性行为时未采取避孕方法者占15.61%，从不采取或仅偶尔采取避孕方法者占11.03%，每次性行为都采取避孕方法者占56.98%。另一项2021年全国31个省3153名育龄期女性参加的“中国育龄女性生殖健康”现况调查发现，有月经相关症状者占50.8%，多表现为痛经、月经不规律和经量异常增多等。其他较为常见的还有其他妇科症状和乳房症状，自报症状比例分别为30.2%和20.5%。30～39岁的育龄女性在所有年龄段中有妇科症状的比例最高，达72.3%。这些研究成果为改进我国青少年性与生殖健康相关政策及女性生殖健康策略提供了重要的理论依据。性与生殖健康等领域的现况研究成果可用于衡量国家或地区的性与生殖健康卫生水平，评估社会卫生服务需求，制订社区卫生规划，并为政府部门的科学决策提供依据。此外，通过重复开展现况研究，对比不同阶段的患病率，可用于疾病监测、预防接种实施效果评估。现况研究有普查和抽样调查两种方法。

（1）普查（census）

普查指在特定时间或时期内，对特定范围内全部人群进行调查的方法，可用于了解某个地区居民中某些慢性生殖道疾病的患病情况，以及性与生殖疾病的早期预防，如女性的宫颈癌普查。普查的优点是可对研究对象的多种性与生殖疾病或健康状况同时开展调查，能发现全部病例，没有抽样误差，但是因其人力、物力和时间成本高，不宜用于无简便诊断手段及患病率低的疾病。

（2）抽样调查（sampling survey）

抽样调查指对特定时间、特定人群随机抽样，通过调查样本人群推论总体情况。样本量足够大，调查数据可靠、分析正确，调查结果则可推论总体。优点是省时、省力，但是设计复杂，而且研究对象变异度大，患病率太低或需普查普治的疾病不适用。抽样包括非随机和随机抽样，后者遵循随机化原则，以保证样本代表性。常见的随机抽样方法有单纯随机抽样、系统抽样、分层抽样、整群抽样和多阶段抽样。

（3）现况研究的优缺点

现况研究的优点在于首先从目标人群中随机选择代表性样本，并进行暴露因素与疾病状况间的对比和分析，使研究结果可信度较高。其次，研究对象按照患病或暴露情况划定分组，自然形成来自同一总体的对照，使研究结果更具有可信度。再次，因采用问卷调查或采样监测等方法收集资料，可同时研究多种暴露因素与疾病状态之间的关系。

现况研究的缺点是难以确定疾病与暴露因素前因后果的时间关系，而且调查结果只能说明目标人群在某一时间点是否患病，不能获得发病率，除非在稳定群体中持续进行现况调查。此外，处于潜伏期或者临床前期的病人，很容易被误以为是正常人，因此，目标人群的患病率被低估，造成研究结果的偏差。

（4）现况研究的常见偏倚及其控制

偏倚（bias）是指在研究设计、执行、数据处理和分析以及推论总体等环节中产生的系统误差，还包括结果解释、推论片面性导致的研究结果与真实情况间的倾向性差异，从而导致错误的结论。流行病学研究的偏倚，可分为选择偏倚、信息偏倚和混杂偏倚。研究设计阶段由于目标人群选择不恰当，致使样本代表性差、研究结论发生偏离，研究结果不能外推。信息偏倚又称为“观察偏倚”或“测量偏倚”，是在获取数据时出现的系统误差。测量有误、诊断不清楚或资料缺失都可引起信息偏倚。混杂偏倚（confounding bias）是由于一些外界原因的出现，掩盖或夸大了研究因素与疾病间的联系，又称为“混杂”（confounding）。引起混杂的因素称为“混杂因子”（confounder）。

现况研究中，产生偏倚的原因有：①选择研究样本时，错把随机抽样看作随意抽样。②更改抽样方法。③无应答偏倚，即调查对象由于各种原因不能参加调查，应答率明显下降（尤其是<70%），调查结果难以估计研究总体的结论。④幸存者偏倚，即调查对象均为幸存者，使研究结论片面化。⑤报告或回忆偏倚，即询问研究对象时，因种种原因回答不准确，或者遗漏问题。⑥调查偏倚，即调查员有意识研究某些人的某些特征，而忽视其他人的这些特征。⑦测量偏倚，即数据收集过程中，检验方法不恰当、操作不标准等。偏倚通常是可以减少或者避免的，因此，需要对调查数据实施质量控制以减少偏倚，例如：严格抽样方法，确保随机化；提高依存性；正确选择测量工具和方法；调查员统一技术培训，统一标准；严密审核数据；正确选择统计方法，以减少混杂因素影响。

2.生态学研究

生态学研究（ecological study）是在群体层面上研究暴露与疾病间的关系。生态学研究以人群为基本单元，描述不同人群中研究因素暴露状况与疾病频率，分析暴露因素与疾病的关联，因此，也称为"相关性研究"（correlational study）。生态学研究广泛应用于慢性病病因探索，或环境与人群疾病（健康）状态关系的研究，为研究假设的建立提供依据。但因其无法获得个体的暴露与效应（疾病）间的因果关系，提供信息不完全，仅能提供一定的病因线索。生态学研究还可用于估计疾病的发展趋势，为制定防控策略提供参考依据。

巴西儿童体重不足与卫生服务和社会经济学变量之间的生态学研究结果显示，女性文盲率、参与生长发育监测以及城市化程度与体重不足婴儿/儿童呈相关关系。另一项葡萄牙的研究利用2000—2015年出生信息系统中未成年母亲所生婴儿的出生记录进行生态学回顾定量研究，分析了巴拉那市少女怀孕的趋势和因素。研究结果表明，该市10～19岁少女怀孕率呈显著下降趋势，15～19岁的范围也显示出下降趋势；没有伴侣和受教育年限少于8年，均与未成年女性怀孕的风险增加有关。这些研究结果的意义在于，提出了一种在生态学水平上系统地检查危险因素的模式，另一方面使提出的干预措施更有针对性。缺点是在生态学研究中，因其以人群作为观察和分析单位以及存在的混杂因素等，可能造成研究结论与真实情况相悖，即生态学谬误。

3.病例报告

病例报告（case report）通常详尽描述了医学上较罕见病例中的部分病例或某些特殊病例，属于定性研究的一种。通过个案特征描述，探求其产生的原因，为医务工作者提供分析和决策的线索。

巴西Reproferty生殖医学诊所发表了一例39岁未生育女性因系统性红斑狼疮伴抗核抗体和抗磷脂抗体（antiphospholipid antibodies，aPLs）、高血压和复发性流产（recurrent spontaneous abortion，RSA）而就诊并接受辅助生殖治疗的病例报告，报告中介绍，该患者在辅助生殖和产前治疗期间对依诺肝素和泼尼松的反应良好，并最终成功怀孕。因此，报告认为在产前治疗过程中，免疫抑制剂和血液稀释剂可以被安全推荐用于系统性红斑狼疮患者的治疗，而且在其怀孕期间依然可以同时服用依诺肝素和泼尼松两种药物。

（二）分析性研究

分析性研究虽然可以检验假设，但其研究结果也可能引起新的假设。主要有队列研究和病例对照研究两种方法。

1.队列研究

（1）概述

队列研究（cohort study）是按照暴露因素及暴露水平将人群分组，再追踪结局，通过对比各组间结局频率的不同，以此判断暴露原因和结果之间的因果关系及关联程度。暴露（exposure）

是指研究对象接触过某种外源物或具有某种特征/行为，在队列研究中的暴露必须是与研究目的有关的。暴露可以是有利的，也可以是不利的。队列人群的暴露客观存在，并非人为设定或者随机分配的，当然通常在设计阶段就会设置对照。队列研究一开始确定目标人群暴露状况，然后探索暴露与疾病的关系，由“因”及“果”的论证力度较强，仅次于随机对照试验（randomized controlled trial，RCT）。当随机对照试验因伦理等问题很难开展时，队列研究是因果关联证据的最佳来源。

队列研究的主要优点在于资料客观可靠，一般不存在信息偏倚；可获得目标人群的发病率/死亡率，直接计算归因危险度（attributable risk，AR）和相对危险度（relative risk，RR）等指标；检验假设能力较强，可证实病因联系；可能获得预期外的疾病结局资料，分析一“因”多“果”的关系。缺点是不适用于发病率较低疾病的病因研究；容易失访；人力、物力和时间成本高；随访中可能引入新变量，或已知变量变化等，结局将受到影响，造成分析过程的复杂化。

队列研究在生殖健康领域中的应用较为广泛，如研究某一暴露因素与出生结局以及儿童生长发育的关系，或者某因素与生殖道肿瘤的关系等。2012年，由广州妇女儿童医疗中心建立的正常人群亲子队列，招募了广州市30000名孕妇及其所生婴儿，从婴儿的胎儿期开始直至其老年，定期收集其生长发育、疾病或健康等资料，开展长期的前瞻性研究，探索孕母接触外源因素对于胎儿及儿童生长发育的影响，验证不良妊娠结局与儿童期疾病的病因假设。2018年，北京妇产医院牵头建立出生人口队列，拟以50万孕妇为基础，研究孕期环境因素暴露与出生缺陷风险的关系。

（2）分类

按照研究对象纳入时间和研究终止时间的不同，队列研究又可分为前瞻性队列研究、历史性队列研究和双向性队列研究。

1）前瞻性队列研究

根据目标人群的暴露情况进行分组，前瞻性获取数据，经过一段时间后获得研究结果，称为“前瞻性队列研究”（prospective cohort study）。在前瞻性队列研究中，研究者按照设计要求直接获得第一手资料，信息偏倚程度较小，研究结果也比较可信。缺点是目标人群样本大，耗费人力、物力和时间。例如，南京医科大学通过建立大规模前瞻性不孕不育和辅助生殖人群及其子代队列，纳入卵胞浆内单精子注射技术或体外受精受孕母亲及其子代，同时还纳入自然受孕母亲及子代。先后进行了产前、出生时、出生后6个月及1年共4次随访，比较了各组出生缺陷患病率，进而评估了不同的辅助生殖技术、不同的不孕不育特征与出生缺陷风险的关联。研究结果显示，辅助生殖技术致子代出生缺陷风险的增加，可能归因于不孕不育患者的自身特征。某些辅助生殖治疗方案虽可能存在一定风险，但总体危害较小，这为优化辅助生殖措施提供了重要的理论依据和线索。

2）历史性队列研究

历史性队列研究是指基于现有的历史数据，根据目标人群在过去特定时间的暴露情况分组，研究开始时已有结局，不需要前瞻性观察，也称为“回顾性队列研究”（retrospective cohort study）。历史性队列研究中，暴露和结局资料均为已有的历史资料，尽管暴露与结局跨时比较长，但实际收集和分析资料时间较短。例如，2021年发表在*Clinic Infectious Diseases*杂志上的一项“关于怀孕期间季节性流感疫苗接种和活产婴儿严重先天性畸形发生风险”的历史性队列研究，收集了英国初级保健系统中2010—2016年间分娩的所有单胎活产信息、医院的住院数据、国家统计局的死亡数据及皇家全科医院监测研究中心的流感数据，并将各系统中的数据进行关联分析。然后使用多变量Cox回归评估孕早期流感疫苗接种与分娩后1年先天性心脏缺陷

（congenital heart disease，CHD）之间的关系，结果认为孕早期疫苗接种与儿童先天性心脏缺陷之间缺乏关联性。历史性队列研究因其省时、省力、出结果快的特点而深受欢迎，但其缺点是历史资料积累时没有质量控制，所以信息资料未必符合要求。总的来说，历史性队列研究本质上仍属于由“因”及“果”的研究方法。

3）双向性队列研究

基于历史性队列研究，继续前瞻性观察一段时间后可获得结局的队列研究，称为“双向性队列研究”（ambispective cohort study）。兼有前瞻性和历史性队列研究的特点，从某种意义上可弥补前两者的缺点，也称为“混合型队列研究”。

（3）常见偏倚及控制

队列研究在设计、执行和数据分析等各个环节都可能产生偏倚，包括选择、信息和混杂偏倚。选择偏倚常发生于目标人群中，部分人拒绝参加研究；历史性队列研究中，记录不完整；研究对象全部由志愿者构成，而且通常是健康者或是有特殊习惯及偏好的人；临床早期的患者，研究之初并没有发现，产生错误分类。为此，即使抽样方法正确，也可能出现上述偏倚，如果抽样方法错误或执行不规范，将导致严重的选择偏倚。长时间随访中，研究对象可能由于各种原因退出研究，即失访（loss of follow-up）。若暴露组与对照组的失访数量不相等，则会导致失访偏倚（follow-up bias）。失访率如果大于20%，则调查的准确性遭到质疑。

选择偏倚的预防首先要有正确的抽样方法，以及遵循随机化原则；严格按标准选择研究对象；尽量提高应答率和依存性。历史性队列资料中，所有研究对象档案资料的丢失或不全记录应在一定限度内，否则应谨慎采用。减少失访偏倚就是要尽可能提高研究对象的依存性。

此外，有两种补救措施：查询失访者是否已死亡及其原因，若失访者与不失访者所研究疾病死亡率相同，则推测的发病率也大体相同；对比基线数据，若失访和未失访者基线数据相似，则出现不同疾病发病率的可能性小。信息偏倚可能是由于检查所用仪器设备的不准确、测量方法不正确、询问方法不佳、医生诊断水平不高或标准不明确、记录错误或错误分类等造成。选择精确稳定的检测方法、校准仪器、严格执行操作规程、同等对待研究对象、提高诊断技术、进行调查员培训等，均有利于减少信息偏倚。性别和年龄等是最常见的混杂因素，因此，在研究设计阶段对研究对象做出限制（如限制为某一年龄层、某一性别），然后匹配对照组，使暴露组和对照组具有可比性。在数据分析阶段，判断混杂因素的存在情况，并通过分层、标准化或多因素分析，可控制混杂因素的影响。

2.病例对照研究

（1）概述

病例对照研究（case-control study）又称“回顾性研究”，研究对象包括有或无某一健康问题或疾病的人群，其中具有健康问题或疾病的研究对象称为“病例”，无健康问题或疾病的研究对象称为“对照”，是通过调查两组人群的危险因素暴露史，比较其差异性，从而推断病因的一种流行病学方法，见图8-2。与队列研究不同的是，病例对照研究由“果”及“因”，即疾病发生后追溯病因，只能在一定程度上检验病因假说。该研究中暴露情况非人为控制，因此，也是观察性研究的一种类型。

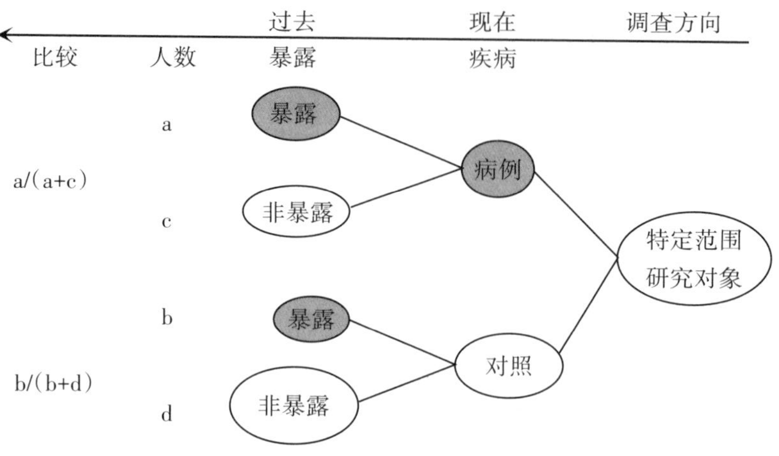

图8-2　病例对照研究设计示意图（原创）

相对于队列研究，病例对照研究的优点在于不需要太大的样本量，适用于罕见病研究、慢性病研究，具有省时、省钱、易实施的优点。缺点则是：不适用于目标人群中暴露比例很低的因素；病例和对照可能来自两个不同人群，造成偏倚；暴露资料是从发生疾病后回忆获得的，容易导致人为错误或可能导致选择回忆；暴露与疾病的先后顺序难以确定，因果关联论证强度不如队列研究；不能直接分析相对危险度（RR），只能用优势比（odds ratio，OR）来估计RR。

病例对照研究在生殖健康领域的应用极为广泛。1966—1969年间，美国波士顿的医生赫布斯特（AL Herbst）对8例阴道腺癌患者，按其出生时间以1:4的比例匹配了对照，然后调查收集了这些患者母亲的基本信息，包括年龄、哺乳史、吸烟史，以及用药史和X线照射史等，结果显示，妊娠早期使用雌激素受体类药物己烯雌酚者，其女儿阴道腺癌发生率上升。

（2）分类

传统的病例对照研究有非匹配病例对照研究和匹配病例对照研究，目前又衍生出巢式病例对照研究、病例-队列研究、病例-病例研究等新方法。

1）非匹配病例对照研究

非匹配病例对照研究又称“成组病例对照研究”，即在特定患者与一般对照组人群中，选择相当数量的研究人群进行组间对比，选择对照者无其他限制和要求，一般而言，对照人数≥患者人数。这种方法容易实施，但也容易受到混杂因素的影响。2018年7月—2019年3月，在尼泊尔卫生机构分娩的母亲中进行了一项不匹配病例对照研究。该研究中的病例和对照以1:2的比例随机选择，共纳入123个病例和246例对照，通过访谈和医疗记录评估有关暴露状态。

2）匹配病例对照研究

匹配病例对照研究是根据某种因素或特征将对照与患者进行匹配，以排除上述因素的影响。这种方法虽然提高了研究效率，但也增加了对照选择、数据整理和统计分析的难度。国内学者为了探讨孕妇膳食VD摄入量、血清VD浓度与先兆子痫发生风险的关联性，进行了1:1匹配的病例对照研究。在2016年3月—2019年6月期间共招募了440对参与者，使用半定量食物频率表进行膳食调查，同时还检测了参与者血清中25(OH)D2和25(OH)D3浓度。结果表明，较高的膳食VD摄入量、血清VD浓度与孕妇先兆子痫发生风险低有关 。

3）巢式病例对照研究

巢式病例对照研究（nested case-control study）又称“套叠式病例对照研究”或“队列内病例对照研究”，指在队列观察随访期间，利用新发现的病例和队列中的非病例进行的病例对照研究。当研究疾病的新发患者数量累积到相当比例后，这些患者集中组成病例组；当每个患者纳入时，队列中的未发病者按相应要求进行匹配并随机选取纳入对照组，按匹配病例对照研究的方法进行统计学分析。例如，在芬兰赫尔辛基大学医院开展的一项关于复发性流产免疫学和微生物学病因探索的前瞻性队列研究中，研究者在2018—2020年间，招募了16名有连续2次及2次以上自发性流产史的女性作为病例组，同期还招募了40名因伴侣患男性不育症接受辅助生殖治疗的健康女性作为对照组。入组后，医护人员详细记录了她们的医疗史和生殖史，并调查了感染、抗生素或益生菌的使用、性行为和教育背景等情况。同时，还收集了她们的阴道和子宫内膜样本，使用16S rRNA基因扩增测序技术分析了她们子宫内膜和阴道微生物群的组成，比较了病例组和对照组的阴道和子宫内膜样本微生物群的差异性。结果发现，复发性流产女性子宫内膜样本中的脆乳杆菌丰度较健康女性低，相反，其子宫内膜和阴道样本中的加德纳菌丰度较高，而且在复发性流产女性中，22%的子宫内膜和36%的阴道样本中检测到真菌，提示复发性流产可能与生殖道微生物群的失调有关。

4）病例-队列研究

病例-队列研究（case-cohort study）又称“病例参比式研究”（case-base reference study），是病例对照研究与队列研究相结合的另一种形式。开始时，按相应比例随机抽取队列中代表性样本作为对照，结束时，队列中出现的所研究疾病的全部患者作为病例，然后比较分析。挪威的母乳研究（2002—2009年）是一个由2606对母婴组成的前瞻性多中心出生队列，其中1326对是母子对。基于病例队列设计原理，研究人员选取了641对母子对，对母乳中可能存在的27种潜在内分泌干扰物暴露与队列中男孩先天性隐睾症风险之间的关联进行了分析。结果显示，先天性隐睾症患病率为6.1%，其中一半在出生后2个月内自发下降，之后患病率稳定在2.2%～4.1%；在第6、12、24个月时，隐睾症的患病率为2.74%，而且还发现多氯联苯-74、多氯联苯-114和β-六氯环己烷可能是先天性隐睾症的最佳预测指标。

（5）病例-病例研究

病例-病例研究（case-case study）是对同一种疾病的两个亚型进行对比研究的方法，又称“单纯病例研究”（case only study）。病例-病例研究适用于研究不同亚型疾病的病因差异，但容易掩盖或低估相同/相近的危险因素。此外，这种方法也可用于研究遗传与环境因素的交互作用。2016—2017年在昆明某三级综合医院开展的自然流产中胎儿核型影响因素的病例-病例研究中，共招募252名被诊断为自然流产的孕妇，比较其有或无胚胎染色体畸变的自然流产影响因素的差异。结果与胚胎核型正常的流产相比，核型异常的流产发生与父母年龄及母亲血清同型半胱氨酸水平升高呈正相关，但与既往流产和感知噪声呈负相关。

（3）常见偏倚及控制

病例对照研究容易产生偏倚，3种偏倚都可能发生。选择偏倚常发生于设计阶段，主要包括入院率、现患-新发病例、检出证候、时间效应等类型的偏倚。信息偏倚是获取或整理数据过程中出现的系统误差，包括回忆和调查偏倚。混杂偏倚是某些可能歪曲或影响暴露与疾病关联程度的因素，通过严谨的设计和细致的分析可以识别并控制这些偏倚。尽可能在社区人群中选择病例和对照，以保证较好的代表性；若以医院的患者为基础开展病例对照研究，最好能在多个不同层次、不同种类的医院中选取一定时间内持续观察某种疾病的全部患者或随机样本，在与病例相同的医院的多个科室、多病种患者中选取对照，以尽可能减少入院率偏倚。选择新发病例，以避免或减少现患病例-新发病例偏倚，同时在医院收集病例时，最好包括不同来源的早、中、晚期病人，以减少检出证候偏倚。充分利用客观记录资料，在问卷调查时注意询问技巧，以及选择新发病例作为研究对象可减少回忆偏倚。调查员应统一提问方式和调查技术，尽可能使用定量指标，应由同一调查员调查病例和对照，调查环境一致等均可减少调查偏倚。调查员做好解释说明工作，充分取得研究对象的支持和配合，有利于减少报告偏倚。设备与仪器精良、统一，使用前校准，可减少测量偏倚。研究设计阶段限制和匹配研究对象，资料分析阶段采用分层研究或多因素分析等方法，则可减少混杂偏倚。

二、实验流行病学

实验流行病学（experimental epidemiology）是将来自同一总体的研究对象随机分组，对实验组施加干预改变疾病发展的自然状态，然后随访并比较分析实验组与对照组人群疾病/死亡情况或健康状况的差异性，从而判断干预措施效果的前瞻性流行病学研究方法，见图8-3。

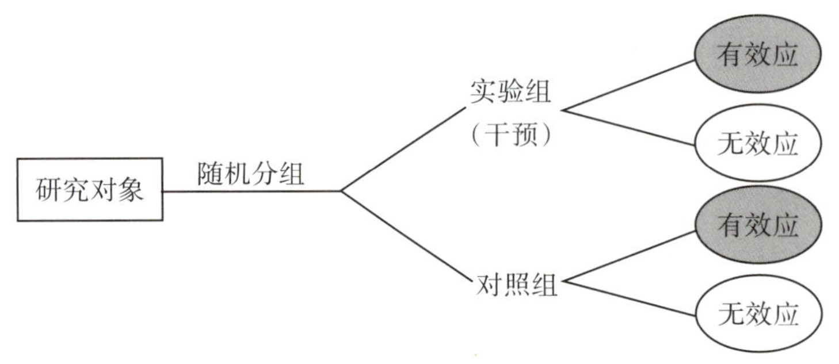

图8-3　实验流行病学设计示意图（原创）

实验流行病学不同于描述性研究和分析性研究，后两者描述或分析了人群中的某些现象，从而做出推论，属于观察法；前者因人为给予干预，属于实验法。

实验流行病学具有以下特征：①必须从某起点开始追踪研究对象。②必须施加干预措施（疫苗或药物等）。③来自同一总体的研究对象，符合纳入排除标准并签署知情同意书，然后随机分组，从而保证实验开始时，实验组和对照组具有可比性。与分析性研究相比，实验流行病学检验因果关系的假设能力强，是确证因果关系的最终手段。目前，常用于评价疾病防治、疫苗预防传染病、保健策略和政策实施等方面的效果。此外，鉴于伦理学的要求，不能使人群暴露于某种危险因素，因此，不用来确证危险因素的病因作用。

按照研究目的和研究对象的不同，实验流行病学可分为临床试验（clinical trial）、现场试验（field trial）和社区试验（community trial）。

（一）临床试验

临床试验即随机对照试验（RCT）或随机临床试验，指以住院（或未住院）病人为单位进行分组并施加干预措施，常用来测试或评价药物或医疗手段的效果。通常具有如下特征：①研究对象是基线特征尽可能一致的病人。②临床试验多在医院内进行。③多为治疗性试验。④随机分配治疗或干预措施，实施过程中还应采用盲法设计。⑤若对分配的干预或治疗方案的依存性差，应当分析原因。⑥若无可接受的其他治疗方法，对照组可应用安慰剂。

在越南胡志明市的两个试管婴儿中心开展的一项多中心随机对照试验中，共纳入1064对因女方因素就诊的不孕夫妇，将该人群以1∶1的比例随机分配，分别接受卵胞浆内单精子注射或传统体外受精治疗。结果接受卵胞浆内单精子注射和接受传统体外受精治疗的夫妇中，分别有184对和166对首次胚胎移植后活产，因此，与传统体外受精相比，卵胞浆内单精子注射并没有提高活产率。

（二）现场试验

现场试验又称“人群预防实验”（prevention trial），以未患病人群为研究对象进行试验分组，并实施某种干预措施。现场试验分为个体试验（individual trial）和社区试验（community trial），其一般具有如下特点：①研究对象通常为健康人，而不是病人。②研究地点多为社区、学校等现场。③预防性试验居多。④所需研究对象多，且随机分配。⑤若对分配的干预措施依存性差，应当分析原因。⑥尽可能采用盲法。该试验的缺点是所需样本量大和花费高，故多用于极常见和极严重的疾病预防研究。

（三）社区试验

社区试验又称“社区干预项目”（community intervention program，CIP），是以社区人群（或某一亚人群）作为整体进行试验观察，常用于某些预防措施或方案有效性的考察与评价。社区试验通常具有以下特点：①一般以社区人群或某类人群组/亚组为单位随机分配干预措施。②通常采用整群随机分配方法。③若分在两个社区进行干预和对照，则基线特征应尽可能相似。

（苏莉）

参考文献

[1] 王成岗，郭栋．流行病学与循证医学[M]．第5版．北京：中国中医药出版社，2018：4.

[2] 沈洪兵，齐秀英．流行病学[M]．第9版．北京：人民卫生出版社，2018.

[3] 邓家刚，李好文，杜玉开．国外生殖健康流行病学研究进展[J]．中国社会医学杂志，2010，27(5)：269-271.

[4] TERRA DE，SOUZA AC，PETERSON KE，et al.Relationship between health service socioeconomic variables and inadequate weight gain among Brazilian children[J].Bulletin the World Health Organization，1999，77：895.

[6] LOPES MCL，OLIVEIRA RR，SILVA MAPD，et al. Temporal trend and factors associated to teenage pregnancy[J]. Rev Esc Enferm USP. 2020，27(54)：e03639.

[7] DE MACEDO JF，DE MACEDO GC，CAMPOS LA，et al. Successful pregnancy following assisted reproduction in woman with systemic lupus erythematosus and hypertension: a case report[J]. Medicine (Baltimore). 2015，94(37)：e1531.

[8] LV H，DIAO F，DU J，et al. Assisted reproductive technology and birth defects in a Chinese birth cohort study[J]. The Lancet Regional Health-Western Pacific，2021，7：100090.

[9] PEPPA M，THOMAS SL，MINASSIAN C，et al. Seasonal influenza vaccination during pregnancy and the risk of major congenital malformations in live-born infants: a 2010—2016 historical cohort study[J]. Clinic Infectious Diseases. 2021，73(11)：e4296-e4304.

[10] 詹思延．流行病学[M]．第8版．北京：人民卫生出版社，2013：59-60.

[11] ANIL KC，PREM LAL BASEL，SARSWOTI SINGH. Low birth weight and its associated risk factors: Health facility-based case-control study[J]. PLoS One. 2020，15(6)：e0234907.

[12] HUANG X，LIU Y，ZHANG H，et al. Dietary and serum vitamin D and preeclampsia risk in Chinese pregnant women: A matched case-control study[J]. British Journal of Nutrition，2022，128(1)，84-92.

[13] PEURANPÄÄ P，HOLSTER T，SAQIB S，et al. Female reproductive tract microbiota and recurrent pregnancy loss: a nested case-control study[J]. Reprod Biomed Online. 2022，45(5)：1021-1031.

[14] DESALEGN AA，ISZATT N，STIGUM H，et al. A case-cohort study of perinatal exposure to potential endocrine disrupters and the risk of cryptorchidism in the Norwegian HUMIS study[J]. Environmental International. 2021，157：106815.

[15] XU Q, CHAN Y, FENG Y, et al. Factors associated with fetal karyotype in spontaneous abortion: a case-case study[J]. BMC Pregnancy Childbirth. 2022,22(1):320.

[16] 李立明.流行病学[M].第6版.北京:人民卫生出版社,2008:76-99.

[17] DANG VQ, VUONG LN, LUU TM, et al. Intracytoplasmic sperm injection versus conventional in-vitro fertilisation in couples with infertility in whom the male partner has normal total sperm count and motility: an open-label, randomized controlled trial[J]. Lancet. 2021,397(10284):1554-1563.

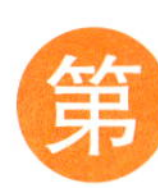
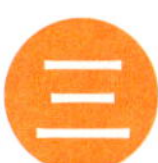
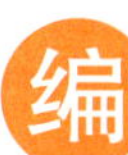

第三编

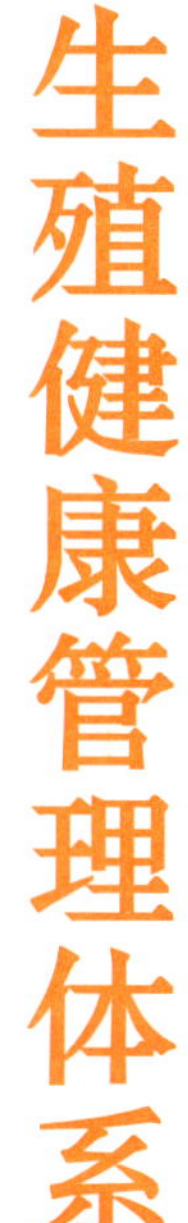

生殖健康管理体系

第九章
婴幼儿及青春期生殖健康管理

第一节　婴幼儿及青春期的生殖生理特点

一、婴幼儿的生殖生理特点

（一）性腺性别决定和分化

人类性别决定和分化是基于控制性腺命运的遗传级联，性腺则通过产生激素来指导表型性别的建立。性别决定基因决定了原始性腺分化为睾丸或者卵巢，这一过程称为“性腺性别决定”。性别分化包括以下几个不同的顺序阶段：遗传、性腺、激素、表型和心理。在遗传阶段，染色体性别在受精时建立，其中，“46，XY”表示男性，“46，XX”表示女性。基因性别决定区域Y（sex-determining region Y，SRY）是Y染色体睾丸决定基因，通过诱导Sox9的表达调控启动基因网络级联反应，促进睾丸索发育。在缺乏SRY基因的情况下，通过替代遗传级联反应，包括女性性别决定基因RSPO1、WNT4/β-连接蛋白和FOLX2，参与女性生殖器的形成和女性卵巢发育的维持。

（二）睾丸、卵巢和乳腺的分化

性腺的发育可以分为性别分化和性别决定两个关键阶段。双潜能性腺出现在受精后大约4周，中间中胚层增厚和覆盖的体腔上皮增殖形成生殖嵴。受精后5周，原始生殖细胞从卵黄囊迁移到泌尿生殖嵴。在XY性腺中，在受孕后约7周，SRY在支持细胞前体中表达，从而促进原始性腺分化发育成睾丸。从受孕后大约8周开始，主要通过睾酮酶转化产生的双氢睾酮（DHT）作用于雄激素受体，导致外生殖器男性化。卵巢发育是一个主动过程，SRY表达缺失抑制Sox9达到临界阈值，通过抑制睾丸发育的拮抗调节网络诱导卵巢形成。性腺的下降始于性腺至阴囊或大阴唇之间的引带相对缩短。睾丸下降是一个连续的过程，经腹期和腹股沟阴囊期是两个重要阶段。经腹期依赖于间质细胞来源的胰岛素样肽3（insulin-like peptide 3，INSL3），其诱导引带的雄性样发育，而腹股沟阴囊期依赖于睾丸间质细胞分泌的雄激素。如果睾丸在出生后3～5个月仍未降至阴囊则为隐睾症。睾丸的主要作用是产生精子和分泌雄激素。女性卵巢于胚胎3月龄时停留在骨盆，卵巢主要产生卵子，分泌雌激素和孕激素。儿童期生殖器发育缓慢，一直到青春期才开始迅速生长发育。

最初的乳房发育发生在产前和婴儿期，胎龄5周左右，乳腺芽从第四肋间水平的外胚层产生，然后乳牙开始延长和分支。新生儿在母体激素的影响下会出现短暂的乳房肥大，在出生后的头几个月就会消失。在整个婴儿期，原始的乳房组织会有限的持续增长。在出生后的头2年里，女孩也会出现早熟的初潮，这与婴儿期“小青春期”的雌激素水平增加有关，这种现象在没有生长高峰或月经的情况下被认为是良性的。到2岁时，男女两性的乳腺组织在之后的儿童时期都会处于静止状态。

二、青春期的生殖生理特点

（一）青春期启动机制

青春期标志着童年的结束，是由儿童转变为成人的过渡阶段，是个体经历生理和心理变化以达到性成熟和具备生育能力的复杂而有序的过程，以性器官和第二性征的迅速发育及体格发育的加速为主要特征，是生长发育的第二个高峰。儿童早期，下丘脑-垂体-性腺轴的功能处于负反馈抑制状态，青春期发动后负反馈抑制状态解除，主要表现为促性腺激素释放激素（GnRH）的激活及黄体生成素（LH）、卵泡刺激素（FSH）脉冲式分泌增加，继而性激素水平升高，第二性征出现，受遗传、营养、环境和社会经济因素的影响，青春期的启动时间存在明显的个体差异性。青春期开始的时间取决于遗传和环境因素，参与这一过程的基因包括控制下丘脑GnRH分泌、垂体发育及其功能、激素合成和生物活性、能量平衡和生长，以及来自性激素的潜在外周反馈。目前，国内外的研究发现，处于GnRH上游的神经生物素与青春期启动有着密切的关系，主要由以下几种生物素对青春期启动有调控作用：①Kisspeptin/GPR54。②瘦素。③Ghrelin。④神经介素U（neuromedin U，NMU）。

（二）青春期女性性征发育

青春期最明显的变化是身高的增长和第二性征的出现。乳房发育是青春期女性开始发育的第一个迹象，该过程由雌激素与胰岛素样生长因子-1（IGF-1）协同作用。女孩青春期下丘脑-垂体激活的结构效应的器官是卵巢，卵巢又通过分泌性类固醇激素启动了青春期的生理变化。正常卵巢在整个儿童期的发育是缓慢的，卵泡在不断生长。青春期早期，随着促性腺激素脉冲发生器的发展，卵泡刺激素（FSH）水平按比例高于黄体生成素（LH）水平，卵泡数目增加且迅速生长，颗粒细胞围绕卵细胞形成卵丘，成为成熟卵泡，为排卵和受精做好了准备。按照女性第二性征的特点，Tanner分期将外生殖器和性征的发育分为5期，临床用于评估青春期性发育，也称为“性成熟分级”，见表9-1。

表9-1　Tanner分期（女）

分期	乳房(B)	阴毛(P)	其他
1	幼儿型	无	
2	出现硬结，乳头及乳晕稍增大	少许稀疏直毛，色浅，限阴唇处	生长增速
3	乳房和乳晕更增大，侧面呈半圆状	毛色变深、变粗，见于耻骨联合上	生长速率渐达高峰，出现腋毛。
4	乳晕、乳头增大，侧面观突起于乳房半圆上	如同成人，但分布面积较小	生长速率开始下降，初潮
5	成人型	成人	

月经初潮意味着女性生殖能力的开始。月经初潮发生的年龄主要归因于遗传和各种环境因素的相互作用，通常发生于乳房发育后2年左右。随着工业化进程以及社会经济条件的改善，月经初潮年龄显著下降，多出现在12～13岁。当下在发达国家，这一趋势似乎放缓或趋于平稳。青春期从促性腺激素分泌的夜间脉冲开始，LH超过FSH，产生血清雌二醇增加，垂体前叶增加LH分泌，随后导致促性腺激素完全分泌。静止10年后，GnRH脉冲式分泌在白天恢复，并出现逐渐规律的排卵周期。

卵巢类固醇激素的分泌引起子宫的成熟过程为：子宫体首先比子宫颈生长得更快，子宫内膜随着垂体-卵巢系统的周期性刺激和撤退反馈机制而成熟，具有确定的增殖、分泌和月经脱落周期。随着青春期的开始和下丘脑-垂体-性腺轴的成熟，内外生殖器从幼稚型逐渐转变为成人型，阴阜和大阴唇脂肪积累增多，在青春期出现末端毛发的生长。处女膜在青春期前，变得很薄、脆弱和半透明，极易受到创伤。由于雌激素的刺激，阴道上皮细胞出现增殖和生长，形成中间层和表层细胞。子宫颈和整个子宫一样，在青春期受雌激素的刺激而增大，但与子宫体相比，增大的程度较小。

（三）青春期男性性征发育

男孩青春期开始的标志是睾丸长大，主要是曲细精管的生长，因为曲细精管的容积约占睾丸容积的90%。青春期以前睾丸保持婴儿状态，体积不超过3 cm^3，长径不足2 cm，阴茎长度不足5 cm，功能处于静止状态。男性第二性征发育的顺序是睾丸、阴茎、阴毛、腋毛、胡须、喉结、变声，常用的是Tanner分期法，见表9-2。

表9-2　Tanner分期（男）

分期	睾丸、阴茎(G)	阴毛(P)	其他
1	幼儿型，睾丸直径<2.5 cm(1～3 mL)	无	
2	双睾丸和阴囊增大，睾丸直径>2.5 cm(4～8 mL)，阴囊皮肤变红、薄、起皱纹，阴茎稍增大	少许稀疏直毛，色浅，男孩限阴茎根部	生长增速
3	阴囊、双睾增大，阴囊色素变深，出现皱褶；阴茎开始生长，变粗变长	毛色变深、变粗，见于耻骨联合上	生长速率渐达高峰，出现腋毛、胡须、痤疮，声音变调
4	阴囊皮肤色泽进一步变深，皱褶增多；阴茎增大、增粗，龟头发育；睾丸长径约4 cm(15～20 mL)	阴毛增多，毛的色素、粗细和长度已具有成人阴毛的特征	生长速率开始下降
5	成人型，睾丸长径>4 cm(>20 mL)	同成人，可扩展至股内侧部，但未向上延伸至腹白线，呈倒三角形。	

第二节　婴幼儿及青春期生殖健康保健的目的和意义

儿童是国家的希望，是未来世界的建设者，他们的生殖健康关乎整个国民的遗传素质，要国富民强必须提高人口素质，优生优育。正确认识性发育对儿童生理的影响，按照不同年龄进行性教育，包括对自身的防护，学习有关性知识、艾滋病等性传播疾病危险因素等，有着非常重要的社会意义。

婴幼儿及青春期生殖健康保健的目的是专注于儿童生殖系统的正常发育过程以及生殖系统常见的疾病，从生殖出发，保障和促进儿童正常的生长和发育。生殖系统的发育起始于胚胎时期，青春期之前处于相对静止期，常见生殖系统疾病在儿童早期的健康检查和一些辅助检查中就可以发现，早期诊断和治疗，这样才能尽可能减少后遗症，从而有利于儿童正常的生长与发育。此外，青春期前期生殖系统疾病肿瘤以良性居多，预后良好，因此，早期的儿童生殖保健显得尤为重要。

性虐待也是目前在世界范围内受到重视的儿童和青少年生殖健康问题。应做好相关知识的宣传，防止此类事件的发生，为性虐待儿童和青少年受害者提供及时充分的医疗保健服务，防止造成严重和长期的不良后果。另外，在预防儿童和青少年人类免疫缺陷病毒（HIV）和其他性传播感染（sexually transmitted infection，STI）上，还应提供帮助和救治。

青春期是一个复杂的发育过程，也是青少年获得心理、生理成熟和生殖能力的重要阶段。此阶段生殖系统疾病高发，需要早期发现早期治疗，以保障儿童向青春期的顺利过渡。这一时期也是一生中最不稳定的时期，由于青少年生理和心理成熟速度不同步，容易出现一些心理、行为和社会适应方面的特殊问题，如性传染、性疾病就是全球问题。只有家长、教师和社会人群了解这一时期青少年的心理卫生特点，正确引导青少年了解自身青春期的生理和心理变化，消除他们焦虑紧张的情绪，才能有利于他们日后建立正确的恋爱观和婚姻价值观、组建健康家庭、优生优育以及承担社会责任。青春期性健康教育关乎民族和国家人口素质的提高，因此，婴幼儿及青春期生殖健康保健的意义深远，需要广大医务工作者带头推广，随时进行宣传教育，加强这一特殊人群的生殖保健研究，掌握其发展规律，提出切实可行的预防措施，在实际工作中不断开拓进取，更好服务于未来的接班人。

第三节　婴幼儿及青春期常见的生殖系统疾病及生殖健康管理

一、常见的生殖系统肿瘤

（一）儿童睾丸肿瘤

青春期前男孩的睾丸肿瘤占所有儿科实体肿瘤的1%～2%。与青少年和成人组的睾丸肿瘤相比，儿童发病率较低，并且通常是良性的，临床表现为无痛性阴囊肿块。高分辨率超声的检测率几乎为100%，但是人绒毛膜促性腺激素（HCG）不是青春期前男孩睾丸肿瘤的肿瘤标志物，为此，《2021年儿科泌尿外科指南》建议将睾丸部分切除作为术前超声诊断良好的肿瘤的主要治疗方法。

（二）卵巢肿瘤

在新生儿和婴儿中卵巢病变并不常见，然而，所有年龄段的儿童都可能出现卵巢病变。生殖细胞肿瘤是儿童卵巢肿瘤的主要类型，出现明显肿块或性早熟症状的儿童患恶性肿瘤的可能性很高。恶性卵巢病变占新生儿恶性肿瘤的比例小于1%。在影像上，恶性卵巢肿瘤通常以实性或异质性为主，并且比良性肿瘤大。这些通常是简单的囊肿，在胎儿循环中响应母体和胎盘激素对卵泡的刺激而在子宫内发育。因此，它们通常在出生后退化。由于手术是治疗卵巢肿瘤的主要方法，保留生育能力的卵巢保留术和微创外科技术的使用对儿童和青少年来说非常重要。

二、常见的生殖系统性传播疾病

性传播疾病（STD）包括梅毒、淋病、衣原体、滴虫病等，主要通过性接触传播。尽管性传播疾病影响所有年龄段的人，但对年轻人的影响尤其严重。性传播感染风险是多因素的，包括多个性伴侣、安全套使用水平较低、无保护措施的性行为、性行为结构复杂等。艾滋病是由人类免疫缺陷病毒（HIV）感染引起的性传播疾病，近几年来，性传播疾病和艾滋病病毒感染速度呈迅速上升趋势。美国每年有240多万儿童被确诊。亚太地区人口占全球人口的60%，占世界HIV感染患者的20%。目前，估计我国实际感染人数已达80万。据报道，在云南某地区，46例HIV感染者中，15～19岁者占12.88%，青少年通过各种渠道获取性信息，包括医疗保健提供者、父母、学校、社区组织和数字媒体，且父母对青少年男性价值观有重大影响。研究表明，关于性健康问题，父母与青少年正确沟通可以使青少年的性行为更加安全。然而，研究显示，近1/4的青少年未曾与父母讨论过有关性的话题。因此，在提供保密服务的背景下，临床医生可以促进关于性健康的亲子沟通。

三、常见的生殖系统先天发育疾病

（一）尿道下裂

尿道下裂是男性最常见的先天性畸形之一，典型特征是尿道口近端移位、阴茎弯曲以及腹侧缺陷的连帽包皮。目前，尿道下裂的病因尚不清楚，认为与遗传、内分泌激素（即雄激素）、环境因素等相关。尿道下裂修补术的目标是使其功能和外形正常化，一般来说，尿道下裂可以在6～18个月大的婴儿期间矫正。手术干预的最佳年龄仍然存在争议，并受到麻醉风险、不同年龄的组织尺寸、术后并发症和心理的影响。然而，无论是功能性特点还是美观的远期结果，虽然都是可以接受的，但仍然不如没有尿道下裂的男性。

（二）隐睾症

隐睾症即睾丸未降，是在男性中发现的最常见的先天性异常之一，也是少数已知的睾丸癌（testicular cancer，TC）风险因素之一。睾丸下降中断的病因复杂，诱发原因有遗传、母体、胎盘和胎儿因素。睾丸激素和下丘脑-垂体-睾丸轴的正常功能对于正常下降很重要。几种基因突变与综合征性隐睾症有关，但在孤立的睾丸未降的男孩中很少见。睾丸退化也可能导致阴囊空虚。正常男性生殖器表型表明男孩在发育过程中具有功能性睾丸。睾丸扭转可导致睾丸退化，睾丸消失的原因有待进一步研究。隐睾症的主要治疗方法是将睾丸重新定位到阴囊中，这种手术称为“睾丸固定术”。对于隐睾新生儿，建议在出生后1年内进行此手术，而儿童早期的“获得性”隐睾病例应立即治疗。在青春期前进行睾丸固定术相对于后期矫正可降低随后患睾丸癌的风险。

（三）鞘膜积液

在交通性鞘膜积液患儿中，未闭的鞘状突连接着腹膜与鞘膜，使得腹腔内液体能在两个结构间自由流动，通常只有1～2 mL的液体存在。表现为围绕睾丸前外侧缘的无回声液体聚集，后缘牢固地附着在附睾壁和阴囊壁上。由于存在畅通的交通，无回声液体有时可以延伸到腹股沟管。63%～89%的病例在出生后12～24个月内自行消退，很少需要干预。先天性鞘膜积液的两种较少见的形式是精索囊肿，它可以被视为沿着精索的小而局限性的积液以及阴囊积液。在儿童期或青春期，获得性鞘膜积液可能与炎症过程、睾丸创伤、癌症或睾丸或附件扭转有关。

四、常见的生殖系统功能性疾病

（一）性早熟

性早熟（PP）指青春期开始的第二性征发育早于正常年龄的下限，即女孩在8岁之前和男孩在9岁之前。

1.GnRH依赖性性早熟

GnRH依赖性性早熟又称“中枢性性早熟”（CPP），可由下丘脑-垂体器质性病变引起，如肿瘤、炎症，未能发现中枢病变者称为“特发性中枢性性早熟”。在女童中，80%以上的中枢性性早熟为特发性中枢性性早熟；男童则相反，80%以上由中枢器质性病变引起，这些病变多位于下丘脑后部、松果体、正中隆突和第三脑室底部，需警惕。男童常见病因有颅咽管瘤、下丘脑错构瘤、生殖细胞瘤、垂体微腺瘤、先天性脑发育不良、患病毒性脑膜炎后、甲状腺功能减退和从先天性肾上腺皮质增生症转化等；女童的器质性病因有蝶鞍囊肿、库欣病伴发、从MuCune-Al-bright综合征转化、甲状腺功能减退症和合并GHD等。

2.非GnRH依赖性性早熟

非GnRH依赖性性早熟又称“外周性性早熟”（peripheral precocious puberty，PPP），仅有部分性征提前发育而无性功能的成熟，其性早熟症状是某种基础疾病的临床表现之一，并非一种独立疾病，评估性腺激素功能的医学测试大多呈抑制状态。临床可分为同性性早熟和异性性早熟两种，后者以男性乳房发育、女性阴蒂肥大为特征。

3.部分性中枢性性早熟

常见有单纯性乳房早发育、单纯性阴毛早现。

（二）青春期延迟

青春期延迟指男孩或女孩的实际年龄大于同年龄同性别正常青春期发育启动年龄2个标准差以上，仍然缺乏青春期发育的征象，全身体检无明显的异常发现者。男孩实足年龄在14岁、女孩在13岁，或青春期进程缓慢，如女孩青春期的最初体征和初潮年龄之间>4年，或男孩生殖器开始发育至完全发育成熟的时间>4年，这类患者将来会自发出现正常的青春期发育。大多数青春期延迟为自限性，2/3的患者有体质性延迟。可能的病因有：①体质性生长发育延迟。②低促性腺激素性性腺功能减退。③高促性腺激素性性腺功能减退。性腺机能减退症治疗的主要目标是利用替代性类固醇来模拟正常的青春期进展。

（叶新华）

参考文献

[1] KUROKI S，TACHIBANA M. Epigenetic regulation of mammalian sex determination[J]. Molecular and Cellular Endocrinology，2018，468：31-38.

[2] MAKIYAN Z. Studies of gonadal sex differentiation [J]. Organogenesis，2016，12(1)：42-51.

[3] SHE Z Y，YANG W X. Sry and SoxE genes：How they participate in mammalian sex determination and gonadal development?[C] //Seminars in Cell & Developmental Biology. Academic Press，2017，63：13-22.

[4] GOMES N L，CHETTY T，JORGENSEN A，et al. Disorders of sex development—novel regulators，impacts on fertility，and options for fertility preservation[J]. International Journal of Molecular Sciences，2020，21(7)：2282.

[5] SPAZIANI M, TARANTINO C, TAHANI N, et al. Hypothalamo-Pituitary axis and puberty [J]. Molecular and cellular endocrinology, 2021, 520: 111094.

[6] SHALEV D, MELAMED P. The role of the hypothalamus and pituitary epigenomes in central activation of the reproductive axis at puberty [J]. Molecular and Cellular Endocrinology, 2020, 518: 111031.

[7] ABREU A P, KAISER U B. Pubertal development and regulation [J]. The lancet Diabetes & endocrinology, 2016, 4(3): 254-264.

[8] PAPADIMITRIOU A. The Evolution of the Age at Menarche from Prehistorical to Modern Times [J]. Journal of pediatric and adolescent gynecology, 2016, 29(6): 527-530.

[9] GROVER S R. Gynaecology problems in puberty [J]. Best practice & research Clinical endocrinology & metabolism, 2019, 33(3): 101286.

[10] STEIN R, QUAEDACKERS J, BHAT N R, et al. EAU-ESPU pediatric urology guidelines on testicular tumors in prepubertal boys [J]. Journal of Pediatric Urology, 2021, 17(4): 529-533.

[11] HANAFY A K, MUJTABA B, YEDURURI S, et al. Imaging in pediatric ovarian tumors [J]. Abdominal Radiology, 2020, 45(2): 520-536.

[12] KARAVADARA D, DAVIDSON J R, STORY L, et al. Missed opportunities for ovarian salvage in children: an 8-year review of surgically managed ovarian lesions at a tertiary pediatric surgery centre [J]. Pediatric Surgery International, 2021, 37(9): 1281-1286.

[13] HEO S H, KIM J W, SHIN S S, et al. Review of ovarian tumors in children and adolescents: radiologic-pathologic correlation [J]. Radiographics, 2014, 34(7): 2039-2055.

[14] FUCHS W, BROCKMEYER N H. Sexually transmitted infections [J]. Journal of the German Society of Dermatology, 2014, 12(6): 451-463.

[15] SIEVING R E, GEWIRTZ O'BRIEN J R, SAFTNER M A, et al. Sexually Transmitted Diseases Among US Adolescents and Young Adults: Patterns, Clinical Considerations, and Prevention [J]. The Nursing Clinics of North America, 2019, 54(2): 207-225.

[16] ZHANG L, CHOW E P, JING J, et al. HIV prevalence in China: integration of surveillance data and a systematic review [J]. The Lancet Infectious Diseases, 2013, 13(11): 955-963.

[17] WANGU Z, BURSTEIN G R. Adolescent Sexuality: Updates to the Sexually Transmitted Infection Guidelines [J]. Pediatric Clinics of North America, 2017, 64(2): 389-411.

[18] ELAMO H P, VIRTANEN H E, TOPPARI J. Genetics of cryptorchidism and testicular regression [J]. Best Practice & Research Clinical Endocrinology & Metabolism, 2022, 36(1): 101619.

[19] GURNEY J K, MCGLYNN K A, STANLEY J, et al. Risk factors for cryptorchidism [J]. Nature Reviews Urology, 2017, 14(9): 534-548.

[20] SPAZIANI M, LECIS C, TARANTINO C, et al. The role of scrotal ultrasonography from infancy to puberty [J]. Andrology, 2021, 9(5): 1306-1321.

[21] AGUIRRE R S, EUGSTER E A. Central precocious puberty: From genetics to treatment [J]. Best Practice & Research Clinical Endocrinology & Metabolism, 2018, 32(4): 343-354.

[22] CHEUICHE A V, DA SILVEIRA L G, DE PAULA L C P, et al. Diagnosis and management of precocious sexual maturation: an updated review [J]. European Journal of Pediatrics, 2021, 180(10): 3073-3087.

[23] GOHIL A, EUGSTER E A. Delayed and Precocious Puberty: Genetic Underpinnings and Treatments [J]. Endocrinology and Metabolism Clinics of North America, 2020, 49(4): 741-757.

第十章
育龄期女性生殖健康管理

第一节　育龄期女性的生理特点

育龄期，也称为“性成熟期”或“生育期”，是女性一生中最重要的阶段，其时间跨度约30年，在这个阶段，女性的下丘脑-垂体-卵巢轴功能得到完善，女性卵巢功能达到成熟，雌孕激素分泌量增加，并建立起一种循环性的排卵机制。随着时间的推移，生殖器官和乳房发育完成，在卵巢分泌的雌孕激素影响下，它们也会出现周期性的变化。

一、育龄期生殖系统的变化

（一）阴道及宫颈的变化

育龄期女性阴道黏膜及宫颈黏液随着雌孕激素不同时期的作用发生周期变化。雌孕激素，使阴道上皮细胞产生周期性的增生、角化和脱落，以保持阴道的酸性生存环境，并形成自身的防卫机制。在排卵前，雌激素水平会显著升高，阴道上皮细胞增生、角化，黏膜变厚。宫颈口松弛，黏液分泌增加，性状稀薄、拉丝、富有弹性，有利于精子穿透。排卵后，孕激素水平逐渐增高，使得阴道上皮细胞脱落，宫颈口闭合，黏液分泌减少、黏稠，阻止精子及微生物进入，为胚胎着床提供条件。因此，日常生活中可以根据宫颈黏液的性状来预测排卵期。

（二）子宫及子宫内膜的变化

育龄期女性的子宫肌细胞在雌激素的作用下增生肥大，子宫体进一步发育，使宫体与子宫颈的比值由青春期前期的1:2发育为2:1。其大小和重量与孕产情况有关，通常经产妇子宫体积较大，而且随着产次的增加，其体积和重量相应增加。由于女性卵巢内分泌雌激素的持续变化，子宫内膜也会出现周期性的增生和脱落。在卵泡期，由于雌激素水平的持续增高，子宫内膜进入增殖期，时间变化较大，通常为9天，增殖的早、中、晚期各持续3天。在排卵后，受孕激素的影响，子宫内膜开始进入分泌期，这一时期包括早期、中期和晚期过程。其生物化学变化包括甾体激素、蛋白激素、酶类及酸性黏多糖的变化。

（三）卵巢及输卵管的变化

作为女性的重要性腺，从胚胎到衰老，卵巢是一个非常活跃的组织，经历着结构和功能的持续变化，其主要特征是卵母细胞数量和质量的变化，临床表现为月经的改变。始基卵泡是女性生殖系统的基础组成部分，从胚胎到出生，卵泡数量会逐渐减少，直至出生时只余下约200万个。伴随年龄的增长，卵泡数量会继续减少，至青春期只余下约30万个。然而，在女性一生中，仅有0.1%的始基卵泡可以生长发育并排卵。每个月经周期，卵巢会募集3～11个卵泡，在生殖轴的调控下，卵泡经过窦前卵泡、窦卵泡阶段，一般仅有1枚卵泡发育成熟，称为“排卵期卵泡”。随着卵泡的成熟，雌激素逐渐增高，当体内雌激素水平达到峰值点时，在下丘脑中形成正反馈调节影响，从而刺激下丘脑放出促性腺激素，这种活性激素的释放有利于排卵，从而促进生殖过程。此外，卵巢卵泡的发育也受到体内其他内分泌、外源物质及环境等因素影响。尽管育龄期女性的生育能力十分强大，但是针对一些特定群体来说，年龄并不足以完全反映其卵巢功能的实际状况，比如多囊卵巢综合征（PCOS）、早发性卵巢功能不全（Primary ovarian insufficiency，POI）等。PCOS和POI是临床常见的生殖内分泌疾病。PCOS患者的基础窦卵泡数虽较多，但受到体内多种内分泌及遗传因素的影响，卵子的质量下降，生育力低下。POI者由于先天性卵母细胞数量较少或提早耗竭，导致卵巢储备功能受损，从而使卵子的数量和质量大幅度下降，严重影响女性的生殖健康。

在雌孕激素的作用下，育龄期女性输卵管黏膜发生了与子宫内膜相似的变化，雌激素促使了输卵管上皮纤毛细胞的生长、容积增加以及非纤毛细胞的分泌活动，从而加强了输卵管肌节律性收缩和蠕动功能，为精卵结合及胚胎着床提供了必要的条件；而孕激素则使输卵管肌收缩的振幅降低，从而有利于受精卵的发育和着床，同时，也降低了宫外孕等不良事件的发生概率。

二、育龄期女性乳房的变化

育龄期女性乳房在雌孕激素的持续作用下，进一步促进乳腺腺管的增生、腺泡的发育，乳头及乳晕着色。初步具备泌乳功能，部分女性因月经前期体内激素水平的变化，出现乳房肿胀或疼痛等不适，通常月经来潮后自然消退。在一些病理性或药物的作用下，会出现双乳溢乳现象。

第二节 育龄期生殖保健

女性承担着人类生存和繁衍的重要责任。女性的生殖系统解剖及生理较为复杂，其患病和失调的概率较高，潜藏着许多影响健康的危险因素，所以育龄期女性的生殖健康显得尤为重要和关键。

一、婚前生殖保健的目的、意义及内容

婚前医疗保健是一项重要的健康服务，旨在为预备结婚的夫妇进行全面的医疗检查，提供康复指南和咨询服务，以确保双方的身体健康，维护婚姻生活的稳定，并有助于提升下一代人的身体素质。婚前保健包含多种方式，如医学检查、健康咨询和卫生引导。作为《中华人民共和国母婴保健法》《婚前保健工作规范》的重要组成部分，自1953年以来，婚前保健经历了从试行到强制，再到自愿，最后是免费自愿婚检的四个发展阶段，取得了显著的成效。大量统计数据表明，目前各地婚前生殖保健率均呈下降趋势。为了维护家庭和谐、社会稳定、促进优生优育、提高出生人口素质，迫切需要宣传婚前保健相关知识。

（一）婚前保健的目的及意义

通过婚前保健，可检测出可能影响家庭幸福和优生优育的因素，并且可以排除可能对婚育有影响的病因，从而有效预防先天性疾患，尽量减少先天缺陷的形成，从而实现家庭幸福、提高出生人口素质的目的。针对影响婚育的情况，应进行个体化的指导服务，力争改善婚姻质量，提高家庭幸福感，降低出生缺陷率。

（二）婚前保健的内容

1.一般情况

了解目前对婚育有影响的疾病，以及疾病的发生、发展和治疗过程；询问既往的健康状况，有无影响生殖健康的疾病，如传染病、精神类疾病及主要脏器的疾病等。了解初潮时间、月经周期、持续时间、月经量以及是否有痛经等信息。如受检者为再婚，应询问既往婚育史，如孕产史及是否有不良孕产个人史，还应了解家族中是否有遗传病、近亲婚配史等。

2.体格检查

包含多项常规检测，如身高、体重、血压、心率、脉搏等，以确保身体健康。

（1）全身检查

检查全身发育有无异常，有无特殊表现，有无行为失常等。

（2）第二性征及生殖器官检查

男女双方分别进行专科检查。女性重点检查乳房、外生殖器的发育，对有性生活的女性可通过阴道窥器检查，了解阴道发育、宫颈有无病变；对无性生活的女性一般不常规行内诊，如确需内诊时，通常行直肠腹部双合诊。男方检查生殖器官的发育，即阴茎及睾丸的发育，有无隐睾，有无肿块、结节，检查有无尿道上裂或下裂，并检查喉结、毛发的发育。

3.常规检查

项目包括血液、尿液检查、传染病、心电图检查等，以及胸片、生殖系统超声、男性精液检查。

（三）婚前卫生指导

婚前卫生指导主要是指以生殖健康为核心，向公众科普与婚姻、生殖有关的健康保健类相关知识。主要内容包括：男、女性生理特点，男性、女性生殖器官的解剖与功能，性生理活动及性相关心理的基础知识，避孕知识、方法及生育相关指导；生育相关知识，孕前的准备，何时是适宜的怀孕时机等；遗传病相关基本知识（如婚前医学检查发现遗传病，则需告知遗传病相关情况，并建议其前往有条件的医院进行遗传咨询并制定生育及治疗策略），近亲婚配的危害；其他可能影响婚育的疾病，如传染病及性传播疾病、精神神经疾病、影响生活质量及预期寿命的严重疾病等，并告知其对婚育可能产生的影响。

（四）婚育相关指导

婚育相关指导的主要目的在于使男女双方及家庭了解婚姻与健康，遗传与子代健康的相关性。筛查不宜结婚、暂缓结婚的情况，预防遗传病及传染病的扩散，进一步提升家庭幸福感，提高公民健康素质。

1.不适合结婚的情况

包括直系血亲或三代以内的旁系血亲，生活无法自理，一方或者双方有重度以上智力障碍。

2.暂缓结婚的情况

针对潜在可能终生传染的传染病或病原体携带者、有关精神类疾病等，须向其说明相关情况，并提供有效的防范和治疗措施。如果受检者坚持结婚，应该在充分尊重双方当事人意愿的基础上，给予其适当的支持和帮助，并充分告知相关风险。在提交检查报告时，应当特别说明。

3.不适合生育的情况

对患有严重遗传病或其他重要脏器疾病的人群，建议采取有效措施，以确保生殖健康。

4.建议控制下一代性别的情况

对于性染色体相关遗传病的患者，可在进行遗传咨询后，通过体外受精技术或产前诊断技术控制出生性别。

除以上外，对于可能影响生育和性生活的生殖器及生理缺陷或疾病，应在双方充分了解病情后，经过有效治疗，再考虑结婚。但是，如果这些缺陷无法得到矫正，应向受检者双方说明情况，选择是否结婚。

二、孕前生殖保健的目的、意义及内容（孕前3个月）

（一）孕前保健的目的及意义

孕前保健的目的是降低和消除可能引起不良妊娠结局的风险，预防不良孕产结局，降低出生缺陷发生率，使三级预防策略日臻完善，努力实现出生缺陷的五级预防。孕前保健既是孕期保健的基础，也是婚育指导的重要组成部分，既能帮助夫妇评估和改善自身健康状况，也能为孕期健康管理提供有力支持。

（二）孕前保健的内容

1.生殖健康教育

为了确保计划妊娠的夫妇能够获得最优结局，应采取一般性和个体化指南结合的方式，为他们提供孕前保健培训和指导，以帮助他们做好充分的准备，并有计划地实施妊娠。在最佳的生育年龄备孕，年龄是影响女性生育功能和不良孕产结局的独立因素。35岁以后，随着年龄的增长，妊娠率低，流产率高，胚胎染色体非整倍体率增加，活产率降低，妊娠期并发症及新生儿出生缺陷率升高。因此，强烈建议尽量避免高龄妊娠，并积极控制体重增加。此外，应该每天补充0.4～0.8 mg叶酸，应根据检测结果及既往妊娠情况调整叶酸剂量。对于患有慢性病症、遗传性疾病和传染性疾病者，应当予以评价和引导。依照医师的指示，慎重选用干扰胎儿生长发育的药物和食物。此外，还应当尽量避免接触日常生活和工作环境中的有毒有害物质，并且尽量不要与宠物接触太多。为了保护孕产妇的身体健康，应该改变不良生活方式和习惯，避开高噪声环境、高强度工作及家庭暴力，并且要保持良好的心情，以缓解紧张和压抑的情绪，从而减少产妇和新生儿并发症的发生风险，尽量减少卫生系统和社区的压力，防止潜在引起的严重后果，还应合理选择运动方式。

2.常规保健服务

（1）评估孕前高危因素

仔细询问备孕夫妇的健康状况，以便更好地识别可能引起妊娠相关疾病的风险，如年龄、职业、家庭住址、民族等。询问既往妊娠情况，是否有不良引产史，是否为瘢痕子宫等。为了确保家族健康，应该对有遗传病、传染病或慢性疾病史的人进行及时诊治和干预。此外，还应该了解他们的既往生活方式、职业状况以及工作环境和人际关系等。

(2) 体格检查

全面评估身体健康状况，并进行常规妇科检查。

(3) 必查项目

包含血常规、尿常规、血型（ABO和Rh血型）、肝肾功能、空腹血糖、HBsAg、梅毒血清抗体、HIV筛查等，以及地域性疾病筛查。

(4) 备查项目

包含TCT+HPV（1年内未检出者）、TORCH筛查、阴道分泌物测试、甲状腺功能测试、葡萄糖耐量及胰岛素释放实验，以及针对肥胖或有家族糖尿病（diabetes mellitus，DM）史的高危人群的血脂检测、妇科超声、心电图和乳腺相关检查等。

三、孕期保健

（一）孕期生殖保健的目的、意义及内容

孕期保健是指在整个孕期的不同孕周，为孕妇提供有证可循的产前检查项目。通过孕期保健，不仅可以有效地降低孕产妇和围产儿患病的风险，降低死亡率，还可以有效预防出生缺陷，并且可以及时评估孕母体和胎儿的健康状况，从而确保母婴安全。

1.检查次数

依据中国孕期健康的状况和产前检查项目的需求，建议孕妇在妊娠期6～13周进行产前检查，建议37周前，每月1次，37周后，每周1次，共检查7～11次。对于有高危因素的孕妇来说，可酌情增加次数。

2.产前检查的内容

(1) 妊娠6～13周进行首次产前检查

1) 健康教育和指导：重点关注流产的防治。依据孕前身体质量指数（body mass index，BMI，简称“体重指数”，也称“体质指数”）指标，提出孕期身体质量调整的建议，并给予科学的生活方式和营养饮食引导，以确保孕期健康，见表10-1。为了保证胎儿健康，建议每天补充0.4～0.8 mg的叶酸，并且至少持续3个月。此外，还应该改变不良的生活习惯，尽量避免接触有毒有害物质，尽量避免接触宠物，同时要慎用药物。另外，还应该保持心理健康，及时释放精神压力。

表10-1　孕期体重增加范围建议

孕前体重分类	BMI	孕期体重增加范围(kg)
低体重	<18.5	12.5～18.0
正常体重	18.5～24.9	11.5～16.0
超重	25～210.9	7.0～11.5
肥胖	≥30.0	5.0～10.0

注：引自漆洪波.孕前和孕期保健指南(2018)[J].中华围产医学杂志，2018，21(03)：145-152.

2) 孕期护理：制定孕期护理手册，根据既往月经状况，明确孕周，以此来推算预产期；对于月经不规律的孕妇，则要根据孕囊及胚芽等发育情况，推算预产期，并考虑孕期高危因素；同时，还要询问夫妇双方的家族史和遗传病史；对于既往有妊娠史者，询问既往妊娠情况，如果发现有可能导致胎儿畸形或不宜继续妊娠的高危因素，应尽快评估；此外，还应进行多普勒胎心率测定。

3）必查项目：妊娠6～8周，通过超声检查，以确认是否是宫内妊娠、孕周及胎儿存活状况及数量，以及有无出血和子宫附件情况。

4）其他备查项目：丙型肝炎（hepatitis C virus，HCV）筛查、Rh血型阴性者抗D滴度测定、OGTT测定、甲状腺功能筛查、TCT（孕前1年内未查）检查等。妊娠10～13周，完善唐氏筛查，同时确定胎儿颈部透明层的厚度（NT彩超检查），双胎妊娠还需确定绒毛膜性质，并进行心电图检查。

（2）妊娠14～19周的产前检查

1）健康教育和指导：应提供健康的生活方式引导，在孕中期，胎儿染色体非整倍体异常筛查有助于减少新生儿死亡率，对于降低出生缺陷率至关重要。对于缺铁性贫血的孕妇，建议每日补足100～200 mg的铁元素，每日常规进行补充钙剂0.6～1.5 g。

2）日常护理：应对第一次产前检查的数据进行详细分析，询问有无发生腹痛、阴道大出血或阴道分泌物异常等情况。定期监测血压，判断妊娠体重变化情况，并进行子宫底高度和胎心率测量。

3）备查项目：无创产前基因检测（non-invasive prenatal testing，NIPT）适用于孕周为12～22周，但不适用于孕周不超过12周者。夫妇一方或双方有明确的染色体异常，既往分娩过染色体异常胎儿，有基因遗传病家族史或提示胎儿罹患基因病高风险，孕期合并恶性肿瘤，认为有明显影响结果准确性的其他情形，孕妇1年内接受过异体输血、移植手术、异体细胞或免疫治疗等，以及胎儿超声检查提示有结构异常等，均需进行产前诊断。NIPT检测结果为阳性，应进行介入性产前诊断检查。针对高危人群，羊膜腔穿刺术可检查胎儿染色体核型（妊娠16～22周）。

（3）妊娠20～24周的产前检查

1）健康教育和指导：重点关注早产的危害，提供有效的预防措施，并指导营养膳食和生活方式的改善，还可进行胎儿系统超声检查。

2）定期进行健康检查：包括饮食、运动、胎动情况、血压、体重、宫高、腹围及胎心等，以确保胎儿健康成长。

3）必须检查的项目：包括18～24周妊娠期间的胎儿系统超声检查，以确定胎儿畸形、血液和尿液检查。

（4）妊娠25～28周的产前检查

1）健康教育和指导：了解早产的危害及其预防措施，以及妊娠期糖尿病（gestational diabetes mellitus，GDM）筛查的重要性。

2）常规保健：健康检查同前。

3）必查项目：GDM筛查、葡萄糖耐量实验。在有妊娠糖尿病高危因素且医疗资源匮乏的地区，建议孕妇首先进行空腹血糖筛查，并进行血常规和尿常规检查。

（5）妊娠29～32周的产前检查

1）健康教育和引导：提供分娩方式的指导，引导准妈妈观察婴幼儿的生长发育状况，提供母乳喂养及新生儿护理指导。

2）常规保健：病史及体格检查同前，注意胎位及宫颈管长度变化。

3）必查项目：血、尿常规检查，以及产科超声确定胎儿的生长发育状况、胎位，母体情况和羊水量等信息。

（6）妊娠33～36周的产前检查

1）健康教育及指导：提供分娩前的生活指导，宣传分娩知识，如何正确识别临产症状，指导分娩方式，提供镇痛技术，进行新生儿疾病筛查，并给予心理疏导和抑郁症预防。

2）常规保健：询问有无阴道出血、皮肤瘙痒等不适。了解胎儿的健康状况，包括胎动和宫缩的变化，以及生产前的准备状况。体格检查同妊娠30～32周。

3）必查项目：尿常规。

（7）妊娠37～41周的产前检查

1）健康教育和指导：提供分娩知识的宣传，包括如何识别临产的症状、选择合适的分娩方式以及如何进行镇痛护理等。母乳喂养、新生儿护理指导、新生儿的免疫接种指导、产褥期护理、胎儿宫内状况的监测，以及在妊娠超过41周时需要住院并进行引产的护理。

2）常规保健内容：观察宫缩情况，检查是否见红及胎动情况等。体格检查与妊娠30～32周相似。

3）必查项目：包括一般检查和宫颈评分、NST检查（每周1次）。

4）备查项目：通过超声检查评估孕妇的健康状况，包括胎儿大小、位置、羊水量和胎盘生长发育状况等。

（二）高龄孕妇的孕期保健

年龄35岁或以上的怀孕妇女通常被视为高龄孕妇。高龄与孕产妇及新生儿并发症的发生率增加相关。随着年龄的增长，卵巢储备功能会逐渐减弱，甚至完全丧失，卵子质量及胚胎质量下降，受孕率低，首先需要明确此次妊娠为自然妊娠或是辅助生殖妊娠。

重点询问既往生育史，既往身体状况，是否患有糖尿病、高血压、心脏病等，记录高危因素，同时充分告知高龄孕产存在的风险。

进行充分的健康教育，采用“线上线下”互动模式，鼓励孕妇积极参与，提高孕期自我保健管理能力。

制定个体化的孕期产检方案，规范维生素及叶酸补充，进行营养、生活方式指导。

高龄孕妇重点检查项目包括：妊娠6～7周确定胚胎情况，建立妊娠保健手册。为了评估怀孕高危因素，推荐怀孕后定期开展身体健康检查。妊娠11～13周，推荐通过超声波检测胎儿NT厚度，并在知情同意的前提下开展NIPT筛查。对于年龄超过40岁的孕妇，推荐开展绒毛穿刺取样术或羊膜腔穿刺术，行胎儿染色体核型分析和微阵列分析。在18～24周的妊娠期间，应定期开展胎儿系统超声波筛查和子宫颈部全长检测，并注意孕期疾病的筛查，如孕期高血压、糖尿病、胎儿生长受限等。此外，应根据具体情况加大产检频次，加强新生儿监护，在怀孕40周前及时终止妊娠。相关检查见表10-2。

表10-2　孕前和孕期保健指南（2018）速查表

内容	孕前保健（孕前3个月）	首次产前检查（孕6～13周$^{+6}$）	孕14～19周$^{+6}$产前检查
常规保健	1.评估孕前高危因素 2.全身体格检查 3.血压、体质量与体重指数 4.妇科检查	1.建立孕期保健手册 2.确定孕周，推算预产期 3.评估孕期高危因素 4.血压、体重与体重指数 5.妇科检查 6.胎心率（孕12周左右）	1.分析首次产前检查的结果 2.血压、体重 3.宫底高度 4.胎心率

续表10-2

内容	孕前保健（孕前3个月）	首次产前检查（孕6～13周$^{+6}$）	孕14～19周$^{+6}$产前检查
必查项目	1. 血常规 2. 尿常规 3. 血型（ABO和Rh血型） 4. 空腹血糖水平 5. 肝功能 6. 肾功能 7. 乙肝表面抗原筛查 8. 梅毒血清抗体筛查 9. 人类免疫缺陷病毒筛查 10. 地中海贫血筛查	1. 血常规 2. 尿常规 3. 血型（ABO和Rh血型） 4. 空腹血糖水平 5. 肝功能 6. 肾功能 7. 乙肝表面抗原筛查 8. 梅毒血清抗体筛查 9. 人类免疫缺陷病毒筛查 10. 地中海贫血筛查 11. 早孕期超声检查（确定宫内妊娠和孕周）	无
备查项目	1. 子宫颈细胞学检查 2.TORCH[toxoplasma（弓形虫）、others（其他）、rubella（风疹病毒）、cytomegalovirus（巨细胞病毒）、herpes（单纯疱疹病毒）]筛查 3. 子宫颈分泌物检测（淋球菌和沙眼衣原体） 4. 甲状腺功能筛查 5. 75 g口服葡萄糖耐量试验（高危妇女） 6. 血脂检查 7. 妇科超声检查 8. 心电图 9. 胸部X射线	1. 丙型肝炎筛查 2. 抗D滴度（Rh血型阴性者） 3. 75 g口服葡萄糖耐量试验（高危妇女） 4. 甲状腺功能筛查 5. 血清铁蛋白（血红蛋白<110 g/L者） 6. 结核菌素试验 7. 子宫颈细胞学检查（孕前12个月未检查者） 8. 子宫颈分泌物检测（淋球菌和沙眼衣原体） 9. 细菌性阴道病的检测 10. 孕早期胎儿染色体非整倍体母体血清学筛查（孕10～13^{+6}周） 11. 孕11～13^{+6}周超声检查（测量胎儿颈项透明层厚度） 12. 孕10～13^{+6}周绒毛穿刺取样术 13. 心电图	1. 无创产前基因检测（孕12～22周$^{+6}$） 2. 孕中期胎儿染色体非整倍体母体血清学筛查（孕15～20周） 3. 羊膜腔穿刺术检查胎儿染色体（孕16～22周）

续表 10-2

内容	孕前保健(孕前3个月)	首次产前检查(孕6～13周$^{+6}$)	孕14～19周$^{+6}$产前检查
健康教育及指导	1.合理营养、控制体重	1.对流产有一定认识并能预防	1.对流产有一定认识并能预防
	2.有遗传病、慢性疾病和传染病而准备妊娠的妇女,应予以评估并指导	2.营养和生活方式的指导	2.妊娠生理知识
	3.合理用药	3.避免接触有毒有害物质和宠物	3.营养和生活方式的指导
	4.避免接触有毒有害物质和宠物	4.慎用药物	4.孕中期胎儿染色体非核倍体筛查的意义
	5.改变不良生活方式,避免高强度的工作、高噪声环境和家庭暴力	5.改变不良生活方式,避免高强度的工作、高噪声环境和家庭暴力	5.非贫血孕妇,如血清铁蛋白<30 μg/L,应补充元素铁60 mg/d;诊断明确的缺铁性贫血孕妇,应补充元素铁100～200 mg/d
	6.保持心理健康	6.保持心理健康	6.开始常规补充钙剂0.6～1.5 g/d
	7.合理选择运动方式	7.继续补充叶酸0.4～0.8 mg/d至3个月,有条件者可继续服用含叶酸的复合维生素	
	8.补充叶酸0.4～0.8 mg/d或经循证医学验证的含叶酸的复合维生素		

注:引自漆洪波.孕前和孕期保健指南(2018)[J].中华围产医学杂志,2018,21(03):145-152.

第三节　育龄期女性常见的生殖系统疾病及生殖健康管理

女性生殖健康关系到一个家庭甚至整个社会的未来。然而，当下社会、生活环境以及生活方式对女性生殖健康的影响日益凸显，且女性的生殖系统非常脆弱，易受内外环境因素的影响而发生各种疾病。临床常见病主要包括炎症、代谢、肿瘤、功能障碍等。

一、炎性疾病对育龄期女性生殖健康的影响

目前，生殖系统炎症是危害女性健康的最大负担。女性生殖系统易受内外环境因素的影响而发生各种急慢性炎性疾病。根据生殖系统解剖，女性生殖系统分为下生殖道的感染，如外阴炎症、阴道炎症、宫颈炎症以及上生殖道的盆腔炎性疾病，如子宫内膜炎症、输卵管炎症、输卵管或卵巢脓肿、盆腔腹膜炎症、盆腔结缔组织炎症等及其不同部位任意组合形成的混合性炎症感染。

（一）外阴炎症

临床较为常见的外阴炎症主要包括前庭大腺炎症、前庭大腺囊肿/脓肿和非特异性外阴炎。

1.前庭大腺炎症

前庭大腺炎症是指病原微生物侵入前庭大腺而发生的感染。临床表现为局部的红、肿、热、痛等，如果对疾病的诊治不及时，可造成炎症进一步扩散，继而可出现发热等全身症状。

2.前庭大腺囊肿/脓肿

若腺管阻塞，脓液持续分泌流出不畅，则形成前庭大腺囊肿/脓肿，局部疼痛难忍，严重者无法站立、行走，影响正常生活。

由于先天性腺管狭小、腺腔内黏液浓稠、内分泌物排泄受阻，以及分娩时会阴与阴道创伤造成瘢痕堵塞腺管等因素，均可能引起前庭大腺囊肿/脓肿的发生。临床症状与囊肿/脓肿大小有关，随着囊肿/脓肿的增大，外阴坠胀感明显，影响正常生活。

3.非特异性外阴炎

非特异性外阴炎是一种非病理性的外阴炎症，它通常是由于外阴皮肤和黏膜受到血液、淋巴液或其他外界因素的刺激而引起。通常由排泄物及阴道分泌物浸渍，或者与卫生用品接触，以及由糖尿病患者的尿糖刺激等非病原体因素所导致。症状表现为外阴肌肤发痒、剧烈疼痛和灼烧感。急性期多表现为外阴红肿、溃疡或湿疹，如果不及时采取有效措施治疗，长期存在的慢性炎症可能会导致外阴皮肤变厚，出现龟裂，甚至出现苔藓样变。

保健与治疗原则：当经期、性活动、宫腔操作时，外阴最容易受内外病原微生物的侵入而发生感染。此外，当机体抵抗力下降，卫生用品选择不当等均可引起外阴炎。外阴炎除影响性交外，严重者会引起整个生殖系统炎症，改变阴道环境，影响夫妻生活，影响精子存活时间及活力，当引发子宫内膜炎或输卵管炎时，会显著降低精卵结合率及胚胎着床率等。日常生活中，外阴炎症状比较轻，通过主动清洁和消除病因，大多可改善缓解。如痒痛难以忍受，出现溃疡、抓痕肿胀、湿疹，甚至破裂，则须及时就医，同时明确是否存在原发病。

采取有针对性的治疗方法，保持外阴部位皮肤的清洁和干燥，并加强营养支持，提高免疫力，进行阶段性抗感染治疗。若前庭大腺囊肿/脓肿范围及深度较小，无临床症状，可暂行观察，暂不处理。若囊肿/脓肿较大，影响正常生活或继发感染形成囊肿/脓肿，则需行造口引流。囊肿/脓肿形成则需行囊肿/脓肿病灶切开加造口引流。外阴炎应夫妻同治，其间避免性生活。

（二）阴道炎症

正常阴道的解剖结构、阴道菌群及其宿主形成天然防御屏障。内外环境因素的影响及妊娠、慢性疾病或不规范使用免疫制剂、抗生素等使机体免疫功能降低，阴道的防御机制破坏后，病原体便会趁机而入，导致炎症发生。阴道炎症性疾病是一类常见的临床疾病，其中包括细菌性阴道病（bacterial vaginosis，BV）、外阴阴道念珠菌感染、滴虫性阴道炎和混合性阴道炎等。不同种类的阴道炎症会导致患者出现截然不同的症状，传播途径及治疗原则亦存在差异，因此，应该给予患者充分的重视和治疗。

1.细菌性阴道病

细菌性阴道病是由于阴道的正常菌群失调而引起的一种阴道炎症性疾病，病因尚不明确，可能与性生活频繁、不洁性生活或阴道护理不当有关。多数病人没有明确的临床表现，但有些病人可能会发现阴道分泌物增加，呈灰白色、质地均匀稀薄，伴有鱼腥气味，同时还可能出现外阴皮肤瘙痒或轻度灼烧感。

保健与治疗原则：细菌性阴道病可能会导致人类免疫系统受损，人乳头瘤病毒（human papilloma virus，HPV）等病毒的感染概率增加，淋病奈瑟球菌、衣原体等性传播疾病发生风险提升。因此，建议对于有临床症状的女性、术前无症状的孕妇应采取常规治疗，以确保炎症得到有效控制，而性伴侣则不必接受常规治疗，只需要定期随访即可。但部分研究认为，治疗性伴侣可能有助于减少复发。妊娠合并细菌性阴道病，目前认为甲硝唑或克林霉素不会对胎儿造成不良的影响。甲硝唑能够通过乳汁进入母乳，尽管其经乳汁的分泌量小于新生儿感染的治疗剂量，但也会使得新生儿摄入的抗生素剂量增加。

治疗方案：首选应用甲硝唑，每日口服500 mg，每日2次，连续7天，以达到最佳治疗效果，或应用甲硝唑凝胶或克林霉素乳膏等。替代方案包括：使用克林霉素或替硝唑等。对反复发作的细菌性阴道病既可以沿用以往的给药方案，也可以选择替代方案，包括口服甲硝唑或阴道用甲硝唑凝胶、联合硼酸坐浴等。目前，研究认为服用甲硝唑1日内或服用替硝唑3日内无须避免饮酒。

2.滴虫性阴道炎

滴虫性阴道炎是一种由阴道毛滴虫引发的感染性病症，它可以通过性接触或接触其他贴身用物来传播，而且通常会在阴道pH值环境发生变化时出现。如月经前后、产后或妊娠期，使得炎症发作或症状加重，严重者会引起继发性盆腔炎等，使病情进一步加重。大多数病人没有明确的医学表现，但也有一些病人会出现阴道分泌物增加，呈稀薄黄白色或稀薄黄绿色脓性、水泡状，伴有刺鼻气味等现象，可能会影响患者的生活质量和健康状况。严重者检查，会发现宫颈呈草莓征。数据显示，阴道毛滴虫病患者感染HIV的风险是一般人群的1.5倍，女性患子宫颈癌的风险比普通女性高出2.1倍，这可能是由于阴道毛滴虫感染所致。

保健与治疗原则：一旦确诊，性伴侣无论有无症状需同时治疗，且双方均痊愈前禁止性生活。性生活全程正确使用避孕套是预防滴虫性阴道炎的最佳方法。复发性阴道毛滴虫病，确定是否为再暴露因素，选择治疗方案。妊娠期为降低孕产妇及新生儿感染等并发症的风险，有症状的孕妇应接受检测及治疗。

治疗原则：女性首选口服甲硝唑，500 mg，每日2次，连用7日；男性首选甲硝唑单次顿服，2 g。治疗后需随访，随访时间为3个月，若未随访者，则需在初始治疗的12个月内复查。

3.外阴阴道假丝酵母菌病

外阴阴道假丝酵母菌病是一种常见的外阴感染，其主要表现为阴道凝乳样分泌物增多，伴有外阴瘙痒、灼烧感，部分患者可能会出现尿频、尿痛等症状，严重时可能会导致尿路感染和肾功能障碍、性交困难。根据患者的症状、微生物学特征以及治疗效果，外阴阴道念珠菌病可以划分为单纯性和复杂性两种类型。单纯性患者免疫功能正常，多为白假丝酵母菌感染引起的散发或非经常发作的轻至中度型。复杂性外阴阴道念珠菌病（1年内发生3次或以上症状）患者常伴有糖尿病、免疫力低下、免疫系统缺陷。

为了保护女性免受疾病的侵害，建议对有症状女性的性伴侣进行定期检查和治疗，而不是仅仅依靠性伴侣本身，以防止反复发作和感染。对于复杂性外阴阴道念珠菌病患者治疗后应定期随访。治疗外阴阴道假丝酵母菌病的方法包括使用抗生素和药物。首先积极寻找并治疗原发病。对于单纯性外阴阴道假丝酵母菌病，可以采用局部或全身疗法，其疗效相似；而对于反复性外阴阴道念珠菌病，则必须通过真菌培养和药敏实验，以确定疗法的效果，必要时延长治疗疗程。妊娠合并外阴阴道假丝酵母菌病推荐选择唑类药物局部应用，疗程一般为7日。

4.混合性阴道炎

由两种及以上致病性微生物感染引起的阴道炎为混合性阴道炎。临床症状存在异质性，具有病程长、易复发的特点，多表现为阴道分泌物异常，因其感染的微生物不同，阴道分泌物的性状、颜色、气味不同，多伴有外阴瘙痒等不适。混合型阴道炎的治疗应遵循及时、准确、个体化的原则，同时需要管理性伴侣，并加强随访。

保健与治疗原则：阴道炎可经直接、间接及内源性途径传播。如性交、使用被污染的公共卫生用品是滴虫性阴道炎的主要传播方式。内源性经直肠、口腔、阴道外的假丝酵母菌相互传播感染，易导致外阴阴道假丝酵母菌病。女性患阴道炎时，一方面可通过改变阴道环境影响精子的活力及存活时间，另一方面通过性生活可引起男方生殖系统炎症并直接影响精子的质量。阴道炎若治疗不及时、不规范，可导致内外生殖器炎性疾病，最终影响女性生殖健康。

（三）宫颈炎症

宫颈炎症是育龄期妇女最常见的下生殖道炎症，其一般特点包括：阴道分泌物增加，呈脓性，外阴瘙痒、灼烧感，性行为剧痛，性行为后阴道大出血，以及膀胱刺激征，如尿频、尿痛等，这些均会影响妇女的生活质量和健康状况。根据其症状及疾病持续时间不同，可将宫颈炎大致分为急性期和慢性期。在急性期，白带会变得更黄，并伴有尿道膀胱刺激性反应，如下腹部和腰臀部的酸痛、尿频和尿痛等。急性宫颈炎如果不及时处理，可转变为慢性宫颈炎。临床上慢性期多表现为乳白色黏液状白带，有时可表现为黄色、脓样、脓血性或血性白带。如果治疗不及时，慢性宫颈炎迁延不愈可出现多种病理改变，如宫颈腺体增生、炎性息肉、腺囊肿、黏膜炎等。

保健与治疗原则：急性宫颈炎应避免性生活，同时对性伴侣进行诊治。注重个人卫生，增强身体免疫力。建议每日服用100 mg的多西环素，连续7天，或者每次顿服1 g的阿奇霉素，以确保抗菌药物的有效使用。积极行宫颈TCT及HPV筛查。对于复发或患连续性子宫颈炎的病人，应该根据其有无再次暴露疾病进行评估，并且要定期检测和治疗，以防止多重疾病的感染。

因宫颈缺乏痛觉神经，通常得宫颈炎时女性是没有感觉的，但在性生活刺激下部分患者可能会有阴道干涩、疼痛感，由此对正常性生活产生恐惧心理，从而对夫妻感情、家庭和睦都产生一定的影响。宫颈作为精子进入子宫的第一道关卡，在生理状态下会随体内激素水平变化，宫颈黏液呈周期性变化。当宫颈发生炎症时，一方面通过改变宫颈黏液的性状及数量影响精子的穿透力，另一方面通过改变生殖道环境产生一些抗体及上行感染，导致子宫内膜炎、输卵管炎等，从而对精卵结合产生一定的影响，进而导致不孕、流产等不良妊娠。宫颈炎是一种常见的妊娠疾病，它可能会导致孕妇出现绒毛膜羊膜炎，从而引起早产、产褥感染和新生儿疾病等不利的妊娠结果。

（四）盆腔炎性疾病

育龄期女性是盆腔炎性疾病（pelvic inflammatory disease，PID）的高发人群。频繁或不洁的性生活、宫腔内操作或节育器放置不当、产后感染等均可导致病原微生物上行蔓延诱发盆腔炎。另外，一些内源性病原体，如结核分枝杆菌等也可直接或间接诱发盆腔炎。盆腔炎是一种多组织炎性疾病，包括子宫内膜炎、输卵管炎、卵巢炎和腹膜炎等。通常，根据病情的发展和急性程度，盆腔炎可以分成急性、慢性和急性发作三种类型。

急性盆腔炎可表现为小腹胀痛、发热、畏寒、食欲下降。妇科检查可见阴道内大量脓性分泌物，伴有强烈的后穹隆触痛，子宫压痛和反跳痛，双附件区增厚。如果延误诊治，当盆腔内形成脓肿时，可影响邻近脏器的功能，出现尿频、尿痛、排尿困难等膀胱刺激征及腹泻、排便困难或里急后重等直肠刺激征。炎症继续向上蔓延至腹腔则会引起肝周炎，表现为上腹部不适。如果情况严重，或许会导致弥漫性腹膜炎、败血症等，甚至威胁生命。

慢性盆腔炎起病较慢，但病程长久。慢性盆腔炎是一个典型的妇科病症，其主要原因可以是急性盆腔炎诊治不完全或病人抵抗力下降致使病情延误。慢性盆腔炎也会影响子宫内膜容受性，进而降低受孕率。临床常见慢性子宫内膜炎（chronic endometritis，CE）、输卵管积水等。临床表现可能是轻微的病症，也可表现为低热，全身症状包括易感疲乏，或下腹坠胀、腰痛、腰骶部酸痛等，在劳累、性交或月经前后，症状可能加重。此外，慢性炎症还可能引起盆腔淤血，从而引发盆腔淤血综合征，甚至破坏卵巢功能，从而发生月经失调或者发生输卵管粘连不畅等状况，影响受孕等状况。

保健与治疗原则：因盆腔炎性疾病对女性生殖健康影响较大，临床建议采用较低的诊断阈值，即出现子宫压痛、附件压痛、宫颈举痛中任意一个，即可诊断并给予治疗，如同时满足辅助或病理检查，则诊断的准确性增加或可直接诊断。若诊治不及时，可引起严重的上生殖系统炎症后遗症，如痛经、性交痛、慢性子宫内膜炎、输卵管积水、盆腔粘连等。且慢性子宫内膜炎、输卵管积水与女性不孕症、反复植入失败和反复流产密切相关，同时，慢性子宫内膜炎也是影响足月分娩和活产的一个客观变量。因此，女性应注重自身日常生活管理，包括生理卫生及性生活卫生，以及饮食习惯等，一旦患病要及时到医院就诊，千万不能忽视，造成不必要的健康隐患。

盆腔炎性疾病治疗的首选方案是抗菌药物治疗，尽量选择涵盖所有可能的致病菌为原则。首选口服治疗，代替静脉注射。对口服抗菌药物治疗无效的重度输卵管或卵巢脓肿者应住院治疗。在药物或手术治疗的同时辅助中医和物理治疗，既可以促进病情恢复，也可以预防远期并发症的发生。建议必要时对性伴侣进行检查、治疗。

总之，育龄期女性因生理活动旺盛，生殖系统炎性疾病的发病率显著增加，且相当一部分女性选择自我处理，而不就医。生殖道炎性疾病延误诊断及治疗，对女性生殖健康的损害是灾难性的，不仅影响工作、学习等正常生活，还可能引起一系列影响生殖健康的并发症，如月经异常、不孕不育、异位妊娠、新生儿并发症及生殖系统肿瘤等。不仅如此，一些传染性较强的疾病，在影响女性自身身心健康的同时，甚至殃及社会。近几年，我国此类疾病的患病人数日趋增加，令人担忧。为了保持身体健康，女性应该积极采取措施预防生殖系统炎症，鼓励养成良好的个人卫生习惯，及早发现和治疗常见女性生殖系统炎性疾病，以预防为主，积极采取有效的治疗措施，以达到最佳的治疗效果。

二、代谢性疾病对育龄期女性生殖健康的影响

人体的新陈代谢过程十分复杂，包括物质交换和能量转化，以及物质的分解、利用与更新。遗传和环境因素均可引起机体营养不足或营养过剩，甚至某些代谢途径的异常，最终导致代谢相关性疾病的发生。遗传代谢性疾病主要源于基因突变、DNA结构改变，从而使机体蛋白质结构和功能紊乱，继而可以影响细胞和器官功能。多数遗传代谢性疾病属于单基因隐性遗传病，父母表型正常仅为携带者，因此，是影响生殖健康、导致出生缺陷的重要原因。胚胎植入前遗传学检测（preimplantation genetic tasting，PGT）技术作为产前诊断的延伸技术，是主动阻断患儿出生的有效方法。临床中，相对较多见的是获得性代谢性疾病。

育龄期妇女经常出现的代谢相关内分泌疾患还有多囊卵巢综合征、慢性肾脏病、高血压、肥胖症、甲状腺功能异常、糖尿病及脂代谢紊乱等。下面选择介绍几种：

（一）多囊卵巢综合征

多囊卵巢综合征（PCOS）是一类典型的育龄期女性生殖内分泌代谢紊乱性疾病，其主要表现为高雄激素水平、长期无排卵、卵巢多囊样变化以及多毛、痤疮、经期紊乱、不孕不育、胰岛素抵抗及代谢障碍性疾病，可能会影响患者的生育能力和健康状况，患者的心理特征以及生活质量亦受较大影响。一般认为，PCOS是遗传的某些因素和环境因素相互作用造成的，PCOS对育龄期女性内分泌及生殖健康产生了诸多不良影响，不仅影响患者本身，其子代各时期的健康均会受到损害，主要表现在以下几个方面：

1.多囊卵巢综合征

可能会造成女性不孕，这种疾病通常会引起持续的无排卵或排卵异常，进而引起月经紊乱、月经稀发或闭经。月经量可能过多、过少或发生经间期出血，最终引起女性不孕症。多囊卵巢综

合征病人由于长时间缺乏雌激素的影响以及孕激素作用的控制，容易出现子宫内膜增生、非典型增生或子宫内膜癌，从而影响生育能力。

2. 多囊卵巢综合征与不良妊娠

多囊卵巢综合征患者孕期胎盘形成受到抑制，胎盘内分泌及营养转运功能受损，高雄激素、高胰岛素血症、黄体功能不全及血栓形成倾向，最终导致胚胎植入率低、流产率高、活产率低。多囊卵巢综合征患者常常伴有超重或肥胖，这会造成怀孕时期发生各种妊娠期疾病，还会致胎儿生长发育受限、宫内缺氧、死胎、死产和出生后的婴幼儿死亡等等，怀孕后容易导致各种妊娠并发症，剖宫产率也随之增加。

3. 多囊卵巢综合征与子代健康

与健康人群相比，多囊卵巢综合征孕产妇巨大儿出生率、新生儿低血糖发生率均增加。多囊卵巢综合征女性的体重超标或肥胖会导致新生儿出生缺陷的风险增加，同时也会增加其后代患上肥胖、胰岛素抵抗、血糖代谢紊乱以及心血管疾病的可能性。此外，多囊卵巢综合征患者子代远期的行为认知、情感障碍及精神疾病的发生风险均有升高趋势。

保健和治疗原则：有生育需要的育龄期多囊卵巢综合征病人，在怀孕之前，应对夫妻双方进行代谢相关的检查，纠正肥胖、糖尿病、高血压等可能引起的不良风险。具体措施有：合理地控制饮食，加强体育锻炼等，并告知生活方式的调整、体重的降低是多囊卵巢综合征患者促进生育的基本治疗方式。当代谢等问题改善后仍无法恢复自然排卵的患者，可给予药物促排卵帮助怀孕。来曲唑是一种首选的口服药物，尤其是对于患有多囊卵巢综合征（有或无氯米芬耐药性）的女性来说，它的疗效优于其他促排卵药物，因此，是最佳的治疗选择，在提高活产率和临床妊娠率以及降低多胎率方面具有优势。此外，二甲双胍被推荐作为糖耐量异常女性和肥胖女性促排卵的辅助治疗，可以提高活产率。经过改善生活方式和促排治疗，如果仍未能怀孕或者存在其他可能影响妊娠的因素（如输卵管疾病或男性因素），则需要采用IVF治疗。此外，还需要关注多囊卵巢综合征年轻女性抑郁症状和焦虑症状的评估，进行必要的辅助心理疏导和行为疗法。

多囊卵巢综合征的发病率高达20%，因此，临床工作者不仅要重视多囊卵巢综合征对母体的潜在危害，还要考虑到它可能给胎儿和子代带来的长期影响，以及可能存在的潜在风险。强化多囊卵巢综合征妇女的管理和治疗是至关重要的，而且应该及早发现并采取有效措施，以确保其后代的健康发展。

（二）肥胖

肥胖是指机体脂肪总含量过多，或体脂异常升高并分布异常。肥胖是由遗传性和环境联合影响引起的，这种影响可能是显著的。由于世界范围内体重问题日益突出，世界卫生组织（WHO）已将肥胖症列为十大慢性进行性疾患之一，并采取了严格的措施来控制和预防它。通常采用身体质量指数（BMI）对肥胖程度进行评价，由于地域差异，对肥胖的BMI界值略有差异。依据2016年国内超重/肥胖症医疗养生防治专业意见，18.5 kg/m^2>BMI>24 kg/m^{2}为正常体重，若BMI超过24 kg/m^{2}则为超重，BMI>28 kg/m^{2}则为肥胖。此外，根据肥胖相关疾病的患病率与健康风险之间的相关性，为特定人群推荐了不同的BMI临界值。

肥胖症可以分为原发性和继发性两种。原发性肥胖又称“单纯性肥胖”，其发生机理和原因多样，主要原因是能量摄入和支出不平衡。继发性肥胖是由于神经系统、内分泌物和新陈代谢失调所导致的一种肥胖症状。研究发现，肥胖与人体内分泌、心血管、消化、呼吸、血液、肌肉骨骼、神经、皮肤等系统21种疾病的发生密切相关。对人类生殖健康的影响，在降低人类生殖能力的同时，增加了一系列妊娠并发症、产科并发症及妇科肿瘤的发生风险。

肥胖会导致女性下丘脑-垂体-卵巢性腺轴受到严重影响，这可能会降低受孕率、增加流产率。肥胖患者的脂肪细胞会产生各种激素、细胞因子和炎症因子，这些因素可能会干扰卵巢功能，导致卵巢功能障碍，影响子宫发育及内膜受体，导致卵巢排卵障碍，改变卵泡环境，使得卵子质量降低、受精率下降、优质胚胎率减少及胚胎着床率低。此外，有研究发现，肥胖患者的胰岛素抵抗、甲状腺功能障碍、脂毒性、炎症以及心理等因素均与流产密切相关。

肥胖是妊娠期高血压、糖尿病等并发症的主要诱因，可增加产后大出血、子宫内膜炎、剖宫产伤口愈合困难及静脉血栓栓塞等产科并发症发生的风险。此外，肥胖提高了剖宫产、产后抑郁症及贫血的发生率，降低了母乳喂养率。同时，肥胖也增加了胎儿畸形、发育不良及儿童肥胖、代谢综合征（metabolic syndrome，MS）、认知行为异常等长期风险。

肥胖还会增加多种生殖系统肿瘤的发生风险。肥胖易伴随月经异常，如果子宫内膜长期受到雌激素的影响，而孕激素的抑制效果不足，就会导致内膜持续增生或不典型增生，从而影响其功能和健康状态，继而可能发生癌变。肥胖患者常常会出现高胰岛素血症，而脂肪组织分泌的雌激素和瘦素可以促进卵巢上皮细胞的生长和发育，从而改善卵巢功能，增加癌变的风险。

为了有效地治疗肥胖，必须定期进行检查，改善膳食结构，加强体育运动，改善行为方式，并辅以药物治疗、手术干预，以达到最佳的保健与治疗效果。对育龄期女性而言，肥胖不仅影响自身身心健康，影响整个生殖过程，而且对后代会产生长远不利的影响。因此，体重管理对女性生殖健康至关重要，且管理应从孕前开始，持续至产后。

（三）甲状腺功能异常

甲状腺是人类一个主要的内分泌脏器，它产生的甲状腺激素与女性性激素之间存在着密切联系，这一点不容忽视，直接影响女性生殖健康。在女性始基卵泡、卵母细胞及子宫内膜中，均发现有甲状腺受体和异构体的表达。妇女在育龄期更容易患上甲状腺病变，常见的功能改变主要有甲状腺功能亢进、减退和其他异常状态，甲状腺自身免疫以及甲状腺结节和甲状腺癌等，这些不但会危及妇女本身的健康，还会影响卵巢储备，导致月经失调、降低受孕概率，同时对妊娠结局、后代的孕育造成不利影响。

1.甲状腺功能亢进

可表现为多种形式的性功能和行为紊乱、月经异常，容易引起不孕不育。妊娠合并甲亢者，自然流产、早产、子痫前期等的妊娠并发症发生概率升高，且同时有宫内胎儿生长发育迟缓、早产儿、死胎及新生儿甲亢的风险。甲亢危象可使产妇的生命受到威胁，围产儿死亡率增高。

2.甲状腺功能减退

这是导致育龄期女性不孕的一个重要因素，它会使怀孕期间出现不良怀孕结果的风险大大增加，包括自然流产、胎儿宫内窘迫、死胎、低体重儿、妊娠高血压疾病以及胎盘早剥等。甲状腺功能减退对胎儿脑部发育有极大的不利影响，孕妇应该特别注意这一点。甲状腺素对生殖功能有重要的调节作用，亚临床甲状腺功能减退无明显临床症状，是一种较轻的甲状腺功能减退。许多研究发现，亚临床甲状腺功能减退与不孕及多种不良孕产结局有关，因此，建议临床应该治疗显性及亚临床甲状腺功能减退症。

3.甲状腺自身免疫性疾病患者亦存在不孕、流产等不良孕产风险

研究发现，即使甲状腺功能正常，甲状腺过氧化物酶（Thyroid peroxidase，TPO）抗体与流产和早产风险增加有关，且患有甲状腺自身免疫的女性患者中，抗心磷脂抗体或狼疮抗凝物的患病率，明显高于无甲状腺自身免疫的女性患者。

保健与治疗原则：建议将甲状腺功能检查作为孕前检查的常规筛查项目。对于甲状腺功能异常的备孕者，治疗应遵循早期启动、尽快达标、全周期管理的原则。临床中对月经异常女性行甲状腺功能筛查，对寻找病因、指导治疗等均有重要意义。对备孕及已经怀孕的女性进行甲状腺功能健康评估和健康维护，是确保顺利怀孕和胎儿健康成长的重要因素之一。

除上述PCOS、肥胖、甲状腺功能异常外，还包括糖尿病、高血压、脂代谢紊乱等，均与育龄期女性生殖健康密切相关。获得性为主的代谢病应将积极干预生活方式、及早纠正代谢紊乱、预防和延缓代谢相关疾病发病作为主要治疗目标。对具有代谢性遗传病家族史、既往生育过遗传性代谢病患儿或具有某些高危因素的育龄夫妇进行孕前咨询和指导、相关基因筛查、产前羊水检查，可作为预防出生缺陷的有效手段。总之，代谢性疾病与女性的生殖健康应打破学科之间的壁垒，强化多学科协作能力，共同为母婴健康保驾护航。

三、肿瘤对女性生殖健康的影响

（一）外阴肿瘤

1.外阴良性肿瘤

外阴良性肿瘤主要包括外阴乳头状瘤（vulvar papillomatosis）、纤维瘤（fibroma）、汗腺瘤（hidradenoma）、脂肪瘤（lipoma）及平滑肌瘤（leiomyoma）。外阴良性肿瘤对女性生殖健康的影响主要为产生一系列临床症状导致性交困难，但一般不影响妊娠。当临床症状较为严重时，可能会影响女性的生活质量。

2.外阴鳞状上皮内病变

外阴鳞状上皮内病变（vulvar squamous intraepithelial lesion）与人乳头瘤病毒（HPV）有着密切的关联，如果病情进一步恶化，就有可能发展成为外阴浸润癌。2014年，世界卫生组织（WHO）对外阴鳞状上皮内病变进行了详尽分类，将其划分为低级别、高级别和分化型三种类型。分化型则是指外阴上皮内瘤变，它们可能会威胁病人的生育能力和性功能，从而威胁患者的生活质量，临床症状可表现为外阴皮肤的瘙痒、破损或溃疡，对女性生殖健康短期内无较大影响，但应着力于消除外阴部位病灶，缓解患者主要临床症状，避免后期发展成为浸润癌。

3.外阴恶性肿瘤

外阴鳞状细胞癌是最常见的恶性肿瘤之一，它可能会导致女性患者出现严重的症状，甚至死亡。主要发病人群为绝经后妇女，但近些年来，年轻女性外阴癌发病率有升高的趋势。HPV病毒感染可能是引发外阴鳞状细胞癌发生的原因，但其他非HPV病毒感染也可能会引发这种疾病，比如外阴硬化性皮肤，还有可能是由于外阴鳞状上皮内瘤变引发的分化型外阴鳞状细胞癌。外阴恶性黑色素瘤和外阴基底细胞癌虽然具有极高的恶性程度，但相对较为少见。外阴恶性肿瘤所引起的局部及全身症状，以及针对疾病本身和肿瘤的各种治疗手段对患者引起的不适及心理压力，均会给患者及其家庭造成极大的身心负担。在诊断和治疗的过程中，不仅应该针对疾病本身进行治疗，还应重视患者因疾病产生的负面情绪，对其予以心理疏导及生活建议，以提高其生存质量。

（二）宫颈肿瘤

子宫颈鳞状上皮内疾病是一种与子宫颈浸润癌有着密切关联的常见疾病，特别是在育龄期妇女中多发。根据其分化程度的不同，可以将其分为两类：低级别鳞状上皮内病变（Low-grade squamous intraepithelial lesion，LSIL）和高级别鳞状上皮内病变（High - grade squamous intraepithelial lesion，HSIL）。子宫颈恶性肿瘤疾病中最常见的是宫颈鳞状上皮细胞癌，以绝经后妇女最为多见，但育龄期妇女宫颈癌的发病率近年来也越来越高。HPV病毒感染是宫颈鳞状细胞癌的原因，它可以引起宫颈上皮内瘤变的发生和发展，这种变化可能会持续恶化，从而引发宫颈鳞状细胞癌的发病和发展，也可以直接发生。

子宫颈部鳞状上皮内损害发生可能与多种因素有关，其中最常见的是HPV感染，在已被研究发现的160多种HPV亚型中，有13～15种被认为是高危亚型，它们与子宫颈部鳞状上皮内损害及子宫颈癌的发生有着密切联系。近几年，HPV与宫颈癌相关科普宣传以及越来越普及的HPV疫苗的接种工作，在很大程度上为子宫颈癌的一级预防做出了有力贡献。当患者有多个性伴侣，且初次性生活年龄低于16周岁时，应该尽量减少分娩次数和性行为的次数；多产及分娩过早都可能与子宫颈鳞状上皮内病变的发生有关，同时也提高了病变发展为宫颈癌的概率。

研究表明，与患有高危因素的男子发生性行为，会导致女性患子宫颈上皮内病变和子宫颈癌的危险性显著增加。吸烟也会加大HPV传播的危险，因此，采用屏障避孕法可以起到适当的保护。

近年来，子宫颈癌已成为中国最常见的妇科三大恶性癌症之一，其发生率不断上升，而且年轻化趋势明显，严重威胁着育龄期女性及绝经后女性的生命安全和健康。宫颈癌的高发年龄在50～55岁，其中40～50岁发病最多，而60～70岁又出现一个高峰。但是近些年来的研究显示，40岁以下的育龄期女性罹患宫颈癌的比例越来越高，且其在所有年龄段宫颈癌患者中所占比例正逐年升高，因此，在全国范围内广泛开展规范化的宫颈癌诊治就变得格外重要。

通过对宫颈鳞状上皮内病变和HPV病毒感染的有效检测和治疗，可以有效地预防和控制宫颈癌的发展。HPV病毒的持续性传播是宫颈癌产生的主因，也是宫颈癌的最大危险因素。大约70%的女性在一生中均有机会传播高危型HPV病毒，这是一个严峻的问题，但只有不到10%的HPV感染最终会发展为子宫颈癌或子宫颈上皮内瘤变（cervical intraepithelial neoplasia，CIN），原因是有80%左右感染的妇女，其HPV属于一过性感染。此外，除了高危型HPV持续性感染的作用之外，其他的内源性因素和外源性因素也有共同参与，最终共同导致了子宫颈癌的发病。

宫颈癌是女性第四大恶性肿瘤，其影响力不容忽视。每年全球有超过50万名女性被诊断出患有该病，这是一个惊人的数字，而病死者则高达30万。数据显示，在35～49岁的女性中，宫颈癌的发病率最高，而20～45岁育龄期女性的宫颈癌发病率则约为47.3/100000。通过对女性宫颈癌的系统性筛查和预防治疗，宫颈癌的发病率和病死率已大幅度降低，早期宫颈癌筛查已经成为提升宫颈癌早期诊断率以及降低疾病死亡率的最根本途径。

（三）子宫肿瘤

子宫肿瘤可以根据其生物学特征分成良性和恶性两类，其中以子宫肌瘤最为常见，而子宫内膜癌和子宫肉瘤则是恶性肿瘤。

1. 子宫肌瘤

子宫肌瘤是女性生殖系统中最常见的良性肿瘤，在20岁以下女性中少见，高发于30～50岁女性，尤其是育龄期女性更容易受到影响，因此，应该加强预防和治疗。至今子宫肌瘤的发生机理仍不明确，但由于它更容易在育龄期女性中发生，而青少年则相对少见，在绝经后期，子宫肌瘤会发生萎缩，这可能暗示着女性性激素水平的变化是导致子宫肌瘤发生发展的原因。

近期一项研究显示，高膳食血糖指数（glycemic index，GI）和血糖负荷（glycemic load，GL）可能与一些女性激素反应性肿瘤（如子宫内膜癌和卵巢癌）的风险增加有关。此外，还有研究显示，大豆摄入量与肌瘤体积呈正相关。实际上，大豆中的植物激素，特别是异黄酮，具有哺乳动物雌激素的结构和弱雌激素的作用，这使得它们成为一种独特的化合物。因此，它们可以通过与雌激素受体结合或改变雌激素生物合成来拮抗雌激素。

依照子宫肌瘤的形态和位置，可将其区分为子宫体肌瘤和子宫颈肌瘤；而依照它们与子宫肌壁的关联，可将其进一步区别为肌壁间肌瘤、黏膜下肌瘤和浆膜下肌瘤，见图10-1。子宫肌瘤的类型可以分成单发性和多发性两种，前者是指单个肌瘤在子宫体内单独生长，而后者则是多个肌瘤同时产生。

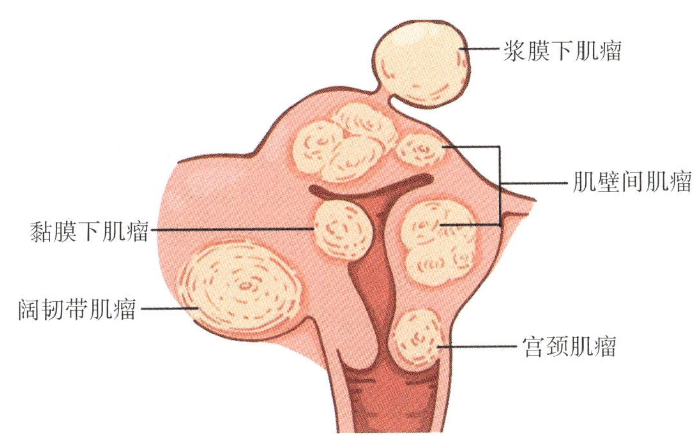

图10-1 子宫肌瘤分类示意图（原创）

（1）子宫肌瘤对女性生殖健康的影响

子宫肌瘤可从各个方面影响女性的生殖健康，常见的影响方式有：

①月经量的增多及经期持续时间的延长。此种情况多见于较大的子宫肌壁间肌瘤或子宫黏膜下肌瘤。由于肌瘤体积的增加，子宫腔的面积也会相应增加，覆盖子宫内膜的面积也会增加，而且由于正常子宫肌纤维收缩受阻，在月经期间会影响子宫收缩，从而导致子宫内膜无法完全剥脱，影响子宫功能和生育能力。此类肌瘤或许会使得子宫内膜受到压迫，引发充血和膨胀，进而造成女性月经量增多或淋漓不尽。

②分泌物增多。肌瘤在靠近子宫内膜面的占位使子宫腔及子宫内膜表面积增大的同时，内膜的腺体分泌也同步增多，致使分泌物增多。如子宫肌瘤发生感染、溃烂、出血、坏死时，分泌物可呈血性、脓性或脓血性。

③下腹部包块及压迫症状。子宫肌瘤较小时，腹部触诊或双合诊难以触及，较小的浆膜下肌瘤或肌壁间肌瘤对女性生殖健康影响较小。由于子宫肌瘤的持续增大，它可能会对其他脏器产生挤压现象，如宫颈肌瘤可能会挤压膀胱出口部位，引起小便障碍或尿潴留等。如果肌瘤向侧方增长，可能会挤压输尿管，从而引发输尿管扩张，甚至可能会出现肾盂积水。

（2）子宫肌瘤对女性生育功能的影响

子宫肌瘤对于女性生育功能的影响，主要包含以下几个方面：

①子宫局部解剖改变影响精卵结合及胚胎着床，子宫肌瘤可能堵塞输卵管管口，导致精子及受精卵运输受阻。肌瘤可能会导致子宫出血，并引发内膜炎症反应，降低子宫内膜的容受性，不利于受精卵的着床。

②子宫在生理状态下自发地产生蠕动波，子宫肌瘤的存在则会影响子宫蠕动波的生成，或在种植期可能产生异常的高频率蠕动波，从而影响胚胎着床及妊娠的维持。

③子宫内膜的内分泌功能深受多种因素的直接影响，包括细胞因子、肽类和脂类物质。这些物质的产生可能会遭受子宫肌瘤的干扰，导致分泌量发生变化，从而不利于受孕。子宫肌瘤的出现会导致子宫内结构发生改变，内膜表面的白细胞浓度及其他细胞成分发生改变，从而致使肌瘤患者的子宫内膜发生异常免疫状态，不利于妊娠维持。

2.子宫内膜癌

子宫内膜癌是一种恶性肿瘤，它主要由异常子宫内膜上皮细胞的侵袭引起。有研究指出，子宫内膜癌多发于围绝经期及绝经后的女性，这一结论得到了广泛的认可和证实。但近年来，子宫内膜癌的发病年龄出现年轻化趋势，随着年龄的增长，40岁以下的育龄期女性患子宫内膜癌的比例也在不断上升，且逐年升高。对于此类尚有生育需求的年轻子宫内膜癌患者，在其病情满足以下要求时，可以选择保留生育力的治疗方式：

①经由两位病理学家的精确核对，患者的分段诊刮标本显示出子宫内膜样腺癌的特征，这一结论是不容置疑的。分级为G1级。

②经盆腔核磁共振，即MRI（magnetic resonance imaging）检查（首选）确认，病灶范围局限于子宫内膜层未侵犯子宫肌层及其他部位的患者。

③影像学检查结果显示，除子宫内膜外，没有发现任何可疑的远处转移病灶存在者。

④无药物治疗或妊娠的禁忌证。

⑤向患者解释说明，患者已知情，保留生育功能不是治疗子宫内膜癌的最佳选择，因此，在接受治疗之前，他们已经向生殖领域的专家咨询过。

⑥对于符合条件的患者，应该进行遗传咨询和基因检测，以确保他们的健康。

⑦药物治疗方面可以使用醋酸甲地孕酮、醋酸甲羟孕酮和左炔诺孕激素宫内缓释体系。醋酸甲羟孕酮是最常用的口服孕激素之一，使用方法为250～600 mg/d，口服；也可使用醋酸甲地孕酮，使用方法为160～480 mg/d，口服。

⑧在诊治期内，每3～6个月对患者进行分段诊刮及内膜取样病理检查，以确保子宫内膜癌变病灶的及时发现和有效诊治，以防止病情恶化。若癌灶持续存在6～12个月，必须进行子宫切除术，并进行双附件切除手术，以确定病理分期。在手术前，建议进行MRI检查以确保病变得到有效显示。如果持续治疗6个月后，病变得到完全缓解，则可以尽可能满足患者的生育需求，鼓励患者尽早进行生育；在怀孕前，建议每3～6个月进行一次子宫内膜活组织病理检查；如若患者暂时没有生育需求，则可继续使用孕激素来维持治疗并定期监测健康状况。

⑨当患者完成生育或在定期子宫内膜取样中发现疾病有所恶化时，应立即采取子宫切除术、双附件切除术以及病理分期等措施。

3.子宫肉瘤

子宫肉瘤是一种恶性肿瘤，它发生在子宫内，虽然发病率较低，但其恶性程度极高，预后不良，可能会导致患者无法正常生活和工作，在子宫恶性肿瘤中约占2%～4%。子宫肉瘤可以根据其组织类型分为子宫平滑肌肉瘤（leiomyosarcoma，LMS）、子宫内膜间质肉瘤（endometrial stromal sarcoma，ESS）、子宫内膜未分化肉瘤（undifferentiated endometrial sarcoma，UES）以及其他较罕见的类型。它们的临床表现有所不同，但缺乏特异性，往往在术前较难确诊，可能会导致严重的后果。子宫肉瘤治疗的基本原则是手术切除，保留生育治疗（fertility-sparing therapy，FST）在尚未实现其生殖愿望并希望受孕的育龄女性中属于保守性治疗，包括在手术过程中切除肿瘤病变，同时保留子宫和至少一个卵巢。

（四）卵巢肿瘤

卵巢肿瘤是妇女最常见的妇科疾病，可能会在任何年龄发生。良性肿瘤一般不会引起明确的病症，只有在妇科查体或超声医学检查时才会被发现，但是当恶性肿瘤体积增大时，它们可能会导致更严重的后果，患者可自行在腹部摸及肿块或出现腹部坠胀或疼痛等表现。当卵巢恶性肿瘤增长到晚期，可能会产生小腹硬块、腹胀、腹水或消化道症状，这些现象通常是由于肿瘤的压迫所导致的，其中包括尿频、大便节律改变、心悸、气急等临床征象。由于卵巢恶性肿瘤在早期往往没有明显的表现，所以患者很难及早发觉并采取有效的防治方法。部分恶性肿瘤晚期患者在发生重度贫血、消瘦等恶性病变情况时，前往医院就诊时已无法治疗。

卵巢肿瘤的主要并发症有：

1.卵巢肿瘤蒂扭转

卵巢肿瘤蒂扭转是妇科急腹症中最常见的一种，其特征是肿瘤活动性较强、瘤蒂较长、重心偏向一侧，见图10-2。当卵巢肿瘤出现急性蒂扭转时，血液循环系统会受到严重影响，特别是静脉回流阻塞，或会引起瘤内充血，而毛细血管破损则会使瘤体快速膨胀；此外，动脉血流也会受阻，从而引起癌细胞破碎、坏死或继发性感染。治疗原则是一旦确诊，急诊行腹腔镜或开腹手术，恢复卵巢正常解剖位置，松解扭转，使卵巢血运恢复正常，但有时蒂扭转不全时，可以在改变体位或其他情况下自然复位，患者的症状也随之消失。

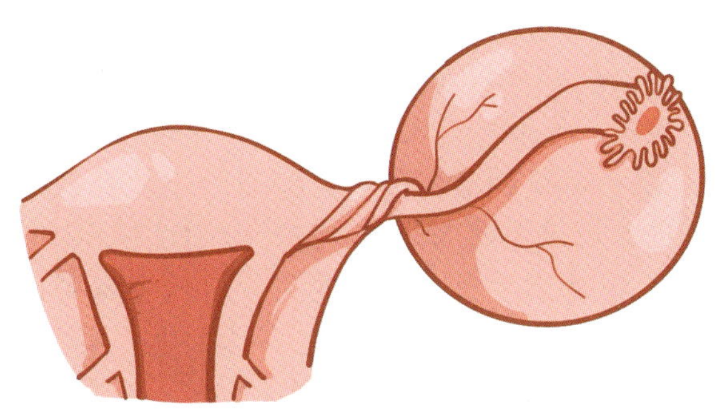

图10-2　卵巢肿瘤蒂扭转（原创）

2.卵巢肿瘤破裂

卵巢肿瘤破裂可分为外伤性和自发性两种类型。外伤性破裂是由于癌细胞受到外力的冲击，如外伤、性交、分娩等；而自发性破裂则是由于癌细胞的浸润性增殖，病灶突破癌灶囊壁或卵巢包膜，从而导致破裂。肿瘤破裂后，患者的症状会因肿瘤大小和囊液性质的不同而有所差异。

3.感染

感染通常是由肿瘤破裂或蒂扭转引起的。如发生感染，应先进行抗感染治疗，感染得到一定控制后再手术切除肿瘤，以防止过早手术引起感染扩散。

4.恶变

如考虑肿瘤有恶变可能，应及早进行手术。卵巢肿瘤的治疗方式以手术为主，但手术对于卵巢功能及女性生育力造成的损伤亦不可忽略。育龄期女性进行手术之前，应个体化评估术式，并注意与卵巢生理性囊肿相鉴别，以尽量降低患者的生育力损失，必要时行生育力保存。

（五）乳房肿瘤

在中国，乳腺癌是一种发生率极高的癌症，与欧美发达国家相比，中国患者乳腺癌的发生时间几乎提早了十年。而年龄≤35岁的年轻乳腺癌患者占全部乳腺癌患者的比例大于10%，且有研究显示，越年轻的乳腺癌越具有遗传倾向。乳腺癌患者的生育能力由其发病年龄和治疗方式决定。化疗药物如环磷酰胺或许会对乳腺癌患者的卵巢功能产生重大影响，患者绝经年龄明显提前，这种影响是无法扭转的。性激素相关的内分泌治疗通常需要长达5～10年的时间，这可能会导致患者错失最好的妊娠年龄，从而严重影响其生育功能。因此，对于年轻的乳腺癌患者，生育力保护十分重要。对有生育要求的患者，在进行抗癌治疗的每一个阶段都应该与肿瘤科主治医生了解生育相关情况。在患者治疗结束后考虑妊娠时，应结合妇科或生殖医学专家的意见，必要时邀请遗传学专家共同进行多学科讨论后决定治疗方案。多学科联合诊疗的模式在为患者选择更加个性化治疗方案的同时，也能够为患者提供疾病及与生育相关的心理支持。

随着人类社会的发展，人们的生存寿命也在逐年增加，医疗水平的不断提升，各种肿瘤性疾病的诊治越来越深入，恶性肿瘤的诊出率也在不断上升，加之工业化及环境污染问题持续存在，所有肿瘤的发病年龄都有所提前。由于医学科学技术的进步，女性生殖系统癌症的发生率正在迅速上升，而且发生年龄也逐渐年轻化。癌症的治疗分为术后、放射性疗法和化学药物疗法，这些方法都能够有效地提升病人的生命品质，使病人的生存期比20世纪有了显著的延长，从而为病人带来更多的希望和机会，相当多的年轻肿瘤患者能够获得临床治愈或者得到长期缓解。因各种治疗手段并不能对肿瘤病灶进行靶向治疗，在清除生殖系统肿瘤病灶和杀灭肿瘤细胞的同时，也使绝大多数患者正常的卵巢功能及子宫受到了不可逆转的损害，导致卵巢里的卵子数目急剧减少，甚至遭到完全破坏，子宫体积明显缩小，基层组织弹性下降，子宫内膜容受性减低，因此，肿瘤患者的生育和生殖内分泌问题随之而来。

随着人们越来越重视生育力保护，目前已经有多种方法可以用来保护和保存卵巢组织、胚胎或卵子。相较于卵子冷冻，目前，胚胎冷冻及移植技术相对较为成熟。研究表明，对于没有体外受精禁忌证的已婚女性，建议在可行的范围内推迟接受肿瘤治疗的时间，以获得更好的健康状况。肿瘤手术或放化疗治疗前，可以对该部分患者进行控制性超促排卵及体外受精胚胎冷冻，或者取相对正常的卵巢组织冻存以达到生育力保存的目的，待患者肿瘤治疗结束，达到临床治愈后，进行卵巢组织的自体移植或解冻胚胎移植，使患者达到生育及推迟绝经年龄的目的。对于那些已经接受了环磷酰胺等化疗或盆腔放射性治疗的癌症病人，不建议再进行胚胎保存。然而，对于年龄小于40岁且卵巢功能一般的单身生殖系统肿瘤患者，建议采用促排卵结合成熟卵子玻璃化冷冻保存或者直接行卵巢组织冷冻（ovarian tissue cryopreservation，OTC）保存。对于已接受化疗或盆腔放疗的病人，建议采用卵巢组织冷冻技术来改善病情。

四、功能障碍性疾病对女性生殖健康的影响

（一）盆底功能障碍

女性盆底是一个重要的结构，它由各种筋膜和肌腱构成，负责支持盆腔中的脏器，如子宫、卵巢、直肠和膀胱。然而，当受到外伤或年龄增长时，盆底组织的韧性会减弱，致使盆腔脏器移位，从而诱发各种盆腔器官功能异常性病变，如盆腔器官脱垂、压迫性尿失禁和妇女性功能障碍等。盆底功能障碍（pelvic floor dysfunction，PFD）性疾病的发病率高，其危险性因素包括：妊娠期、分娩过程中可能出现的损伤，产后过早进行体力劳作或者持续性腹压升高等。尤其是育龄期妇女，妊娠期和生育是引起盆底功能障碍最常见的原因。因此，产后尽早进行有效的盆底功能康复性训练对于盆底功能的恢复具有非常重要的意义。

盆底功能障碍性疾病的常见临床症状包括以下几个方面：

1.器官脱垂

（1）子宫脱垂

根据子宫偏离正常位置的程度，可以将子宫脱垂分为轻、中、重三度，见图10-3。轻度的子宫脱垂患者可无明显症状，脱垂严重的患者可在无腹压明显增加的情况下发生阴道肿物脱出，甚至发生脱出物溃烂、出血，自觉症状主要为腰酸、下坠感等。脱垂较轻的患者，腹压低或者平卧休息时，脱出的肿块可以自行回纳；但是，对于严重脱垂的患者，脱出物就无法自行回纳了，需要治疗。患者自觉阴道异物感，生活质量明显下降。子宫颈长时间脱出并与衣物发生摩擦，会导致其表层变厚、角化、糜烂和溃疡，有些病人还会出现分泌物增多，甚至出现脓性或血性白带。

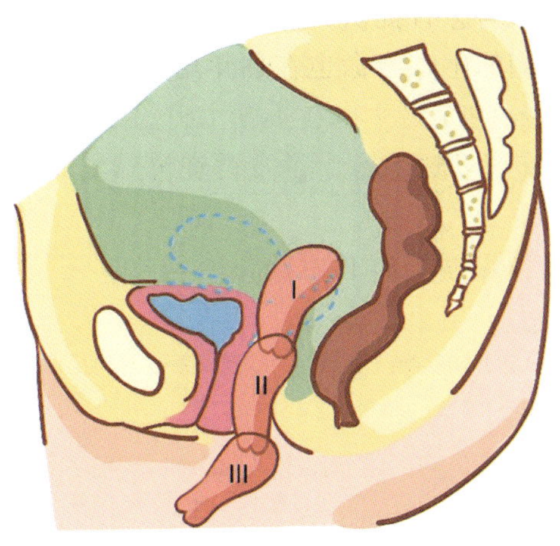

图 10-3　子宫脱垂分度示意图（原创）

（2）阴道前壁脱垂

轻症的阴道前壁脱垂可没有明显自觉症状。当患者处于直立位时，腹压增加不明显，但可能会感到下腹部坠胀、腰酸，并且可能会发现有一个块状肿物从阴道中脱出，此块状肿物其实是膨出的阴道前壁。长时间站立或剧烈活动后，或者腹压升高时，块状物会变大，变得更大时患者下腹部坠感更明显。如果患者出现阴道前壁脱垂和尿道、膀胱肿胀的情况，通常会引起尿液排出障碍，或者可能引起尿潴留或尿路感染。

（3）阴道后壁脱垂

阴道分娩损伤是阴道后壁脱垂的主要病因，轻症者可无特殊症状，膨出明显时可有下坠感、腰酸及排便困难，大便干结时更加难以排出。

2. 压力性尿失禁

压力性尿失禁是指当病人受到干咳、打喷嚏、便秘等腹压剧烈增加的刺激时，尿液会不受控制地从尿道外口溢出。

3. 性功能障碍

盆底肌肉在女性性活动时具有重要的作用，盆底功能对维持正常性功能具有重要意义。盆底功能障碍的女性，盆底组织支持薄弱，进而影响盆腔器官的位置和功能，肌张力差，从而影响女性的性功能。

盆底功能障碍严重影响女性生活质量，一旦发生，便会使得女性的日常生活品质下降，乃至二便失禁、性生活障碍等，严重妨碍女性的工作和社会活动，所以正确、及时的盆底康复治疗非常重要。

（二）女性性功能障碍

女性性功能障碍是指在性反应周期中出现的一系列问题，包括性欲减退以及性交疼痛等症状。由于缺乏统一的诊断标准和客观的评价标准，女性性功能障碍的诊断变得更加困难。这种机能障碍可以包含性兴趣缺失、性唤起障碍、性高潮障碍以及生殖器、盆腔病痛或男性外生殖器插入阻碍，上述机能障碍都会影响女性的性生活质量。导致女性性功能障碍的因素多种多样，主要包括：

①社会心理因素：如心理性抑制或保守的文化及宗教影响。

②年龄和绝经因素：女性年龄的增加使生殖道萎缩、盆底肌张力下降、盆腔血流量减少、阴道干涩，尤以绝经后为重，这些均可影响女性的性活动。

③医源性因素：如手术可能改变女性生殖器的解剖结构，导致性交障碍。放化疗可能造成卵巢、阴道损伤。某些药物的使用可能改变女性精神状态，降低血管的舒缩功能，引起女性性功能障碍。

④神经血管因素：某些疾病可导致盆腔血供及神经传导出现异常，影响盆底及下肢功能，从而引起女性性功能障碍。

⑤妊娠、产后因素：女性妊娠期因担心对胎儿的影响，习惯性回避性活动，产褥期会阴疼痛，未完全复旧，导致性交不适。

⑥妇科及泌尿系统疾病：某些疾病如子宫内膜异位症可以引起性交疼痛，造成女性回避性交。

⑦性知识、性技巧缺乏：夫妻双方不了解性反应的特点，缺乏适当的性刺激，交流技巧匮乏，使性体验不佳，从而引起性功能障碍。

（谢广妹、王彦飞、朱若昕）

参考文献

[1] 刘艳艳. 婚前检查变化与兰州市出生缺陷检出的关联研究[J]. 中国优生与遗传杂志，2021，29(07)：952-954.

[2] REZAEE R. Healthy lifestyle during pregnancy：Uncovering the role of online health information seeking experience[J]. PLoS One，2022. 17(8)：e02719810.

[3] 漆洪波. 孕前和孕期保健指南(2018) [J]. 中华围产医学杂志，2018，21(03)：145-152.

[4] 张远. 国内外孕前保健服务研究进展[J]. 中国妇幼健康研究，2020，31(11)：1578-1584.

[5] SHAMS T，GAZZAZ T，ALTHOBITI K，et al. Comparison of pregnancy outcomes between women of advanced maternal age (≥ 35 years)versus younger women in a tertiary care center in Saudi Arabia[J]. Annals of Saudi Medicine，2021，41(5)：274-279.

[6] 谢璐璐. 甘肃省育龄妇女叶酸补服知行现况及影响因素调查[D]. 兰州大学，2019.

[7] 高月倩，白君宜，王辰，等. 2021 年美国疾病控制和预防中心《性传播感染治疗指南》关于阴道炎症的诊治规范解读[J]. 中国实用妇科与产科杂志，2021，37(11)：1141.

[8] 谢幸，孔北华，段涛. 妇产科学[M]. 第 9 版. 北京：人民卫生出版社. 2018.

[9] 武亚丽. 育龄期女性阴道微生态失调与高危型 HPV 感染的关系[J]. 海南医学，2021，32(16)：2088-2090.

[10] 董梦婷. 美国疾病控制和预防中心《子宫颈炎诊治指南(2021 版)》解读[J]. 中国实用妇科与产科杂志，2021，37(10)：1032-1033.

[11] 秦茂华. 育龄期妇女盆腔炎性疾病后遗症的中医外治研究进展[J]. 中西医结合研究，2018，10(03)：155-156.

[12] 牛小芳. 输卵管性不孕妇女阴道微生物检测结果分析[J]. 实用妇科内分泌电子杂志，2020，7(21)：408-410.

[13] 梁仲珍. 多囊卵巢综合征患者临床特征的研究及危险因素的 Logistic 回归分析[J]. 兰州大学学报(医学版)，2018，44(02)：46-53.

[14] 徐海燕. 育龄期肥胖型多囊卵巢综合征患者内分泌代谢特征研究[J]. 中国医师杂志，2020，22(12)：1809-1812.

[15] 高晴. 炎症因子与多囊卵巢综合征相关性的研究[J]. 生殖医学杂志，2020，29(08)：1100-1104.

[16] 常亚丽. 多囊卵巢综合征健康教育依从性影响因素及改善措施[J]. 中华生殖与避孕杂

志，2018，38(08)：695-697.

[17] 王瑜．甘肃兰州地区妊娠期血清甲状腺激素参考值范围的研究[J]．中国计划生育和妇产科，2017，9(09)：51-55.

[18] ALECSANDRU D. Levothyroxine and thyroid peroxidase antibodies in women with recurrent pregnancy loss[J]. Fertility and Sterility，2020，113(3)：546.

[19] LEBRETON M. Vulvar intraepithelial neoplasia：Classification，epidemiology，diagnosis，and management[J]. Journal of Gynecology Obstetrics and Human Reproduction，2020，49(9)：101801.

[20] SINGH N. Vulval squamous cell carcinoma and its precursors[J]. Histopathology，2020，76(1)：128-138.

[21] 李道娟．宫颈癌的流行病学趋势[J]．中华肿瘤杂志，2021，43(09)：912-916.

[22] 谢玲玲．《2020 NCCN子宫肿瘤临床实践指南(第1版)》解读[J]．中国实用妇科与产科杂志，2020，36(04)：333-3310.

[23] TINELLI A，VINCIGUERRA M，MALVASI A，et al. Uterine fibroids and diet[J]. International Journal of Environmental Research and Public Health，2021，18(3)：1066.

[24] WHYNOTT R M. The Effect of Uterine Fibroids on Infertility：A Systematic Review[J]. Seminars in Reproduction Medicine，2017，35(6)：523-532.

[25] 刘凌宇．子宫肌瘤对子宫内膜容受性影响的研究进展[J]．中国微创外科杂志，2016，16(01)：84-87.

[26] 谢玲玲．国际权威子宫内膜癌诊治指南解读[J]．实用妇产科杂志，2020，36(06)：428-432.

[27] DONDI G，PORCU E，DE PALMA A，et al. Uterine preservation treatments in sarcomas：oncological problems and reproductive results：a systematic review[J]. Cancers，2021，13(22)：5808.

[28] SANTOS M L，PAIS A S，ALMEIDA SANTOS T. Fertility preservation in ovarian cancer patients[J]. Gynecological Endocrinology，2021，37(6)：483-489.

[29] ARGYLE C E，HARPER J C，DAVIES M C. Oocyte cryopreservation：where are we now?[J]. Human Reproduction Update，2016，22(4)：440-449.

第十一章
绝经期生殖健康管理

绝经是一种生理现象，其本质是卵巢这一重要内分泌器官的衰竭，随着卵巢功能逐渐减退，体内雌激素水平下降引起生殖器官、心血管系统、骨质及其他内分泌代谢系统的一系列变化和症状，如潮热盗汗、骨质疏松、睡眠障碍等，这些不良症状若未及时处理，会给生活和工作带来消极影响，严重的还会导致抑郁倾向；且随着人类预期寿命延长，女性生命时期的30%～40%将在绝经后度过。因此，了解绝经，知晓围绝经期相关症状和体征，积极防治就显得非常重要。

相对于“围绝经期”来说，“更年期”一词更为大众所知晓。更年期（climacteric）原意为女性生育能力从有到无的过渡阶段，包括绝经前期、绝经和绝经后期若干个阶段，“更年期”一词含义较模糊，表达绝经过程的特征不够明确。1994年，世界卫生组织（WHO）正式建议放弃使用该词，“围绝经期”“绝经过渡期”等概念更能精准定义女性生殖分期，便于实践操作。

绝经过渡期（menopausal transition）是指从月经周期出现明显改变，或者出现与绝经有关的内分泌、症状或体征的改变，至最后一次月经前的这一段时期。此阶段是女性生殖衰老过程中十分重要的阶段，因为它不仅暂时影响女性生活质量，还可能影响此后的健康衰老过程。

绝经（menopause）是指女性月经最后停止。临床上，连续12个月甚至更长时间无月经来潮才认为是绝经，因此，绝经的诊断是一种回顾性诊断。

围绝经期（perimenopause）是指包含绝经过渡期至绝经后1年内的时段。

第一节　围绝经期女性的生理特点

一、女性生理分期

2011年9月召开的生殖衰老研讨会“STRAW+10的分期共识”（Stages of Reproductive Aging Workshop+10，STRAW+10），在STRAW-2001的基础上，将原生育晚期（-3期）再细分为-3b和-3a期，原绝经后期早期（+1期）再细分为+1a、+1b、+1c期，共增加了3个期别，因此，女性初潮后至生命终止共分为10个期别，其中围绝经期占据3个期别，见表11-1。

表 11-1　女性生殖衰老分期（STRAW+10，2011）

分期	-5	-4	-3b	-3a	-2	-1	+1a	+1b	+1c	+2
	生育期				绝经过渡期		绝经后期			
	早期	峰期	晚期		早期	晚期	早期			晚期
					围绝经期					
持续时间	可变				可变	1～3年	2年(1+1)		3～6年	余生
主要标准										
月经周期	可变到规律	规律	规律	经量周期长度轻微变化	临近周期长度变异≥7 d，10个月经周期内重复出现	月经周期长度≥60 d				
支持标准										
内分泌										
FSH			低	可变	↑可变	↑≥25 IU/L	↑可变		稳定	
AMH			低	低	低	低	低		极低	
INH-B				低	低	低	低		极低	
窦卵泡数			少	少	少	少	极少		极少	
描述性特征										
症状						血管舒缩	血管舒缩			泌尿生殖道萎缩

注：引自中国绝经管理与绝经激素治疗指南(2018)。

分期以最后一次月经（final menstrual period，FMP）为标定点，定为0期，-5、-4、-3（-3b及-3a）分别指生育早期、生育高峰期、生育晚期，女性生育能力下降始于-3期，此时女性尚有规律月经，部分女性还可有排卵，但体内剩余卵泡数目逐渐减少，内分泌水平也出现一定的变化，40岁以后仅剩数千个卵泡，50岁后卵泡消失殆尽。以下主要讨论从生育晚期到绝经后早期女性体内的内分泌变化及月经情况。

（一）生育晚期（-3期）

生育晚期标志着生育力开始下降，STRAW+10建议将生育期晚期分为两个阶段（-3b和-3a）。在-3b阶段，月经周期仍规律，长度没有变化，血清基础卵泡刺激素（FSH）水平没有变化，但是抗苗勒管激素（AMH）下降，窦卵泡个数（antral follicle count，AFC）减少，INH-B（inhibin-B，INH-B）可能也降低。在-3a阶段，月经周期开始有细微的改变，周期变短，尤其卵泡期变短，早卵泡期FSH水平可能正常或间歇性升高，AMH、AFC、INH-B均较低。

卵巢储备（卵巢中残留的卵泡数量）的下降要早于月经周期有明显变化之前，只不过是激素的变化弥补了卵泡数量的减少，以维持正常的排卵周期。AMH是由生长中的小卵泡（窦前卵泡和小窦卵泡）的颗粒细胞产生的，与生育高峰期相比，AMH在这一阶段下降。INH-B由较大的生长中的卵泡（有腔卵泡和排卵前卵泡）产生，在这一阶段也变得较低。这些变化比较微妙，并且每个月经周期不一样，可能与每个月生长的卵泡池大小不同有关。

（二）绝经过渡期早期（-2期）

绝经过渡期早期的特点是月经周期长度的可变性增加，定义为连续相邻周期长度差异≥7天，所谓“连续”是指这种周期长度变化在首次出现后的10个周期内再次发生。此阶段卵泡持续减少，AMH持续下降，INH-B的进一步下降减弱了FSH的负反馈，导致FSH在早卵泡期上升得更早、幅度更大，FSH的早期升高使得卵泡发育速度加快，早期即出现较大卵泡，从而导致提前排卵，卵泡期缩短，月经周期缩短。这些卵泡的颗粒细胞较少，然而，卵泡芳香化酶活性的代偿性增加可维持E_2水平，使其与生育高峰期E_2水平相同或更高。排卵后，黄体产生的孕酮和INH-A较生育高峰期女性减少，可能与卵泡质量下降有关，黄体期负反馈减弱使得FSH在黄体期上升，在月经前即募集下一个月经周期的优势卵泡，进而导致月经周期缩短。尽管绝经过渡期早期月经周期不规律，但其代偿机制（如FSH升高、卵泡芳香化酶活性增加）有效维持了月经周期和生育能力。

（三）绝经过渡期晚期（-1期）

当女性闭经间隔≥60天，即进入了绝经过渡期晚期。在这一阶段，代偿机制失效，内分泌变化更明显，除了上述不正常的月经周期外，FSH持续升高，随机抽血的FSH>25 IU/L，雌激素水平仍有波动，但更稳定地处于低水平，无排卵的发生率增加。这个阶段估计平均持续1～3年。症状方面，最明显的血管收缩症状，可能出现在这一阶段。

无排卵周期有不同的潜在的激素模式，主要有以下三类：

①卵泡期E_2正常升高，促黄体生成素（LH）有正常高峰，但非排卵前LH峰不能诱导排卵。

②卵泡期E_2正常升高，但未形成LH高峰，提示下丘脑-垂体对E_2正反馈不敏感。

③E_2未升高，也未形成LH高峰，提示下丘脑-垂体对E_2负反馈不敏感。

这些周期类型在女性体内均可发生，每个人可能表现出不同的无排卵模式，也可能有偶发排卵，不可预测。

（四）绝经后早期（+1a期、+1b期、+1c期）

此期FSH水平持续升高，E_2水平持续降低，在绝经后2年保持稳定，因此，STRAW+10建议将绝经后早期再细分为三个亚期（+1a、+1b、+1c期）。

+1a期和+1b期分别持续1年，在FSH和E_2水平稳定的时间点结束，此期最可能出现血管舒缩性症状。+1a期为闭经后1年的这一时期，对应于“围绝经期”的结束；+1b期包括FSH和E_2水平快速变化期的剩余时间；+1c期代表高FSH水平和低E_2水平的稳定时期，估计持续3～6年。因此，整个绝经后早期持续大约5～8年。

综上，STRAW+10系统基于数十年全面、系统、前瞻性、多种族的队列研究提供的证据，将月经周期长度的改变作为主要标志，激素水平、窦卵泡个数及症状作为辅助标志物，建立的最新且已取得共识、标准化的女性生殖衰老分期系统，为临床评估女性生殖衰老提供了一个更全面的依据，也为临床界定围绝经期的起止点提供了更为精准的依据，以便及时给予相应的个体化干预。然而，一个标准化适用于群体的分期系统，如何应用于个体及进一步的处理，需要医患双方在充分沟通后采取个体化的针对性治疗。

二、围绝经期内分泌变化

围绝经期内分泌改变较月经改变发生更早，主要包括雌激素、孕激素、雄激素及INH的改变，以及垂体分泌的FSH和LH等的改变。

（一）INH与FSH

INH-B分泌减少，FSH水平升高。INH可选择性抑制垂体合成分泌FSH，因此，其浓度与FSH水平呈负相关。根据其β亚基不同，分为INH-A和INH-B。INH-A主要由优势卵泡的颗粒细胞及颗粒黄体细胞分泌，在卵泡期的水平与优势卵泡大小相关，与E_2平行升高，在黄体期，其水平与孕酮水平平行。INH-B由小窦状卵泡的颗粒细胞分泌，在黄体-卵泡期转换时，FSH水平升高，募集一组卵泡进入生长池，随着颗粒细胞的增多，INH-B升高，在中卵泡期达峰值，协助FSH选择优势卵泡。到生育期晚期阶段，随着年龄增长，卵泡数减少，进入生长过程的小窦卵泡数减少，INH-B首先下降，其对垂体负反馈作用减弱，导致早卵泡期FSH水平升高。此时，E_2水平无改变或有升高，表明早卵泡期下丘脑-垂体对负反馈的敏感性无改变或稍有降低，升高的E_2水平可能因升高的FSH刺激所致。

在中卵泡期，已升高的FSH刺激卵泡生长，E_2进一步增多，由于高水平E_2的负反馈作用增强，超过了因早卵泡期INH-B降低所致FSH升高的作用，同时因卵泡生长、颗粒细胞数目增多，INH-B也有所回升，从而也增强了对FSH的负反馈，此时，FSH水平下降。通过HPO轴的内部调整，排卵前INH-B和FSH可达生育高峰期的水平。INH-B水平在35岁左右开始下降，40岁后加速下降。当卵泡数继续减少，进入绝经过渡期，下丘脑-垂体对雌激素反馈的敏感性降低。E_2正反馈的减弱，虽然可能使LH水平升高，但是无法诱导LH峰，导致部分卵泡不能按照正常发育成熟时排卵，从而使绝经过渡期的无排卵周期增加。INH-B继续下降，FSH水平升高的情况逐渐增多，但有时会低至生育期正常范围，起伏不定，难以预测，其原因可能是随着小窦卵泡数继续减少，INH-B进一步降低，允许垂体合成和分泌更多的FSH，在高水平FSH的刺激下，卵泡发育，E_2增多。此时，虽然下丘脑-垂体对雌激素反馈的敏感性降低，但并非完全无反应，因此，部分月经周期在E_2负反馈作用下，FSH水平又回落。此时，FSH的起伏实际上是在挽救逐渐衰退的卵巢功能，使剩余卵泡尽可能发育。当卵巢内卵泡继续减少，对FSH的刺激无反应，E_2水平下降，失去了对FSH的负反馈，子宫内膜也无反应时，即绝经，进入绝经后期。

绝经后期，INH水平低至难以检测，由于失去对LH和FSH的负反馈，失去INH对FSH的负反馈，FSH水平可升高15倍或以上，LH高达10倍或以上；绝经2年时，FSH升高达到稳定水平，并维持多年，数年之后，FSH和LH水平逐渐下降。E_2与INH-B两者影响FSH的作用点不同，E_2主要通过下丘脑-垂体起调节作用，而INH-B则是选择性地作用于垂体。

（二）E_2

生育晚期，E_2水平无改变或更高，其原因前面已阐述。绝经过渡期，月经周期规律性逐步减弱，E_2水平变化大，失去正常周期性改变的模式，且其变化难以预测。研究提出，E_2的非正常分泌可能与黄体异相（luteal out of phase，Loop）事件（也称“Loop事件”）有关，Loop事件可能与窦状卵泡募集波发生在异常时间点有关。一个月经周期可以有2～3个卵泡募集波，发生在早卵泡期的，称为“W1波”，发生在月经中期后的，称为“W2波”，发生在黄体期的，称为“W3波”。在生育高峰期，卵泡在早卵泡期被募集，且只有W1波能形成优势卵泡并排卵；在另外两个时点，卵泡通常不被募集，且月经中期后和黄体期，FSH被高水平E_2和P所抑制。在绝经过渡期，卵泡个数和INH-B水平的进一步下降，使FSH在卵泡期至月经中期持续升高，因而在月经中期后刺激了对FSH有反应的一组窦前卵泡，即发生W2波，这与Loop事件的发生有关。在发生Loop事件的周期中，黄体中期后E_2水平不降低反而继续升高，除了前一周期黄体期分泌的，还叠加了下一周期提前募集的卵泡所分泌的E_2，因此，这一阶段E_2水平比正常月经周期高。

在整个黄体期和下一个周期的月经期，E_2都保持一个高水平，这个高水平E_2可导致两种结果：一种是高水平E_2通过正反馈在早卵泡期即诱导出排卵前LH峰，从而发生提前排卵，月经周期缩短；另一种是未诱导出LH峰，E_2逐渐降低，进入一个卵泡期的滞后期，随后，E_2降至低水平，FSH水平高，INH-B水平低，直至新的卵泡期启动后，继续一个月经周期，E_2水平可再度升高，而这种情况的滞后期长度不等，因此，月经周期延长的程度也不等。由此可见，E_2的非正常分泌与绝经过渡期月经周期不规律密切相关。随着绝经过渡期的进展，卵泡数进一步减少，卵巢对FSH的反应更加不稳定，卵泡期滞后的现象更为频繁，滞后期长度更长，导致月经周期间隔延长，当周期长度≥60天，即进入绝经过渡期晚期。有研究报告称，绝经前2年起，E_2水平下降明显，到绝经后2年降低至稳定水平。

（三）AMH

AMH仅由卵巢内进入生长状态的窦前卵泡和小窦状卵泡（≤4 mm）的颗粒细胞分泌，不受促性腺激素调控，由其自身的基因表达所决定。AMH水平随年龄增长而稳步降低，无明显起伏。有研究认为，FSH与INH-B的比值或FSH与AMH的比值升高是判断围绝经期开始的较早指标。

（四）孕激素

绝经过渡期，孕激素变化表现为产生和分泌明显不足，这与无排卵周期的频率增高有关。

（五）雄激素

睾酮是女性体内活性最高的雄激素，主要由雄烯二酮转换而来，睾酮水平随年龄增长而逐渐降低，但下降幅度不大，至多15%。绝经早期，睾酮主要以卵巢为来源，绝经晚期雄激素水平几乎全部来源于肾上腺。

第二节　围绝经期女性生殖健康保健的目的和意义

绝经本身不是需要治疗的疾病，但卵巢功能衰退这一过程所致的内分泌失衡和雌激素缺乏，却可以引起该年龄段女性一系列生理和心理变化，主要表现为月经紊乱、血管舒缩功能障碍、神经精神症状、骨关节疾病、心血管系统症状、泌尿生殖道症状以及其他，如皮肤瘙痒、毛发脱落、乳房下垂、形体改变等。

制定合理的绝经期女性健康管理策略，改善围绝经期女性的生活质量，实现健康老龄化，是现今生殖健康保健的一项重要工作。

一、社会群体对女性围绝经期认识的变化

随着医疗技术的发展，关于女性绝经的医疗观点也在不断发生改变。18世纪，大多数医生不认为绝经危害女性健康；19世纪，临床将女性绝经作为雌激素缺乏的一种状态处理；20世纪三四十年代，医学界开始对女性绝经有了更加深刻的认识，特别是在绝经生理学以及治疗方法方面有了更深层次的研究，临床开始使用药物及辅助设备，治疗方法主要以补充雌激素为主，直到应用雌激素数年后，子宫内膜癌的发病率明显上升，人们才意识到雌孕激素联合

补充治疗的意义。2002年，女性健康倡议（Women Health Initiative，WHI）研究中，激素补充治疗（hormone replacement therapy，HRT）的应用导致女性乳腺癌、冠心病、脑卒中、深静脉血栓等发生风险增加，此结果一度使许多绝经女性保健工作者不敢采用HRT。此后近10年，学术界经过冷静思考和科学严谨的循证，对WHI研究进行了客观、科学的分析，并从更多的随机对照试验、观察性研究以及荟萃分析中寻找证据，发现当年WHI研究存在致命缺陷，该研究中的妇女年龄过大，平均年龄为63岁，不是应用HRT的合适人群。随后，多篇关于围绝经期管理与激素治疗相关的指南和共识相继发表，且后续研究表明，对年龄较轻的绝经妇女开始HRT，可以不增加甚至可降低心血管疾病风险以及总体死亡率，能最大限度获益，风险最小。

广大女性对围绝经期HRT的态度也是从消极到积极，有很大的改观。我国激素治疗开始较晚，1990年，人们对围绝经期本身的了解还很贫乏，虽然HRT是治疗绝经期症状最有效的治疗方法，但在当时的绝经期人群中，其接受率仅为1%。1998年，对HRT的认识出现了缓慢的进步，超过50%的人开始了解围绝经期相关知识，城乡人群对相关知识了解无明显差异（$p>0.05$）；然而，仅8%的人对HRT有所了解，城市和农村居民之间有显著差异（$p<0.05$）。1990—1998年间，HRT使用者从1%增加到了4%，城市和农村居民之间仍存在显著差异（$p<0.05$）。2008年，关于围绝经期及绝经期早期女性的调查显示，HRT的知晓率进一步增加，达56.39%，这些知识的来源主要是妇产科医生，占54.08%。尽管如此，我国围绝经期女性使用HRT的比例仍然很低，我们仍有很长的路要走。

二、我国围绝经期保健工作的发展

1999年，当时的卫生部在全国范围内开展绝经后激素补充治疗继续医学教育（Continuing Medical Education，CME），在全国范围内引入了对绝经问题及其治疗的认识。2001年，中华医学会妇产科学分会绝经学组成立，同年11月，在北京召开了第一届全国绝经大会，及时把国际上HRT的新进展介绍给了与会人员，绝经学组还创办了一个非正式刊物——《绝经通讯》，不定期推出。正当我国的绝经事业以一个良好的势头开始的时候，2002年，WHI研究结果在JAMA上发表，使全世界的HRT应用进入低谷，也使得中国刚刚起步的绝经事业异常艰难。在这种情况下，绝经学组在2003年推出《绝经后激素治疗指南》，在2004—2005年恢复绝经后激素治疗的CME，不定期在全国主要城市召开，并于2006年召开了第二届全国绝经相关问题专题研讨会，这次大会提供了一个很好的契机重新审视HRT。

随着世界范围对WHI结果的重新认识，绝经学组在2006年推出了《绝经过渡期和绝经后激素治疗临床应用修订稿草案（2006版）》。从2008年开始，我国的绝经过渡期与绝经后激素补充治疗进入了一个蓬勃发展的阶段。2009年起，我国加强了与国际的合作，这一年国际绝经学会（International Menoause Society，IMS）首次参加了中国的CME。同年，国际国内对HRT的观念又有了进一步改变，这时我国也推出了新一版的绝经指南，即2009版指南。随着临床诊疗实践的需求，又相继于2012年推出了《绝经相关激素补充治疗的规范诊疗流程》，2018年推出了《绝经管理与绝经激素治疗中国指南（2018）》。另外，绝经学会鼓励推广在全国建立更年期门诊，不仅对医生进行相关知识的培训，而且要将HRT的正确知识和理念传达给广大女性。

三、围绝经期女性保健的目的和意义

人口老龄化是当前全球面临的共同挑战。从2021年我国公布的第七次全国人口普查结果来看，全国人口共141178万人，60岁及以上人口占13.26%，比2000年人口普查时的数据上升2.93%，其中65岁及以上人口占8.87%，比2000年人口普查上升1.91%，说明人口老龄化进程逐步加快。有关专家预计，到2050年，我国老龄人口将达到总人口数的1/3，预计到2030年，我国围绝经期女性约达2.8亿，全球围绝经期女性将增长到12亿。联合国提出，实现健康老龄化是当前全球面临的共同挑战。

绝经对女性健康影响较大，一方面，绝经过程中的相关症状会明显影响生活质量；另一方面，在围绝经期萌发的疾病，如骨质疏松和心脑血管疾病等，会影响女性老年阶段的生命健康。因此，关注围绝经期女性身心健康，预防或早期发现各种疾病，及时干预治疗，对于实现健康老龄化这一目标至关重要。

围绝经期保健的目的是提高围绝经期女性的自我保健意识和生活质量。通过科普教育提高广大女性对围绝经期相关知识的了解程度，纠正不良的个人习惯，强化健康生活方式的意识；临床医生还应及早发现围绝经期症状并给予个体化治疗，最大限度地消除围绝经期女性各种疾病及其对身心的影响。

围绝经期女性保健的意义，从个人角度讲，可以缓解围绝经期伴随的不适症状，提高生活质量，并预防远期疾病的发生；从家庭角度讲，健康生活可以提高整个家庭的幸福指数；从社会角度讲，可提高全民的身体及心理素质，维护社会稳定；从国家层面讲，以维护和促进中老年女性健康为目的，以预防为主，以保健为中心，开展围绝经期女性保健，可帮助实现健康老龄化这一重要目标。

第三节　围绝经期女性常见的生殖系统疾病及生殖健康管理

一、围绝经期综合征

围绝经期综合征（menopausal syndrome，MPS）以往称为“更年期综合征”（climacteric syndrome，CLS），是指女性在绝经前后，由于卵巢分泌的雌激素水平下降或者波动所引起的一系列症状，以自主神经系统功能紊乱为主，同时伴有神经心理症状，主要表现为潮热、出汗、月经紊乱、情绪不稳定、睡眠障碍、骨关节痛等。MPS的发生率以及严重程度在不同种族、不同社会、文化背景下表现出显著性差异。2016年，兰州大学第一医院生殖医学团队对甘肃省围绝经期女性健康现状进行横断面流行病学调查，结果显示，MPS的发生与女性年龄、民族、BMI、工作性质、生育次数、文化程度、经济状况、月经情况、地区分布均有关。

（一）围绝经期常见症状

1.血管舒缩症状

血管舒缩症状（vasomotor symptoms，VMS）是围绝经期女性普遍主观感受最强和最明显的症候群，往往表现为潮热、出汗等，常常突然感到上半身发热，以脸、颈、胸部为主，一般从前胸开始，先向上涌向头颈部，然后蔓延至全身，继而发生出汗、脸部潮红、寒战等，可持续数秒至数分钟不等，可伴有头痛、眩晕、乏力，发作频率（数次至30～50次）及持续时间因人而异，夜间较白天发生次数多，常常影响睡眠。VMS可历时数月至数年。不同国家、地区、种族的女性，VMS的发生率和严重程度不同，研究显示，欧洲、美洲、非洲国家女性的发生率高于亚洲女性。潮热的发生目前认为可能是由于下丘脑-垂体-卵巢轴功能快速衰退，从而引发相关的血管神经调节和体温调节障碍。

2. 神经心理症状

此阶段女性自主神经系统功能很不稳定，表现为心悸、失眠、皮肤感觉异常等，同时伴有精神心理症状，情绪往往难以自控，如易怒、焦虑、抑郁等，甚至有记忆及认知功能下降。早期临床研究报告表明，约8%～47%的围绝经期女性有可能发生抑郁，同时睡眠障碍发生率明显增加，常表现为入睡困难和睡眠中断。相关研究发现，从绝经前期到围绝经期，女性精神心理障碍发生率逐渐升高，与以下两方面原因有关：①雌激素水平下降影响调节情绪介质的功能。②血管舒缩功能障碍对情绪的负面影响。

3. 骨关节疾病

进入围绝经期后，女性因为失去雌激素的保护，常常会出现关节肿胀、僵硬，关节活动受限、关节疼痛，以骨质疏松症（osteoporosis，OP）和骨关节炎（osteoarthritis，OA）为主。如果在围绝经期早期及时开始相关干预，积极进行健康管理和保健教育，有利于降低后期骨折的发生率和其他严重并发症。

4. 心血管疾病

高血压和假性心绞痛是围绝经期女性中最常见的心血管症状，这是由于雌激素水平下降，高密度脂蛋白（high density lipoprotein，HDL）含量也下降，对血管平滑肌的调节作用减弱，导致脂质沉积。其中高血压以收缩压升高为主，波动较大，常伴心悸、心慌、头晕等。假性心绞痛表现为类似心绞痛发作的心悸、心前区疼痛等，服用硝酸甘油无效，自觉不适时心电图检查多正常，少数可有异常改变。

5. 泌尿生殖系统症状

雌激素水平的下降使泌尿生殖道发生萎缩，可导致尿频、排尿困难、尿失禁、性交痛和性交后出血；同时，阴道内乳酸杆菌减少，阴道极易受到细菌感染而发生炎症，包括阴道炎、尿道炎等。

（二）围绝经期症状的评估

1. 改良Kupperman评分

围绝经期症状表现形式多种多样，目前广泛采用的是改良Kupperman评分量表，该量表是国际公认的围绝经期症状量化测评工具，共有13个项目，直观反映围绝经期各种症状的严重程度，见表11-2。严重程度得分×加权系数=每项症状评分，各项症状得分相加得出总分。其中严重程度分为4级，即“无相关症状”为0分，“有时”为1分，“经常”为2分，“影响生活”为3分；加权系数，即“出汗潮热”为4分，“感觉异常、失眠、紧张、焦虑、性交痛及泌尿系症状”为2分，其余症状均为1分。

2. Greene评分

Greene评分表诞生于英国，见表11-3，对21项症状进行评分。Greene评分表产生了各自独立的3种症状学评价方法：心理症状、躯体症状和血管舒缩症状。其可以用于测评不同症状对治疗反应的差异、HRT的临床试验、不同女性群体的对比研究、流行病学调查，以及对更年期病因学的基础研究等。需要注意的是，表中提到的这些症状可能发生在整个更年期而不仅局限于绝经期。Greene量表是由个人自评，但如果需要，也可以用于大规模的调查。每个症状根据严重程度分为4个等级，每个等级的得分如下：无＝0、轻微＝1、中等＝2、严重＝3。

表 11-2 改良 kupperman 评分表

症状	基本分	程度评分				症状评分
		无(0)	轻(1)	中(2)	重(3)	
潮热出汗	4	无	<3次/天	3～9次/天	≥10次/天	
感觉异常	2	无	有时	经常有刺痛、麻木、耳鸣等	经常而且严重	
失眠	2	无	有时	经常	经常且严重,需服安眠药	
易激动	2	无	有时	经常	经常不能自控	
抑郁	1	无	有时	经常,能自控	失去生活信心	
眩晕	1	无	有时	经常,不影响生活	影响生活与工作	
疲乏	1	无	有时	经常	日常生活受限	
肌肉、骨关节痛	1	无	有时	经常,不影响功能	功能障碍	
头痛	1	无	有时	经常,能忍受	需服药	
心悸	1	无	有时	经常,不影响工作	需治疗	
皮肤蚁走感	1	无	有时	经常,能忍受	需治疗	
性交痛	2	无	有时	经常,能忍受	影响生活	
泌尿系症状	2	无	有时	经常,不影响生活	影响生活与工作	

表 11-3 Greene 评分表

症状	无	轻微	中等	严重
	=0	=1	=2	=3
1.心跳很快或很剧烈				
2.感到紧张				
3.失眠				
4.容易兴奋				
5.突然感到惊慌				
6.难以集中注意力				
7.感到疲乏或精力不足				
8.对大多数事情缺乏兴趣				
9.感到不开心或压抑				
10.莫名其妙地哭泣				
11.易怒				
12.感到头晕或要晕倒				
13.头部或身体感到有压力或紧绷感				
14.身体感到麻木或刺痛				
15.头痛				
16.肌肉关节酸痛				
17.手脚失去知觉				
18.呼吸困难				
19.潮热				
20.夜间盗汗				
21.对性失去兴趣				

3.MRS评分

该评分系统由德国人发明，侧重于评价症状的严重程度以及对生活质量的影响。在MRS Ⅰ评分表的范围中，各种症状组从0.0（无症状）到1.0（严重症状）。MRS评分量表可广泛应用于临床诊断及评价治疗效果，见表11-4。

表11-4　MRS评分表

症状		失调程度										
		无		轻度		中度		严重		非常严重		
		0	0.1	0.2	0.3	0.4	0.5	0.6	0.7	0.8	0.9	1.0
1	潮热出汗											
2	功能性心脏疾病											
3	睡眠障碍											
4	抑郁情绪											
5	神经过敏，烦躁											
6	虚弱，记忆力下降											
7	性功能受损											
8	泌尿系统障碍											
9	阴道干涩											
10	关节和肌肉疾病											
	平均得分											

二、围绝经期异常子宫出血

异常子宫出血（abnormal uterine bleeding，AUB）是指超出正常月经量、持续时间、规律性或频率以外的出血。AUB是围绝经期的标志性症状，在围绝经期女性中发生率高，病因较多且复杂。

现行的生殖衰老分期正是以月经周期长度改变作为主要标准。生殖激素水平在卵巢衰退的早期变化无常，难以确定标准的量化指标；而月经周期的改变客观且易量化，因而目前普遍以月经周期的改变作为进入围绝经期的标志。

（一）围绝经期异常子宫出血的诊断

首先详细询问患者病史，包括基本信息及月经史、婚育史、手术史等，再进行体格检查、妇科检查及相关辅助检查。

（二）围绝经期异常子宫出血的治疗（以AUB-O为主）

治疗原则：控制急性出血，调整月经周期，保护子宫内膜，并避免再次异常出血和重度出血。以药物治疗为主，必要时手术治疗。

三、围绝经期代谢性疾病

代谢综合征（MS）是心血管疾病（CVD）和糖尿病相关危险因素的复合体。这些因素包括胰岛素抵抗、血压升高、三酰甘油（triglyceride，TG）水平升高、高密度脂蛋白胆固醇（high-density lipoprotein cholesterol，HDL-C）水平降低以及肥胖（尤其是腹型肥胖）。目前，MS的发病机制并不清楚，是多种因素共同作用的结果，包括环境因素和遗传因素。一项Meta分析结果显示，绝经后妇女合并MS的全球总体患病率为37.17%；同时，相关研究表明，年龄的增长、腹型肥胖、生育次数增多、维生素D水平的缺乏和不足也导致围绝经期女性患MS的风险增加。甲状腺功能减退也会引起相关改变，尤其见于绝经后女性。

四、围绝经期管理

当今社会，女性的社会地位发生了巨大变化，在社会中已担当起越来越重要的角色，也拥有了更多的自主性和选择权，拥有家庭的职业女性不仅要面对激烈的竞争，还要承担家庭的重任，当她们进入围绝经期，多方面的琐事往往让她们忽略了身体方面的不适，“忍忍就过去了”“睡一觉就好了”成了她们给自己找的借口，长此以往，她们的整体生存质量悄然下降。因此，积极宣传围绝经期相关症状、积极进行自我保健显得尤为重要，有很多有效途径，如饮食管理、体育运动等，提高自我检查、自我调节的能力，让身心愉悦等，均可有效地预防和缓解围绝经期综合征（MPS）的发生，提高围绝经期女性的生活质量。

（一）饮食管理

女性进入围绝经期后，由于生理变化以及不节制的饮食、不重视体格锻炼，并且由于脂肪重新分布，导致腹部脂肪积聚，出现中心部位肥胖。鉴于围绝经期女性激素分泌特点与绝经对女性的影响，围绝经期女性的饮食应当注意以下方面：

1.能量平衡

增加优质蛋白质摄入，控制脂肪摄入的量和质，限制碳水化合物摄入。

2.摄入充足的钙和维生素D，预防骨质疏松

围绝经期女性推荐每日钙摄入量为1000 mg，未使用雌激素替代治疗的绝经后女性推荐每日摄入1500 mg的钙，同时还应相应地补充维生素D的摄入。

3.充足的膳食纤维

建议每天摄入25～30 g的膳食纤维。

4.适时补充铁剂

对于月经量正常的成年女性，铁的推荐摄入量为20 mg/d；对于绝经后女性，推荐摄入量为12 mg/d。

5.维生素及微量元素的摄入

新鲜水果和绿叶蔬菜，这些食物不仅含有丰富的铁和铜，还含有人体所需的各种维生素，同时应增加B族维生素，如粗粮、动物肝肾等的摄入。

（二）运动管理

合理适宜的运动可以增加雌激素分泌，降低脂肪合成，提升心肺储备，增加肌肉量和肌肉强度。还有研究表明，运动干预对潮热出汗、抑郁、失眠等围绝经期症状有缓解作用，如中等强度的有氧运动和低到中等强度的抗阻运动。

（三）戒烟和限酒

妇女吸烟可伴发过早绝经，且血清雌激素水平较低。流行病学资料表明，吸烟是骨质疏松症的危险因素之一。另外，吸烟是老年人认知功能减退的重要危险因素。有报道指出，适量饮酒可以通过增加血清雌激素分泌量进而增加骨矿物质密度，从而对预防老年人骨质疏松起到积极作用。但是，过量饮酒可导致骨质疏松，另外会增加跌倒的可能，增加骨折风险，同时大量饮酒可导致认知功能障碍并损害肝、脑等其他脏器，增加高血压发病率。

（四）保持乐观心态

围绝经期最常见的情绪改变是抑郁，但由于其表现多样，往往没有被重视。此期出现的症状使人感到身心疲惫，更加重了紧张、抑郁、焦虑等负性情绪。要树立自信、自立、自强的观念，保持年轻的心态；要学会自我调适，增加社交活动和脑力劳动，适应社会、生活及家庭变化，适应个人的生理变化，提高对社会环境和自然环境的适应能力；善于自我调理，保持乐观的心态和健康的情志，积极培养广泛的兴趣，陶冶情操。

（五）适度的性生活

衰老和性激素水平的下降对于性功能都有不利影响，导致性交困难，并且使性欲和性反应显著下降，对围绝经期女性而言，性问题往往难以启齿，不敢且不能正确面对绝经后的性生活问题。然而，应有适度的性生活，这不仅是基本的生理需要，也是维系夫妻感情的重要纽带。因此，需要普及性知识、改变性观念来克服围绝经期女性心理障碍与认识误区，另外，还应开设绝经期保健门诊给予有需要的患者局部雌激素治疗改善阴道干燥、性交困难的症状。

（六）绝经激素治疗

绝经激素治疗（menopause hormone therapy，MHT）是治疗绝经相关症状及预防相关疾病最有效的方法。MHT临床开展应用已有60～70年，经过艰难曲折的发展并随着相关研究的不断进展，MHT应用逐渐成熟。MHT是一种医学治疗措施，使用前应全面评估患者的病情和需求，制定合理用药方案，用药后应定期监测和随诊，尽量确保对患者利益最大化、风险最小化。

在我国，对于围绝经期健康普遍存在认知不足、不予重视等问题。围绝经期症状往往被大部分女性误解为是自然衰老的正常生理现象或个人心理问题而非身体出现疾病，很多必要的健康知识咨询、MHT的使用，由于女性相对认知水平不高或存在偏见，并没有给予足够的重视去积极就诊，从而导致围绝经期健康问题不断加重，对个人、家庭以及社会造成一定危害。

（骆晓荣、王丽蓉）

参考文献

[1] 郁琦. 中国绝经管理与绝经激素治疗指南（2018）[J]. 协和医学杂志，2018，9(6)：512-525.

[2] SANTORO N，ROECA C，PETERS BA，et al. The Menopause Transition：Signs，Symptoms，and Management Options[J]. Journal of Clinical Endocrinology & Metabolism，2021，106(1)：1-15.

[3] ROBERTSON DM，LEE CH，BAERWALD A. Interactions between serum FSH，inhibin B and antral follicle count in the decline of serum AMH during the menstrual cycle in late reproductive age[J]. Endocrinol Diabetes Metabolism，2021，4(2)：e172.

[4] SHIN SY，LEE JR，NOH GW，et al. Analysis of serum levels of anti-Mullerian hormone，inhibin B，insulin-like growth factor-I，insulin-like growth factor binding protein-3，and follicle-stimulating hormone with respect to age and menopausal status[J]. Journal Korean Medical Science，2008，23(1)：104-110.

[5] BAERWALD AR，ADAMS GP，PIERSON RA. Ovarian antral folliculogenesis during the hu-

man menstrual cycle: a review[J]. Human Reproduction Update, 2012, 18(1):73-91.

[6] FREEMAN EW, SAMMEL MD, LIN H, et al. Anti-mullerian hormone as a predictor of time to menopause in late reproductive age women[J]. Journal of Clinical Endocrinology & Metabolism, 2012, 97(5):1673-1680.

[7] ROBERTSON DM, HALE GE, FRASER IS, et al. A proposed classification system for menstrual cycles in the menopause transition based on changes in serum hormone profiles[J]. Menopause, 2008, 15(6):1139-1144.

[8] SANTORO N, CRAWFORD SL, LASLEY WL, et al. Factors related to declining luteal function in women during the menopausal transition[J]. Journal of Clinical Endocrinology & Metabogy, 2008, 93(5):1711-1721.

[9] 林守清.怎样做到正确应用绝经后激素治疗[J].中国实用妇科与产科杂志, 2011, 27(05):321-324.

[10] BABER RJ, PANAY N, FENTON A. 2016 IMS Recommendations on women's midlife health and menopause hormone therapy[J]. Climacteric, 2016, 19(2):109-150.

[11] 邵红芳,陶敏芳,孙旭妍,等.上海地区医务人员对激素替代治疗知晓率及现状调查[J].生殖医学杂志,2011,20(01):1-4.

[12] 中华医学会妇产科学分会绝经学组,郁琦.绝经过渡期和绝经后期激素补充治疗临床应用指南(2009版)[J].中华妇产科杂志,2010,(08):635-638.

[13] 王丽蓉.甘肃省围绝经期女性健康现状流行病学调查与分析[D].兰州大学,2017.

[14] 张瑞,王丽蓉,袁月,等.甘肃省汉、回、藏族女性围绝经期综合征发生及其影响因素研究[J].中华生殖与避孕杂志,2022,42(01):72-79.

[15] VAN DEN BELD AW, KAUFMAN JM, ZILLIKENS MC, et al. The physiology of endocrine systems with ageing[J]. Lancet Diabetes Endocrinology, 2018, 6(8):647-658.

[16] ROBERTS H, HICKEY M. Managing the menopause: An update[J]. Maturitas, 2016, 86: 53-58.

[17] FISHER WI, THURSTON RC. Measuring hot flash phenomenonology using ambulatory prospective digital diaries[J]. Menopause, 2016, 23(11):1222-1227.

[18] 中华医学会妇产科学分会绝经学组.围绝经期异常子宫出血诊断和治疗专家共识[J].中华妇产科杂志,2018,53(06):396-401.

[19] HALLAJZADEH J, KHORAMDAD M, IZADI N, et al. Metabolic syndrome and its components in premenopausal and postmenopausal women: a comprehensive systematic review and meta-analysis on observational studies[J]. Menopause, 2018, 25(10):1155-1164.

[20] RODRIGUES AD, THEODORO H, MENDES KG, et al. Factors associated with metabolic syndrome in climacteric women of southern Brazil[J]. Climacteric, 2013, 16(1):96-103.

[21] GOH V, HART WG. Excess fat in the abdomen but not general obesity is associated with poorer metabolic and cardiovascular health in premenopausal and postmenopausal Asian women[J]. Maturitas, 2018, 107:33-38.

[22] LEE Y, LEE HN, KIM SJ, et al. Higher parity and risk of metabolic syndrome in Korean postmenopausal women: Korea National Health and Nutrition Examination Survey 2010—2012[J]. Journal of Obstetric Gynaecology Research, 2018, 44(11):2045-2052.

[23] SRIMANI S, SAHA I, CHAUDHURI D. Prevalence and association of metabolic syndrome and vitamin D deficiency among postmenopausal women in a rural block of West Bengal, India[J]. PLoS

One, 2017, 12(11):e188331.

[24] 黄志英, 丁岩. 围绝经期女性代谢综合征的相关研究进展[J]. 国际妇产科学杂志, 2020, 47(01):84-87.

[25] UYGUR MM, YOLDEMIR T, YAVUZ DG. Thyroid disease in the perimenopause and postmenopause period[J]. Climacteric, 2018, 21(6):542-548.

[26] 阮祥燕, 杨瑜. 围绝经期妇女的饮食与运动管理[J]. 实用妇产科杂志, 2020, 36(09):661-663.

[27] 张绍芬, 包蕾. 绝经期健康管理策略[J]. 实用妇产科杂志, 2015, 31(05):333-334.

[28] 陈蓉, 彭雅婧.《中国绝经管理与绝经激素治疗指南(2018)》在临床的实践[J]. 中国实用妇科与产科杂志, 2020, 36(03):202-205.

第十二章
老年女性生殖健康管理

第一节　老年女性的生理特点

根据最新发布的《中华人民共和国老年人权益保障法》规定：老年人以60周岁为标准年龄起始。随着我国的经济高速发展、人类平均寿命不断延长，社会老龄化开始逐渐加重，老年人数量日趋增长，所占人口比例也逐渐增多。根据对我国截至2021年第七次全国人口普查数据统计调查结果分析显示，我国目前年满60岁及以上的各个年龄段老人所占人口已达到2.6亿人，为总人口比重的18.7%以上；其中65岁及以上人口接近2亿人，占总人口比重较大，约13.5%，人口变动中的老龄化现象严重化程度在近年来呈加剧趋势。

步入老年阶段后，最典型的特征就是“老”，含义即为衰老、退化，而人的退化首先就体现在生理方面，即最早发生的变化。生理性衰老是人类生命历程中不可避免的自然现象，这种生理特点的变化不仅会体现在老年人的容貌和形态上，还体现在身体细胞、各个组织、器官和各项功能的变化中。老年女性的生理特点如下：

一、心血管系统

包括心脏活动和循环血管功能这两方面发生的各项变化。心脏方面：随着人类衰老程度的增加，心肌开始慢慢萎缩，心脏开始肥厚硬化，从而使得老年女性的心脏收缩能力下降、舒张能力受限，进而影响其他各项器官的正常运转。血管方面：心血管系统上的细胞凋亡及器官退化包括各个重要脏器动脉硬化、粥样斑块堆积，进而导致冠心病和高血压等慢性疾病、脑梗死和脑出血等急性疾病的发生，即为老年女性在心血管系统方面最常见的疾病。

二、呼吸系统

包括肺部活动性的相应变化、骨骼功能发生改变和肺呼吸肌功能衰退的变化。老年女性肺功能随着年龄增加而降低，主要是由于器官退化导致肺泡数量减少，肺顺应性较前明显降低；同时，随着老年女性雌激素减少，且影响钙质丢失、骨质疏松，呼吸肌力量也会减弱，使得胸腔变形，对老年女性肺部呼吸运动也造成限制，在她们活动量增多、情绪激动等诱发因素下，氧分压降低或二氧化碳分压升高，最终可能导致呼吸系统相关疾病。

三、消化系统

包括口腔、食道及胃肠道功能的变化。老年女性牙齿组织老化、舌肌萎缩、食管老化，进而影响咀嚼食物及消化，胃肠道的蠕动、消化吸收能力也会随着年龄变化而减退。

四、运动系统

包括肌肉、骨骼和关节、韧带的生理变化。主要表现为肌肉组织的弹性减弱、收缩力下降。由于骨组织中游离无机盐成分增加，骨质疏松常见，老年女性各部位骨折易发，尤其是摔倒易致腕部骨折；由于关节软骨的老化，易出现骨质增生、关节炎等疾病，见表12-1。

表12-1　基于骨密质T值骨质疏松症诊断标准

分类	T值
正常	T值≥-1.0 SD
骨量减少	-2.5 SD <T值<-1.0 SD
骨质疏松	T值≤-2.5 SD
严重骨质疏松	T值≤-2.5 SD合并脆性骨折

注：引自于龙，王亮．老年骨质疏松症现状及进展[J]．中国临床保健杂志，2022，25(1)：6-11.

五、生殖系统

女性一般从40岁开始进入绝经过渡期，即围绝经期，一般持续时间为1～2年，极少数人可延长至10～20年。围绝经期间，女性卵巢逐渐退化衰老，卵泡数量明显降低且出现卵巢功能下降，所以月经不规则，常表现为无排卵性月经。最终，卵泡的自然耗竭或剩余的卵泡发育不良，即卵泡对黄体生成素、卵泡刺激素等激素无应答，卵巢功能彻底衰竭，导致月经永久性停止，称为“绝经”。

我国女性自然绝经年龄平均为49.5岁，大约80%的女性的绝经年龄在44～54岁。在绝经后初期，卵巢及生殖系统器官功能衰竭，开始停止分泌维持女性第二性征及月经来潮的雌激素，但卵巢间质腺体内仍会有少量的睾酮（雄激素）的分泌，这些激素会在芳香化酶的作用下转化为雌酮（E_1），成为主要雌激素，因此，绝经后妇女体内中E_1高于雌二醇（E_2）。

一般60岁以后，机体逐渐衰退进入老年期。在老年女性身上则体现为卵巢功能衰竭，雌激素水平变化曲线逐渐趋于平坦，且生殖器出现萎缩老化等生理特点的改变。例如：阴道狭窄、变短，阴道黏膜萎缩等，极易感染性疾病；子宫体与子宫颈比例，绝经后为1∶1，卵巢功能萎缩导致卵巢及子宫体积变小，来诊时，常难以直接进行妇科检查，多依靠彩超等机器检查，特异性有所下降；性生活也会有相应影响，前庭大腺的分泌量减少，阴蒂对性刺激的反应明显减弱，性高潮反应的时间短，易出现性交痛。

老年女性卵巢功能的丧失导致雌激素缺乏，会引起以雌激素减少为主的变化，表现在：①阴道皱襞逐渐萎缩松弛，黏膜上皮细胞内糖原减少导致pH值增高（绝大多数pH值为5.0～7.0），优势菌群改变，由乳酸杆菌转变为其他可能致病菌（如厌氧菌变为需氧菌），局部抵抗力改变明显易致其他病菌繁殖，可能会引起相应的妇科疾病，如各种难治性的阴道炎症。②绝经5～10年后，最易发生骨吸收增加、骨量迅速减少、骨代谢失常而引起骨质疏松，最常发生在椎体，可致椎体骨折。③血抑制素、抗米勒管激素水平也会有不同程度地下降。④老年痴呆与心血管病变的发生风险较男性高（其中糖脂代谢异常、冠心病的发生风险明显增加）。

女性盆底由封闭骨盆出口的多层肌肉和筋膜组成，各层肌肉、筋膜及腹腔内的韧带（阔韧带、圆韧带、主韧带、宫骶韧带）保持着子宫、膀胱等盆腔脏器的正常位置。老年女性盆底支持薄弱会导致盆腔脏器位置和功能异常，如阴道前、后壁脱垂，阴道穹隆脱垂，子宫脱垂等，进而伴有压力性尿失禁等其他生殖系统方面的疾病。

第二节　老年女性生殖健康保健的目的和意义

老年群体的性生理、性心理健康的相关生殖保健是人类健康生活中不可忽视的重要组成部分，目前，我国相关研究主要集中在育龄妇女的生殖健康上，对比之下，老年女性的相关研究较少。根据1994年世界卫生组织（WHO）通过的《国际人口与发展大会行动纲领》，生殖健康不仅指无器质性病变及病痛，还指人类生殖系统及其器官功能正常所包含的一切身体方面的相关良好状态。我国也曾提出：密切关注女性生殖健康情况，根据各个不同发展时期女性特殊的社会身心特点、需求来提供女性精神健康关怀服务与女性生殖功能保健技术服务，是新时代全民健康的一个重要组成部分。

女性进入老年期，由于生殖系统器官功能衰退，更易患阴道炎等生殖道感染性疾病；威胁妇女健康的妇科三大肿瘤（子宫颈癌、子宫内膜癌、卵巢恶性肿瘤）及乳腺癌等各类肿瘤均属于绝经期后的高发疾病；随着年龄增大，老年女性盆底组织松弛，不同程度的盆底器官脱垂也成为影响老年女性生活质量的重要因素。此外，性功能障碍也严重影响老年人正常的性生活，降低老年人的生活质量。

一、影响老年女性生殖健康的因素

（一）传统文化观念的影响

在我国，由于传统文化观念的影响，人们在谈论健康时，总会或多或少回避生殖健康类等问题。尤其对于农村老年女性来说，其生殖健康观念更是淡薄，受封建传统思想观念影响严重，常常误以为自己得了“见不得人的病”，从而在患病后羞于启齿，不敢就医。如若在发病初期没有对疾病的正确认识，往往会耽误诊断和治疗的黄金时间，以致病情加重甚至造成无法挽回的恶果。

（二）相关理论知识欠缺

老年女性，特别是在偏远地区的老年女性，难以获得生殖健康知识、观念陈旧、自我健康保护意识淡薄，是造成其生殖系统疾病易发和得不到及时检查治疗的重要原因。此外，现有研究表明，对妇科疾病的筛查和与生殖保健有关的研究更多关注育龄女性和围绝经期妇女，而对于老年女性生殖健康较为忽视。毫无疑问，这也大大影响了女性生殖健康理论等知识在当代老年女性中的进一步推广、传播和普及。

（三）医疗服务能力和可及性

由于现代化城市中各项医疗资源相对充足，因此，城市老年女性生殖健康受医疗可及性影响的可能性较小。反观农村医疗条件较差，同时，基层技术条件较差，医务人员缺乏，技术水平欠缺，检查手段较落后，技术服务项目单一等，都使得农村老年女性得不到及时有效的诊治。

（四）老年女性生殖健康保健的重要性

保障老年女性的健康，提高老年女性的生活质量，是当前建设“健康中国”的重要内容。相关卫生保健部门应主要从以下几个方面入手：①在个人层面，要尽可能多地进行一些健康宣教，提高老年女性对生殖健康知识的了解程度，加强卫生保健与防病养生意识。②在家庭层面，子女要和老人建立良好的沟通，积极了解她们心中所想，解决她们的困惑，使她们能够接受新的思想观念，重视老年人的生活质量，感受到家庭幸福，心情愉悦地度过晚年生活。③在社会层面，各部门要继续加大对老年女性生殖健康方面的宣传普及力度，改变其旧思想与传统观念；面向基层，要重视农村老年女性的保健工作，定期开展妇科疾病的普查与筛查。

目前老年女性生殖健康保健状况不容乐观，需要加强关注与支持，提供切实可行的相关措施。在现如今我国人口整体老龄化日益加剧的严峻形势下，这也是需要解决好的一类重大健康问题。

第三节　老年女性常见的生殖系统疾病及生殖健康管理

随着我国人口老龄化发展及社会发展水平的提升，人民对美好生活的要求逐步提高。“健康2030”明确提出以人民健康为中心，以宣传健康生活、保证健康环境、提供健康服务、确保健康保障为重点，从健康影响因素下手，将健康保健融入所有政策，全方位提高人民的健康水平。

女性一生各阶段的生理特点变化决定了在不同年龄面对的生殖系统疾病都有差异。虽然老年女性生殖系统器官老化、衰退，但是生殖系统并未消失，各项与生殖相关的生理需求仍存在。生殖系统器官异常所导致的疾病以及雌激素骤然下降所引发的相关问题，都会导致老年女性的身体异常，生活质量下降。因此，重视老年女性的生殖健康，了解相关生殖系统疾病，从而通过预防和解决疾病相关危险因素，提高老年女性健康水平，是该群体生殖健康保健的重要内容。老年女性常见的生殖系统疾病主要有以下几种：

一、萎缩性阴道炎

萎缩性阴道炎也称为“老年性阴道炎”，见于约25%～50%的绝经后女性，是老年女性生殖性疾病中最为常见的类型。结合当前临床的实际接诊情况可以发现，目前，老年性阴道炎患者的门诊临床数量明显增多，已经逐步成为威胁老年女性健康的主要病症。

萎缩性阴道炎为雌激素水平降低、局部抵抗力下降引起的，是以需氧菌感染为主的阴道炎症。其改变是由阴道上皮变薄、阴道皱褶和弹性下降以及阴道分泌物减少引起的，是一种有症状的炎症过程，涉及的此类阴道上皮变薄，影响着部分绝经前女性和50%的绝经后女性。由于绝经后女性分泌雌激素显著减少，这个过程中导致的萎缩性阴道炎症状不太可能减轻或自愈。乳酸杆菌和乳酸产生减少，导致阴道pH值增加，可能使阴道更容易受到感染。这些组织学的变化导致阴道干燥、发红、纤维化、失去弹性，甚至阴道闭塞；外阴阴毛脱落、阴阜组织厚度减少。主要症状为外阴灼热，瘙痒伴不适，阴道分泌物稀薄且呈淡黄色；感染严重时，阴道分泌物呈脓血性。妇科检查可见阴道皱襞消失、萎缩，有散在小出血点，对物理、化学刺激及机械损伤的敏感性增加。

根据个人病史、生殖器官手术创伤史、放射治疗损伤史等，结合患者相关临床表现，排除合并其他疾病，可以诊断萎缩性阴道炎。此外，还可以使用实验室检验，例如，阴道分泌物检查、评估阴道pH值及阴道成熟指数（vaginal maturity index，VMI）。阴道分泌物常规镜下检查可见大量上皮细胞，无滴虫、大肠杆菌、假丝酵母菌等致病菌。患者受雌激素水平低落的影响，阴道上皮脱落细胞量少且多为基底层细胞。

对于老年女性来说，萎缩性阴道炎的发生主要是由于卵巢萎缩、功能下降，导致激素的支持作用消失。因此，在疾病的治疗上，最重要的治疗方式是补充雌激素；同时，当伴有其他致病菌感染时，可以使用相应的抗生素抑制细菌生长。根据兰州大学第一医院妇产科相关研究表明：复方雌三醇生物黏附膜对老年萎缩性阴道炎疗效好，能够有效改善炎症。药物主要是针对病因的治疗，以增加阴道抵抗力。有研究显示，单纯局部给药起效快、治愈率高，但停药后易复发；全身和局部联合用药则可缩短疗程，增加疗效。因此，可通过判断疾病的严重程度选择局部或联合用药。

预防老年性阴道炎，需注意以下几点：①多注意女性个人清洁卫生，勤换内裤和保持外阴清洁干燥状态。②可遵医嘱采用药物坐浴，或药物纳阴以平衡阴道菌群，抑制有害菌生长。③多食用富含维生素的食物，如新鲜蔬菜和水果。④禁止热水烫洗或坐浴，以免造成外阴皮肤黏膜损伤，从而进一步加重症状。

正确认识萎缩性阴道炎，结合病症特点，从病因入手，结合饮食干预、心理干预及健康教育等多层面，可有效预防、治疗萎缩性阴道炎，促进老年女性身心健康，对其生殖健康保障十分重要。

二、盆底功能障碍

女性盆底由封闭骨盆出口的多层肌肉和筋膜组成，肌肉和筋膜组织及子宫韧带（阔韧带、圆韧带、主韧带、宫骶韧带）使得子宫、膀胱等盆腔脏器位于其正常解剖位置。老年女性由于盆底组织退行性病变，从而导致盆底功能障碍（PFD），是老年女性的特殊慢性疾病，主要表现为盆腔脏器脱垂及压力性尿失禁。盆底功能障碍性疾病已成为继高血压、抑郁、骨质疏松后对老年女性健康和生活质量构成重大威胁的常见慢性疾病，且发生率随年龄增长而增大，高BMI、分娩次数增多、抽烟、酗酒均是老年女性发生PFD的危险因素。

美国妇产科学会（American College of Obstetricians And Gynecologists，ACOG）将盆腔器官脱垂定义为阴道和子宫解剖部位的下降，可单独或合并发生阴道前壁、后壁、子宫（颈）或阴道顶端伴有邻近器官（尿道、直肠、膀胱）的膨出。对于老年女性来说，盆腔器官的轻度下降并不会对生活造成较大影响，甚至难以觉察，只有当盆腔器官脱垂引起临床相关症状或破坏影响邻近器官正常功能时，才视为病理性。主要临床表现为：PFD患者会出现不同程度的腰部酸痛或下坠感，休息后减轻；部分患者伴有尿频、排尿困难，随着膨出的加重可消失，且易并发尿路感染；由于膨出物长期与外界衣物接触摩擦，易发生溃疡出血、感染。根据膨出位置，国际上应用最多的是POP-Q分度，而我国沿用的传统分度是根据1981年部分省、自治区、直辖市“两病”科的意见，见表12-2。

表12-2　盆腔脏器脱垂分度

	子宫脱垂	阴道前壁膨出	阴道后壁膨出
Ⅰ度	轻型：宫颈外口距处女膜缘<4 cm；重型：宫颈已达处女膜缘，阴道口可见子宫颈	阴道前壁形成球状物，向下突出，达处女膜缘，但仍在阴道内	阴道后壁达处女膜缘，但仍在阴道内
Ⅱ度	轻型：宫颈脱出阴道口，宫体仍在阴道内；重型：部分宫体脱出阴道口	阴道壁展平或消失，部分阴道前壁突出于阴道口外	阴道后壁部分脱出阴道口
Ⅲ度	宫颈与宫体全部脱出阴道口外	阴道前壁全部脱出阴道口外	阴道后壁全部脱出阴道口

注：引自沈铿，马丁．妇产科学[M]．第3版．北京：人民卫生出版社．2015.

据研究，在中国，老年女性症状性POP的临床患病率约为8.94%，由于诊断主要依托于症状及查体，难以排查出无症状患者，因此，无法进行相应的预防及保健治疗，导致该疾病对女性，尤其是对老年女性生活质量的影响逐渐加重。对于已确诊的轻度临床盆腔脱垂的老年女性来说，非手术治疗是首选方案，主要包括盆底肌肉锻炼和物理疗法、子宫托放置、中药和针灸。

老年女性更应注重治疗的安全性，这些无创性的治疗方式能提高老年女性的生活质量，且价格低廉易接受，这些治疗方式主要有：①盆底肌肉锻炼。患者自主对盆底肌肉进行反复收缩和舒张锻炼，30分/次、3次/天。②子宫托。在物理支撑原理下，子宫托将脱出或下降的组织和器官恢复至正常解剖位置，建议每3个月回访一次，以便清洁子宫托并检查阴道黏膜的状态。③中医疗法。补中益气汤、五子衍宗丸配以针灸足三里、三阴交、提宫穴等穴位，可促进盆底肌恢复，缓解局部症状。当部分老年POP患者采用非手术方法无效时，应采取手术治疗，以避免病情加重。

压力性尿失禁（stress urinary incontinence，SUI）是指腹压增加导致尿液无法控制流出，且不由膀胱壁对尿液的张力压引起，部分老年患者同时伴有尿急、尿频、尿失禁。据研究，我国女性尿失禁整体发病率约为30.9%，其中压力性尿失禁约占61%。在65岁以上的老年女性中，有17%～24%存在尿失禁；而在75岁以上的高龄女性中，则有约75%的人存在尿失禁。随着女性年龄增加，压力性尿失禁的发生风险也增加。这是由于尿道、阴道上皮分布大量的雌激素受体，可在激素作用下促进上皮成熟，增强闭合力，而绝经后，老年女性雌激素水平的显著下降导致该功能衰退，易发生尿失禁。

压力性尿失禁常伴随盆腔器官脱垂，因此，在治疗上也有相似之处：①常规盆底肌训练。②膀胱功能训练：按时间排尿，排尿间隙最长不超过2～3小时。③行为和生活方式的干预：戒烟戒酒、调整饮食等。④局部低剂量应用雌激素，可有效改善尿失禁症状。

正确认识盆底功能障碍性疾病，提高老年女性的生活质量，定期妇科检查，提早预防老年妇女的脏器脱垂、尿失禁等疾病，尤其是已经出现相应症状的老年女性，应及时就医行相应治疗。

三、妇科恶性肿瘤

女性常见的肿瘤是子宫颈癌、子宫内膜癌、卵巢癌。其中，子宫颈恶性肿瘤高发年龄为50～55岁，子宫内膜癌平均发病年龄为60岁，卵巢癌多见于中老年女性。近年来，老年妇科肿瘤发病数量明显呈上升趋势，三大恶性肿瘤发病率远远高于同期肿瘤的发病率，且老年妇科肿瘤患者占老年女性住院患者首位。可见，妇科恶性肿瘤严重影响中老年女性健康，且由于恶性肿瘤起病隐匿及老年女性对自身疾病症状的认识不足，此类疾病在该人群中的发现时期往往晚于年轻群体，会延误最佳治疗时间。

宫颈癌的发生与HPV感染相关，少年性生活、多产、多个性伴侣、性卫生不良等因素均会增加宫颈癌发生的风险。对老年女性来说，早期子宫颈癌常被忽视并漏诊，当随着病情进展，症状逐渐加重，绝经后出现不规则阴道流血，部分老年患者还伴有异味阴道流液，往往才被诊断，错过了治疗的黄金时期。累及邻近器官时则会出现累及器官的相应症状，如尿频、尿急、便秘等，妇科检查最常见菜花样赘生物，质脆易出血。

目前，针对宫颈癌，临床上最常使用的筛查方法是宫颈癌“三阶梯”诊断法，见图12-1：宫颈液基薄层细胞学检测和HPV检测，建议女性应将宫颈癌筛查进行至70岁；从未进行过筛查或既往筛查结果不满意的70岁以上老年女性，应定期复查；且宫颈癌的预后与年龄相关，70岁以上的老年女性有合并症或患晚期癌症的比例更大，与年轻患者相比，治愈率低，死亡风险也更高。因此，老年女性的癌症筛查对预防子宫颈癌的发生、发展尤为重要，早期发现子宫颈癌，通过手术和化疗也能得到更好的治疗效果。

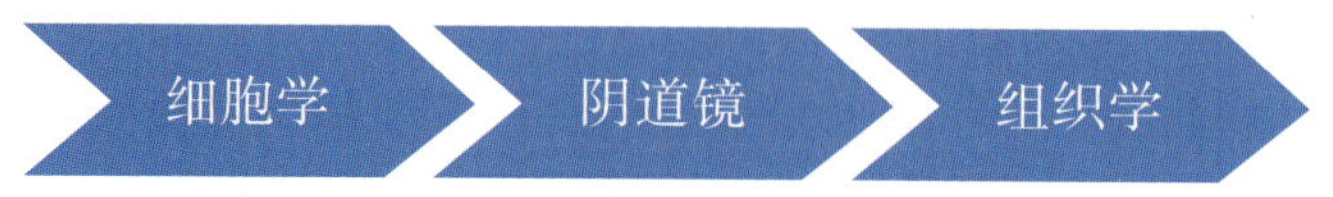

图12-1　宫颈癌“三阶梯”诊断步骤（原创）

子宫内膜的上皮以子宫内膜腺癌最常见。绝大部分的老年患者主要临床表现为绝经后阴道异常流血、阴道异常流液伴异味。当肿瘤发展并侵袭周围组织及器官时，则导致相关部位疼痛，各种早期检查常无特异性。大部分子宫内膜癌的发生与雌激素水平异常波动相关。此外，肥胖、多囊卵巢综合征、不孕等因素均可增加内膜癌的发病率。早期内膜癌治愈率高且5年生存率高，因此，早期内膜癌的发现对女性的总体生存时间有重要影响。

目前，诊断方式主要是：子宫内膜细胞学筛查、宫腔镜下活检和病理学确诊的内膜癌“三阶梯”诊断方案。对于高危人群来说，彩色多普勒经阴道超声（transvaginal ultrasound，TVS）检查是主要的筛查手段，以测定子宫内膜厚度做排除性诊断。在绝经后阴道出血的患者中，子宫内膜厚度>5 mm，则患癌风险增大；在无绝经后阴道出血的患者中，子宫内膜厚度>11 mm，则患癌风险增大。两种情况均应考虑活检做进一步诊断。

与年轻患者相比，老年女性更易患子宫内膜癌，其原因主要包括更具侵袭性的肿瘤生物学、高分化的临床病理学特征和发现即达晚期的癌症分期。因此，及时发现并诊断子宫内膜癌对预后的影响很大。女性尤其是老年女性应做到保持健康的生活方式，避免久坐，控制体重，可降低子宫内膜癌的发病率，此外，控制高血压等慢性疾病对内膜癌的预防也有效果。

卵巢恶性肿瘤的死亡率居于妇科肿瘤之首，尤其是老年女性的卵巢癌发病率和死亡率均高于其他年龄组，且早期卵巢癌常无明显症状，晚期卵巢癌主要表现为腹胀、腹部肿块、积液，因此，大部分卵巢癌患者确诊时已达晚期。研究表明，卵巢癌的高危因素包括家族遗传、内分泌因素等，且女性一生中，排卵次数较多的群体可能面临更高的患癌风险。目前，经阴道超声检查和血清CA125联合筛查是最常用的卵巢癌筛查方式，而由于筛查主要针对具有高危因素的人群，联合筛查并不能有效增加早期卵巢癌的检出率。妊娠和哺乳期间由于激素水平的变化，卵巢处于停止排卵阶段，对卵巢具有保护作用。

根据国外数据显示，口服避孕药及更年期激素使用量的下降对老年女性卵巢癌的发病率、死亡率均起到积极作用。对确诊卵巢癌的患者来说，主要的治疗方式还是手术及术后联合化疗，相较年轻女性患者，老年女性患者由于各器官衰退，治疗效果并不满意。因此，对老年女性宣教卵巢癌及其预防保健的基本知识和疾病筛查的必要性尤为重要。

对老年女性来说，上述生殖系统疾病最重要的是预防，早发现、早诊断、早治疗。应对全体老年女性加强有关妇科疾病常识的宣传，提高她们自身对妇科疾病的重视程度，养成良好的卫生习惯；当身体感到不适时，及时就医；合理搭配饮食，避免食用易使妇科肿瘤生长的带有大量雌激素的食物；提高身体免疫力，坚持运动；定期到医院进行全身检查，尤其是妇科检查。大量研究数据表明，增强老年女性对妇科疾病的预防意识，加强保健，对于其妇科疾病的治疗可起到不可或缺的作用，可以控制疾病的复发。

提高晚年生活质量已经被世界卫生组织（WHO）列为21世纪保护和促进健康的三大课题之一，因此，相关卫生部门加强对老年女性的健康管理，提升老年女性对自身生殖疾病的重视程度，提高其对疾病的认识水平，树立自我健康保护意识，维护老年女性的身体健康，是女性生殖保健的重要内容。

（王晓慧）

参考文献

[1] 谢小倩，谢梅青.重视绝经激素治疗的个体化[J].中国计划生育和妇产科，2022，14(01)：7-9.

[2] 杨泽姝.老年女性下生殖道感染患者局部免疫状态及其同疾病发生的相关性[J].中国老年学杂志，2013，33(14)：3431-3432.

[3] 殷彤彤，张童茜，李维辛.老年女性相对骨骼肌质量指数与骨密度及脂肪含量的相关性[J].中国骨质疏松杂志，2022，28(01)：43-46.

[4] 余燕，王经泉，龚颖婵，等.巴中市老年女性群体性状况现状调查[J].临床医药实践，2015，24(07)：524-526.

[5] 茅群霞.我国老年女性生殖健康流行病学现状、主要影响因素及对策[J].中国妇幼卫生杂志，2010，1(06)：306-308.

[6] 茅群霞，崔念，朱彩蓉，等.四川省部分农村地区60～75岁老年女性生殖健康知识现状调查[J].生殖医学杂志，2014，23(11)：861-865.

[7] 陈志敏.全面护理干预在老年性阴道炎患者护理中的价值[J].中国医药指南，2021，19(36)：166-168.

[8] REIMER A，JOHNSON L. Atrophic vaginitis：signs，symptoms，and better outcomes[J]. Nurse Practice，2011，36(1)：22-28.

[9] ALVISI S，GAVA G，ORSILI I，et al. Vaginal Health in Menopausal Women[J]. Medicina，2019，55(10)：615-628.

[10] PIZARRO-BERDICHEVSKY J，CLIFTON M M，GOLDMAN H B. Evaluation and management of pelvic organ prolapse in elderly women[J]. Clinics in Geriatric Medicine，2015，31(4)：507-521.

[11] RUSTAGI AS，KAMINENI A，WEINMANN S. Cervical screening and cervical cancer death among older women：a population-based，case-control study[J]. American Journal of Epidemiology，2014，179(9)：1107-1114.

[12] BARBEN J，KAMGA A M，DABAKUYO-YONLI T S，et al. Cervical cancer in older women：Does age matter?[J]. Maturitas，2022，158：40-46.

[13] MALVEZZI M，CARIOLI G，RODRIGUEZ T. Global trends and predictions in ovarian cancer mortality[J]. Annals of Oncology，2016，27(11)：2017-2025.

第十三章
男性生殖健康管理

第一节　男性生殖系统的生理特点

根据解剖结构的不同，男性生殖系统可以分为内生殖器和外生殖器两部分。内生殖器主要包括生殖腺（睾丸）、生殖管道（附睾、输精管、射精管）和附属腺（精囊、前列腺、尿道球腺），外生殖器则主要是阴囊和阴茎，见图13-1。

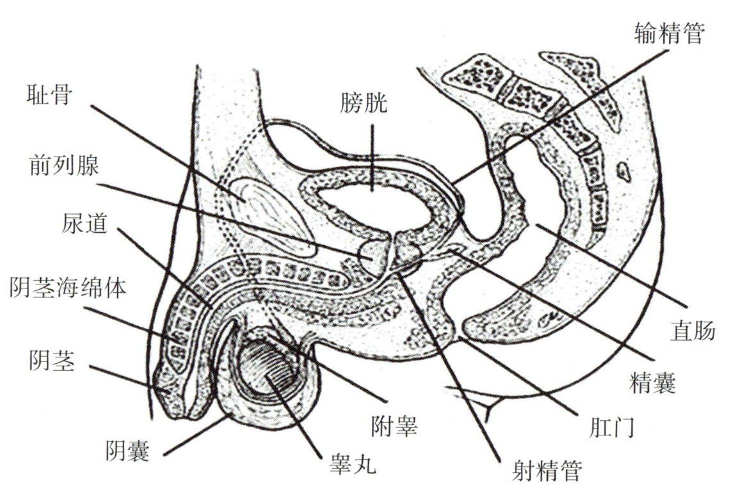

图13-1　男性生殖系统模式图（自正中矢状断面）

一、内生殖器

（一）睾丸

睾丸外观为微扁的卵圆形，表面光滑，呈灰白色，左右各一个，分别位于左右两侧的阴囊内。上端与附睾头相邻，下端游离。睾丸属于实质性器官，表面为被膜，由鞘膜脏层、白膜和血管膜三层组成，起到支持、容纳和保护睾丸实质的作用。睾丸小隔将睾丸分割成富含生精小管的睾丸小叶，见图13-2，男性生殖细胞（精子）的产生和雄性激素（睾酮）的合成与分泌就主要在睾丸的生精小管和间质细胞内完成。

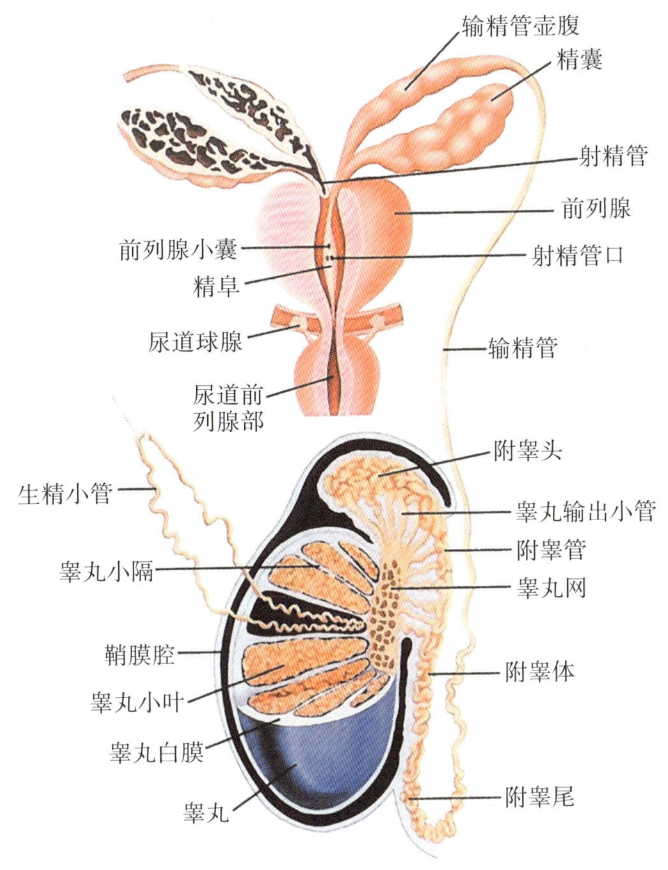

图 13-2　男性内生殖器结构示意图

（二）输精管道

输精管道从下至上可以分为附睾、输精管和射精管三个部分，长度在40 cm左右，形态细长，左右各一。输精管下方连接附睾管，上方可以与精囊腺管会合。

1. 附睾

附睾是储存精液的器官，它的作用就是收集、活化和储存精子。附睾主要由长而弯曲的附睾管构成，呈新月形紧贴在睾丸的顶端和后缘，可以分为头、体、尾三个部分：上端是附睾头，膨大偏圆，主要用来吸纳睾丸内生精小管所产生的精子；中间是附睾体，呈扁平长条状，是精子逐渐成熟和活化的地方；下端是附睾尾，用来储存活化后的精子。附睾除储存精子外，还具有重吸收和分泌附睾液促进精子成熟的功能。

2. 输精管

输精管是一种肌性管道，呈圆索状，管壁较厚、管腔狭窄，易于触摸，它起始于附睾尾，沿睾丸后缘上行，经阴囊根部皮下进入腹股沟管，最后与精囊腺管相会合形成射精管。输精管是将成熟精子从附睾输送到尿道的唯一通道，其主要功能就是运输和排泄精子，同时还起到一部分为精子提供营养功能和储存场所的作用。

3. 射精管

射精管由输精管的末端和精囊的排泄管结合而形成，长约2 cm，从前列腺底部穿过，大部被前列腺所包围，并在其前端与前尿道腺相连通。射精管管壁肌肉厚，能够产生强有力的收缩力，利于精液的排出。同时，射精管位于尿道嵴位置上的开口小而狭窄，也是保证射精时具有一定压力的有利因素。在射精时，射精管肌层做强有力的收缩，将精子及精囊腺液输送至后尿道，与前列腺液混合后，经由尿道将精子快速排出。

（三）附属腺体

附属腺体主要包括前列腺、精囊腺和尿道球腺。精液就是由这些附属腺体和输精管道的分泌物稀释精子浓缩液后形成的，这些分泌物会对精子起到一定的活化作用，还能为精子的活动提供一定的营养和动力。

1.前列腺

前列腺是男性附属性腺中最大的实质性器官，由平滑肌组织和腺组织构成，质韧、色淡红，呈“倒栗子”形。前列腺体是前列腺的主要部分，体部往上的部分形态宽大称作“前列腺底”，体部下端尖细即前列腺尖。前列腺不光同时具有内、外双重分泌功能，还起到控制射精和排尿的作用。前列腺上皮细胞可以持续分泌多种电解质、酶类和有机化合物，有助于精液的液化和精子的活动，对精子正常的功能具有重要作用。同时，前列腺还可以分泌少量的前列腺素，前列腺素对人体的生殖器官、支气管及血管平滑肌、胃肠道等具有重要的调节作用。

2.精囊

精囊，又称“精囊腺”，外观为长条椭圆形结构，解剖学位置处于膀胱的下方、输精管壶腹部外侧，左右各含一个。精囊主要由弯曲折叠的小管构成，故形成了凹凸不平的表面征象，呈多囊泡状。精囊会分泌一种黏稠的淡黄色液体，呈弱嗜碱性，可以稀释精子细胞，还能为精子提供一定的营养，占到精浆总量的60%～70%。

3.尿道球腺

尿道球腺是两个小圆形、淡黄色豌豆大小的器官，直径约1 cm，位于尿道球后上方，被尿道外括约肌的纤维所包裹，左右各一个。其分泌管相对较长（3～5 cm），穿过会阴膜，与尿道相伴。尿道球腺的主要作用是分泌清亮而有黏性的尿道球腺液，尿道球腺液也被认为是一种冲洗剂，可以在精液射出之前起到冲洗润滑尿道和刺激精子活动的作用。此外，尿道球腺液中还含有碳酸酐酶同工酶Ⅰ、Ⅱ、Ⅲ，这些酶可以调节二碳酸盐的浓度，从而调节精液pH值。

二、外生殖器

（一）阴茎

阴茎为男性生殖器官，由前到后可分为头、体、根三部分。前端略膨大部为阴茎头部（又称“龟头”），龟头后方较细的部分为阴茎颈部（又称“冠状沟”），阴茎颈前方皮肤形成的双层游离的环形皱襞包绕阴茎头，称为“包皮”。包皮与阴茎头腹侧中线处相连的皮肤皱襞称“系带”。阴茎的实质就是由两个阴茎海绵体和一个尿道海绵体所组成，阴茎海绵体含有丰富的勃起组织，与动脉静脉直接相通，有助于阴茎充血变硬，从而完成正常的性生活。

（二）阴囊

阴囊的位置在阴茎的下面、会阴的前方，是皮肤扩张形成的囊袋，表面皮肤形成一定的褶皱，有比较大的弹性，皮肤薄且柔软，附近有少量阴毛伴较多色素沉着，富有汗腺。中间部位有一个隔断，可以把阴囊分为左室和右室。阴囊可以通过丰富的汗腺、松弛的皮肤以及精索中动静脉所形成的逆流交换系统等特殊结构来调节阴囊内的温度，为睾丸提供一个可以保证其发挥正常生理功能的环境温度，同时起到容纳和保护睾丸及附睾的作用。

第二节　男性生殖保健的目的和意义

一、生殖健康与生殖保健

生殖健康是“reproductive health”的中文表述，也常被译为“生育健康”或“生育卫生”，它是指人类生殖系统及其功能所涉及的一切有关身体、精神及社会适应性等方面的完好状态，而不仅仅是没有疾病或不虚弱。因此，生殖健康不单单是生物学范畴上的一种健康状态，而应该是从个人生理和心理到社会环境等多方面的综合体现。生理方面主要包括两性生殖系统、生产系统、胎儿发育期系统生理状况的完好和功能的正常，这也是医学角度狭义的生殖健康含义；心理方面主要是指在人的生长过程中，对性和生殖系统有科学正确的认识；社会环境方面主要包括外界物质条件、制度保障、生态环境、社会风俗和文化习惯适于人的生殖系统健康发展。“生殖健康”的提法最早起源于20世纪70年代的妇女权利运动，初期的主张是提高妇女的权益和地位，改善妇女的医疗健康状况，后来在国际社会可持续发展的大背景下逐渐演变成为一种要求改善和提高公共卫生政策的全球意识。1994年，在开罗召开的国际人口与发展大会（ICPD）上，世界卫生组织（WHO）就把生殖健康的定义、策略和方法纳入大会的《行动纲领》，强调了实现人人享有生殖健康对个人、家庭、社会以及经济发展的重要性。

根据生殖健康所提出的概念，生殖保健则应该是以人为中心，以保护和促进人的生殖健康为目的，通过各种技术方法、服务措施，预防和解决各个时期人们所需要面临的生殖健康问题，从而保证生殖健康的实现。主要包括青春期性知识教育和性健康问题的咨询、生育调节、辅助生殖技术的应用和推广、生殖系统疾病、性传播疾病和出生缺陷的防治与监测等，其目的就是通过这些方法和措施的实施来提高生活质量并增进个人的幸福感。

二、男性生殖保健的目的和意义

作为生殖健康的重要组成部分，男性生殖健康是指每一个男性在整个生命过程中生殖系统、生殖过程及生殖功能的状况，是其身心健康的基石，也是人类繁衍后代、实现优生优育目标的必要条件。它涉及与男性生殖有关的诸多领域，主要包括：①正常男性心理、生理方面的生长发育以及正常的性能力和生殖功能。②与男性生殖系统相关的疾病预防、保健、诊断和治疗等。③男性避孕技术的研发、推广和应用。④自然环境和/或社会环境对男性生殖健康的影响。⑤对不同男性人群的性与生殖健康需求进行分析，并提供有效的保健服务和解决办法。因此，实施男性生殖保健工作的目的和意义就在于，可以通过主动宣传教育、积极推行预防保健的措施和监测治疗的办法，开展以维护男性生殖健康为核心的，贯穿男性从儿童期、青春期、婚育期一直到中老年期整个生命过程的保健工作。通过提高各阶段男性对生殖系统疾病的正确认识，从而降低各类疾病的发生风险，控制并阻断性传播疾病的进一步扩散，从而达到促进男性身体和心灵健康的最终目的。

生殖保健需要男女双方共同参与，不仅是女性，男性也扮演着同样重要的角色，还肩负着更加重要的责任。男性的参与，在某种程度上不仅促进了生殖保健服务的改善，也为全民生殖健康水平的提高起到了一定作用。在当今社会，虽然男女分工不同，也存在着一定程度的生理和心理差异，甚至在不同人生阶段扮演着不同角色，但如果只就生殖健康而言，不仅是女性，男性也应该有平等接受生殖保健的权利，这不仅关系到家庭的平安喜乐，有助于其他家庭成员（妇女和儿童）的身心健康，而且与我国人口的生活质量和生存寿命密切相关。

三、男性生殖保健的现状

与女性一样，男性在生殖保健中也发挥着积极作用，他们既是保健服务的对象，也是合作者和参与者。但是与女性相比，男性生殖保健工作起步较晚、发展缓慢，受社会重视程度也较低。影响男性参与生殖保健的因素众多，例如，当地经济、传统文化、社会习俗、国家政策、生育观念等，都有很大的地区和群体差异，这些因素之间互相影响也相互改变，始终处在动态变化的过程中。男性没有获得与女性相同的生殖保健服务，一方面是由于自身关注和保健意识淡薄，另一方面是由于社会层面缺乏专门提供男性生殖保健的服务和机构。

近年来，随着社会经济的快速发展和人们健康意识的不断增强，生殖健康和生殖保健逐渐成为影响人类身体健康和生活质量的重要问题，男性生殖保健也愈发受到关注和重视。在节育方面，男性避孕措施因为具有安全性、有效性和简易性等特点已被广泛接受和使用；在不孕不育方面，随着辅助生殖技术（ART）的发展，尤其是经卵胞质精子注射（ICSI，也称“卵胞浆内单精子显微注射技术”）的出现和显微取精技术（microdissection testicular sperm extraction，Micro-TESE）的广泛应用，给越来越多的不育男性带来了曙光和希望；在预防性病方面，人们对性传播疾病的认识进一步加深，避孕套预防性病的功能也深入人心；在疾病治疗方面，随着医疗技术的发展，越来越多的男性生殖系统疾病得到了有效治疗。早在21世纪初，我国就提出了“实现育龄夫妇享有初级和基本的生殖健康保健服务”的目标，制定并推出了一系列政策和措施，助力促进生殖健康的发展，并把每年的10月28日定为“男性健康日”，开展男性健康宣传活动，提倡全社会关注男性生殖健康，也让更多的男性知道自己拥有生殖保健的权利。

第三节　男性常见的生殖系统疾病及生殖健康管理

生殖系统的疾病是很常见的男性疾病，也是大家最难以启齿和最容易忽视的疾病，它往往与生育功能有着密切关系，严重的还可能会影响到家庭幸福和婚姻稳定。男性生殖系统疾病涵盖范围非常广，常见的可以分为以下几大类：

一、男性生殖系统感染性疾病

男性生殖系统感染性疾病是指细菌和病毒等致病性微生物侵入男性生殖道和附属性腺内引起的一组炎症性疾病，常见的有前列腺炎、睾丸炎、附睾炎和尿道炎等。

（一）前列腺炎

前列腺炎是男性最常见的泌尿生殖系统疾病，是指由多种复杂原因所引起的，以排尿疼痛、排尿困难、慢性盆腔疼痛和性功能障碍等为主要临床症状的一种疾病，其病因主要与病原体入侵导致炎症介导的盆底神经肌肉异常活动和下尿路上皮细胞功能障碍有关。

与传统的分类方法略有不同，美国国立卫生研究院（National Institutes of Health，NIH）将前列腺炎分为四型六个种类，见表13-1。一般情况下，前列腺炎并不会直接对生命构成威胁，但是会对患者的身体健康、心理健康和生活品质造成一定的影响。

表 13-1　美国国立卫生研究院（NIH）对前列腺炎的分类及特征

类型(种类)	名称	临床特征
Ⅰ型	急性细菌性前列腺炎	急性细菌感染或急性尿路感染
Ⅱ型	慢性细菌性前列腺炎	持续性细菌感染或复发性尿路感染
Ⅲ型	慢性前列腺炎/慢性盆腔疼痛综合征	盆腔疼痛、泌尿系统症状和性功能障碍
亚型a	炎症亚型	前列腺液或精液中含有白细胞
亚型b	非炎症亚型	前列腺液或精液中无炎症因子
Ⅳ型	无症状性前列腺炎	无临床症状但前列腺液或精液中有炎症因子

由于目前尚不完全清楚前列腺炎的发病原因和病理机制，我们还无法拥有明确的标准来系统认识、判别、诊断和治疗前列腺炎，包括对治疗效果进行准确的衡量和评价。所以就目前状况而言，疾病的预防和保健就显得尤为紧要，其措施主要包括：对已有的感染灶或前列腺的继发感染进行积极治疗，保持良好健康的饮食结构习惯，改善不良的生活作息和习惯，尽量避免不利因素，坚持运动锻炼，同时普及相关知识，对前列腺炎要有正确的认识和态度，舒缓自己的情绪和心理压力，维持良好健康的心态。

（二）睾丸炎

睾丸炎，顾名思义是指单侧或者双侧睾丸发生的一种急性炎症反应。病毒和细菌都可以引发睾丸炎，通常以睾丸疼痛和肿胀为主要症状，临床上以急性非特异性睾丸炎和病毒性睾丸炎最为常见。急性非特异性睾丸炎主要是由葡萄球菌、链球菌、大肠杆菌、肺炎球菌和绿脓杆菌等化脓性致病菌通过血行感染所引起，多发生在单侧，常表现为寒战、高热、阴囊肿大和疼痛等，更严重的情况下还会出现恶心、呕吐、排尿困难、血尿等伴行症状。病毒性睾丸炎大多是因腮腺炎病毒感染所致，属于流行性腮腺炎的常见并发症。在青春期后感染腮腺炎的男性中，约有15%～25%的患者会进一步发展为睾丸炎，根据病因和严重程度的不同，通常可以采用一般处理、抗菌药物和手术等方式进行治疗。此外，通过接种腮腺炎疫苗、采取安全性行为、注意饮食和个人卫生等也可以有效预防睾丸炎的发生。

（三）附睾炎

附睾炎是由多种感染性、非感染性甚至感染后的微生物因子等引起的急慢性附睾炎症，当炎症涉及睾丸时，称为“附睾–睾丸炎”。附睾炎多为单侧感染，患侧附睾会有触痛和肿胀，通常表现为渐进式睾丸后部疼痛，偶尔会延伸至下腹部。在婴儿和儿童时期，附睾炎的发生常与尿路炎症或潜在的泌尿生殖系统先天性异常有关。对于老年男性而言，良性前列腺增生和伴发的尿潴留、尿路感染以及留置导尿管是其最常见的原因。临床上附睾炎的治疗主要以消炎为主，但是单纯用药物医治的效果也未必十分理想，因此，除了要使用广谱的各类抗生素外，还可以适当采取一些保健治疗。在积极治疗的同时，通过饮食、生活和精神状态的调理以及局部热敷等方法都可以有效缓解疼痛症状并降低并发症的发生风险。

（四）尿道炎

尿道炎是指尿道黏膜的炎症，通常由性传播微生物所引起。患有性传播疾病（STD）会增加其他性传播疾病的感染风险，因此，感染尿道炎通常还需要检查其他性传播疾病，并且性伴侣的检查和治疗也是十分必要的。尿道炎的主要表现是尿道口部位出现红肿和脓性分泌物，并伴有排尿困难、瘙痒和疼痛等症状。其治疗常采用抗生素和辅助保健治疗相结合，通常会有针对性地选择几种药物联合治疗，药物的选择依据是致病菌的种类和它们对药物的敏感性。此外，平时要多加强个人的卫生习惯，经常清洗会阴处，保持局部清洁或者干燥，避免不洁性生活，平日多饮水、多排尿，通过冲洗尿道从而起到缓解炎症的作用。

二、男性生殖内分泌系统

男性生殖内分泌系统由下丘脑-垂体-睾丸轴（HPG轴）组成，通过促性腺激素释放激素、促性腺激素、性腺激素等参与实现反馈与负反馈来调控人类生殖和性行为，见图13-3。睾丸作为这一轴系的中心，可以分泌合成睾酮和男性生育所需的精子，以维系男性正常的生理功能。该轴系任何环节出现异常，均会引起男性生殖内分泌系统的功能紊乱。常见的男性生殖内分泌疾病包括青春期发育异常和男性生殖腺功能减退症。

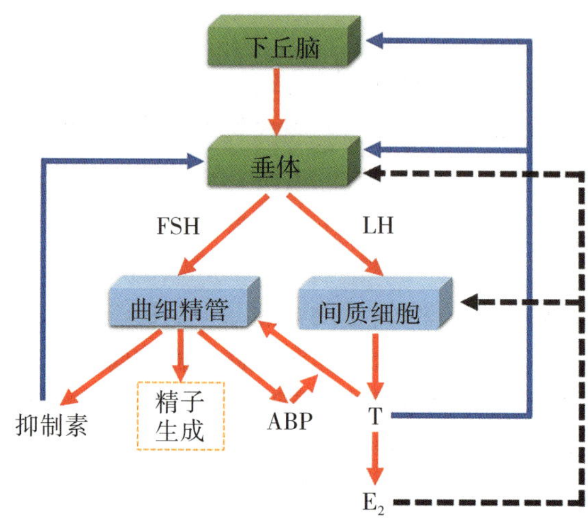

图13-3　男性下丘脑-垂体-睾丸轴示意图（原创）

（一）青春期发育异常

青春期是儿童生长发育和性成熟的关键时期，而青春期发育延迟（delayed puberty，DP）是一种多见于男性的青春期内分泌疾病。通常男孩年满14岁或在正常青春期启动平均年龄2.5个标准差以上，仍无第二性征发育的征兆（如睾丸体积不足4 mL），就可以初步诊断为男性青春期发育延迟。男性青春期发育延迟根据发病机制的不同，通常可以分为四类，见表13-2。对男性青春期发育延迟的患者，通过去除病因和HPG轴激素补充替代治疗，不仅可以促进男性第二性征的发育，甚至还能逐步恢复成年后正常的生育能力，同时，尽量避免因生长发育延迟而造成的心理负担和心理问题。

表13-2　男性青春期发育迟缓的病因分类

病因分类	举例
体质性青春期生长发育延迟（constitutional delay of growth and puberty，CDGP）	下丘脑GnRH脉冲发生器活动延迟，多表现为暂时性“晚发育”
功能性低促性腺激素性性腺功能减退（functional hypogonadotropic hypogonadism，FHH）	生长激素缺乏症、慢性炎症疾病或营养不良等，多为暂时性，去除不利因素后可恢复正常发育

续表13-2

病因分类	举例
低促性腺激素性性腺功能减退(hypogonadotropic hypogonadism, HH)	先天或后天因素导致下丘脑分泌促性腺激素释放激素减少或垂体分泌促性腺激素减少,如:IHH、卡尔曼综合征、颅内损伤和肿瘤等
高促性腺激素性性腺功能减退(hyper hypogonadism,Hyper H)	先天或后天性的睾丸功能不全或损伤,如:克氏综合征、无睾症、隐睾症和性腺发育不全等,以及放疗、化疗或炎症等因素所引起的睾丸损伤

注:引自谷翊群,李芳萍.男性青春期发育延迟诊治专家共识[J].中华男科学杂志,2021,27(8):6.

（二）男性性腺功能减退症

男性性腺功能减退症是由雄性激素缺乏引起的一种临床综合征，可能会导致青春期发育延迟和生育功能低下，进而影响到人体许多器官的功能稳定和生活质量。根据发生功能障碍的器官差异，通常可以分为原发性性腺功能减退（睾丸）、继发性性腺功能减退（下丘脑-垂体）、迟发性性腺功能减退和雄激素不敏感综合征（雄激素靶器）。

原发性性腺功能减退症是由于睾丸自身发育状况不佳或者遭受各种不同程度的损伤，导致睾丸产生精子细胞的能力或分泌睾酮的水平有所下降。先天性曲细精管发育不良（Klinefelter综合征）、性腺发育不良、隐睾症、无睾症和睾丸肿瘤等因素是引起原发性性腺功能减退症的常见病因见表13-3。目前，针对原发性性腺功能减退症的治疗方式仍以摄入雄激素进行替代治疗为主，患者往往需要终生维持治疗。通过长期坚持用药，不仅可以显著提高性欲和改善勃起功能，及早治疗还可以促进性器官及第二性征的发育，但是通常对生育功能的改善意义不大。

表13-3　原发性性腺功能减退症的常见病因及分类

疾病	原因
Klinefelter综合征	生殖细胞中的性染色体未分离
隐睾/异位睾丸	睾丸下降失败或不全,睾丸发育不良
睾丸炎/睾丸肿瘤	病毒性或非特异性睾丸炎,睾丸发育异常
先天性/获得性的无睾症	扭转、创伤、肿瘤、炎症、医源性或手术切除等
睾丸萎缩/睾丸发育不全	原发性或特发性男性不育
性腺发育不良	类固醇合成酶功能缺陷导致的睾酮合成障碍
继发性睾丸功能障碍	药源性毒素、全身性疾病、精索静脉曲张

注:引自DOHLE G,ARVER S, BETTOCCHI C,et al. Guidelines on male hypogonadism[J]. Eur Assoc Urol,2012,4:1-28.

继发性性腺功能减退症是一系列促性腺激素分泌量低于正常水平，从而性腺功能受到影响的疾病，主要病因是下丘脑或垂体的功能异常。青春期前患者常表现为生长发育迟缓，成年期患者则表现为性腺功能减退和不育，通常以第二性征不发育和配子生成障碍为主要临床表现。高催乳素血症、卡尔曼综合征、药物治疗、垂体的损伤和肿瘤是常见病因。目前，对于男性继发性性腺功能减退症的治疗，早期诊断仍是关键，及时发现并持续给予激素治疗，不仅可以逐步恢复性腺正常功能，有的甚至能重获生育能力。

迟发性性腺功能减退症（late-onset hypogonadism，LOH）是一种与年龄相关，因睾酮水平低下而引起的内分泌疾病，主要表现为勃起功能障碍、性欲减退和晨勃次数减少。其病因复杂，主要与下丘脑-垂体-睾丸轴结构功能改变、睾酮活性和雄激素受体（AR）异常有关，也受到肥胖、不良生活习惯、环境有害因素、全身系统性疾病和药物等因素影响，常表现为性功能出现异常、身体体能减弱、精神心理出现一定障碍和血管舒缩异常等症状。对于迟发性性腺功能减退症的保健治疗要有乐观的心态、和谐的性生活、适量的体育锻炼、健康的生活方式和适宜的药物治疗等。

雄激素不敏感综合征是一组与雄激素受体（AR）缺陷有关的遗传性发育疾病的总称，它是由于雄激素受体基因的多个突变所致，可分为完全性睾丸女性化、不完全性睾丸女性化、男性乳腺发育和男性不育症四种类型。其表现形式与严重程度通常与AR的表达水平和功能受损程度相关。

三、男性生殖系统肿瘤性疾病

在我国，男性生殖系统肿瘤在所有肿瘤类疾病中并没有很大的占比，恶性程度也相对较低，但在泌尿外科属于一类常见疾病，其发生率和病死率均有上升趋势。男性生殖系统的各个部位都有发生肿瘤的可能性，常见的主要有前列腺癌、睾丸癌和阴茎癌。

（一）前列腺癌

前列腺癌是指发生在前列腺上皮的恶性肿瘤，是男性泌尿生殖系统高发的一种恶性肿瘤，其发病率和死亡率有明显的地区和种族差异，也和年龄、家族遗传、生活环境和饮食结构等因素相关。早期的前列腺癌多无明显症状，随着肿瘤的恶化，可逐渐在下尿路显示出一定的压迫症状，甚至还会出现骨转移等征象。

临床诊断前列腺癌主要依靠直肠指诊、前列腺特异性抗原（prostate specific antigen，PSA）、影像学检查和穿刺活检等，其治疗方式则主要包括定期监测观察、手术治疗、放疗以及内分泌治疗等。由于前列腺癌发病征象不明显，疾病进展较为缓慢，因此，对患病风险高的人群定期进行筛查和随访，见图13-4，是预防前列腺癌发病和提升癌症预后的重要手段。此外，前列腺癌的预防与保健应从日常做起，调整饮食中各类营养物质的结构占比，多摄入番茄红素，培养健康良好的生活习惯，尽量规避各种不良诱因的影响，这样才能减少其发病率。

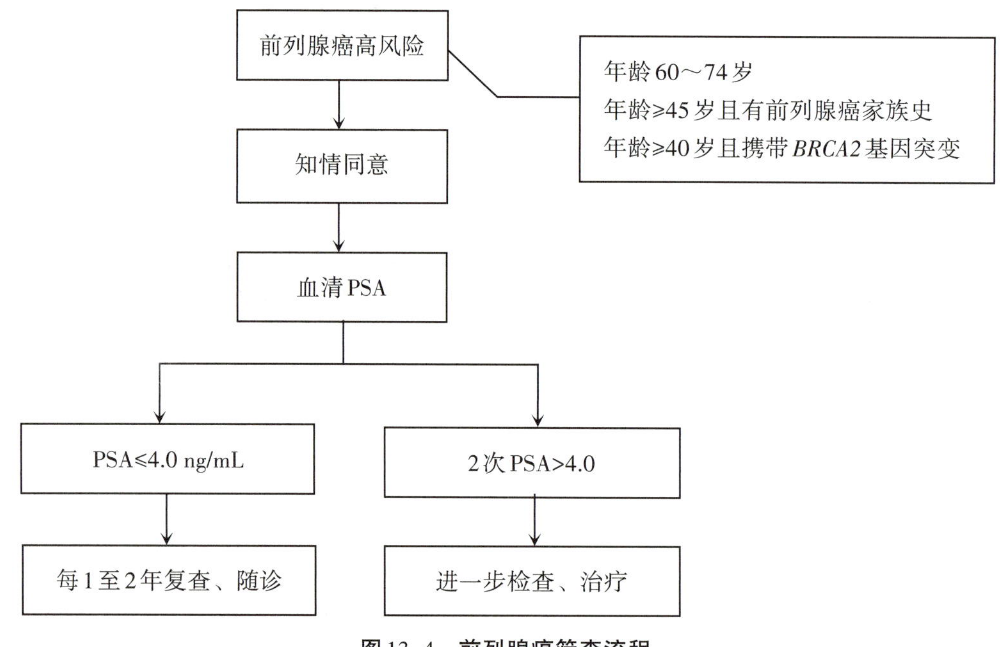

图13-4 前列腺癌筛查流程

（资料来源：赫捷，陈万青，李霓，等.中国前列腺癌筛查与早诊早治指南（2022）[J].中华肿瘤杂志，2022，44（1）：25.）

（二）睾丸癌

睾丸癌是一种男性常见的恶性肿瘤，发病率呈逐年上升趋势，尤其高发于年龄14～44岁的青壮年。睾丸损伤、内分泌功能障碍、遗传和环境因素都会助推睾丸癌的发展，其中隐睾是最常见的危险因素。睾丸癌的典型症状为睾丸肿大、疼痛和转移，多数患者可出现全身症状，如乏力、消瘦、恶心、呕吐等，部分患者因激素作用可出现男性乳腺发育症状。临床诊断睾丸癌主要还是以影像学检查、肿瘤标志物检测和病理学检查为主。睾丸根治切除术、腹膜后淋巴结清扫术和放化疗仍是目前主流的治疗方法。此外，做到早发现、早治疗，注意术后的护理工作和保健工作也是治愈康复的关键。

（三）阴茎癌

阴茎癌是一种起源于阴茎头、冠状沟和包皮内板黏膜以及阴茎皮肤的罕见恶性肿瘤，多发生于年龄50～70岁的中老年男性。其发病率因国家、宗教、民族和习惯的各不相同而存在较为明显的地域性差异。引起阴茎癌的病因很多，可能与包茎、包皮过长、慢性炎症、阴茎创伤、生殖器疣和性传播疾病（特别是HIV和HPV）等有关。其诊断始于阴茎的触诊和腹股沟淋巴结的检查，组织病理学的结果和影像学检查在明确肿瘤的组织学类型、疾病分级和范围等方面十分重要。通过手术切除病灶，最大程度地保留器官的外观和功能，同时辅以放化疗联合治疗，仍是目前阴茎癌的主要治疗方法。此外，养成良好的个人卫生习惯，经常翻转包皮，用流动的水清洗，注意局部的卫生和清洁，并定期自我检查，也是预防阴茎癌发生和加强保健的重要方法。

（四）男性生育力保存

男性生育力保存（male fertility preservation，MFP）是指男性在没有生育计划时，提前将精子、睾丸组织甚至是精原干细胞，通过冷冻处理进行超低温保存。待将来有生育需求时，可以通过人类辅助生殖技术（ART）进行助孕治疗，以达到预防生育风险、保存男性生育能力的目的，主要适用于男性肿瘤患者和因ART治疗时有特殊需求的男性患者，见表13-4。

表13-4 男性生育力保存的适用人群推荐等级

序号	推荐人群	推荐等级
1	青春期后或成年的男性肿瘤患者，无论是在肿瘤治疗前或治疗后，都建议及时去人类精子库咨询并进行生育力保存	A
2	对青春期前的男性肿瘤患者，在生育力保存前需进行一系列多学科的临床咨询和风险评估，以充分保证患者的权益。对无法获取精液的儿童，可以考虑冷冻睾丸组织	B
3	因ART治疗时有特殊需求的男性患者，如取精困难、取卵日无法到场以及通过外科手术获取睾丸/附睾精子，建议提前将精子进行冻存	B
4	从事高危职业或患有某些可能影响生育力疾病的男性，在经过临床咨询和详细评估后，也可以实施生育力保存	C
5	对其他出于个人原因或有远期生育需求的男性，在充分评估和尊重个人意愿的前提下，也可以进行生育力保存	B

注：A为“强烈推荐”（证据肯定，利大于弊）；B为“推荐”（有较好证据，利大于弊）；C为“不作为常规推荐”，可根据情况选择。引自中国男性生育力保存专家共识编写组．中国男性生育力保存专家共识[J].中华生殖与避孕杂志，2021，41(3)：8.

随着医学技术的发展，特别是系统化、精准化、个性化治疗方案的不断改进，许多肿瘤患者的生存率也在逐年提升，其中前列腺癌5～10年生存率和早期睾丸癌治愈率均超过90%。通常，肿瘤治疗前精子质量就可能已经下降，而且不同类型的肿瘤对精液质量和冷冻效果的影响程度也不一样。此外，肿瘤治疗带来的生殖道和睾丸功能损害对患者的生育能力影响巨大，因此，需要加强各医疗机构间的交流合作，尽量在肿瘤治疗前做好男性肿瘤患者的生育力保存，同时在冷冻保存前要做好临床咨询工作，需考虑患者的年龄、疾病种类、严重程度和遗传风险等诸多因素。

四、男性性功能障碍

男性性活动是一个相对复杂的生理反应和过程，依次大致可以分为五个环节：性欲产生、阴茎勃起、性交、射精和性高潮。当其中任何一个环节出现异常而影响正常的性功能时，即称为“男性性功能障碍”。男性性功能障碍包含许多不同的种类，根据其出现在性反应周期中的不同阶段可分为性欲障碍、勃起功能障碍（ED）、射精功能障碍三个大类。

（一）性欲障碍

性欲障碍主要表现为性欲低下、性欲亢进、性厌恶和无性欲。多由心理或精神因素引起，少数与器质性疾病（如睾酮缺乏、高泌乳素血症、药物副作用）和特殊性偏好等有关。由于个体间的性欲差异较大，很难有完全统一的标准，性欲障碍的诊断还是应从日常的性生活反应和相关的辅助检查来进行衡量和判断。

（二）勃起功能障碍

勃起功能障碍，俗称“阳痿”，是指阴茎不能勃起或不能维持完成性行为的勃起时间，且持续发病时间超过3个月。主要影响40岁以上的男性，患病率随年龄的增长而升高。引起勃起功能障碍的因素众多，常见的发病原因有血管类疾病、抽烟、神经系统相关疾病、内分泌因素和药物自身的毒副作用等，同时也与生活、工作、环境、社会、心理等诸多因素有关。根据疾病起因的差异，可分为心理性、器质性和混合性勃起功能障碍，一般可通过调查病史、体格检查、实验室或其他辅助检查来进行诊断或鉴别。

（三）射精功能障碍

射精是一个包含着复杂机制的生理反射类活动，是由神经系统、生殖内分泌、内外生殖器、膀胱颈和盆底肌肉等各系统组织参与并相互协调的行动结果。常见的射精功能障碍主要有早泄（premature ejaculation，PE）、射精延迟（delayed ejaculation，DE）、逆向射精（retrograde ejaculation，RE）和射精痛等。其中，早泄是射精功能障碍中最常见的疾病，而不射精症和逆向射精，由于没有精子射出或进入女性生殖道内的精子数量过少，常引起男性不育。

（四）男性性功能障碍的预防与保健

男性性功能障碍的发生多是长期接触各种病因和危险因素而引起的，只要注意及时纠正，并采取适当的保健措施，是可以达到预防目的的。保健方法有很多，主要还应从饮食、运动、心理和家庭环境几个方面入手。例如，改变不健康的生活习惯、合理规划饮食、远离烟酒、不熬夜、坚持体育锻炼和户外活动等，同时适当的保健按摩和针灸理疗也可以起到积极的预防作用。此外，男性的心理压力和过度疲劳都会导致性功能下降，在工作和生活中累积的紧张情绪可以通过和谐安乐的家庭氛围来进行缓解。出现任何症状时，夫妻双方都要坦然面对，妻子对丈夫更应体贴关爱，通过加强沟通交流，尽可能消除丈夫心理因素的影响，并积极配合医生进行治疗。

（杨杰、张洲）

参考文献

[1] 郭应禄.郭应禄男科学[M].第2版.北京：人民卫生出版社，2019.

[2] 柏树令，丁文龙.系统解剖学[M].第9版.北京：人民卫生出版社，2018.

[3] 谷翊群.关爱男性生殖健康 助力全面建成小康社会[J].中国计划生育学杂志，2020，28(8)：1152-1153.

[4] BARRATT C L，DE JONGE C J，SHARPE R M. "Man Up"：the importance and strategy for placing male reproductive health centre stage in the political and research agenda [J]. Human Reproduction，2018，33(4)：541-545.

[5] DE JONGE C，BARRATT C L. The present crisis in male reproductive health：an urgent need for a political，social，and research roadmap [J]. Andrology，2019，7(6)：762-768.

[6] SHAHJAHAN M，MUMU S J，AFROZ A，et al. Determinants of male participation in reproductive healthcare services：a cross-sectional study [J]. Reproductive Health，2013，10(1)：1-6.

[7] TROJIAN T，LISHNAK T S，HEIMAN D L. Epididymitis and orchitis：an overview [J]. American Family Physician，2009，79(7)：583-587.

[8] MCCONAGHY J R，PANCHAL B. Epididymitis：an overview [J]. American Family Physician，2016，94(9)：723-726.

[9] TRACY C R，STEERS W D，COSTABILE R. Diagnosis and management of epididymitis [J]. Urologic Clinics of North America，2008，35(1)：101-108.

第十四章
性传播疾病的防治与管理

第一节　性传播疾病的概念

性传播疾病（STD）主要是指经过性接触或近似性行为（如口交、肛交等）感染的一系列传染性疾病，简称为“性病”。性传播疾病不仅见于外生殖器上，还可以侵犯附属淋巴器官及全身重要的脏器组织。

经典性病（venereal diseases，VD）是指由性接触传染，发病部位主要累及外生殖器的炎症性感染性疾病，包括淋病、梅毒、软下疳、腹股沟肉芽肿和性病性淋巴肉芽肿（第四性病）。1970年之后，“性病”的定义逐渐被“性传播疾病”所覆盖。世界卫生组织（WHO）把股癣、疥疮、艾滋病、阴虱病、乙型肝炎、尖锐湿疣、阴道滴虫病、生殖器疱疹、生殖器念珠菌病、非淋菌性尿道炎等30余种疾病纳入“性传播疾病”的概念。

许多性传播疾病在人群中通常表现为无症状，有些感染者是在体检时通过实验室检测才发现的。尽管性传播疾病在急性期不太可能致命，但它可以在家庭和人群中继续传播，如果不及时医治，会严重影响患者的身心健康，引发一系列的社会问题。

如三期梅毒的感染可导致人体神经系统和心血管系统的损害，先天性梅毒可引起严重并发症或婴儿死亡；衣原体、淋病奈瑟菌和阴道毛滴虫可导致慢性盆腔炎性疾病、不良妊娠和不孕不育；人乳头瘤病毒（HPV）可促进口咽癌、宫颈癌、直肠癌的发病和进展；并且，性传播疾病与人类免疫缺陷病毒（HIV）感染率的增加也互相关联。因此，近年来无症状的性传播疾病感染者在性传播疾病流行中的作用和由此带来的相关社会问题越来越受到重视，相关的“性传播感染”（STI）的概念也被提出。

性传播疾病的病原体种类繁多，涵盖细菌、真菌、病毒、衣原体、支原体、螺旋体、寄生虫等。性传播疾病是一组经典的“生物-心理-社会”疾病，疾病的感染和流行与诸多生物、心理、社会因素复杂关联。我国《性病防治管理办法》于2012年修订完成，其工作规划重点是监测和防治8种性传播疾病（生殖器疱疹、尖锐湿疣、梅毒、淋病、艾滋病、软下疳、性病性淋巴肉芽肿、生殖道沙眼衣原体感染）。其中，具有特殊性的艾滋病被单独列出，其防治工作按照国务院2019年修订的《艾滋病防治条例》开展。

第二节　性传播疾病的种类及病原学

性传播疾病主要系患者由性行为感染致病病原体所致。迄今，已有30余种病原体能经性接触、间接接触、血源、母婴和医源等传播途径流行。表14-1是性传播疾病的常见病原体。

表14-1　性传播疾病的常见病原体

微生物	病原体	疾病、症状或并发症
细菌	淋病奈瑟菌	尿道炎、附睾炎、直肠炎、子宫颈炎、子宫内膜炎、输卵管炎、肝周炎、巴氏腺炎、咽炎、结膜炎、前列腺炎
	杜克雷嗜血杆菌	软下疳
	肉芽肿荚膜杆菌	腹股沟肉芽肿
	阴道加德纳菌	细菌性阴道病
衣原体	沙眼衣原体	非淋病双球菌性尿道炎
	性病淋巴肉芽肿衣原体	性病淋巴肉芽肿
支原体	人型支原体	输卵管炎
	解脲支原体	非淋病双球菌性尿道炎
	生殖支原体	非淋病双球菌性尿道炎
螺旋体	梅毒螺旋体	梅毒
病毒	艾滋病病毒	HIV感染、艾滋病
	单纯疱疹病毒	原发性和复发性生殖器疱疹
	人乳头瘤病毒	尖锐湿疣、喉乳头瘤，宫颈、阴道、外阴、肛门、阴茎上皮内瘤和癌
	甲型肝炎病毒	甲型肝炎
	乙型肝炎病毒	乙型肝炎、肝细胞癌
	丙型肝炎病毒	丙型肝炎、肝细胞癌
	巨细胞病毒	传染性单核细胞增多症
	传染性软疣病毒	传染性软疣
原虫	阴道毛滴虫	阴道滴虫病、男性尿道炎
	溶组织内阿米巴	阿米巴病
	甲第鞭毛虫	甲第鞭毛虫病
真菌	表浅部真菌	体癣、股癣、花斑癣、外阴阴道炎、包皮龟头炎
体外寄生虫	阴虱	阴虱病
	疥螨	疥疮

注：引自HOLMES K K，SPARLING P F，MARDH P A，et al.Sexually Transmitted Diseases[M].3rd ed（彩印版）.西安：世界图书出版社，1999.

一、流行病学

性传播疾病是发展中国家主要的疾病负担之一，其广泛传播不仅对人们的身体和心理造成损害，还会对下一代的健康造成严重威胁，带来很多社会问题。全世界每年新发性病和性病并发症病例数约占总人口的7%～10%，其中，艾滋病是人类面临的最难以治愈的性传播疾病。30多年来，全球累计HIV病例7500万余例，死亡人数高达4000多万。

流行病学资料表明，性传播疾病与艾滋病病毒感染具有协同关系，性传播疾病的蔓延可明显增加HIV感染和流行的风险。目前，我国经性传播的HIV感染所占比例已超过95%，性传播已成为我国艾滋病的主要传播途径。世界卫生组织（WHO）提出，对性传播疾病进行早期的控制和预防是降低艾滋病发病率和死亡率最重要的战略。因此，加强性传播疾病的管理和控制，对大众进行广泛的健康科普和宣教，并通过性传播疾病的防治和管理来预防HIV等疾病的传播和发展已刻不容缓。

性传播疾病属于传染性疾病，因此，其传播和流行均遵循传染病的普遍规律。

二、传染源

无症状感染者和有症状患者是性传播疾病的首要传染源。无症状感染者因不清楚自身的患病情况，更容易持续性地将病原体传播给其他人，其传播更具有隐蔽性，预防难度大。性病传染源的高危人群主要是：性工作者、嫖娼者、毒瘾者和男男性行为者等。性病从传染源人群传递至易感人群的传染性强弱受到多种因素影响，譬如传染后的病期和其间产生性接触的性伴侣数目、个体的免疫力、病原体的传染性等。因此，早期及时发现并有效医治性病患者和怀疑感染的性伴侣，能有效阻断性传播疾病的流行。

三、传播途径

性传播疾病的传播途径有性接触传播、母婴传播、血源性传播等，其他的途径有限。

（一）性接触传播

性接触是性传播疾病的主要传播方式，有体液接触或互换的性行为都可发生传递。性行为按性别区分可分为同性、异性和双性。性行为的方式包括阴道性交、口交和肛交等。一般而言，性病从男性传播到女性的概率大于女性传播到男性的概率，肛交的传播风险大于阴道性交，口交是梅毒传播的一种重要方式。

（二）母婴传播

母乳、胎盘和产道传播都属于母婴传播。艾滋病病毒、梅毒螺旋体均可经过胎盘感染胎儿，致使胎儿先天性感染甚至致死。临产时，淋球菌、HIV病毒、梅毒螺旋体、HPV病毒、单纯疱疹病毒和生殖道沙眼衣原体都可通过产道传播给新生儿。感染梅毒螺旋体的母亲经足疗程医治后可以进行哺乳，但未经规律医治时必须停止哺乳，乳汁应进行巴氏消毒，规律治疗后再哺乳。数据表明，在喂养方式中，患有HIV的母亲生产的婴儿在混合喂养的条件下，垂直传播的发生率最高；纯母乳喂养时间在6个月以上，传染的发生率较低；而完全人工喂养时传染率最低，此中的机制暂不明确。为预防母婴垂直传播，应尽量采取完全人工喂养。同时，感染HIV的母亲在孕期和产后都需要连续的抗病毒治疗，新生儿也需要在出生后立即进行抗病毒的治疗来预防处理。

（三）血源性传播

血源性传播包括输注受病原体污染的血液或血制品、注射吸毒时共用同一针具等方式，主要见于艾滋病、乙型肝炎和丙型肝炎等。血液传播的效率可达100%，且潜伏期短。

（四）医源性传播

医源性传播属于血源性传播，包括血液透析、医源性外伤和消毒不严的医疗注射等。

（五）非接触性传播

非接触性传播包括直接接触和间接接触，健康者皮肤破损处直接接触性病患者的体液、分泌物或病变部位可造成性传播疾病的传染，但这种传播少见。间接接触患者的贴身衣物或洗浴用品可造成如疥疮、阴虱病的传播。

四、人群易感性

人群对性传播疾病普遍易感，性病感染的高危、脆弱人群是多性伴、性活跃群体和其他具有不安全性行为的人群。大多数性病感染后的人不能获得永久免疫力，可再次、反复或发生多重感染。性病的传播还受政治、经济、文化、医疗等社会生物学因素影响，所以在进行社会广泛宣传教育的基础上，需要同时针对性病流行的三个环节进行社会经济和环境因素上的加强管治。根据性病人群动力学，在性病流行的情况下，性病病原体极易从高危人群向其他人群传播或在高危人群中传播。

第三节　性传播疾病的主要防治管理策略与预防措施

一、社会管理及预防

（一）宣传教育与行为干预

多项研究表明，全面参与性教育与性病风险行为的减少相关，如推迟首次性接触年龄、减少性伴侣数量和增加保护性行为等。进行全社会的广泛宣传教育并进行性健康行为干预是预防措施中最重要的手段。

目前，我国主要通过健康教育、大众宣传等方式加强普及性传播疾病防治知识和指导安全性行为（减少多名性伴侣和坚持使用安全套）以达到提高大众思想意识和减少性病感染危险行为的目的。我国在倡导教育常态化（公益宣传、专栏报道、媒体文娱、医生宣教等）的基础上，借助每年“世界艾滋病日”等节点加强全民宣教，今后更要加大性传播疾病相关知识进入校园、公司、社区、工地等的活动力度。2019年，我国建立了“性病防治主题宣传周”，高效并有针对性地设立“新媒体健康传播与服务平台”来强化以青少年为重点人群的公共宣教。目前，青少年可以从各种渠道如父母、学校、社区组织、数字媒体和卫生保健提供者中获取性健康信息，其中父母对子女的性价值观影响尤为重要。研究提出，高质量的父母-青少年性健康交流可以让青少年认识到更安全的性行为，但是近1/4的青少年表明不会与父母讨论性话题。因此，当前迫切需要全社会广泛宣传，使父母具备正确的性健康教育理念，增强与青少年进行性健康交流的意识。全社会性健康交流和教育应该及时开展并适合性活跃者的发育水平，并且应该旨在教育其识别高风险行为；同时，在提供保密服务的背景下，医院临床医生可以促进父母-青少年关于性健康问题的交流。例如，临床医生可以帮助青少年看到他们与父母沟通的潜在优势，并提出以适合青少年的方式开始父母-青少年的讨论。临床医生还可以为父母提供关于亲子沟通和青少年性健康主题的一般预期指导。性病宣教和行为干预需要多部门、机构和社会多元的相互配合和全面介入；随着多媒体等信息化手段的不断发展，手机应用程序或者一些多媒体形式也可以承担一定的预防宣教功能，这在很大程度上可以预防性传播感染的发生。

（二）加强筛查与管理

扩大筛查作为防控性病的主要手段，目标是早期发现可疑的潜伏期患者或性病感染者，做到早干预、早治疗，及时阻断传染。自20世纪初至今，美国、英国、俄罗斯等西方和欧洲国家先后开展了军人、孕妇、普通居民的性病筛查，均取得了显著效果。我国可借鉴他国经验，开展各个年龄层的涉及全国范围的系统性筛查，统一方案、方法及筛查程序，建立覆盖全国的筛查信息平台网。

性病筛查属于二级预防，我国采取的预防措施涉及婚前、产前、献血前、入院和手术前、出入境人员及其他各类高危人群和重点人群的性病及艾滋病筛查，对于防控性传播疾病及艾滋病的传播可起到显著的积极作用。

1.性活跃者

从世界范围内看，15～24岁青年人群的性传播传染率最高。从事高风险行为、青春期较早开始性活动、同时有多个性伴侣的年轻人中，性传播感染的风险甚至更高。通常，临床医生在面对青少年询问时有疏漏之处，如临床医生未能及时询问其性行为、评估性传播疾病风险、提供降低风险的咨询和筛查无症状的感染。对于那些可能不愿意承认高风险行为的青少年来说，医生态度和蔼、询问仔细、无偏见行为的咨询尤为重要。

2.孕妇

尽管孕妇通常较少参与无保护的性活动，但许多人没有增加性传播感染风险的行为意识。然而，未经治疗的性传播感染可能导致新生儿出现严重的、可预防的并发症。因此，应提高对孕妇的性传播感染风险意识教育，对孕妇进行性传播感染筛查的建议基于疾病的严重程度和后遗症、对新生儿的风险、人群中的患病率、费用和其他因素，应根据具体情况加强孕妇的性传播感染筛查与管理。

3.男男同性性行为人群

男男同性性行为往往选择肛交的性行为方式，在生理上，肛门与阴道的上皮结构是完全不同的，前者为柱状上皮，在摩擦中容易破裂，而后者是耐磨的鳞状上皮。此外，阴道在性行为时会生理性分泌具有润滑作用的适量液体，而在肛交时，肛门比较容易发生破裂、出血，因为不够润滑，主动方的外生殖器皮肤也容易发生破损，所以肛交过程中发生血液交换的概率更大，交换量更多，传染性更强。

4.女性性工作者

这一群体也是易患艾滋病病毒风险较高的群体，通常是因为她们从事某种形式的高危行为；在某些情况下，性伴侣的行为或HIV血清状况可能会使对方处于危险之中。女性性工作者是最脆弱和最容易感染HIV的群体之一，因为她们的多个性伴侣常跨越多个区域。高危性行为和其他性病传染的高比例加大了女性性工作者传播性病的可能。由于其脆弱性及所涉及的风险，女性性工作者的HIV感染率通常远高于普通人群。因此，应重视对女性性工作者群体的性病及艾滋病筛查和管理。

5.注射毒品者

毒瘾者经注射毒品传染HIV和乙型肝炎病毒的概率都特别高，他们可能用金钱或毒品来换取性行为，或者在醉酒、兴奋时发生性行为，使得感染风险增加。

（三）加强监测，为循证决策提供可靠依据

性病监测是性病防治的根基。通过监测可以为性病防治工作指明方向并制定正确、有效的控制措施与策略，同时对防治效果进行评价。通过监测可以迅速而敏感地探测性病流行的动向与方位，包括性病发生的时间、地点、易感人群等，并能及时发现特殊人群中性病的暴发流行，从而为采取进一步行动提供依据。

根据世界卫生组织（WHO）性病传播感染监测指南，一套健全有效的性病监测系统应包括以下七个部分：性病病例统计与报告、性病患病率监测与调查、性行为监测与调查、性病病因评估、抗菌药物耐药性监测、专项研究和调研、相关资料的收集与分析。我国已创建覆盖全国的数百个性病监测点，同时还开展了不同人群（如孕产妇、吸毒者、性工作者、男男性接触者）的性病患病率和行为调查，了解这些人群性病感染情况的变化及其危险行为的变化。虽然我国有较为全面的监测系统，但病例报告数据的质量、监测的敏感性、采集数据的工具和内容均有待改进和加强，今后应加强性病监测系统工作人员的培训，提高监测质量和水平，为今后循证决策提供可靠依据。

二、医疗管理及预防

（一）规范性传播疾病的诊疗

性病诊疗机构应按法律法规的要求，建立健全相关性病诊疗科室如急诊室、检验室、治疗室等。诊疗机构应具备性病医治的药品、设施场所及消毒杀菌等前提条件。执业人员应对具备执业资格的医护人员定期进行性病诊疗培训，学习掌握《性病防治手册》《性病诊断标准和治疗方案》，考核合格方可从事性病诊疗工作。医务人员应对性病患者首诊负责，有责任心，确保不瞒、谎、缓、漏报，确保报告信息完整准确。医务人员应与患者加强交流，翔实细致地了解其家庭背景、工作环境、性格经历和对性传播疾病的认知情况等信息。按照信息为患者拟定诊疗方案，耐心解释性传播疾病的病因和现有的医疗措施，增进患者对性传播疾病的了解。用心聆听患者的倾诉，用话语勉励患者并予以心理辅导，并且与患者的亲朋合作，以寻常的心态对待患者，让患者感受到来自伴侣和亲朋好友的鼓励，转变悲观负面心态，勇于就医治疗。同时，医护人员应做到对患者信息保密，不泄露患者隐私，应有强烈的法律意识，才能取得患者配合，完成全程诊疗及随访，彻底治愈患者。

（二）重视性伴侣的治疗及随访管理

医务人员在与患者接触中应建立起良好的医患关系，充分沟通，详细解释性病的严重危害，承诺不泄露患者隐私，取得患者理解、认可，让其自愿配合。医务人员应了解患者性伴侣的详细信息，并由患者动员性伴侣共同接受检查和治疗，对性伴侣阴性结果也应加强复检、随访，并将患者性伴侣与患者一起纳入治疗和随访管理体系中。

（三）生活指导干预

医务工作者要对患者的日常生活提供指导和干预，如嘱咐患者健康饮食、均衡营养，规律运

动、定期锻炼以增强机体免疫力，规律作息、忌熬夜等。同时，可以让亲人监督劝阻患者，增强患者的疾病抵抗力，从而降低再次感染的风险。

（四）医源性感染管理

1.医护人员自身管理

医护人员应具有良好医德，先做好自身防护，穿戴好工作衣、工作帽、口罩、乳胶手套等，所用物品严格遵循灭菌操作规程，严格消毒隔离，防止直接或间接接触传播。

2.输血管理

严格掌握输血适应证，能有其他选择尽量不要输血，严格按照输血规范，严把输血质量关，避免血液及血制品传播性病。

3.器官移植及人工授精的管理

严防器官移植、人工授精导致性传播疾病，严格筛查供体有无性传播疾病，排除性传播疾病后，方可采用供体。保证手术清洁和工作流程，强化医务人员的无菌观念和性病防控意识。

4.阻断母婴传播管理

在孕产妇保健过程中，发现性病患者或病原携带者应及时治疗，采取有效措施，如发现孕妇患有艾滋病、生殖器疱疹或者梅毒，应在有效治疗的同时，与患者做好沟通，选择相应的阻断措施。避免产前及分娩传播，孕前、孕期按计划进行性传播疾病筛查，发现问题给予相应处理。

（五）研发和推广疫苗

疫苗是预防和控制传染病流行非常重要的生物武器，但用于预防性病的疫苗仍十分有限。针对易感人群保护的性病疫苗目前大多数尚处于研发和临床试验阶段，目前，有两种针对病毒性性传播感染较为安全高效的疫苗可供使用，即乙型肝炎疫苗和人乳头瘤病毒疫苗，这些疫苗代表了在预防性传播感染方面取得的重大进步。

1995年，我国批准基因工程乙型肝炎疫苗的使用，同时将乙型肝炎疫苗接种纳入儿童常规计划免疫，并正在进一步推广至成年高危人群使用。HPV疫苗对宫颈癌的预防率可以达到90%，建议适用年龄为9～26岁女性，在首次性接触之前使用；目前，该疫苗正在进行适用男性的临床试验，未来根据试验结果可建议在高危人群中使用，包括男男性接触者在性接触之前使用，期待其可用于预防肛门癌等疾病的预防。到2020年底，已有111个国家将人乳头瘤病毒疫苗列入其国家免疫接种项目或规划中，我国虽然于2018年批准九价HPV疫苗的上市，但尚未纳入常规接种规划中。目前，我国有多种HPV疫苗（主要是四价和九价疫苗）可供选择，但由于价格较高及大众对疫苗本身认识不足，人群接种的覆盖面还相对较低。

三、患者自我管理及预防

尽管性病可以由血源、医源和母婴垂直等多种途径传播，然而性接触仍是主要的传递途径。因此，患者自我管理及预防十分重要，个人必须做到不滥交，注意个人防护和性健康。公共场所里，不应使用未消毒的剃须刀、餐具、杯具、坐便器、公共毛巾等物品。洗浴时应尽可能选择淋浴，不穿别人的贴身衣物等。此外，不得滥用静脉注射治疗，不与他人共用注射针具，进行静脉治疗应严格消毒等。下面以HIV为例，对患者自我管理及预防进行概述。

（一）提倡安全性行为

安全性行为是指在满足性需求的同时，降低性传播疾病危险的行为。目前，国际上推出的预防性传播疾病的有效原则为ABC战略：第一，学会控制自己的欲望，禁欲（abstinence）；第二，洁身自好，对伴侣忠诚（be faithful），不滥交、不滥情；第三，正确使用安全套（condoms）。

（二）正确使用安全套

正确使用安全套是阻断HIV经性传播的经典高效手段。使用安全套相比不使用，明显可降低HIV传播风险。安全套因其较高的接受性、安全性和性价比，是当今使用人群范围最广、效果最明显的阻隔艾滋病传播的手段。

（三）HIV暴露前预防

暴露前预防（Pre-exposure prophylaxis，PrEP）是一种新型的以服用抗病毒药物来防备HIV传递的生物学干预方法。全球多项临床试验研究结果均提示，在HIV高危风险人群中使用特定的抗病毒药物进行暴露前预防，可有效降低HIV在公共卫生层面的传播风险。世界卫生组织（WHO）在2015年公布的指南中提出，在HIV新发感染率每年3/100人及以上的高危人群中应进行暴露前预防。如今，WHO指南和各国专家一致建议对静脉吸毒者、感染HIV高风险的异性性行为者、男男同性性行为者和HIV单阳性伴侣中的HIV阴性者等高危人群提前服用抗病毒药物降低暴露风险，同时不滥用静脉注射、使用安全套等，进而再次降低暴露概率。图14-1是HIV感染状态临床评估流程。

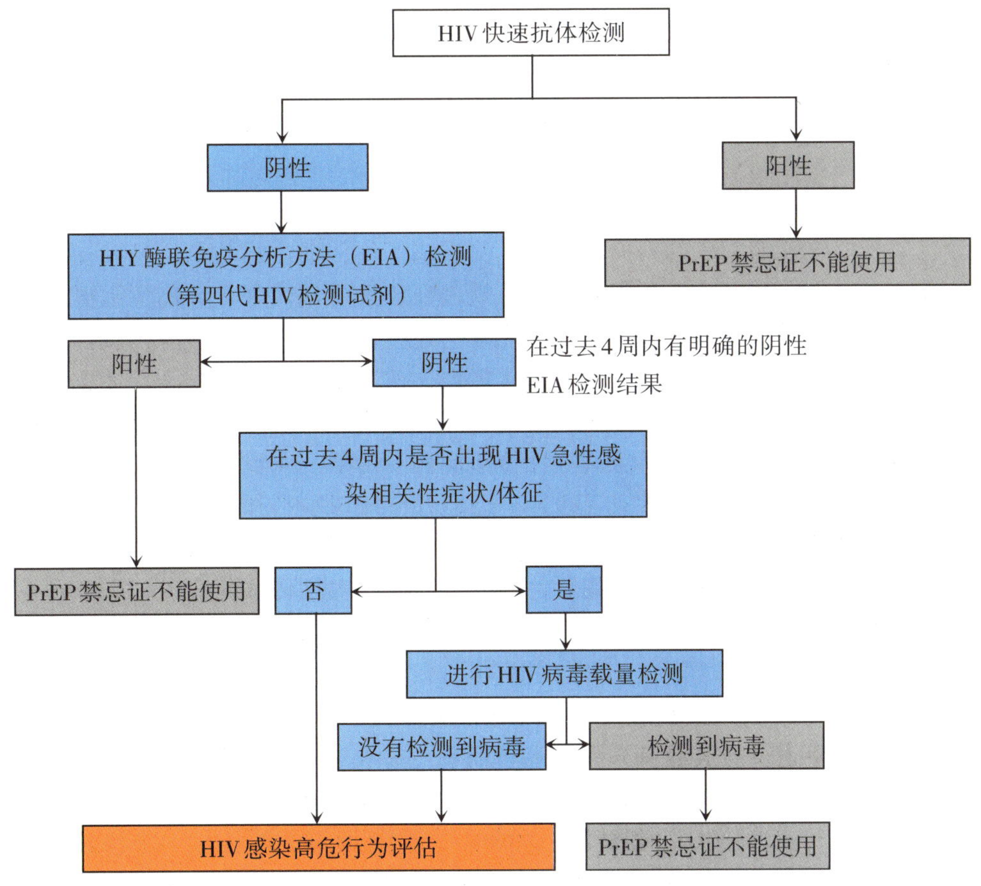

图14-1　HIV感染状态临床评估

（资料来源：徐俊杰，黄晓婕，刘昕超，等.中国HIV暴露前预防用药专家共识［J］.中国艾滋病性病，2020，26（11）：1265-1271.）

（四）HIV暴露后预防

暴露后预防（post-exposure prophylaxis，PEP）作为艾滋病综合干预方式之一，是一项在艾滋病病毒暴露后使用抗病毒药物阻断其传播的重要生物医学干预措施。还没有感染HIV的人群在与HIV感染者或携带者发生体液互换等高危暴露行为后，应尽早（72小时内）服用指定的抗病毒药物以减少传染风险，起到预防感染和自我保护的作用。暴露后预防和暴露前预防适用对象不同，前者用于偶尔一次的高危性行为人群，而后者用于经常发生高危暴露的人群。作为预防HIV感染的一项重要措施，许多国家对暴露后预防先后进行了多次科学研究和实际应用。局限于伦理学等原因，国际上关于暴露后预防效果的随机对照研究尚不充分，但美国、英国、澳大利亚等国进行的多项观察性研究已证实了该种预防方式的良好效果。WHO于2014年公布了《针对成人、青少年和儿童HIV暴露后预防指南》，极大地促进了暴露后预防在全球范围的普及。目前，许多国家都已开展暴露后预防的相关措施，在降低暴露后传播风险的过程中取得阶段性成效。尽管非职业暴露后预防措施在我国应用时间不长，但职业暴露后预防工作已在我国开展了20余年，已执行的上千例暴露后预防的案例中，未见阻断失败案例，可见其效果甚佳。我国HIV感染的高风险人群存在不安全性行为发生率高、临时性伴侣多等情况，暴露后预防为这类人群预防HIV感染提供了新的选择和手段。暴露后预防在全国推行，将进一步遏制HIV传播，推动艾滋病防控工作取得长足进步。

（五）患者行为干预

在性传播疾病患者中，患者需要了解他们高危行为发生的环境及其性传播疾病传染的决定和影响因素。

1.同伴教育

同伴教育是指拥有近似背景的人群经由共享艾滋病等性传播疾病防治的基础知识以修正错误认知、拒绝高危性行为，并且积极利用有效手段规避性传播疾病。如今，高危人群预防感染艾滋病等性传播疾病的重要手段是形式多样的并且注重沟通交流的同伴教育。同伴教育可以归纳为如下：一是对积极参与的人群举办性病知识专业化培训，使其了解性病概念和传播方式，逐渐重振自信，遵循安全性行为；二是让成员经过学习，从课程、讲座、网络视频和日常生活中的点点滴滴引导身边成员，以此预防和控制艾滋病等性传播疾病的传播。张洪波等学者研究声明，同伴教育在男男同性性行为人群中，STD感染者和HIV感染者在知识水平和安全套使用率上的差异有统计学意义。相关学者研究表明，同伴教育模式在女性性工作者中建立后成果斐然，同伴教育能构建稳固的干预根基，受到女性性工作者的热忱参与。因此，对性传播疾病患者举办同伴教育是大有裨益的举措，但性传播疾病的特殊性限制了同伴教育的广泛推行。

2.互联网自我教育

互联网的蓬勃发展和现代交友形式的多元化使得多数人群可以利用互联网结交、发展性伴侣。互联网作为与时俱进的“科技新贵”，因其快捷、包容、开放、私密性等特点引诱着大量平时不能接触到性的“隐形”群体。由学校、政府艾滋病防治机构、非政府组织（non-governmental organizations，NGO）等在网络上运用贴吧、微博、抖音、QQ群、媒体号等多种云端打造的一系列如线上艾滋病防治知识咨询、网页宣教、按期随访等公共资源方式，需求人群可匿名便捷获取，庇护其隐私的同时也避免了尴尬场面的发生。但是互联网自我教育也存在弊端，像无法保障教育的持续性和专业性、充斥各种虚假广告信息等，这让教育信息的知识性、权威性、专业性受到挑战，受教人群失访率很高。正规信息的获取渠道和安全性行为教育的缺失，使得高危性行为持续存在，进而加剧了隐形人群感染性疾病的可能性，而人们对性传播疾病的避讳也使得性知识在大范围传播的困难。今后，需重视并加强互联网在患者自我教育以及在疾病预防和管理中的作用，进一步净化网络空间，相关专业人士应开辟专门的性传播疾病网络教育平台积极宣传，对患者和高危人群进行疾病预防和教育管理。

3. 自愿咨询检测

艾滋病自愿咨询检测（voluntary counseling and testing，VCT）是指在医务人员遵循尊重、保密原则的前提下，检测人知情同意并通过医疗咨询做出是否接受HIV抗体检测的决定，了解疾病的发生、发展机制，纠正不良性行为。VCT服务是我国艾滋病防治工作重要的干预手段，利用VCT普及使用安全套，降低HIV感染风险，并且提高问询者对艾滋病防治知识的认知，在诊断患者中进行艾滋病防治知识的健康宣教占据着至关重要的地位。性传播疾病患者人群的VCT应加倍重视在高危性行为和艾滋病暴露风险上的比例，根据这些进行VCT服务。

VCT可开展如下：首先，向问询者普及高危性行为可能传递的性传播疾病，如肛交等性行为会加剧HIV暴露风险，之后根据问卷等反馈方式测试性病认知水平，若认知水平达到一定程度，则应重视督促行为的纠正；其次，让问询者了解性传播疾病人群中HIV传播的真实数据，让他们注重对艾滋病的预防，进而认识到HIV在高危性行为中感染的高风险，在充分知情同意的条件下，让HIV初筛试验成为常见诊断方式；再次，以口交、肛交、群交等性行为方式为主题探讨性病，促使行为纠正；最后，以性传播疾病患者人群需求为方针，持续供应后续随访等信息，保证患者积极咨询，提高检测的参与度和随访率。

总之，性传播疾病的防治与预防管理必须联合动员政府、医院、家属、患者自身以及全社会，形成合力进行积极预防和管理，有效切断传染源和传播途径，监测和控制管理易感人群和无症状感染者，进行早期诊断和积极治疗，降低患病率，提高治愈率，最大程度减少性传播疾病对全社会人群的危害。

（石春蕊）

参考文献

[1] 魏民，关琪，梁浩，等. 人类免疫缺陷病毒1型感染基因诊断方法的建立[J]. 中华检验医学杂志，2003，26(12)：772-776.

[2] 王兰芳，胡双婕，葛晓伟，等. HPV不同基因型感染在宫颈病变过程中的研究[J]. 中华疾病控制杂志，2019(5)：536-539.

[3] 吴尊友. 我国艾滋病经性传播新特征与防治面临的挑战[J]. 中华流行病学杂志，2018，39(06)：707-709.

[4] 陶廷驰. 高邮市2006—2015年性传播疾病流行状况分析[J]. 中国皮肤性病学杂志，2017，31(01)：54-56.

[5] 谷现恩. 性传播疾病的诊断治疗原则[J]. 中国临床医生，2012，40(09)：8-12.

[6] 李艳，林梓铭，谢颖倩，等. 中国经性传播艾滋病的流行特征与防控策略进展[J]. 中华预防医学杂志，2018，52(12)：1309-1314.

[7] 陈祥生，姜婷婷. 我国性传播疾病的流行与防治[J]. 皮肤科学通报，2021，38(01)：1-7.

[8] 张渊. 患者偏好与医患共同决策[J]. 协和医学杂志，2019，10(06)：679-684.

[9] 尹香花，卢丹，蒋敏，等. 妊娠期人乳头状瘤病毒感染的母婴传播的研究[J]. 实用临床医药杂志，2017，21(23)：57-59.

[10] 于春泓. 母源性性传播性疾病对胎儿的影响[J]. 中国实用医药，2012，7(30)：46.

[11] 中华医学会围产医学分会. 母亲常见感染与母乳喂养指导的专家共识[J]. 中华围产医学杂志，2021，24(07)：481-489.

[12] 吴金华，邵布勒，黄满仙，等．2002—2015 年舟山市母乳喂养情况及其影响因素[J]．中华疾病控制杂志，2018，22(5)：485-489.

[13] 徐陈瑜，陈廷美，周乙华．母亲感染和母乳喂养[J]．中华围产医学杂志，2019,(07):436-440.

[14] 陈美芬，徐奋奋，裘立晓．女性性工作者艾滋病综合调查分析[J]．中国卫生检验杂志，2011,21(05):1266-1267.

[15] 赵金仙，张丽华，蔡英，等．443 例社区新型毒品滥用人群 HIV、HCV、性病感染现况及影响因素分析[J]．现代预防医学，2016,43(08):1502-1507.

[16] 张家晖，岳晓丽，李婧，等．全国性病监测点实验室检测能力调查[J]．中华流行病学杂志，2020,41(09):1509-1513.

[17] 邓川芬，周平，杨竹．艾滋病病毒感染家庭相关因素调查分析[J]．皮肤病与性病，2018,40(04):506-508.

[18] DROLET M，BÉNARD É，PÉREZ N，et al. Population-level impact and herd effects following the introduction of human papillomavirus vaccination programmes：updated systematic review and meta-analysis[J]. Lancet，2019,394(10197):497-509.

[19] LI R，LI Y，RADLEY D，et al. Safety and immunogenicity of a vaccine targeting human papillomavirus types 6，11，16 and 18：a randomized，double-blind，placebo-controlled trial in Chinese males and females[J]. Vaccine，2012,30(28):4284-4291.

[20] MUGO N，ANSAH NA，MARINO D，et al. Evaluation of safety and immunogenicity of a quadrivalent human papillomavirus vaccine in healthy females between 9 and 26 years of age in Sub-Saharan Africa[J]. Human Vaccine Immunotherapy，2015,11(6):1323-1330.

第十五章 性健康管理

第一节 相关概念

一、性

“性”与生殖、性欲有关，由先天遗传，一般指男、女两性在性染色体、性腺、性激素、第一性征和第二性征等方面的特征和功能。世界性协会（World Association for Sexual Health，WAS）将性视为一种多元化的体验，它不仅受到生物、心理、社会、政治、文化、法律、历史、宗教和精神等多种因素的影响，还受到个人态度、价值观、行为、角色和关系的影响，它是快乐和幸福的基础，有助于个人实现成就感和满足感。性并不仅限于生理学的概念，它是精神和肉体的相互作用，是一个高度复杂的体系。

二、性健康

性健康不仅是指躯体、情感和精神状态上的身心健康状况，而且要求以积极的态度接纳性与性关系，能够获得快乐和安全的性体验，同时也要求不受强制、歧视和暴力的影响。

三、性权利

性权利是维护人类性健康的基础，它不仅是一项基本的人权，而且是一项重要的社会责任。2014年，《性权宣言》对性权利的内容进行了补充，明确规定了性权利包括平等、无歧视、生命权、健康保障、独立自主、身心健全、免于非人道或有辱人性等侵害或惩罚、免于家庭暴力和免于强制、性隐私权、最高健康标准权与性体验权、技术进展与成果使用权、性信息权、受教育和完全的性教育权、婚姻、离婚以及其他类似的关系权、生殖权利、独立意识、独立发表意见和独立陈述权、参与公众与政治事务权等。

我国的法律法规和政策性文件都对性权利进行了相关阐述，旨在保障公民的性权利，例如，《中华人民共和国未成年人保护法》《中华人民共和国预防未成年人犯罪法》《中华人民共和国人口与计划生育法》《中华人民共和国刑法》《中小学公共安全教育指导纲要》《普通高等学校健康教育指导纲要》以及《中国青少年健康教育核心信息及释义》等。

四、性观念

性观念是一种复杂的概念，它关系到性学、生物学、生理学、社会学等众多范畴，可以分为社会性观念和个体性观念，但目前尚无统一的定义，需要进一步研究和探讨。《中华性学辞典》认为，性观念是人类社会文化的结果，反映出一定文化对性提问的观点和心态，该辞典将性观念划分为一个社区群体对性的心态取向，认为它是一个深刻的、持久的、普遍的社会现象。美国心理学会（American Psychological Association，APA）对性观念的词条解释为：关于性的价值观和信仰，这种价值观和信仰体现在一个人的性行为中，受到家庭和文化对性的看法、性教育以及之前性经历的影响。

五、性心理

性心理是一种复杂的身心发展过程，它关系到性认识、性感情、性意识、性思维和性经验等多个方面，个体可以通过不同的角色定位、性取向、态度和价值观的变化来发展性心理，这些变化关系到人类认识、情绪、意志和行为四个层面。

六、性行为

性行为是一种与性有关的活动，它可以是性爱、牵手、拥抱、爱抚、接吻、口交等，旨在满足人类的性欲望，促进繁衍后代。有些研究者将性欲区分为三类：自慰性行为、边缘性行为和性交性行为。

第二节　性健康保健的目的和意义

性健康是人类健康的基础，它不仅关乎个人的健康，还影响家庭的和睦与美满，并且对社会和经济发展起着至关重要的作用。性健康知识的普及与传播欠缺，将导致性传播疾病、非意愿妊娠、性功能障碍、性暴力等的发生，从而威胁人们的身心健康。

一、性传播疾病

性传播疾病可能通过多种方式传播，包括直接接触、间接接触，如共用毛巾、浴盆、衣服等物品而传播，以及进行肛交、口交、接吻、抚摸、性交等而传播。传播疾病的类型较多，包含梅毒、淋病、非淋菌性尿道炎、艾滋病、尖锐湿疣、生殖器疱疹、生殖器念珠菌病、阴道滴虫病、阴虱病、疥疮、股癣等，它们不但会引发急性症状，如生殖器溃疡、外阴瘙痒、分泌物异常，还可能引起女性盆腔炎性疾病和男性附睾炎，从而影响患者的正常生育功能，甚至可能引起不孕不育。性传播疾病或许会对孕妇和新生儿构成严重危害，如巨细胞病毒感染可能会引起早产、流产，甚至死胎、死产或新生儿畸形。流行病学研究表明，性交或许会显著增加HIV病毒感染和扩散的风险，目前性传播已成为我国艾滋病的重要传播途径，占比超过95%。世界卫生组织（WHO）强调，控制性病是遏制艾滋病蔓延的关键策略和措施之一。

二、非意愿妊娠

根据相关数据，全球每年有超过8500万例意外妊娠发生，其中40%是非意愿妊娠，超过一半的非意愿妊娠最终选择了人工流产。近年来，我国每年有超过900万人进行人工流产，而且这一数字还在不断上升，人工流产存在着年轻化、未婚比例高以及重复流产率高等问题。尽管人工流产可以作为一种非意愿妊娠的补救措施，具有一定的安全性，但它也可能导致严重后果，包括子宫穿孔、盆腔及附件炎症、子宫内膜炎症、术后月经异常、宫腔粘连、病理性闭经以及继发不孕等。

三、性功能障碍

研究显示，早泄和勃起功能障碍是男性最常见的性功能障碍，而在女性中，最常见的性功能障碍为欲望和兴奋功能的障碍，并且有很大比例的女性患有多重性功能障碍。有研究显示，我国城市男性勃起功能障碍的患病率为26.1%，40岁及以上人群的患病率为40.2%，大多数自我报告勃起功能障碍的男性患者从未去看医生，其中寻求治疗的比例仅为17%。与此同时，女性性功能障碍也大大降低了她们的生活品质。据统计，在美国，有40%的女性存在性问题，有报道显示，这一数据在中国女性中为53.17%，女性性功能障碍与离婚率的上升、家庭暴力的发生以及单身母亲现象等密切相关，而社会对于女性性功能障碍的关注度远远低于男性。

四、性暴力

性暴力是一种强制性行为，是无论任何地点、时间，行为人对受害者施加性行为或企图以其他形式直接针对受害人性特征进行的强迫行为。根据表现形式，性暴力主要分为强奸、性骚扰、对特殊人群的性侵犯、强制婚姻或同居、性器官的侵害、性剥削等。

性健康是生殖健康的基本组成部分，性健康与生殖健康直接影响到国家生育水平和人口出生率、家庭的稳定、社会的和谐。受传统文化束缚，我国性健康教育较为缺乏，整个社会普遍存在“谈性色变”的羞涩心理。与此同时，卫生医疗机构对于性健康保健知识的普及、性健康问题的筛查、诊治等方面也比较薄弱。

目前，国内很少有专门提供性健康服务的部门和机构，当居民出现性器官疾病时，女性一般选择到医院的妇科就诊，男性一般选择到医院的泌尿外科就诊，且就诊率低，而对于性心理疾病，则往往忽视，大多人不知所措。性健康保健旨在普及性生理、心理、器官疾病和传染病等健康知识，以帮助不同年龄段的人们更好地了解这些知识，并培养正确的性观念，采取健康的性行为，从而有效预防性传播疾病和性犯罪的发生。

第三节　性健康保健的内涵与途径

实现性健康取决于是否能够获取有关性生理、性心理、性观念、性道德的全面、优质的信息，是否了解性行为可能面临的风险和伤害以及能够采取的保护性措施，是否能够得到相关疾病安全有效的咨询及治疗，以及是否生活在一个有助于性健康的环境中。因此，性健康保健包括普及性教育，保护性权利，防治性传播疾病，开展性心理、性功能咨询等。

一、普及性教育

性教育在个人发展中扮演着至关重要的角色，而我国的性文化和性价值观使得性教育更加独特，引发了社会的广泛关注。近年来，我国出台《特殊义务教学体育与健康课程标准》《中小学生心理健康素质教育工作标准》《中国青少年性健康教育指导纲要（试行版）》《“卫生中国社会健康发展2030”计划大纲》《中华人民共和国未成年人保护法》等，以期有效推动中小学生性素质教育，为中小学生提供更加全面、优质的性教育环境，促使他们的身心蓬勃发展。尽管这些法规政策提供了一个可操作的性教育基本内容架构和具体实施指引，但性教育仍然需要更多的关注和引导，不仅要理性探讨性生理知识，还要全面培养学生正确的性价值观、性意识和性品德。

二、保护性权利

世界卫生组织（WHO）强调，为保障和维护人类的性健康，所有人都应该享有性的平等权、性的教育权、性的表达权、性的健康权、性的拒绝权、性的保护权、性的隐私权、性的缓压权。

我国也已颁布了一系列有关性健康的立法和政策文件，其中《中国儿童发展纲要（2021—2030年）》中的“少儿与保健”部分增加了“将性教育纳入基础教育体系和质量监测体系”的内容与要求，《中国青少年健康教育核心信息及释义（2018）》也明确指出，少年儿童应该了解科学的生殖与性知识，并采取有效措施，以避免过早性交，从而有效预防艾滋病等性传播疾病的发生。《中华人民共和国宪法》《中华人民共和国民法典》《中华人民共和国刑法》《中华人民共和国未成年人保护法》《中华人民共和国妇女权益保障法》《中华人民共和国反家庭暴力法》《关于依法惩治性侵害未成年人犯罪的意见》等立法和政策，旨在保障公民的基本权利，如生存权、身体权、身心健康权等，同时也保护着未成年人、女性等弱势群体的合法权益，维护着公民在面对性暴力时的正当权利。

三、防治性传播疾病

性传播疾病不仅对人们的身体和心理健康造成损害，还对下一代的健康产生严重威胁。性病的预防方法与其他传染性疾病类似，需要控制传染源、切断传播途径、保护易感人群。性病患者是性病的唯一传播源，而性交往（异性或同性）和母婴传播是最常见的传播途径。性活跃群体、多名性伴侣以及其他不安全性行为的群体更容易受到性病的侵害。健康教育在性病防治中起着至关重要的作用，通过普及性传播疾病防治知识和提供安全性行为指导，可以让人们更好地了解性病的传播源、途径、临床表现及危害性，并主动改变不良生活习惯，增强自我保护意识，从而合理地减少性病的发生和蔓延。

与此同时，有必要对具备执业资格的医护人员定期进行性病诊疗培训，不断提高性病防治工作的质量和诊疗水平，医务人员应与患者建立良好医患关系，尽量将患者与其性伴一同纳入治疗和随访管理体系，做到早期诊断，及时规范治疗。此外，预防接种也是预防某些性病传播的有效方法，如可采取疫苗接种的方式来预防乙型肝炎和人乳头瘤病毒感染。

四、开展性心理、性功能咨询

性功能障碍分为原发性、继发性、器质性、心因性。有统计显示，有70%～80%的性功能障碍属于心因性，心理调节和行为治疗为这类人群更有效的治疗措施。此外，青少年对性心理、性道德也有较高的咨询需求，但现实情况不容乐观。一项对2734名12～22岁青少年的调查发现，70.6%的青少年希望青少年保健门诊能够提供性心理咨询服务，另一项研究显示，有60%的青少年对于生殖健康的咨询需求没有得到过满足。

当前，许多有性问题的人通常会选择沉默，无法寻求帮助。性健康问题具有一定的普遍性，在各年龄阶段都存在，在中青年中问题更多，包括性健康知识的获取、婚前及性行为的指导、性功能障碍的治疗、性心理障碍的疏导等；另外，随着人口老龄化进程的加快，老年人群的性健康问题也逐渐凸显。性健康问题的发生与文化程度和社会环境密切相关，给家庭及社会带来重大影响，应予高度重视。为此，开设性心理、性功能门诊，进行性心理、性功能咨询，有助于咨询者科学正确地认识相关问题，协助其客观认识自我、改善不良行为方式，从而实现个人健康、家庭幸福以及社会和谐。

（苟文婕）

参考文献

[1] 彭晓辉，吴敏轮．性权宣言［J］．中国性科学，2019，28(01)：143-145.

[2] 陈祥生，姜婷婷．我国性传播疾病的流行与防治［J］．皮肤科学通报，2021，38(01)：1-7.

[3] 吴尊友．我国艾滋病经性传播新特征与防治面临的挑战［J］．中华流行病学杂志，2018，39(06)：707-709.

[4] SEDGH G，SINGH S，HUSSAIN R. Intended and unintended pregnancies worldwide in 2012 and recent trends［J］. Studies in Family Planning，2014，45(3)：301-314.

[5] 石云，王宝金，李志丽，等．人工流产女性现状调查分析［J］．社区医学杂志，2021，19(10)：643-646.

[6] MCCABE M P，SHARLIP I D，LEWIS R，et al. Incidence and Prevalence of Sexual Dysfunction in Women and Men：A Consensus Statement from the Fourth International Consultation on Sexual Medicine 2015［J］. Journal of Sex Medicine，2016，13(2)：144-152.

[7] 金宗兰，陈萍萍，陈梅霞，等．中国女性性功能障碍现状及影响因素分析［J］．中国公共卫生，2021，37(11)：1616-1620.

[8] KRAKOWSKY Y，GROBER E D. A practical guide to female sexual dysfunction：An evidence-based review for physicians in Canada［J］. Canadian Urological Association Journal，2018，12(6)：211-216.

[9] 王旻，胡俊梅，高晓琪，等．成都市18～34岁男性青年性暴力现况及相关危险因素分析［J］．中华流行病学杂志，2014，35(09)：1020-1023.

第十六章
性心理问题及对策

随着生活质量的提高和科学文明的进步，“生理-心理-社会医学”模式逐渐深入人心，人们对生殖健康相关的心理问题日渐重视。生殖健康领域涉及的心理健康问题甚广，本章以全生命周期的视角，根据不同年龄阶段人群的需求，介绍与生殖有关的性心理概念、心理理论以及各年龄阶段性心理特征，并针对各年龄阶段性心理健康状态、亚健康状态或精神疾病的动态疾病谱，提出相应的预防保健、临床心理咨询与治疗、健康管理与心理康复策略。

第一节　性心理概念

当我们把心理学看作是一门研究心理现象发生、发展规律的学科时，性心理的概念，就可以包括一系列有关性的心理现象，比如有关性的认知过程、情绪情感过程、意志过程和有关性的人格特征、人格倾向性、自我意识等。

性、性别、性别角色是我们涉及性心理必须厘清的三个概念。性，即特性；性别是差异；而性别角色则是一个人在团体中，依其性别特征所表现的行为和担负的责任。对性别的解读存在着争论：生物学理论强调生理发展、大脑活动和激素对性别的影响；进化心理学家认为性别的差异是人类漫长进化过程中适应的结果；社会学家谢里夫（Sherif）把性别作为社会范畴来考虑，认为它是特定文化和社会环境下定义的产物。根据性心理理论的纷争，我们将性别的概念分化为生理的性别（sex）、心理的性别（psychological sex）和社会的性别（gender）三个部分。

一、生理的性别

根据英国社会学家德拉蒙特（S. Delamont）的观点，“生理的性别”的准确含义是男性和女性的生物特征，即性染色体为两个X染色体就是女性（female），性染色体为一个X染色体和一个Y染色体就是男性（male）。这是判断一个人生理性别的客观标准，是与生俱来的。

大多数人的性染色体发育正常，能促进其性激素的正常分泌，继而促进两性在生物特征上的正常发育。生物学理论认为，有机体对性激素做出反应的关键期在胎儿期和青春期。在胎儿期，激素构建了男性化或女性化的生物倾向，持续影响大脑发育而促进其心理性别的发展，并于青春期表现为第二性征的成熟，最终影响到两性行为和性别角色扮演的差异。比如两性在应对压力事件时，女性倾向于通过倾诉等第二语言系统宣泄情绪，而男性通常用打游戏、睡觉来应对，生物学理论认为二者的不同反应基于他们不同的脑部结构。通过对右利手的脑成像技术研究发现，女性胼胝体的面积显著大于男性，即女性大脑两个半球的联结较男性紧密，因此，她们更容易用左脑的语言优势功能来表达右脑的情绪优势功能。右利手被试的脑血流图进一步证明了这一观点：说话时，大多数男性左脑活跃，而大多数女性两侧脑区都活跃。

在生理的性别发展过程中，存在的困难包括：性染色体发育不正常，促性腺激素及性激素分泌异常，第二性征发育障碍等。比如1964年东京奥运会夺得铜牌的波兰运动员埃瓦克洛布克斯嘉、1979年全英网球锦标赛上美国佐治亚州女子网球冠军蕾妮等，后都被取消获奖资格，原因是这两位虽然在外观上呈现女性化表现，但性染色体为XXY，比正常男性多1个X染色体，男性第二性征发育差，两人均患有克兰弗尔特氏综合征。

二、心理的性别

心理的性别主要表现在认知、态度、兴趣、行为、才能等方面存在的差异，特别是生活方式的差异。

进化心理学家认为，生物学上的不同是适应的结果，与之相应，性别特征的不同也是基于对环境的适应。女性在进化过程中，主要承担抚养孩子的重任，日常生活需要语言协调，所以语言表达能力强，对颜色、符号较敏感；男性则负责狩猎、获取食物，对方位、距离较敏感，男性对阻击战一类的网络游戏可能更感兴趣，而角色扮演一类的游戏，女性参与得更多。如果你去问路，可能会得到女性的回答是："你看右手边是黄色的房子，你向前走一个路口，银行过去那个红色房顶的位置就是你要找的地方。"而男性的回答简单明了："某某路向东200米就到了。"生物学理论和进化心理理论对两性差异的描述，提醒我们看到两性的差异，理解两性的差异，尊重两性的差异，同时应促进双方的换位思考。

心理双性化理论主张男性和女性特征属于不同维度，分别对各自行为产生重要影响，而双性化个体是性别发展的理想状态，对心理健康最有利。随后，斯宾塞（Spence）提出性别特质不仅包括对心理健康有利的特质，也包括不利于心理健康的特质。传统上，简单地将性别划分为男性化和女性化，无法全面解释个体的性别特质。伍德希尔（Woodhill）等人提出一种新的计分方法，将性别特质划分为七类：正性男性化（M+）、负性男性化（M-）、正性女性化（F+）、负性女性化（F-）、正性双性化（A+）、负性双性化（A-）、未分化型（Au）。通过研究发现，正性男性化和正性女性化人群的心理健康水平较高，正性双性化是最理想的性别特质。

三、社会的性别

社会的性别是在特定的文化和社会环境下定义的、符合一定社会期望的男女两性所持的与性别相关的各种人格特质、价值观、行为偏好以及社会互动模式，在社会化过程中表现为性别角色的扮演。

1935年，美国人类学家玛格丽特·米德（Margaret Mead）出版了《三个原始部落的性别与气质》一书，她发现性别角色不是由生理的性别决定的，而是由社会模型影响的结果决定的，她提出性别角色扮演的三条道路：①男女之间界限分明的差异，通过父母态度、养育方式、大众传媒等途径被固定和强化，符合主流性别文化的特质被鼓励，背离主流社会期待的特质则被修改和批判。②取消男女之间的差异及社会文化统一的单一的性别模式。③跳出社会标准，关心个人特质，强调发挥个人天赋本性，做自己就好。这三条道路在建构主义理论的推崇下发展为多元性别文化。

而性别角色扮演涉及性别角色认同、性取向及性别角色适应等方面的内容。性别角色认同有三个层次：①对自身性别的认识，掌握自己的性别属性，比如你认为自己的性别应是男性、女性或其他？②接受自己的性别属性和品质，比如你对自己扮演的性别角色是否满意？是否接受自己正在扮演的性别角色的社会期待？③对自身性别角色扮演的稳定程度，比如你是否愿意一直扮演男性或女性角色，或者你想通过变性手术改变性别？性别认同障碍者常常认为自己的躯壳里住着另一个性别的人，会对自己的性器官感到厌恶，自我否定和贬义较多者往往有继发抑郁、自伤行为，症状严重者甚至伤害自己的性器官。性别认同障碍者在探索自身性别的过程中有不同选择，有人选择维持现状，也有人选择做变性手术，还有人选择做流性人（对自我性别的认知随着时间的变化而变化，并不始终限定为某个固定的性别）。

性取向是个体在性欲上对男女两性有何种形态的永久吸引，比如你喜欢男性、女性或其他？根据权威性学专家阿尔弗雷德·金赛（Alfred Kinsey）的研究，人类的性取向是一个连续的谱系，100%的同性取向约为总体的3%～5%，100%的异性取向约为总体的20%～40%。绝对的同性恋或异性恋人数并不多。根据“性取向流动说”，一个人的性取向可能会随着时间和环境的变化而发生改变，有人会从异性恋变成同性恋，或从同性恋变成异性恋。多项研究显示，女性的性取向流动性比男性要高出许多，女性更容易有变化的性取向。其中，14～21岁人群中性取向的流动性最高。

基于以上研究，权威的精神疾病分类方法如世界卫生组织（WHO）的《国际疾病分类》ICD-11、美国精神医学会的《精神疾病诊断及统计手册》DSM-5、中华精神科学会的《中华精神疾病分类方案和统计手册》CCMD-4均不再将同性恋列入精神疾病的范畴，但作为性少数群体，由同性恋引发的情绪障碍和神经症并不少见，同性恋带来的生殖健康隐患仍然存在，有关艾滋病发病率在男同性恋人群中较一般人群显著增高的研究报道时有发生。性取向的障碍，除了选取同性，还有选取儿童或者兽类作为性爱对象的问题。性取向的障碍也可分为无性行为和有性行为两类。

性别角色适应是个体在扮演性别角色的过程中，角色行为与角色期待的匹配程度，匹配程度与适应程度呈正相关。在个体探索自我的过程中，也包括理想的性别自我与现实的性别自我的同一过程，这一过程是一个较长时间的探索过程。生理上的异常可能会带来心理适应和性别角色扮演的困难，一些心理性别、生理性别与社会性别不一致、稳定性不够的人，也可能会发展不顺利，这时会因为性别角色期待与性别角色行为不匹配，而出现性别角色的适应不良，表现为性偏好障碍，他们表达性欲的方式会出现异常，表现为恋物癖、露阴癖、窥阴癖、异装癖、性施虐癖和性受虐癖等。

具体而言：①恋物癖：性爱对象是某些物品，通过获得、抚弄、欣赏特定物品达到性满足，男性恋物癖多为女性的内裤、乳罩、发卡、项链、袜子等。②露阴癖：男性居多，通过裸露自己的性器官，引起女性惊叫、愤怒、谩骂以达到性满足，一般无进一步侵犯行为。③窥阴癖：男性居多，通过偷看他人性交、偷看女性大小便等达到性满足，一般无强奸或与他人偷情的动机。④异装癖：男性居多，通过穿戴女性的服装或内衣达到性满足。由于文化因素，女性穿男性服装，很少被看作性别适应不良。⑤性施虐癖和性受虐癖：施虐癖在性生活中通过捆绑、扭捏、齿咬、鞭打、刀割或火烫性伙伴等方式达到性满足；受虐癖正好相反，通过在性生活中受到对方折磨和摧残达到性满足。

第二节　性心理理论

一、精神分析理论

精神分析理论是19世纪末奥地利精神病学家西格蒙德·弗洛伊德（Sigmund Freud）创立的，

他将人的心理活动分成意识、前意识和潜意识三个层次，并指出各种症状产生的原因主要在潜意识层面。作为一位泛性论者，弗洛伊德把性作为潜意识的核心问题，他认为潜意识中被压抑的欲望可归结为人的性本能冲动，“一切本能中最基本的东西，是人的行为的唯一重要动机”，他把这种本能的能量称为“力比多”（libido），是驱使人追求快感的一个潜力。当这种能量积聚到一定程度，就会造成机体的紧张，机体就要寻求途径释放能量。在长期治疗癔症与神经症病人的过程中，他认识到被压抑在潜意识中未满足的冲动和情感、遭受过的创伤及未解决的冲突是导致心理障碍的重要原因。弗洛伊德的这一理论被称为经典的“精神分析理论”，也是第一个有关性心理的理论。

弗洛伊德认为，在人格发展的不同阶段，力比多固着于人们不同的身体部位，这些部位的力比多得到满足，则人格正常发展；这些部位的力比多不足或者过度，则会引起人格发展的停滞，从而导致一些心理疾患的发生。他根据力比多固着的身体部位，把人格发展划分为五个阶段：口欲期、肛欲期、性蕾期、潜伏期、青春期。

（一）口欲期（0～1岁）

弗洛伊德认为这一阶段的力比多固着于口腔，吮吸带来快感，婴儿力比多的满足与母亲或主要教养者的喂养行为有关。这一阶段婴儿与母亲或主要教养者建立共生关系，新精神分析理论中的客体关系理论尤其强调母婴关系对儿童内在精神世界的影响。阿瑟·科恩伯格（Arthur Kornberg）认为理解人格结构的关键在母婴关系，早期健康的母婴关系可以使个体获得整合的自我、有力的超我和满意的人际关系。约翰·鲍尔比（John Bowlby）提出依恋理论，认为生命早期的依恋关系会影响成年期人际关系的形态。1973年，玛丽·爱因斯沃斯（Mary Dinsmore Salter Ainsworth）提出安全型、焦虑型、回避型三种依恋模式，婴儿的依恋模式通常会扩展到其与他人的人际关系中，特别是亲密关系中。斯坦伯格（Steinberg）认为，与他人建立亲密关系的能力是预测婚姻幸福的重要指标。因此，为孕产妇提供相应的性心理健康宣教，不仅是在帮助孕产妇提升育儿能力，也是为婴儿的心理健康及未来的人际交往与婚姻幸福保驾护航。

（二）肛欲期（2～3岁）

弗洛伊德认为这一阶段的力比多满足的部位在肛门，幼儿通过控制大便的排泄获得快感，同时通过控制自身节律来应对和适应环境。这一阶段是幼儿的规则敏感期，因此，家长要在这一阶段训练幼儿的卫生习惯，使其尽快适应社会规范。训练幼儿大小便的过程，也是其认识自身生理性别，继而形成心理性别的初期阶段，如这一时期在幼儿园开展的“我是男孩、我是女孩”活动，通过实物或图片，让幼儿了解自己的生理性别特征，这是性别认同的初期阶段。这一阶段发展受挫可能会表现肛门性格，如过分认真、洁癖、刻板、固执、吝啬等，甚至成为强迫症的早期诱因。

（三）性蕾期（4～6岁）

弗洛伊德认为这一阶段的力比多满足的部位转向性器官，儿童由母婴共生的二元关系转而形成父、母、子的三元关系。弗洛伊德以俄狄浦斯杀父娶母的古希腊寓言故事为隐喻，描述这一阶段的儿童以同性父为竞争对手而爱恋异性母，男孩形成恋母情结，女孩形成恋父情结，他们以异性父母为模板，形成最初的恋爱地图，并不断修改，长大后依此找到恋人，这是性取向的萌芽阶段。精神分析学家荣格进一步将其发展为人格原型中的阿尼玛和阿尼姆斯，即人格中的男性意象和女性意象。同性恋问题从精神分析角度看，就是最初没有异性父母爱恋情绪，只能以同性父母作为恋爱模式。

弗洛伊德认为，儿童在这一阶段已经可以辨别性别，男孩看到女孩的性器官与自己不同，会出现阉割恐惧，继而与父亲的敌对竞争会转化为认同模仿；女孩在这一阶段则出现阳具嫉妒。这一阶段在儿童人格发展中的意义，不仅在于爱恋异性、性取向的萌芽，还在于同性父母的认同与模仿，这是性别角色认同和扮演的关键时期。这一阶段发展顺利，不仅可为儿童未来性别角色的适应铺平道路，也可为儿童未来的恋爱、婚姻、生殖做好准备。如果这一阶段父母缺位、家庭关系破碎、父母不恰当的性别角色期待、知识的匮乏、偏颇的文化输入等，都可能增加儿童性别角色认同与适应的困难，甚至引发未来婚恋与生殖健康的危机。

（四）潜伏期（6～12岁）

弗洛伊德认为这一阶段是力比多的“冬眠”期，儿童暂时忘却对性器官的固着，力比多“升华”为游戏和学习。精神分析学家爱利克·埃里克森（Erik H. Erikson）提出心理社会发展阶段论，提出这一阶段的儿童面临的核心冲突是克服自卑感，发展勤奋感，儿童在这一阶段开始培养生活学习、待人接物的能力，体验掌握技能、完成任务的胜任感，形成自信。

（五）青春期（11～13岁开始）

弗洛伊德认为这一阶段的个体进入青春期，之后进入生育阶段，躯体成熟，形成以生殖器为主要来源的性快感区。这一阶段的个体开始建立家庭以外的亲密客体关系，与社会文化价值观同化并适应，完成性别社会化，性别特征基本形成。埃里克森的心理社会发展阶段论在弗洛伊德理论的基础上，以毕生发展观的层面，从情感道德和人际关系整体发展的角度，将后续的人生阶段划分为青少年期、青年期、成年中期和成年晚期，并提出每个生命阶段面临的心理社会危机。他认为青少年期的核心冲突是自我同一感，性别概念的同一性也是这一阶段的个体需要面临的课题：理想的性别自我概念与现实的性别开始整合，于是很多初、高中的学生开始关注自我形象，探索自身性别角色的扮演之路，这一阶段，父母的影响力逐渐下降，校园文化、教师观念、班级同学互动、网络潮流等社会环境影响力提升。

二、行为主义和社会学习理论

这一理论把性心理发展归纳到社会学习的过程中，认为性别差异是贯穿生命全程的性别角色社会化的结果，主要通过社会期望与后天教化逐步形成。

行为主义反对弗洛伊德对性意识泛化，不认为婴幼儿吮大拇指、吮乳、排便是性欲的表现。他们认为婴儿的行为没有性欲的基础，其动机可能来自对事物的好奇或想让周围的人做出特别的反应。行为主义认为，儿童和成人通过操作条件反射和观察学习的互动过程，逐渐获得并保持性别角色行为。新生儿生理学意义上的性别与生俱来，但自身还没有发展出性别自我意识，即出生时对自己是男是女并没有概念；但婴儿的养育者有明确的性别概念，会立即把新生婴儿按照男性或女性行为规范来养育，这就具有确定的社会学意义。养育者为婴儿起名、选择衣物用品和玩具、对婴儿的谈话（不管婴儿是否能听懂）、对婴儿的行为要求等，这些内容都包含着特定性别期待和社会规范，这种潜移默化的作用可以使婴儿逐渐认识自己的性别角色。

性别角色行为是在性别角色认同的基础上，个体接受社会对不同性别个体的角色要求，并在发展过程中不断调整自身经验、认知和情绪，逐渐形成的一种行为规范。在性别社会化的过程中，养育者发出的信号可分为语言信号和非语言信号，也可分为有意识信号和无意识信号。如果养育者发布错误信号，如将男孩当作女孩养育，或重男轻女、性别歧视，将会使性别社会化的进程出现困难。

行为学习理论也比较强调养育者在青少年性别角色行为中的作用。研究者在探讨青少年性心理和性行为的影响因素中发现：亲子关系质量水平高与青少年非安全性性行为低发生率呈正相关；亲子间有关性的交流，尤其是母亲与子女间有关性的交流，对推迟青少年性行为的发生和增加避孕措施的使用率有重要影响；父母对子女的监控行为降低了非安全性生殖健康行为出现的概率。

三、人本主义理论

人本主义理论是从20世纪40至50年代在美国兴起的一种心理学流派，是继行为主义和精神分析之后的心理学第三势力，以马斯洛（Maslow）、罗杰斯（Rogers）为主要代表。马斯洛认为人类行为的心理驱动力不是性本能，而是人的需要，自下而上的需要包括生理需要、安全需要、归属与爱的需要、尊重的需要和自我实现需要五个层次，后来又添加了求知需要和审美需要。性的需要和人体对水、对无机盐、对适宜温度的需要一样，属于生理需要，是保证有机体适应外在环境且保证生存的强大动力，当生理需要得到一定程度的满足之后，人们才会产生下一个层次的需要。

罗杰斯认为自我概念是个人现象场中与个人自身有关的内容，是具有组织性、一致性、整体性的知觉模式。自我概念又称“自我”，是个人经验中很重要的一部分，分为真实自我和理想自我两个部分。真实自我是个体对自我实际现实的知觉；理想自我是个体对期望的自我状态的知觉，理想自我所具备的品质是个体认为重要和有价值的东西。真实自我与理想自我之间存在一定的距离，个体为了二者的和谐一致，需要不断努力。自我概念不是生而有之的，个体在与生活中的重要他人，如父母、兄弟姐妹、老师、朋友等的互动交流中，在周围人的评价、积极关注和价值条件化等基础上，在个体社会化过程中逐渐形成了自我概念，个体在生命历程中还会依据个人的体验不断调整自我概念，因此，自我概念是一个动态的知觉系统。

自我概念形成的过程，也包含性别角色社会化的进程。生活中的重要他人真诚一致，对性别角色扮演的积极关注、对个体成长体验设身处地的理解，都将帮助个体度过成长中的烦恼期，包括性的烦恼期。罗杰斯认为，人作为主体的存在是独一无二的，性别角色的扮演是在顺应社会期待和放飞如其所是的自己之间寻求一个平衡点，在接受文化浸染与家庭传承的过程中，个体可以有不一样的选择：有人继承传统，有人发展优势，有人反抗甚而反其道而行之，这是个体探索、成长并最终自我实现的过程。正是人本主义思潮的盛行，才会出现重视性倾向与性别认同文化多样性的“彩虹一族”，才会看到性别角色扮演的多元化倾向，也就是玛格丽特·米德在《三个原始部落的性别与气质》中提到的第三条道路。

第三节　婴幼儿期性心理问题及对策

婴幼儿通常指0～3岁的孩子，是不具备生殖能力的生命阶段，却是非常重要的生殖健康准备阶段。

婴幼儿是否存在性心理问题，学术界一直存在争论。最早开始研究婴幼儿性问题的是弗洛伊德，现代性学研究至今尚未获得婴幼儿有性意识的实证。目前的共识是，从心理上说，婴幼儿在自我意识尚不成熟的情况下并没有形成性意识；但从行为和发展来看，婴幼儿期的性心理现象是存在的，比如超声研究发现，6～7个月以上的男性胎儿在子宫内就有阴茎勃起现象，新生儿科可以观察到新生男婴哭泣时阴茎的自发勃起。一些学者观察到6～7个月的男孩会无意识地摸弄自己的外生殖器，或骑在家具上摩擦生殖器；女孩表现为“夹腿综合征”，卧位或坐位时会两腿交叉并扭曲身体，约发生在10～11个月。上述行为均可伴随面部充血、表情紧张及大汗，出现类似性高潮的生理反应。

儿科医生面临的实际情况是，不少焦虑的父母会来咨询一些有关性的问题：孩子夹腿怎么办？孩子喜欢玩妈妈的丝袜算不算恋物癖？孩子看到他人性交会不会有创伤？孩子偷看异性身体算不算变态？

帮助这类父母，需要做的工作有：

①能够提出这样一些问题的父母，首先是需要给予肯定的，因为他们对孩子的行为观察仔细，他们关注恋物癖、性变态等心理障碍，有一定的行动力和执行力并及时寻求帮助，这些都是婴幼儿性别社会化的助力。性别认同障碍、性偏好障碍、性取向障碍等，这些问题可能爆发在青春期，但形成的过程是漫长的，甚至一出生问题就出现了。因此，婴幼儿阶段是预防生殖健康相关心理问题的关键期，也是开展父母亲子教育和生殖健康教育的关键期。

②情绪稳定化技术的使用，使父母学会管理自身情绪，是其能够温柔而坚定地管理婴幼儿行为的前提。

③有针对性的健康教育：前面已经介绍过的有关性别认同障碍、性偏好障碍、性取向障碍等知识，特别强调上述障碍诊断依据中的发病年龄和持续时间。提醒家长要以发展的观点看待婴幼儿，不轻易给孩子冠以某种生理或心理疾病的标签；婴幼儿出现一些性行为，如摩擦生殖器、夹腿等具有一定的普遍性，可将问题正常化。

④引导家长探索婴幼儿这些行为产生的原因，是否与卫生状况、外生殖器健康状况有关？婴幼儿生活环境是否较为无聊，缺乏外在刺激？在喂养过程中，母婴关系如何？是否出现依恋关系的困难？还可以与家长探讨、关注孩子问题行为背后的心理需求是什么？找到家长情绪背后的内在心理冲突。

⑤教会家长使用婴幼儿行为管理技术，改变婴幼儿的问题行为。

第四节　学龄前期及潜伏期性心理问题及对策

学龄前期是指3～6岁的儿童，弗洛伊德把这一时期称作“性蕾期”，认为这一阶段是儿童产生性意识的开端。如果说婴幼儿期的性教育主要通过起名、买衣物和玩具等方式在潜意识层面实现的话，学龄前期是家长开展有意识的性教育的开始，这里不仅包括教会孩子了解自己的性别和性器官，保护自己身体的安全，预防性侵犯，还包括性别角色认同。

潜伏期是指弗洛伊德所划分的6岁至青春期的儿童。1993年，丁邦平认定我国青少年的青春期时间跨度为女孩10～18岁、男孩12～20岁。但是到了2020年，张亚娟的研究结果表明，我国青少年第二性征发育的年龄，女性为9.4岁、男性为12岁。潜伏期，就是指青春期还未到来的时候，这一时期出现的性问题较少。

预防性侵犯，在学校开展有效的性教育，是对学生的一种保护。一些学者认为，重要的生理知识应该在学生第二性征发育之前教授给他们。这样，当青春期真正来临之后，儿童能够自然以一种科学的态度对待自己身体的成长与变化。以科学知识的形式传授给儿童最基础的生理知识，是与我国的传统不相违背的，然而遗憾的是，目前的性教育体系还没有在中小学教育中形成成熟的教育模式。因此，当一些家庭因为性的问题无法开展良好的教育时，医务人员作为健康教育的主体，知识储备较充分，可以以社区、学校为场地，开展适当并适宜的性教育。

应对在这两个时期的性别认同障碍患者，可以依据人本主义理论开展临床心理干预，具体工作包括：①对生殖系统的健康教育，使患者理解自身生理状况。②真诚一致与设身处地地理解，患者在过往的性别角色扮演过程中可能存在困难与创伤，自我概念与体验的不一致会产生焦虑、抑郁等负面情绪，单纯的精神药物治疗治标不治本。这时候，需要给予患者足够的理解与共情，使患者自由地表达自己、了解自己和自身的体验，促进患者厘清有关性别的自我概念。③无条件地积极关注，“无论是男是女，你就是你自己，做自己就好”。在以人为中心的治疗中，应促进患者自我成长与自我实现，继而做出为自己负责任的选择。

生殖系统的正常发育是性心理发展顺利的基本前提。为了预防因生理原因而导致的性别认同障碍，早期的儿童生殖健康保健工作应该将生殖健康检查放在较为重要的位置上，如外生殖器发育是否正常、性染色体是否正常等。这些检查可以帮助抚养者更好地确定孩子的性别，并开始走上个体性别社会化的培养之路。

第五节　青春期性心理问题及对策

一、概述

青春期是人生当中过渡、动荡与探索相交织的时期，这一时期性激素分泌的变化，使青少年身高迅速变化，出现第二性征，由此带来的情绪波动较为明显，帮助这一时期的青少年平复情绪，迎接正常的身体变化，可以做以下工作：

①情绪波动的正常化：介绍这一时期情绪波动与激素分泌变动的相关性，使青少年了解情绪波动的内在机制和普遍性。②健康宣教：青春期的特点包括由不成熟走向成熟、内心矛盾不断产生又不断解决、对自我性别加深理解、需要关怀。③讨论与分享：帮助青少年理解青春期在心理发展中的重要作用，探索性别角色认同、性取向和性别角色适应方面的问题，帮助青少年顺利开展性别社会化。

据相关调查表明，青少年性侵事件频发，未成年生育率、人工流产率不断上升，我国25岁以下青少年人工流产人数每年超过650万，占人工流产总人数的一半以上。甚至某些未成年母亲在自媒体平台将该种行为大肆宣扬，使很多人陷入有关性的迷思中。

二、美国、日本及我国的性教育

青春期是性教育普及的重要时期，不同国家，性教育的模式也不尽相同。

（一）美国的性教育

美国的性教育起始时间较早，1891年成为性教育元年，这一年出版了很多与性相关的著作，如《与男青年的秘密谈话》《男青年手册》《性纯洁之直言》《真实教育》等。美国性教育体系主要有三种模式：

1.自由性教育模式

指不将任何价值观传授给学生，而是让青少年自由学习性常识与知识，注重性价值观的自我生成性，在20世纪60年代的美国全国范围内开展。发端是1964年玛丽·卡德（Mary Card）创立的“美国性信息与教育委员会”，并发行对美国性教育影响较大的杂志《SIECUS的报告》。较为发达的经济与医疗体系让美国人能尽早诊断性途径传染病，并及时从根源做出预防措施，因此，该模式目前仍然存在。

2.安全性教育模式

又称“纯洁性教育”，是为了保持青少年的纯洁而采取的以“禁欲”为主要基调的性教育，注重性行为对价值观的影响，旨在带给青少年最科学的性教育的同时，提示其要学会采取最安全的预防手段，主要目的是防止性途径传染病、保证性安全。该模式在20世纪80年代开展，目前美国35%的学校选择此模式。

3.“综合性教育”模式

前两种主流的性教育模式各有利弊，美国多元多民族的文化背景使两者并存。1991年出版的《综合性学校健康教育中的性教育》介绍了从幼儿园至12年级的性教育途径与方法，是美国性教育的标准，也是该国性教育走向成熟的标志。

（二）日本的性教育

日本的性教育发展包含四个时期：

1.以压抑为主的性教育

20世纪40年代之前，日本以婚前禁欲为主，要求学生保护好“童贞”。

2.混乱期

20世纪50年代，日本不少未成年人对包括开放性性关系在内的美国文化全盘接纳，并在20世纪60至70年代达到顶峰，导致性犯罪率急剧上升、性解放过度泛滥。

3.转折期

1970年，日本文部省发布《学习指导纲要》，特别提到性教育的相关指导，标志着日本性教育由被动接纳到主动参与的转折。之后的性教育以性品德为焦点，文明、伦理与道德教育的理念被放在性教育至关重要的地位——首先要在精神上设立门槛，更好地约束自己，提高自己的修养，尊重他人，然后才能在行为上更好落实，所以性生理、性卫生等是放在第二层次的。

4.成熟期

目前，日本的性教育基本覆盖从幼儿园入学到大学所有年龄层，内容系统全面，实现途径、目标人群与教育目的规范统一，包括团体教育与个别辅导。近年来，日本性心理教育的侧重点依旧放在提高精神修养、增强控制自己行为的能力方面，同时，把性生理教育的侧重点放在避免怀孕、避免婚前性行为的教育上。

（三）我国的性教育

1.我国古代的性文化

商周时期的文物展现了我国的性器官崇拜文化；唐朝时期，我国经历了较为宽松的“性”时期，不仅表现在服饰、绘画中，也反映在对性相关出版物的放松上；宋代提倡“灭人欲”，后来逐渐发展到对“性”的全盘否定；明末清初出现了堪称兴盛的“性文学”，出版物的流传较多。

2.近代性教育的萌芽

1895年，康有为在其著作《仁学》中也谈到了有关性及性公开的问题。1911年，陆费逵发表《色欲与教育》，指出“性”是全人类发展繁衍的方式，单纯抑制“性”会造成不好的结果。解决不安全性问题的方法除了禁娼之外，最根本的方法是让青少年了解性，了解了自然知道该如何应对。1914年，《教育上的色欲问题》指出，“性有害”想法产生最根本的原因是对性的不了解与刻板印象，主张以讲授的方式教给青少年性的相关知识。不主张直接影响青少年的价值观，而是让青少年自身去理解、形成性态度与价值观。民国的性教育体系相对而言已经初具规模，从1913—1948年相继将人体构造与个人卫生、性发育、性道德、性卫生、性交往、性疾病、优生、性心理、青春期生理、月经与妊娠、分娩相关知识带进课堂。

3. 中华人民共和国成立后的发展

1963年，周总理在全国卫生科技规划工作会议上表示，应该对青少年进行性教育，通过学习最科学的知识来更好地保护自己。1979年12月6日，由教育部、当时的卫生部联合发布的《中小学生卫生工作暂行规定》提出，应加强青春期卫生教育，女生不宜在月经期间剧烈运动和参加不适宜的生产劳动，这是我国正式将性教育相关事宜以文件的形式下发。1985年，弗洛伊德的著作被译成中文出版，引发人们对“泛性论”的激烈讨论。1989年，在上海成立的性教育研究会是我国第一个性教育机构。1990年，我国与世界卫生组织（WHO）联合发布《中华人民共和国艾滋病预防和控制中期规划》。

4. 我国性教育现状

20世纪90年代后，我国的性教育主要是通过生物、心理健康、体育、思想品德学科的“渗透”进行，统一、系统的性教育推行进展缓慢。

性及生殖健康相关问题是青春期的主旋律，在医院环境下，与青少年探讨生殖健康问题，可能是在保健科为其身体检查的时候，也可能是在为其实施人工流产的时候，因此，建议医务人员走出医院，走向社区和学校，成为性教育工作中强有力的承担者。

第六节　育龄期女性性心理问题及对策

育龄期女性是有生育能力的女性，一般为15～49周岁。这一阶段是女性卵巢生殖机能与内分泌机能的旺盛阶段，也是生殖功能的旺盛阶段。这一时期女性面临的生殖健康相关的心理问题有：压力带来的心理应激反应和生殖系统的应激反应，长久备孕无果的生育压力问题，围产期的情绪问题等。

心理应激也称为“心理压力”。心理应激的过程模型认为，个体面临心理应激源或生活事件，会受到认知、应对、社会支持和个性特征等中介变量的影响，表现出不同的生理、心理和行为反应。这一过程中，生活事件是应激的原因，适应或不适应的心身反应是应激的结果。运用心理应激的过程模型，可以对应激源、应激反应和四个应激心理中介机制进行调整，这就是应激管理策略。

一、心理应激源

1967年，美国精神病学家霍姆斯（Homes）和拉赫（Rahe）编制了《社会再适应评定量表》，并用生活变化单位（life change unit，LCU）来表示事件对个体的心理刺激强度。研究发现：LCU一年累计>300分，次年患病率为86%；LCU为150～300分，次年患病率为50%；LCU<150，次年身体健康。

职业女性在工作中反复受到任务困难、职场人际关系紧张、家庭与职业冲突等心理刺激都可能是应激源。生育压力是指患者在经历不孕不育的诊断及治疗过程中所感受到的来自社会、家庭、婚姻、角色需求等一系列压力的总称。怀孕是自然的生物学过程，但也可能是重大的心理应激源。产妇的生产过程及疼痛都可能带来应激反应。

二、应激反应

应激源可使下丘脑-垂体-肾上腺轴功能亢进，首先是下丘脑精氨酸升压素释放，垂体促肾上腺素过度合成和分泌，进而使卵泡刺激素、黄体生成素、催乳素分泌，应激的生理反应通过神经-内分泌-免疫系统，最终作用到生殖系统，可能导致育龄期女性月经功能紊乱，出现功能性子宫出血、痛经、月经变少、闭经和更年期提前等问题，生殖功能下降甚至不孕不育，还可能导致子宫肌瘤的发生。应激反应还通过内分泌系统作用于全身各个系统，比如有研究发现，妊娠期前20周暴露于高度紧张的工作环境下可能是子痫发作的高危因素。应激源还可能直接或间接地导致新生儿体重降低。

应激的心理反应主要表现为认知范围狭小，注意力分散，记忆力下降，创造力和学习理解能力下降，情绪不稳定，容易出现焦虑、抑郁等负面情绪，行动力减弱，内心安全感下降。比如孕早期的女性，会将注意力集中在怀孕相关的事情上，可能导致孕期的焦虑及产后抑郁。产妇的情绪反应会直接影响生产过程，焦虑会使产妇出现心率加快、呼吸急促、肺内气体交换不足的症状，致使子宫收缩乏力、产程加长，导致胎儿缺血缺氧。

三、应激的心理中介机制

（一）认知评价

认知评价是个体对遇到的应激源的性质、程度和可能的危险做出的估计。当贤妻良母的社会期待内化为职业女性对自身性别角色的期待并与其在家中履行相夫教子的职责发生冲突时，女性往往会在家庭-工作冲突中出现认知失调，因此，对工作意义、家庭职责的界定和评价，是女性压力来源的基础。帮助女性确立稳定的自我概念和性别角色认同，并做出负责任的选择，是解决这一冲突的核心议题。

在孕早期，孕妇对怀孕的认知评价是导致她是否出现应激反应的关键。如果她对怀孕有心理准备，怀孕是她长久期待的结果，则不会发生心理应激；但如果她对怀孕没有心理准备，则从得知自己怀孕、验证这一事实到接受是需要一个适应过程的，孕妇这时可能会出现认知失调，并需要评估一系列信息：如怀孕是否安全？身体是否耐受怀孕带来的变化？如恶心呕吐等早孕反应，以及是否能忍受经历孕早期和生产过程中的痛苦？家庭支出、家务分配、职业发展等是否合理调整？孩子出生后，是否能承担新的角色，成为一名合格的母亲？

不孕不育者如果认为自己是不正常的，采用辅助生殖技术是不光彩的，则会产生较重的应激反应；而认为辅助生殖技术是希望和福音的人，则可顺利渡过难关；而当不孕不育者并不认为生育是必须达到的人生目标，能够接受不生孩子，则生育压力也不会出现。

生产过程中，产妇也会进行认知评价，可能会产生应激反应的认知评价包括：对医院环境陌生，认为医院是不舒适的地方；担心医护人员的技术水平；道听途说大量关于生产危险的负面信息；听到周围待产妇痛苦的呻吟或哭喊等，受到一定刺激；受传统观念的影响，担心新生儿性别不是自己期待的等等。

（二）应对方式

应对方式包括积极应对和消极应对，还包括问题应对和情绪应对。帮助职业女性通过情绪宣泄的方式转移注意力，可以从一定程度上缓解工作压力，这是一种有效的情绪应对；而提高工作效率，改进工作方式，促进工作合作，是问题解决的应对方式。

而对于不孕者而言，选择辅助生殖技术就是有效的问题解决策略。但是在进行治疗的过程中，需要多次血液、超声检查，每天要注射激素，对患者身体素质要求很高，有些夫妻因此选择停止治疗，这也是应对的策略。

（三）社会支持

社会支持是个体与重要他人、家庭、单位、社团组织之间产生的精神和物质联系，包括客观支持、主观支持和支持利用度。取得家人支持能使女性拥有一个轻松、舒适的家庭环境，对于缓解女性的工作-家庭压力冲突有着十分重要的意义。从工作回报、社会公平性方面以及工作组织、社会文化层面的支持，都是女性应对压力非常有利的助力。对于孕妇而言，孕期家人的关爱与包容、丈夫的体贴与照料、医务人员的孕期健康宣教都是非常好的社会支持。早期有创伤经历、与自己母亲关系不良、丧亲的孕妇以及经历过胎停和难产等的孕妇都是值得关注的群体，需要帮助她们处理内心创伤、建立起扮演母亲角色的信心；而家人特别是丈夫，若对产妇的照顾没有达到产妇的期待，医务人员对产妇的痛苦习以为常、冷漠相待，都属于社会支持不良，从而会加重产妇应急反应。

（四）人格特质

健全女性人格特质，发挥女性特质在工作中的优势，是从人格特质中提出的压力管理策略。女性一方面需要寻求性别平等，但不能盲目追求性别平等，而忽视性别优势。扬长避短，才能更好地发挥长处，因此，在选择工作中，因事择人，因人择事，女性才能让自己的生命之花更好地绽放。

第八节 育龄期男性性心理问题及对策

育龄期男性面临的生殖健康问题主要有不孕不育和性功能障碍。不孕不育问题在前文中已做了简单阐释。这里重点谈性功能障碍，它是性行为和性感觉障碍的总称，包括性心理和生理反应的异常或缺失。据报道，女性性功能障碍的发病率很高，其中性欲缺乏和性高潮障碍最为普遍，有些女性一生中可能从未享受过性高潮，但由于文化原因，真正就医治疗的患者并不多见。男性性功能障碍主要包括阴茎勃起障碍、射精障碍和性欲障碍等，心理因素对性功能的影响比较突出。对这类患者的帮助包括：

一、从发病率的角度探讨这一问题的普遍性

有调查显示，52%的40～70岁的男性患有不同程度的性功能障碍。

二、认知治疗

探讨可能存在的错误的性观念，降低对性满意度的期待等，并通过性教育，使患者了解性知识，建议夫妻双方共同学习，促进彼此的情感交流。

三、性行为治疗

性行为治疗包括：性敏感度训练，借助按摩器的物理训练同时辅以正强化，手术切除包皮显露龟头增加敏感性术后的强化训练等。

四、家庭治疗

家庭治疗是治疗性功能障碍的重要方式，利用系统视角，患者可看到这一症状的发生是家庭系统发生的问题，通过调整系统使其正常运转，这一症状也会随之消失。这时，患者不再背负“都是我不行”的包袱，压力降低后，通过家庭治疗，协调家庭成员的关系，即可得到改善。

第九节　老年期性心理问题及对策

老年期生殖功能下降，特别是女性更年期的出现，使得老年女性体验能力丧失，艾瑞克森认为此时老年人面临的心理危机是绝望感。更年期女性月经周期的完结，似乎宣布了女性生殖功能的丧失，不少女性性别角色固化，认为没有生殖功能，在婚姻中就没有了吸引力，因此，出现了婚姻危机，担心被丈夫抛弃。这种价值感的缺失不仅导致负面情绪爆发，还会导致一系列认知障碍和行为问题，女性更年期综合征中很多表现都是源自价值感的缺失。对这类女性的帮助主要包括：

①每个女性都会遇到更年期问题，或轻或重，问题本身不是问题，如何应对才是问题。

②共情和理解当下患者的感受和体验。

③应让患者看到自身价值不仅体现在女性角色上，还在于承担更多角色，应最终找到自身存在的价值，继而探讨存在与焦虑的议题，特别关注有关死亡焦虑的问题。

④加强有关更年期的健康教育，特别关注自我关爱与成长的话题。

⑤从社会支持的角度挖掘患者身边资源，如家人的相互鼓励和支持。老年期两性在人格上出现趋同，男性出现一些女性化特质，应鼓励双方相互欣赏和理解。同时鼓励子女在生活上积极照料父母，在情感上关爱体贴父母，使父母多一些温暖和安全感，在较高的生活质量上走完自己的人生旅程。医务人员也是重要的支持系统，可以在各类养老机构、综合性老年科提供医疗帮助，促进老年人降低死亡焦虑，提高生命质量。

（乔昆）

参考文献

[1] 林崇德.发展心理学[M].杭州:浙江教育出版社,2002.

[2] 郑新蓉，杜芳琴.社会性别与妇女发展[M].西安:陕西人民教育出版社,2000 .

[3] 张文新.儿童社会性发展[M].北京:北京师范大学出版社,1999.

[4] 蔺桂瑞,杨凤池,贺淑曼.性心理与人才发展[M].北京:世界图书出版公司,2001.

[5] 珍妮特·希伯莱·海登.妇女心理学[M].陈主珍,等译.广州:广东高等教育出版社,1987.

[6] 姚树桥,杨艳杰.医学心理学[M].第7版.北京:人民卫生出版社,2018.

[7] 刘兴华等.心理障碍临床手册[M].第3版.北京:中国轻工业出版社, 2004.

[8] 苏珊.变态心理学[M].第6版.邹丹,等译.北京:人民邮电出版社,2017.

[9] 美国精神医学学会.精神障碍诊断与统计手册[M].第5版.张道龙,等译.北京:北京大学出版社,2014.

[10] 郑希付等.健康心理学[M].第2版.上海:华东师范大学出版社,2003.

[11] 赵科,高长松,尹可丽,等.大学生性态度与父母教养方式关系[J].中国公共卫生,2011,27

(9):1079-1081.

[12] 于立东,李艳玲,刘爱楼,等.大学生的性态度及其教育策略[J].生殖与避孕,2008,28(3):183-187.

[13] 刘破资,周慧,谢永标,等.构建计划生育生殖健康心理咨询专业的探讨[J].中国计划生育学杂志,2003(01):5-8.

[14] 张艺珊,张雪松,李晓宇,等.重视和改善青少年生殖健康现状势在必行[J].中国计划生育和妇产科,2020,12(04):3.

第十七章
多囊卵巢综合征人群的生殖健康管理

多囊卵巢综合征（PCOS）是育龄期女性常见的内分泌及代谢异常疾病，是引起育龄期女性继发闭经和无排卵性不孕的主要原因。早在公元1721年，就有相关的文字记录；至1935年，两名医生在《美国妇产科杂志》上发表文章，系统描述了闭经或月经稀发、不孕、多毛、肥胖和卵巢多囊性增大这一系列症状，并将其命名为"Stein-Leventhal综合征"；之后，更多的研究发现该疾病存在多种不典型的临床表现，因此，将这一系列症状命名为"多囊卵巢综合征"。

近年来，PCOS的更多特征被发现，PCOS患者不仅内分泌系统及激素环境存在异常，而且远期健康风险较正常人群显著增加，罹患心血管疾病、恶性肿瘤、代谢性疾病的风险增高，严重危害育龄女性生育及远期健康。

第一节　多囊卵巢综合征的病因、发病机制

PCOS的发病机制尚不明确，但目前许多研究者已经提出PCOS很可能是一类复杂性状遗传病，通过遗传以及复杂的环境因素交互作用，最终导致疾病的发生发展。

一、遗传因素

基于对家族聚类和同卵双生者的研究发现，PCOS具有很强的遗传属性，研究显示，部分基因通过不同的致病途径以及作用机制影响PCOS的发生发展。陈子江教授团队利用全基因组关联研究（genome-wide association study，GWAS）技术发现和定位了与PCOS显著相关的易感区域，这些易感区域内的基因通过参与调控相应的信号通路，影响细胞功能、激素合成以及器官生长发育等参与PCOS的发病机制。如LHCGR基因和FSHR基因位于易感区域2p17.3区域内，分别编码促黄体生成素受体和卵泡刺激素受体，参与卵巢性激素的合成与代谢、卵泡发育及排卵过程，LHCGR基因发生突变的患者可表现出高雄激素血症，FSHR基因突变与PCOS患者高发的卵巢过度刺激综合征（ovarian hyperstimulation syndrome，OHSS）密切相关；THADA基因位于易感区域2p21区域内，与PCOS患者的高LH、高雄激素、卵巢多囊样改变和糖脂代谢异常等有关。

通过全外显子测序技术及高通量测序技术（Next generation sequencing，NGS）发现，PCOS患者与非PCOS患者的卵巢颗粒细胞、卵泡液以及血液等样本中存在表观遗传差异。还有研究发现，DNA低甲基化调节了与PCOS相关的关键基因，PCOS性状通过DNA甲基化的改变传递给后代。另一研究显示，长链非编码RNA（long non-coding RNAs，lncRNAs）诱导DNA低甲基化，从而抑制颗粒细胞增殖，表现为PCOS排卵障碍表型。

二、环境因素

研究表明，宫内高雄激素暴露、环境内分泌干扰物（environmental endocrine disrupting chemicals，EEDs）以及不良生活方式等环境因素参与了PCOS的发生、发展。一些研究发现，向妊娠晚期的母恒河猴体内注射雄激素，建立宫内高雄激素血症环境，发现其雌性后代在成年后出现了类似PCOS的生殖和代谢紊乱表型特征。在小鼠动物模型中也获得了相同的结论。宫内高雄激素暴露诱导PCOS发生的机制可能是胎儿靶器官或特定组织在发育过程中受到表观遗传修饰的调控，如下丘脑和垂体对类固醇激素的负反馈调控敏感性降低，从而在青春期或成年后出现相应的临床表型。

人体肠道中含有丰富的微生物种群，不仅维护宿主肠道稳态，而且影响宿主肠道外器官的功能。研究显示，肠道微生物通过脑肠轴影响宿主的胰岛功能、神经功能、精神状态等，并且在代谢性疾病、心血管疾病、自身免疫性疾病的发生发展中发挥作用。在女性生殖内分泌系统中，肠道微生物通过短链脂肪酸、支链氨基酸以及胆汁酸等代谢途径参与PCOS的发生发展，并通过影响甾体激素的分泌发挥重要的生理功能。

环境内分泌干扰物（EEDs）是一类广泛存在于环境介质中的化学物质，其结构类似性激素，摄入人体后可通过影响激素代谢产生不良效应。环境介质中的EEDs可能通过皮肤接触、空气吸入、饮食摄入等不同途径进入人体并富集，表现出致癌作用、致畸作用、生殖毒性、免疫毒性以及神经毒性等。研究表明，EEDs可能与PCOS发病相关，动物实验发现给予外源性EEDs，动物可出现类似PCOS的表现，如卵泡增加、排卵异常、胰岛素抵抗、生殖能力异常等。

第二节 多囊卵巢综合征的临床表现、诊断与治疗

一、PCOS的临床表现

PCOS临床表现呈高度异质性，主要以雄激素增多、月经周期异常、排卵异常以及卵巢多囊样改变为基本特征，但没有一种临床表现出现于所有患者，如高雄激素表现，有些PCOS患者合并多毛，但其表现与遗传、人种关系密切；部分PCOS患者合并痤疮，但痤疮病因复杂，在青春期多发，需要仔细鉴别。此外，PCOS患者可伴有肥胖、胰岛素抵抗、血脂异常等代谢异常，并且发生子宫内膜癌、2型糖尿病、心血管疾病等远期患病风险也显著增加。

（一）月经异常及排卵异常

月经异常妇女中约70%～80%为PCOS患者，月经异常可表现为周期不规律（即月经初潮2年后仍然不能形成规律月经）、月经稀发（即月经周期≥35天）、继发闭经（停经时间≥6个月或超过3个以往月经周期）或不规则子宫出血。一些月经稀发的PCOS患者随着年龄增长，卵巢储备功能下降，其月经周期可能逐渐趋于正常。排卵异常表现为稀发排卵（每年≥3个月不排卵者）或无排卵，PCOS患者卵泡募集数量多，但卵泡选择及优势化过程受阻，从而出现卵泡发育停滞。

（二）高雄激素相关临床表现

1.痤疮

痤疮是反映高雄激素的一个较为灵敏的临床表现，其发生机制可能是当体内的雄激素水平较

高时，皮脂腺细胞出现增生和过度分泌脂质的情况，皮脂过度分泌堵塞毛囊皮脂腺导管，从而出现皮肤的炎性改变。痤疮的皮损由轻到重依次表现为粉刺、炎性丘疹、脓疱以及结节。大约25%～35%的PCOS患者伴有痤疮，其特点是好发于面下部的下颌、口周，面部脂质过度分泌，并且其发生表现出周期性，于经前加重，常规治疗效果不佳。临床常用Pillsburg四级改良分级法将痤疮严重程度进行分级，见表17-1。

表17-1　痤疮Pillsburg四级改良分级法

严重程度	皮损	临床表现
Ⅰ级	粉刺	主要皮损为粉刺，散发至多发，炎症性皮疹散发，总病灶数10～30个
Ⅱ级	炎性丘疹	主要皮损为粉刺，并有中等数量的丘疹和浅在性脓疱，总病灶数31～50个，局限于面部
Ⅲ级	丘疹、脓疱	主要皮损为深在性炎性丘疹和脓疱，偶见大的炎性皮损，总病灶数51～100个，结节<3个，发生于颜面、颈部、胸背部
Ⅳ级	结节、囊肿	主要皮损为深在性炎性丘疹和脓疱，总病灶数>100个，结节/囊肿>3个，容易形成瘢痕，发生于上半身

注：引自刘根起，陈树民．痤疮严重度分级系统及其研究进展［J］．国外医学·皮肤性病学分册，2003（06）：361-363.

2．多毛

多毛是由于雄激素分泌过多而引起的面部及躯干的毛发过度生长，PCOS患者多毛主要表现为上唇、下颌、胸部（包括乳晕）、背部、下腹部（包括脐周及脐中线）、大腿内侧可见较粗的体毛，同时患者的阴毛分布呈男性型。Ferriman-Gallway毛发评分标准是对多毛进行评估的较为客观的指标，中国人群Ferriman-Gallway评分>4分即提示多毛，见表17-2。

表17-2　Ferriman-Gallway毛发评分标准

部位	定义	得分	部位	定义	得分
上唇	外缘少许毛	1	腰骶部	骶部一簇毛	1
	外侧少许胡须	2		稍向两侧延伸	2
	胡须从外缘向内延伸达一半	3		覆盖腰骶部3/4	3
	胡须从外缘向内延伸至中线	4		覆盖整个腰骶部	4
下颌	少许稀疏毛	1	上腹部	中线少许绒毛	1
	稀疏毛发伴少量浓密毛	2		毛发增多但仍分布在中线	2
	完全覆盖下颌，稀	3		覆盖上腹1/2	3
	完全覆盖下颌，密	4		覆盖上腹全部	4
胸部	乳晕周围	1	下腹部	中线少许绒毛	1
	乳晕周围伴胸中线	2		毛发增多但仍分布在中线	2
	毛发融合覆盖3/4	3		粗带状中线毛	3
	完全覆盖前胸	4		与阴毛相连，呈倒V型	4
上背部	少许稀疏毛	1	臂	内侧几根	1
	覆盖上背部1/2	2		覆盖内侧面1/2	2
	完全覆盖，稀	3		完全覆盖内侧面，稀	3
	完全覆盖，密	4		完全覆盖内侧面，密	4
			大腿	同臂	1,2,3,4

注：引自FERRIMAN D，GALLWEY J D. Clinical assessment of body hair growth in women［J］. The Journal of Clinical Endocrinology & Metabolism，1961，21（11）：1440-1447.

3. 脱发

PCOS患者的脱发类型主要是由雄激素增高引起的脂溢性脱发，脱发时首先出现头发变纤细，而后逐渐弥散性稀少、脱落，从头顶部开始延伸，但不侵犯发际线。

4. 男性化体征

PCOS患者中典型的男性化表现并不多见，主要表现有阴毛男性型分布，女性第二性征减退，如乳腺萎缩、阴蒂增大等。

（三）卵巢多囊样改变

卵巢多囊样改变是超声检查对卵巢形态的一种描述，目前PCOS的超声诊断标准仍存在争议，应用最广泛的是2003年鹿特丹会议制定的鹿特丹标准，其对PCO的超声诊断标准是：单侧或双侧卵巢内直径2～9 mm卵泡≥12个，和/或卵巢体积（长径×横径×前后径≥10 cm^3）。

（四）代谢异常

1. 糖代谢异常

包括胰岛素抵抗、糖耐量受损（impaired glucose tolerance，IGT）以及糖尿病。研究发现，胰岛素抵抗与PCOS直接相关，PCOS患者中，糖耐量受损的患病率显著高于非PCOS女性，2型糖尿病的患病风险也显著增高。

2. 脂代谢异常

主要表现为血脂或脂蛋白异常，如血清甘油三酯（TG）、低密度脂蛋白（LDL）、极低密度脂蛋白（very low density lipoprotein，VLDL）水平增高，高密度脂蛋白（HDL）水平降低。

3. 肥胖

PCOS患者中肥胖的发生率为30%～60%，主要特征为向心性肥胖，即便是非肥胖的PCOS女性，其内脏脂肪更容易沉积，血管周围或网膜脂肪的分布比例增高。

4. 黑棘皮病

黑棘皮病是高代谢风险的临床标志之一。皮损表现为患处皮肤绒毛状角化过度、皮肤增厚、灰棕色色素沉着，多发生于皮肤皱褶部位，如颈部、乳房下方、腋窝以及腹股沟。

PCOS代谢综合征的诊断标准详见表17-3。

表17-3　PCOS代谢综合征诊断标准（符合3项即可）

危险因素	切点
1. 腹型肥胖(腰围)	>85 cm
2. 三酰甘油(TG)	≥1.69 mmol/L
3. 高密度脂蛋白胆固醇(HDL-C)	<1.0 mmol/L
4. 血压	≥130/85 mmHg
5.OGTT空腹血糖和2 h血糖	空腹6.1～7.0 mmol/L和/或2 h血糖7.8～11.1 mmol/L

注：引自陶弢，王丽华. 多囊卵巢综合征诊治内分泌专家共识[J]. 中华内分泌代谢杂志，2018，34(1)：1-7.

二、PCOS的诊断和鉴别诊断

（一）PCOS的诊断

PCOS的诊断标准仍存在争议，以排除性诊断为主，国际上先后制定了NIH、鹿特丹、AES等多个PCOS诊断标准。

1.美国国立卫生院（National Institutes of Health，NIH）PCOS诊断标准（1990年）

①月经异常和无排卵。②临床或生化显示雄激素过多症和/或高雄激素血症。③排除其他引起高雄激素血症的疾病。

2.鹿特丹PCOS诊断标准（2003年）

PCOS的诊断应在排除了其他疾病，如先天性肾上腺增生、Cushing综合征和分泌雄激素的肿瘤等后，符合以下3条标准中的2条：①无排卵或稀发排卵。②高雄激素血症的临床和/或生化表现。③卵巢多囊样改变。

3.高雄激素协会（Androgen Exess Society，AES）PCOS诊断标准（2006年）

①高雄激素的生化或者临床表现为诊断的必要条件。②满足稀发排卵/无排卵和卵巢多囊样表现中的1条，即可诊断为PCOS。AES诊断标准强调了高雄激素在PCOS发生发展中的作用。

4.中国PCOS诊断标准与规范（2012年）

①强调月经稀发或闭经或不规则子宫出血是诊断的必要条件。②再符合下列2项中的1项，即可诊断为疑似PCOS：a.高雄激素的临床表现或高雄激素血症；b.超声表现为PCO。具备上述疑似PCOS诊断条件后，还必须逐一排除其他可能引起高雄激素的疾病和引起排卵异常的疾病才能确定诊断。目前，国内推荐此诊断标准。

（二）鉴别诊断

1.病史询问

病史询问是了解患者发病情况、就诊诉求的重要途径，应尽可能详细获取其病史信息。问诊时应重点询问患者月经情况，如初潮年龄、月经周期是否规律、每次行经时经量大小等，婚育史应重点询问患者有无合并不孕病史，若患者有妊娠史，应详细了解患者孕产史，有无自然流产、妊娠期高血压等不良孕产史，家族史应重点询问患者直系亲属有无患糖尿病、高血压、心血管疾病等，并了解患者女性亲属中是否存在月经异常、不良生育史和妇科肿瘤病史等。

2.体格检查

包括测定生命体征、BMI、腰臀比，评估高雄激素的临床表现，检查甲状腺、乳房发育情况等。

3.实验室检查

（1）血清雄激素水平

PCOS患者游离睾酮水平通常高于实验室正常参考值，血清总睾酮正常或轻度升高。由于游离睾酮的测量难度较大，可通过计算游离雄激素指数（free androgen index，FAI）反映体内活性睾酮的水平，其计算方法为:

$$\frac{\text{总睾酮(nmol/L)} \times 100}{\text{性激素结合球蛋白(nmol/L)}}$$

参考值为0.7～6.4。

（2）血清卵泡刺激素（FSH）、黄体生成素（LH）

PCOS患者血清FSH水平正常或偏低，LH水平升高，LH / FSH比值≥2。一般于月经来潮第

2～5天进行测定，若月经周期紊乱，长时间未来潮，可于B超检查双侧卵巢未见优势卵泡时进行测定。

（3）血清雌激素

PCOS患者血清雌激素水平主要表现为雌酮（E_1）升高，雌二醇（E_2）正常或轻度升高，$E_1/E_2>1$。

（4）抗苗勒激素（AMH）

绝大部分PCOS患者的血清AMH水平显著增高，多为正常人群水平的2～4倍。

（5）其他内分泌激素的测定以排除相关疾病

部分PCOS患者可出现血清催乳素水平轻度升高，血清17-羟孕酮（17-OHP）水平正常提示雄激素来源于卵巢，升高时提示肾上腺功能亢进。

（6）代谢风险评估

口服糖耐量及胰岛素释放试验可准确反映糖代谢及胰岛素分泌情况，通过颈动脉超声、血脂、心电图等检查可评估心脑血管系统风险，其他生化指标包括肝功能、肾功能、C反应蛋白、同型半胱氨酸等。

4.盆腔超声检查

盆腔超声检查推荐采用腔内超声进行检查，与经腹超声检查相比，腔内超声不受腹壁厚度及膀胱充盈度的影响，检查更方便快捷，图像显示也更清晰准确。根据受检患者有无性生活，可选择采用经阴道或经直肠超声检查。服用性激素类药物可干扰检查结果的准确性，超声检查前需停用至少1个月。超声检查可于任何时间进行，但于月经周期的第2～5天评估基础窦卵泡数较为准确。值得特别注意的是，卵巢多囊样改变（PCO）并不是PCOS患者所特有的，在年轻、卵巢储备功能较好的育龄妇女中也可出现PCO，此外，口服避孕药后，下丘脑性闭经、高泌乳素血症等情况也可表现PCO。

5.基础体温测定

通过记录每日基础体温，可推测本周期有无正常排卵，估计排卵时间以及评估黄体功能。但基础体温的测定应严格按照要求进行，以减少误差，提高结果准确性。进行基础体温测试，首先应该在每天清晨醒后立即进行，一般的测试部位为舌下，测试前应注意不能起床、说话、排便以及进食等，测量后应及时记录数值，最好记录在专用的坐标纸上，至少坚持记录一个完整的月经周期，如有性交、感冒、迟睡、失眠、服药等特殊情况应及时备注。

6.鉴别诊断

（1）甲状腺功能异常

长期甲状腺功能异常的女性可能合并排卵障碍以及月经周期紊乱，与PCOS进行鉴别诊断可通过检测血液中甲状腺激素水平及甲状腺自身抗体，有条件者可以同时行甲状腺超声检查。

（2）高泌乳素血症

患者可表现为月经异常甚至闭经，部分垂体泌乳素腺瘤患者合并有多毛和痤疮。可根据血清催乳素水平以及垂体MRI检查进行鉴别诊断。需注意有些药物、甲状腺功能低下等也会引起高PRL血症，部分PCOS患者合并血清催乳素轻度升高。

（3）先天性肾上腺皮质增生（congenital adrenal hyperplasia，CAH）

主要表现为肾脏源性的雄激素过度分泌，患者出现进行性加重的多毛、月经稀发等症状。其发生机制是CAH患者体内先天性缺乏21-羟化酶及11β-羟化酶，因此，患者的肾上腺皮质不能合成糖皮质激素，因而垂体分泌ACTH增加，使肾上腺皮质过度增生，导致17α-羟孕酮（17-OHP）、17α-羟孕烯醇酮等堆积，肾上腺源性的雄激素分泌增多。与PCOS的鉴别诊断主要依赖17-OHP的测定。

（4）Cushing综合征

主要表现包括向心性肥胖、多毛、痤疮等，其发生机制是各种原因导致的肾上腺皮质功能亢进，使得机体分泌皮质醇的昼夜节律消失，尿游离皮质醇水平增高。与PCOS的鉴别诊断可通过检测患者血浆皮质醇昼夜节律、检测24小时尿游离皮质醇以及进行地塞米松抑制试验进行。

（5）原发性卵巢功能降低或卵巢早衰

患者主要表现为慢性不排卵、不孕，部分患者合并多毛、肥胖等，鉴别诊断主要依据基础血激素水平及超声诊断。该类型患者由于卵巢功能降低，卵巢分泌的雌激素减少，对下丘脑、垂体的负反馈作用减弱，从而表现为FSH及LH水平升高，超声检查可以观察到卵巢体积减小，回声偏实性，基础窦卵泡数量稀少。

（6）卵巢或肾上腺分泌雄激素的肿瘤

睾丸母细胞瘤、颗粒细胞瘤及卵泡膜细胞瘤等卵巢肿瘤可分泌雄激素，患病后会出现明显男性化表现、继发闭经等症状，盆腔B超、MRI或CT可协助诊断。肾上腺皮质的良性和恶性肿瘤均可导致雄激素增多，患者迅速出现多毛、男性化等临床表现，通过肾上腺CT和MRI检查可协助诊断。

（7）功能性下丘脑性闭经

该类患者发病前通常有快速减重、精神压力过大或心理障碍等诱因，可依据病史以及血清FSH、LH、雌激素水平予以鉴别。

（8）其他

药物性高雄激素血症有雄激素、糖皮质激素或孕激素的长期或大量服药史；特发性多毛有阳性家族史，血清雄激素浓度及卵巢超声检查均正常。

三、PCOS的治疗

对于PCOS患者的治疗，首先要进行健康宣教，督促患者改善现有不良的生活方式如熬夜、吸烟、酗酒等，优化饮食结构，将体重控制在正常范围内。对于合并代谢异常的PCOS患者，应对症治疗，最终达到改善生育能力、减轻PCOS远期并发症的目标。

（一）调整月经周期

1.口服避孕药

口服避孕药（OC）适用于无生育要求的PCOS患者，其主要作用包括调整月经周期、改善高雄激素症状。OC中含有雌孕激素，可帮助PCOS患者建立规律的月经周期，从而保护内膜，减少子宫内膜病变的发生；同时，OC还可减少卵巢源性的雄激素分泌，减轻患者高雄激素血症的临床表现。通常在月经期或撤退性出血的第3～5天给药，每日1片，连续服用21天，注意服药期间不要漏药，可连续服用3～6个周期。服药前需要排除OC的禁忌证，用药期间应动态监测患者血糖水平以及血脂变化。

2.孕激素

对于青春期PCOS患者或育龄期未合并严重代谢紊乱的PCOS患者，可单独服用孕激素，促使子宫内膜剥脱，降低子宫内膜发生病变的风险。此外，孕激素可以负反馈抑制下丘脑和垂体的功能，减慢LH脉冲式分泌频率，使卵巢分泌的雄激素减少。常用的孕激素制剂包括醋酸甲羟孕酮、地屈孕酮、口服黄体酮胶囊及黄体酮注射液等，用法是在月经周期后半期给予孕激素5～7天，至少每2个月出现撤退性出血1次。

（二）高雄激素血症的治疗

1. 口服短效避孕药

可用于治疗卵巢来源的雄激素过多。短效避孕药为雌孕激素复合制剂，其中所含的孕激素吸收入血后可对下丘脑-垂体产生负反馈作用，减慢LH脉冲式分泌频率，减轻LH对卵巢卵泡膜细胞的刺激，从而使雄激素的分泌减少；此外，短效避孕药中所含的雌激素可抑制细胞色素P450，减少游离睾酮。用法用量同上。

2. 糖皮质激素

多用于治疗肾上腺来源的雄激素过多，其作用机制是通过抑制垂体，使依赖于ACTH的肾上腺雄激素分泌减少。常规用法是地塞米松0.5～0.75 mg/d、泼尼松5～7.5 mg/d。当长期服用糖皮质激素时，需要注意药物对下丘脑-垂体-肾上腺轴的抑制作用。

3. 酮康唑

这是一种强的酶抑制剂，通过结合细胞色素P450酶系统来抑制类固醇的合成及芳香化酶活性，从而产生抗雄激素作用。治疗剂量一般为0.2～0.4 g/d。

4. 螺内酯

通过竞争性结合雄激素受体，抑制17α-羟化酶，使雄激素水平降低，还能加速雄激素向雌酮的转化。治疗剂量为50～400 mg/d，治疗多毛需用药6～9个月。

5. 促性腺激素释放激素激动剂

促性腺激素释放激素激动剂（gonadotropin releasing hormone-agonist，GnRH-a）的作用机制是竞争性结合垂体GnRH受体，对垂体产生降调节作用，阻止Gn的生成和释放，从而抑制卵巢来源的雄激素。

（三）胰岛素抵抗的治疗

胰岛素抵抗与PCOS相互促进，加重PCOS患者的生殖障碍，其机制可能是PCOS患者发生胰岛素抵抗后，机体为了维持正常糖耐量，出现代偿性高胰岛素血症，而高胰岛素血症可促进卵巢雄激素合成，加剧PCOS患者无排卵、闭经及不孕。调整生活方式和药物治疗都可以有效改善胰岛素抵抗。调整生活方式包括规律作息、减重、改善不良生活习惯等；药物治疗为服用胰岛素增敏剂，其作用机制是可以抑制肝糖原产生，还可增强周围组织对葡萄糖的摄入，并在受体后水平增强胰岛素敏感性，减少餐后胰岛素分泌，改善胰岛素抵抗，预防代谢综合征的发生，还可改善PCOS患者对促排卵治疗的反应性。主要的胰岛素增敏剂包括二甲双胍、曲格列酮、罗格列酮等，目前研究最多、临床应用最广泛的是二甲双胍，常规用法是500 mg，每日2～3次。

（四）促排卵治疗

对于有生育要求的PCOS患者，为促使其排卵及获得妊娠，常需进行促排卵治疗。

1. 氯米芬

氯米芬（clomiphene citrate，CC）是一种非甾体激素复合物，其促排卵的作用机理为通过竞争性地结合下丘脑雌激素受体，从而降低了雌激素的负反馈效应，使下丘脑和垂体各自产生的GnRH水平和Gn显著增多，从而促使卵泡的发育。但CC的抗雌激素作用会使子宫内膜变薄，宫颈黏液变黏稠，对妊娠产生负面影响。常规用法是从自然月经期或撤退性出血的第2～5天开始用药，起始剂量50 mg/d，服用5天，如无优势卵泡发育，则每周期可增加50 mg/d，直至150 mg/d。疗效判断可采用经腔内超声监测卵泡发育，没有条件进行超声监测时，可通过记录BBT或测试尿LH测排卵试纸来指导同房。

2. 来曲唑

来曲唑（letrozole，LE）是一种芳香化酶抑制剂，通过抑制芳香化酶CYP19基因产物和细胞色素P450复合物，从而抑制雌激素合成。值得注意的是，LE用于促排卵治疗属于超适应证用药，需向患者进行特殊说明。LE无拮抗宫颈及子宫内膜雌激素效应，半衰期短，卵巢高反应（high ovarian response，HOR）和卵巢过度刺激综合征（OHSS）发生率低，效果优于CC。目前临床主要用于CC抵抗的患者，用法及监测过程同CC，用量为2.5～5.0 mg/d。

3. 促性腺激素

促性腺激素（gonadotropin，Gn）适用于CC抵抗的无排卵患者。使用Gn促排卵治疗时容易出现多卵泡发育，多胎妊娠和卵巢过度刺激综合征（OHSS）的风险也相应增加，所以选择Gn进行促排卵需符合盆腔超声检查和测定雌激素浓度的操作要求，同时医务人员还需掌握诊断和治疗OHSS以及进行选择性减胎的技术。常见的Gn还有人绝经期促性腺激素（human menopausal gonadotropin，hMG）、尿源性高纯度FSH（highly purified FSH，HP-FSH）和基因重组FSH（rFSH）。通常用法为自然月经期或撤退性出血的第3～5日开始，予hMG 75 U/d或rFSH 37.5 U/d，若卵巢无反应，可逐渐加量至超声下监测到优势卵泡，或加量至225 U/d。当超声监测发现卵巢上存在4枚以上直径>16 mm的卵泡时，患者发生多胎妊娠和OHSS的风险显著增加，建议取消该周期。

4. 腹腔镜下卵巢打孔术

腹腔镜下卵巢打孔术（laparoscopic ovarian drilling，LOD）适用于CC抵抗的PCOS患者，因其他原因需要进行腹腔镜探查术，或者不具备Gn促排卵的随诊条件或医疗条件者。LOD的促排卵机制为，通过对卵巢间质进行打孔破坏，首先直接减少卵巢源性雄激素的分泌，其次是减轻了雌激素对下丘脑垂体的负反馈，使Gn分泌增多。LOD对体重指数（BMI）≤34 kg/m^2、LH>10 U/L以及游离睾酮水平高的患者治疗效果良好，但LOD治疗后有治疗无效、继发盆腔粘连、卵巢功能受损的风险。

5. 体外受精-胚胎移植

PCOS患者应用6个月及以上标准促排卵治疗后有正常排卵，但指导同房后仍未获得妊娠，或者PCOS患者使用多种药物促排卵治疗仍然无正常排卵者，并且有迫切的生育意愿者，可选择体外受精-胚胎移植（in vitro fertilization embryo transfer，IVF-ET）进行辅助生育。但由于PCOS患者基础窦卵泡数多，同时合并生殖及代谢功能紊乱，在进行IVF治疗时E_2水平高，易发生卵巢高反应及OHSS，必要时可进行未成熟卵母细胞的体外成熟或冻融胚胎移植。

第三节　多囊卵巢综合征人群的生殖健康管理

由于PCOS发病机制不明，临床上目前的治疗方案多为根据患者治疗需求、合并的代谢问题等采取个体化的对症治疗措施，以缓解临床症状（如多毛、月经紊乱等），同时通过多种治疗手段解决患者的生育问题。因为缺乏有效的根治手段，为了维护患者健康，减少远期并发症，提高生命质量，需要对PCOS患者进行长期的健康管理。

一、生活方式的健康管理

（一）饮食管理

饮食管理包括坚持低热量饮食以及调整饮食结构，日常饮食种类应多元化，每日均需摄入碳水化合物、脂肪、蛋白质、维生素、矿物质及膳食纤维，其中，碳水化合物的摄入量应尽量减少，不超过总摄入量的50%，并尽可能选择升糖指数（glycemic index，GI）较低的食物。建议脂肪的摄入以单不饱和脂肪酸为主，并且每日摄入量不超过总摄入量的30%；建议每日摄入足量优质蛋白，如乳清蛋白、植物蛋白等。改变不良的饮食习惯，如戒烟及减少酒精、咖啡摄入量。此外，社会、家庭以及医生应给予患者鼓励和支持，使其能够长期坚持健康合理的饮食习惯。

（二）运动管理

运动可以帮助PCOS患者提高代谢、减轻体重以及改善全身脂肪分布。研究证实，当肥胖或超重的PCOS患者能够通过饮食和运动管理减轻自身体重的5%～10%时，可以明显改善其代谢综合征和生殖功能障碍。而体重在正常范围内的PCOS患者，同样可以通过运动获益，如增加胰岛素敏感性，改善胰岛素抵抗，减轻排卵障碍。建议PCOS患者每周进行中等强度的运动，累计时间至少150分钟，运动方式可选择以有氧运动为主，并减少久坐的不良习惯。

（三）行为管理

通过强化认知，使PCOS患者对肥胖有全面的了解，从而自主地对自身行为进行调整。患者的行为管理需要临床医师、护士、营养学家、心理医师等专业团队的指导，首先帮助患者调整心理状态，减轻压力及沮丧、抑郁等心理问题，而后帮助患者逐步建立健康的饮食和行为习惯，并建立信心，利于其长期坚持。行为干预能使传统的饮食控制和运动管理更有效。

二、代谢异常的健康管理

（一）青春期PCOS合并代谢异常的管理

对于青春期PCOS患者，其健康管理的目标是改善月经紊乱引起的内膜问题以及高雄激素状态，优先推荐生活方式干预治疗；若合并胰岛素抵抗或糖尿病，建议在生活方式干预的基础上加用二甲双胍；若合并超重或肥胖，并且已经进行了生活方式干预治疗和二甲双胍治疗，体重下降幅度仍不理想的，可联合服用奥利司他。需要特别注意的是，青春期PCOS患者减重应循序渐进，避免短时间内过快减重，影响青春期正常发育。

（二）育龄期PCOS合并代谢异常的管理

育龄期PCOS患者合并胰岛素抵抗的，一经确诊即可开始服用二甲双胍进行治疗，若服用二甲双胍后胃肠道反应严重者，建议从小剂量开始逐渐加量，非肥胖患者建议每日服用剂量为1000～1500 mg，肥胖患者建议每日服用剂量为2000～2500 mg，于餐时或餐后立即服用，疗程至少3～6个月。若患者在服药过程中确诊妊娠，应立即停止服用，无妊娠计划的患者建议服用至糖代谢异常恢复正常。

育龄期PCOS患者合并脂代谢异常的，应首先进行生活方式干预治疗，若生活方式干预不能有效减重和改善脂代谢异常时，建议服用二甲双胍治疗，生活方式干预和二甲双胍联合治疗后体重下降仍不理想者，可加用奥利司他或他汀类药物治疗。如果通过生活方式管理和口服药物都不能有效地减轻体重和缓解脂肪肝，则可考虑进行手术治疗。肥胖/超重的育龄期PCOS患者在妊娠期间不建议继续减重，但应该控制体重增加的速度及幅度。

三、生殖异常的健康管理

（一）青春期PCOS生殖异常的健康管理

青春期PCOS患者进行生殖健康管理的主要目标是改善月经紊乱状态，孕激素对代谢的影响较小，而且对下丘脑-垂体-性腺轴的抑制作用较轻，更适合应用于青春期患者，每个周期推荐服用孕激素10～14 d。而短效复方口服避孕药，不仅能调节月经周期，防止子宫内膜增生，而且能使高雄激素的状态得以缓解，因此，青春期患者也可酌情应用。而对于合并体内雌激素效应较低的青春期PCOS患者，应给予雌孕激素周期序贯疗法，在调节月经周期的同时也可减轻低雌激素状态。

（二）育龄期PCOS生殖异常的健康管理

育龄期PCOS患者生殖健康管理的主要目的是促进生育。夫妻双方均应先进行孕前咨询和相关检查，明确是否合并其他可能导致生育失败的危险因素，治疗方法为积极改善生活方式，并在纠正代谢异常的基础上进行促排卵治疗。

四、远期并发症的预防及管理

PCOS患者发生子宫内膜疾病、心血管疾病、糖尿病等远期并发症的风险较正常人群显著增加，因此，对于PCOS的治疗既要解决当下生育力低下及月经周期紊乱的问题，还需要重视PCOS患者容易合并远期并发症的问题。针对这一问题，要以预防为主，密切关注相关的生理指标，进行长期随访，建立起一套行之有效的长期健康管理策略。

（一）子宫内膜疾病

PCOS患者发生子宫内膜疾病的机制可能与慢性无排卵或稀发排卵相关，使子宫内膜持续处于雌激素的作用之下，表现为内膜长期增殖状态，缺乏孕激素转化及周期性剥脱；同时，过高的高胰岛素水平可促进子宫内膜雌激素受体表达，进一步增强雌激素对内膜的负面作用。此外，子宫内膜长期处于单纯雌激素的作用下，可使其有丝分裂活性增加，从而出现错误的DNA复制，最终导致子宫内膜发生癌变。一项纳入11项研究共72973名受试者的Meta分析显示，PCOS患者发生子宫内膜以及卵巢恶性肿瘤的风险显著增加，肥胖、高胰岛素血症、高雄激素均是子宫内膜癌的危险因素。建议使用口服短效避孕药或天然孕激素调整月经周期，通过生活方式管理及口服二甲双胍减轻体重、改善胰岛素抵抗，并定期进行妇科超声监测子宫内膜。

（二）2型糖尿病

PCOS患者可合并胰岛素抵抗以及糖耐量异常，而过高的胰岛素水平又可加重PCOS患者的生殖功能障碍。研究显示，PCOS患者从糖耐量受损进展到2型糖尿病的进程更快，因此，PCOS患者应坚持生活方式管理，控制体重，积极管理胰岛素抵抗及糖耐量受损，建议每年进行口服糖耐量及胰岛素释放试验。

（三）心血管疾病

研究证实，PCOS患者绝经后发生心脑血管疾病的风险增高，可能与持续高水平雄激素有关，合并有肥胖、血脂异常、血压升高、血糖异常的PCOS患者，罹患心血管疾病的概率更高。一项纳入5项研究的Meta分析显示，PCOS患者中发生冠状动脉性心脏病和中风的概率是非PCOS患者的2倍，校正BMI后，其发生风险仍比对照组高55%，提示PCOS可能是心血管疾病发生的独立危险因素。因此，PCOS患者应长期坚持生活方式管理，定期监测，尽早干预高血压、血脂异常、肥胖等高危因素。

（何佳静）

参考文献

[1] LIZNEVA D，SUTURINA L，WALKER W，et al. Criteria，prevalence，and phenotypes of polycystic ovary syndrome[J]. Fertility and Sterility，2016，106(1)：6-15.

[2] NORMAN R J，DEWAILLY D，LEGRO R S，et al. Polycystic ovary syndrome[J]. The Lancet，2007，370(9588)：685-697.

[3] Li R，ZHANG Q，YANG D，et al. Prevalence of polycystic ovary syndrome in women in China：a large community-based study[J]. Human Reproduction，2013，28(9)：2562-2569.

[4] Consensus on women's health aspects of polycystic ovary syndrome（PCOS）[J]. Human Reproduction，2012，27(1)：14-24.

[5] CELIK C，ABALI R，BASTU E，et al. Assessment of impaired glucose tolerance prevalence with hemoglobin A1c and oral glucose tolerance test in 252 Turkish women with polycystic ovary syndrome：a prospective，controlled study[J]. Human Reproduction，2013，28(4)：1062-1068.

[6] DE GROOT P C M，DEKKERS O M，ROMIJN J A，et al. PCOS，coronary heart disease，stroke and the influence of obesity：a systematic review and meta-analysis[J]. Human Reproduction Update，2011，17(4)：495-500.

[7] RIZZO M，BERNEIS K，SPINAS G，et al. Long-term consequences of polycystic ovary syndrome on cardiovascular risk[J]. Fertility and Sterility，2009，91(4)：1563-1567.

[8] JACOBSEN V M，LI S，WANG A，et al. Epigenetic association analysis of clinical sub-phenotypes in patients with polycystic ovary syndrome（PCOS）[J]. Gynecological Endocrinology，2019，35(8)：691-694.

[9] CHEN Z J，ZHAO H，HE L，et al. Genome-wide association study identifies susceptibility loci for polycystic ovary syndrome on chromosome 2p16. 3，2p21 and 9q33. 3[J]. Nature Genetics，2011，43(1)：55-59.

[10] SHI Y，ZHAO H，SHI Y，et al. Genome-wide association study identifies eight new risk loci for polycystic ovary syndrome[J]. Nature Genetics，2012，44(9)：1020-1025.

[11] ZHAO H，XU X，XING X，et al. Family-based analysis of susceptibility loci for polycystic ovary syndrome on chromosome 2p16. 3，2p21 and 9q33. 3[J]. Human Reproduction，2012，27(1)：294-298.

[12] MCALLISTER J M，LEGRO R S，MODI B P，et al. Functional genomics of PCOS：from GWAS to molecular mechanisms[J]. Trends in Endocrinology & Metabolism，2015，26(3)：118-124.

[13] MIMOUNI N E H，PAIVA I，BARBOTIN A L，et al. Polycystic ovary syndrome is transmitted via a transgenerational epigenetic process[J]. Cell Metabolism，2021，33(3)：513-530.

[14] GENG X，ZHAO J，HUANG J，et al. lnc-MAP3K13-7：1 inhibits ovarian GC proliferation in PCOS via DNMT1 downregulation-mediated CDKN1A promoter hypomethylation[J]. Molecular Therapy，2021，29(3)：1279-1293.

[15] 梁仲珍，王芳，裴泓波，等．多囊卵巢综合征患者临床特征的研究及危险因素的Logistic回归分析[J]．兰州大学学报(医学版)，2018，44(2)：46-53.

[16] QI X，YUN C，SUN L，et al. Gut microbiota-bile acid-interleukin-22 axis orchestrates polycystic ovary syndrome[J]. Nature Medicine，2019，25(8)：1225-1233.

[17] YUAN M，HU M，LOU Y，et al. Environmentally relevant levels of bisphenol A affect uterine decidualization and embryo implantation through the estrogen receptor/serum and glucocorticoid-regulated kinase 1/epithelial sodium ion channel α-subunit pathway in a mouse model[J]. Fertility and Sterility，2018，109(4)：735-744.

[18] 陶弢，王丽华．多囊卵巢综合征诊治内分泌专家共识[J]．中华内分泌代谢杂志，2018，34(1)：1-7.

[19] 崔琳琳，陈子江．多囊卵巢综合征诊断标准和诊疗指南介绍[J]．国际生殖健康/计划生育杂志，2011，30(5)：405-408.

第十八章
子宫出血人群的生殖健康管理

正常子宫出血指的是月经周期、月经期、经血量以及规律性均符合该年龄组正常范围的月经状态。2014年，中华医学会妇产科学分会内分泌学组对子宫出血术语暂定的标准，即正常月经的范围见表18-1，其他相关描述包括月经期间有无不适感，例如痛经、腰酸、下坠等。

表18-1　正常月经的范围

临床评价指标	术语	范围
周期频率	月经频发	<21天
	月经稀发	>35天
周期规律性（近1年的周期变化）	规律月经	<7天
	不规律月经	≥7天
	闭经	≥6个月不来月经
经期长度	经期延长	>7天
	经期过短	<3天
出血量	月经过多	>80 mL
	月经过少	<5 mL

注：引自中华医学会妇产科学分会妇科内分泌学组.异常子宫出血诊断与治疗指南[J].中华妇产科杂志，2022，57(7)：481-490.

任何与正常月经周期、规律性、持续时间以及出现量不同的子宫出血，无论是育龄期还是非妊娠期，都属于异常子宫出血（AUB）。这种大出血可能来自子宫腔，也可能是由其他原因引起。

国际妇产科联合会（Federation International of Gynecology and Obstetr，FIGO）在2007年和2011年分别提出了“正常和异常子宫出血相关术语”的共识及“育龄期非妊娠妇女AUB病因新分类PALM-COEIN系统”，以帮助育龄期女性更好地了解自己的健康状况。

AUB可以根据其发病原因分成2个大类9个类型，每一类都以其英文首字母缩写命名为PALM-COEIN（“手掌-硬币”分类法），具体情况可参见表18-2。其中，PALM部分指的是子宫结构化变化，而COEIN部分则指的是不具有子宫结构化变化，或者暂时无法归入前八类的，比如剖宫产切口瘢痕缺损。

表 18-2　AUB 病因分类系统：PALM-COEIN 系统

PALM	COEIN
子宫内膜息肉(polyp)	全身凝血相关疾病(coagulopathy)
子宫腺肌病(adenomyosis)	排卵障碍(ovulatory dysfunction)
子宫肌瘤(leiomyoma)	子宫内膜局部异常(endometrial)
子宫恶变和不典型增生(malignancy and hyperplasia)	医源性(iatrogenic)
	未分类(not yet classified)

注:引自中华医学会妇产科学分会妇科内分泌学组.异常子宫出血诊断与治疗指南[J].中华妇产科杂志,2022,57(7):481-490.

本章以 PALM-COEIN 分类系统为基础，对各类病因分别详述，包括发病机理、临床表现、诊断与治疗以及生殖健康管理等。

第一节　异常子宫出血的病因、发病机理

子宫内膜息肉是由于子宫内膜腺体、基质和毛细血管的过度增殖而形成的赘生物，它们可以在宫腔内任何部位发育，而且由于其相对含量的差异，在宫腔镜下表现出不同的特征。有的为质软的囊性组织，有的是坚固的纤维状结构；有单个息肉，也有多发息肉；有些带蒂，有些无蒂；且大小不一，可从几毫米到几厘米。

一、发病机理

研究表明，炎症刺激学说和激素刺激学说是两种主要的假设。子宫内膜息肉的形成受雌激素、他莫昔芬及米非司酮的影响，亦与雌孕激素受体、某些细胞因子及细胞的增殖、凋亡有关。

二、临床表现

子宫内膜息肉可以表现为无症状，引起症状时主要表现为异常子宫出血，包括月经过多、经期延长或经间期出血（尤其以排卵期出血常见）、不规则阴道出血、绝经后出血、性交后出血、育龄期不孕等。当宫颈口处的子宫内膜息肉脱落时，会导致宫颈息肉的发生，从而引发接触性大出血的症状。AUB-P 被认为与息肉内基质充血导致静脉瘀滞和根尖坏死有关。子宫内膜息肉有无临床症状与息肉的大小、数目及位置无关。

三、诊断

超声检查可初步评估子宫内膜病变，子宫内膜息肉在超声下的典型表现为宫腔内可见强回声团状病灶。内膜增生期选择经阴道超声（TVS）检查更准确。超声检查时，应报告息肉的大小，以协助进一步诊治，息肉越大，发生恶性肿瘤的风险越大，而小息肉自发消退的可能性也大。

宫腔镜下定位活组织病理学检查是诊断子宫内膜息肉的“金标准”，它可以清楚直视宫腔内的结构，准确地切除息肉组织，以便进行精准的病理学检查和治疗。

直接刮宫或子宫内膜活检诊断子宫内膜息肉的敏感性与阴性预测值较低，盲检可能遗漏小息

肉或者破坏息肉结构，增加组织学诊断难度，因此，不建议用于子宫内膜息肉的诊断。

四、治疗

（一）定期观察

无症状的子宫内膜息肉1年内自然消退的比例为27%，研究显示，<1 cm的息肉自然消退的可能性大，而1 cm以上的息肉则可能持续存在并导致AUB发生。

（二）药物治疗

孕激素可以有效预防子宫内膜息肉的发生，并且可以促进息肉的消退。口服他莫昔芬的女性，应用左炔诺孕酮宫内缓释系统（the levonorgestrel-releasing intrauterine system，LNG-IUS）可以显著减少子宫内膜息肉的发病率，从而达到预防和治疗的目的。研究发现，黄体期皮下注射25 mg孕酮，3个月经周期后，息肉的消退率显著高于自然观察组。

复方口服避孕药（combined oral contraceptives，COC）是一种有效的预防息肉手术后出血、复发和调整月经周期的保护性药物，建议术后3～6个周期联合服用COC，以达到最佳的治疗效果。回顾性研究认为，LNG-IUS可预防息肉术后复发，对于术中息肉形态提示无恶变者，可在术后立即放置LNG-IUS，也可等病理结果后再行放置。

（三）手术治疗

1.宫腔镜下息肉切除术

宫腔镜下息肉切除术是一种安全的诊断和治疗方法，可以有效地摘除子宫内膜息肉，并通过双极电切术和息肉钳夹技术来实现更精准的治疗效果。手术宜在早卵泡期进行，此时子宫内膜薄，利于观察息肉的位置、大小和数量，便于手术操作。对于没有生育需求的人群，应尽可能地摘除息肉基底部，并对周围的子宫内膜进行破坏，以减少复发的可能性；而对于有生育需求的人群，则应特别注意保护子宫内膜的完整性。

子宫内膜息肉摘除术后存在一定的复发率，这与随访时间以及息肉的性质有关。息肉的数目同样会影响复发率，多发性子宫内膜息肉的复发率更高，而且随着随访时间的延长，复发率增加。多发性子宫内膜息肉的复发率是单个子宫内膜息肉的4.08倍，此外，内异症、既往内膜息肉手术史均是复发的独立危险因素。对于高危患者或在没有生育要求的情况下出现息肉复发的患者而言，可以在息肉摘除的同时进行子宫内膜切除术，以有效降低复发率和术后持续出血或二次出血的发生率。

2.盲刮术

盲刮在去除子宫内膜息肉中的成功率不到50%，而且息肉切除并不完全，因此，不建议将盲刮术作为诊断及治疗子宫内膜息肉的首选措施。

第二节　异常子宫出血的临床表现、诊断与治疗

子宫腺肌病（adenomyosis，AM）是一个常见的良性疾病，它会引起子宫内膜异位，从腺体和间质异位到子宫肌层，成为弥漫或局限性的疾患。大约15%的患者会同时患有子宫内膜异位

症，而50%的患者易合并子宫肌瘤。AM可以分成两类：弥漫型和局限型，即子宫腺肌瘤。

一、发病机理

尽管子宫腺肌病的发病机制尚未完全明确，但目前仍存在以下几种观点：

（一）子宫基底层内膜内陷学说

AM是一种子宫内膜腺体向子宫基底部浸润、向下生长发育以及内陷入子宫平滑肌层并增生的病理现象，与肿瘤细胞转移有着相似的特征，其发生机制可以分为：子宫内膜侵入和黏附力量增加、基底部受损、子宫平滑肌细胞异常以及异位内膜的繁殖-凋亡失调。

（二）化生学说

据此假说，子宫内膜和肌层起源于胚胎期的米勒管，米勒管组织具有多能性，AM发生于子宫肌层组织向内膜组织的蜕变。此外，有研究者提出，异位的子宫内膜是由于子宫内外的功能外周细胞成为内膜间质细胞，进而引发子宫内膜细胞的产生。研究发现，雌激素在转化过程中扮演着至关重要的角色。

（三）淋巴及静脉播散学说

学者们指出，血管的形成是子宫内膜进入肌层并发展壮大的重要条件，新生的血管不但可以为异位内膜提供营养，还可以将内膜细胞转移至子宫平滑肌。

（四）遗传学说

AM的发生可能与遗传因素有关，这可能是外部因素的共同作用。

（五）免疫因素

当机体免疫功能失常时，可能会导致AM中的子宫内膜和间质细胞生长受到影响。

（六）激素因素

子宫腺肌病是一个典型的雌激素依赖性疾病，围绝经期女性的病灶会随着体内雌激素水平的下降而逐渐消退。子宫腺肌病的患者群体中，雌激素受体的表达量显著高于孕激素受体，此外，在这些群体中还发现了芳香化酶，它们能够将雄激素转化为雌激素，从而促进腺肌病病灶的生长。

二、临床表现

子宫腺肌病是一种严重的妇科疾病，其表现为月经增多、经期延长、慢性盆腔疼痛、腰骶部不适、尿频、不孕等症状，对女性的健康和生活带来很大的影响。大约35%的患者没有明显的症状，而40%～50%的患者伴有AUB，这种病症表现为连续数个月经周期经量增多，与子宫内膜面积增大、子宫内膜过度增生以及子宫肌层纤维增生有关。

三、诊断

经量显著增加，继发性贫血和痛经症状进行性加重，子宫呈现均匀性扩大或局部隆起，质坚硬，有明显的压痛感。B超和磁共振（MRI）扫描有较高的诊断价值。MRI是目前诊断子宫腺肌病最敏感的无创检查方法，其特异性和灵敏性远超B超，而TVS则具有更高的分辨率、更高的灵敏度和更准确的结果。此外，由于其低廉的价格和便捷的操作，亦是诊断子宫腺肌病最常用的方法。内异症和子宫腺肌病可能会引起CA125不同程度的升高，但无特异性。临床病理学检验是确诊子宫腺肌病的重要手段。

四、治疗

（一）药物治疗

1.促进性腺激素产生的激素激动剂（GnRH-a）

GnRH-a可以通过调节垂体来抑制FSH和LH的分泌，从而导致雌、孕激素水平持续下降至绝经水平。GnRH-a治疗后月经量可减少，痛经症状可得到缓解，注射2～3次后可使子宫缩小30%～50%，一般连续应用3～6个月。

2.左炔诺孕酮宫内缓释系统（LNG-IUS）

LNG-IUS（曼月乐）是一款T型宫内节育器，它内含药品，能够在子宫内部稳定地产生20 μg（左旋18-甲基炔诺酮），继而发挥其作用，有效期长达5年。左炔诺孕酮有着强大的孕激素活性，它能够阻止子宫内膜增生，进而降低出血量。它还能够通过凋亡途径来阻止子宫内膜的增殖，使子宫内膜萎缩，进而达到降低经量的目的。LNG-IUS的应用可以显著降低全身血药浓度，进而降低药物副作用，也不会影响垂体和卵巢的正常功能。LNG-IUS疗效确切，放置1年后，月经量可减少约95%，放置更长一段时间（2年）后，子宫体积明显缩小。LNG-IUS安全、可逆、方便、平均费用低，对于治疗月经过多具有明显优势，可作为首选药物。子宫体积增大的中重度子宫腺肌病患者放置LNG-IUS存在下移甚至脱落的风险，因此，症状改善并不明显。放置LNG-IUS可能会导致一些副作用，如阴道出血、点滴出血、闭经、乳房胀痛、脱环和环移位等。因此，在使用曼月乐之前应该进行咨询。

3.口服避孕药（OC）

OC可以有效控制子宫腺肌病引起的相关症状，并减缓疾病的进展，OC经济、安全、实用，可长时间控制内异症或子宫腺肌病。GnRH-a注射6个月后，OC已成为一种常用的持续治疗方法。

4.米非司酮

米非司酮是一种强大的抗孕激素药物，其亲和力可达孕酮的5倍，可以有效抑制腺肌病组织中雌孕激素受体的活性，阻断病灶血管的形成，诱导异位子宫内膜细胞坏死，同时还能够抑制排卵，降低雌激素和孕激素的水平，从而有效抑制内膜的分泌反应。长期服用此药可以显著减少异位子宫内膜的数量，并缩小病灶。米非司酮可与LNG-IUS联合应用，使得疗效最大化。

（二）手术治疗

子宫全切术是一种有效的治疗方法，它可以有效地治疗年龄较大、无生育要求、病变广泛或临床症状较重的难治性子宫腺肌病患者。经腹子宫切除术是最常用的手术方式，它不仅可以有效减少异位病灶的残留，而且对于盆腔粘连、病灶较大或诊断不明确的患者，也是最佳的治疗选择。由于低并发症发生率，经阴道子宫切除术已被广泛应用。

子宫腺肌病病灶切除术主要适用于年轻、要求保留生育功能的子宫腺肌病患者。核磁共振（MRI）技术可以精确界定子宫腺肌病的病灶部位和区域，术前给予GnRH-a治疗3个周期是一种有效的治疗方法，它可以有效缩小患者病灶体积，减轻子宫充血，从而使手术操作更加便捷。腹腔镜下手术是一种有效的治疗局限性子宫腺肌病的方式，它有着创伤小、恢复快的优势，因而受到广泛的应用。

子宫内膜切除术（transcervical resection of endometrium，TCRE）是一种治疗子宫内膜病变的手术，它的目的是切除病变部分，特别适用于那些没有生育要求的患者。然而，由于它无法完全切除宫壁内的内膜腺体，因此，术后极易复发。少部分患者仍有妊娠机会，但妊娠期间流产、胎盘植入的风险升高。

子宫动脉介入栓塞治疗（uterine arterial embolism，UAE）是指通过使用吸收性明胶海绵栓塞子宫动脉上行支，使腺肌病病灶缺血、坏死、吸收、萎缩。一旦子宫病灶巨大，子宫动脉栓塞后可能会导致广泛性坏死，从而引发高热、腹痛等症状。UAE治疗可以在短期内显著缓解月经过多和痛经的症状，但是中长期的疗效仍然不够确定，2年后复发率也较高。

第三节　异常子宫出血人群的生殖健康管理

一、子宫肌瘤

子宫肌瘤（uterine leiomyoma）是女性最常见的盆腔肿瘤，是子宫肌层的平滑肌细胞单克隆性增殖形成的良性肿瘤，常见于30～50岁女性。

（一）发病机理

子宫肌瘤的发生机理尚不完全清楚，但或许与遗传性、女性激素水平、生长因子、免疫系统等有关，此外，吸烟、肥胖以及10岁前月经初潮也是可以导致子宫肌瘤发生的危险因素。

（二）临床表现

1.症状

（1）月经量增多及经期延长

子宫肌瘤是引起非妊娠女性异常子宫出血的最常见的结构性子宫病理改变，月经量增多、经期延长是子宫肌瘤的典型出血形式，也是最常见的症状。是否有子宫出血及出血量多少主要取决于肌瘤的位置，以及肌瘤的大小。当子宫肌瘤部分或完全突出于子宫腔时，可导致月经量过多。黏膜下子宫肌瘤导致经量过多或不规则阴道出血的原因是：子宫内膜表面积增大；肌瘤导致不正常的血管增生模式与邻近子宫内膜血管功能的异常，血管系统不稳定，不能像正常的子宫内膜血管系统一样如期修复和愈合；子宫收缩不良，不能进一步挤压子宫内膜的血管。约1/3的出血患者有子宫内膜增生。肌壁间肌瘤可能还会引起月经量增多或月经周期延长，这是由于肌瘤会使子宫腔变大，子宫内膜表面扩大，进而干扰子宫收缩。相比之下，浆膜下子宫肌瘤更少会出现异常的子宫出血，而宫颈肌瘤会导致异常子宫出血。月经间期出血和绝经后出血不是子宫肌瘤的特征性表现，应进行检查以排除子宫内膜病变。长期月经量过多可导致贫血、乏力、心悸等症状。

（2）腹部包块

当肌瘤较小时，腹部很难触及，但随着体积的增大，子宫会超过如孕3个月大小，腹部较易扪及包块，在膀胱充盈的情况下更加明显。通常包块位于下腹正中部，实性、可活动、无压痛。

（3）压迫症状

子宫肌瘤可能会造成子宫形状不规则，从而压迫周围器官引发特定的病症。子宫前壁下段肌瘤会贴近膀胱，引发尿频、尿急等病症；宫颈肌瘤继续生长，可能会造成膀胱受压，从而引发尿潴留和排尿障碍；子宫后壁肌瘤，尤其是峡部或宫颈后唇巨型肌瘤布满阴道内，向后挤压直肠，造成排便障碍、盆腔坠胀不适等病症；阔韧带肌瘤或宫颈巨型肌瘤向侧方进一步发展嵌入盆腔内，挤压输尿管，使上泌尿道梗阻，形成输尿管扩张甚至引发肾盂积水，从而影响患者的健康。

（4）疼痛

子宫肌瘤一般不产生疼痛症状，急性疼痛多发于子宫肌瘤变性或带蒂肌瘤扭转。子宫黏膜下肌瘤由宫腔向外排出时也可引起腹痛。

（5）阴道分泌物增多、阴道排液

子宫腔变大可能会引起子宫内膜腺体增加，从而使非月经期白带增加，并伴有肌瘤溃疡、感染和坏死，从而产生大量脓性、血性、脓血性、有恶臭的阴道溢液。

（6）影响生育

肌瘤可能会干扰宫腔的正常形态，致输卵管阻塞或扭曲，从而增加妊娠的难度、流产的风险。子宫肌瘤还可能导致胎儿的异常发育、胎盘早剥、胎儿生长限制、先露异常和早产等不良妊娠结局。

2.体征

子宫肌瘤表现为子宫扩大，触及质硬、形态混乱的包块，妇科体检示子宫扩大、形态混乱、活动；有蒂黏膜下肌瘤突出子宫颈外口，行窥器检查时可看到外表平滑、边界清晰的粉红肿物，若有感染时，可伴有坏死、大出血及脓性分泌物。

（三）诊断

绝大多数子宫肌瘤根据病史及妇科检查即可得到诊断。B超具有较高的敏感性和特异性，能区分子宫肌瘤与其他盆腔包块。MRI具有软组织分辨率高、空间三维成像等优势，可以清楚显示所有子宫肌瘤大小、位置及与子宫腔的关系，并能区分子宫肌瘤、子宫腺肌病和子宫腺肌瘤。通过宫腔镜和腹腔镜等，医生可以进行诊断。

（四）治疗

1.药物治疗

（1）激素治疗

子宫肌瘤是一种性激素依赖性肿瘤，能够通过服用对抗性激素的药物来缓解症状，改善贫血状况，并缩小肌瘤。

常用药物有：

①GnRH-a：是目前临床上的首选药物之一，它的功能机理是释放促性腺激素，然后引发GnRH受体脱敏，从而引起促性腺激素水平下降，达到低促性腺激素型性腺功能减退状态，这种情况与绝经类似。大多数女性在开始治疗3个月内会出现闭经、贫血好转及子宫缩小，从而实现与肌瘤相关的两大类症状的改善。一般应用长效制剂，每月注射1次，自月经第1～5天开始应用。

GnRH-a停药后，子宫逐渐恢复到原来大小，用药超过6个月可导致骨质疏松、潮热等围绝经期症状，故长期用药受限。GnRH-a治疗后出现GnRH受体下调，通过反向添加低剂量雌激素可减少GnRH-a中长期治疗的副作用。在GnRH-a疗法暂停3～6个月后，子宫肌瘤通常随着卵巢功能的恢复“反弹”到治疗前的大小，为维持治疗效果需要持续使用药物。

②孕酮受体调节剂（progesterone receptor modulator，PRM）：口服给药，副作用较少，常用的药物有米非司酮、醋酸乌利司他。

米非司酮可以有效抑制孕激素和糖皮质激素的作用，使子宫平滑肌瘤患者的子宫体积减小

26%～74%，与GnRH-a相比，其缩小肌瘤的效果与之相当，而且能够迅速止血、提高血红蛋白的含量。在临床上主要用于术前的预处理或有症状的围绝经期患者，停药后肌瘤会再缓慢生长。

③LNG-IUS：每天通过向宫腔内缓慢释放20 μg左炔诺孕激素，可以有效地减少子宫内膜的萎缩，从而缓解子宫肌瘤引起的月经过多，提高血红蛋白的含量。LNG-IUS适用于子宫不超过如孕12周大小、宫腔形态相对正常的子宫肌瘤患者，但脱环率较无肌瘤者高。

④芳香化酶抑制剂：芳香化酶为体内合成雌激素的重要催化酶。常见药品有来曲唑、阿那曲唑和依西美坦，它们可以有效抑制雌激素的生成，从而达到调节雌激素水平的目的。芳香化酶抑制剂能快速缩小子宫肌瘤体积并减轻相关症状。

⑤复方口服避孕药：COC可以有效减轻子宫肌瘤的症状，如点滴出血、月经增多、经期延长，并且可以改善贫血的状况。

（2）非激素类辅助止血药

①抗纤维蛋白溶解药物：子宫肌瘤引起的月经过多可能与局部组织纤溶活性增加有关，而氨甲环酸能与纤溶酶和纤溶酶原上的赖氨酸紧密结合，进而阻断它们的作用，起到止血的作用。

②非甾体类抗炎药（nonsteroidal antiinflammatory drugs，NSAID）：通过抑制环氧合酶，减少前列腺素的合成而减少异常血管和新生血管的形成，可以有效地减少非正常子宫出血，同时也能够缓解痛经症状。

2.手术治疗

①针对有计划生育需求或期望保留子宫的女性，子宫肌瘤切除术是一种有效的治疗方式，但是针对肌瘤数量较多、直径较大（如>10 cm）、特定位置的肌瘤，以及盆腔重度粘连、手术难度较大或可能会增大未来妊娠子宫破裂风险的患者，建议采用开腹手术进行治疗。黏膜下肌瘤可经宫腔镜摘除。

②对于肌瘤较大、多发、症状明显、易复发的患者，若不希望保留生育功能或有恶变的可能性，可以考虑进行子宫切除术。

3.其他治疗

包括动脉栓塞术、高强度超声聚焦消融术和子宫内膜切除术。

二、恶变和不典型增生（AUB-M）

（一）发病机理

不典型增生和恶变是AUB的一个少见却重要的原因，其将导致子宫内膜癌、子宫肉瘤、宫颈癌以及卵巢肿瘤等病症的产生。子宫内膜不典型增生是激素依赖性子宫内膜癌的一个癌前病变。长时间雌激素作用是导致子宫内膜增生的原因。

（二）临床表现

子宫内膜不典型增生和内膜癌导致的异常子宫出血，出血量不多。宫颈癌的早期症状为接触性出血，后期为不规则阴道流血，而年龄较小者可能会出现经期延长和经量增加等情况。

（三）诊断

诊断性刮宫病理学检查是确定子宫内膜不典型增生和内膜癌的重要手段。

（四）治疗

1. 子宫内膜典型增生（endometrial hyperplasia，EH）

建议长期使用孕激素治疗，以控制高风险患者的子宫内膜异常，并防止发展为子宫内膜癌。药物治疗是首选方法，大多数病人能够通过药物恢复正常内膜，建议采用单纯的孕激素药物或局部治疗。EH可能会对生育能力产生不利影响，因此，建议在治愈子宫内膜异位症后采取积极促排卵措施以获得受孕。

2. 子宫内膜不典型增生（atypical hyperplasia，AH）

对于尚无计划生育的患者，由于AH有14%～30%的可能性会演变为子宫内膜癌，而且合并子宫内膜癌的比率也很高，因此，推荐采取子宫切除术，而不是内膜切除术。

针对有计划生育需要的病人或不能耐受手术治疗的病人，孕激素是最佳的治疗方案，6～9个月便可以彻底改变病灶，但一旦病灶继续出现或发展，则应积极进行外科处理，以达到最佳的治疗效果。

3. 子宫内膜腺癌的治疗

只有子宫内膜腺癌患者可以选择保留生育功能，浆液性癌、透明细胞癌、癌肉瘤和子宫肉瘤患者则不能保留。通常选择甲地孕酮、醋酸甲羟孕酮和LNG-IUS治疗。若患者暂无生育计划，应给予孕激素维持治疗及定期检查。不保留生育功能患者，可根据肿瘤侵犯范围制定治疗方案。

三、全身凝血相关疾病（AUB-C）

（一）发病机理

导致AUB的全身凝血相关疾病主要包括凝血障碍性疾病、血小板数量和功能异常性疾病、长期服用抗凝药物以及血管壁变化等。

（二）临床表现

AUB-C除原发疾病症状外，主要表现为月经过多、经期延长及阴道不规则出血，如为先天性凝血因子缺乏，多数患者月经过多症状从初潮就已开始。

（三）诊断

1. 高度怀疑出血性疾病的人群

患有先天性凝血功能障碍性疾病的女性，月经过多往往是最早出现的临床表现，许多患者第一次就诊通常始于月经初潮。因此，自月经初潮开始的月经过多以及青少年女性的月经过多常需要排查是否存在血液系统疾病。大多数凝血障碍性疾病具有遗传性，因此，在患者就诊时应该详细询问是否有家族史。

2. 实验室辅助检查

（1）全血细胞分析（血常规）

PLT<100×10^9/L，可能是由于血小板异常性疾病引起。

（2）凝血分析

APTT、PT和TT的活化时间分别延长10秒、3秒和3秒；纤维蛋白原等检测结果显示FBI<200 g/L，表明凝血功能存在异常。

（3）凝血酶原国际标准化比率测定（international normalized ratio，INR）

INR是一种用于评估凝血酶原水平的国际标准化比值方法，对于常年应用华法林抗凝药物的患者来说，如果INR超过了上限值，需考虑凝血异常导致的出血问题。

（4）出血时间（bleeding time，BT）

BT延长>6分钟，提示血管性疾病。

（5）血管异常

血vWF检测［血浆vWF抗原测定（vWF：Ag）］<30%，和/或vWF瑞斯托霉素辅因子（ristocetincofactor）活性（vWF：Co）<30%。

（6）血小板功能异常

可以通过检测血小板聚集、粘附能力、血小板抗原（GPⅡb/Ⅲa）来确定。

（7）凝血异常

各种凝血因子检测（如Ⅷ因子活性测定低于30%，Ⅸ、Ⅻ、Ⅺ、Ⅴ因子等抗原及活性减低或缺乏）、纤维蛋白原等检测（FBI<200 g/L）。

（四）治疗

1.药物治疗

药物治疗是一种重要的治疗方法，可以用来控制急性出血，如氨甲环酸、口服避孕药和醋酸甲羟孕酮。用于长期调控月经的药物有氨甲环酸、口服避孕药、口服孕激素、LNG-IUS。还可以使用一些特殊的治疗方法，如去氨加压素治疗血管性血友病。去氨加压素，其作用主要依赖于内皮的vWF储备，因而具有快速耐受性，仅在激素或其他药物治疗无效时选用，建议在月经周期严重出血的前3天应用。

2.手术治疗

AUB-C手术治疗仅适合于那些用药无效且无生育计划的患者，其中包括子宫切除（腹腔镜下或经阴道）、第二代子宫内膜消融术（热球、微波、射频）、第一代子宫内膜消融术（子宫内膜切除术、热球）。

四、排卵障碍（AUB-O）

（一）青春期排卵障碍

1.发病机理

由于体内激素水平的变化，如精神状态欠佳、情绪波动、气候骤变、营养失衡、贫血和新陈代谢异常等，会造成下丘脑-垂体-卵巢轴功能失衡，从而引发排卵障碍。

2.治疗

（1）止血

青春期患者大多数用孕激素即可有效控制出血，治疗96小时以上仍无法止血，应考虑进一步排查病因。

①孕激素：亦称“子宫内膜脱落法”或“药物刮宫”，使子宫内膜从增生期转化为分泌期，停药后由于子宫内膜剥脱较完全，可起到止血的效果，即撤退性出血。常用天然黄体酮（肌注或口服）或地屈孕酮。

②口服避孕药：第三代短效口服避孕药可作为治疗青春期和育龄期无排卵性AUB的用药方案，其中包括去氧孕烯炔雌醇片和炔雌醇环丙孕酮片。贫血者为避免经期大量出血，可以适当延长治疗时间。

③雌激素：间断性阴道点滴出血与雌激素不足相关，此种情况有很少的子宫内膜存在，孕激素治疗不能呈现效果，对这种情况，雌激素是最好的治疗方法。对于长期严重出血及呈现菲薄和

裸露的子宫内膜，戊酸雌二醇是最常用的雌激素治疗方法，但是对于血流高凝或有血栓性疾病史的病人，应避免采用大剂量雌激素治疗来止血。对于间断性少量出血者，由于体内雌激素水平通常较低，可以采用戊酸雌二醇治疗，2 mg/d，持续21天。所有雌激素治疗都必须序贯应用孕激素治疗，以防止出现停药后撤退性出血。

④内膜萎缩法：通过应用17α-羟孕酮衍生物（如甲羟孕酮、甲地孕酮）和19-去甲基睾酮衍生物（如炔诺酮）来达到治疗的目的。此法不推荐青春期常规使用，仅在其他方法止血无效时谨慎使用。

⑤刮宫术：是一种有效的方法，它能够快速止血，并且能够帮助医生排除子宫内膜病变。

（2）调整月经周期

在应用性激素止血后，为了避免青春期排卵障碍引起的AUB复发，必须重新调整月经周期，以恢复内分泌系统的正常功能，从而有效预防子宫内膜增生和AUB的发生。

①孕激素后半周期法：月经周期后半周期（撤退性出血的第16～25天）口服孕激素，如地屈孕酮10～20 mg/d、微粒化黄体酮200～300 mg/d、醋酸甲羟孕酮10 mg/d，连用10～14天，或肌注黄体酮20 mg/d，连用3～5天，根据个人情况酌情使用3～6周。

②口服避孕药：短效口服避孕药能够有效地调节月经周期，并且能够显著减少经血量。从撤退性大出血第5天开始，每天口服1片，持续用药21～28天，每3周为一个疗程，如果病情反复，可延长至6周。

③雌孕激素序贯疗法：通过人工周期模拟自然月经周期中卵巢内分泌改变，并结合体内雌激素和孕激素治疗的序贯治疗，可以使子宫内膜产生相应的改变，从而导致阶段性脱落。这种治疗方法特别适合于青春期早期AUB内源性雌激素水平较低的患者。

（3）手术治疗

在青春期，AUB-O手术治疗相对较少，刮宫术也应谨慎考虑。如果出血较多而用药治疗失败或可能存在宫内疾病，则必要时可以采取诊断性刮宫和宫腔镜手术。但手术前必须向病人和亲属充分说明情况，并取得知情同意后在麻醉下实施手术。

HPO轴的成熟需2～3年，初潮3年以上仍有排卵障碍者需要筛查有无病理性排卵障碍及原因，如PCOS等。经过一段时间的止血或月经周期调整，患者仍然需要继续随诊，如果患者认为出血停止即病情痊愈，从而不再就医，会因为下一次大出血导致贫血后再次就诊。反复出血可能会持续数年，如果没有得到恰当的治疗，将会严重影响身心健康。青春期AUB强调长期治疗和观察，并且通过宣传自我监测方法和治疗方案来提高患者和家属的遵从性，促进他们主动参与治疗并及时随诊。

（二）育龄期排卵障碍

1.病因

AUB-O在育龄期的发生可能是由于内分泌和新陈代谢失调，如多囊卵巢综合征、低促性腺激素性性腺功能减退、高泌乳素血症和高雄激素血症等。女性在育龄期可能会出现排卵型AUB，这通常是黄体功能不足（luteal phase defect，LPD）或萎缩不全造成的。

2.临床表现

临床表现为：持续性无排卵，月经稀发或频发，原发性或继发性闭经，检测>2个周期BBT单相，卵泡监测未观察到优势卵泡或成熟卵泡，月经周期中未检测到血孕酮值>10 ng/mL，并伴随内分泌和代谢紊乱。

黄体功能低下症状为月经周期缩短，月经频率增加，卵泡期增长，黄体期缩短，这种情况会导致患者无法受孕或更容易发生早期流产。

黄体萎缩不全虽然有排卵，但黄体期内膜持续受孕激素影响，以致不能如期完整剥脱导致经期延长。临床表现为月经周期正常，但经期延长达9～10天，淋漓不净。

3.诊断

目前，临床上对黄体功能不足和黄体萎缩不全尚无确定的诊断依据和标准，且常为动态变化过程，因此，暂不作为独立的临床诊断依据，需根据确切的原发病因进行诊治。

4.治疗

（1）无排卵型AUB-O

在育龄期，女性应该采取有效的止血措施来纠正贫血和血容量不足。血止后，应该调节月经周期，并且对于有生育要求的女性而言，应该采用促排卵治疗。

育龄期女性首选激素止血，包括内膜萎缩法（孕激素/雌孕激素联合止血）和内膜脱落法（孕激素），根据患者出血程度（急性或慢性）、贫血程度，以及既往治疗效果来决定激素治疗方案。

手术：对于急性大量出血、不适宜用药物止血者，高危内膜病变者，激素止血效果不佳者，应采取诊刮手术止血，手术止血速度快，术前应注意纠正血容量不足、重度贫血，术后根据内膜病检结果决定下一步治疗方案。

调整月经周期：育龄期AUB-O患者建议血止后调整月经周期4～6个周期。COC在调节月经周期的同时，能够提供避孕作用，因此，是育龄期女性调整月经周期的首选，也可每月服用10～14天孕激素。针对没有计划生育条件的育龄期患者，建议采用LNG-IUS治疗，可以有效保护内膜，防止内膜增生，减少月经量，缓解痛经症状。

促排卵：经过周期调整治疗后，有生育要求的育龄期无排卵AUB患者，依据排卵障碍原因，采取相应的促排卵治疗方案，达到生育目的。

（2）有排卵型AUB-O

无生育要求者应采用黄体刺激或黄体补充治疗。

在基础体温升高后，采用黄体功能刺激疗法，每隔1天肌肉注射HCG 1000～2000 U，共5次，以恢复正常的月经周期。在排卵后或预计下次经期前12～14天，采用黄体功能替代治疗，每天口服微粒化黄体酮200～300 mg/d或地屈孕酮20 mg/d，持续10～14天，以补充孕激素取得良好的治疗效果。

针对尚无生育需求的患者，口服避孕药可能是一种有效的选择，但应该关注COC的潜在风险，特别是那些患有血栓性疾病、心脑血管疾病或吸烟的女性，应该谨慎考虑使用。

针对有计划生育需求的患者，推荐使用氯米芬和来曲唑作为促排卵疗法的首选药物，特别是针对黄体功能不足的患者，还可以单独或联合使用hMG-HCG。

（三）围绝经期AUB-O

排卵障碍性子宫出血导致的AUB是围绝经期的重要标志之一，其表现为月经周期异常、经量和经期发生变化。

1.发病机理

随着年龄的增长，卵巢机能逐步萎缩，卵泡总量显著减少，对垂体激素的反应变差，卵泡发育迟缓，无法成熟，因此，卵巢没有排卵，也没有黄体生成，孕激素处于相当缺乏的状态。由于卵巢内仍有卵泡在不断生长和消退，体内雌激素水平变化无常，波动性很大。当体内雌激素水平提高时，子宫内膜会增厚，此时如果卵泡闭锁，体内雌激素水平会降低，致使内膜无法得到足够的支撑，因而出现雌激素撤退性出血。由于没有孕激素的拮抗作用，子宫内膜会过分增殖，出现不同程度的增生，而这种过度增生的内膜又急需更多的雌激素来支撑，因此，即便雌激素水平没有明显降低，依然可能会出现雌激素相对短缺而引起撤退性出血的情况。

2.诊断

（1）询问病史

询问月经史，包括月经变化，是否有明显的诱因，以及既往是否有AUB病史，是否接受过诊疗及具体经过。还应询问有无子宫肌瘤、子宫内膜息肉、子宫腺肌病或子宫内膜病变，若有手术治疗史，应详细询问手术方式及术后病理情况；有无短期内体重急剧改变或情绪波动情况，是否有痛经，确认出血的模式，包括月经量多、量少；月经周期是否规律，持续时间过长、过短，周期频发、稀发等。应排除妊娠相关的出血，尤其月经不规则的患者，应注意询问性生活情况和避孕措施，必要时行尿妊娠试验或血HCG检查排除妊娠。详细询问既往药物治疗史及其效果，排除药物治疗引起的出血。

（2）体格检查包括全身查体和妇科专科查体

全身查体应重点关注生命体征情况、贫血程度、甲状腺有无肿大、肥胖或消瘦、多毛或毛发分布异常、挤压乳房是否溢乳、皮肤瘀斑或是否有色素沉着、盆腹腔包块等。即使在出血期也应进行妇科检查，明确出血的来源。妇科查体可以帮助我们了解子宫的大小和附件区是否存在肿块，并排查子宫颈或阴道疾病引起的大出血。没有性生活的患者，可以通过肛门直肠检查来发现子宫结构和盆腔的异常情况。

（3）辅助检查

血常规检查可以帮助评价出血的严重程度，凝血功能检测则可以排除凝血功能反常所引起的大出血。妊娠试验和甲状腺功能检查也是必要的。超声检查能够确定是不是出现器质性疾病，如子宫肌瘤、子宫内膜息肉、内膜病灶、子宫腺肌病等。通过BBT测定和黄体中期血清孕酮测定，可判断是不是有排卵。疑似出现子宫内膜病变时，应该采用诊断性刮宫或宫腔镜检查并取子宫内膜活检。诊断性刮宫或宫腔镜检查的适用范围为：年龄≥45岁，有子宫内膜癌高危因素（如高血压、肥胖、高血糖、未生育、PCOS病史、遗传性非息肉病性结直肠癌家族史等），以及长期不规律的子宫出血。超声检查显示子宫内膜厚度不均匀，药物治疗效果不显著。

3.治疗

（1）止血

以激素治疗为主，主要为孕激素。常用孕激素包括地屈孕酮、炔诺酮、醋酸甲羟孕酮（medroxyprogest-erone acetate，MPA）、左炔诺孕酮片和LNG-IUS。

1）慢性AUB治疗

“子宫内膜脱落法”或“药物性刮宫”是一种有效的止血方法，特别适用于Hb>90 g/L、生命体征平稳的患者。为达到最佳疗效，孕激素的使用应该在每天给予足够剂量的同时，保持足够的持续时间。用法：①黄体酮：20～40毫克/次，肌肉注射，每天1次，连用3～5天。②地屈孕酮：10毫克/次，每天2次，连用10～14天。③口服微粒化孕酮：200～300 mg/d，连用10～14天。④MPA：6～10 mg/d，连用10～14天。停药后1～7天发生撤退性出血，约1周内止血。

2）急性AUB治疗

针对需要立即处理的严重出血患者，Hb<90 g/L，超声检查初步排除器质性疾病后，首选高效孕激素治疗的“子宫内膜萎缩法”。根据出血量，炔诺酮每日应酌情使用5～15 mg；出血量很大时，一次使用5 mg，每8小时1次至血止；出血停止后3～7天，减量至每次5 mg，每12小时1次；使用3～7天后，如无突破性出血（breakthrough bleeding，BTB），减量至维持量5 mg/d，用药21～25天。MPA：10～20毫克/次，每8小时1次，血止后减量至维持量10 mg/d，共服用22天。

3）经间期出血的治疗

建议先观察1～2个周期，测量基础体温或测定性激素，以确定出血类型，并通过查体和影像学检查排除结构异常性疾病，采取有效的治疗措施。可以采用孕激素后半周期或全周期疗法以调节月经，直至绝经。

4）手术止血

当用药治疗方法失败或存在药品治疗禁忌证（如血栓性疾病），或大出血重度危及生命时，采取积极的手术治疗是一种有效的医学手段，其中包括诊断性刮宫、子宫动脉栓塞术、宫腔内球囊压迫止血和宫腔镜。

（2）调整月经周期

由于病因尚未消除，许多患者在停药后再次出血，因此，需要重视止血后的管理，LNG-IUS可作为围绝经期AUB持续疗法的选择，以避免异常出血及子宫内膜病变；复方短效口服避孕药应慎用，其主要适用于有避孕需求、没有禁忌证，同时伴有经期紊乱的病人；就孕激素定期撤退法而言，孕激素后半期疗法虽然可以减少月经量，但其减少月经量的作用有限，对于月经多的患者并不适用；围绝经期AUB伴有明显雌激素缺乏症状的患者，若没有MHT禁忌证，可以考虑采用MHT治疗。

绝经过渡期，内膜病变是一个常见的问题，建议使用孕激素全周期疗法或LNG-IUS治疗，其中LNG-IUS是英国指南建议的一线治疗方案，因其能够在宫腔内提供高浓度的孕激素，从而更有效地抑制内膜的生长，并且能够更好地预防复发。在子宫内膜增生恢复正常后，应定期开展临床病理学检查，至少每6个月1次，直至连续2次检查结果均正常。如果再次出现异常子宫出血，则表明病情可能复发，需要重新评估治疗方案。

五、子宫内膜局部异常（AUB-E）

如果子宫结构正常，AUB发生在有规律且有排卵的月经周期，特别是经排查未出现其他因素时，应考虑原发于子宫内膜局部的异常所导致的AUB。这种异常会导致经量增加或经期延长，从而影响患者的健康。子宫内膜炎症和血管发育异常会引发出血。

（一）发病机理

如果临床表现为月经过多（heavy menstrual bleeding，HMB），可能与调节子宫内膜局部凝血纤溶功能的机制异常有关，包括血管收缩因子（如内皮素ET1和前列腺素PGF2α）缺乏、纤溶酶原激活物过多引起纤溶亢进、促血管扩张物质（如前列腺素PGE2和前列环素PGI2）过多。如果仅表现为经间期出血（intermenstrual bleeding，IMB）或经期延长，可能是子宫内膜修复的分子机制异常所致，包括子宫内膜局部炎性反应、感染和子宫内膜局部血管生成异常等。

（二）临床表现

临床表现可以分为两类：一类是月经过多（HMB），失血量超过80 mL，月经周期规律；另一类是经间期出血（IMB），有规律，在可预期的月经之间发生出血，包括周期内不固定时间出血和每个周期固定时间出血，或经期延长。

（三）诊断

目前尚无特异的办法诊断子宫内膜部分异常，因此，在除去任何可以导致异常的因素之后，应当进行综合评估。

（四）治疗

建议先行用药缓解非器质性疾病导致的月经过多，选择的用药治疗次序为：①LNG-IUS，适用于近1年内没有生育要求的患者。②氨甲环酸抗纤溶治疗，或非甾体类抗炎药（NSAIDs），适用于不愿或无法用性激素治疗或想尽早怀孕的患者。③短效口服避孕药。④孕激素子宫内膜萎缩疗法。刮宫术只能行急诊止血和病理组织学检查，但针对没有计划生育需求的女性来说，应该选择采用保守性手术，比如子宫内膜切除术。

六、医源性异常子宫出血

医源性异常子宫出血（AUB-I）指因药物或医疗器械等医源性因素引起的异常子宫出血，可能由多种药物引起，包含性激素类药物，如雌激素、孕激素和雄激素，性腺类固醇相关治疗制剂，如GnRH类似物、芳香化酶抑制剂、选择性雌激素受体调节剂、选择性孕酮受体调制剂、抗凝药、引起排卵障碍的全身性药物，如干扰多巴胺代谢或引起高泌乳素血症的药物，以及宫内节育器等。

医源性异常子宫出血的出血模式主要为突破性出血（BTB），属于激素治疗过程中非预期性子宫出血。引起BTB的原因与所用的雌、孕激素比例不当有关。

口服避孕药引起的医源性异常子宫出血，首先应当消除由于使用方法错误，如漏服导致的性激素撤退性出血，其次应当知晓近期有无服用其他药物，以及用药之间有无相互作用，以确保用药的有效性。必要时应当行尿妊娠试验以排除妊娠，并确定出血来源于子宫。在服用COC的前3个月，出现AUB的情形较为正常，如连续服药超过3个月，AUB的情形会自然好转。如果3个月后仍出现长期持续流血，排除漏服，可换用雌激素含量更高的COC，或者通过增加雌激素用量来改变流血的现状。

目前，常用的宫内节育器（intrauterine device，IUD）有释放铜的IUD及释放左炔诺孕酮的IUS。前者所致的医源性异常子宫出血临床表现为经期延长，可能与局部前列腺素的过度生成或纤溶亢进有关。使用LNG-IUS或皮下埋置剂的女性在6个月内可能会出现BTB，而使用IUD的最初3～6个月，发生不定期出血的患者可予以观察。在必要的情况下，抗纤溶药物是首选，其中氨甲环酸尤为重要，它能够有效地阻止纤维蛋白溶解，加强血小板作用，降低毛细血管脆性，阻断凝固因子的降解，从而达到局部止血的作用。

对于LNG-IUS或皮下埋置剂引起的少量出血，一般情况下不需要特殊处理，但是如果出现点滴流产、月经期间延长、月经频发或出血过多且持续时间长、症状明显而引发贫血，同时使用者迫切要求，可以采取适当的治疗对策：①补充雌激素，修复子宫内膜，可以选择COC或单一雌激素（炔雌醇、17β-雌二醇、戊酸雌二醇），加用COC或雌激素可能会存在危险性，如血栓风险、恶心、呕吐、乳房胀痛等不良反应增加，因此，应该谨慎考虑，以免发生不良反应，影响患者的健康。②前列腺素合成酶抑制剂，可通过调节前列腺素的平衡，使血管收缩而止血。

抗结核药、抗惊厥药和抗生素等药品也可能引起AUB，应详细研究病人的药物治疗史、分析用药与出血时间的关系后明确诊断，以采取相应的处理措施。必要时行宫腔镜检查，排除AUB的其他原因。

七、未分类

（一）慢性子宫内膜炎

慢性子宫内膜炎（CE）是一种持续存在的慢性炎症。

1.临床表现

具有多样性和非特异性，可无症状，亦会出现异常子宫出血、盆腹腔疼痛、性交困难以及白带增多等症状。

2. 诊断

组织病理学诊断标准：子宫内膜间质内有浆细胞浸润。免疫组化CD138诊断CE简易有效，诊断准确性高。

在宫腔镜下，可以观察到子宫内膜间质水肿、局部或弥漫性充血，以及微小的内膜息肉（直径<1 mm）。通过宫腔镜检查和子宫内膜病理学检查，可以有效地诊断CE。

3. 治疗

依据病原学培养及药敏结果进行针对性治疗。环丙沙星可用来防治革兰阴性菌感染，阿莫西林克拉维酸钾可用来防治革兰阳性菌感染，交沙霉素可用来防治支原体和脲原体感染，头孢曲松钠、多西环素和甲硝唑可用来防治病原体培养阴性。

根据盆腔慢性炎症指南，采用抗生素治疗方案包括：①氧氟沙星+甲硝唑。②多西环素。③多西环素+甲硝唑。④环丙沙星+甲硝唑。

（二）子宫动静脉畸形

子宫动静脉畸形（uterine arteriovenous malformations，UAVM）多发于30岁以上女性，其产生根源可能是手术操作史或滋养细胞疾病、妇科恶性肿瘤病史，属于少见病，占AUB的2%，包括血管腔径线异常增大和动静脉瘘管形成动静脉畸形，分为先天性动静脉畸形和获得性动静脉畸形。

1. 发病机制

宫腔搔刮术、剖宫产、感染等损伤后，在子宫局部组织愈合过程中发生异常的血管化，子宫动脉分支与子宫肌层静脉丛及盆腔动静脉直接交通，血液从压力高的动脉通过动静脉瘘管或短路血管直接流入压力低的静脉，使局部血液循环阻力显著下降，导致血流速度明显加快，血流量异常增大。这种病理损害随时间延长逐渐加重，在瘘口部位形成局部静脉曲张，引起继发性出血、腹痛等症状。

2. 临床表现

大多数患者没有明显的症状，部分患者会出现无痛性的大面积阴道流血，鲜红色，这种出血呈汹涌状，没有任何先兆，突发突止，可能会重复发病。在严重的情况下，可能会引起休克乃至危及生命。

3. 诊断

①血流动力学改变：动静脉直接交通使得局部血液循环阻力显著下降，血流速度大大提高，血流量异常增大。

②子宫动脉造影：是诊断子宫动静脉畸形的“金标准”，可见由扩张的子宫动脉供血的不规则成簇的血管团。

③B超：可见局部内膜或肌层增厚，多处低回声或无回声包块，血流频谱显示高流低阻。

④宫腔镜：可以帮助医生确诊可疑的子宫动静脉畸形，通过宫腔镜检查可以发现宫腔肌壁上的纤维变性，并且可以通过Valsalva动作来增强脉冲波动。

4. 治疗

针对有症状的获得性UAVM患者，介入血管栓塞疗法和手术治疗是最优选择。针对有生育要求的患者，经动脉栓塞疗法是最佳选择。针对无生育要求、介入治疗失效或不能定期随诊的病人，手术治疗可能会更加有效。

对于血流动力学稳定的子宫动静脉瘘患者，可以尝试用药物治疗以达到改善病情的目的。常用的药物有复方口服避孕药、马来酸甲麦角新碱、前列腺素2α、达那唑及GnRH激动剂等，可以有效减低体内雌激素水准，使子宫动静脉瘘病灶缩小，但是停药后，由于月经恢复可能会再次发作。

（三）子宫肥大症

子宫肥大症的特征是子宫均匀性增大，子宫肌层厚度超过2.5 cm，伴有不同程度的子宫出血。这种疾病的病理转变主要表现为子宫肌层内平滑肌细胞及血管壁组织结构发生变化，而这种转变主要是由于子宫肌细胞肥大，无结缔组织增生，使得内膜面积增大，从而引发子宫收缩异常，最终导致子宫出血。这种疾病通常发生在30～45岁，其共同特征是多次妊娠和多次分娩。有些患者曾接受过人工流产、绝育或宫内节育器等操作。

患者可能会月经紊乱、周期缩短、经量大增、经期延长，偶尔还可能发生大量阴道流血、痛经、下腹部疼痛不适感、阴道流血淋漓不尽，以及眩晕、乏力等继发性贫血症状。

子宫在妇科检查中呈均匀性增大，如孕6～8周大小，质硬，表层平滑，没有凹凸不平感。超声检查显示子宫切面形状正常，呈均匀性扩大，没有结节状低回声或光团，子宫肌层厚度≥2.5 cm，子宫三径之和≥15 cm。

雄激素治疗可减少出血量。保守治疗无效、无生育要求、症状重、影响生活质量者，可考虑行子宫切除术。

（四）剖宫产瘢痕缺损

剖宫产术后，子宫疤痕缺损，也称为“剖宫产子宫疤痕憩室”，是指在子宫下段的剖宫产刀口处出现一段与宫腔相通的间隙，使得子宫内部结构受到损害，影响其功能和正常生育需要。由于憩室下端瘢痕的活瓣或窦道阻碍了月经血的正常流动，从而导致一系列严重的临床症状。

1.发病机理

当宫壁肌层损伤变薄，并发感染或切口缝合时针距过密、缝线张力过大导致局部缺血，肌肉组织坏死溶解，从而形成穹隆样缺损，血管显露，引起异常子宫出血。子宫内膜异位症时，子宫内膜组织进入子宫肌层，形成切口部位的子宫内膜异位症，引起异常子宫出血。剖宫产切口部位的内膜供血不足，局部内膜对雌、孕激素的反应与宫腔其他部位内膜的反应不一致，导致异常子宫出血。切口位置过高、宫腔感染也会导致AUB。

2.临床表现

剖宫产术后月经周期延长、月经量增加、下腹部疼痛不适或继发不孕。药物治疗效果欠佳，甚至发生切口妊娠或妊娠子宫破裂。

3.诊断

通过超声检查，可以发现子宫下段剖宫产切口处存在多种形态的液性暗区，其大小、深浅不一，有的呈楔形，有的呈囊状，与宫腔相连。

宫腔镜是诊断剖宫产瘢痕缺损的“金标准”。镜下见子宫前壁峡部切口瘢痕处凹陷形成憩室结构，内可见暗褐色黏液、积血滞留或子宫内膜漂浮，局部子宫内膜表面可见较多毛细血管分布。宫腔镜联合B超检查可有效避免因宫腔镜视野盲区而误诊，能确诊子宫切口处的憩室。

4.治疗

药物治疗主要适用于以AUB为表现、无生育要求、不愿意接受手术的短期治疗，推荐口服避孕药，宫腔内放置LNG-IUS或皮下埋植等，可缩短出血时间；若药物治疗效果不佳，可考虑手术治疗。对存在临床症状且有生育要求的患者，孕前应充分告知其有妊娠子宫破裂风险，必要时采取手术治疗。手术治疗包括宫腔镜、腹腔镜、开腹或经阴道剖宫产切口憩室及周围瘢痕切除术和修补术等。

（王薇）

参考文献

[1] 中华医学会妇产科学分会妇科内分泌学组.异常子宫出血诊断与治疗指南[J].中华妇产科杂志,2022,57(7):481-490.

[2] MUNRO M G, CRITCHLEY H O D, FRASER I S, et al. The FIGO classification of causes of abnormal uterine bleeding in the reproductive years[J]. Fertility and Sterility, 2011, 95(7): 2204-2208.

[3] 曹泽毅.中华妇产科学[J].中国临床医生,2014,42(05):95.

[4] JAMES A H, KOUIDES P A, ABDUL-KADIR R, et al. Evaluation and management of acute menorrhagia in women with and without underlying bleeding disorders: consensus from an international expert panel[J]. European Journal of Obstetrics & Gynecology and Reproductive Biology, 2011, 158(2): 124-134.

[5] FUQUA J S. Treatment and outcomes of precocious puberty: an update[J]. The Journal of Clinical Endocrinology & Metabolism, 2013, 98(6): 2198-2207.

[6] KAPLOWITZ P, BLOCH C. Section on Endocrinology, American Academy of Pediatrics[J]. Evaluation and referral of children with signs of early puberty. Pediatrics, 2016, 137(1): e20153732.

[7] 田秦杰, 葛秦生.实用女性生殖内分泌学[M].第2版.北京:人民卫生出版社, 2018.

[8] 吴洁,朱丽萍,吴久玲,等.女性性早熟的诊治共识[J].中国妇幼健康研究,2018,29(02):135-138.

[9] 王树鹤,王丽梅,刘艳红.围排卵期子宫出血患者宫腔镜检查236例分析[J].中国妇产科临床杂志,2008(06):461.

[10] DASHARATHY S S, MUMFORD S L, POLLACK A Z, et al. Menstrual bleeding patterns among regularly menstruating women[J]. American Journal of Epidemiology, 2012, 175(6): 536-545.

[11] 谢幸, 孔北华, 段涛.妇产科学[M].第9版.北京:人民卫生出版社, 2018.

[12] STUIJVER D J F, VAN ZAANE B, ROMUALDI E, et al. The effect of hyperthyroidism on procoagulant, anticoagulant and fibrinolytic factors[J]. Thrombosis and Haemostasis, 2012, 108(12): 1077-1088.

[13] CECI O, SCIOSCIA M, VICINO M, et al. Recurrent intermenstrual bleeding secondary to cesarean section scars?[J]. Fertility and Sterility, 2007, 88(3): 757.

[14] ZHENG K, SULIEMAN F J, LI J, et al. Nitric oxide and thyroid hormone receptor alpha 1 contribute to ovarian follicular development in immature hyper-and hypo-thyroid rats[J]. Reproductive Biology, 2015, 15(1): 27-33.

[15] MENG L, RIJNTJES E, SWARTS H, et al. Dietary-induced chronic hypothyroidism negatively affects rat follicular development and ovulation rate and is associated with oxidative stress[J]. Biology of Reproduction, 2016, 94(4): 1-11.

[16] DIJKSTRA G, DE ROOIJ D G, DE JONG F H, et al. Effect of hypothyroidism on ovarian follicular development, granulosa cell proliferation and peripheral hormone levels in the prepubertal rat[J]. European Journal of Endocrinology, 1996, 134(5): 649-654.

第十九章
子宫内膜异位症和子宫腺肌病人群的生殖健康管理

第一节　子宫内膜异位症和子宫腺肌病的病因、发病机理

一、子宫内膜异位症的病因、发病机理

子宫内膜异位症是一种常见的与生殖系统有关的疾病，导致很多女性慢性疼痛，但不是所有女性都会出现疼痛。它是指在子宫外存在子宫内膜组织（腺体和间质），虽然该疾病的病因和自然史尚不明确，但激素、神经系统和免疫学因素都与导致该症状发展的机制有关。由于明确的诊断需要手术，因此，在症状出现后往往会有很长时间的诊断延迟。目前，对子宫内膜异位症的干预措施疗效有限，且难以接受的副作用和风险与高复发率有关。

临床发现，初次就诊的无症状女性也可能被诊断为子宫内膜异位症，这在寻求不孕症治疗的妇女中高达50%。流行病学研究报告称，患有子宫内膜异位症的女性患卵巢癌和乳腺癌、黑色素瘤、哮喘、类风湿性关节炎和心血管疾病的风险更高。尽管某些类型的子宫内膜异位症可以通过成像技术加速诊断，但可靠的无创血液检测迄今为止仍进展缓慢。目前的治疗方法包括手术切除病变和药物抑制卵巢激素产生。在接受外科手术的女性中，超过一半的女性将在5年后进行进一步的外科手术，许多药物治疗都有不必要的副作用。对患者的调查始终强调症状缓解和改善的药物治疗，但提高其受限制的生育能力是当下研究的首要任务。

（一）子宫内膜异位症病变起源

子宫内膜异位症病变自发发生在有月经的物种身上，包括高级灵长类（人类、猕猴和狒狒）和一些猴子（食蟹类）。约翰·桑普森（John H. Sampson）提出经血逆行假设（组织碎片、细胞和血液通过输卵管流出），相当于生长在腹膜壁的“土壤”中的“种子”。其他理论包括腹膜间皮转化（所谓的“体腔上皮化生”），这种机制只能解释腹膜上病变的存在，而不能解释其他部位病变的存在。

子宫内膜异位症病变的经典描述是“一块类似于子宫内膜的子宫内膜”（在比较其表型与异位病变的研究中称为“在位子宫内膜”）。在位子宫内膜是一种动态的多细胞类固醇反应组织，其上皮细胞由基质隔室支撑，其中包含丰富的血液供应和波动的免疫细胞群，其内腔部分在月经期间破裂并脱落。结合使用“月经组织”对子宫内膜修复调控进行研究，进一步促进了对子宫内膜异位症病因学的理解。月经期间从子宫内膜剥脱的细胞包括上皮细胞（腺体和腔内细胞）、基

质成纤维细胞/蜕膜细胞、血管细胞（血管周围和内皮细胞）和多种免疫细胞群（特别是中性粒细胞、单核/巨噬细胞和自然杀伤细胞）。只要它们能够保持存活，并且逃避腹膜腔内的免疫监测，所有这些细胞类型都有可能导致腹膜病变。

有三种细胞类型受到了最多的关注：干细胞、基质成纤维细胞、免疫细胞。在人类在位子宫内膜的基质和上皮细胞中发现了罕见的干细胞，并已从月经血中分离出具有克隆和多系潜能的基质细胞。虽然随着时间的推移，干细胞可能会增殖并导致病变，但它们的罕见性使它们不太可能在组织的初始阶段占很大比例的黏附、侵袭和增殖，因此，更丰富的基质细胞和免疫细胞可能起到更关键的作用。月经调节机制与病变形成机制的相似之处包括短暂性缺氧、铁释放和血小板活化。因此，推测在月经组织和子宫内膜异位症病变中起关键作用的是免疫细胞。腹膜液也包含不同的免疫细胞群，动物模型令人信服的证据表明，子宫内膜异位症病变的免疫细胞是由子宫内膜剥落的免疫细胞和局部环境募集到的免疫细胞的混合物组成。

（二）遗传和基因组影响

据报道，子宫内膜异位症遗传力可能高达50%。全基因组关联研究（Genome-wide Association Studies，GWAS）使用来自美国、澳大利亚、日本和欧洲女性的样本，确定在疾病严重阶段单核苷酸多态性（single nucleotide polymorphism，SNP）过度表达。虽然这些GWAS研究范围广泛，但它们只能调查最常见的SNP的影响，而罕见的多态性需要其他方法，如基于家族测序。到目前为止，子宫内膜异位症还没有这种罕见的变异报道。与其他SNP数据集进行比较，发现子宫内膜异位症和不孕症、肌瘤和癌症相关的常见SNP存在重叠。这些关联并不令人惊讶，因为类固醇激素与所有这些疾病的病因均有关。

为了补充这些发现，一项对11个全基因组关联病例对照数据集的荟萃分析确定了5个与子宫内膜异位症风险显著相关的位点，它们与性类固醇激素通路有关。荟萃分析还确定子宫内膜异位症与偏头痛和抑郁症之间存在共同基因特征，后者强调与肠道黏膜紊乱有关。涉及表观遗传修饰的调控机制对子宫内膜异位症病因学的研究也在迅猛发展。2017年，报道了与WNT信号相关的子宫内膜和子宫内膜异位组织之间的甲基化。在一项使用深部子宫内膜异位症外显子组测序的研究中发现，病变组织与恶性转化相关的基因存在体细胞突变。尽管有人认为这些突变可能使子宫内膜异位症女性易患某些形式的癌症，但目前没有研究表明患有深部子宫内膜异位症的人患癌概率会增加。

（三）激素调节

大多数关于子宫内膜异位症的研究将其称为“雌激素依赖”性疾病，我们建议这个定义应该更新为“类固醇依赖”性疾病，以反映其他类固醇及其受体在子宫内膜和异位子宫内膜细胞调节中的重要性。为了建立子宫内膜异位症和类固醇激素作用之间的联系，人们进行了一些研究，包括卵巢内分泌激素（月经周期）对细胞功能的影响，病变内局部激素代谢的证据，以及类固醇受体的细胞特异性表达模式。这些观察性研究还补充了使用细胞/细胞系和动物模型来评估类固醇对细胞增殖、血管生成、神经生成和炎症通路相关基因表达的影响研究，这些研究提高了我们对子宫内膜异位症病理生理学的理解。

在正常子宫内膜中，雌激素结合受体（ERα、ERβ和GPER1）、雄激素结合受体（AR）、孕激素结合受体（PRA和PRB）或糖皮质激素结合受体（GR和MR）都具有细胞特异性和月经周期依赖性。在子宫内膜异位症子宫内膜组织中，已检测到PR基因的表达失调，包括PR启动子的表观遗传程序改变。ERβ在子宫内膜异位症病变和病变来源的基质细胞中的表达增加，ERβ选择性激动剂的可用性促使ERβ在子宫内膜异位症模型中进行评估。转化医学另一个有前景的发现认为，与激素依赖性癌症一样，病变会表现出类固醇组织微环境的改变。

（四）血管生成、神经血管生成和神经炎症

子宫内膜异位症病变是复杂的多细胞结构，血管化，包括新血管的生长（血管生成）在其建立、生存和生长中起着至关重要的作用。缺氧在月经期和病变基因表达调控中发挥着重要作用；病变微环境刺激雌激素的生物合成和雌激素受体的表达；通过靶向血管内皮生长因子/酪氨酸激酶信号通路的血管抑制疗法，已被探索用于子宫内膜异位症的治疗方法，然而，因为酪氨酸激酶抑制剂可以导致流产和出生缺陷，因此，研究者担心在怀孕人群中的使用风险。神经和免疫细胞之间的串扰也越来越受到关注。神经炎症被认为在激活子宫内膜异位症的中枢和外周疼痛通路中发挥着作用。

（五）代谢紊乱

在肿瘤内，乳酸被认为是驱动细胞侵袭、血管生成、免疫抑制的关键因素，转化生长因子（TGF）通过糖酵解编程肿瘤细胞，导致乳酸分泌增加。与之类似，在子宫内膜异位症女性腹腔液中，转化生长因子β_1（TGF-β_1）和乳酸盐含量均升高，这与腹膜间皮细胞从正常线粒体呼吸向糖酵解转换相并行。与癌症相比，巨噬细胞代谢状态在子宫内膜异位症中受到的关注较少，然而许多研究表明，在子宫内膜异位症中，巨噬细胞的极化状态可能发生改变，其对腹腔液和血液中代谢物丰度变化的作用得进一步研究。

二、子宫腺肌病的病因、发病机理

当由大量慢性子宫内膜腺体异位增生病变及内膜细胞及间质细胞异常发育侵入病变至整个子宫肌层时，称为“慢性卵巢子宫腺肌病”，多发生于30～50岁女性及围经期女性，约有15%的患者可能同时伴有或合并患有卵巢的内位异症，约有近半数的病人会合并伴有慢性子宫肌瘤。虽还可进一步对部分产妇尸检子宫连续切片检查，发现有10%～47%的产妇子宫肌层间隙组织中有大量残存的子宫内膜组织，但其中可能只有极少数病例中无上述临床症状。

部分子宫内腺肌病因患者子宫壁肌层细胞间隙中产生大量子宫内膜病灶并多与子宫外的宫腔内膜组织直接相连，故学者多认为子宫内异症的病因多系由子宫颈内膜基底层病变和部分子宫腔外内膜组织侵入子宫肌壁层而生长功能异常损伤所致，多次的人工输卵管妊娠和自然分娩、人工流产、慢性子宫内膜炎或流产史等，更易造成大量的子宫内膜基底层组织受损。

由于在宫颈内膜基底层位置缺乏子宫黏膜下层，减少了对子宫黏膜下层细胞的屏障与保护作用，使得子宫内膜能够易于直接侵入宫颈到肌层。腺肌病还常见子宫肌瘤合并继发囊性子宫内膜增生，提示高水平雌孕激素药物的反复刺激。

异位内膜炎由于在孕中期时子宫肌层细胞内膜多呈弥漫性生长，累及内膜前后壁时居多，故在孕期时子宫体积会呈均匀性缓慢增大，前后壁侧横径增大明显时子宫常呈扁半球形。剖面下可见妊娠期子宫肌壁表面有显著的增厚性改变且组织坚硬，无任何明显的漩涡状结构，在正常子宫肌壁层腔中亦未见任何明显或厚壁的肌纤维腔管和微囊腔，腔体内壁表面偶有少量残存和陈旧血液。少数腺肌病病灶局部多呈明显局限性出血或增生形成的大小不一的结节斑块或团块，似异位腺肌壁间肌瘤，称为“异位子宫腺肌瘤”。因肿瘤切除时局部反复出血引起局部肿瘤病灶坏死或瘤周围的小纤维肌组织细胞大量坏死增生及破坏屏障所致，故肌瘤本身与瘤病变周围及正常的肌层组织均无明显解剖界限，临床手术中难以剥离切除。镜检显示，子宫异位肌层囊管内分布数个呈小岛状的密集分布的典型子宫异位内膜腺体及异位内膜间质，由发育成熟的异位子宫内膜腺体及其与子宫内膜间质的复合体共同组成。同时有典型的极度发育不成熟的异位子宫内膜，属正常

子宫基底层内膜，其对少量的雌激素受体可能有局部反应性生理功能改变，但对体内正常雌孕激素受体则一般无显著特异反应性变化甚至完全不敏感，故多数子宫内膜呈增生期改变，偶而可以见到有少数的局部细胞内也有雌激素分泌期改变。

第二节　子宫内膜异位症和子宫腺肌病的临床表现、诊断与治疗

一、子宫内膜异位症的临床表现、诊断与治疗

（一）临床表现

1.症状

（1）痛经

继发性的痛经：疼痛症状一般也是继发性内异症患者特有的临床自觉症状，典型症状之一常为继发性的痛经、进行性加重。疼痛点通常多集聚于左右两肋下腹、腰骶或背部及患侧腰盆腔或前骶中部，有时腰痛部位可被突然放射而延伸至女性整个会阴部、肛门部及后臀部大腿处。疼痛程度一般与疼痛局部病灶大小之间呈正比。然而粘连情况较严重者引起的疼痛及子宫卵巢异位囊肿较大的妇女引起的疼痛，与病灶大小之间或无明显关联，而在某些盆腔器官间隙内形成的局部炎症、积脓会表现为难以忍受的疼痛，并且向四周放射。少数女性患者经期可能会表现为持续性或剧烈的左下腹隐痛，经期延后，疼痛会加剧。

（2）先天性不孕

内异症患者不孕率高达近40%。引起女性继发性不孕的原因及发病机理较复杂，如引起子宫盆腔微环境结构异常及改变等可严重影响精卵正常结合及精液的正常运送，免疫功能及其调节的异常可能会导致胚胎产生特异性抗子宫内膜抗体，甚至导致子宫内膜功能的严重受损，排卵出现异常及卵巢功能等调节机能异常，最终导致女性正常排卵、受精过程出现障碍，胚胎着床后发生流产，妊娠黄体功能缺陷等一系列不良后果。中、重度宫腔粘连患者有时合并子宫、卵巢、输卵管和周围盆腔脏器等粘连包裹，从而影响输卵管功能，间接阻碍受精卵正常运输。

（3）性交痛

症状多见于盆腔直肠下端近子宫陷凹窝有明显异位病灶者，或合并有直肠局部和盆腔粘连使子宫后倾固定者。性交时会发生腹部碰撞或损伤会阴或引起压迫子宫时的强烈收缩性子宫上举动作，而可能直接引起女性下腹会阴疼痛。一般性交痛主要表现为下腹会阴深部性交痛，月经来潮前性交痛症状相对最为明显。

（4）其他功能性月经功能检查异常

15%～30%的女性患者均可能伴有各种功能性经量明显持续性增多、经期明显延长，甚至出现月经前后大量淋漓及白带不尽症状，部分患者表现为月经前期伴有少量阴道点滴出血。

（5）其他局部盆腔异常出血症状

可发生于盆腔子宫外任何特定部位。如果盆腔有明显的异位内膜病灶诱发炎症，可导致发生在该处的局部炎症出现周期性临床异常性疼痛、出血点增多和盆腔肿块。肠道系统的一些内异症

病变可导致肠道出现轻度下腹痛、腹泻、便秘等，或偶尔发生少量有规律性的便血，严重者甚至出现继发性肠梗阻；膀胱内异症患者会在月经来潮前后突然出现一些明显的尿痛和夜间尿频症状，其往往会被其他部位的疼痛所掩盖；肾异位病灶长期侵犯尿道压迫输尿管时，会造成输尿管狭窄、阻塞，出现下肢严重肾腰痛综合征，引起血尿，严重者可形成永久性的肾盂积水、继发性盂肾萎缩；手术瘢痕异位症患者在分娩后，会阴瘢痕深部常扪及疼痛包块，随着时间延长，包块大小可逐渐增大，疼痛加剧。

除临床上述各种症状者外，卵巢子宫内膜异位囊肿在破裂时，囊内容物流入盆腔及腹腔亦可引起妇女突发性剧烈绞腹痛，伴明显恶心、呕吐，腹痛和直肠肛门剧烈坠胀。症状多发生在经期来临前后、性交结束后或其他宫腹压骤然增加时，症状类似于输卵管妊娠晚期破裂，但多无持续性腹腔子宫内出血。

2. 体征

卵巢异位囊肿较大时，妇科检查可扪及与子宫粘连的肿块。囊肿破裂时，腹膜刺激征阳性。典型盆腔内异症双合诊检查时，可发现子宫后倾固定，直肠子宫陷凹、宫骶韧带或子宫后壁下方可扪及触痛性结节，一侧或双侧附件处触及囊实性包块、活动度差。病变累及直肠阴道间隙时，可在阴道后穹隆触及，触痛明显，或直接看到局部隆起的小结节或紫蓝色斑点。

（二）诊断

育龄女性经常会出现明显的继发性痛经症状，同时伴随着进行性加重腹痛、不孕症或慢性盆腔疼痛。在进行盆腔检查时，如果可以扪及子宫及前腹部，且可触及与邻近子宫组织相连的囊性包块，或在盆腔静脉窦内触摸到明显的疼痛性结节，可初步确定其病因为功能性子宫内膜异位症。但在一般的临床处理中，通常认为仍需要进一步考虑或借助其他辅助检查措施确诊。确定早期子宫内膜异位症病变分期的唯一检查诊断方法，是通过腹腔探查结合病理检查，即使病理结果阴性也不能立即排除卵巢盆腔内位异症的早期病变。

影像学辅助检查：B型超声检查技术目前是用于临床诊断早期子宫卵巢异位囊肿内病变程度和鉴别诊断膀胱、直肠腔内病变异症类型等的重要临床技术方法，其超声波影像学临床诊断检验结果敏感性指数和其他临床检查特异性指标目前均可稳定地高达96%以上。囊肿的外形通常呈狭长近圆形或椭圆形，易与周围盆腔子宫粘连。囊壁一般坚厚、表面粗糙，囊膜组织内常可混有很多细小且分散均匀的灰白色絮状光点。由于囊肿回声图像一般无较明显的临床特异性，不能完全依靠盆腔B型超声系统的超声图像确诊，盆腔CT扫描和盆腔MRI都有助于内异症检查诊断。

血清CA125测定：CA125水平可能仍略有增高，重症患者水平则升高明显，但由于水平的变化与波动的范围甚大，临床应用于确诊早期重度内异症患者和怀疑晚期有深部内异病灶者。

腹腔镜检查：这是目前最为广泛接受的对内异症患者确诊的最佳方法。

（三）治疗

1. 治疗窗口

虽然没有根治子宫内膜异位症的方法，但研究和临床经验为临床医生提供了许多管理其症状的策略。这些方法有手术切除病变和药物治疗。疾病早期的治疗通常会带来最大的治疗效果，但目前很难定义治疗子宫内膜异位症的“机会之窗”。目前还没有公认的可以防止这种情况发展的治疗方法，没有证据表明药物有辅助治疗的作用效果，如何治疗复发也尚不清楚。

2. 手术切除病变

国际指南推荐手术（腹腔镜）切除所有子宫内膜异位症亚型是基于以下证据：在第6个月

时，腹腔镜治疗与只进行诊断性腹腔镜相比，可以改善相关疼痛。然而，最新回顾研究表明，与诊断性腹腔镜检查相比，不确定腹腔镜手术是否减少了子宫内膜异位症相关的总体疼痛。具体来说，几乎没有科学证据表明外科手术治疗“腹膜表面子宫内膜异位症”比不外科手术治疗更能改善整体症状和生活质量，有人担心重复外科手术可能会加重症状。

慢性手术后疼痛综合征（chronic post-surgical pain，CPSP）已引起越来越多的关注，其发病率在3～6个月内高达15%～20%。目前，术前慢性疼痛、术后急性疼痛和共病应激症状已被确定为CPSP的预测因素，这在子宫内膜异位症中很普遍，受到额外关注。

3.当前药物管理

现有证据表明，类固醇激素在子宫内膜异位症的病理生理学中起关键作用，因而激素抑制治疗是常规处方。当年轻女性症状没有改善或疾病复发时或在手术确认病变前怀疑子宫内膜异位症时，通常会开始治疗。最常用的处方药物通过抑制卵巢活性（包括内分泌性类固醇的分泌）或直接作用于子宫内膜和病灶中的类固醇受体和酶来改变激素环境。包括：复方口服避孕药、孕激素（口服、肌内和子宫内系统）、抗孕激素、促性腺激素释放激素激动剂（GnRH-a）、GnRH拮抗剂和芳香化酶抑制剂等。所有药物都针对激素途径，停止治疗后症状复发。值得注意的是，用于治疗子宫内膜异位症的激素治疗都有副作用，如果女性不希望怀孕，这些药物的避孕特性可能会受到欢迎，但如果需要生育，就会存在一定问题，因此，需要生殖管理。

虽然在临床指南中不推荐，但是中等级别证据表明使用孕激素受体调节剂米非司酮可以缓解内异症女性痛经症状，低级别证据表明米非司酮可以缓解性交痛，然而常见副作用有停经和潮热。达那唑（合成雄激素）是在1980年乃至更早时期作为最常用的药物治疗，由于其许多雄激素副作用（一些不可逆），包括体重增加、多毛和痤疮，倾向于影响血液胆固醇水平，临床指南不再推荐使用。

4.镇痛剂和神经调节剂

大多数寻求缓解疼痛症状的疑似或确诊子宫内膜异位症的女性会购买非处方药，如扑热息痛和非甾体抗炎药（non-steroidal anti-inflammatory drug，NSAIDs）。如果女性希望怀孕，持续服用非甾体抗炎药或其他COX-2抑制剂可能会抑制排卵。神经调节剂被用于管理慢性或持续性疼痛，不同于传统镇痛药，神经调节剂主要影响中枢神经系统对疼痛的调节。许多神经调节剂最初是作为抗抑郁药或抗惊厥药开发的。如三环类抗抑郁药、选择性血清素摄取抑制剂和抗惊厥药在治疗子宫内膜异位症中都显示出了希望，然而在一项治疗慢性盆腔疼痛（没有子宫内膜异位症的情况下）的随机对照试验中，抗惊厥药加巴喷丁并没有被证明显著优于安慰剂，其他神经调节剂有时会出现严重的剂量限制毒副作用。

5.研究新方向

研究新方向有助于加深对疾病过程和潜在疗法的理解。

（1）针对作为炎症性疾病的子宫内膜异位症的新疗法

IL-1细胞因子家族成员（包括IL-33和IL-1b）及其受体有望成为新疗法的潜在靶点。来自小鼠模型的证据表明，针对这些配体的单克隆抗体及其MyD88下游信号通路抑制剂可以缩小病灶体积。前列腺素是调节子宫内膜异位症包括血管生成、雌激素合成和疼痛症状等病理生理过程的关键炎症介质，针对前列腺素的生物合成途径及其受体的治疗方法已经被评估。尽管COX-2的上调在子宫内膜异位症相关组织和中枢神经系统中已被广泛报道，但由于COX-2抑制剂对心血管系统的副作用，使其成为禁忌。AKR1C3酶抑制剂的表达与类固醇和前列腺素的代谢有关，遗憾的是，最近一项临床试验因肝毒性而暂停，这强调了在重新试验之前需要针对该酶研发更具体的抑制剂。其他在小鼠模型中看起来很有希望的、可能通过抑制或修饰炎症过程发挥作用的制剂，比如有新型雌激素受体配体和抗蠕虫药物氯硝柳胺。

（2）针对作为疼痛疾病的子宫内膜异位症的新疗法

疼痛和局部类固醇微环境之间的改变也有联系，有证据表明，E_2在小鼠模型的病变中增加了伤害性离子通道如TRPV1的表达。据推测，异位子宫内膜中检测到TRPV1表达增加可能会整合多种信号以促进疼痛，然而，热疗和热感觉减退并削弱了TRPV1抑制剂的潜在使用能力。一项使用一种新型给药系统的研究报道，P2X3受体拮抗剂在子宫内膜异位症模型的病变中积累，这导致机械和热痛觉过敏的减少。降钙素基因相关肽（calcitonin gene related peptide，CGRP）受体抑制剂RAMP-1在子宫内膜异位症的临床前模型中显示了较好的前景，但到目前为止还未进行临床试验。天然大麻素已被广泛用于治疗慢性疼痛，包括子宫内膜异位症患者所经历的疼痛。另一种策略是直接针对涉及疼痛通路的神经，例如，注射神经毒素（肉毒杆菌）已被用于治疗伴有肌筋膜盆腔疼痛（muscle fascia pelvic pain，MFPP）综合征的慢性盆腔疼痛的女性，74%的患者报告症状有所改善。子宫内膜异位症女性所经历的慢性盆腔疼痛与肌筋膜触发点之间的联系已被提出，这开辟了一个新的治疗靶点。

（3）基于代谢终点的子宫内膜异位症的新疗法

与正常女性相比，来自子宫内膜异位症女性的腹膜间皮细胞更依赖糖酵解产生能量，这种异常的细胞能量状态可以通过小分子药物二氯乙酸（dichloroacetic acid，DCA）治疗来纠正，DCA是一种用于治疗癌症的丙酮酸脱氢酶激酶（pyruvate dehydrogenase kinase，PDK）抑制剂。值得注意的是，已经证明DCA可以在体外减少腹膜间皮细胞乳酸释放，口服诱导子宫内膜异位症小鼠可以减少体内病变大小。

（4）基于膳食补充剂和天然产品的症状管理策略

补充剂如Omega-3多不饱和脂肪酸（O-PUFA），已被研究用于减轻炎症和疼痛。在大鼠子宫内膜异位症模型中，O-PUFA使病灶缩小并减少局部前列腺素/细胞因子的产生，而omega-6/3和omega-9/6可以降低疼痛，对生育没有影响。天然产物，尤其是那些被认为具有抗炎或抗血管生成特性的产物，也越来越多地被认为是治疗子宫内膜异位症的方法，如白藜芦醇（葡萄/浆果）、姜黄素（姜黄）以及绿茶中发现的化合物。

二、子宫腺肌病的临床表现、诊断与治疗

（一）临床表现

主要表现为痛经，一般为进行性加重，疼痛中心通常多位于两肋下腹缘腹部正中，常持续表现在患者月经来潮前1周内，甚者会出现整个周期的疼痛。35%的患者仅有原发性痛经症状，40%～50%的子宫腺肌病患者月经血过多，出血量大于80 mL，并会直接影响女性身心健康、家庭关系等诸多方面，严重影响女性的生活质量。月经过多主要与清宫术后引起子宫腺肌内膜面积逐渐减少、子宫外内肌层纤维丛束性增生或使阴道局部和子宫内膜外肌层弹性及收缩运动发生明显不良、子宫外腺体内膜过度增生等综合原因有关。子宫外内膜腺肌病痛经发生率通常为15%～30%。妇科内镜检查可以发现子宫肿块质地均匀且呈进行性增大或仅为局限性结节块和点状隆起，质厚且软硬度适中，同时自觉微热有轻微局部触压痛。无症状体征者有时与子宫内肌瘤患者不易鉴别诊断。

（二）诊断

依据临床典型症状，如持续进行性严重痛经、月经血过多、妇科彩超检查有均匀弥漫性增大或表面有轻度局限性结节和隆起、质硬脆且多有局部压痛表现，便可初步做出临床诊断。影像学辅助检查也有一定临床帮助，确诊仍需要靠术后进行病理组织学检查。

（三）治疗

子宫腺肌病患者如何辨证治疗应视每位患者症状、年龄特征和患者的经济条件等具体情况而定。目前，临床暂无明确的有可根治效用的药物，对于部分术后全身症状反应普遍较轻、有达到稳定再生育妊娠水平要求的妊娠妇女、围绝经期患者，与大多数原发性子宫内膜异位症早期应用的药物治疗一样，试用达那唑、孕三烯酮胺类、口服避孕药及GnRH-a类药物的综合治疗可显著缓解症状，在选用GnRH-a替代治疗时更应注意为降低高龄患者骨钙丢失的风险，需适量补充口服钙剂。年轻且有生育需求的女性可采取腹腔镜或开腹病灶剥除术；对于无生育需求的女性，若症状非常严重或病灶无法剥除者，应行子宫全切术。是否保留卵巢，取决于其卵巢腹腔内器官有无合并其他严重病变及患者年龄。

第三节　子宫内膜异位症和子宫腺肌病人群的生殖健康管理

子宫内膜异位症和子宫腺肌病人群在各年龄段均可发生，各年龄段特点均不同，患者的治疗需求不同，因此，针对子宫内膜异位症和子宫腺肌病的生殖健康管理应按照女性年龄分别进行叙述。

一、青春期生殖健康管理

（一）管理原则

主要为药物治疗，其次为手术治疗。主要目的为缓解疼痛，延缓病程，同时保护生育力，预防复发。

（二）药物治疗

短效口服避孕药，目前是青春期治疗的一线用药。

孕激素，长期使用可缓解大部分疼痛，但会有骨密度降低的风险，建议添加钙剂。

非甾体抗炎药，可以缓解疼痛，但不能减慢病程，对于症状较轻者可以使用GnRH-a，大于16岁的患者可以酌情使用，长期使用亦降低骨密度，需注意。

（三）手术治疗

子宫腺肌病青春期发病比较少见，因此，此处重点叙述子宫内膜异位症青春期女性的手术治疗。

异位囊肿为单侧，直径<4 cm者，建议药物保守治疗。

异位囊肿为单侧，直径>4 cm或者异位囊肿为双侧或药物治疗完全无效者，可考虑手术剥除病灶。术前应对卵巢功能进行详细评估，手术方式首选腹腔镜，病灶剥除彻底，注意保护卵巢功能，术后应长期管理，预防疾病复发，并对青春期女性进行心理健康教育和辅导。

二、育龄期生殖健康管理

（一）子宫内膜异位症育龄期生殖健康管理

管理原则：切除病灶，减轻疼痛，促进生育，预防复发。

对于单纯以痛经为临床表现的患者，经妇科检查及综合评估诊断为内异症，可行经验性药物治疗。包括短效口服避孕药、非甾体抗炎药、孕激素类、GnRH-a等。

对于异位囊肿<4 cm且未合并不孕症的患者，仍以药物治疗为主，具体同前。

对于异位囊肿直径≥4 cm或合并不孕症的疼痛患者，首选腹腔镜手术治疗，对有生育要求的患者，术前进行卵巢功能评估，术中进行EFI评分。术中尽量完整剥除囊肿、切除肉眼可见病灶的同时，保护卵巢血供及卵巢完整性。术后由生殖专家进行生育指导。术后需长期管理，包括药物治疗、定期随访、健康教育、心理咨询，并且需严密注意药物不良反应。

（二）子宫腺肌病育龄期生殖健康管理

管理原则：缓解疼痛，切除病灶，促进生育，预防复发。

对于育龄期未生育患者，若症状较轻，可给予药物保守治疗，若症状较重，但病变局限，双侧输卵管通畅，可行手术病灶挖除，术后积极助孕。

对于育龄期已生育无再生育要求的女性，若症状较轻，可给予药物保守治疗，若症状较重，则行子宫切除手术，保留卵巢。

三、围绝经期及绝经后生殖健康管理

（一）子宫内膜异位症围绝经期及绝经后生殖健康管理

管理原则：彻底清除病灶，警惕是否恶变。

围绝经期异位囊肿≥4 cm的患者应积极进行手术治疗，可行囊肿剥除术或切除患侧或双侧附件及子宫。对于手术困难者，应至少行病灶活检术；对于此类围绝经期患者，目前尚缺乏关于激素补充治疗是否影响内异症复发/恶变的循证医学证据。

（二）子宫腺肌病围绝经期及绝经后生殖健康管理

管理原则：彻底清除病灶，警惕是否恶变。

围绝经期或绝经后子宫腺肌病，均应行双侧附件+子宫切除术。

（杨柳）

参考文献

[1] MEULEMAN C, VANDENABEELE B, FIEUWS S, et al. High prevalence of endometriosis in infertile women with normal ovulation and normospermic partners[J]. Fertility and Sterility, 2009, 92(1): 68-74.

[2] RIZNER T L. Noninvasive biomarkers of endometriosis: myth or reality? [J]. Expert Review of Molecular Diagnosis, 2014(14): 365-385.

[3] SARASWAT L, AYANSINA D, COOPER K G, et al. Impact of endometriosis on risk of further gynaecological surgery and cancer: a national cohort study[J]. BJOG: An International Journal of Obstet-

rics & Gynaecology, 2018, 125(1): 64–72.

[4] HORNE A W, SAUNDERS P T K. SnapShot: endometriosis[J]. Cell, 2019, 179(7): 1677–1677.

[5] ZONDERVAN K T, BECKER C M, MISSMER S A. Endometriosis[J]. New England Journal of Medicine, 2020,382(13): 1244–1256.

[6] GIBSON D A, SIMITSIDELLIS I, COLLINS F, et al. Androgens, oestrogens and endometrium: a fine balance between perfection and pathology[J]. Journal of Endocrinology, 2020, 246(3): R75–R93.

[7] ARMSTRONG G M, MAYBIN J A, MURRAY A A, et al. Endometrial apoptosis and neutrophil infiltration during menstruation exhibits spatial and temporal dynamics that are recapitulated in a mouse model[J]. Scientific Reports, 2017, 7(1): 17416.

[8] GARGETT C E, SCHWAB K E, DEANE J A. Endometrial stem/progenitor cells: the first 10 years[J]. Human Reproduction Update, 2016, 22(2): 137–163.

[9] TSAI S J. Hypoxia and reproductive health: The role of hypoxia in the development and progression of endometriosis[J]. Reproduction, 2021,161(1): F19–F31.

[10] NG SW, NORWITZ S G, TAYLOR H S. Endometriosis: The Role of Iron Overload and Ferroptosis[J]. Reproduction Science, 2020,27(7): 1383–1390.

[11] GREAVES E, COUSINS F L. A novel mouse model of endometriosis mimics human phenotype and reveals insights into the inflflammatory contribution of shed endometrium[J]. Am J Pathol, 2014,184(7): 1930–1939.

[12] SAHA R, PETTERSSON H J, SVEDBERG P, et al. Heritability of endometriosis[J]. Fertility & Sterility, 2015,104(4): 947–952.

[13] NYHOLT D R, LOW S K, ANDERSON C A, et al. Genome-wide association meta-analysis identififies new endometriosis risk loci[J]. Nature Genetics, 2012,44(12): 1355–1359.

[14] BARBAN N, JANSEN R, DE VLAMING R, et al. BIOS Consortium; LifeLines Cohort Study Genome-wide analysis identififies 12 loci inflfluencing human reproductive behavior[J]. Nature Genetics, 2016,48(12): 1462–1472.

[15] ANGLESIO M S, et al. Cancer-Associated Mutations in Endometriosis without Cancer[J]. New England Journal of Medicine, 2017,376(19): 1835–1848.

[16] YILMAZ B D, BULUN S E. Endometriosis and nuclear receptors[J]. Human Reproduction Update, 2019,25(4): 473–485.

[17] BECKER C M, GATTRELL W T, GUDE K, et al. Reevaluating response and failure of medical treatment of endometriosis: a systematic review[J]. Fertility & Sterility, 2017,108(1): 125–136.

[18] YOUNG V J, AHMAD S F, DUNCAN W C. The role of TGF-b in the pathophysiology of peritoneal endometriosis[J]. Human Reproduction Update, 2017,23(5): 548–559.

[19] HORNE A W, VINCENT K, HEWITT C A. Gabapentin for chronic pelvic pain in women (GaPP2): a multicentre, randomised, double-blind, placebo-controlled trial[J]. Lancet, 2020,396(10225): 909–917.

[20] JHA S, TOOZS-HOBSON P, ROPER J C, et al. Botulinum injections for myofascial pelvic pain[J]. International Urogynecology Journal, 2021, 32(5): 1151–1156.

[21] HORNE A W，DANIELS J，HUMMELSHOJ L，et al. Surgical removal of superficial peritoneal endometriosis for managing women with chronic pelvic pain：time for a rethink?[J]. BJOG，2019，126（12）：1414.

第二十章
卵巢功能不全人群的生殖健康管理

第一节　卵巢功能不全的病因、发病机理

一、定义

1942年，富勒·奥尔布赖特（Fuller Albright）首次提出了原发性闭经的概念，即年轻女性机体促性腺激素水平较高，而体内雌激素水平较低，从而导致闭经的综合征。2016年，欧洲人类生殖与胚胎学会将“原发性”（primary）正式更名为“早发性”（premature），国际绝经协会和中华医学会也随之做出了相应的调整，将以低促性腺激素和低雌激素水平为特征的闭经定义为“继发性卵巢功能不全”。2016年12月，《早发性卵巢功能不全的激素补充治疗专家共识》由中华医学会发布，其中定义为妇女40岁以前发生的卵巢功能退化的临床综合征，其特征表现为月经紊乱（停经或月经稀发），伴有高促性腺激素和低雌激素水平。间隔>4周，两次FSH>25 U/L。根据是否曾经出现过自发月经，分为原发性POI和继发性POI。

与原发性卵巢功能不全（POI）相似的概念还有卵巢早衰（POF）和卵巢储备功能减退（DOR），这三个概念经常被混淆。POF是一种常见的女性疾病，其特征表现为在40岁之前发生闭经、促性腺激素水平增高（FSH>40 U/L）和体内雌激素水平下降，并伴有不同的围绝经期表现。其概念在POI的范畴中，但是为POI发展到终末的阶段。DOR是以抗苗勒管激素（AMH）水平降低（<1.1 ng/mL）、窦卵泡个数（AFC）减少（<5～7枚）、基础FSH水平升高（≥10 U/L）为临床特征的。DOR患者可仍有规律月经，但周期长度可能会有所改变。因年龄增长，卵巢功能的衰退为生理性DOR，而与年龄不相关的DOR则为病理性DOR。

二、病因及发病机制

（一）遗传因素

大约20%的POI是由遗传因素引起的，包括染色体异常和基因异常。

1. 性染色体异常

由于X染色体上存在与卵子发生发育相关的等位基因，X染色体异常直接影响卵巢功能，引起卵泡数量减少和募集障碍，会加快卵泡闭锁。Turner综合征患者，通常先天性卵巢发育不全，染色体异常（45，X及各种嵌合型）；以原发闭经和身材矮小为主要临床特征；X三体综合征最常

见核型47，XXX，10%嵌合型。患者中30%表现为POI，智力正常或轻度低下，X染色体缺失以短臂（Xp）缺失较为常见，Xp11缺失可导致原发性和继发性闭经，Xq13缺失通常会引起继发性闭经。个别患者可找到Y染色体。

2.脆性X综合征

可能会引起智力障碍和POI。这种疾病通常是脆性X基因的重复表达过多所引起。这些突变可能会引发DNA损伤修复性能的反常，并降低遗传组的稳定性。在卵巢内，这种突变可能会引发POI。

3.常染色体异常及相关致病基因

与POI发生有关的常染色体异常主要为易位，2号和15号染色体之间的易位会引起FSH的异常。POI的发病机制可能与多种基因异常有关，其中包括NOBOX、FIGLA、FOXL2、GDF9、BMP15、FSHR、LHβ、CYP17、ESR1、MCM8、MCM9、HFM1和CSB-PGBD3等，这些基因的表达可能会影响卵母细胞的减数分裂、卵泡发育以及DNA损伤的修复。

（二）免疫因素

患有桥本氏甲状腺炎、高血压、系统性红斑狼疮、类风湿性关节炎、肾上腺功能衰退或者Addison病等自身免疫障碍的患者，可能会出现POI的症状。卵巢免疫系统的自我识别功能发生异常，发生自身免疫性炎症，炎症反应损伤或破坏卵巢组织，导致各级卵泡数量减少，卵巢功能减退甚至衰竭。测定自身抗体和卵巢组织活检加免疫组化有助于自身免疫性卵巢炎的诊断。

（三）感染因素

卵巢组织发生感染性炎症后，主要通过直接作用（破坏卵巢组织）和间接作用（引起卵巢血液循环功能）导致卵泡发生发育功能不全，影响程度依据卵巢炎症的轻重缓急不同而有所差异。病原体可能来自多种疾病，包括结核杆菌、流行性腮腺炎病毒、巨细胞病毒、疟原虫、水痘-带状疱疹病毒、志贺菌属和沙眼衣原体等。

（四）医源性因素

POI的医源性因素有外科手术治疗、放射治疗和化疗，这些都是常用的治疗方式。直接在卵巢上操作的手术如卵巢良/恶性肿瘤剥除可损伤正常的卵巢组织，同时卵巢血液供应减少而导致POI。盆腔手术即使没有直接损伤卵巢也可能会影响卵巢血供。化疗药物在杀死或抑制肿瘤细胞的同时，对卵巢的长期毒性和损伤不容忽视，原始卵泡在进入启动募集之前的静止期对化疗药物的影响很小，但颗粒细胞和进入启动募集和周期募集的卵母细胞更易受到化疗药物的影响，并与化疗药物的种类、剂量及患者的年龄相关。在女性生殖系统中，卵巢对放射线最为敏感，放射线不但影响无腔卵泡的发育和募集，还影响有腔卵泡的发育和周期募集。射线可通过诱导颗粒细胞凋亡而影响卵母细胞的营养供给，致使卵母细胞死亡。相似于化疗，放疗对卵巢功能的影响取决于放射性治疗药物、放射性治疗范围以及患者的年龄。

（五）环境因素

环境对卵巢功能有重要影响，其中包含物理因素和生化因素。物理因素包含离子射线、核射线等，而生化因素有重金属、橡胶塑料制品、杀虫剂和烟草等。环境因素主要通过以下途径影响卵巢功能：

1.内分泌干扰物

内分泌干扰物（endocrine disrupting chemicals，EDCs）是一类可影响激素的合成和分泌的物质。作用机制主要通过与芳烃受体和雌激素受体相互作用。若暴露时间短，EDCs对卵巢功能的影响可以是一过性的，但也可能因暴露时间过长而产生永久性的损害。

2.诱导氧化应激

环境干扰物可诱导活性氧（reactive oxygen species，ROS）产生，导致机体内ROS水平失衡，氧化应激介导线粒体功能障碍，导致卵母细胞ATP产生下降和钙离子调节受损，诱导卵母细胞凋亡。

3.表观遗传调控

环境干扰物可通过影响DNA甲基化影响卵巢功能，甚至可通过母体暴露，对胎儿储备卵泡的表观遗传修饰产生持续影响，从而导致隔代表观遗传改变。

随着科学研究的不断深入，POI的多个病因被逐渐发现和阐明，但仍有约50%的POI病因不明，这些不明原因的POI被称为“特发性POI”。目前，多数学者认为POI可能是具有高度异质性的、多因素交互作用的疾病。

第二节　卵巢功能不全的临床表现、诊断与治疗

一、临床表现

（一）症状

患者可有一种或多种以下表现：

1.月经周期改变

原发性闭经是原发性POI的主要症状。继发性POI的月经改变与卵巢功能衰退的程度有关，会先后出现月经周期缩短、月经紊乱、月经稀发、闭经。少数POI患者可有突然出现闭经的情况。从出现月经改变到完全卵巢功能衰竭而闭经可有数年的过渡时期，但是无法准确预测患者的绝经时间。

2.生育力降低或不孕

POI对育龄期女性最严重的危害就是生育力下降或丧失。POI初期患者仍有5%～10%的可能性获得自然妊娠，因为这个阶段是有偶发排卵的，但自然流产和胎儿染色体异常等不良结局的风险增加。

3.雌激素水平降低的表现

原发性POI是因为青春期雌激素水平低导致的第二性征发育不良。继发性POI的卵巢衰竭期，即绝经期低雌症状包括潮热、多汗、烦躁、易怒、头晕、失眠、耳鸣、心悸、阴道干涩、性欲减退、骨质疏松、骨痛骨折等。

4.其他

POI患者根据病因的不同可有不同的伴随症状，包括智力障碍、第二性征发育异常、心血管系统疾病、免疫系统疾病、复发流产等。

（二）体征

生殖器官和第二性征发育不良、身高体态发育不良等体征可在原发性POI患者中发现。不同

病因可导致不同受累器官的病变而出现相应的体征，比如心血管疾病的相关体征。继发性POI患者可出现阴毛、腋毛脱落，外阴/阴道和乳房萎缩等体征。

（三）辅助检查

1.基础内分泌

间隔4周在月经周期的第2～4天或闭经时，至少2次检测内分泌水平结果，FSH>25 U/L；POI早期可有血清雌二醇水平升高，通常大于50 pg/mL，是因为卵泡的提前募集和发育而分泌雌二醇。随着卵巢衰竭程度的进展，雌二醇水平继而降低。

2.影像学检查

经阴道超声是观察卵巢和窦卵泡数量的最佳检查手段。双侧AFC之和<5个，双侧卵巢体积可能较正常小。

3.血清AMH

AMH是评估卵巢功能最客观和稳定的指标，在月经周期内和月经周期间变化小。随时检测血清AMH水平≤1.1 ng/mL，是POI的诊断标准。青春期前或青春期女性AMH水平低于同龄女性2倍标准差，提示POI的风险增加。

4.病因学检查

包括染色体核型分析、基因检测、甲状腺功能、自身抗体等与遗传、免疫相关的检查。

（四）卵巢功能不全的分期

卵巢功能的衰退是一个逐渐进展的过程。根据疾病的进展，POI可分为四个阶段：

1.隐匿期

月经周期正常，不明原因的不孕症，基础FSH水平正常，超促排卵低反应。

2.生化异常期

月经周期正常，不孕，FSH水平升高，超促排卵低反应。

3.临床异常期

月经周期异常（闭经或月经稀发），FSH水平显著增高。

4.卵巢衰竭期

闭经，绝对不孕，FSH升高及雌激素缺乏等一系列改变。

POI的分期诊断提示要早诊断，早发现患者可能的生育机会，积极给予生育治疗。

二、诊断

（一）诊断标准

①年龄<40岁。②月经稀发或停经4个月以上。③至少2次血清基础FSH> 25 U/L（间隔>4周）。

亚临床期POI：FSH水平在15～25 U/L波动。

（二）病因诊断

经过详细的病史调查，结合染色体、基因组、抗体等检查结果，能够判断出POI的病因，包括遗传性、免疫性、医源性和特发性等。

（三）鉴别诊断

POI需与以下情况及疾病鉴别：妊娠、生殖道发育异常、完全性雄激素不敏感综合征、子宫性闭经、PCOS、甲状腺疾病、空蝶鞍综合征、中枢神经系统肿瘤、功能性下丘脑性闭经、卵巢抵抗综合征（resistant ovary syndrome，ROS）等。ROS也是表现为闭经的疾病，其特征是FSH水平升高，AFC和AMH基本正常，对外源性促性腺激素药物的反应弱或基本无反应。

第三节　卵巢功能不全人群的生殖健康管理

一、心理及生活方式干预

医生应该向患者清楚地阐明病情：目前尚无可逆转卵巢功能的治疗方法；年轻患者可能会偶尔出现自发排卵，因此，仍有可能怀孕；卵巢功能不全患者如果长期缺乏雌激素，将会影响身体健康，因此，需要长期补充激素治疗；对于患有焦虑、抑郁等精神神经障碍的患者，推荐接受心理咨询指导；同时，推荐坚持科学合理的膳食、规律性工作、戒烟、适量运动、维持正常体重以及保持乐观积极的生活态度。为了改善骨密度，推荐患者服用钙剂和维生素D。

二、遗传咨询

对于患有POI或早绝经、有近亲婚配家族史的女性，建议进行染色体和基因检测，以确定其遗传因素，并尽早采取措施，以保护其生育力。此外，根据患者的具体情况，也可以提供个体化的生育力保存建议。

三、生殖相关管理

鼓励女性适龄生育，在最佳生育年龄尽早完成生育。排除其他不孕因素的POI早期患者应积极监测排卵，促进生育。

（一）辅助生殖技术

POI患者应尽早全面评估夫妇双方的生育力，有辅助生殖指征的尽快进行辅助生殖。目前，POI占辅助生殖技术治疗总周期数的20%左右。POI患者比同年龄段卵巢储备功能正常的患者体外受精（IVF）妊娠率降低。年轻的POI患者仍然预后良好，多次取卵积累优质胚胎可获得与卵巢储备功能正常的患者相似的妊娠结局，但是高龄POI患者多次取卵改善结局的作用有限。

1.促排卵方案

POI患者促排卵出现低反应的概率增加，周期取消率高。促性腺激素释放激素拮抗剂方案、促性腺激素释放激素激动剂短方案、微刺激、高孕激素状态下促排卵、自然周期方案均可尝试，但目前尚未证实哪个是最佳的促排卵方案。此外，增加促性腺激素剂量、添加黄体生成素、添加来曲唑或氯米芬等措施也可能在一定程度上改善治疗结果，但仍无法确定其有效性。

2.预处理

多种预处理及辅助药物的疗效仍在研究阶段，尚无一致结论。

（1）生长激素

生长激素（growth hormone，GH）是一种多肽激素，可通过调节胰岛素样生长因子-1（IGF-1）来促进卵泡发育和卵母细胞成熟，并刺激颗粒细胞的生长和增殖。据文献报道，在促排卵前3个月使用GH直至卵泡发育成熟，可提高卵母细胞的数量和质量，改善妊娠结局。GH的疗效与年龄有关，当年龄为35～40岁时，GH可显著提高临床妊娠率，对于年龄<35岁和≥40岁时，则没有显著影响。

（2）雄激素

脱氢表雄酮（dehydroepiandrosterone，DHEA）和睾酮DHEA具有弱的雄激素活性，是激素合成路径中睾酮和雌二醇的前体，可通过增强促性腺激素的作用和减少卵泡阻滞促进卵泡发育。有研究表明，DHEA每日75 mg预处理3个月后，促排卵可以增加获卵数、妊娠率和活产率，但是，这种方法是否有效仍然存在争议。经皮睾酮制剂也可能通过促进卵泡的募集和颗粒细胞增殖来改善POI患者的促排卵效果。

（3）辅酶Q10

器官的衰老与氧化应激增加有关，卵巢也不例外。活性氧的聚集可能促进线粒体和细胞核DNA的损伤。辅酶Q10是抗氧化剂，可能在细胞能量和三磷酸腺苷的产生中发挥作用。有研究表明，卵泡液中的辅酶Q10浓度与胚胎质量和妊娠率正相关。辅酶Q10预处理可以降低促性腺激素的用量，增加获卵数并改善胚胎质量。

（4）中医药

中医学在妇产科领域取得了巨大的成就，“脾肾虚弱、天癸不充，冲任不盛”提出了卵巢功能障碍的中医病机，而最新的研究表明，坤泰胶囊、滋肾育胎丸等中药可以有效改善POI患者的妊娠结局，从而为临床提供有效的治疗方案。针灸治疗可疏通主脉及旁脉，恢复气血循环，调节阴阳平衡，增强免疫力。据文献报道，针灸可降低POI患者的FSH水平，提高E_2水平，提高POI患者获卵数和胚胎质量，改善妊娠结局。

3.赠卵IVF-ET

通过卵母细胞捐赠给无法使用自卵的POI患者带来了希望，维护了她们的生育权。赠卵IVF-ET的妊娠率可与常规IVF-ET妊娠率相当。赠卵来源依不同国家的法律规定而有不同，我国目前仅限接受IVF治疗的女性捐赠多余卵子，赠受双方互盲，赠卵者一般不超过35岁，获卵数超过20枚，术前检查无异常。经充分知情同意，捐赠卵子数目不少于5枚，体外受精后全胚冷冻，冻胚后6个月必须复查HIV，结果正常则按受卵者激素替代方案进行子宫内膜准备后移植冻融胚胎。我国禁止任何组织和个人以任何形式进行商业化供卵行为，不允许亲属赠卵，但是由于供需失衡的现状，以及随之而来的卵子买卖黑市，应当引起足够的重视，以维护患者的利益。辅助生殖机构应当严格遵守相关政策法规，以期真正为患者带来福祉。

（二）POI高风险人群的生育力保存

针对因患某些疾病或因某些疾病治疗损伤卵巢功能的POI高风险人群，生育力保存技术可使用手术、药物或实验室技术满足其生育的意愿，提高患者的生存质量。

1.适应证

（1）肿瘤患者

随着肿瘤早期诊断率的提高及治疗方法的改进，年轻肿瘤患者的生存率明显升高，为一些患者保存生育力提供了必要条件。在充分评估患者的治疗情况以及生育力保存的价值，并取得患者充分知情同意后，可根据患者年龄及婚姻情况制定个体化生育力保存方案。

（2）嵌合型Turner综合征

可有少量卵泡但卵巢功能衰退加速，可能在育龄期之前发生POI甚至POF，由于卵母细胞质量差、染色体异常影响胚胎情况需充分告知患者。

（3）盆腔手术患者

卵巢部位的手术可直接引起卵巢皮质损伤，其他盆腔手术也可能影响卵巢血供，手术中能量器械的使用可能对卵巢造成热损伤。这类患者在充分评估手术必要性的基础上需注意在手术中对卵巢功能的保护，必要时需在术前与患者沟通生育力保存方案。

2.生育力保存的方法

（1）胚胎冷冻

经过超促排卵获得足够数量的卵母细胞，与精子体外受精后形成胚胎进行冷冻保存，这是一种实验室方法，也是非常成熟的生育力保存方法，可提供给有配偶的女性。冷冻保存胚胎的移植活产率与新鲜胚胎相似。超促排卵方案需个体化，对于患有雌激素敏感肿瘤的患者可选择芳香酶抑制剂（如来曲唑）降低雌激素水平。为了不耽误患者的治疗，可采用任意启动的灵活促排卵方案。

（2）成熟卵母细胞冷冻

成熟卵母细胞冷冻现在被认为是生育力保存的标准方法，可以提供给没有配偶的女性或不希望保存配偶胚胎的女性。虽然肿瘤患者冻卵后的妊娠率数据有限，但有数据表明，冻卵与新鲜卵子受精的胚胎相比，胚胎移植活产率降低。所以对于已婚女性，胚胎冷冻仍为首选。成熟卵母细胞冷冻仍然需要超促排卵，注意事项同胚胎冷冻。

（3）未成熟卵母细胞体外成熟

未成熟卵母细胞体外成熟（immature oocyte in vitro maturation，IVM）是将不成熟的卵母细胞（GV期或MⅠ期）取出，体外培养至MⅡ期后冷冻，适用于不能进行超促排卵或肿瘤治疗时间紧迫的患者。IVM已有活产婴儿报道，但目前数据表明，人卵母细胞体外发育潜能低于体内成熟，临床妊娠率尚不理想。

（4）卵巢组织冷冻

卵巢组织冷冻不需要卵巢刺激，儿童肿瘤患者最适宜在开始治疗前进行卵巢组织冷冻。卵巢组织冷冻和再植技术具有广阔的前景，再植后可恢复卵巢内分泌功能，并有自然受孕可能，对患者身心健康意义重大。

（5）促性腺激素释放激素激动剂

促性腺激素释放激素激动剂（GnRH-a）是人工合成的促性腺激素释放激素的类似物，抑制垂体合成促性腺激素，抑制原始卵泡的募集和生长发育，可用于肿瘤患者化疗时的卵巢功能保护，减少化疗药物对卵泡的损伤。临床应用GnRH-a 2周后开始化疗，但其有效性仍有争议，需进一步研究。

（6）卵巢移位

盆腔恶性肿瘤患者需放疗之前，应将卵巢移位，可有效防止放疗对卵巢的损伤，可在肿瘤手术的同时，将卵巢移位于放疗范围之外，如乳房下、侧腹部、腹膜外等。

四、激素补充治疗

激素补充治疗（HRT）可缓解低雌引起的一系列不适症状，提高生活质量，而且可降低心血管疾病和骨密度降低的风险。只要没有禁忌证，建议POI患者均应采用HRT。多年以来，由于对POI和激素的认识不足，很多人“谈激素色变”，抗拒HRT，为此，医生必须跟患者充分沟通HRT的必要性。早期POI患者仍有自然怀孕的可能，对无生育需求者可以考虑在HRT的同时采取其他避孕措施，或应用口服避孕药（OC），但不宜长期使用；有生育需求者则应用天然雌激素和孕激素补充治疗，不抑制排卵，也不影响胚胎发育。与OC相比，HRT对骨骼保护及糖脂代谢更有利。

（一）原发性POI的HRT

早期发现青春期前的POI，并及时补充雌激素以诱导青春期是非常有效的治疗手段。从12～13岁开始，从小剂量起，如17β-雌二醇，经皮给药6.25 μg/d，或者口服微粉化雌二醇0.25 mg/d。因为大剂量雌激素会加速骨骼成熟，影响身高，为了促进身高增长，可在补充雌激素的同时使用生长激素。监测骨龄和身高的变化，逐渐增加雌激素剂量，15或16岁时使用雌孕激素序贯疗法诱发月经，为避免身高过高，应适时增加雌激素剂量促进骨骼愈合。

（二）继发性POI的HRT

应遵循以下原则：

1.时机

参考《绝经期管理与激素补充治疗临床应用指南（2012版）》评估HRT禁忌证及慎用情况，取得患者充分知情同意后尽早开始HRT。

2.使用时间

建议持续治疗至平均的自然绝经年龄，之后可参考绝经激素治疗（MHT）方案继续进行。

3.常用HRT药物

（1）雌激素

1）口服药物：戊酸雌二醇、17-β雌二醇、结合雌激素等。

2）经皮药物：雌二醇凝胶、半水合雌二醇贴。

3）经阴道药物：结合雌激素软膏、雌三醇乳膏、普罗雌烯阴道胶囊或乳膏、氯喹那多-普罗雌烯阴道片。

（2）孕激素

1）天然孕激素类药物：微粒化黄体酮胶丸或胶囊。

2）合成孕激素类药物：地屈孕酮、环丙孕酮、屈螺酮等，其中地屈孕酮的结构最接近天然孕酮，最为常用。

3）复方制剂

①雌二醇/雌二醇地屈孕酮片：每盒28片。前14片只含有17-β雌二醇，有1 mg和2 mg两种规格；后14片每片含有17-β雌二醇1 mg和2 mg两种规格，以及10 mg地屈孕酮。

②戊酸雌二醇/戊酸雌二醇环丙孕酮片：每盒21片，前11片只含有2 mg戊酸雌二醇，后10片每片含有2 mg戊酸雌二醇+1 mg醋酸环丙孕酮。

为减少长期使用药物对POI患者乳腺、代谢及心血管等方面的负面影响，天然或接近天然的雌激素和孕激素应作为首选。黑升麻异丙醇萃取物、升麻乙醇萃取物为非激素制剂，亦有雌激素样作用，对于存在HRT禁忌证、暂时不愿意或者暂时不宜接受HRT的POI患者可选择，但这类药物仍不能取代激素，仅可作为辅助治疗或暂时性的替代治疗。

4.剂量

年轻的POI患者需要的雌激素剂量要高于高龄的围绝经期患者。国内常用的雌激素剂量是口服戊酸雌二醇1～2 mg/d、17β-雌二醇1～2 mg/d、结合雌激素0.625 mg/d或经皮雌二醇50 μg/d。

5.方案

（1）单用雌激素方案

适用于无子宫患者，包括先天发育异常无子宫或因疾病切除子宫者，因无须孕激素撤退出血，可保护子宫内膜。

（2）雌孕激素序贯方案

有子宫的POI患者需要在后半周期添加孕激素，雌孕激素撤退使子宫内膜剥脱出血以保护子宫内膜，维持月经周期。后半周期添加口服地屈孕酮10 mg/d或微粒化黄体酮200 mg/d 12～14天。复方制剂雌二醇/雌二醇地屈孕酮片或戊酸雌二醇/戊酸雌二醇环丙孕酮片使用更方便，依从性更好。

（3）阴道局部雌激素应用方案

有泌尿生殖道萎缩症状的POI患者可使用局部雌激素制剂缓解症状。每日1次连续使用2周，症状缓解后可减少使用频率为每周2～3次。一般不需要添加孕激素，但长期应用者仍应关注雌激素对子宫内膜的作用，注意监测和保护。

6.随访

治疗期间需每年定期随访，随访的内容包括患者用药的依从性、症状缓解程度以及不良反应等，根据患者情况可调整用药方案、种类、剂量、剂型。

POI的诊治流程如图20-1所示：

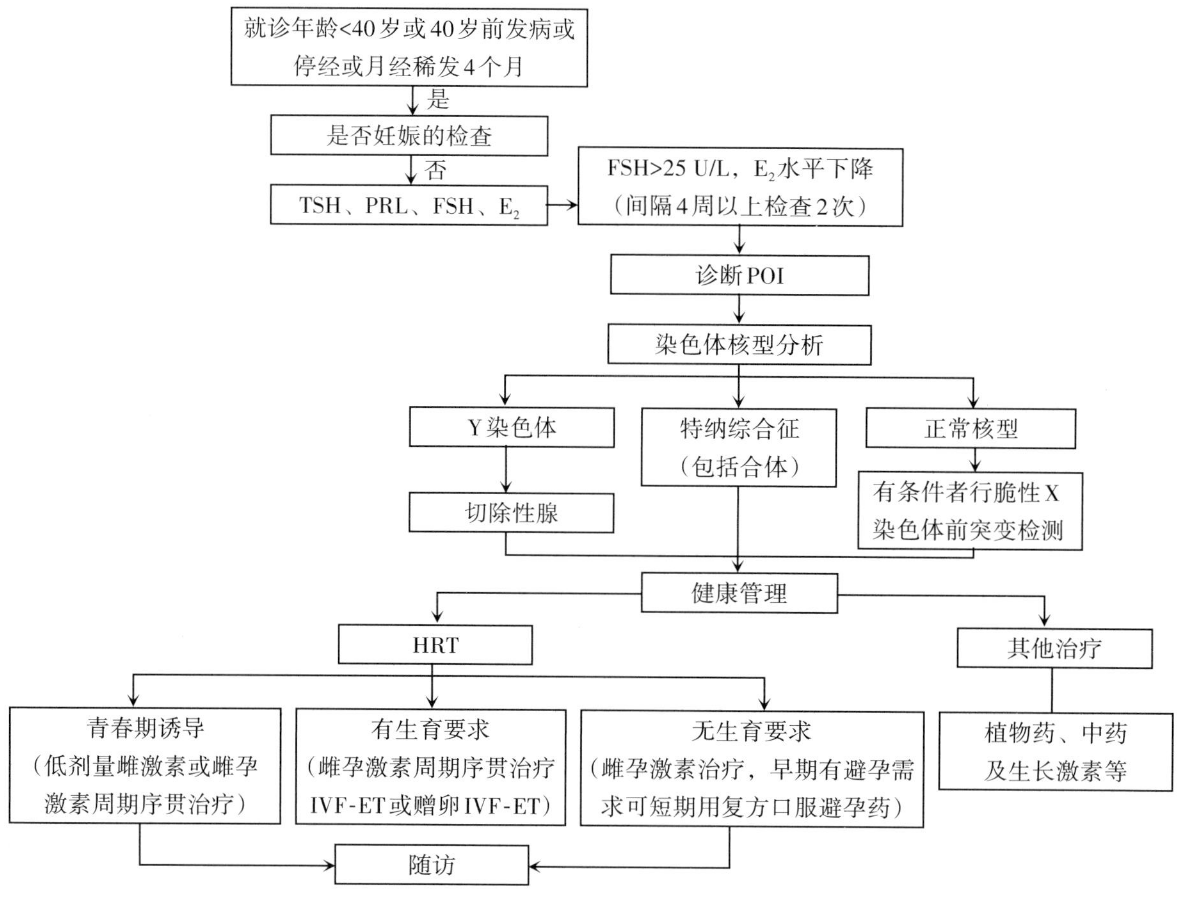

图20-1　POI的简要诊治流程图

（资料来源：引自吴洁，陈蓉.早发性卵巢功能不全的激素补充治疗专家共识［J］.中华妇产科杂志，2016，51（12）：881-886.）

（三）远期健康及并发症管理

1.骨健康

性激素参与骨骼的分化、维持骨结构，对骨骼健康有重要的作用，其中雌激素的作用最为显著，所以雌激素缺乏可导致骨密度减少、骨折风险增加。POI患者因为年轻，未达到骨量峰值，雌激素的快速下降会使骨质疏松更早发生，表现为骨痛、驼背、身材变矮、局部压痛或叩击痛、骨折等。

很多POI患者无明显症状，轻微外伤即发生骨折才引起关注。确诊POI后应测定骨密度，并定期复查。证据表明，HRT可恢复骨吸收和骨形成，可大大降低骨折风险，是预防和治疗POI引起的骨健康问题的一线用药。同时建议调整生活方式，包括平衡饮食、适度运动、戒烟及避免过度饮酒，以及补充足量的钙（1000 mg/d）和维生素D（1000 IU/d）。双膦酸盐通过抑制破骨细胞活性，可达到减少骨吸收的作用来抗骨质疏松治疗，但长期应用可能导致脆性骨骼和不典型骨折，不作为一线治疗药物。

2.心血管及代谢问题

相比同龄女性，POI患者发生心血管疾病的风险更高。POI患者有必要进行心血管疾病的风险评估，评估项目包括体重指数、血压、血脂、血糖等，每年至少1次。雌激素可以通过直接效应（改善血管内皮功能、抑制血管平滑肌细胞增殖、迁移）和间接效应（调节血脂、减少血小板黏附聚集和抗氧化）来降低心血管疾病风险及因心血管事件诱发的心肌梗死、卒中的死亡率。研究显示，原发性POI伴有心血管疾病的患者在HRT后6个月，血管内皮异常、动脉内膜厚度、血管紧张素和肌酐水平均得以改善。在无糖尿病的女性中，HRT可减少腹型肥胖、胰岛素抵抗、新发糖尿病，并降低血压、黏附分子和促凝血因子的水平。基于以上雌激素对心血管及代谢系统多层次的保护作用，建议诊断POI后尽早进行HRT，并积极改变生活方式，如戒烟和控制体重。

3.神经功能相关问题

雌激素与认知功能的相关性以及HRT是否对女性认知功能有改善作用目前尚有争议。POI患者可能由于雌激素的低下以及生理上的变化造成心理上的困扰，导致POI患者较易出现睡眠障碍、情绪障碍，甚至出现抑郁障碍。有研究发现，雌激素水平与词语记忆正相关，与语言流畅能力相关。没有接受HRT的卵巢切除术后的女性患痴呆和帕金森病的风险增加，而HRT治疗可改善这类患者的认知功能。此外，HRT对改善绝经后抑郁症的作用尚无一致结论；有研究报道，围绝经期短期HRT可有效缓解抑郁症状。多数学者认为，尽早开始使用HRT有助于减缓认知相关区域神经元损伤，若HRT开始较晚，认知相关区域神经元已经损伤，再使用HRT可能加速认知功能衰退。

4.泌尿生殖系统问题

由于雌激素低下，其对于肌肉、结缔组织、黏膜上皮、糖原含量的作用均减弱，卵巢衰竭期的POI患者泌尿生殖道萎缩症状较为多见，主要表现为阴道干涩、灼热、性交痛、尿频、尿失禁、尿路感染等，严重程度因卵巢功能的波动而异。雌激素补充可用于治疗阴道干涩，并预防复发性尿路感染，全身和局部使用HRT，对缓解泌尿生殖道症状均有效。对于复发性泌尿生殖道感染，可在HRT的基础上选择敏感的抗生素全身或局部使用。阴道润滑剂也可缓解阴道不适和性功能障碍等症状，可应用于有HRT禁忌证者。

（张莉莉）

参考文献

[1] WEBBER L, DAVIES M. ESHRE Guideline: management of women with premature ovarian insufficiency[J]. Human Reproduction, 2016, 31(5):926-937.

[2] 吴洁, 陈蓉. 早发性卵巢功能不全的激素补充治疗专家共识[J]. 中华妇产科杂志, 2016, 51(12): 881-886.

[3] JIAO X, QIN C, LI J, et al. Cytogenetic analysis of 531 Chinese women with premature ovarian failure[J]. Human Reproduction, 2012, 27(7): 2201-2207.

[4] QIN Y, JIAO X, SIMPSON J L, et al. Genetics of primary ovarian insufficiency: new developments and opportunities[J]. Human Reproduction Update, 2015, 21(6):787-808.

[5] TUCKER E J, GROVER S R, BACHELOT A, et al. Premature ovarian insufficiency: new perspectives on genetic cause and phenotypic spectrum[J]. Endocrine Review, 2016, 37(6):609-635.

[6] JIAO X, ZHANG H, KE H, et al. Premature ovarian insufficiency: phenotypic characterization within different etiologies[J]. Journal of Clinical Endocrinology & Metabogy, 2017, 102(7):2281-2290.

[7] 莹璞,相文佩.人类卵子学[M].北京:人民卫生出版社,2018:261-276.

[8] DRAGOJEVIC-DIKIC S, MARISAVLJEVIC D, MITROVIC A, et al. An immunological insight into premature ovarian failure (POF) [J]. Autoimmunity Review, 2010, 9(11):771-774.

[9] 甄秀梅.自身免疫与卵巢早衰[J].中国实用妇科与产科杂志,2015,31(8):709-713.

[10] MAHBOD E, FIROOZEH A A. Pathogenesis and Causes of Premature Ovarian Failure: An Update[J]. International Journal of Fertility & Sterility, 2011, 5(2):54-65.

[11] VABRE P, GATIMEL N, MOREAU J, et al. Environmental pollutants, a possible etiology for premature ovarian insufficiency: a narrative review of animal and human data[J]. Environmental Health, 2017, 16(1):37.

[12] GALLAGHER L G, DAVIS L B, RAY R M, et al. Reproductive history and mortality from cardiovascular disease among women textile workers in Shanghai, China[J]. International Journal of Epidemiology, 2011, 40 (6):1510-1518.

[13] POPAT V B, CALIS K A, VANDERHOOF V H, et al. Bone mineral density in estrogen-deficient young women[J]. Journal of Clinical Endocrinology & Metabogy, 2009, 94(7):2277-2283.

[14] FERRARETTI A P, LA MARCA A, FAUSER B C, et al. ESHRE consensus on the definition of "poor response" to ovarian stimulation for in vitro fertilization: the Bologna criteria[J]. Human Reproduction, 2011, 26(7):1616-1624.

[15] 张丹.卵巢功能不全[M].北京:人民卫生出版社,2021:75.

[16] 陈子江,田秦杰,乔杰,等.早发性卵巢功能不全的临床诊疗中国专家共识[J]. 中华妇产科杂志, 2017,52(9),577-582.

[17] GORDON C M. Clinical practice. Functional hypothalamic amenorrhea[J]. New England Journal of Medicine, 2010, 363(4):365-371.

[18] CHALLOUMAS D, COBBOLD C, DIMITRAKAKIS G. Effects of calcium intake on the cardiovascular system in postmenopausal women[J]. Atherosclerosis, 2013, 231(1):1-7.

[19] ZHANG Y, ZHANG C, SHU J, et al. Adjuvant treatment strategies in ovarian stimulation for poor responders undergoing IVF: a systematic review and network meta-analysis[J]. Human Reproduction Update. 2020, 26(2):247-263.

[20] KEANE K N, YOVICH J L, HAMIDI A, et al. Single-centre retrospective analysis of growth

hormone supplementation in IVF patients classified as poor-prognosis[J]. BMJ Open, 2017, 7(10): e018107.

[21] ZHANG M, NIU W, WANG Y, et al. Dehydroepiandrosterone treatment in women with poor ovarian response undergoing IVF or ICSI: a systematic review and meta-analysis[J]. Journal of Assistant Reproduction Genetics, 2016, 33(8): 981-991.

第二十一章
乳素血症人群的生殖健康管理

第一节　高泌乳素血症的病因、发病机理

泌乳素（PRL）是由大脑中垂体前叶PRL细胞所产生的一种多肽类荷尔蒙，最早于1928年在牛垂体中发现，人PRL在1971年被纯化。PRL的分泌呈脉冲式并有昼夜节律性，受下丘脑泌乳素调节作用（prolactin inhibitory factor，PIF）和泌乳素产生作用（prolactin releasing factor，PRF）的共同控制。不同原因引起的男性血清PRL>20 μg/L和非哺乳期女性PRL>25 μg/L称为“高泌乳素血症”（HPRL）。导致HPRL的病因繁多，一般可分为生理原因、病理原因、药物原因和特发性原因这四类。

一、生理性病因及发病机理

（一）高雌激素状态

雌激素通过上调PRL基因表达、下调多巴胺受体表达以及刺激PRL细胞增生等途径增加PRL分泌。更年期前的女性的PRL值远远超过男性和更年期后的女性，排卵期、妊娠期以及口服高剂量雌激素类避孕药均会增加PRL水平。

（二）胸壁损伤和乳头刺激

哺乳、胸壁烧伤、胸壁带状疱疹等胸壁损伤发生时，多巴胺（DA）传递的自主神经反射被抑制，干扰中枢神经通路，使得PRL细胞分泌增加，引起HPRL。促甲状腺素释放激素（thyrotropin-releasing hormone，TRH）、抗利尿激素、催产素等也参与了诱导PRL的释放，但乳房检查、乳房超声或X线检查不会诱发HPRL。

（三）压力和运动

运动或压力刺激时可诱发HPRL，相关机制尚未完全阐明。PRL增加的幅度与运动强度和时间成正比，PRL峰值出现在运动后，故测量PRL前30分钟应避免剧烈运动。

二、病理性原因及发病机理

（一）垂体疾病

HPRL病人中，20%～30%都患有垂体肿瘤，PRL瘤为最典型的垂体功能性腺瘤，除此之外，还包括微腺瘤（直径≤10 mm）和大腺瘤（直径>10 mm），HPRL程度与瘤体大小相关。垂体腺瘤可发生出血、变性而形成囊肿，极少恶变。某些垂体腺瘤可同时分泌生长激素和PRL，造成HPRL。另外，某些常染色体遗传病也会导致PRL的增高，如多发性内分泌腺瘤病、Carney综合征和家族孤立性的垂体腺瘤。

（二）垂体柄效应

当垂体柄和门脉血管受压时，DA传导受阻，下丘脑DA能神经元对垂体前叶PRL细胞的抑制作用减弱，导致PRL分泌增多，这种现象称为“垂体柄效应”。常见于无功能垂体腺瘤、鞍旁肿瘤、转移性垂体疾病、淋巴细胞性垂体炎等。PRL水平通常低于100 μg/L。对空泡蝶鞍综合征患者而言，当颅压升高脑脊液进入空间增大的鞍内时，可引发垂体柄效应。

（三）慢性肾功能不全

因PRL廓清减慢、高氮质血症使PRL细胞对多巴胺受体的敏感性降低，可出现PRL升高，一般<100 μg/L，肾透析后PRL水平不下降，但肾移植后可恢复正常，患者还会出现性腺功能减退及性功能障碍。

（四）肝硬化、肝性脑病

肝脏损害时，DA代谢障碍导致雌激素的灭活明显减少，导致PRL分泌增加。PRL水平与肝病严重程度相关，通常低于100 μg/L。另外，由于肝性脑病使假神经递质生成增加，PIF功能下降致使PRL生成增多。

（五）原发性甲状腺功能减退

约40%的原发性甲状腺功能减退病例与HPRL有关，TRH分泌增加刺激垂体PRL细胞增生并抑制DA分泌，导致PRL水平升高，PRL升高水平与TSH正相关，一般<100 μg/L，部分未经治疗的患者可因甲状腺腺体增生造成“垂体柄效应”。

（六）多囊卵巢综合征

多囊卵巢综合征（PCOS）患者常合并HPRL，可能与雌激素介导的PRL刺激和相对DA缺乏有关。PRL与肾上腺的PRL受体结合，刺激肾上腺产生雄激素而出现高雄激素血症，但HPRL是否真的是PCOS的临床特征仍然存在争议。

（七）癫痫

癫痫发作时，由于癫痫放电刺激经大脑边缘系统下传至下丘脑，引起下丘脑-垂体轴的兴奋，下丘脑PRF增加且PIF减少，可出现短暂的HPRL。癫痫发作后10～20 min，PRL达到峰值，2～6 h消退。因此，有人建议可将PRL作为一种潜在的生物标志物，用于癫痫发作的辅助诊断。

三、药物性病因及发病机制

（一）抗精神病药

抗精神病药物通过阻断DA与PRL细胞膜上的多巴胺D2受体（DRD2）结合，解除DA的抑制效应，引起PRL水平升高。DRD2基因可因编码的多态性，从而改变其受体的表达程度和亲和力，也是HPRL个体差异的关键分子。受体的亲和力越强，穿透血脑屏障的能力越弱，升高PRL的能力就越强，故第一代抗精神病药通常会引起严重的PRL血症。

（二）抗抑郁药

抗抑郁药通过激活5-羟色胺通路，控制下丘脑DA分泌和结节漏斗系统内的DA合成，导致PRL轻度增加，但极少出现临床症状。同类药物还有氟西汀、帕罗西汀、舍曲灵及部分三环类抗抑郁药物。

（三）高血压药

高血压药引起HPRL的机制各不相同。钙离子通路抑制剂维拉帕米，通过减少结节漏斗系统中DA的产生，进而促进了PRL的分泌；但其他钙离子通路抑制剂，如硝苯地平、地尔硫卓等却无此功效。甲基多巴为多巴脱羧酶的竞争性抑制剂，通过减少DA的合成而引起HPRL；利血平则是通过消耗存储在中枢的儿茶酚胺，减少DA从正中隆起向门脉系统的释放，从而引起PRL分泌增多。

（四）阿片类药物

阿片类药物与下丘脑中的阿片受体结合，引起正中隆起的DA释放减少，PRF增加导致HPRL。对阿片类药物成瘾或口服阿片类药物治疗慢性疼痛的患者，血清PRL升高，但鞘内注射吗啡或口服美沙酮类药物不会引起PRL增高。

（五）其他

止吐药多潘立酮和甲氧氯普胺通过拮抗DA受体可引起PRL升高，临床用于母乳喂养时可增加乳量。抗胃酸药的H_2受体抑制剂，如西咪替丁、雷尼替丁等能抑制垂体的PRL细胞的DA受体，促进PRL分泌。

四、特发性高泌乳素血症

特发性高泌乳素血症指血清中PRL水平显著增高，而未发现其他疾病。具体机理仍未知，据推测可能由下丘脑-垂体功能失调所引起，也可能由PRL细胞的弥漫性增殖所致。有研究报告，本症随诊6年后，有20%的患者可自然痊愈，有10%～15%的患者进展为微腺瘤，进展为大腺瘤者罕见。如果血清PRL>4.55 nmol/L，同时合并月经异常者，需要特别警惕垂体微腺瘤。

第二节　高泌乳素血症的临床表现、诊断与治疗

一、临床表现

（一）生殖系统临床表现

1. 女性HPRL临床表现

女性HPRL患者的月经失调常体现为继发性闭经、月经稀发或经量变少、无排卵和黄体功能不全造成的不孕或流产。由于HPRL患者体内的低雌激素水平，会引起各种围绝经症状，如潮热、情绪变化等，甚至出现生殖器官萎缩。子宫内膜长期受低雌激素刺激影响，会引起子宫内膜增生过长、不典型息肉状的腺肌瘤，乃至子宫内膜样腺癌。

2. 男性HPRL临床表现

男性HPRL患者以性功能损害为主要症状，如性欲下降、勃起功能障碍、射精困难或无法射精，严重者更可发生体毛脱落；患者可因少精症或无精症引起不孕症，部分患者甚至会出现轻度的睾丸萎缩；伴有性腺功能低下的HPRL患者，睾丸的组织形态可表现为青春期前状态；还有少数患者出现乳房女性化及溢乳。

（二）骨骼表现

PRL在生理范围内刺激骨形成，轻度升高增加骨吸收，显著增高抑制骨形成。PRL瘤患者无论男女，均会发生骨质流失，且腰椎骨密度降低比髋部更明显，这也表明骨小梁比骨皮质受损更早，经过药物治疗后，椎体骨折发生率可显著降低。

（三）垂体前叶肿瘤压迫症状

蝶鞍区肿瘤由于病灶的位置和瘤体的大小，可导致不同程度的头痛、视野缺损或视力下降以及其他一些颅神经受压的表现，如癫痫发作、脑脊液鼻漏等。少数微腺瘤患者可因瘤内自发出血引起急性垂体卒中，临床表现为突发的剧烈头痛、呕吐、视力下降、动眼神经麻痹等症状，严重者甚至出现蛛网膜下腔出血、昏迷等。

二、诊断

（一）临床症状

如发生月经紊乱及不孕、溢乳、闭经、多毛、青春期发育迟缓等症状时，都要考虑本病。查体时，观察有无生殖器官的萎缩（萎缩程度）、泌乳情况、面貌异常、肥胖等。

（二）实验室检查

1. 血清泌乳素测定

检测可在一天中的任何时间进行，但采血前30分钟应避免运动和乳头刺激，力求“一针见血”。PRL显著升高时，检测1次即可，但PRL升高的水平低于正常值上限的3倍时，则需检测至

少2次。HPRL患者中，约有4%～40%的患者表现为巨PRL血症，即血液循环中以大PRL、巨PRL分子居多。由于这些大PRL分子缺乏生物学效应，但具备免疫活性且半衰期长，容易积累在血液循环中，从而引起血清测定的PRL水平增高，而PRL浓度与临床表现却不相关。

2.HOOK效应

当PRL值大于10000 μg/L时，由于双位点免疫放射检测中使用的抗体饱和而测得的PRL数值下降，此即HOOK效应。当垂体大腺瘤者伴有闭经溢乳等临床表现时，PRL水平仅轻度升高时，也应考虑存在HOOK效应。可将血清样品1∶100稀释后重复检测，或当PRL与第一抗体结合后立即进行冲洗以清除过多未结合的PRL。

3.内分泌检测及其他

HPRL病人的血LH、FSH一般正常或略低，E_2等于或低于早卵泡期的水平，但睾酮不增高。为明确病因，有时还应进行血HCG、甲状腺功能、垂体激素、肝肾功能、盆腔B超、骨密度等检测。

（三）影像学检查

MRI检查对软组织分辨率较好，无放射线损害，在排除或明确是否有垂体柄受压、垂体PRL微腺瘤及空泡蝶鞍症等鞍部疾病的定性、定位诊断等方面都具有明显的优势，是首选的影像学检测手段，钆增强的垂体MRI是“金标准”。虽然CT增强检查对确诊微腺瘤或辨别其与周围结构的关系方面灵敏度较差，但在不具备MRI检测条件时仍可选用。

三、治疗

（一）药物治疗

血循环中，PRL水平增高时首选多巴胺受体激动剂（Das）治疗，常用的有溴隐亭、卡麦角林。溴隐亭是一种半人工合成麦角生物碱的衍生物，直接激动下丘脑垂体的PRL细胞DA受体，间接激动下丘脑DA受体，引起PIF释放增多，减少PRL转录与合成。初始剂量0.625～1.25 mg/d，逐渐加量至2.5～15 mg/d。停药后肿瘤可恢复生长，长期服用可使肿瘤纤维化。卡麦角林是一类半衰期较长的D2R选择性激动剂，抑制PRL效果更强烈且不良反应较小，应用于对溴隐亭抵抗或不耐受者，常用起始剂量为0.25～0.5毫克/周，然后逐渐加量至0.5～3毫克/周，常见恶心、呕吐、头晕、头痛、便秘等不良反应，症状可随药物剂量增加而减轻，多数短期内消失。初次用药者，应当避免突然直立及热水淋浴、盆浴等，以免因低血压而发生晕厥。某些用药剂量高者可能引发雷诺现象或心律异常，长期高剂量用药还会出现腹膜纤维化。药物治疗后约有70%～90%的患者临床症状缓解，PRL恢复正常。若MRI未见肿瘤，药物治疗2年后可尝试停药，但停药后有肿瘤复发或再生的风险，需定期监测。

（二）手术治疗

手术治疗适应证有：药物治疗无效或疗效不佳者、不能耐受药物不良反应者、存在视力下降或视野障碍的巨大垂体腺瘤者、初始药物治疗有效而后无效者、有脑脊液鼻漏或拒绝长期药物治疗的侵袭型垂体腺瘤患者等。微腺瘤的手术效果优于大腺瘤，且术后PRL多能恢复。手术并发症可有：

①内分泌疾病：垂体前叶功能低下、暂时性或永久性尿崩症、抗利尿激素分泌紊乱。②解剖并发症：中枢神经损伤、周围神经系统及血管损伤、脑脊液鼻漏、鼻中隔穿孔、鼻窦炎、颅底骨折等，严重并发症可危及生命，如颈动脉海绵窦损伤。③其他：如深静脉血栓、肺炎等。术后需

全面评估垂体功能，必要时给予内分泌治疗。3个月后行影像学检查，每半年或1年复查；术后有肿瘤残余者需继续药物治疗或放疗；耐药催乳素瘤手术后对药物的反应性会改善。

（三）放射治疗

适应证：较大的侵袭性肿瘤、术后残留或肿瘤复发、药物疗效不佳或不能耐受药物不良反应者、不愿手术或存在手术禁忌证者以及不希望长期服药者。放疗能够有效地抑制肿瘤生长。采用放疗加药物治疗，如溴隐亭，1/3的患者的血PRL水平可以恢复正常。常见放疗并发症主要包括垂体功能下降、视神经损伤、颅神经功能障碍、放射性颞叶损伤以及第二大脑肿瘤等。立体定向放疗也会出现视力障碍和垂体功能低下，但放疗对局部肿瘤控制较好，但PRL恢复较慢，需要长期随访并继续口服药物治疗。

第三节　高泌乳素血症人群的生殖健康管理

一、育龄期高泌乳素血症的管理

（一）药物治疗

HPRL不论有无垂体PRL瘤，首选DAs治疗。溴隐亭可用于妊娠期，奎高利特和培高利特的安全性较差，备孕期女性慎用。口服溴隐亭2个月内，约70%的患者PRL值正常、无异常泌乳，闭经者月经恢复正常；服药4个月，90%的患者排卵恢复，70%的患者自然妊娠。部分患者的PRL水平有下降但未恢复正常，其中25%的患者可恢复排卵，14%的患者可获得妊娠。

（二）手术治疗

手术是垂体无功能腺瘤的主要治疗方式，但在恢复垂体功能和生育能力方面疗效尚不确定。有研究发现，多数术前性腺功能减退的患者术后性腺功能不能恢复，少数术后新发性腺功能减退。

（三）促排卵治疗

高PRL状态影响自然排卵和促排卵治疗，多数患者在PRL值恢复正常后就能自动恢复正常月经和自然排卵。个别仍然闭经或不排卵者，需予以雌孕激素和促排卵治疗。卵巢尚有功能者可予枸橼酸氯米芬（clomiphene citrate，CC）促排卵。因为DAs能够降低LH，提高卵巢对促排卵药物的反应，故DAs联合CC治疗的排卵率及临床妊娠率都较单用CC好。Gn储备功能低下的患者，应用外源性Gn制剂促进生育。男性HPRL患者长期口服氯米芬可以改善勃起功能和精子活力而增强生育能力。

（四）放疗

放疗会增加垂体功能减退的风险并减少受孕的机会。对于希望有生育能力的育龄侵袭性PRL瘤患者，治疗应考虑恢复和维持性腺功能，以及降低妊娠期间肿瘤并发症的风险。

二、妊娠期高泌乳素血症的管理

妊娠期高泌乳素血症治疗的关键在于垂体PRL瘤的监测和管理。孕前服用DAs者不建议终止妊娠，但确认怀孕后应停止药物治疗。停药后6～10天外周血PRL的水平会出现增高，但PRL增高水平与肿瘤生长大小不相关，故无症状的孕妇孕期不需要检查血PRL，也无须常规行MRI检查。若出现视力下降、视野缺损、头痛等神经症状时，需行MRI平扫确定颅内肿瘤有无扩大。若孕前未查视野，宜在确认妊娠后及时检查，孕期每2～3个月复查1次。一旦发现病情进展，必须立即口服DAs治疗，目前药物治疗首选为溴隐亭。虽然DAs可通过胎盘屏障，现仍无确切证据证实妊娠期长期应用DAs对胎儿是安全的。若药物治疗无效，选择妊娠中期进行手术治疗；若在孕晚期，应结合产科情况适时终止妊娠。

三、哺乳期高泌乳素血症的管理

哺乳也能刺激下丘脑-垂体产生和释放泌乳素，但没有资料表明哺乳会促进肿瘤增长，因此，HPRL患者可以进行母乳喂养，但是需要在产后4～6周进行MRI检查以评估肿瘤是否增大，以权衡是继续哺乳还是药物治疗。产后2个月或停止哺乳后应检查PRL水平，若此时PRL值接近治疗前，应立即进行药物治疗。

四、绝经后高泌乳素血症的管理

绝经后妇女诊断出的大多数PRL瘤是大腺瘤，常见症状是视野障碍和头痛，还有部分患者表现为听力受损、轻偏瘫、痴呆和新发癫痫等。一线治疗药物推荐卡麦角林，无症状或绝经后的微PRL瘤患者无须治疗，但需持续监测肿瘤进展。由于HPRL对骨骼、心血管和胰岛素抵抗等方面均有不良影响，故推荐绝经后妇女口服药物治疗。

（毛燕）

参考文献

[1] CHANSON P，MAITER D. The epidemiology，diagnosis and treatment of Prolactinomas：The old and the new[J]. Best practice & Research Clinical Endocrinology & Metabolism，2019，33(2)：101290.

[2] MELMED S，CASANUEVA F F，HOFFMAN A R，et al. Diagnosis and treatment of hyperprolactinemia：an Endocrine Society clinical practice guideline[J]. The Journal of Clinical Endocrinology & Metabolism，2011，96(2)：273-288.

[3] PHILLIPPS H R，YIP S H，GRATTAN D R. Patterns of prolactin secretion[J]. Molecular and Cellular Endocrinology，2020，502：110679.

[4] CROWLEY W R. Neuroendocrine regulation of lactation and milk production[J]. Comprehensive Physiology，2011，5(1)：255-291.

[5] SARAÇ F，TÜTÜNCÜOĞLU P，ÖZGEN A G，et al. Prolactin levels and examination with breast ultrasound or mammography[J]. Advances in Therapy，2008，25：59-66.

[6] SAMPERI I，LITHGOW K，KARAVITAKI N. Hyperprolactinaemia[J]. Journal of Clinical Medicine，2019，8(12)：2203.

[7] COZZI R，AMBROSIO M R，ATTANASIO R，et al. Position statement for clinical practice：prolactin-secreting tumors[J]. European Journal of Endocrinology，2022，186(3)：1-33.

[8] SJÖSTRÖM A，PELLIKAAN K，SJÖSTRÖM H，et al. Hyperprolactinemia in adults with Prader-

Willi syndrome[J]. Journal of Clinical Medicine, 2021, 10(16): 3613.

[9] BALAKRISHNAN C H, RAJEEV H. Correlation of Serum Prolactin Level to Child Pugh Scoring System in Cirrhosis of Liver[J]. Journal of Clinical and Diagnostic Research, 2017, 11(7): OC30-OC33.

[10] JOKAR T O, FOURMAN L T, LEE H, et al. Higher TSH Levels Within the Normal Range Are Associated With Unexplained Infertility[J]. Journal of Clinical Endocrinology & Metabolism, 2018. 103(2): 632-639.

[11] KYRITSI E M, DIMITRIADIS G K, ANGELOUSI A, et al. The value of prolactin in predicting prolactinoma in hyperprolactinaemic polycystic ovarian syndrome[J]. European Journal of Clinical Investigation, 2018. 48(7): e12961.

[12] VRIES F D, BRUIN M, LOBATTO D J, et al. Opioids and Their Endocrine Effects: A Systematic Review and Meta-analysis[J]. Journal of Clinical Endocrinology & Metabogy, 2020, 105(3): 1020-1029.

[13] INGRAM J, TAYLOR H, CHURCHILL C, et al. Metoclopramide or domperidone for increasing maternal breast milk output: a randomised controlled trial[J]. Arch Dis Child Fetal Neonatal Ed, 2012, 97(4): F241-F245.

[14] CARMINA E, AZZIZ R, BERGFELD W, et al. Female Pattern Hair Loss and Androgen Excess: A Report From the Multidisciplinary Androgen Excess and PCOS Committee[J]. Journal of Clinical Endocrinology & Metabolism, 2019, 104(7): 2875-2891.

[15] ABBARA A, CLARKE S A, NESBITT A, et al. Interpretation of Serum Gonadotropin Levels in Hyperprolactinaemia[J]. Neuroendocrinology, 2018, 107(2): 105-113.

[16] SHAH A B, NAELITZ B D, PAREKH N, et al. Preventing unnecessary pituitary magnetic resonance imaging: prolactin to testosterone ratio predicts pituitary adenomas in male patients with mild hyperprolactinemia[J]. Fertility & Sterility, 2019, 112(3): e355-e356.

[17] MAZZIOTTI G, FRARA S, GIUSTINA A. Pituitary diseases and bone[J]. Endocrine Reviews, 2018, 39(4): 440-488.

[18] ARAUJO C, MARQUES O, ALMEIDA R, et al. Macroprolactinomas: longitudinal assessment of biochemical and imaging therapeutic responses[J]. Endocrine, 2018. 62(2): 470-476.

第二十二章
痛经和经前期综合征人群的生殖健康管理

第一节 痛经和经前期综合征的病因、发病机理

一、定义

痛经和经前期综合征表现为行经前后出现的一系列不适症状，是青春期和育龄期女性常见疾病，症状严重者影响生活质量，干扰日常生活。痛经（dysmenorrhea）是指发生在行经前后或月经期间的盆腔痛，其他症状包括头痛、头昏、乏力、眩晕、恶心、呕吐等，主要分为原发性痛经和继发性痛经两大类。经前期综合征（premenstrual syndrome，PMS）是指妇女在行经前反复出现的一系列情感、行为和躯体障碍的综合征，主要表现有抑郁焦虑、紧张不安、嗜睡疲劳、颜面浮肿、乳房胀痛等。

二、病因与发病机制

（一）原发性闭经

占痛经发病人群的90%以上，目前，原发性闭经确切病因尚不明确，与生理精神、心理社会等多因素有关。

1. 生理学因素

（1）前列腺素（PG）合成和释放过度

在黄体期孕激素作用下，分泌期子宫内膜合成大量的PGF2α和PGE2，月经期溶酶体溶解子宫内膜细胞，大量释放PGF2和PGE2α，两种分子作用于子宫肌层和血管，引起肌层血管挛缩，出现强烈的子宫收缩痛。当PGF2α和PGE2进入血液循环，可引起胃肠道平滑肌收缩，产生恶心、呕吐及腹泻、腹痛等消化道症状，并导致相应的全身症状。研究表明，痛经患者子宫内膜和月经血中的PGF2α和PGE2含量较正常人群高，产生刺激疼痛受体的厌氧代谢产物增多，尤其是PGF2α合成与释放增多，与痛经严重程度密切相关。

（2）子宫异常收缩

痛经时子宫收缩无节律性，PG升高也会引起子宫收缩，从而限制血液流动。子宫腔内收缩时压力增高到16～20 Kpa，子宫肌层张力增加和过度痉挛造成痛经。

（3）子宫内膜块状剥脱

引起宫颈内口堵塞排出不畅，诱发子宫收缩增强。

（4）其他

宫颈内口或宫颈管发育狭窄，子宫发育过小，子宫过度前倾或后倾，造成血液潴留排出不畅，刺激子宫收缩引起痛经。

2.精神、心理及社会其他因素

目前，育龄期女性面临社会压力大、工作紧张等外界因素，生物钟作息紊乱，严重影响女性生殖内分泌激素代谢，导致月经紊乱及痛经加重等；因女性疼痛阈值的个体差异大，患者容易放大疼痛主观感受，缺乏对疾病的认识，导致自身过度焦虑紧张，诱发疼痛感加重。贫血等慢性病患者常伴发痛经，并在纠正原发病后症状改善。

（二）继发性闭经

继发性闭经常与盆腔器质性病变有关。

1.子宫内膜异位症

子宫内膜异位症是继发性痛经最常见的原因，异位的子宫内膜受到性激素周期波动的影响，出现周期性增生、出血、剥脱、局部刺激子宫肌层收缩增加而引发疼痛。

2.子宫腺肌病

内膜组织异位到子宫肌层，伴随月经周期异位内膜发生周期性坏死、出血、肿胀，造成子宫肌层扩张增厚，引起严重痛经。

3.盆腔慢性炎症

盆腔慢性炎症造成盆腔充血，严重者引发盆腔淤血综合征，压迫淋巴管和神经纤维，表现为慢性下腹部疼痛、低位腰痛。

4.子宫畸形

先天性子宫发育不全导致宫颈狭窄、宫颈外口闭锁、处女膜闭锁、阴道闭锁等，经血无法排出，引发痛经。

5.其他

子宫肌瘤或子宫内膜息肉，经期子宫肌瘤充血收缩，内膜息肉缺血性坏死，引发痛经；与宫内节育器有关的痛经，如IUD与宫腔不匹配，继发感染、损伤等；宫腔手术术后并发宫腔粘连等因素。

（三）经前期综合征

确切病因尚不明确，可能与精神心理社会因素、性激素分泌失调和神经递质异常有关。精神心理社会因素如原发性痛经病因不再赘述；性激素分泌失调，与黄体后期雌孕激素撤退有关，现有文献表明临床单纯补充孕激素效果不佳，补充雌孕激素合剂可减缓激素波动，能够有效缓解症状；与行经前血循环中内源性阿片肽、5-羟色胺、白三烯类等活性物质波动有关。

第二节　痛经和经前期综合征的临床表现、诊断与治疗

一、临床表现

（一）痛经

痛经不是一种疾病，而是一种症状，多见于青春期及育龄期女性。原发性痛经主要表现为从月经来潮前12小时或来潮时开始的疼痛感，一般在疼痛24小时达到高峰，持续2～3天缓解，一般不会进行性加重。可伴发头痛、乏力、眩晕、恶心、呕吐、腹胀、腹泻等症状，妇科检查无异常。继发性痛经症状表现相似，但常伴发盆腔器质性病变，痛经症状随疾病进展进行性加重，常见伴发疾病有子宫内膜异位症、子宫腺肌病、子宫内膜息肉、子宫肌瘤等。

（二）经前综合征

经期综合征主要表现为反复出现的一系列情感、行为和躯体障碍症状，多见于30～40岁女性，常于行经前1～2周出现，月经来潮后减轻或消失。

1.情感症状

表现为精神紧张、易怒、急躁、容易焦虑、激动或不安、抑郁、情绪不稳定，如忽然伤感哭泣以及情绪淡漠、困倦、嗜睡疲劳及性欲改变等，尤其以易怒为主要特征。

2.躯体症状

表现为双侧性头痛，可伴有恶心、呕吐、乳房胀痛、下腹坠胀、腰骶部及背部疼痛、关节及肌肉痛、手足眼睑水肿、腹部肿胀、体重增加等。

3.行为改变

表现为记忆力减退、反应迟钝、注意力集中困难、工作效率低、对日常活动（工作、学习、劳动、嗜好）等兴趣降低。

二、诊断

经前综合征（PMS）临床表现多样化，既无提供诊断的特定症状，也无特定实验室诊断指标，有行经前发生、来潮后缓解的不适症状即可诊断，周期反复出现是其特点。

痛经诊断参考以下几方面：

（一）病史

详细询问病史。发病多以青春期和育龄期女性为主，诱因为是否存在社会压力、创伤应激、生活环境改变等，以及疼痛出现时间、严重程度、伴发症状及是否进行性加重等。

（二）痛经程度的判定

表 22-1　痛经疼痛分级表

分级	生活影响	全身症状	止疼药
轻度	疼痛不影响日常活动及工作，可耐受	无伴发全身症状	很少用止疼药
中度	疼痛一定程度影响日常活动及工作	很少有全身症状	需用止疼药且有效
重度	疼痛严重影响日常活动及工作	全身症状明显	止疼药效果或不明显

注：引自 DELIGEOROGLOU E. Dysmenorrhea[J]. Annals of the New York Academy of Sciences, 2000, 900(1): 237-244.

（三）妇科检查

妇科双合诊、三合诊及盆腔检查、宫颈举痛等情况。

（四）辅助检查

超声学检查排除卵巢囊肿、异位妊娠、子宫腺肌病、子宫肌瘤、宫内节育器异位、子宫内膜息肉等，必要时行MRI。

三、鉴别诊断

原发性痛经与继发性痛经、经前综合征的鉴别要点：

（一）原发性痛经

①多发生在青春期，初潮后1～2年开始，30岁后发生率明显下降。②多发生在排卵周期。③多在女性初潮1年内起病。④多在月经来潮前12小时或来潮时出现疼痛症状，持续1～2天后缓解或消失。⑤疼痛感因人而异，多为下腹部持续疼痛，放射至腰骶部、背部及大腿内侧。⑥妇科检查及辅助检查无特殊。

（二）继发性痛经

①疼痛不一定在月经来潮时出现，可始于黄体期并持续加重，月经期达到高峰。②常呈现疼痛进行性加重。③妇科检查及辅助检查有异常，如宫颈举痛阳性、触及后穹隆触痛性结节、子宫内膜异位症、子宫增大表现的子宫腺肌病、多发子宫肌瘤等。④25岁以后出现，非甾体抗炎药（NSAIDs）或口服短效避孕药治疗无效，应高度警惕继发性痛经。

（三）经前综合征

①出现一系列情感、行为和躯体障碍症状。②黄体期持续反复发作。③对日常活动和工作产生负面影响。④需与精神障碍性疾病和引起水肿的器质性疾病相鉴别。

四、治疗

（一）痛经

根据疼痛程度和对日常活动及工作影响的严重程度及生育需要，确定是否需要治疗。

1.一般治疗

做好月经初潮等生理卫生知识及生殖健康的宣教工作，消除患者紧张、焦虑情绪，痛经常在规律性生活或足月产后显著好转；注意经期卫生和生殖保护，避免经期受凉及体力活动，爱护女性生殖健康，加强锻炼，增强身体素质；痛经时可卧床休息，物理治疗如热敷下腹部；饮食注意均衡营养，预防贫血，可补充鱼油、各种维生素等。

2.NSAIDs类药物

（1）特点

NSAIDs类药物是治疗痛经的一线治疗药物，多用于无须避孕或对口服短效避孕药效果不好的原发性痛经患者。NSAIDs类药物属于前列腺素合成酶抑制剂，药理学作用包括能够抑制组织内前列腺素合成酶的活性、减少PG合成、抑制子宫异常收缩、降低子宫肌张力，对于缓解轻中度痛经，有效率达到80%～90%。

（2）主要不良反应

胃肠道不适症状，如胃灼热、厌食、恶心、腹泻、便秘等，极少出现严重副作用。

（3）禁忌证

疾病急性发作期，以及肝肾功能不全、胃肠道溃疡、血凝异常、有出血倾向、对阿司匹林类药物过敏的患者。

（4）服用方法

为避免对潜在妊娠的影响，一般在月经来潮时开始服用，连续服用2～3天。不建议间断服药，前列腺素在女性生理期月经来潮前48小时释放最多，间断服药无法达到有效的血药浓度，疼痛难以控制，影响治疗效果。如开始服药疼痛控制效果不佳，建议下个周期首剂加倍，维持量不变。

（5）常用药物

布洛芬、吲哚美辛、甲芬那酸、酮洛芬、萘普生等。用法为：布洛芬200～400 mg，每日3～4次，口服；吲哚美辛25 mg，每日3次，口服；酮洛芬胶囊50 mg，每日3～4次，口服；萘普生胶囊首次500 mg，维持量250 mg，每日3次，口服。

3.口服短效避孕药

（1）特点

口服短效避孕药是治疗痛经的二线药物，对于有避孕要求、对NSAIDs反应不佳的患者可作为首选。口服短效避孕药发挥抑制排卵作用，减少孕激素诱导的前列腺素合成，降低前列腺素对子宫肌层的敏感性，抑制子宫内膜增生，限制螺旋小动脉发育，从而发挥治疗痛经的作用。

（2）用法

口服短效避孕药如炔雌醇环丙孕酮（达英-35）、炔雌醇屈螺酮（优思明）等，从月经来潮第1～2天开始服用，连用21天，不能漏服，连续3～6个周期。

（3）不良反应

嗜睡、头痛、疲乏、恶心、呕吐、胃肠道反应、水钠潴留、体重增加、子宫内膜突破性出血等。

（4）禁忌证

对40岁以上、肥胖、血栓倾向患者、肝肾功能不全、吸烟女性需警惕血栓风险。

4. 钙离子通道阻滞剂

（1）特点

硝苯地平是一种钙离子通道阻滞剂，能够减少子宫肌肉组织ATP合成，降低循环中游离钙离子浓度，抑制催产素，发挥减弱子宫收缩的作用。

（2）用法

月经期开始服用5～10 mg，口服，每日3次，共3～7天。

（3）不良反应

便秘、恶心、腹部不适、头痛、头晕、面部潮红等。

（4）禁忌证

对有药物过敏、头痛、低血压、便秘、呼吸道疾病者慎用。

5. 中医中药

中医理论认为痛经多有以下几种证型：气滞血瘀、寒凝胞宫、湿热下注、气血亏虚型等，治疗以疏肝理气、温经暖宫、化瘀止痛、益气养血为主，常用当归芍药散。传统针刺治疗对于原发性痛经有一定疗效，但仍需要证据证明。研究发现，经皮电神经刺激（transcutaneous electrical nerve stimulation，TENS）能够通过刺激神经系统分泌β内啡肽，有效治疗痛经，可用于药物治疗效果不佳的患者。

6. 手术治疗

对于重度痛经、NSAIDs类药物和口服避孕药无效、伴发盆腔疾病有典型症状体征的患者，可行腹腔镜下探查治疗原发病；对于难治性痛经患者，严重影响生活和工作，可行子宫神经部分切除术或骶前神经切除术，但疗效证据有限，应慎重选择。

7. 高强度聚焦超声技术

高强度聚焦超声技术（high intensity focused ultrasound，HIFU）对于继发性痛经、合并子宫腺肌病、药物治疗效果不佳的患者，其特点是保留器官、微创、安全有效；对于有生育要求的患者，术前需权衡利弊。

8. 其他

对于有性生活及无生育要求的患者，可考虑使用曼月乐环，以及促性腺激素释放激素激动剂（GnRH-a）。有荟萃分析表明，补充低剂量ω-3多不饱和脂肪酸（n-3pufas）对原发性痛经的严重程度有一定作用，对于重度痛经效果差。

（二）经前综合征

1. 心理治疗

心理治疗是PMS治疗的重要措施。做好育龄期女性关于月经期生理方面的宣教，消除患者的紧张情绪，减轻患者压力及社会负担，给予其专业的生殖健康指导，对于缓解其经前综合征有一定效果。

2. 调整生活状态

加强体育锻炼、恢复规律作息生物钟、戒烟戒酒、合理膳食、低钠饮食等。

3. 药物治疗

（1）抗焦虑药

抗焦虑药是治疗PMS的一线用药，最常用，适用于出现明显焦虑、易怒等的精神症状者。如阿普唑仑（alprazolam），经前6～14天用药，起始剂量为0.25 mg，每日2～3次，可逐渐加量，最大剂量为4 mg/d，月经来潮后2～3天停药。

（2）抗抑郁药

一般选用选择性5-羟色胺再摄入抑制剂，如氟西汀（fluoxetine），黄体期用药，口服20 mg，每日1次，常用于缓解精神抑郁症状，无明显副作用。

（3）达那唑

达那唑为17α-乙炔睾丸酮衍生物，是一种合成雄激素，具有弱雄激素活性和抗雌激素作用，可反馈性抑制促性腺激素，导致不排卵和闭经，黄体期用达那唑200 mg/d能减轻经前症状，使用前需充分权衡其雄激素活性和肝功能损害作用。

（4）性激素

性激素包括孕激素类药物、口服短效避孕药等。

（5）其他药物

GnRH-a、溴隐亭、螺内酯、高剂量维生素E、维生素B_6等。

第三节　痛经和经前期综合征人群的生殖健康管理

一、痛经人群的生殖健康管理

痛经的发生与生理、精神、心理、社会等多因素有关，以下根据痛经疼痛程度及生育要求进行分层生殖健康管理：

（一）轻度痛经

疼痛不影响日常活动及工作，可耐受，无伴发全身症状，多以心理干预管理、生活指导为主。应做好育龄期女性关于月经期生理的宣教，正常月经期出现下腹坠胀、偶尔痉挛性疼痛属于正常现象。应消除患者的紧张情绪，适当解释，生活方面规律作息，增强体质，能有效缓解痛经，尤其对原发性痛经效果良好。

（二）中度痛经

疼痛一定程度影响日常活动及工作，需用止疼药，很少有全身症状。首先排查盆腔器官器质性病变，暂无生育计划的患者，在心理干预的基础上，辅助NSAIDs类及口服短效避孕药有效，用药需规律；如有生育要求的患者，辅助NSAIDs类药物，需从月经期服用，痛经多发生在未婚未产的女性中，常在性生活后或一次足月分娩后得到好转。

（三）重度痛经

疼痛严重影响日常活动及工作，全身症状明显。就医应排除盆腔器质性病变，在治疗原发病的基础上，辅助一线用药，根据患者生育要求合理选择其他药物，必要时考虑手术。

二、经前综合征人群的生殖健康管理

经前综合征好发于30～40岁女性，个体化管理措施中，心理干预尤为重要，应给予其专业

的生殖健康指导，缓解患者紧张焦虑的情绪，对于缓解经前综合征有一定效果。

心理治疗可以帮助经前期综合征患者调解心理状态，给予心理安慰和疏导，让其精神放松，有助于减轻相关症状。症状重的患者可以进行认知-行为心理治疗。此外，患者还可以进行生活状态调整，包括合理的饮食和营养，戒烟，限制钠盐和咖啡的摄入，均能协助其缓解精神紧张和焦虑。

（杨婷）

参考文献

[1] BARCIKOWSKA Z, RAJKOWSKA-LABON E, GRZYBOWSKA M E, et al. Inflammatory markers in dysmenorrhea and therapeutic options[J]. International Journal of Environmental Research and Public Health, 2020, 17(4): 1191.

[2] FERRIES-ROWE E, COREY E, ARCHER J S. Primary dysmenorrhea: diagnosis and therapy[J]. Obstetrics & Gynecology, 2020, 136(5): 1047-1058.

[3] IACOVIDES S, AVIDON I, BAKER F C. What we know about primary dysmenorrhea today: a critical review[J]. Human Reproduction Update, 2015, 21(6): 762-778.

第二十三章
复发性流产与反复移植失败人群的生殖健康管理

第一节　复发性流产人群的生殖健康管理

复发性流产（RSA）是常见病理妊娠的一种，给女性生殖健康和心理健康带来严重影响，并对其家庭造成精神和经济上的双重压力。随着现代女性生育年龄的逐渐延后，单次妊娠流产率和RSA的发生率均明显升高。围绕对RSA发病机制、规范诊疗、改善预后等问题的一系列探索，成为妇产科、生殖、免疫及遗传等学科的研究热点。

在不同国家/地区的共识/指南中，RSA的定义存在差异，见表23-1。我国2022年的《复发性流产诊治的专家共识》指出，与同一配偶连续发生≥2次在妊娠28周以前的妊娠丢失（包括生化妊娠），定义为RSA。

表23-1　不同国家/地区共识/指南复发性流产定义

项目	2012 ASRM	2016 CNGOF	2018 DGGG/OEGGG/SGGG	2022 ESHRE	2022 中国专家共识	2023 RCOG
妊娠定义	超声或组织病理学确认妊娠	宫内妊娠	未明确	血/尿HCG阳性确认妊娠	未明确	未明确
孕周上限	未明确	14周	20周	24周	28周	14周
流产次数	≥2	≥3	≥3	≥2	≥2	≥3
是否连续	未明确	是	是	未明确	是	否
是否包括生化妊娠	否	未明确	未明确	是	是	未明确

注：ASRM，美国生殖医学学会；CNGOF，法国妇产科医师协会；DGGG，德国妇产科学会；OEGGG，奥地利妇产科学会；SGGG，瑞士妇产科学会；ESHRE，欧洲人类生殖与胚胎学会；RCOG，英国皇家妇产科医师协会；HCG，人绒毛膜促性腺激素。

一、复发性流产的病因与发病机理

复发性流产的病因较为复杂，相对明确的病因包括遗传、解剖、血栓前状态（prethrombotic state，PTS）、内分泌及免疫因素等。

（一）遗传因素

胚胎染色体的异常是致使RSA的重要原因。发生流产的孕周越小，则出现胚胎染色体异常的概率越高。不明原因复发性流产夫妇行胚胎植入前的非整倍体遗传检测（preimplantation genetic testing for aneuploidy，PGT-A）助孕时，囊胚活检见染色体异常概率显著高于因单基因病行PGT助孕者（preimplantation genetic testing for monogenic，PGT-M）。另外，孕妇高龄是胚胎染色体非整倍体异常的明确因素。

研究提示，染色体易位、倒位和拷贝数变异（copy number variant，CNV）情况在RSA夫妇中发生率高于正常人群，比例为2%～5%：0.7%。

（二）解剖结构因素

子宫解剖结构异常主要包括先天性子宫发育异常和获得性的解剖异常（如子宫腺肌病等疾病）。医源性操作可能增加内膜或宫颈的机械性损伤风险，导致Asherman综合征、宫颈机能不全，而宫颈机能不全是晚期自然流产的常见解剖学原因。

（三）血栓前状态

血栓前状态（PTS）是指患者体内存在凝血、抗凝血功能紊乱或障碍等导致血液高凝状态的情况。约66%的RSA患者存在1项或以上的凝血系统功能异常，且PTS与RSA存在关联。遗传性PTS包括凝血因子缺陷或基因突变、遗传性高同型半胱氨酸血症（hyperhomocysteinemia，hhcy）以及蛋白C、蛋白S、抗凝血酶原缺乏等。获得性PTS包括抗磷脂综合征（antiphospholipid syndrome，APS）、获得性hhcy和众多引起血液高凝的疾病。

APS与RSA明确相关，是以血栓或病理妊娠为主要临床表现的自身免疫疾病（autoimmune diseases，AIDs）。APS患者血液循环中存在抗磷脂抗体（aPLs），介导血管内皮活化、急性炎症、补体激活、抗凝及纤溶异常等途径导致胎盘微血栓形成，进而导致流产、胎盘梗死、死胎等。研究结果提示，RSA患者中有5%～20%存在aPLs水平升高，若不接受相应治疗，则其再次妊娠仅有10%的患者能获得活产。

（四）内分泌因素

内分泌因素主要包括甲状腺功能异常、多囊卵巢综合征（PCOS）、卵巢储备下降等，内分泌紊乱可能通过影响蜕膜化的正常过程而导致流产和RSA的不良妊娠结局。

临床甲亢是流产的危险因素。PCOS的合并症如代谢综合征、高胰岛素血症、糖耐量受损及高雄激素血症与RSA相关。卵巢储备下降者存在卵子质量下降的问题，与RSA相关。高泌乳素血症患者，通过下丘脑-垂体-卵巢途径可能影响卵子发育和妊娠，溴隐亭的治疗可显著降低流产率。黄体功能不全导致孕激素不足，影响内膜的蜕膜化和与胚胎的同步发育，影响着床及后续妊娠。

（五）自身免疫因素

妊娠合并自身免疫疾病（AIDs）主要包括系统性红斑狼疮、未分化结缔组织病、干燥综合征、类风湿关节炎和系统性硬化症、APS。荟萃分析提示，甲状腺自身免疫抗体阳性、抗核抗体阳性分别与RSA相关。研究表明，类风湿关节炎、系统性硬化症、系统性红斑狼疮、APS等与流产、胎儿宫内生长迟缓、早产、死产相关。

（六）其他因素

出现菌血症或病毒血症的严重感染情况均可导致流产。细菌性阴道病与RSA及早产相关。英国一项关于慢性子宫内膜炎的RSA临床试验（CERM试验）正在进行，值得关注。环境污染、不良生活习惯、心理因素、滥用药物等亦可致流产。

（七）不明原因性复发性流产

不明原因性复发性流产（unexplained RSA，URSA），需要筛查排除已知病因后才能诊断。随着研究进展，越来越多的证据支持URSA与母胎界面的免疫失衡有关。

二、复发性流产的临床表现、诊断与治疗

（一）临床表现

复发性流产患者妊娠期间，可能出现先兆流产、难免流产、不全流产、完全流产等临床表现。

先兆流产表现为停经后阴道流血和/或伴下腹疼痛，查体宫口未开，子宫增大符合妊娠周数，晚期先兆流产者胎心正常。

先兆流产逐步发展成难免流产、不全流产、完全流产的过程，经历阴道流血量增多，阵发性下腹疼痛加剧，可伴有阴道流液，并伴随宫颈管消退、宫颈口扩张及妊娠组织物部分或全部排出。

（二）复发性流产的诊断与治疗

我国专家建议，与同一性伴侣连续发生≥2次在妊娠28周之前的妊娠丢失（包含生化妊娠）定义为RSA，并建议RSA患者完善病因筛查。

1.遗传因素

建议RSA病史的夫妇完善外周血染色体核型检查，补充流产组织物的染色体核型筛查，可考虑加做联合染色体微阵列分析（chromosomal microarray analysis，CMA，也称“染色体芯片分析”），不推荐常规行全外显子或全基因组测序（whole genome sequencing，WGS）。

若夫妇之一发现染色体结构异常，经遗传咨询，可选择PGT。根据我国2017年《高通量基因测序植入前胚胎遗传学诊断和筛查技术规范》，自然流产≥3次及以上或2次自然流产且其中至少1次流产组织发现病理意义的染色体或基因异常的患者，可以行PGT。

2.解剖因素

国际上各指南均推荐针对子宫解剖异常进行评估。通过盆腔超声初步评估，必要时行三维超声、宫腔镜或腹腔镜确诊。

子宫纵隔患者可考虑宫腔镜手术纠正；单角子宫患者暂未有有效的手术治疗方法，应加强孕期监测；宫腔粘连严重者可行手术松解，同时给予防粘连措施，尽早备孕；建议子宫黏膜下肌瘤的RSA患者在孕前行宫腔镜手术切除，直径较大的肌壁间肌瘤者妊娠前应行手术治疗；对于宫颈机能不全的RSA患者，在妊娠13～14周应行预防性宫颈环扎，或通过孕中晚期超声监测，根据宫颈长度变化情况实施手术；对于难以通过阴道手术或阴道手术效果不佳的患者，可考虑经腹或腹腔镜下宫颈环扎术；紧急宫颈环扎术前需排除感染和抑制宫缩，术后可酌情继续预防感染和抑制宫缩。

3. 产科抗磷脂综合征

APS的诊断标准现广泛采用的是2006悉尼APS标准。依据我国2020年《产科抗磷脂综合征诊断与处理专家共识》，产科抗磷脂综合征（obstetric APS，OAPS）根据病理妊娠的临床标准和实验室标准符合情况分为典型OAPS和非典型OAPS（non-criteria OAPS，NOAPS）。

推荐对发生过1次10周或以上不明原因流产的RSA患者行经典的抗磷脂抗体（aPLs）检测初筛：狼疮抗凝物、抗心磷脂抗体和抗β2-GPI抗体；若初筛阴性但临床表现可疑为APS的患者，可对非经典的抗心磷脂抗体进行补充检测。

典型OAPS妊娠期治疗方案为：妊娠期应用小剂量阿司匹林联合低分子肝素，必要时应用羟氯喹治疗。对于NOAPS，建议根据患者具体情况调整个体化用药方案。OAPS及NOAPS的具体处理遵循《低分子肝素防治自然流产中国专家共识》和《产科抗磷脂综合征诊断与处理专家共识》。

4. 血栓前状态

国际上对于RSA患者是否推荐PTS状态筛查及筛查的项目结论并不统一。2021年，《复发性流产合并血栓前状态诊治中国专家共识》建议RSA患者筛查PTS。结合中国人群常见遗传性PTS类型，建议筛查蛋白C、蛋白S、抗凝血酶-Ⅲ、凝血常规、同型半胱氨酸，有条件则行血小板聚集率检测。推荐进行经典的aPLs检测，排除APS相关的获得性PTS。

我国对遗传性及获得性PTS合并RSA患者的治疗参考2021年《复发性流产合并血栓前状态诊治中国专家共识》，推荐低分子肝素或小剂量阿司匹林单药或联合治疗。获得性PTS治疗方案参考《低分子肝素防治自然流产中国专家共识》以及《产科抗磷脂综合征诊断与处理专家共识》。PTS合并自身抗体阳性或AIDs，需要风湿免疫科共同追踪监测。

5. 内分泌因素

国内外指南对内分泌的筛查项目并未统一，可筛查甲状腺功能及其自身抗体、性激素（包括PRL）、空腹血糖筛查（视情况补充葡萄糖耐量试验、胰岛素释放试验）。

对于孕前甲亢的患者，需经内分泌治疗控制病情后备孕，孕期推荐使用丙基硫氧嘧啶；糖代谢异常可通过运动、口服降糖药和胰岛素注射等进行血糖代谢控制；推荐高催乳素血症者予口服溴隐亭；建议黄体功能不全患者予黄体支持。

6. 自身免疫因素

我国2016年指南推荐对RSA病史患者进行AIDs初步筛查，如抗核抗体谱等，以排除AIDs。对于初筛阳性或可疑合并AIDs的RSA患者，推荐联合风湿免疫专科医生进行诊疗。

合并风湿免疫疾病的RSA患者建议联合风湿免疫专科医生进行评估和确定治疗方案，并经评估后再备孕。妊娠期使用免疫抑制剂治疗，必要时联合小剂量阿司匹林或低分子肝素，具体治疗方案详见RSA合并AIDs及低分子肝素治疗RSA的相关指南。

7. 其他因素

孕期有发热、异常宫缩等感染症状时进行感染查因，紧急宫颈环扎术前需要排除感染。若RSA患者存在症状显著的生殖道感染，建议控制感染后再备孕。

8. 不明原因的复发性流产

URSA的诊断需要在符合RSA诊断的基础上，同时通过筛查排除上述明确因素方可确定。

URSA的治疗目前存在争议。免疫球蛋白（intravenous immuncglobin，IVIG）、环孢素、泼尼松、淋巴细胞主动免疫治疗、粒细胞集落刺激因子（granulocyte colony-stimulating factor，G-CSF）、脂肪乳、抗凝治疗等暂未有足够的循证医学证据支持使用，除非知情同意后进行规范化的临床试验。

三、复发性流产人群的生殖健康管理

RSA患者再次妊娠属于高危妊娠，孕期的严密随访和监测管理亦非常重要。

（一）特殊药物的监测

RSA人群妊娠期间由于各种病因或合并症，孕期需要定期复查孕前筛查异常的指标。参照2021年《复发性流产合并血栓前状态诊治中国专家共识》，存在PTS的RSA患者孕期长期使用抗凝药物及阿司匹林，需要定期监测血小板数量。低分子肝素在用药1周后复查血小板数量，以后每2～4周复查检测1次。监测其他凝血、纤溶指标、肝肾功能，以及观察是否发生出血、皮疹及过敏等不良反应。对于合并AIDs的患者，使用羟氯喹过程中，应注意患者眼底、视野变化，服药前排除眼底病变。使用糖皮质激素期间，应注意检测血压、血糖、体质量变化并补充维生素D、钙片。

（二）早期妊娠

70%～80%的流产发生在早孕期，因此，早孕期间需要严密监测和管理。

1.激素水平监测

2016年的《复发性流产诊治的专家共识》建议RSA患者孕期每周监测1～2次β-HCG，根据其上升速度评估胚胎发育情况。

孕10周以前，内源性孕激素脉冲性分泌，水平不稳定，难以预测结局。2012年的ASRM指南、2020年的《自然流产诊治中国专家共识》、2015年的《黄体支持与孕激素补充共识》均不推荐以血清孕酮值评估妊娠结局。

2.超声监测

推荐RSA患者妊娠6～7周初次行超声明确宫内妊娠，间隔1～2周动态复查，动态观察胚胎发育情况。2020年的《自然流产诊治中国专家共识》指出，孕囊25 mm以上仍未见胚芽者及胚芽7 mm以上仍未见心管搏动者，提示不可避免的流产。

对于RSA患者的胎儿应当加强孕期的超声监测。按照我国2018年的《孕前和孕期保健指南》，应进行颈项透明层厚度、有无鼻骨缺如、神经管缺陷等超声检查，并完善早期唐氏筛查。

（三）中期妊娠

1.超声检测

中期妊娠胎儿超声可以通过测量胎儿双顶径、头围、腹围、股骨等径线了解胎儿的生长发育是否与孕周相符，对于孕周不明确者也可通过这些指标判断实际孕周，并可通过羊水情况、胎儿生物物理评分以及血流动力学状况等判断胎儿宫内状况。通过系统超声筛查（孕20～24周）提供胎儿解剖结构情况，以判断是否存在畸形等，可为产前诊断提供线索。

2.宫颈机能不全的防治

复发性的中期妊娠流产是宫颈机能不全的典型病史。2019年，加拿大妇产科学会（the Soci-etyof Obstetricians and Gynaecologists of Canada，SOGC）关于宫颈机能不全的指南指出：①有自发性早产或可能宫颈机能不全病史的女性，若（单胎）孕24周前，宫颈长度≤25 mm，则建议行预防性宫颈环扎术。②既往史提示可疑诊断宫颈机能不全但无预防性手术指征者，可考虑自孕16周起或从既往最早流产孕周至少2周前开始，间隔1～2周超声检测宫颈长度。孕激素联合宫颈环扎术对宫颈机能不全的治疗作用尚无足够证据，孕激素对中孕流产的改善作用亦未明确。

美国妇产科学会（ACOG）2014年指南提出，既往发生1次或以上中晚孕无痛性宫口扩张引发妊娠丢失的患者（排除产兆及胎盘早剥），有预防性宫颈环扎的指征。

3.遗传咨询产前诊断

孕15～20周可行孕中期胎儿染色体非整倍体母体血清学筛查，或按国家颁布的《孕妇外周血胎儿游离DNA产前筛查与诊断技术规范》执行筛查。注意结合胎儿系统超声筛查综合评估胎儿畸形、染色体异常风险。完善遗传咨询，加强胎儿超声形态学异常的监测，必要时行产前诊断。指南建议，对于继发性APS患者，如果抗Ro/SSA和抗La/SSB抗体阳性，临床应重视两者对胎儿心脏传导系统的影响。

4.合并症的监测

有合并症的RSA患者，孕期应动态监测病情变化及胎儿胎盘生长状况，及时调整治疗及监测方案，病情复杂者建议进行多学科管理。

（四）晚期妊娠

2021年《复发性流产合并血栓前状态诊治中国专家共识》建议每3～4周超声评估胎儿生长情况、羊水量、脐动脉血流及胎心监护，结合其他检查评估胎儿胎盘功能，适时终止妊娠。

RSA患者若长期使用抗凝或抗血小板药物，围分娩期及产褥期用药则调整参照产科抗磷脂综合征相关指南。

RSA患者发生早产、死产、新生儿低体重、胎盘早剥、胎盘粘连等孕产妇及新生儿不良结局的风险较正常人群高，因此，分娩期更应加强监测。有合并症的RSA患者，必要时需要专科协助共同确立围产期治疗方案的调整。

另外，流产事件尤其RSA是诸多心理疾病（中重度焦虑、抑郁、创伤后应激）的强烈相关因素，值得注意及防范。

复发性流产病因及发病机制复杂，可能合并风湿免疫、内分泌、血栓前状态等多种问题，在诊断、治疗上仍有许多未能解决的难题。但近年来关注RSA的研究越来越多，对于其病因、发病机制的钻研愈发深入，为RSA患者的诊疗提供了更多的理论和循证医学证据。

第二节　反复移植失败人群的生殖健康管理

随着社会经济的发展，女性初产年龄、生育年龄逐渐后移，越来越多的育龄夫妇需要依赖体外受精-胚胎移植（IVF-ET）技术辅助受孕。尽管IVF-ET技术愈发成熟，但仍有部分患者经历多次胚胎移植后无法妊娠，称为“反复种植失败”（recurrent implantation failure，RIF）。RIF一直是困扰生殖医学专家的难题，也是学术研究的热点问题。

RIF的定义并不统一，原因主要在于胚胎移植次数、胚胎移植总数量、胚胎质量、胚胎着床成功的定义等多项因素均尚未统一。2021年一项问卷调查显示：703位受访专家中，45%的人认为，≥3次新鲜及冷冻胚胎移植失败可作为RIF的诊断标准；447位受访专家中，分别有31%及36%的人认为，至少3枚、2枚胚胎移植失败可被定义为RIF；72%的受访专家仅考虑形态学高质量或整倍体胚胎。

欧洲人类生殖与胚胎学会（European Society of Human Reproduction and Embryology，ESHRE）关于植入前遗传学诊断（preimplantation genetic diagnosis，PGD）与植入前遗传学筛查（preimplantation genetic screening，PGS）指南中，RIF定义为：>3次含优质胚胎的移植或移植共计≥10

枚胚胎未达临床妊娠（胚胎移植后≥5周，B超未见孕囊）。我国2018年《胚胎植入前遗传学诊断/筛查技术专家共识》将RIF定义为：移植3次及以上或移植高评分卵裂期胚胎数4～6个或高评分囊胚数3个及以上均失败。我国2023年《反复种植失败临床诊治中国专家共识》将RIF定义为：40岁以下成年女性在3个新鲜或冷冻周期内移植至少3枚优质胚胎后仍未能实现临床妊娠，其中优质胚胎包括第3天胚胎（细胞数≥8个、卵裂球大小均匀、碎片率<10%）和囊胚（≥3 BB）。

一、反复种植失败的病因

RIF病因复杂，包括胚胎因素、母体病理因素、子宫内膜容受性、免疫因素、血液高凝状态等，均可影响胚胎种植潜能、内膜容受性及两者的同步发育而致使种植失败。

（一）胚胎因素

减数分裂时染色体重组失败、粘连蛋白退化、端粒缩短、纺锤体组装检查点功能异常、线粒体功能异常等，均可导致卵细胞减数分裂时发生错误，引发卵子非整倍体形成，进而导致胚胎染色体核型异常。胚胎出现非整倍体的概率随年龄增长而增大，26～37岁助孕女性中约有2%～6%因胚胎染色体数目异常而无可利用胚胎，42岁时这一概率升至33%。

夫妇染色体易位、倒位、缺失、嵌合体等情况在RIF患者人群中比例较正常人群高，精卵结合产生的胚胎可能出现核型异常而导致种植失败或流产。

（二）母体病理因素

常见影响胚胎着床的病变包括子宫肌瘤、内膜息肉、宫腔粘连、慢性子宫内膜炎、腺肌病等。

子宫肌瘤患者由于存在静脉充血、动脉血供减少、子宫肌层收缩增加、HOXA10及白介素10水平减少等，影响胚胎的着床。肌瘤对妊娠结局的影响与其位置相关，黏膜下肌瘤使IVF妊娠率下降70%，暂无证据表明浆膜下肌瘤对IVF助孕的妊娠结局有不利影响。纳入28项研究的荟萃分析提示，不改变宫腔形态的肌壁间肌瘤对IVF的着床率、临床妊娠率及活产率仍有不利影响。

宫腔粘连可能阻塞输卵管开口、宫颈开口，影响精子的活动及胚胎的着床，因此，与着床失败、妊娠丢失有关。

输卵管积液由于机械冲刷、胚胎毒性及影响内膜容受性，导致IVF着床及妊娠率下降50%。

子宫腺肌病、子宫内膜异位症由于局部雌孕激素的受体表达异常、胚胎黏附种植相关因子表达水平异常、促炎因子水平升高、免疫失衡等情况，与胚胎种植失败相关。

慢性子宫内膜炎在RIF患者的发病率较正常人显著增加，其因宫腔菌群异常导致免疫紊乱、激素受体表达异常，对子宫内膜的容受性造成不利影响。

（三）子宫内膜容受性

容受性良好的内膜在一定时间内形成“种植窗”，即子宫内膜在雌孕激素的共同作用下进行动态的精密改变，以接纳胚胎。仅当内膜与囊胚同步发育且功能协调时，胚胎方可历经定位、黏附并成功着床，且约有2/3的RIF由内膜容受性不良及胚胎与内膜间的互作异常所致。

（四）免疫因素

胚胎在子宫内膜成功种植，需要母胎界面的母体免疫系统产生适度的炎症反应与免疫耐受。有学者认为，胚胎的侵入和胎盘形成过程，可由母体子宫自然杀伤（NK）细胞表达的杀伤免疫球蛋白样受体和滋养细胞的人白细胞抗原-C之间互作调控。自身免疫疾病、慢性子宫内膜炎、

PCOS、肥胖等可通过引起免疫反应紊乱，对胚胎着床产生不利影响。

（五）血液高凝状态（血栓前状态）

PTS是指患者体内存在凝血、抗凝血功能紊乱或者障碍等导致血液高凝状态的情况。PTS与RSA和RIF相关。PTS可能损害胚胎着床关键时期的血管生成的初始过程，进而影响蜕膜及绒毛的血供，导致RIF发生。

研究提示，RIF患者的凝血酶原、凝血因子Ⅴ基因Leiden、亚甲基四氢叶酸还原酶（MTHFR）基因突变及蛋白C、蛋白S、抗凝血酶Ⅲ缺陷的比例显著高于正常对照（RIF患者26.7%对比正常对照9.1%）。但研究结果存在争议，一项荟萃分析提示，存在凝血因子Ⅴ基因Leiden、MTHFR、凝血酶原、活化蛋白C抵抗基因突变的人群IVF着床率、妊娠率与正常对照无差异。大样本回顾性研究发现，无明确病因的RIF患者（既往平均7个IVF周期失败）的活化蛋白C抵抗、FVL、凝血酶原的基因突变及aPLs水平与IVF的失败次数并无显著相关性。

二、反复种植失败的临床表现、诊断与治疗

（一）胚胎因素

染色体异常的夫妇，可能有原发不孕病史，或因合子染色体异常出现妊娠后反复流产，流产妊娠组织物核型提示染色体异常的情况。

建议RIF夫妇行染色体核型分析，若发现夫妇一方或双方存在染色体结构异常，如易位、倒位、致病性微缺失或微重复等，是胚胎植入前遗传学诊断的指征。

依据我国PGT专家共识，不明原因的RIF是PGT-A的适应证之一。回顾性队列研究提示（N=4429），对子宫形态正常的不孕患者予PGT-A助孕，行3次连续的整倍体冷冻单囊胚移植后，仅有<5%的患者未获得临床妊娠。PGT-A技术可减少因胚胎非整倍体导致的部分RIF。

（二）母体病理因素

RIF患者若存在母体病理因素，临床上可能表现出相应的妇科症状。如宫腔占位病变者可能出现月经周期改变、肌瘤或腺肌瘤压迫、痛经等症状。输卵管积液者可能存在既往急慢性盆腔炎病史、慢性盆腔痛。建议RIF患者行常规妇科超声检查，必要时进行宫腔镜、腹腔镜检查。

宫腔镜直接检视宫腔内病变，并进行取材送检。RIF患者行宫腔镜检查，有14%～51%的患者发现宫腔内异常病变，如宫腔粘连、内膜息肉等。黏膜下肌瘤致使IVF妊娠率下降70%，黏膜下肌瘤剔除可以使妊娠率升高，而浆膜下肌瘤剔除并未提升IVF妊娠率或改善其他妊娠结局。对于无症状、不影响宫腔形态的肌壁间肌瘤，美国生殖医学学会（ASRM）与加拿大妇产科学会（SOGC）均不建议手术切除。宫腔粘连患者，行宫腔镜下粘连松解术后，妊娠率可高达63%。尚未有明确高质量随机对照试验（RCT）证实手术切除纵隔或内膜息肉对RIF患者妊娠率有改善作用，但RCT提示，宫腔镜的检查与治疗能够显著提升RIF患者妊娠率。

鉴于输卵管积液对胚胎的毒性作用、机械冲刷及降低内膜容受性的损害，2021年ASRM指南建议，对不适合整形的输卵管积水患者应当予腹腔镜下输卵管切除或近端结扎术。

研究发现，子宫内膜异位症患者IVF前单用地诺孕素或联用促性腺激素释放激素激动剂（GnRH-a），能提高子宫内膜异位症患者的着床率、妊娠率及活产率。2022年，ESHRE指南不建议子宫内膜异位症的不孕患者在辅助生殖（ART）助孕前使用GnRH-a，ART前长期使用复合口服避孕药或孕激素的有利证据并不充分。

行宫腔镜检查时，可视情况行内膜活检，排除慢性子宫内膜炎可能。荟萃分析提示，IVF前

接受抗生素治疗的慢性子宫内膜炎合并RIF患者，在成功治疗后着床、妊娠及活产率均显著高于未治疗者，且与未罹患内膜炎的RIF患者相似。

（三）子宫内膜容受性

近年来，围绕提高内膜容受性的治疗方案探索众多，其中较多研究数据的方案如下：

测定子宫内膜的容受性，理论上可以协助医生判断胚胎移植的时机。子宫内膜容受性分析检测（endometrial receptivity analysis，ERA）可以通过检测>200种相关基因的表达水平，从基因组学、转录组学、蛋白组学和代谢组学的多个维度，评估内膜容受性，有个体化的治疗价值，但系统评价提示，ERA的进一步临床推广仍需更充分的证据。

母体外周血单核细胞（peripheral blood mononuclear cell，PBMC）在体外有增加孕酮分泌、促进胚胎侵入的功能。PBMC所包含的T和B淋巴细胞引起细胞因子、白介素、生长因子等分泌，参与胚胎着床的免疫调控。

研究发现，G-CSF受体存在于子宫内膜及滋养细胞上，且G-CSF有促进局部血供、调节局部免疫等作用。2021年的一项纳入9例RCT（N=976）的系统回顾及荟萃分析提示，G-CSF皮下注射或宫腔内灌注均可显著提高RIF患者的鲜胚或冻胚移植周期的临床妊娠率。

研究提示，自体富血小板血浆的宫腔内灌注，可能调节内膜的生长因子表达及细胞因子的分泌。2020年的一项纳入7例研究（N=625）的荟萃分析及系统回顾总结，自体富血小板血浆的宫腔内灌注，可以显著提升RIF患者IVF/ICSI助孕的内膜厚度、种植率及临床妊娠率。

人绒毛膜促性腺激素（HCG）在胚胎着床内膜转化的重要窗口时期发挥着重要的促细胞因子分泌的作用，因此，不少学者研究宫腔内注射HCG对内膜容受性的改善作用。2019年的一项纳入15例RCT（N=2763）的荟萃分析提示，胚胎移植前的宫腔内HCG注射，可显著提高患者IVF助孕的着床率、临床妊娠率和活产率。2021年的另一项荟萃分析结论相似，但因纳入的研究样本量小、剂量不统一等原因，有学者指出其结论的有效性有待商榷。

近年来，一直有关于子宫内膜机械性损伤（如内膜活检、内膜搔刮等）导致内膜修复，拟诱导细胞因子、生长因子等释放改善内膜容受性的研究，但多中心的高质量RCT结果提示（N=1364），内膜活检并未提高患者的IVF活产率。一项多中心RCT甚至发现，IVF前的子宫内膜搔刮使患者第1、2周期的妊娠率下降。因此，内膜机械性损伤的处理效果存在争议。

传统认为，<7 mm的内膜过薄，对胚胎着床不利，亦不排除宫腔粘连可能。目前尚无明确的治疗方案可以增加内膜厚度，但关于生长激素、阿司匹林使用、联合雌激素的超促排方案等尝试需要进一步的研究数据验证。

（四）免疫因素

免疫因素异常的RIF患者若合并有自身免疫疾病、腺肌症、PCOS、肥胖、糖尿病等情况，会出现相应的临床症状。因此，应当注意合并疾病的治疗及长期并发症的管控，必要时应当与内科专科医生合作诊治。

研究提示，IVIG可能增强调控T细胞的功能，减少辅助T细胞1的细胞毒性反应，并与NK细胞活性有关。2019年的荟萃分析提示，IVIG治疗在队列研究及横断面研究结果中，能提高RIF患者的妊娠率，但仍需要前瞻性RCT证实。

有学者提出脂肪乳剂可能通过调节宫腔环境、促进辅助T细胞2相关细胞因子环境形成及调整NK细胞表型，促进胚胎着床。RCT研究提示，静脉输注脂肪乳剂有提高RIF患者的临床妊娠率及活产率的优势，但差异无统计学意义，尚需更多证据。

（五）血栓前状态

我国2023年《反复种植失败临床诊治中国专家共识》指出，针对RIF患者是否需要进行易栓症项目的检测，很大程度上受到RSA诊疗的影响。遗传性易栓症的发生与种族有关，我国此类患者并不多见，且现有的研究不支持遗传性易栓症与RIF之间存在联系，故不推荐进行常规检测。如果考虑患者存在遗传性易栓症时，其诊断和风险评估建议由血液科医师进行，单纯的蛋白C、蛋白S偏低不能诊断为遗传性易栓症。关于获得性PTS因素，纳入9项研究的荟萃分析提示，部分抗磷脂抗体水平与RIF相关，其中抗心磷脂抗体-IgG的关系最显著。虽然没有足够的证据表明RIF患者与获得性易栓症之间存在确切关联，但ART本身确实会增加血栓事件的风险，对胚胎着床造成不利影响，所以在患者充分知情的条件下，建议完善对凝血状态的评估。目前，常用指标包括凝血酶时间、活化部分凝血活酶时间、凝血酶原时间、纤维蛋白原、D-二聚体、血小板聚集率、血清同型半胱氨酸、aPLs等。此外，有条件者可开展血栓弹力图、凝血酶抗凝血酶复合物、血栓调节蛋白、抗凝血酶、凝血因子V、凝血酶原等因子的功能检测。

RIF合并血栓前状态者，治疗上暂无明确的方案。一项纳入83名RIF合并易栓症患者的RCT提示，从胚胎移植日开始预防性使用低分子肝素至分娩或胚胎死亡，可显著提高患者的种植率、临床妊娠和活产率。回顾性病例对照研究（N=234）发现，未进行血栓前状态筛查的至少1次IVF失败的患者使用阿司匹林或肝素并未见妊娠结局的改善，因此，仍需更高级别的循证医学证据。

三、反复种植失败的生育管理

RIF患者备孕时期需结合个人病史进行对应病因学筛查。妇科超声、输卵管造影检查，可排除宫腔病变、宫腔畸形及了解输卵管积液的情况，必要时予宫腔镜、腹腔镜处理。应完善夫妻双方染色体核型筛查，排除染色体异常。怀疑血栓前状态的患者应完善相关筛查。针对RIF异常病因针对性治疗，并注意合并症的专科治疗。对符合指征的夫妇可予PGT助孕。

RIF患者的病因有部分与RSA患者相似，RIF患者妊娠期间应当加强孕期监测，预防自然流产的发生。对于孕前发现的病因及合并症需要多学科合作于孕期继续监测，如自身免疫疾病、PTS、内分泌异常等。另外，RIF过程可对个人及家庭造成一定的精神及经济压力，应当注意RIF患者的精神心理健康，给予人文关怀。

反复种植失败的病因复杂，治疗方案尚未完全明确，一直是生殖内分泌学科的难题。随着发病机制研究的愈发深入，临床研究证据的不断累积，反复种植失败的病因筛查、诊断、治疗将获得新的进展。

（陈慧）

参考文献

[1] Practice Committee of the American Society for Reproductive Medicine. Evaluation and treatment of recurrent pregnancy loss: a committee opinion[J]. Fertility & Sterility, 2012, 98(5): 1103-1111.

[2] REGAN L, BACKOS M, RAI R. The investigation and treatment of couples with recurrent first-trimester and second-trimester miscarriage[J]. RCOG Green Top Guideline, 2011, 17: 1-17.

[3] 中华医学会妇产科学分会产科学组. 复发性流产诊治的专家共识[J]. 中华妇产科杂志, 2016, 1:3-9.

[4] OGASAWARA M, AOKI K, OKADA S, et al. Embryonic karyotype of abortuses in relation to

the number of previous miscarriages[J]. Fertility & Sterility, 2000, 73(2): 300–304.

[5] LIU X Y, FAN Q, WANG J, et al. Higher chromosomal abnormality rate in blastocysts from young patients with idiopathic recurrent pregnancy loss[J]. Fertility & Sterility, 2020, 113(4): 853–864.

[6] DONG A C, MORGAN J, KANE M, et al. Subclinical hypothyroidism and thyroid autoimmunity in recurrent pregnancy loss: a systematic review and meta-analysis[J]. Fertility & Sterility, 2020, 113(3): 587–600.

[7] CHEN S, YANG G, WU P, et al. Antinuclear antibodies positivity is a risk factor of recurrent pregnancy loss: a meta-analysis[C] //Seminars in Arthritis and Rheumatism. WB Saunders, 2020, 50(4): 534–543.

[8] OSTENSEN M, CETIN I. Autoimmune connective tissue diseases[J]. Best Practice & Research Clinical Obstetrics & Gynaecology, 2015, 29:658–670.

[9] 徐艳文，黄国宁，孙海翔，等. 高通量基因测序植入前胚胎遗传学诊断和筛查技术规范（试行）[J]. 生殖医学杂志，2017，26(5)：391–398.

[10] MIYAKIS S, LOCKSHIN M D, ATSUMI T, et al. International consensus statement on an update of the classification criteria for definite antiphospholipid syndrome (APS)[J]. Journal of Thrombosis and Haemostasis, 2006, 4(2): 295–306.

第二十四章 肿瘤人群的生育健康管理

第一节 肿瘤患者的生育现状

在育龄人群中，恶性肿瘤的发病并不少见。在女性中，排名前十位的恶性肿瘤分别为：乳腺癌、甲状腺癌、皮肤黑色素瘤、淋巴瘤、宫颈癌、白血病、脑瘤/神经系统肿瘤、结直肠癌、宫体癌、卵巢癌。2018年，全世界共有64.5万妇女在绝经前被诊断出患有乳腺癌，死亡人数为13万。女性恶性肿瘤的发生率呈增高及发病年龄提前的趋势，但由于医疗水平的不断提高，癌症患者的5年生存率也在不断提高。

儿童或青春期恶性肿瘤的患病率呈上升趋势，根据2020年美国人口普查的数据，在所有确诊的美国儿童或青少年恶性肿瘤患者中，其5年生存率可达81.4%，且这些患者的10年生存率也在进一步提高，生育是其成年以后将会面对的一个重要问题，但没有生育力保护的放化疗会造成这些患者未来生育能力的严重下降甚至丧失。据统计，对于未曾接受绝育手术的患者来说，儿童时期曾罹患癌症的患者成年后的致孕率（男性）和受孕率（女性）总体上将分别下降46%和19%。由于接受外科手术摘除生殖器官或受到肿瘤治疗的性腺毒副作用影响，癌症幸存者们很可能面临生育力受损的困境。另有研究表明，曾确诊患癌的妇女通过生育力保存技术在治愈后怀孕生子是安全的，没有确切的证据表明肿瘤复发的风险会因此增加。因此，人们关注的焦点已经从单纯的生存发展到了对更高生活质量的要求，这也强调了生育力保存方案在癌症治疗过程中的必要性。

对于确诊的癌症患者而言，生育力保存是一个非常重要的问题。不孕不育会给许多患者带来情感上的痛苦，而女性患者则可能将罹患不孕症视为其女性特质的丧失。有证据表明，癌症治疗导致的不孕症危害更加严重，常常与社会心理痛苦有关。在西方国家，女性推迟生育的趋势正不断显现，由于大多数癌症的发病率会随着年龄的增长而增加，因此，推迟生育使得更多女性癌症幸存者对生育力保存产生了兴趣。对于成年女性而言，在开始性腺毒性治疗之前往往是可以实现生育力保存的，胚胎、卵母细胞或卵巢组织都可进行冷冻保存，在患者痊愈后，当有生育需求时，可选择合适的技术进行辅助生殖或者自体卵巢组织移植。对于青春期前的女孩，卵巢组织冷冻是唯一的生育力保存方案，目前尚处于实验阶段，具有极大的挑战性。由于患者在癌症的临床表现、预期治疗、年龄、婚姻状态、开始癌症治疗前的可用时间等多方面存在差异，因此，每个病例都具有独特性，需要根据个人实际情况考虑并选择生育力保存方案。

为了保护癌症患者的生育能力，在患者开始癌症治疗之前应向患者提供生育力保存方案并加以执行，这就需要较早地将患者转诊至生殖科医师处，肿瘤治疗团队和生殖医学团队之间也需要密切合作。若患者仍是儿童，则应由生殖科医生在合适的专业中心为孩子的家长提供咨询，介绍生育力保存的重要性及具有性腺毒性的癌症治疗对儿童生殖系统可能造成的短期和长期的副作用，以及他们可以选择的生育力保存方案。咨询内容还应包含决定不采用生育力保存方案的情况，以及通过收养和配子捐赠成为父母的替代方案。

第二节　肿瘤治疗过程对生育力的影响

一、放射治疗

辐射可导致女性体内不可再生的原始卵泡数量减少，从而导致性腺呈现剂量依赖性损害。放疗对女性的损害程度取决于照射剂量、频次和照射区域。女性患者受损程度和持续时间与患者接受放疗时的年龄相关，由于年轻女性较年长女性具有较多的原始卵泡储备，因此，在接受癌症治疗后，剩余的原始卵泡数量也较多，对于儿童患者而言，青春期发育停滞可能是性腺衰竭的首发信号。

目前能够提供给女性患者的标准医疗防护措施是在可能的情况下进行局部屏蔽，以减少生殖器官所受到的辐射。如果不能屏蔽性腺区域，则可以考虑行卵巢固定术（卵巢移位），即采用手术方式固定卵巢，使其远离放射区域。这一操作可使卵巢衰竭风险显著降低约50%，患者也可以保留一些月经功能和生育能力，然而，也可能由于散射辐射以及卵巢血供受损最终导致该操作失败。

由于卵巢储备功能随年龄增长而降低，因此，年轻女性对于放射性卵巢损伤相比大龄女性敏感性降低。不过，即便患者能够维持卵巢功能并实现妊娠，年轻患者在放疗期间仍可能表现出子宫血流受限和子宫发育受损，从而导致较高的自然流产、早产和低体重儿发生风险。

二、保守性手术

对于肿瘤患者而言，可根据情况选择不同的术式进行生育力保存。生育力保存手术的适应证常包括分化良好的早期肿瘤或低度恶性潜能肿瘤。尽管保守性手术为保留生殖器官提供了机会，但并不能保证患者能够成功妊娠或产下活胎。此类患者可能会出现生育能力低下，进而寻求辅助生殖技术的帮助。

三、化学治疗

在开始化疗前，医师必须掌握不同化疗药物可能带来的性腺损害风险。女性尚未发育的卵母细胞和原始卵泡的前颗粒细胞对烷化剂非常敏感，接受烷化剂治疗后常常导致卵巢衰竭。由于原始卵泡池的卵泡数量会随着年龄增加而减少，因此，大龄女性在癌症治疗后发生卵巢衰竭和永久性不孕症的风险高于年轻女性。一些女性患者在放疗或化疗后恢复了一定程度的卵巢功能，对该类有生育要求的患者建议身体健康状况稳定后不要推迟妊娠。然而，由于癌症治疗对发育中的卵母细胞具有毒性，因此，建议在治疗结束后的6～12个月内避孕，这也是由于化疗中或化疗后短期内的致畸风险较高。不过，已有证据表明，在癌症治疗结束后，患者DNA的完整性经过一段时间可以得到恢复。

第三节　育龄期肿瘤患者的生育力健康管理

一、药物对性腺的保护作用

虽然观察性研究收集的数据显示，在化疗期间应用GnRH激动剂或拮抗剂抑制卵巢可以实现对卵巢的保护，但实验研究获得的大量数据仍缺乏确定的结论。青春期前的癌症患儿在化疗后仍会发生卵巢衰竭，这表明该治疗的效果可能较为有限，作为卵巢储备的原始卵泡不表达促性腺激素受体，因此，激素类药物不太可能对其造成影响。遗憾的是，截至目前唯一的长期前瞻性随机研究报道，性腺抑制对于生育力保存并无益处，该结论也得到了随访周期较短的两项小型随机研究的支持，不过，诸如1-磷酸鞘氨醇（sphingosine-1-phosphate，SIP）的激动剂FTY720等尚在开发中的新药，未来有望对组织放化疗导致的生殖细胞损耗起到保护作用。

二、胚胎冷冻保存

对于成年女性而言，控制性促排卵（controlled ovarian stimulation，COS）、取卵、行IVF治疗及后续胚胎冻存已是成熟的操作方案，不过，此方案在我国仅能用于已婚的女性患者。根据制定治疗方案时女性月经周期的不同，IVF需要2～6周的时间。如今，冷冻/冻融胚胎移植在世界各国已是常规IVF的临床操作，其临床应用有近25年的历史，冻融后的完整胚胎与新鲜胚胎具有相同的植入潜能。

三、卵母细胞冻存

虽然成熟或不成熟卵母细胞的冻存尚处在实验阶段，但对于没有男性伴侣和不想使用供精的单身癌症女性患者来说，这是保存女性生育力的重要途径之一，该方案也适用于特定案例中年龄较大的青少年。不过，由于该方案通常需要通过卵巢刺激以获取成熟卵母细胞，因此，一些癌症患者在开始癌症治疗前可能没有足够的时间完成一个刺激周期，卵母细胞玻璃化冷冻技术的最新进展显示，卵母细胞存活率、受精率和妊娠率均已得到改善，接近新鲜卵母细胞的水平。

如果有足够时间进行卵巢刺激，也可以进行适时的控制性超促排卵，然后将未成熟卵母细胞进行体外成熟（IVM）或冻存。未成熟卵母细胞冻存的复苏率高于成熟的MII卵母细胞，在解冻后也可以行体外成熟和受精，卵母细胞的IVM目前已在世界范围广泛应用。

四、肿瘤患者的促排卵方案

促排卵是获得一定数量的卵子及胚胎的重要环节，因此，选择恰当的促排卵方案，是保证成熟卵母细胞以及后期获得优质胚胎的必要条件之一。促排卵方案种类较多，最常用的是激动剂方案与拮抗剂方案，但不论激动剂方案还是拮抗剂方案，二者都是模拟自然月经周期中卵的发育模式，在早卵泡期启动促排卵。然而，并不是每位癌症女性前来进行生育力保存咨询的时间正处于其早卵泡期，有些可能处于晚卵泡期甚至黄体期，如果仍然使用常规激动剂方案与拮抗剂方案的早卵泡期促排卵，则有可能将患者的癌症治疗时间推后2～4周，这对某些癌症治疗的早期关键期，无疑是一种耽误。另外，一些激素敏感性肿瘤，如BRCA基因阳性的乳腺癌患者中，过高的雌激素暴露不利于癌症的治疗，因此，如何让有生育力保存意愿、能够通过促排卵实现生育力保存的癌症女性尽早进入促排卵治疗，从而尽早进行癌症治疗，随机启动促排方案备受生殖科医生的青睐。

五、乳腺癌女性患者的卵巢刺激方案

乳腺癌是育龄女性最常见的恶性肿瘤。在现有治疗方案的帮助下，超过80%的40岁以下乳腺癌女性患者都能得到成功治愈。虽然大多数年轻的乳腺癌患者确诊时仍处于疾病早期，但此类患者表现出较强的乳腺导管浸润倾向，其中大多数人很可能需要接受辅助性全身化疗，一些患者还可能接受辅助内分泌治疗。他莫昔芬进行辅助内分泌治疗通常用于内分泌敏感性肿瘤患者，治疗时间至少需要5年。即便这类患者并没有接受过性腺毒性治疗，仍可能进一步导致患者延迟妊娠，从而降低乳腺癌幸存者在最适合生育的年龄怀孕的概率。

由于IVF的常规促排卵会导致血液循环中雌二醇水平升高，因此，更加安全的可替代方案应运而生（包括自然周期IVF或应用他莫昔芬和芳香化酶抑制剂减少雌激素暴露等），自然周期IVF的每个周期最多只能获得1个卵母细胞或胚胎且周期取消率高。与他莫昔芬刺激方案相比，芳香酶抑制剂来曲唑的刺激方案在获卵数和胚胎数量上似乎能够提供更好的生育结局，来曲唑刺激方案后进行的短期随访显示，不会对接受卵巢刺激的乳腺癌患者造成任何有害影响，也可以应用促性腺激素联合来曲唑刺激方案为乳腺癌患者进行促排卵。未成熟卵母细胞的体外成熟为这些患者增加了可供冻存的卵母细胞和胚胎的数量，GnRH激动剂扳机则降低了扳机后发生OHSS的风险。通常，芳香化酶抑制剂在妊娠期禁止使用，不过有数据表明，来曲唑较为安全，并未发现在妊娠前使用来曲唑会导致胎儿畸形的风险增高。

六、卵巢组织冷冻和移植

相对于卵子冷冻和胚胎冷冻而言，卵巢组织冷冻结合卵巢移植技术，具备既可以保存卵巢生殖功能，又可以保存其内分泌功能的特点，是目前唯一适合青春期前女性和不延误癌症治疗时机的生育力保存方法，不受有无配偶的制约。因此，探索卵巢组织移植的方案方法有着重要的临床意义和深远的应用前景。

现有的女性生育力保存技术包括卵子及胚胎冷冻，以及卵巢组织冷冻保存技术。卵子冷冻需要使用促排卵药物，这无疑增加了激素依赖性肿瘤对血清雌孕激素的暴露风险，且卵子的保存在取卵前至少需要2周准备时间，这就造成了肿瘤治疗时间的相对延误。此外，为避免卵子质量的下降及降低日后受孕率，卵子保存必须在化疗前进行。而胚胎冷冻受我国法律限制，仅仅适用于已婚女性，卵巢皮质冷冻是保持青春期前女性生育力的唯一技术。相比于卵子冷冻和胚胎冷冻而言，卵巢组织的冷冻既能避免肿瘤患者在肿瘤治疗前对激素的医源性暴露，同时，也不受年龄、婚姻状况的影响，为肿瘤患者的治疗节省了时间，带来了方便。卵巢皮质和髓质应全面进行病理学检查，以便在发生癌症的情况下进行卵泡计数并寻找可进行冷冻的卵巢组织。冷冻保存的卵巢组织的再利用目前是通过原位自体移植技术完成的。

自2004年以来，全世界在冷冻和移植后已有130多例婴儿出生。总而言之，卵巢组织冻融后移植具有不可替代的优势，具体包括：①不需要卵巢刺激，可以在月经周期的任何时间进行，故能避免延误癌症患者的最佳治疗时间。②不需要男方精子参与，是青春期前女性保存生育力的唯一方法。③卵巢皮质含有大量的始基卵泡，其体积较小，冷冻保护剂能迅速渗透其内部卵细胞，和生长卵泡相比，始基卵泡代谢不活跃，透明带缺乏，因此，冷冻对其造成的损伤也较小。④卵巢组织冻融移植成活后，由于卵巢周期的恢复，可使患者的内分泌功能得到恢复。

七、卵母细胞体外培养

虽然冻存方法的改良已经改善了成熟卵母细胞玻璃化冷冻的临床结局，但未成熟卵母细胞的冻存仍具有重要的研究意义。学者对卵母细胞的获取条件进行了深入研究，一般来说，卵母细胞的冻存通常为过度卵巢刺激方案获得的成熟的MII卵母细胞，然而该途径对于化疗患者或其他因疾病治疗无法接受卵巢刺激的女性是不可行的。对于这类患者，唯一的办法就是在卵泡期获取未成熟卵母细胞进行冻存，并在解冻复苏后在体外培养成熟，也可以将这些未成熟卵母细胞先进行体外成熟培养，然后再行冷冻保存。

采用解冻卵巢组织切片内的卵泡进行体外培养和成熟是获取成熟卵母细胞的一种可选方案。对于血液系统和卵巢恶性肿瘤的患者而言，由于复发风险高，卵母细胞体外培养尤为推荐。人类卵泡的体外培养和成熟早在十多年前就有了相关实验，虽然已报道了诸多进展，但该技术仍然处在研究阶段。

一项来自麦吉尔大学关于体外和体内成熟卵母细胞玻璃化冷冻保存后的产科结局的报道发现，刺激周期组的卵母细胞存活率、受精率以及累计胚胎评分均优于IVM周期组。然而，两组患者在临床妊娠率、种植率和活产率等方面均无显著差异，这些数据表明，IVM作为一种应用于卵母细胞冻存的新方法又向前迈进了一步。

第四节　青春期前儿童的生育力保存

青春期前患者的生育力保存是最具挑战性的，因为对即将接受癌症治疗的儿童而言，生育力保存的尝试尚属新鲜事物，最现实的方案也仍处于实验阶段，例如，对性腺组织的冻存，尚未用于移植或进行卵泡体外培养和成熟等。

卵巢组织冻存是青春期前女孩进行生育力保存的唯一选择，在确诊恶性肿瘤后，可立即通过腹腔镜手术获取卵巢组织。如果肿瘤治疗要求限期行开腹手术，也可在术中获取卵巢组织。虽然卵巢活检的时机选择非常重要，开始高风险性腺毒性治疗之前实施组织冻存非常重要，但一般来说，年轻女性和未成年女性的卵巢中都有大量原始卵泡，如果卵巢组织冻存不能在化疗之前完成，那么，也可以在第一个化疗疗程结束后进行尝试。和成年女性一样，获取的卵巢组织应当立即进行冻存，直到未来患者完全康复，想要组建家庭时再进行移植或体外培养。

性腺组织冻存为儿童期癌症患者和他们的家庭带来了希望，不过该技术也提出了一些医学伦理问题。对于体外成熟的冻融卵母细胞，其印记基因是否正常还有待实验验证。小鼠实验表明， 卵巢组织冻存和移植不会干扰幼鼠的基因印记，但尚需在其他动物模型中进行更多研究。

癌症患者生育力的损伤与患者的年龄、治疗时间长短、治疗前的生育力、肿瘤的部位和分期，以及治疗的方式方法等一系列因素相关，因此，损伤程度具有不确定性。但随着患者5年生存率的提高，以及对未来生育的需求，在癌症治疗前，主张对儿童、青春期及育龄人群进行适宜的生育力保护及保存。

（高明霞）

参考文献

[1] 曹云霞.人类生育力保存[M].北京：人民卫生出版社，2015.

[2] RODRIGUEZ-WALLBERG K A, OKTAY K. Fertility preservation medicine: options for young adults and children with cancer[J]. Journal of Pediatric Hematology/Oncology, 2010, 32(5): 390-396.

[3] WO J Y, VISWANATHAN A N. Impact of radiotherapy on fertility, pregnancy, and neonatal outcomes in female cancer patients[J]. International Journal of Radiation Oncology Biology Physics, 2009, 73(5): 1304-1312.

[4] SIMON B, LEE S J, PARTRIDGE A H, et al. Preserving fertility after cancer[J]. CA-A Cancer Journal for Clinicians, 2005, 55(4): 211-228.

[5] CHIAN R C, HUANG J Y J, GILBERT L, et al. Obstetric outcomes following vitrification of in vitro and in vivo matured oocytes[J]. Fertility & Sterility, 2009, 91(6): 2391-2398.

第二十五章
代谢异常人群的生殖健康管理

代谢综合征（MS）是指机体内蛋白质、脂肪、糖类等发生代谢紊乱的病理状态，是多种代谢成分异常聚集的病理状态，是一组复杂的代谢紊乱症候群，是导致心血管疾病、高血压、糖尿病等多种疾病的危险因素。MS目前已成为心脑血管及内分泌代谢研究领域共同关注的热点，国内外至今对它的认识和争议颇多。近年来，围绕MS探讨不同代谢异常对生殖健康的影响，是目前生殖内分泌及辅助生殖技术的研究热点。

第一节　糖代谢与生殖健康

近些年，多项研究提示糖代谢异常与人类生殖健康密切相关。研究发现，不孕症患者的空腹血糖较一般同年龄正常人群的空腹血糖高，多囊卵巢综合征（PCOS）患者较非PCOS患者的血糖高且年龄轻，但与美国PCOS患者的空腹血糖相比，中国台湾地区PCOS患者的空腹血糖更低，所以血糖水平对人群的影响应该有种族差异性。因为很多年轻患者的空腹血糖正常，但糖耐量检测异常，所以对备孕以及PCOS女性而言，糖代谢异常的评估不能仅凭空腹血糖，应当以糖耐量检测为参考标准。

研究发现，患PCOS的女性接受ART助孕后胚胎植入率较低，卵母细胞和胚胎质量与高胰岛素血症相关。在小鼠试验中，妊娠早期的小鼠子宫内膜容受性相关受体易受到高胰岛素血症的损害。一项Meta分析提示，肥胖和糖尿病均会对男性精子参数产生负面影响，并与低睾酮水平有关。在初次做试管的病人中，餐前血糖>5.2 mmol/L、餐后2小时血糖>5.8 mmol/L的女性更容易早产，这些数据告诉我们，准备怀孕以及已经怀孕的女性，血糖标准与内科医师判断的标准是不相同的。对不孕症夫妇均应在ART助孕前检测空腹血糖及糖耐量试验，发现异常及时纠正，从而减少对助孕治疗中卵泡、胚胎和子宫内膜的损害。

2009年诺贝尔化学奖得主结构生物学家文卡特拉曼·拉马克里希南（Ramakrishnan）等曾分析16篇国际期刊得出结论：妊娠期高血压疾病（hypertensive disorder complicating pregnancy，HDCP）会增加胎儿先天性心脏病的罹患概率，分析其发病原因，与血糖升高、代谢不良密切关联，孕期给予适当治疗可以降低胎儿先天性心脏病的发生率。瓦哈比（Wahabi）等研究发现，孕前管理1型及2型糖尿病，可以有效降低胎儿罹患先天性疾病的发生率和早产率，在怀孕初期，有效控制血糖可以降低胎儿宫内发育迟缓发生率、胎儿宫内死亡率及围产儿死亡率。阿舍（Asher）等关于神经性的发育研究发现，母亲血糖高时容易造成胎儿感统不良、注意力不集中和学习困难，可能因为孕期血糖过高造成细胞氧化压力增高，从而导致细胞缺氧以及自然凋亡。许多表观遗传学的研究发现，孕期血糖高容易造成胎儿细胞遗传物质的调控异常，导致胎儿发展成糖尿病、高血压等代谢性疾病。多项国际期刊研究指出，孕前控制血糖极其重要，血糖控制良好不但可以避免流产、早产，还可以减少围产期母婴并发症，降低子代神经系统疾病及代谢性疾病的发生率。

第二节　脂代谢与生殖健康

通过检测血清总胆固醇（toal cholesterol，TC）、甘油三酯（TG）、低密度脂蛋白（LDL）、高密度脂蛋白（HDL）水平反映机体血脂代谢情况，前三者任一项的升高或HDL的降低都称为“血脂异常”。

PCOS是常见的生殖内分泌紊乱性疾病，其核心特点为高雄激素水平、排卵障碍、胰岛素抵抗（insulin resistance，IR）及慢性炎症等。近年来，PCOS增加血脂异常风险与不利心血管疾病的相关性已被证实，在肥胖型PCOS患者中联系更为明显。一项Meta分析还发现，与正常育龄期女性相比，PCOS患者的子代发生糖脂代谢异常和出生低体重的风险明显升高，在女性子代中更显著，说明PCOS对糖脂代谢影响具有遗传易感性。

回顾性分析兰州大学第一医院生殖中心1002例单纯输卵管因素助孕的女性病例，血脂异常组女性的胚胎质量和发育速度降低，胚胎碎片率升高，与临床妊娠率和活产率呈负相关。该中心进一步研究卵巢低反应（poor ovarian response，POR）患者和血脂水平的关系，发现与对照组相比，POR患者发生血脂异常的风险更高，并且POR患者血清TC、TG、LDL水平的升高和HDL水平的降低均会不同程度地影响卵子和胚胎质量以及妊娠结局，尤其是TC和LDL水平的升高。针对首次备孕的正常育龄期夫妇，男女双方体重不足以及女方超重（肥胖）均与妊娠时间延长有关。男女双方孕前的最佳体重指数分别为22.69～27.74 kg/m和20.61～25.06 kg/m。

胆固醇作为雌激素合成的主要原料，对女性生殖系统的正常运转很重要，但当机体摄入过多时，一方面，会导致血管壁的脂肪堆积造成血管硬化，使卵巢和子宫的血液营养供给不足，影响卵巢功能和子宫内膜容受性；另一方面，血脂异常时，细胞无法代偿脂质分解的过量脂肪酸，这种状态易引发氧化应激和脂毒性，以致内质网应激、关键蛋白分泌受损、线粒体功能受损，从而破坏细胞稳态，有害于卵母细胞和胚胎的发育。导致血脂异常的因素包括：抽烟、喝酒、久坐不运动、肥胖、摄入过多饱和性脂肪酸、长期服用避孕药等。此外，备孕夫妇孕前血脂水平和体重的科学管理对提高生育力很重要。

第三节　糖脂代谢的生殖健康管理

一、糖代谢和脂代谢的相关性

卡罗尔希（Kheirollahi）等发现PCOS患者TyG指数、TG/HDL和TC/HDL与胰岛素抵抗的稳态模型评估（homeostasis model assessment，HOMA-IR）强相关，可作为IR的预测指数。拉赫曼

(Rahman) 等的综述中提到血脂异常和胰岛素有关，食物的摄入会刺激胰岛素分泌，同时降低胰高血糖素分泌，让血糖水平恢复正常。胰岛素可抑制糖原分解和糖异生，增加葡萄糖转运至脂肪和肌肉，增强脂肪和肌肉中的糖酵解。同时，胰岛素能抑制脂类分解，减少肝脏中游离脂肪酸的供应，还能激活脂蛋白脂肪酶，使TG从肌肉转移至脂肪组织中储存，刺激游离脂肪酸重新酯化为TG。身体的葡萄糖大约70%由肌肉细胞所使用，其余大部分则是肝脏分解利用，脂肪组织对于演化成代谢异常扮演重要的角色，尤其对于肥胖人群，所以糖代谢和脂代谢间有很大的关联性，维持胰岛素的高效能可以减少脂代谢异常。

二、糖脂代谢的生殖健康管理

由上可知，糖脂代谢之间存在关联，因此，糖脂代谢的生殖健康管理方面也存在共同点，建议受孕前进行空腹血糖及糖化血红蛋白检查，对于异常或合并PCOS人群建议行糖耐量检测评估是否存在IR，同时检测血清TC、TG、LDL-C和HDL-C水平，有条件者加查Apo A1、Apo B、Lp (a)。参照2020年《中国2型糖尿病防治指南》和2016年《中国成人血脂异常防治指南》，主要从以下几方面进行指导：

（一）运动

瑞贝罗（Ribeiro）等在PCOS患者中发现持续性有氧运动比间歇性有氧运动更能改善血脂代谢，其中动感单车最有效率，而普拉提、瑜伽等无氧运动中以重量训练最有效率。建议每周以5～7天、每天30分钟中等强度的运动为宜，肥胖或超重患者参照指南增加运动量，合并减重。

（二）均衡饮食

对PCOS人群的饮食习惯进行调查发现，她们日常饮食中更爱吃较为油腻或高热量的食物，如炸鸡、薯条等，因此，PCOS患者更应该调节饮食习惯。备孕和怀孕期的女性建议减少食品添加剂、防腐剂和人工奶油等的摄入，以免造成胰岛素抵抗和血管壁的反式脂肪堆积，这是心血管疾病的高危因素。建议低卡、低饱和脂肪酸或增加单种或多种不饱和脂肪酸的饮食，增加纤维类、全麦类面包、谷物及水果和蔬菜的摄入，推荐地中海饮食。

内分泌学会的科学声明稿指出，环境激素如合成药物、杀虫剂、塑料工业产品等，在2000年已有共识，认为其会影响机体内分泌，对胎儿可能造成永久性且无法逆转的损害，如流产、生殖器官的异常、胎儿免疫失调及肿瘤的发生，它可以长距离传播污染，所以在全世界都可以发生，这与现在不孕症人群数量的增加息息相关。

（三）睡眠

睡眠过程中，身体处于合成代谢状态，当睡眠不足甚至熬夜时，很容易进入亚健康状态，让身体的免疫力及代谢能力下降，养分不足。当养分不足的时候，身体会优先把养分供给重要器官，而生殖器官则会被忽略。很多人认为每日总的睡眠时间足够即可，其实这是个错误观念，因为人体生长激素的分泌高峰期是在晚上11点到凌晨2点之间，该时间段是身体的恢复保养黄金期。

（四）焦虑

焦虑产生的“皮质醇的窃取效应”会造成胰岛素抵抗，而运动可以增强副交感神经的兴奋，降低焦虑，起到减压治疗效果，对降低焦虑有不错的效果。

（五）避免过度吸烟酗酒

早在1992年和1993年，《柳叶刀》和JIM杂志上就有报道，抽烟不但会导致胰岛素抵抗，而且容易因为胰岛素抵抗造成心血管疾病，不好的饮酒方式也容易造成胰岛素功能受损。

（六）药物治疗

对糖代谢异常者，IR血糖不高的患者可口服二甲双胍，确诊糖尿病患者孕前建议降糖药物改用胰岛素控制血糖。对脂代谢异常者，根据个体ASCVD危险程度决定是否启动药物调脂治疗，首选他汀类药物。对肥胖或超重患者，现有证据表明，药物治疗有助于增加患者的顺应性，预防相关并发症的进展，首选二甲双胍，改善IR的同时可帮助减重。需要注意的是，任何药物治疗均应以调整生活方式为前提。

另外，一项多中心的前瞻性队列研究显示，孕15±1周女性检测血清25-羟基-维生素D（25-hydroxyvitamin D，25OHD），25OHD>81 nmol/L组比63～81 nmol/L组患妊娠期糖尿病的风险降低53%。维生素D（vitamin D，VD）作为脂溶性维生素，与脂肪组织互相作用，维持机体正常的脂代谢。伴VD缺乏的超重/肥胖PCOS患者连续8周补充钙（1000 mg/d）和VD（50000 IU/周），可明显提升VD水平，还可降低血清胰岛素水平、HOMA-IR以及血清TG和LDL水平。提示对于PCOS患者，尤其合并VD缺乏者，孕前补充VD对改善糖脂代谢异常有利。

总之，糖脂代谢与子宫血供、卵子胚胎质量、临床妊娠和胎儿健康密切相关，对于备孕或接受ART助孕的夫妇来说，不良的糖脂代谢都会影响最终的结局。建议当母体身体素质不够好或处于亚健康状态时，避免怀孕，以减少妊娠期并发症和胎儿发育不良的发生率。

第四节　蛋白质代谢与生殖健康管理

一、同型半胱氨酸与生殖健康

同型半胱氨酸（homocysteine，Hcy）是一种不参与遗传编码的非蛋白氨基酸，其通过参与蛋白质组成和代谢影响蛋白质的结构和功能。Hcy主要的生成和代谢途径有：①蛋氨酸循环：蛋氨酸在三磷酸腺苷和甲基转移酶共同作用下生成S-腺苷同型半胱氨酸，脱腺苷后形成Hcy。在肝脏中，Hcy由甜菜碱提供甲基重新生成蛋氨酸，在其他组织中，则由5-甲基四氢叶酸（5-methylenetetrahydrofolate，MTHF）提供甲基，维生素B_{12}为中间载体参与循环，两条途径相互协调，缺一不可。②转硫化：在胱硫醚β合成酶催化下，Hcy形成胱硫醚，再通过胱硫醚-β-合成酶（cystathionineβ-synthase，CBS）形成半胱氨酸，该过程需要辅酶维生素B_6。以上途径中任何一个酶基因突变、辅酶来源减少或需要量增加、蛋氨酸摄入过多、某些疾病或者药物的干扰都会导致高同型半胱氨酸血症（HHcy）。2018年，美国心脏协会提出Hcy正常范围为5～15 umol/L；2018年，中国关于高血压的防治指南将Hcy≥ 15 umol/L诊断为HHcy，营养学认为Hcy<6 umol/L才是安全范围，HHcy与心脑血管疾病、痴呆、神经系统退行性变、恶性肿瘤等的关系已被广泛研究，近年来Hcy与生殖健康相关疾病的关系被逐渐关注。

（一）同型半胱氨酸与妊娠相关疾病

生理情况下，妊娠早中期女性血浆Hcy水平较孕前明显下降，与孕期血液稀释和胎儿蛋白合成需要增加有关；而妊娠晚期，胎儿对叶酸和维生素B_{12}需求增多，若饮食供给不足，容易导致HHcy。

妊娠期高血压疾病（HDCP）是妊娠期常见并发症，HDCP孕妇Hcy水平较正常孕妇升高，且与病情严重程度呈正相关，HHcy通过增加氧化应激、内质网应激和血管炎症等机制损害血管内皮细胞，降低NO生物利用度，导致血管纤维化，并激活血小板黏附聚集，导致局部促凝状态，加重或诱发HDCP全身小血管痉挛、血管内皮损伤及局部缺血的病理变化，最终导致身体各脏器损害。因为怀孕女性对Hcy损伤敏感性增强，Hcy的轻度升高更容易引起上述改变。

通过对比GDM和正常孕妇血浆Hcy，GDM孕妇的Hcy显著升高，特别是合并IR、有家族史的女性，Hcy≥7.29 umol/L的孕妇患GDM的风险比Hcy<5.75 umol/L的孕妇高出1.79倍。有研究发现，较高的血清甜菜碱水平联合MTHFR G1793A和A1298C基因突变可降低2型糖尿病的患病风险。以上均参与Hcy代谢途径，当饮食模式为Hcy模式时，发生GDM的风险也会增加，提示可通过改变饮食习惯预防GDM发生。

此外，还发现妊娠早期HHcy与胎儿生长受限、早产儿、胎盘早剥、先兆子痫和死产有关，而孕早期补充叶酸可减少上述疾病的发生。综上，对于妊娠状态这一特殊时期，检测Hcy显得尤为重要，及时补充叶酸和其他辅酶可预防或减轻不良妊娠结局的发生。

（二）同型半胱氨酸与多囊卵巢综合征

多项研究发现，与正常育龄期女性相比，PCOS患者血浆Hcy水平显著升高，且与空腹胰岛素、HOMA-IR呈显著正相关，而与肥胖程度和雄激素水平无关。而在PCOS合并复发性流产（RSA）患者中发现，Hcy与HOMA-IR、体重指数和雄激素水平均呈正相关。

选取兰州大学第一医院生殖中心首次助孕的668例患者进行回顾性研究发现，Hcy在PCOS患者中明显升高且与年龄和BMI无关，进一步分析血浆和卵泡液（FF）中的Hcy，结果显示，血浆和FF中Hcy升高均会影响胚胎质量和卵子利用率，但与最终的妊娠结局无关。这可能与MTHFR A1298C和蛋氨酸合酶还原酶A66G的突变或CBS缺乏有关，高水平的Hcy主动运输通过细胞膜，通过诱导氧化应激，对胚胎细胞产生细胞毒性和基因毒性，降低胚胎细胞发育潜能。值得一提的是，有专家发现二甲双胍治疗的PCOS患者不能降低Hcy水平，因为长期服用二甲双胍可降低血清维生素B_{12}，但可改善细胞内维生素B_{12}代谢，2018年《二甲双胍临床应用专家共识》中指出，需要长期口服二甲双胍者，建议服用前检测维生素B_{12}水平，缺乏者建议纠正后再服用二甲双胍，之后每年复查一次。

（三）同型半胱氨酸与助孕结局

接受体外受精（IVF/ICSI）助孕的患者，血浆总Hcy浓度与临床妊娠率和植入率呈显著负相关，尤其在MTHFR基因型为C677T TT的患者中。良好的FF微环境是卵子细胞正常发育的重要保障，Hcy水平升高使FF中活性氧物质过度生成，导致氧化应激，影响卵子质量。有研究发现，FF与血浆中Hcy水平呈正相关，在调整混杂因素后，FF中Hcy<4.9 nmol/mL与临床妊娠率显著相关。FF中Hcy<9.8 um/L，可显著提高卵母细胞成熟率和胚胎质量。助孕前补充维生素B复合物比单纯补充叶酸者具有更好的卵子质量、受精率以及更高的临床妊娠率和活产率。综上，对于接受ART助孕的女性，应在助孕前检测血浆Hcy水平，HHcy应及时补充维生素B复合物，检测FF的Hcy水平对预测助孕结局有指导意义，但目前研究结果较少，亟须更多探索。

（四）同型半胱氨酸与复发性流产

RSA病因复杂多样，包括遗传因素、解剖学因素、血栓前状态、内分泌及免疫因素等。近年来，越来越多的研究发现，Hcy升高是RSA的危险因素之一，可能机制有：

①血栓前状态：Hcy对血管内皮的持续损伤导致血管腔内局部促凝状态，使绒毛及蜕膜血管化不良，影响胎盘血供。②胚胎直接毒性：HHcy抑制甲基转移酶活性，干扰机体的各种甲基化反应，损伤DNA进而影响胚胎细胞的正常周期和凋亡。HHcy与RSA明确相关，目前与Hcy代谢途径相关的MTHFR基因型对RSA的影响仍有争议，大部分研究倾向MTHFR C677T和A1298C基因型与RSA的相关性更大。以上表明Hcy可作为诊断RSA的非侵入性标志物之一，但MTHFR基因型与RSA相关性仍需更大样本量的随机对照试验（RCT）提供循证医学证据。

（五）同型半胱氨酸与男性生殖

有研究表明，HHcy是勃起功能障碍的独立危险因素，Hcy通过损伤海绵状动脉内皮和氧化应激，影响生理功能，补充叶酸和维生素B后可减少损伤。Hcy环状同源物硫内酯能有效抑制精子尾部关键蛋白质羧甲基化，这些蛋白质主要参与调节精子运动，精液中Hcy升高时会影响精子功能。同样发现，MTHFR基因多态性与男性不育风险有关，当MTHFR 677C>T时，男性不育风险会增加。临床中是否重视育龄期男性Hcy检测和基因多态性评估值得思考。

（六）同型半胱氨酸的生殖健康管理

通过询问病史（特别注意饮食习惯、用药史和既往史）、血液和尿液代谢分析、维生素测定、基因分析等检查诊断和鉴别HHcy。参考2020年《HHcy诊疗专家共识》，治疗主要有以下两点：①生活方式干预：调整生活作息，不熬夜，科学运动，戒烟戒酒，控制体重，主食少精多粗，多食用绿叶蔬菜、水果、蛋奶、鱼类和禽类等食物。②医疗干预：对于摄入量少导致的HHcy，可以补充叶酸、维生素B_6、甲钴胺（一种活性的维生素B_{12}）、甜菜碱，单独补充叶酸的效果不如联合其他营养素，服药1个月后复查，大多可以好转。对于遗传因素导致的HHcy，根据基因检测结果精准补充，具体可参照2022年《HHcy的诊断、治疗与预防专家共识》。

二、其他蛋白质相关代谢与生殖健康

一项国外的前瞻性队列研究，对接受ART助孕女性进行食物频率问卷调查，发现助孕前富含蛋白质的鱼类摄入量与活产率成正比。同样的，阿菲施（Afeiche）等发现乳制品摄入量最高四分位数组的活产率明显高于最低四分位数的ART助孕患者。大豆作为植物来源的富含蛋白质的食物，其摄入量与ART助孕女性的活产率呈正相关，在促排前摄入大豆食物可预防双酚A对生殖系统的不利影响，可能与大豆异黄酮是一种植物雌激素有关。当肾脏发生病变时，肾小球滤过膜对蛋白质的通透性增加，导致蛋白质丢失过多，使机体内蛋白质代谢紊乱。

研究发现，随着慢性肾脏病的分期增大，男性精子的数量、浓度、活力均降低，畸形率升高，α-葡萄糖苷酶活性、果糖和锌浓度降低。与健康男性相比，进行血液透析的男性精转铁蛋白、精子质量和生育指数均显著下降，并且精浆转铁蛋白与精子质量和生育指数均存在正相关。由上可知，肾脏疾病导致的蛋白质代谢紊乱损害男性生育力，在ART助孕前男女双方应尝试改变饮食习惯，增加食物蛋白质的供给，这有利于妊娠结局。

第五节　维生素代谢与生殖健康管理

一、维生素D与生殖健康

维生素D（VD）是一种脂溶性维生素，目前已知种类中，以植物来源的VD_2和动物来源的VD_3最常见。通过与其受体结合发挥生物学作用，除了参与机体的钙磷代谢调控外，还参与机体细胞分化、凋亡、免疫代谢和抗炎等生命活动。25-羟维生素（D25OHD）是VD在体内的主要存在形式，可反映机体VD水平。由于当代人生活方式及环境因素的变化，VD缺乏的人逐步增多，目前认为：血清25OHD<10 ug/L为VD严重缺乏，<20 ug/L为VD缺乏，20～30 ug/L为VD不足，>30 ug/L为VD充足。大量研究发现，VD不足或缺乏不仅会导致骨骼系统相关疾病，而且与女性生殖系统相关疾病关系密切。

（一）维生素D与多囊卵巢综合征

有大量研究表明，PCOS患者更容易发生维生素D缺乏或不足。可能与VD参与胰岛素抵抗、脂代谢、高雄激素血症及排卵异常等相关。一项横断面研究发现，与正常育龄期女性相比，PCOS女性的血清25OHD显著降低，且25OHD低水平状态与较高的HOMA-IR及不利的脂代谢水平相关，这可能与VD抑制胰岛细胞凋亡及增加胰岛素敏感性有关。每隔1周补充50000 IU维生素D，持续8周，可明显改善PCOS患者胰岛素抵抗及脂代谢异常。持续低剂量的补充VD（<4000 IU/d）或联合其他微量营养素，可改善PCOS患者空腹葡萄糖浓度和胰岛素抵抗指数（HOMA-IR）。来自澳大利亚的研究发现，PCOS妇女VD相关的各代谢物水平均与高雄激素血症无关联，但发现我国PCOS女性25OHD水平明显低于对照组，且血清25OHD与高雄激素血症呈独立负相关，说明两者的关系存在种族差异。另外，VD会抑制抗缪勒氏管激素（AMH）信号传导，血清25OHD与PCOS女性的AMH呈负相关，在VD缺乏的PCOS女性中补充VD，可抑制异常升高的AMH，改善月经不调及卵泡发育，可能与VD参与调节颗粒细胞及卵泡膜细胞功能有关。一项Meta分析表明，对PCOS患者补充VD可显著改善卵泡发育及调节月经周期，其与二甲双胍联合使用效果更佳。

尽管目前研究无法证明具体机制，但补充VD对改善PCOS脂代谢异常、IR、高雄激素血症及排卵异常而言有积极作用，结合PCOS人群食用高钙食物和光照时间较少等生活方式的调查结果，建议检测PCOS女性的25OHD，对于VD缺乏或不足者，建议改变生活方式，及时补充VD从而提高生育力。

（二）维生素D与助孕结局

与正常育龄期妇女相比，VD缺乏和不足在ART助孕妇女中较为常见，阿巴迪亚（Abadia）等发现血清25OHD与较高的受精率有关，但与妊娠率和活产率无关。但楚（Chu）等却发现助孕患者血清25OHD水平与活产率呈正相关。西皮埃拉（Ciepiela）等发现低水平的25OHD与助孕后较高的流产率相关，同时发现FF中较低的25OHD浓度有利于卵母细胞及胚胎的成熟，进而可提高妊娠率和分娩率。但FF中25OHD水平对ART助孕结局的影响仍存在争议，奥兹坎（Ozkan）等发现血清和FF中25OHD水平存在强相关性，FF中25OHD浓度每增加1个单位，临床妊娠的概率增加6%。另有研究证明，与本身VD水平正常的ART助孕患者相比，补充VD至正常水平后，其助孕结局恢复正常，但补充后仍缺乏的患者，其胚胎质量和临床妊娠率较低，但高于未补充VD的缺乏患者。

其可能机制为：VD结合子宫内膜基质细胞上VD受体（vitamin D receptor，VDR），上调同源盒基因A10表达，增加子宫内膜容受性，提高胚胎种植率；伴随卵泡的逐渐发育，卵泡周围的颗粒细胞表面表达的VDR相继增多，与其VD结合后影响卵泡的发育；VD结合脂肪细胞的VDR，诱导其凋亡，间接减少脂肪细胞对卵子及胚胎组织的影响。2018年发表在《柳叶刀》的一篇文章报道，孕前血清25OHD充足的女性可增加妊娠率及活产率，建议25OHD>75 nmol/L或更高，且补充越早越好，这与妊娠后期的影响有所不同。对不孕症女性而言，当前虽无证据支持需常规补充VD，但应将25OHD检查纳入常规检查，对于缺乏者做到尽早干预。

（三）维生素D与男性生育力

早期研究表明，25OHD水平与男性精液质量及性腺功能呈抛物线性关系，较高及较低水平的25OHD均不利于男性生育力，但近几年很多研究发现，25OHD水平与精液质量呈独立正相关，尤其是精子活动度。VD不足或缺乏，在接受ART助孕男性中更常见，较高水平的血清25OHD的男性具有较高的精子浓度、精子数量、精子活动度及较低的畸形率，但与助孕结局关系不大。对于接受ICSI助孕的男性中，血清25OHD水平与较高的精子质量和胚胎植入率显著相关。与对照组相比，VD缺乏患者的不育男性，每日补充4000 IU VD_3可改善激素水平及精液质量。目前VD与男性生育力的研究并不多，针对男性VD缺乏患者是否明确需要补充VD仍不明确，还需进一步研究。

（四）维生素D与其他

在其他方面，人们发现血清25OHD水平在卵巢储备功能低下、子宫内膜异位症（endometriosis，EMS）、子宫肌瘤、卵巢癌人群中表现出低水平，补充VD后可观察到：增加卵巢储备功能标志物AMH水平、减慢EMS病情进展和缩小子宫肌瘤大小，同时，高水平25OHD与卵巢癌较长的生存期相关度较高。因研究数量较少，虽不能明确VD与以上疾病的关系，但对以后相关疾病的诊疗提供了一定的方向。

（五）维生素D的生殖健康管理

预防VD缺乏的一般措施有：食用富含VD的食物，如豆类、脂质鱼、乳制品等食物。增加光照，建议每周3次将部分皮肤暴露于阳光下5～10分钟。参考《维生素D及其类似物的临床应用共识》：对于VD缺乏及不足的备孕患者，推荐每日补充普通VD 400～800 IU；对于已妊娠和哺乳期妇女，推荐每日补充VD 1500～2000 IU；具有高风险者，每天最高补充10000 IU，建议使用普通VD_2或VD_3制剂，不推荐活性制剂，VD总体安全性好，极少发生中毒现象，建议治疗3～6个月后复查血清25OHD即可，用以判断疗效或调整剂量。

二、叶酸与生殖健康

叶酸（维生素B_9）是机体内一碳单位的重要来源，是DNA、组蛋白、氨基酸和脂类物质代谢转化重要的甲基化供体，其与Hcy的关系已在上文中提及。世界卫生组织（WHO）建议用微生物法检测叶酸水平，提出血清叶酸浓度或红细胞叶酸浓度用于评估叶酸营养状况。临床上，叶酸正常范围因预防不同的疾病而变化，2005年，WHO关于叶酸和维生素缺乏的技术咨询会议定义血清叶酸<4 ug/mL、红细胞叶酸<151 ug/mL为叶酸缺乏。除此之外，母体对叶酸的吸收代谢能

力也至关重要，5，10-亚甲基四氢叶酸还原酶（5，10-methylene tetrahydrofolate reductase，MTHFR）是叶酸代谢过程中的关键酶，MTHFR C677T和A1298C突变位点是目前最具临床意义的指标，携带TT基因的女性较携带CC基因的女性具有更低的叶酸水平。

有研究已证实，在ART助孕前，较高叶酸摄入组患者有较高的着床率、临产妊娠率和活产率，最高四分位数叶酸组（>800 ug/d）比最低四分位数叶酸组（<400 ug/d）女性的活产率要高出20%。此外，目前临床常用MTHFR基因多态性来判断母体内叶酸吸收代谢能力的高低，MTHFR C677TT基因型增加了神经管畸形等缺陷的发生风险，因男方因素需要助孕的夫妇中发现，A1298CC基因型的女性相比其他基因型AMH水平更高，获卵数也更多，但妊娠率无明显差异。在超促排卵过程中，C677TT基因型患者表现出更长的促排时间。一项回顾性队列研究比较CC、CT、TT基因型与助孕结局的关系，结果发现TT型患者具有较少的可移植胚胎数和优质胚胎数，以及较低的活产率，可能与MTHFR基因多态性的改变破坏了叶酸代谢途径、干扰胚胎及卵母细胞正常的甲基化过程，从而导致表观遗传不稳定及HHcy，进而影响细胞分裂、降低细胞质量直至导致不良的妊娠结局有关。综上所述，对于正常育龄期女性，补充叶酸可以预防胎儿神经管畸形等出生缺陷，而对接受ART助孕的女性，孕前一定水平的叶酸对良好的助孕结局显得尤为重要，应将叶酸及MTHFR基因型检测纳入不孕症女性的常规体检中，做到早发现早干预。

需要注意的是，在强化补充叶酸观念的同时，不容忽视长期大剂量（>1 mg/d）补充叶酸可能带来的风险，如促进维生素B_{12}缺乏的神经表现，促进某些已存在的肿瘤（如结直肠癌）的生长，增加子代心理、代谢及免疫性疾病的风险。目前研究尚不能肯定大剂量叶酸对人体的危害，但可指导临床医生辩证地看待叶酸对人体的影响。

参考《围受孕期增补叶酸预防神经管缺陷指南（2017）》及《中国临床合理补充叶酸多学科专家共识（2020）》，平衡膳食是首选措施，应多食用天然的绿叶蔬菜、新鲜水果、瘦肉、蛋、奶等。目前推荐：①一般人群孕前3月至孕3月内补充叶酸0.4～0.8 mg/d（IA）。②有神经管畸形生育史妇女建议孕前至少1月增补叶酸4～5 mg/d至孕3月（IA）。③HHcy妇女，建议补充叶酸至少5 mg/d，且Hcy恢复正常后再备孕，叶酸量维持至孕3月（IB）。④对于叶酸水平低、缺少富含叶酸的食物来源、备孕时间短或MTHFR C677TT基因型的妇女，可根据个体情况增加补充剂量或延长孕前补充时间，一般不超过1 mg/d（IB）。⑤孕中晚期妇女继续增补叶酸（IB），建议剂量为0.4 mg/d（IIaC）。⑥哺乳期继续增补叶酸（IC），建议剂量为0.4 mg/d（IIaC）。

三、其他维生素与生殖健康

目前针对其他维生素与生殖健康的研究并不多，一项研究Meta分析发现，与对照组相比，单纯补充维生素C/A或复合型维生素C/A制剂组在早晚期流产率上均未见明显区别；对于各自单独补充结果来看，补充复合型维生素制剂加铁剂和叶酸组妇女表现出较低的死产风险。我国一项横断面研究发现，早发性卵巢功能不全（POI）女性血清维生素A/TC比值明显低于对照组，且该比值与POI发生风险呈负相关，提示补充维生素A有助于预防或治疗POI。此外，机体重要的脂溶性抗氧化剂维生素E，通过限制氧化应激，清除活性氧自由基，阻止颗粒细胞凋亡和卵泡变性，进而改善卵巢功能，减少POI的发生。

体外动物实验发现，FF中补充的维生素C通过上调卵母细胞和颗粒细胞特异性基因促进体外小鼠卵泡生长。接受ART助孕的男性维生素C摄入量与受精率呈正相关，β-胡萝卜素（维生素A的主要来源）的摄入量与ICSI助孕的受精率呈正相关，而在IVF助孕中未发现相关性，但两者与最终的妊娠结局无关联。涉及以上维生素在机体内的正常范围和具体的补充方式仍不明确，将他们纳入常规的孕前及孕期检查仍有待探讨。

第六节　其他代谢与生殖健康管理

除了以上常见的代谢外，还有一些代谢异常被发现与生殖健康有关。高尿酸血症由嘌呤代谢紊乱导致，通过影响体内尿酸合成或尿酸排泄致病。研究显示，尿酸可以呈浓度依赖性阻碍胎盘滋养细胞层入侵子宫微血管内皮细胞，高尿酸血症是早产、小于胎龄儿、宫内生长受限、先兆子痫的危险因素。研究表明，尿酸<1.5 mg/dL预测先兆子痫有很强的排除性和敏感性。微量元素代谢会影响蛋白质、酶和复合碳水化合物的结构。研究显示，MS高风险者钠、钾、镁、铁、锌、硒等矿物元素的含量均显著异于正常。离子信号传导的动态调节对精子适应周围环境变化至关重要，钙离子（Ca^{2+}）通过离子通道内流，改变局部静电场和蛋白质构象影响细胞信号传导，Ca^{2+}通过增加鞭毛对称性来调节精子运动。研究发现，己烯雌酚抑制黄体酮刺激的Ca^{2+}信号传导和酪氨酸磷酸化，虽不影响精子活力，但影响精子渗透到黏性介质和顶体反应。Meta分析提示，在ICIS助孕治疗中，卵母细胞人工激活时添加Ca^{2+}载体，可显著提高受精率和囊胚形成率，增加临床妊娠率和活产率的同时，不升高流产率和子代先天性缺陷发生率。

代谢性疾病包括的代谢异常种类繁多，各代谢之间相互作用、关联，代谢障碍和代谢旺盛都可能影响正常的生殖功能，在评估人类生殖健康时应全面充分考虑多种代谢相关疾病，做到早发现、早干预、早治疗，精准的孕前评估和干预十分重要。但是，目前对于各代谢异常的评估和治疗仍有许多尚未解决的问题，亟须更多的临床随机对照试验和基础研究提供理论和循证医学证据。

（魏晓瑞、何晓）

参考文献

[1] WEI H J, YOUNG R, KUO I L, et al. Prevalence of insulin resistance and determination of risk factors for glucose intolerance in polycystic ovary syndrome: a cross-sectional study of Chinese infertility patients[J]. Fertility & Sterility, 2009, 91(5): 1864-1868.

[2] LI R, WU J, HE J, et al. Mice endometrium receptivity in early pregnancy is impaired by maternal hyperinsulinemia[J]. Molecular Medicine Reports, 2017, 15(5): 2503-2510.

[3] ZHONG O, JI L, WANG J, et al. Association of diabetes and obesity with sperm parameters and testosterone levels: a meta-analysis[J]. Diabetology & Metabolic Syndrome, 2021, 13: 1-12.

[4] WEI H J, YOUNG R, KUO I L, et al. Abnormal preconception oral glucose tolerance test predicts an unfavorable pregnancy outcome after an in vitro fertilization cycle[J]. Fertility & Sterility, 2008, 90(3): 613-618.

[5] RAMAKRISHNAN A, LEE L J, MITCHELL L E, et al. Maternal hypertension during pregnancy and the risk of congenital heart defects in offspring: a systematic review and meta-analysis[J]. Pediatric Cardiology, 2015, 36: 1442-1451.

[6] WAHABI H A, FAYED A, ESMAEIL S, et al. Systematic review and meta-analysis of the effectiveness of pre-pregnancy care for women with diabetes for improving maternal and perinatal outcomes[J]. PLoS One, 2020, 15(8): e0237571.

[7] GUNNING M N, SIR PETERMANN T, CRISOSTO N, et al. Cardiometabolic health in off-

spring of women with PCOS compared to healthy controls: a systematic review and individual participant data meta-analysis[J]. Human Reproduction Update, 2020, 26(1): 104-118.

[8] ZHANG Y, ZHANG J, ZHAO J, et al. Couples' prepregnancy body mass index and time to pregnancy among those attempting to conceive their first pregnancy[J]. Fertility & Sterility, 2020, 114(5): 1067-1075.

[9] KHEIROLLAHI A, TEIMOURI M, KARIMI M, et al. Evaluation of lipid ratios and triglyceride-glucose index as risk markers of insulin resistance in Iranian polycystic ovary syndrome women[J]. Lipids in Health and Disease, 2020, 19(1): 1-9.

[10] RAHMAN M S, HOSSAIN K S, DAS S, et al. Role of insulin in health and disease: an update[J]. International Journal of Molecular Sciences, 2021, 22(12): 6403.

[11] RIBEIRO V B, KOGURE G S, LOPES I P, et al. Effects of continuous and intermittent aerobic physical training on hormonal and metabolic profile, and body composition in women with polycystic ovary syndrome: A randomized controlled trial[J]. Clinical Endocrinology, 2020, 93(2): 173-186.

[12] WILSON R L, LEVITON A J, LEEMAQZ S Y, et al. Vitamin D levels in an Australian and New Zealand cohort and the association with pregnancy outcome[J]. BMC Pregnancy and Childbirth, 2018, 18(1): 1-10.

[13] ASEMI Z, FOROOZANFARD F, HASHEMI T, et al. Calcium plus vitamin D supplementation affects glucose metabolism and lipid concentrations in overweight and obese vitamin D deficient women with polycystic ovary syndrome[J]. Clinical Nutrition, 2015, 34(4): 586-592.

[14] LU X, HUANG R, LI S, et al. Associations between serum betaine, methyl-metabolizing genetic polymorphisms and risk of incident type 2 diabetes: a prospective cohort study in community-dwelling Chinese adults[J]. Nutrients, 2022, 14(2): 362.

[15] Y MENG, X CHEN, Z PENG et al. Association between High Serum Homocysteine Levels and Biochemical Characteristics in Women with Polycystic Ovarian Syndrome: A Systematic Review and Meta-Analysis[J]. PLoS one, 2016, 11: e0157389.

第二十六章 女性生殖系统炎症的生殖健康管理

第一节 外阴炎

一、非特异性外阴炎

（一）病因

非特异性外阴炎（nonspecific vaginitis）是女性外阴部因感染大肠杆菌或链球菌等一般性细菌，抑或是在阴道分泌物、粪便及其他的物化因素诱发下而引发的皮肤黏膜炎症。

（二）临床表现

非特异性外阴炎的临床表现，主要包括如下几方面：

1.急性炎症

一般感染该类疾病的患者首先会感觉到外阴不适，随后会伴随着不同程度的瘙痒、灼热感或疼痛感，同时还能够发现在外阴部位皮肤及相关的黏膜位置处存在着肿胀充血的症状，倘若该症状未能得到控制还会出现糜烂或溃疡等继发症状。

2.慢性炎症

出现外阴瘙痒、皮肤皲裂或增厚等症状。

（三）辅助检查

阴道或外阴分泌物培养，查找病原体。

（四）治疗

1.一般治疗

（1）寻找病因

通过进行生化检查寻找是否存在一些疾病。

（2）局部治疗方案

按照1:5000的比例配置高锰酸钾溶液，然后将患处置于其中，每日进行2次坐浴治疗，每次治疗时间为15～30分钟。

2.药物治疗

可根据不同的病原体选择敏感且有效的药物进行治疗。

（五）健康管理

1.良好的卫生习惯

平时穿着宽松的棉质内裤，每日用流动水清洗外阴，保持外阴的清洁与干燥是预防该疾病发生及复发的重要措施。不宜使用肥皂、清洁剂等经常擦洗外阴。使用公用设施时（公共场所的坐便器、浴盆、浴池座椅、毛巾）多加注意，尽可能避免间接接触感染。

2.特殊时期的清洁护理

月经期及人工流产术后若不注意卫生，细菌容易滋生，所以在特殊时期更需要做好清洁护理工作。

二、前庭大腺炎、前庭大腺囊肿/脓肿

前庭大腺能够为人体提供分泌黏液的功能，分泌的黏液能够进一步润滑阴道和外阴。每个前庭大腺大小约0.5 cm，腺体会将微小的黏液滴排入长2.5 cm的腺体导管。前庭大腺位于大阴唇后侧深部，大腺导管腺体导管开口于外阴前庭，其位置详见图26-1。

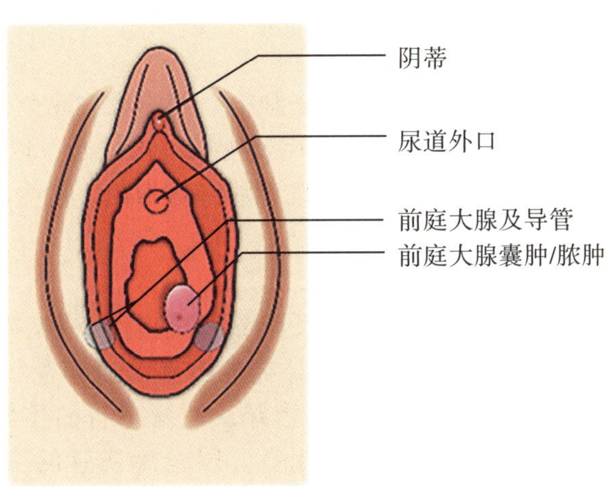

图26-1　前庭大腺位置与前庭大腺囊肿/脓肿（原创）

（一）病因

前庭大腺导管阻塞后可发生感染，并形成脓肿。既往大多数研究发现前庭大腺囊肿/脓肿包含多重微生物感染，随后一项以色列的研究发现，很少的巴氏腺囊肿/脓肿为多重微生物感染，而最常见的病原体是大肠埃希菌（Escherichia coli）。性传播感染（STI）曾一度见于多达1/3的患者，但这部分患者的占比已逐渐下降。

（二）临床表现

前庭大腺囊肿/脓肿通常表现为剧烈疼痛和肿胀，同时因疼痛步行导致困难，甚至出现排尿困难，1/5的患者会出现发热。

（三）辅助检查

询问患者的发病史、进行视诊和触诊基本能完成诊断。在尿道口、前庭大腺开口以及尿道旁

腺等多个位置取一定含量的分泌物进行涂片检查，尤其应重视淋球菌的筛查。

（四）治疗

1.一般治疗

保持外阴清洁，温水坐浴或局部热敷。

2.药物治疗

根据病原体选择抗生素治疗，若可收集到脓液，建议进行微生物培养及药敏实验。

3.手术治疗

经保守治疗无效，手术方式为切开引流术、引流置管术（Word导尿管）、造袋术等。腺体切除术仅用于完全切除巴氏腺及其导管是治疗巴氏腺囊肿/脓肿的根治性手术，该方法常仅用于其他侵入性较小的方法多次失败后的患者。

4.硬化剂治疗

也被称为“消融”，是对巴氏管囊肿/脓肿或腺体囊肿/脓肿的上皮细胞进行化学破坏。一项随机对照试验认为，尽管存在组织坏死和疤痕形成的轻微风险，但酒精与硝酸银硬化剂的有效性和安全性相似，酒精硬化剂治疗的愈合时间为5天，而硝酸银硬化剂治疗的愈合时间为10天。

酒精硬化疗法：将18至20号针头插入囊肿/脓肿的最大波动点，吸取内容物，直到囊肿/脓肿壁塌陷。将等体积的70%浓度的酒精注入囊肿/脓肿内，放置5分钟，然后吸出。一般1周左右愈合。

硝酸银硬化疗法：将夹子放入囊肿/脓肿中，使内容物完全排出。将一根直径为5 mm的硝酸银棒，修剪成5 mm长，插入腔内，在切口处进行一次缝合，以便将硝酸银棒留在腔内并继续引流。使用钳子，3天后将硝酸银棒和坏死的组织一起取出，愈合时间大约为2周。

（五）健康管理

2%的女性在其一生中会出现前庭大腺囊肿/脓肿，该疾病发生后的疼痛会影响患者的工作及生活，使患者存在心理压力及负担，部分患者因为害羞从而未能及时就医导致病情加重。针对疾病特点，应加强医患沟通及康复指导，缓解患者的焦虑情绪，同时指导患者注意观察局部发生红肿的范围、硬度、有无波动感，以及疼痛感的变化，了解炎症是否受到控制或加重。

囊肿/脓肿自行破溃后，若不能及时流出可导致症状反复并加重。囊肿/脓肿行手术造口引流后，也需观察引流液的量及性状变化。

防治这类疾病的关键在于保持外阴的清洁和干燥，条件允许的情况下，尽量保证每日清洗外阴至少1次，尽量不穿紧身内裤，一旦患病及时就诊。

对于复发性前庭大腺囊肿/脓肿，或既往行切开引流或放置过引流管的患者，建议再次手术时选择造口术。

第二节　阴道炎

一、阴道毛滴虫病

（一）病因

阴道毛滴虫病（trichomoniasis vaginalis），顾名思义为同名病菌感染所致。滴虫是一种广泛寄生在阴道的虫体，一旦引发疾病，会累及泌尿和相关生殖器官。这种疾病发病后带来的严重后果是出现不良生殖健康结局，包括胎膜早破、早产和分娩出低体重儿，在不孕症女性中一经发现，应积极治疗。

（二）临床表现

感染滴虫者通常在月经前后易出现症状，主要表现为阴道分泌物增多及外阴瘙痒。因滴虫能吞噬精子，并能阻碍乳酸生成，影响精子在阴道内存活，可导致不孕。85%的患者在感染初期无症状，1/3的感染者在半年内逐渐出现症状。

该症状的显著表现是：分泌物增加，在外阴以及阴道口等多处位置出现明显瘙痒症状。分泌物稀薄、泡沫状，有腐臭气味，可呈现为灰黄色或黄绿色或黄白色。除生殖部位会出现疼痛或灼热感之外，有一些患者还会出现性交痛。不适症状可于月经期加重。

（三）辅助检查

1. 分泌物检查

取阴道分泌物，用涂片显微镜检查或核酸扩增实验的方法，后者因诊断的敏感性及特异性均大于95%，是目前临床主要的检测手段。阴道毛滴虫培养应保证采集及送检过程做到快速、保温，在临床应用较少。

2. 宫颈检查

宫颈检查可能显示“草莓状”外观。建议该病患者及性伴侣在检查本病的同时做其他性传播疾病的检查。

（四）鉴别诊断

本病与细菌性阴道病、外阴阴道假丝酵母菌病相鉴别见表26-1。

表26-1　阴道毛滴虫病与细菌性阴道病、外阴阴道假丝酵母菌病鉴别

疾病	症状	分泌物特点	阴道黏膜	阴道pH值	胺试验	显微镜检查
阴道毛滴虫病	分泌物增多，轻度瘙痒	稀薄、脓性、泡沫状、腐臭味	散在充血点	>4.5	可为阳性	阴道毛滴虫，多量白细胞
细菌性阴道病	分泌物增多、无或轻度瘙痒	白色、匀质、腥臭味	正常	>4.5	阳性	线索细胞，极少白细胞
外阴阴道假丝酵母菌病	重度瘙痒，灼烧感	白色、凝乳样	水肿、红斑	<4.5	阴性	芽生孢子及假菌丝，少量白细胞

（五）治疗

一旦诊断为阴道毛滴虫病的不孕症女性，即使没有症状，也需要立即治疗。

推荐方案：使用剂量为2 g的甲硝唑，每天口服1次。也可以使用同等剂量的替硝唑，每天口服1次。

替代方案：使用剂量为400 mg的甲硝唑，每天口服2次，连续服用7天为一疗程。相比于甲硝唑而言，替硝唑的治疗剂量更低，副作用更少、更温和，可作为二线药物选择。

采取这种治疗方案，单次服用剂量较大，易诱发胃肠道出现不良反应，或出现头痛、皮疹等症状。药物副作用与剂量相关，因此，低剂量、长疗程多次给药疗法的副作用发生率更低。最近的两项多中心随机试验和一项荟萃分析表明，与2 g剂量相比，500毫克/次，每日2次，共服用7天的方案在清除感染方面的效果更好。

（六）健康管理

阴道毛滴虫病患者目前的伴侣和发病前4周内的任何伴侣，应向其提供并建议接受全面的性传播疾病筛查，包括HIV检测以及尿道涂片检查。

由于滴虫很少使男性出现症状，因此，男性通常拒绝治疗，但高达70%的男性性伴侣可能会被感染，所以伴侣治疗也很重要。鉴于重复感染率高，治疗完成后需复查。

服用甲硝唑或替硝唑期间应严格戒酒，停甲硝唑24小时内及替硝唑72小时内也应持续戒酒。在服用甲硝唑的哺乳期妇女中，在治疗期间和最后一次给药后的12～24小时停止母乳喂养，将减少婴儿对甲硝唑的暴露。对于接受替硝唑治疗的女性，建议在治疗期间和最后一次给药后的3天内中断母乳喂养。

治疗期间避免性生活，每天更换内裤，每天用流动水清洗外阴，保持外阴清洁、干燥，做好个人的清洁卫生；内衣裤、毛巾等应高温消毒或用消毒剂浸泡，避免重复感染。合理使用避孕套是预防滴虫感染的最佳和最可靠的措施，避免阴道冲洗治疗，日常以淋浴为主；减少化纤内裤和紧身衣服的穿着，尽量穿透气、宽松的棉质内裤。

规律治疗完成后3个月复查，确认治愈后可开始备孕。

二、外阴阴道假丝酵母菌病

外阴阴道假丝酵母菌病（vulvovaginal candidiasis，VVC），是由假丝酵母菌引起的常见外阴阴道炎症。

（一）病因

该疾病可通过直接或者间接方式传染，直接传染的主要方式为性交接触传染，间接传染可通过共用浴巾等共用物品传染。倘若对已存在该致病菌的个体机体而言，在其肠道或阴道、口腔等多处位置存在该类菌种，彼此之间还可以相互感染，从而导致机体罹患该病。但有许多因素使个体易发生有症状的感染，如近期使用抗生素、较高的雌激素状态、糖尿病、阴道冲洗和性生活、糖皮质激素或其他免疫抑制药物的使用。

（二）临床表现

外阴瘙痒是外阴阴道假丝酵母菌病最主要的症状，可伴有排尿困难（通常感觉是在外部或外阴而非尿道）或性交痛。症状常常在月经前1周加重，患者可能没有或仅有少量分泌物，典型表现为具有轻度气味或不具有气味的白色浓稠黏液附于阴道侧壁，呈块状（凝乳样或奶酪样）。部分患者外阴因瘙痒出现抓痕及皲裂。

（三）辅助检查

目前临床诊断大多以传统涂片镜检及真菌培养法为主。核酸杂交检测的检出率与传统诊断方法近似，具有排除操作者主观因素影响、诊断快速等特点，逐渐得到临床广泛应用。

（四）诊断鉴别

外阴阴道假丝酵母菌病，需要鉴别的疾病主要包括细菌性阴道病和滴虫性阴道炎。其具体鉴别的内容如下：

1.细菌性阴道病

症状包括阴道分泌物为稀薄而均匀一致的灰白色，常伴鱼腥样气味，胺试验阳性，阴道分泌物pH值>4.5，镜检线索细胞阳性等。这些特点与念珠菌感染不同，可以帮助医生进行鉴别诊断。

2.滴虫性阴道炎

症状包括阴道分泌物增多有异味，检查可见阴道黏膜充血潮红，分泌物量较多、呈黄色泡沫状，阴道分泌物pH值>5.0，湿片镜检可见到活动的滴虫等。这些症状和实验室检查结果也与念珠菌感染不同。

以上方法可以用来区分这两种不同疾病。

（五）治疗

在该疾病的治疗过程中，关键点在于寻找到易感因素然后对其进行及时处理。在进行治疗时可以选择局部治疗，也可以选择全身抗真菌治疗。具体的治疗方案要依据患者临床分类不同而确定，强调治疗的个体化。

1.一般治疗

（1）去除诱因

了解存在的诱因并及时消除，如停服广谱抗生素等。

（2）合并症的治疗

如有糖尿病等疾病，应同时治疗。

2.药物治疗

（1）单纯性外阴阴道假丝酵母菌病

治疗首选阴道用药，其次是口服用药，常见用药方案有：可以选用阴道给药，如克霉唑栓、咪康唑栓、制霉菌素栓；口服用药可以选择伊曲康唑、氟康唑。

（2）重度外阴阴道假丝酵母菌病

可以使用唑类外用药物进行局部涂抹1～2周，也可以口服150 mg的氟康唑，进行连续2次给药，两次给药间期为72小时。

（3）复发性外阴阴道假丝酵母菌病（recurrent vulvovaginal candidiasis，RVVC）

2021年，美国疾病控制和预防中心的《性传播感染治疗指南》中将RVVC重新定义为1年内至少发作3次或3次以上。为提高临床治愈率，达到对真菌的有效控制，还有一些专家建议可以适当对初始治疗时间进行延长，如进行1～2周的局部治疗或是选择100 mg、150 mg或200 mg 3种不同剂量的氟康唑口服治疗，每间隔3天给药1次，共计3次。维持治疗方案每周1次，剂量同上，持续时间在半年左右。倘若在维持治疗期间出现反复，还可以采取间歇性局部治疗予以配合。

（4）妊娠期外阴阴道假丝酵母菌病

尽量选择对胎儿副作用较小的药物，如克霉唑栓等唑类药物，且以阴道用药为宜，推荐疗程为7天。

3.其他治疗

性伴侣治疗：2021年，美国疾病控制和预防中心的《性传播感染治疗指南》中指出，性伴侣无须常规治疗，目前也尚无证据支持对RVVC患者的性伴侣进行治疗。但我国诊疗指南建议性伴侣的同查同治，若性伴侣存在局部症状，如龟头发红伴有瘙痒症状，可在局部涂抹抗真菌乳膏。

（六）健康管理

患者在治疗过程中应尽量避免发生性行为，要保持病患部位的清洁和干燥，避免交叉感染。勤换内衣裤，用过的内裤、盆及毛巾需高温消毒。如厕后，应从前到后进行擦拭。避免使用浴缸或盆浴。在游泳或运动后，立即更换湿衣物。不使用阴道棉条，勤换卫生巾，在非经期尽量减少使用卫生护垫。

RVVC，应配合医生治疗，严格完成正规疗程。

对RVVC患者进行随访，即在治疗结束后7～14天、1个月、3个月和6个月各随访1次，3个月及6个月时建议同时进行阴道分泌物检查。

规范使用抗生素，长期大量使用抗生素，可能导致RVVC反复发作。

避免过度清洁，不当的阴道冲洗既可能导致阴道菌群失调，也可能导致上行感染。避免使用香皂，可以尝试清水清洗后在外阴涂抹一些保湿的润肤霜。

阴道放药尽量在睡前进行，且置于阴道深处即阴道后穹隆处。

若妊娠期发生了合并感染，为了防止对胎儿造成影响，不再推荐口服药物进行全身治疗，可使用局部治疗方案。

保持良好心情，避免熬夜，规律生活，提高抵抗力。

三、细菌性阴道病

细菌性阴道病（BV）在当前众多妇科疾病中出现频率较高，最为常见，特征为阴道优势菌群从乳酸杆菌（lactobacillus）转变成为各种形式的细胞菌种（甚至出现兼性厌氧菌）。这一疾病较为严重的后果是诱发盆腔炎进而导致女性不孕症。该疾病的临床表现症状及严重程度不一致，对于一些症状较轻的患者无明显不适感，而对于症状较重的患者日常生活也可能会受到明显影响。妊娠期合并BV带来的危害众多，如早产、产褥感染、流产等，BV还可增加患者日后对其他性传播感染和早产的易感性。不孕症女性需积极诊治该疾病，降低其并发症对生殖健康造成的危害。

（一）病因

阴道菌群的变化和失调：BV表现为阴道菌群的复杂变化，其显著特征表现在正常优势菌群乳酸杆菌（产生H_2O_2）数量下降、浓度降低，而其他菌群浓度升高，尤其是革兰阴性厌氧杆菌，主要有兼性厌氧菌（加德纳菌）、厌氧菌以及人型支原体。

阴道菌群中通常存在大量厌氧菌，而其中负责生产过氧化氢的乳酸杆菌能够有效抑制上述菌群的过度滋生。随着乳酸杆菌的减少，阴道pH值升高，进而厌氧菌出现大量过度生长。这些厌氧菌产生大量蛋白水解羧化酶，可将阴道内肽类物质分解为具有挥发性、恶臭的各种胺类，并可增加阴道分泌物和鳞状上皮细胞脱落，从而导致BV患者出现典型临床表现。

越来越多的证据表明，阴道加德纳菌是该疾病的主要致病因素，此外，其生物膜的形成也可能是发病的关键环节，常驻阴道的厌氧菌逐渐过度生长也是发病的重要因素。在这种理论模型中，阴道加德纳菌以紧密聚集的方式黏附于阴道上皮细胞，并成为其他菌种可以黏附的支架。

（二）临床表现

BV患者中有50%～75%并未表现出明显的症状，而有症状的女性患者通常会伴有阴道异味或分泌物异常等症状，分泌物的颜色变成灰白色，形状稀薄且均匀，能够闻到明显的鱼腥味。在经期或发生性交以后症状更为明显，同时还有外阴瘙痒、灼烧等感觉。

（三）辅助检查

1.以诊断标准为主

在以下4项标准中，如果具备3项就可以确诊：

①生理盐水涂片发现线索细胞，且至少占上皮细胞的20%（必备条件）。②均匀、稀薄、灰白色阴道分泌物（乳状稠度），常黏附在阴道壁上。③阴道pH值>4.5（石蕊试纸测试）。④阳性气味测试：胺试验阳性（分泌物与1～2滴10%的氢氧化钾溶液混合，出现胺味或鱼腥味，则为阳性）。

2.分子诊断

对加德纳菌的核酸进行检测。

3.功能学检测

采集厌氧菌代谢产物（主要是唾液酸苷酶）对其进行检测，同时联合形态检测，相互印证。如果两者结果不同，以后者结果为准。

（四）诊断鉴别

鉴别要点为根据阴道分泌物及显微镜下分泌物特点而鉴别（见滴虫性阴道炎）。

（五）治疗

1.口服药物

口服剂量为400 mg的甲硝唑，每天口服2次，7天为一个疗程。也可以使用剂量为2 g的替硝唑，每天口服1次，5天为一个疗程。或者使用剂量为300 mg的克林霉素，每天口服2次，5天为一个疗程。

2.局部药物治疗

选用剂量为5 g的0.75%的甲硝唑凝胶，均匀涂抹在阴道内，每天用药1次，连续使用5天为一个疗程。或者使用剂量为200 mg的甲硝唑栓剂，每晚用药1次，连续使用5～7天为一个疗程。也可以使用2%的克林霉素软膏，每次使用剂量为5 g，每晚用药1次，连续使用7天为一个疗程。2021年美国疾病控制和预防中心的《性传播感染治疗指南》中指出，目前没有确切直接的证据比较口服和外用药物对BV的疗效。

3.性伴侣的治疗

由于对性伴侣采取同样的治疗方案并不能够明显改善其复发或治疗效果，因此，无须对其进行常规治疗。

在治疗过程中若发现甲硝唑不耐受或存在过敏情况，可以利用克林霉素乳膏替代治疗；对于甲硝唑耐受且口服的患者，可以考虑阴道内使用甲硝唑凝胶。

（六）健康管理

以下措施有助于预防细菌性阴道病：

①限制性伴侣数量，尽量固定性伴侣。②育龄期女性及其性伴侣应在性生活前后使用流动水清洗外阴，预防BV发生。③减少对阴道的频繁冲洗，以防止反复破坏阴道酸碱平衡，降低有可能引发感染的风险。④BV患者抗生素使用应做到规范、足量，强调按照疗程用药。⑤BV患者建议同时行其他性传播疾病的检查。

第三节　宫颈炎

宫颈炎（cervicitis）指子宫颈的炎症，其主要累及部位在柱状上皮细胞（位于宫颈管内腺体），或有累及鳞状上皮（宫颈阴道部），多为病原菌感染所致。近年来，随着性传播疾病的增加，该疾病多发于育龄期性活跃女性群体，而当前最为常见的该类型疾病为黏液脓性宫颈炎。急性宫颈炎常由病原体感染引起，但在大部分病例中无法确定具体的病原体种类。

一、病因

黏液脓性宫颈炎的病原体主要为淋病奈瑟菌（neisseria gonorrhoeae）及沙眼衣原体（chlamydia trachomatis，通常是D-K血清型）。衣原体宫颈炎比淋菌性宫颈炎更常见，两者都主要累及宫颈管内柱状上皮。

二、临床表现

大部分患有黏液脓性宫颈炎的女性无典型症状，但有的女性会出现以下症状：异常阴道分泌物，非月经期间出血，偶尔腹部疼痛，性交期间或之后疼痛、出血。患者通常自认为所患疾病为阴道炎症。

大部分情况下，该疾病不会引起明显症状，明确诊断及治疗的意义为防止宫颈炎感染上行引起输卵管炎、子宫内膜炎和盆腔炎性疾病等并发症，进而导致盆腔痛、不孕症以及增加异位妊娠风险。

三、辅助检查

出现如下两个体征之一，且显微镜检查阴道分泌物白细胞增多，即可做出宫颈炎症的初步诊断。一旦诊断宫颈炎症后，应进一步做衣原体及淋病奈瑟菌的检测。获取分泌物时，建议将细拭子插入宫颈管内。

（一）两个特征性体征

①宫颈管棉拭子标本上，肉眼见到脓性或黏液脓性分泌物。

②拭子擦拭宫颈管时，宫颈管出血。

（二）白细胞检测

可检测宫颈管分泌物或阴道分泌物中的白细胞，后者需排除引起白细胞增高的阴道炎症。宫颈管脓性分泌物涂片做革兰染色，中性粒细胞>30/ HPF（×1000）或阴道分泌物湿片检查白细胞>10/ HPF（×400）。

（三）病原体检测

应做衣原体及淋病奈瑟菌的检测，排查细菌性阴道病及阴道毛滴虫病。

四、治疗

对于确定病原体感染的患者，应使用针对性的抗生素等药物治疗。对于未获得病原体的、无随访条件的患者，应根据情况进行经验性治疗。

推荐治疗方案：多西环素 100 mg，每日 2 次，连用 7 天。替代方案：阿奇霉素 1 g，单次顿服。如果患者有淋菌感染的高风险，也应覆盖该病原体，最好是单剂量肌肉注射头孢曲松 500～1000 mg。

五、健康管理

宫颈炎是导致宫颈黏液功能异常的病因之一，宫颈黏液的质量与数量影响精子的活力、储存、受精等能力。此外，胎儿可经过产道感染衣原体等病原体，故不孕症女性需积极治疗宫颈炎。健康管理方面包含以下内容：

① 做好避孕措施，减少非计划妊娠，注意流产后及产褥期外阴的清洁。② 在性生活开始前及结束后要注意卫生，经期也要做好卫生护理，禁止在月经期间同房。③避免长期阴道冲洗或置入腐蚀性药物。④积极治疗各类阴道炎症。⑤若病原体为淋病奈瑟菌、沙眼衣原体、阴道毛滴虫，建议性伴侣同时进行检查与治疗。为了最大限度地降低再次感染的风险，患者应在症状缓解前或性伴侣得到治疗之前避免性生活。⑥若患者症状反复发作，则应该再次进行评估，判断是否可能再次暴露或治疗失败。对于持续性宫颈炎患者，若尚未接受针对生殖支原体的治疗，且未排除该病原体，则建议可按照生殖支原体感染进行治疗。

第四节　盆腔炎性疾病

盆腔炎性疾病（PID）是指一系列女性上生殖道炎性疾病。PID 通常会引发子宫内膜炎、卵巢炎或输卵管炎等疾病，倘若在治疗期间未能及时有效治愈，在后续有可能会引发妊娠异位、输卵管不孕等各类疾病，在很大程度上危害妇女生殖健康。

一、病因

有研究报道，PID 病例中近 85% 是由性生活过程中携带病原体并传播或是自身携带相关病原体致病，而剩下的 15% 多是由肠道病原体（定植下生殖道）所致，最为常见的有大肠埃希菌、弯曲菌等，抑或是由肺炎链球菌、流感嗜血杆菌等之类的呼吸道病原体所致。

二、临床表现

PID 的临床表现可以根据炎症影响范围、程度轻重不同而呈现出不同的表现特征，很多患者可能并无明显症状。PID 的主要症状为育龄期女性出现下腹部疼痛、活动或性交后加重。部分输卵管性不孕症女性因不孕，就诊时已转归为慢性阶段，症状轻微、不典型，可能仅有轻微的双侧下腹部疼痛、坠胀，腰骶部经常会出现酸痛不适之感，尤其是在劳累以后、经期前后或是性生活前后，酸痛感会明显加剧。

盆腔检查：在不孕症女性中，盆腔炎症往往已慢性化。部分PID患者在触诊时有腹部压痛，下腹部最严重，可能为非对称性。三合诊在PID中作为常规检查手段，在实际诊疗过程中意义十分重大。

三、辅助检查

所有怀疑患有PID的患者都应进行血清或尿液妊娠试验；如果阳性，应排除异位妊娠。必要的辅助检查有：

（一）病原学检查

对宫颈的分泌物如淋病奈瑟菌等进行检查，同时配以阴道微生态检查。

（二）感染指标检查

检查患者的血常规、血沉和C-反应蛋白。

（三）盆腔器官超声检查

经阴道超声检查可显示输卵管管壁增厚、管腔积液，可伴有盆腔游离液体或输卵管卵巢包块。

（四）其他辅助检查

尿常规、降钙素原、盆腔CT或核磁共振、子宫内膜活检（或培养）以及盆腔感染部位检查。

四、诊断

不治疗或延误治疗PID可能造成严重的生殖系统后遗症，因此，做出推定诊断后应进行经验性抗生素治疗。当前在进行急性PID诊断时，主要以《盆腔炎症性疾病诊治规范（2019修订版）》中的相关标准为“金标准”，但往往不孕症女性就诊时PID的症状及体征已不典型或较轻，给做出正确诊断造成困难，为此，需同时参考该指南中PID的特异诊断方法与标准：子宫内膜活检、阴道超声、输卵管卵巢检查和腹腔镜检查等，并综合上述多项检查结果进行诊断。

五、治疗

治疗原则：以抗菌药物治疗为主，必要时采取手术治疗。

使用抗生素治疗能够快速有效清除病原体，缓解患者临床症状，降低后遗症的发生风险，改善不孕症女性生殖预后。在未获得病原体及药敏结果的情况下选择广谱的抗生素，兼顾需氧菌及厌氧菌，具体方案可参见《盆腔炎症性疾病诊治规范（2019修订版）》。

不孕症女性往往病程较长，较难确认病原体，可经验性选择抗生素治疗。慢性子宫内膜炎属于PID的一种，往往引起不良生殖结局，应积极治疗，将在本章最后一节中单独叙述。

也可以采取物理治疗等其他治疗方法，如超短波治疗，能够进一步激活盆腔血液循环，快速吸收炎症物质，减轻患者身体不适感，还可以使用中药灌肠、中药等治疗方法。上述疗法可减少及缓解慢性盆腔痛等后遗症。

在药物治疗后发现效果不佳，对于中毒症状明显、体温持续升高、盆腔包块或脓肿不断增大甚至破裂的患者，应当尽早采取手术治疗方案。不孕症女性如有输卵管积水或输卵管脓肿，为改善盆腔及子宫环境，提高胚胎种植率，降低自然流产率，建议行手术处理。

六、健康管理

（一）经期卫生护理

由于女性在经期会出现子宫内膜剥落大量出血的情况，此时宫颈口处于开放状态，因此，在经期禁止发生性行为，减少游泳、盆浴，以防止出现交叉感染。

（二）注意性生活卫生

合理使用避孕套尤为重要，备孕阶段也应坚持性生活前后双方清洗外阴。

（三）清洁会阴部

维持会阴部的干燥和清洁，尽量穿着比较宽松的棉质内裤，每天晚上可以使用流动温水进行外阴清洁。

（四）规范治疗阴道炎症

反复发作的阴道炎症可能导致盆腔炎症性疾病，建议在正规医院就诊，勿盲目自行放药。

（五）心情愉快

慢性盆腔炎症性疾病的迁延不愈、反复发作对患者造成较大精神负担，需鼓励患者树立治愈疾病的信心，保持心情愉快，积极锻炼，提高机体抵抗力。

（六）避免饮酒

需提醒患者在使用头孢类、甲硝唑等抗生素时，避免食用含有酒精之类的食物或饮酒，以防出现双硫仑样反应。

第五节　女性生殖器结核

女性生殖器结核（female genital tuberculosis，FGTB），又名“盆腔结核”，可以继发于多个器官结核之后，如肺、肠结核之后极易出现盆腔结核。约10%的肺结核患者伴有盆腔结核。盆腔结核可发生于任何年龄阶段的女性，潜伏期可达数十年，育龄期女性受累最为明显。盆腔结核也是导致女性不孕的重要因素之一，对于不孕症女性，应积极查找不孕症的病因，重视妊娠前生殖器结核及体外受精-胚胎移植术前结核病潜伏感染的筛查，提高临床妊娠率，降低孕期结核复发风险。

一、病因

主要病因为结核分枝杆菌感染，主要是通过血液直接蔓延传播，现有报道中很少提及性交或淋巴传播渠道。它好发于结核感染未规范治疗者、免疫力低下人群。青春期正值生殖系统发育的重要阶段，盆腔血供丰富，易发生血行传播。

（一）主要病因

盆腔结核可继发于其他器官结核之后，如肺、肠结核之后极易出现盆腔结核。约10%的肺结核患者伴有盆腔结核，其主要的传播途径在于结核分枝杆菌随着血液的运行导致输卵管感染，然后继续下行至子宫内膜感染形成病灶。同时，还有直接蔓延至输卵管的感染类型，但很少发现淋巴结传播，上行感染较为少见。

（二）诱发因素

1.原发性肺结核未规范治疗者

多见于肺结核、肠道结核反复发作者，通过血行传播至盆腔生殖器导致感染。

2.机体免疫力下降

多见于妊娠期患者、大量使用抗生素及糖皮质激素的患者。

3.多次宫腔手术操作史

见于多次人工流产、刮宫的患者。多次宫腔操作可能刺激休眠状态的结核菌，导致子宫内膜结核发生。

二、临床表现

其症状主要表现为患者长期盗汗或低热、易疲劳、浑身乏力、食欲欠佳及白带增多等。下腹疼痛；不孕；月经不调、发病初期月经量过多，以后月经稀少或闭经、痛经；妇科检查见两侧输卵管增厚成索条状或与卵巢粘连成块，表面不平或有硬结节（钙化或干酪样坏死），或盆腔界限不清之肿物，有时还伴腹水。

三、辅助检查

（一）影像学检查

1.盆腔B超检查

盆腔结核B超表现复杂多样，其中比较常见的表现为盆腔包块、盆腔积液、腹腔积液、输卵管积液以及腹膜增厚等病变。

2.子宫输卵管造影（hystero-salpingography，HSG）检查

宫腔形态发生明显改变，或出现不同程度的变形狭窄，边缘呈现出明显的锯齿状，伴随着输卵管管腔多处狭窄，在卵巢、盆腔淋巴或者输卵管等多个部位出现钙化现象。

3.多层螺旋CT（multi-slice CT，MSCT）联合MRI检查

MSCT和MRI检查在结核性脑膜炎诊断中应用价值均较高，平扫联合增强扫描有助于更清楚地观察病变情况，提高病变检出率，且MRI检出病变范围多于CT，应用价值高。

（二）实验室检查

1.细菌学检查

取患者的腹腔液、宫腔刮出物或月经血进行结核菌检查。常常会采取结核分枝杆菌培养方式或涂片抗酸染色方式处理，前者准确性高，但该菌生长缓慢，至少需要4周出结果，而后者需标本中有较高的细菌浓度。

2.γ-干扰素释放试验（interferon gamma release assay，IGRA）

机体感染结核分枝杆菌以后，体内存在特异的效应T细胞，该细胞可分泌细胞因子γ-干扰素，通过对该因子的定量检测，可以判断机体被结核分枝杆菌感染的风险。

3.现代分子生物学技术 GeneXpert MTB/RIF检查

为现代分子生物学技术中通过荧光定量检测技术的一种，能够进行核酸检测，可提高结核病的诊断率，但目前尚未在临床普遍应用。

4.腹腔积液腺苷脱氨酶（adenosine deamianse，ADA）

结核性腹膜炎患者的腹腔积液ADA含量升高，检测积液中ADA，有助于辅助诊断结核。

（三）结核菌素皮肤试验

检查结果为强阳性，代表患者体内存在活动性病灶。

（四）腹腔镜检查

检查患者盆腔内壁以及器官上是否存在粟粒样结节，同时进行组织活检、抽腹腔、盆腔积液培养结核菌。

（五）宫腔镜检查

宫腔镜可直视宫腔情况，取病检后能够直接在病理层面检查是否出现子宫内膜结核。在经期来临前1周或来潮6小时内刮宫处理（刮取子宫角部内膜）。术后4日，可以开始配合使用抗结核类药物，也可以在术前3日服用，起到预防手术期间结核分枝杆菌扩散的效果。

四、不孕症女性潜伏性结核的筛查

结核所致不孕女性症状隐匿，大部分除不孕外无其他临床表现。随着体外受精-胚胎移植术的广泛应用，术后妊娠并发结核复发的病例增多，而当前国内许多医院都开展了结核的助孕前筛查，如拍摄胸部CT、进行γ-干扰素释放试验或是检查结核抗体等。

五、治疗

以药物治疗为主，营养和休息治疗为辅。

（一）抗结核药物治疗

现有的报道中指出，近九成女性对抗结核药物治疗较为敏感，效果显著。

（二）支持疗法

患者进入急性发展期，要注重长时间休息，一般在3个月以上。平时劳逸结合，补充营养，可适当进行体育锻炼，提高身体免疫力和增强体质。

（三）手术治疗

出现以下情况应考虑手术治疗：

①盆腔包块虽然在药物的治疗下有所缩小，但仍然无法完全消退。②治疗效果不显著或反复发作。③包块较大或出现较多包裹性积液。

（四）生殖结核与助孕治疗

结核分枝杆菌对生殖系统往往造成不可逆的损失，输卵管功能受到影响后，自然妊娠率降低，辅助生殖技术是生殖系统结核患者控制结核后达到生育目标的最佳选择。

研究表明，结核性宫腔粘连患者在进行手术治疗后仍然无法得到较好的生育结局。生殖系统结核只有做到早期诊断，抗结核药物才能更好地保护生育力，一旦生殖系统结核从输卵管蔓延至子宫内膜，结核分枝杆菌广泛破坏内膜基底层形成宫腔粘连，导致内膜生长不良且血运较差，将明显降低助孕成功率。

妊娠期免疫状态改变可使得体内结核复燃、播散，造成产科不良结局，在助孕期需筛查潜伏结核感染。

六、健康管理

接种卡介苗能够让机体提高对结核菌的免疫力。对于青少年或儿童群体，由于免疫条件较差，卡介苗接种的意义重大。

盆腔结核多继发于肺结核，因此，需积极防治肺结核，对既往患过肺结核的患者应做好随访与复查。

结核活动期及治疗期间应避孕。生活要有节制，懂得劳逸结合，心态要好，生活秩序要平稳，合理膳食对预防此病复发也很有帮助。

第六节　子宫内膜炎

子宫内膜炎（endometritis）根据发病程度可以划分为急性子宫内膜炎和慢性子宫内膜炎两类。对于急性子宫内膜炎而言，其发病的症状较为明显，如出现腹痛、感觉身体发热或发现脓性白带等，诊断和治疗的难度不大。而对于慢性子宫内膜炎（CE）而言，发病较为隐秘，一般是由多种病原体引起的炎症，因此，症状较为轻微或者呈现出无症状感染，在临床诊断时很容易出现漏诊或误诊。

当前学界一致认为，CE会对生育结局产生不利影响。有研究报道，不孕不育的女性患者中罹患此类疾病的患者数量在2.8%～46%。CE会造成子宫内膜的微环境发生改变，导致容受性下降，与生殖预后密切相关，是导致胚胎反复种植失败和反复妊娠丢失的原因之一。

一、病因

目前认为CE的主要病因为微生物感染，常见的感染途径有：血源感染、经阴道上行感染、医源性操作导致逆行感染。常见的是细菌和支原体感染。

二、临床表现及诊断

CE临床表现如盆腔疼痛、阴道分泌物、性交困难和异常阴道出血，均是非特异性的症状，且有很多患者并未呈现出明显症状，为临床诊断带来一定困难。目前主要通过宫腔镜和组织学病理进行诊断。

宫腔镜诊断标准：①内膜局灶或弥漫性腺体周围充血。②子宫内膜间质水肿。③子宫内膜表面出现1 mm以内大小的微型息肉。只要满足以上三项标准之一者即确诊为CE，其中子宫内膜微型息肉的存在对CE的诊断十分重要。

组织病理学检查：目前的“金标准”是组织病理学检查中发现内膜间质浆细胞浸润，同时还可以采用特异性标记物的化学染色（CD138）辅助诊断。

三、治疗

多西环素抗菌谱较广，抗菌谱范围包含了绝大部分的革兰氏阴性与阳性菌、部分支原体和衣原体，已成为CE的一线治疗用药。用药方案为：100 mg，每日2次，连服14日。对此类药物治疗不敏感的，可以采取剂量为400 mg的环丙沙星等二线治疗方案，同时联合500 mg的甲硝唑，每日2次，持续2周。

四、健康管理

健康管理的具体内容有：①加强性生活卫生护理，避免性生活导致的病菌传播，降低感染风险。②有沙眼衣原体感染的高危妇女需要进行筛查，并及时治疗。③及时治疗下生殖道感染。④确保性伴侣在感染性病时得到及时、正确的治疗。⑤不要过度冲洗阴道，避免扰乱阴道内微生态环境的平衡。⑥要做到早诊断、早治疗，防止由急性转为慢性病程，导致治疗难度增加。

（袁月）

参考文献

[1] LEE M Y, DALPIAZ A, SCHWAMB R, et al. Clinical pathology of Bartholin's glands: a review of the literature[J]. Current Urology, 2014, 8(1): 22-25.

[2] ELKINS J M, HAMID O S, SIMON L V, et al. Association of Bartholin cysts and abscesses and sexually transmitted infections[J]. The American Journal of Emergency Medicine, 2021, 44: 323-327.

[3] DOLE D M, NYPAVER C. Management of Bartholin duct cysts and gland abscesses[J]. Journal of Midwifery & Women's Health, 2019, 64(3): 337-343.

[4] MEITES E, GAYDOS C A, HOBBS M M, et al. A review of evidence-based care of symptomatic trichomoniasis and asymptomatic Trichomonas vaginalis infections[J]. Clinical Infectious Diseases, 2015, 61(8): S837-S848.

[5] MIELCZAREK E, BLASZKOWSKA J. Trichomonas vaginalis: pathogenicity and potential role in human reproductive failure[J]. Infection, 2016, 44: 447-458.

[6] KISSINGER P. Trichomonas vaginalis: a review of epidemiologic, clinical and treatment issues[J]. BMC Infectious Diseases, 2015, 15: 1-8.

[7] BOUCHEMAL K, BORIES C, LOISEAU P M. Strategies for prevention and treatment of Trichomonas vaginalis infections[J]. Clinical Microbiology Reviews, 2017, 30(3): 811-825.

[8] 中华医学会妇产科学分会感染性疾病协作组.阴道毛滴虫病诊治指南(2021修订版)[J].中华妇产科杂志.2021,56(01):7-10.

[9] RAJA I M, BASAVAREDDY A, MUKHERJEE D, et al. Randomized, double-blind, comparative study of oral metronidazole and tinidazole in treatment of bacterial vaginosis[J]. Indian Journal of Pharmacology, 2016, 48(6): 654.

[10] CENKOWSKI M, WUDEL B, POLIQUIN V. Vaginal trichomoniasis[J]. CMAJ, 2022, 194(6): E217.

[11] KISSINGER P J, GAYDOS C A, SEÑA A C, et al. Diagnosis and Management of Trichomonas vaginalis: Summary of Evidence Reviewed for the 2021 Centers for Disease Control and Prevention Sexually Transmitted Infections Treatment Guidelines[J]. Clinical Infect Diseases, 2022, 74(2): S152-S161.

[12] 李田，李小毛，丁杰，等.核酸杂交检测在细菌性阴道病及外阴阴道假丝酵母菌病诊断

中的应用价值[J]. 实用医学杂志，2018，34(10)：1712-1715.

[13] WORKOWSKI K A, BACHMANN L H, CHAN P A, et al. Sexually transmitted infections treatment guidelines, 2021[J]. MMWR Recommendations and Reports, 2021, 70(4): 1.

[14] MUZNY C A, TAYLOR C M, SWORDS W E, et al. An updated conceptual model on the pathogenesis of bacterial vaginosis[J]. The Journal of Infectious Diseases, 2019, 220(9): 1399-1405.

[15] ONDERDONK A B, DELANEY M L, FICHOROVA R N. The human microbiome during bacterial vaginosis[J]. Clinical Microbiology Reviews, 2016, 29(2): 223-238.

[16] NELSON T M, BORGOGNA J L C, BROTMAN R M, et al. Vaginal biogenic amines: biomarkers of bacterial vaginosis or precursors to vaginal dysbiosis?[J]. Frontiers in Physiology, 2015, 6: 253.

[17] JUNG H S, EHLERS M M, LOMBAARD H, et al. Etiology of bacterial vaginosis and polymicrobial biofilm formation[J]. Critical Reviews in Microbiology, 2017, 43(6): 651-667.

[18] PAAVONEN J A, BRUNHAM R C. Vaginitis in nonpregnant patients: ACOG practice bulletin number 215[J]. Obstetrics & Gynecology, 2020, 135(5): 1229-1230.

[19] REITER S, KELLOGG SPADT S. Bacterial vaginosis: a primer for clinicians[J]. Postgraduate Medicine, 2019, 131(1): 8-18.

[20] 中华医学会妇产科学分会感染性疾病协作组. 细菌性阴道病诊治指南(2021修订版)[J]. 中华妇产科杂志,2021,56(01):3-6.

[21] 中华医学会妇产科学分会感染性疾病协作组. 盆腔炎症性疾病诊治规范(2019修订版)[J]. 中华妇产科杂志，2019,54(07):433-437.

[22] BRUNHAM R C, GOTTLIEB S L, PAAVONEN J. Pelvic inflammatory disease[J]. New England Journal of Medicine, 2015, 372(21): 2039-2048.

[23] CURRY A, WILLIAMS T, PENNY M L. Pelvic inflammatory disease: diagnosis, management, and prevention[J]. American Family Physician, 2019, 100(6): 357-364.

[24] GRACE G A, DEVALEENAL D B, NATRAJAN M. Genital tuberculosis in females[J]. The Indian Journal of Medical Research, 2017, 145(4): 425.

[25] 岳英，漆沄，黄婷婷，等. 28例IVF-ET后妊娠并发活动性结核患者的临床特点[J]. 生殖医学杂志，2022.

[26] 陈丽星，肖松舒，邓新粮，等. 50例结核性宫腔粘连手术效果及妊娠结局分析[J]. 现代妇产科进展，2017，26(9)：682-685.

[27] KIMURA F, TAKEBAYASHI A, ISHIDA M, et al. Chronic endometritis and its effect on reproduction[J]. Journal of Obstetrics and Gynaecology Research, 2019, 45(5): 951-960.

第二十七章 男性不育人群的生殖健康管理

根据世界卫生组织（WHO）的调查，15%的育龄夫妇都面临着不孕的问题，而在发达国家的部分地区则高达30%。据不完全统计，目前全世界约有1/10的夫妇存在不孕不育的问题，且该比例还在呈上升态势。近年来，我国人口老龄化和生育率断崖式下降成为横亘在当代人面前的两大问题，这些问题推进了生殖医学的发展，也使男性不育症越来越受重视。

第一节　男性不育的定义及病因

一、男性不育的定义

男性不育是指育龄夫妇有规律的性生活且未采取避孕措施，由男方因素导致女方在1年内未能自然受孕。男性不育分为原发性不育和继发性不育，前者是指男性从未使女方受孕，后者是指男性曾经使女性伴侣怀孕或生育。

二、男性不育的病因

男性不育症是许多慢性病及各种因素协同造成的后果，各个因素各有权重，且因易感性不同而各异，所以很难把男性不育症的原因简单总结。在医院常规检查的如生殖系统炎症、精索静脉曲张（varicocele，VC）等等，往往也只是冰山一角。由于很难确定一个或几个因素，故很多男性不育被归为特发性。

一般将男性不育的病因归为睾丸前因素、睾丸性因素和睾丸后因素。

（一）睾丸前因素

睾丸前因素是指下丘脑、垂体区域的解剖或功能异常或疾病、外伤、手术、药物等因素导致的内、外源性激素异常，使得促性腺激素分泌不足，导致继发性睾丸功能障碍。主要包括先天性低促性腺激素性性腺功能减退症（congenital hypogonadotropic hypogonadism，CHH）和垂体瘤，甲状腺功能异常、严重营养障碍等相关性疾病可引起垂体促性腺激素水平低下的全身系统性疾病。

（二）睾丸性因素

染色体核型异常：较为常见的是克氏综合征（Klinefelter syndrome），其他如XYY综合征

（XYY syndrome）、Noonan综合征（Noonan syndrome）、XX男性综合征（XX male syndrome）等相对少见。

Y染色体微缺失：常见的微缺失有AZFa、AZFb、AZFc，一般a区和b区的缺失直接导致非梗阻性无精子症（obstructive azoospermia，OA），且是显微取精手术的反指征，而c区的缺失则可能存在精液中仍能够找到精子的情况，不少AZFc缺失表现为严重的少弱精子症。最近在AZFc近侧又划分出AZFd区。

单基因变异等染色体或基因异常：近年来的研究发现了很多与男性不育相关的新基因。目前已知的影响男性不育的基因已超过100种，如与低促性腺激素性腺功能障碍相关的GNRHR、GNRH1、FGFR1等，与性激素合成相关的CYP21A2、CYP17A1等，和先天性输精管缺如相关的CFTR、ADGRG2，与精母细胞向精子细胞分化相关的MEIOB、TEX11、SPINK2等，与唯支持细胞综合征相关的SYCE1、SOHLH1、TEX15等。

其他：如睾丸发育不全、隐睾等发育异常，均可能因为睾丸功能异常导致生精功能下降而出现少精子症甚至无精子症。

腮腺炎、结核、梅毒、麻风诱发的睾丸炎及非特异性睾丸炎易导致睾丸内精子发生障碍。青春期后的流行性腮腺炎常伴随病毒通过血-睾屏障，导致睾丸炎的发生，常为单侧，一般腮腺炎继发睾丸炎影响生育力的主要表现是生精细胞的大量坏死，继而引起睾丸萎缩。

新型冠状病毒感染对男性生殖的影响目前有相当大的争议。有文献指出，在精原细胞、睾丸间质细胞以及支持细胞中，血管紧张素转换酸2（ACE2）受体可能受到新冠病毒感染影响，导致与生殖相关的功能被抑制。而由于ACE2受体在生殖道的高表达，因而研究者认为睾丸是新型冠状病毒的潜在靶点，但目前并没有证据表明感染新型冠状病毒的人群生育力存在变化差异，上述文献也只是提出了推测。

睾丸外伤、精索扭转等情况，可导致睾丸发生缺血和萎缩，还可诱发异常免疫反应，均可导致不育。

精索静脉曲张引起不育是由于局部血液返流与淤滞、组织缺氧、氧化应激损伤等多种因素综合作用的结果，但一般精索静脉曲张对生育力影响程度不大。

睾丸肿瘤及其治疗（放化疗）均可以造成精子发生障碍，肝硬化、肾功能衰竭及其他系统性疾病也可导致睾丸功能损伤。

（三）睾丸后因素

通常包括梗阻、精子功能异常、性功能障碍等相关因素以及附属性腺感染及炎症等。

输精管道梗阻是男性不育的重要病因之一。梗阻性无精子症（OA）约占无精子症的20%～40%，包括睾丸内梗阻、附睾梗阻、输精管梗阻、射精管梗阻。约37.2%的OA患者有睾丸内梗阻，通常由炎症或创伤引起，先天性睾丸内梗阻较少。附睾梗阻是造成OA的最常见病因，约占OA的30%～67%。中国人群中继发性附睾梗阻较多见，常因感染、创伤及手术所致。输精管梗阻常见于输精管结扎术后、幼年双侧腹股沟处手术史，少数也可能继发于感染。先天性双侧输精管缺如（CBAVD）患者也表现为OA。射精管梗阻约占OA患者病因的1%～3%，可以由先天性的前列腺中线囊肿或炎症导致射精管阻塞。

常染色体隐性遗传病纤毛不动综合征，以及近年来通过基因测序发现的许多和鞭毛多形性异常相关的基因，由于精子运动相关的细胞器或轴丝异常而使精子运动能力降低或丧失，从而导致不育。

精子DNA碎片率和染色体非整倍体率增高可引起精子受精能力下降，从而导致自然受孕概率下降或不良妊娠结局。尤其是精子DNA碎片率的检测，近年来迅速普及，相关的研究众多，目前相对确信的是其对胚胎发育潜能的影响，DNA碎片率和精液常规参数及精子形态关系不大。

精子的成熟依赖于附睾管的管腔微环境，并与附睾液pH值、钙离子、钠离子、钾离子浓度及多种蛋白的表达密切相关。当附睾功能障碍时，可通过蛋白异常表达、非编码RNAs、脂质异常等影响精子前向运动能力和受精能力。

有观点认为，男性性功能障碍应与不育症鉴别诊断，也有观点将男性性功能障碍归为不育的病因之一。无论如何，男性性功能障碍与男性不育关系密切，其中最为常见的有勃起功能障碍、不射精及逆行射精等。

（四）特发性病因

有部分男性不育患者仅表现为精液参数异常，却找不到特定原因，其影响生殖的环节可能涉及睾丸前、睾丸、睾丸后的一个或多个环节，随着科技的进步，遗传、环境因素等也许会揭开该现象的真正原因。

第二节　男性不育的评估与诊断

一、男性不育的评估与诊断因素

在男性不育的诊断当中，需要评估的因素包括以下几点：

（一）不育持续时间

按定义，诊断男性不育的年限是1年，也就是对未尝试怀孕的，如孕前检查发现精液参数异常的人群，不应当仅仅通过精液报告做出临床判断和处理。当然，对于一些特殊情况，如精液分析未发现精子或发现极少精子，应当建议患者复查精液分析。

（二）原发不育还是继发不育

男女双方的生育力均存在动态变化，不育是否为原发对于明确诊断和决定后续处理的方案会有很大帮助。

（三）精液分析的结果

精液分析是判断男性生育力的依据，结果异常表明存在生育能力的下降，精液参数中与生育力联系最紧密的是精子浓度/总数与活力，而精子形态学检测也有一定参考价值。通常认为，前向运动的精子总数为1250万以上的，多数能够通过双方的正常性交受孕；前向运动的精子总数为1000万以上的不育患者，可选择使用人工授精的方法；而前向运动的精子总数为1000万以下的不育患者，可选择使用IVF-ET；前向运动的精子总数少于500万的不育患者可选择经卵胞质精子注射（ICSI）怀孕。

（四）女方的年龄和自然生育能力

有调查指出，美国妇女在35岁时的自然生育率约为25岁时的一半，到38岁时会降低至25%以下，超过40岁时则可能进一步降低至5%以下。而生育力正常或高于平均水平的女性，在男方精液参数一定程度异常的情况下仍可以怀孕。

二、男性不育症诊断要点

（一）病史

男科病史的采写，要询问并了解男性不育的年限、相关既往史以及其他对生育力存在影响的因素，还要简要地总结女方相关病史。病历采集和病历书写应当遵循《病历书写规范》。病史询问的过程应该注重对患者的尊重，注意隐私保护。一些患者的叙述可能存在主观性或隐瞒部分病情，医护工作者和患者的沟通、共情以及对夫妻的共同询问是重要技巧，服务态度也应该平和、庄重、亲切、耐心，语言通俗易懂。

1.主诉

结婚×年，未避孕未育×年（最好精确到×月）。

2.婚育史

需要了解婚姻时间，未采取避孕措施的共同生活时间，以及是否有过生育，应该仔细了解病人的既往生育历史。还必须掌握女性的一般基本生育力状况，包括经期有无规律、常规体检等，尤其要询问女性输卵管检查通畅状况及是否有通液或宫腹腔镜的手术史。

3.性生活史

要着重了解性生活频率、完成情况，尤其是否完成射精。通过询问，可以初步知晓患者有无男性性功能障碍，有一些患者的性生活问题不一定是功能障碍，也可能是因为知识匮乏或方式错误导致的性行为障碍。还应注意询问是否有其他性伴侣以及其性生活史和生育史，因为这个提问中包括了精神病史、性病史等，应在私密场合，并且表现出尊重患者隐私，才能获取真实准确的材料。虽然同时询问夫妻双方对收集病史资料十分有利，但对于此类问题最好是单独提问。

应仔细查看与既往有无不育症相关的检查和诊断情况，特别是精液报告。不育症患者既往检测数据可以提供参考，通过它可以减少过度检查。还应了解患者以前的治疗方案，以指导后续治疗，避免重复治疗或选择效果不佳的方案。

4.既往史

既往史主要包括生长发育的情况、既往可能相关的疾病及治疗情况、传染病史、可能影响生殖的用药等。重点询问与生育相关的疾病和因素，主要包括腮腺炎、高热、附睾睾丸炎等泌尿生殖器官感染史、手术外伤史、内分泌病史等可能影响睾丸生精功能、性功能和附属性腺功能的疾病因素。还应询问有无新型冠状病毒感染史，至少是否有近期感染，以及发热时长和发热时测量的体温情况等，这是目前应当特别关注的病史。还要了解有无长期用药的情况以及对生育有影响的不良生活习惯、环境与职业因素暴露等。

5.家族史、遗传性疾病史

应询问父母的健康状况，有无近亲婚姻，有无遗传性疾病家族史，还应充分了解有无影响优生优育的家族性遗传因素并描绘出家族系图。

6.过敏史、手术外伤史

有药品、试剂等过敏史的患者，在采取相应治疗措施前应注意。除了泌尿生殖系统手术外伤史之外，还需要留意有无骨盆外伤、疝手术等病史。

7.配偶病史

对于配偶病史的询问，很多男科医师做得并不好，因而会出现男女双方治疗方案不统一与治疗时机的不匹配问题，应注意询问要点和方法。

（二）体格检查

1.全身检查

重点应该关注体型和第二性征，对身高、体重、血压进行测量，还可以根据具体情况做一些内分泌功能的检查。

2.生殖器官的检查

应注意检测有无生殖器官畸形，对阴茎检查时应注意有无尿管下裂、术后及外伤瘢痕、湿疹样表现，以及各种皮损、赘生物、肿块和其他病理变化。对包皮过长者，还需要翻起包皮检查，以确定尿道口位置，如包皮下翻困难、环口紧可能发生嵌顿或不能下翻，则应考虑包皮环切的必要。在检查睾丸时，一般选择站立位。触诊时，按压手法要柔和，避免过度挤压和牵拉，确定睾丸的大小、质地、位置、有无触痛结节肿块等，对隐睾和异位睾丸必须清楚了解情况。一般而言，对隐睾的手术处理因为存在年龄差异，应优先于不育症的各种治疗。一旦发现睾丸、附睾硬块，尤其是无痛性的睾丸硬块，则需要立即进行进一步检测，以确定其性质。要检测附睾和输精管有无结节、疼痛或缺如等状况，检测有无精索静脉曲张、鞘膜积液等情况。诊断鞘膜积液可做透光试验，嘱病人做吸气后屏气的动作，检测有无出现精索静脉曲张并予分度，对精索静脉曲张者应通过超声检查进一步确定。

3.直肠指诊

主要检查前列腺的大小、有无结节，精囊通常无法触及，如能触及且有疼痛感或有其他特异发现的，可加做直肠超声检测。

（三）辅助检查

1.精液分析

通过一份精液标本的评估不可能确定一位男性精液质量的全部特征，应采用世界卫生组织（WHO）推荐的方法检测，即检测2～3份精液标本有助于获取基线数据。如果要使检测结果提供有效且有用的信息，精液采集和分析的所有方面必须完全遵循标准化的操作程序，见图27-1。

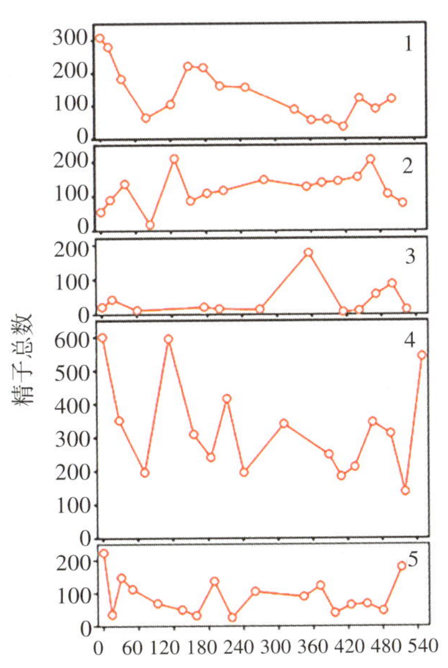

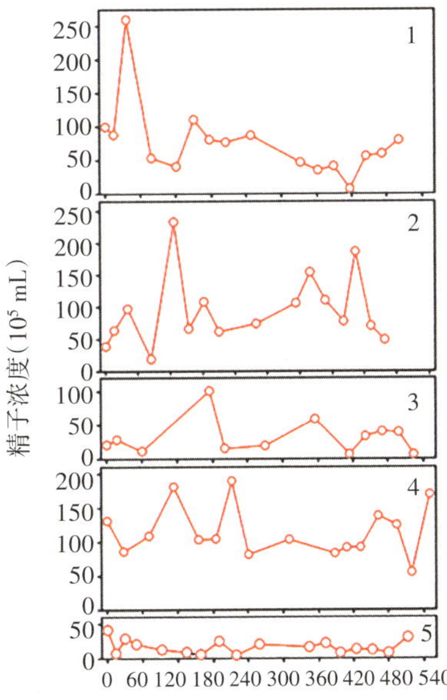

图27-1　在1年半期间精子总数和精子浓度的变异

（资料来源：引自WHO“laboratory manual for the examination and processing of human semen Fifth edition”，2010.）

对于精液采集与分析和质量控制，目前大多数实验室按照2010年《WHO人类精液检查及处理实验室手册（第5版）》（以下简称“手册”）的标准化程序进行。2021年7月，手册第6版问世，但临床尚未广泛应用。

精液常规分析（semen analysis）在国内实际广泛开展的是计算机辅助精液分析（computer assisted semen analysis，CASA）。第5版手册主要介绍的方法是手工法，但由于实际工作需要，在临床有大批量样本待检查时，显然CASA具有更大的优势。然而，由于仪器和人员两方面的因素，也使不同单位做出的CASA的结果数据不能让人满意。在精子数量的检测上，目前的CASA主要有灰度和像差两种检测方式，其中，灰度由于是统一调校，所以比较容易出现将杂质误认为精子或无法将看到的活动精子选中的问题，一般灰度检测的仪器也较老。在精子活动力检测上，第5版手册认为快速前向运动精子和慢速前向运动精子手工法无法准确分辨，故统一为“前向运动精子”的概念，这也使CASA避免了出现这个误差。

无精子症精液检查要特别慎重，因为在做出无精子症的诊断后，患者的进一步检查与处理和严重少弱精不同，因而在常规精液分析中，未见精子的标本应离心确定沉渣中有无精子。推荐使用3000 g离心15分钟后，去精浆后将沉渣重悬，彻底检查后未发现精子才能做出无精子的诊断。至少要进行2～3次严格的精液采集和检查，同时最好能结合临床情况，如已确诊双侧输精管缺如或有Y染色体a、b微缺失等遗传学检查证据的，则应减少不必要的重复检查。

如果精液中白细胞检测异常，可以进一步行微生物学检测和精浆生化检测，可用于判断附属性腺分泌功能。一般来说，感染性的临床证据更加确切。非感染性的炎症，目前在精液当中，各种检测手段的敏感度都不算太高，精浆生化在这方面的检验价值尚待考证，精浆弹性硬蛋白酶的检测相对更敏感，但该检测手段并未在临床普及。第6版手册列出的白介素检测，目前也未被临床广泛应用。精液中不成熟生精细胞提示精子发生的异常，可用于判断睾丸曲细精管的生精功能。

为了得到最理想的精液分析样本，应强调精液采集时的禁欲，以及收集和运输的注意事项。手册建议的禁欲时长是2～7天，这与我们实际的临床建议存在一定出入。一般建议检查者选择和平时禁欲时长相符的天数做精液检查，反映自身实际情况即可。毕竟2～7天的范围当中，不同天数的精液参数仍然可能有很大差异，样本收集推荐在医院取精室取精。院外取精的样本应当注意，样本尽量保持在37 ℃的条件下尽快送检，一般运输过程不超过1小时。

第5版手册关于精液常规分析参数的参考范围分别为：①精液体积为1.5 mL(1.4～1.7 mL)；②精子总数为39%×10^6/mL[(33%～46%)×10^6/mL]；③精子浓度为15%×10^6/mL[(12%～16%)×10^6/mL]；④总活力(PR+NP)为40%(38%～42%)；⑤前向运动(PR)为32%(31%～34%)。

第6版手册指出，临床数据表明，鉴别快速前向运动精子非常重要，因此，建议精子活力的分级恢复到第4版的快速前向运动、慢速前向运动、非前向运动和不活动4个活力级别，但参考值范围依然以PR、NP和IM3个活力级别计算。

2. 精子形态学检测

精子形态学检测是男科实验室精液检测的基本内容之一。手册第5版的精子正常形态学的数据仅采自那些能提供不超过严格分类法（tygerberg）预期最高水平（约35%正常形态）的数值的实验室。正常形态精子的标准可归纳为：精子头部长度为4.0～5.0 μm；宽度为2.5～3.5 μm；长宽比为1.50～1.75；顶体区界限清晰，占头部的40%～70%；中段稍细，宽度<1 μm，约为头部长度的1.5倍；尾部直，均一，比中段细，非卷曲，长度约为45 μm。依照手册的参考标准，正常形态精子比例应≥4%。见图27-2。

关于精子形态学检测，第6版手册强调，精子形态学评估的价值不仅在于其可用于判断自然妊娠和辅助生殖技术结局的预后，还可以为男性生殖器官（包括睾丸和附睾）功能判断提供更多诊断依据。

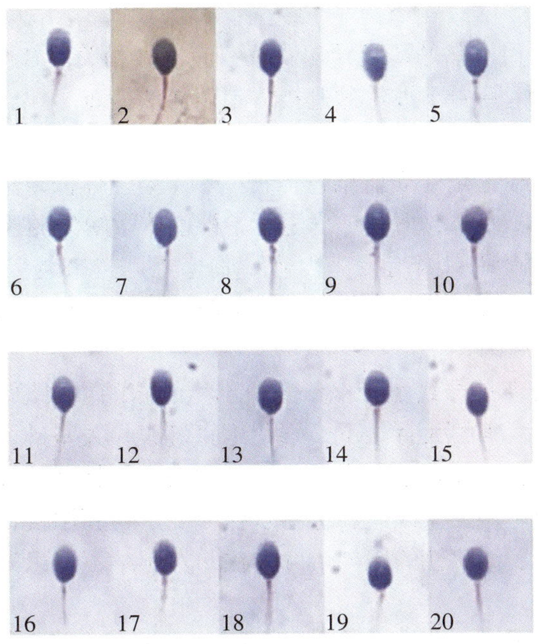

图 27-2　正常形态精子

（资料来源：引自 WHO "laboratory manual for the examination and processing of human semen Fifth edition", 2010.）

关于染色方法，第5版手册推荐巴氏染色和Diff-Quick染色，第6版手册则指出使用其他染色方法进行精子形态学评估，仍需要用巴氏染色法进行验证。

3.精子DNA碎片指数

精子DNA碎片指数（DNA fragmentation index，DFI）即精子DNA完整性检测。精子的DNA位于精子的细胞核内，是遗传信息的载体，精子DNA碎片化是指精子在形成过程中受到各种有害因素的影响，使精子DNA完整性被破坏而产生断裂的碎片。DFI是反映精子质量的重要指标。

精子DNA作为遗传物质的载体，目前认为精子DNA损伤可能影响胚胎发育潜能和胚胎的质量，即使可使卵子正常受精、卵裂，也容易导致胚胎发育不良而发生流产。

在精液参数异常的男性中普遍存在精子DNA损伤，且已有报道指出其与精液质量相关，精子DFI是男性不育检查中的重要补充内容，已成为男科学基础和临床中论述最多、最有前景的精子损伤分子标志物之一。第6版手册增加了大量篇幅对DFI的原理和检测方法进行描述。

目前，关于DFI影响因素的研究以及DFI对辅助生殖技术结局的影响的相关性研究众多，也存在较大争议，但DFI对辅助生殖技术的结局存在影响是相对确定的结论。

4.内分泌检查

内分泌检查的主要目的是反映睾丸功能，尤其是FSH、T和LH建议抽早晨血液检测性激素。

对于性激素检查的结果判断应慎重，切忌轻易诊断和治疗。如雌二醇偏高的患者，复查确定后应根据患者第二性征检查的情况、性功能情况以及精子数量情况考虑，而非直接应用雌激素受体拮抗剂甚至芳香化酶抑制剂。雌二醇和性唤起有关，临床常见患者在过度治疗下会出现性欲低下的表现。泌乳素高者，也应再次复查泌乳素，如持续增高，则考虑通过神经外科影像学检查确定是否有垂体疾病，患者如有安定、舒必利等药物使用史，也可能增加泌乳素水平。而睾酮水平低，行替代治疗争议更大，切忌简单按报告治疗少弱精子症，特别是无精子症，原则上建议进行内分泌检查。

5. 生殖系统B超

在生殖系统体格检查中，若有可疑或异常发现，应该做相关的B超检查。超声对输精管梗阻的诊断有局限性，盆腔段输精管由于被骨盆遮挡，超声无法检查。

6. 遗传学检查

目前最为常见的遗传学检查是外周血染色体核型和Y染色体微缺失的检查。当精液常规检查异常，特别是少、弱、畸精子症时，可以考虑进行Y染色体微缺失的检查和精子染色体检查。

第6版手册中新增了基因和基因组测序内容。临床上，越来越多的研究表明，染色体异常（包括数量异常、结构异常，即微缺失和微重复）和基因突变是导致各种男性不育症的基础病因，也是精液参数观察到异常的原因。

表观修饰异常及遗传突变是导致生育率下降及出生缺陷的重要原因，在生育年龄普遍推迟、代谢疾病高发及环境改变等因素的大背景下，强化生育健康相关基础及临床转化研究具有重要意义。表观遗传在配子发生和胚胎发育过程中参与了基因表达的精确调控，表观修饰紊乱与不孕不育、胚胎发育缺陷的发生密切相关。因此，进一步探究配子与胚胎发育过程中的表观遗传学机制及其与相关疾病的关系并开发针对性的靶向治疗方法，对不孕不育患者的诊治及提高人口出生质量具有重要意义。

同时，随着二代基因测序技术（next-generation sequencing technology，NGS）的普及，基因检测在临床也可以应用，可帮助一些患者找到明确病因，但基因检测也有一定的局限性。一般基因检测适用于单核苷酸变异、25 bp以内小片段插入/缺失（InDel）变异的检测，对25 bp以上InDel的检测有一定局限；不适用于基因结构重组、大片段插入型突变、表观遗传等特殊变异；不能有效覆盖启动子区及其他基因调节区、深度内含子区、高GC区、高度同源序列区、Poly区、串联重复序列等区域；不能覆盖线粒体基因区域，因此，目前是否将基因检测加入常规检测，尚有争议。

第三节　男性不育的治疗

不育夫妻双方联合诊断，不育症是多种原因影响的结果，生育率和夫妻双方均相关，因此，不育症患者要格外重视夫妻联合治疗。即使是绝对不孕男性，在男方实施治疗之前也应该检查一下女性的生育力。男子生育力降低如特发性或继发性少精子症、弱精子症和畸形精子症，通过世界卫生组织（WHO）多中心临床调查显示，大约有26%的女性配偶或同时面临生育问题。

一、教育和预防性治疗

不育症与生活、工作、环境、社交、心态等多种原因相关，甚至会影响到病人心理健康、婚恋生活、家庭教育等，所以治疗时要做好生殖保健知识教育。为预防男性不育症还应着重注意以下几点：

①预防性传播性疾病。②睾丸下降不完全者，应在青春期之前尽早做出相应处理。③健康宣教应讲授如何保持良好的备孕状态和生活习惯。④若采用有损睾丸功能的治疗，如肿瘤化疗等，在治疗前应将患者的精子做超低温冷冻保存。

二、药物治疗

目前为止，药物治疗仍然是男性不育的首选治疗方法。

（一）精子数量异常的药物治疗

1.激素受体拮抗剂和芳香化酶抑制剂

雌激素受体拮抗剂如氯米芬、他莫昔芬等，通过与雌激素受体竞争性结合抑制雌激素活性。芳香化酶抑制剂如来曲唑、阿那曲唑则是通过抑制芳香化酶活性，抑制雄激素向雌激素的转化而发挥类似抑制雌激素的作用。

2.人绒毛膜促性腺激素/人绝经期促性腺激素/卵泡刺激素（HCG/hMG/FSH）

该治疗主要用于低促性腺激素性性腺功能减退症，疗效确切。对特发性精子数量异常的治疗有一定有效性，但不作为首选治疗方法。一般以低促性腺激素性性腺功能减退症或合并低促性腺激素性性腺功能减退症的精子数量异常，以及雌激素受体拮抗剂和芳香化酶抑制剂治疗效果不佳的特发性精子数量异常作为适应证。

（二）精子活力及精子功能异常的药物治疗

1.抗氧化剂

氧化应激对精子的蛋白质和核酸均存在损伤机制，抗氧化剂如维生素E、维生素C及谷胱甘肽等已有文献报道用于精子活力的治疗。

2.左旋肉碱

附睾、精浆和精子中均含有游离左旋肉碱。附睾中左旋肉碱的浓度直接影响精子的成熟和代谢过程，与精子运动及受精能力直接相关。

左旋肉碱也是一种有效的抗氧化物质，可以保护精子免遭氧化应激损伤，可作为抗氧化治疗的选择。

3.其他药物

己酮可可碱在胚胎实验室用于加入精液样本，对精子活力的提高有明显效果，但口服己酮可可碱对弱精子症的治疗有较大争议。

5-磷酸二酯酶抑制剂是勃起功能障碍的一线用药，目前有用于不育患者治疗精液参数的报道，但疗效尚不确切。

（三）中医药治疗

对特发性不育症，现阶段中医疗法在临床的应用具有一定的优势，可以中医进行诊断及辅助治疗。中医诊治不育症，以辨证论治为核心。常用的临床证候有肾阴不足、肾阳虚衰、气滞血瘀、湿热下注、脾气亏虚、肝气郁结等，且常见两种以上兼挟证候，临床应辨证施治。

临床常用中成药治疗男性不育症，有一定疗效，原则上同类中成药不重复使用。

三、手术治疗

（一）精索静脉曲张的手术治疗

精索静脉曲张（varicocele，VC）是一种男科临床常见疾病，也是男性不育的常见病因之一。VC是一种血管病变，多发于左侧，少数为双侧，单纯右侧VC少见。其对男性生育力的影响机制复杂，目前认为与睾丸温度升高、血管活性物质的毒性作用、氧化应激以及微循环障碍等相关。

VC的治疗方式选择应根据患者是否同时存在不育及精液参数异常和/或临床症状做出判断。

精液参数异常的患者可以优先尝试保守治疗，同时结合夫妻双方的生育力评估情况决定是否手术治疗。有明显临床症状的患者也应先排除慢性前列腺炎、慢性附睾炎等可能的鉴别诊断后再决定是否手术治疗。

目前临床绝大多数主张使用显微精索静脉结扎术。显微精索静脉结扎术可分为腹股沟途径和腹股沟下途径，使用手术显微镜放大可防止损伤睾丸动脉和淋巴管。与非显微手术相比，显微精索静脉结扎术相对成功率更高，并发症发生率相对于传统开放术式也更低，传统开放结扎术从经济角度考虑可作为选择术式。

（二）输精管、附睾梗阻的手术治疗

附睾主要由附睾管及输出小管组成。附睾管为不规则的迂曲小管，始于睾丸网的输出小管，由上皮、固有膜和薄层环形肌组成，因此，附睾管一旦某个部位堵塞，即可能影响同侧精子的输送。输精管全长约50 cm，输精管一端与附睾管相连，另一端与精囊腺管会合后形成射精管，开口于后尿道。

双侧附睾梗阻是引起梗阻性无精子症最常见的原因，常继发于附睾炎。输精管梗阻除了炎症因素外，医源性因素也占很大比例，最常见的因素是输精管结扎术，其次是幼年疝手术误扎输精管。

输精管、附睾梗阻的手术目的是解除精子运输障碍，使精液中可以发现精子。因此，需要在术前明确患者睾丸有生精功能以及大致的梗阻部位，以选择正确合理的手术方式。

术后1个月可以复查精液，半年内每月复查1次。精液中出现活动精子时，考虑保存精子，因为吻合口可能复发梗阻。术后6个月梗阻仍然持续，6个月后复通的概率很低，如术后持续梗阻则建议手术取精或利用冷冻保存的精子行ICSI。

（三）射精管梗阻的手术治疗

射精管是精道连接输精管和尿道的部分，贯穿并完全包埋于前列腺，左右成对，由输精管壶腹在前列腺的后上方与精囊腺排泄管会合而成。双侧射精管完全性梗阻的特征性表现是射精量减少及精浆果糖呈阴性的无精子症。

手术方式包括精囊镜手术和经尿道射精管囊肿切开术，典型的适应证是射精管囊肿造成双侧射精管梗阻的无精子症。

一般在术中，通过精囊镜可以观察到近端注射的亚甲蓝，说明梗阻解除。术后1个月可以复查精液，每月复查1次至3～6个月复查1次。精液中出现活动精子时，考虑冷冻保存精子。

（四）取精手术

取精手术一般用于配合辅助生殖技术。对于倾向于梗阻性无精子症患者而言，睾丸或附睾穿刺取精是创伤较小的术式；对于辅助生殖取精困难的患者，一般采用睾丸穿刺取精（testicular sperm extraction，TESE），避免术后对附睾通畅产生影响；对于非梗阻性无精子症或不能明确是否能成功获取精子的患者，则考虑采用睾丸切开活检或显微取精术。

显微取精术相对于传统的睾丸穿刺和睾丸切开活检确实更加精准。研究数据显示，在显微取精术的非梗阻性无精子症患者中，发现62%的患者有精子，而传统的睾丸穿刺和切开活检的精子获取率只有32%。即便是已经进行过1～2次睾丸活检未获得精子的患者，睾丸显微取精术的精子获得率也可以达到50%左右。因此，目前的观点认为，除了Y染色体AZFa或AZFb区微缺失外，其他的无精子症病因并不能作为预测睾丸内有无精子的绝对指标。

显微取精术近年来在国内发展非常迅速，很多生殖中心均已开展显微取精术，且手术量尚在增长。这也引发了以下的思考：怎样的患者需要显微取精？是否用显微取精替代睾丸穿刺或者活检？对于显微取精手术适应证的争议一直存在：一方面，在有明确梗阻迹象的情况下，穿刺即可获取精子，显微取精显然增加了患者的创伤和手术费用；另一方面，穿刺未获得精子，再行显微取精，有文献报道穿刺对睾丸组织的损伤及疤痕形成可能影响显微取精的获精率。目前，是否进行显微取精更多依赖男科医师的临床判断和患者自身意愿。

（五）其他手术

①与男性不育相关的手术还包括隐睾下降固定术、鞘膜积液鞘膜翻转或切除术等。

②隐睾的处理应尽量在9周岁前，尽早手术可以降低癌变的风险。无法降至阴囊的睾丸应考虑切除。

③鞘膜积液的症状出现通常与其大小和重量有关，大量的鞘膜积液可能影响睾丸温度，对生育力有潜在影响。鞘膜积液手术中应注意附睾的保护，术式应基于鞘膜的厚度合理选择。

第四节　男性不育的辅助生殖治疗

部分不育患者经过治疗后可自然怀孕生育，但还有一部分患者由于生育力下降的程度无法使女方自然受孕，如严重少弱精症、无精症，或不明原因的不育。经积极治疗仍无法使女方受孕者，则需要接受辅助生殖技术（ART）的治疗。

辅助生殖技术是指对配子、胚胎或基因物质进行体内外系统操作而获得新生命的技术，是近代医学发展的高新技术，而其涉及的领域实际上是多学科的。广义的ART包括人工授精（artificial insemination，AI）、体外受精-胚胎移植（IVF-ET）及其派生技术［卵胞浆内单精子显微注射技术（ICSI）和胚胎植入前遗传学检测、PGT）］。

一、AI

AI是指用人工方法将精液注入女性体内以取代性交途径使其妊娠的一种方法。根据供精者不同，可分为丈夫精液AI（artificial insemination by husband semen，AIH）和供精AI（artificial insemination by donor semen，AID）。AIH主要适用于男方勃起功能障碍治疗效果不佳、性交不射精、逆行射精、尿道下裂、轻度少弱精症等，其精液中精子的数量、浓度、活力等均在正常范围或有轻度异常；AIH也适用于女性先天性或后天性发生的生殖道畸形、性交困难、排卵障碍、子宫内膜异位症以及免疫性、宫颈性不孕。AID主要适用于男方无精子症、严重少和/或畸形精子症及ICSI治疗反复失败者以及患有遗传性疾病且无法通过PGT治疗者。

近年来，随着AI技术的不断改进，受孕成功率不断提高。特别是精子处理方法的发展，使目前临床上AIH的应用越来越多，它可能成为治疗那些有通畅输卵管的不孕妇女首选的ART。

二、IVF-ET、ICSI、PGT

IVF-ET是指在自然周期中或在用人促性腺激素刺激多个卵泡发育后，在卵泡成熟时，将卵子从卵巢中取出，在体外使之与精子受精至胚胎，再移植至子宫内的技术。

常规IVF-ET对于一些严重的少弱精子症、隐匿性无精子症及从睾丸或附睾获取精子的男性不育的治疗有很大的局限性，因此，为精子显微注射技术的发生发展提供了可能。ICSI通过将精子显微注射入卵细胞，解决了稀少精子和一些特发的不动精子受精困难的问题，同时，ICSI也有特有的风险，故不作为ART的首选。对ICSI技术本身的安全性及其后代的生存质量的研究热点涉及以下方面：

（一）可能将基因缺陷传给下一代

例如，Y染色体微缺失已证实可能是由于遗传缺陷引起的，研究表明，无精症或严重少精症患者失去生精功能与Y染色体长臂特异性微缺失相关，提示基因指标可能预测睾丸组织中精子的完全缺乏。这些AZF基因缺陷的患者男性后代可能遗传父亲的异常Y染色体。

（二）可能引起转基因的操作

ICSI是一种有创操作，存在将外源性基因转入卵细胞内的风险。研究发现，将受污染的精液冷冻-解冻后再进行ICSI，20%的胚胎会受到污染，此外，行ICSI时可能将聚乙烯吡咯烷酮（polyvinylpyrrolidone，PVP）注入卵母细胞。因此，术前要对男性精液进行全面细菌学检查，而且术中尽可能减少PVP的注入，避免发生这种转基因操作。

（三）基因印记的影响

ICSI过程中的机械刺激可能引起纺锤体功能异常或造成纺锤体破坏，提高印记基因缺陷相关性疾病的发生率。目前，研究较多的是Angelman综合征、Prader-Willi综合征及Beckwith-Wiedemann综合征等。国外多个中心随访资料发现，由ICSI助孕的新生儿，BWS发病率高达2.9%，与自然妊娠分娩新生儿有显著差异，与ICSI操作相关的基因甲基化改变有关。

PGT涵盖了胚胎植入前非整倍体遗传学检测（PGT-A）、胚胎植入前单基因遗传学检测（PGT-M）和胚胎植入前染色体结构异常检测（PGT for chromosomal structural rearrangement，PGT-SR）。PGT的出现解决了一部分遗传病不能生育正常子代、反复流产或只能通过供精生育的问题。当然，PGT最直接的应用还是各种染色体异常和单基因病。随着NGS的普及，PGT在ART当中的比重也在逐渐上升。

三、ART技术选择的理由和时机

ART是一种治疗手段，在不育症的治疗中，对在什么时机、通过哪种手段帮助患者解决问题，均存在争议。不论从指征的把握还是防止商业化和技术滥用的伦理原则看，ART的应用一定不是无限制的。

明确的临床证据是选择ART方式的首要依据。例如，先天性输精管缺如的患者，应第一时间考虑ICSI，如男方CFTR基因存在突变，女方同时为携带者，则应在遗传咨询指导下选择PGT；而对于有明确临床证据的梗阻性无精子症患者，则应让患者自主选择输精管-附睾复通手术或是ICSI。

不育的病程长短也是考虑ART的重要参考。有研究指出，当未采取避孕措施而不能生育的时间超过4年，则每月的怀孕率仅约1.5%。在生殖中心的实际工作中，往往并不能将不育症的主因弄清楚，因此，任何治疗方式都只能作为一种尝试，那么，不育的病程和患者的主观意愿就应当列入考虑。

要结合女方的因素，如女方年龄偏大或存在影响生育潜能的疾病，需要尽快怀孕的，在符合不育诊断的前提下，应当给予患者选择的权利。

另外，在选择治疗策略时，应遵循“升级原则”，即首先应选择损伤小的技术（药物治疗、

AI)，其次选择较复杂、昂贵、损伤性方法（IVF-ET或ICSI)。

第五节　男性不育人群的健康宣教

基于“治未病”的理念，对于男性不育人群的健康管理不能局限于治疗，而要从预防着手。

一、男性年龄与生育力

年龄因素对人类生育力影响是明确的，对于男性的影响要远远小于女性，即便高龄男性生育能力下降到不能使女性自然怀孕，但年龄对男性生育力确实存在影响。

当然，对于男性的生育力而言，年龄的影响相对于本身的生育力和其他不计其数的影响生育力的内因和外因，其并不能完全决定男性是否可以生育。故而迄今为止，男性生育年龄并没有像女性的围绝经期一样，能限定在一个比较明确的年龄范围，只能说年龄是男性生育力的诸多影响因素之一。

已有大量科学研究证实，由于男性年龄的增长，睾丸功能减退，罗斯曼（Rothman K J）等的研究发现，35～39岁的男性生育力略有下降，而39岁以后生育力每年下降率约为21%～23%。

年龄对精液各个参数的影响机制各有不同，大致可以归因于以下两方面：一方面，雄激素在整个男性的育龄期呈相对稳定，即在青春期发育正常的情况下，一般40岁前，较少出现异常。但在40岁之后，开始有迟发性性腺功能减退症，也就是男性更年期综合征出现，进而随着年龄再增长，雄激素水平总会呈下降的趋势。另一方面，国内较为显著的趋势是育龄期之后，随着年龄增长，性行为的频次明显下降，因而性功能常会随着性活动频率的减少快速衰退。

男性生育力虽能延续至较高年龄段，但随着年龄的增长，生殖功能必然呈逐步下降趋势，具体体现为性激素水平的变化以及精液参数的下降，遗传风险性增加。氧离子、氧自由基和过氧化物等活性化合物通称为ROS。ROS在生理状态下可调节精子的功能，少量持续的ROS是精子获能、受精等生理过程所必需的，但过量的ROS会造成氧化应激，导致精子膜损伤，影响精子功能。由于目前ROS直接检测的方法尚没有公认的正常参考范围，精子DNA完整性检测是对精子氧化应激损伤情况的首选评价方式，许多研究结果表明，年龄是精子DNA碎片率升高的独立影响因素。

有研究在回顾性分析了全球90个研究后指出：男性随着年龄增长，除了已知的精子表现变弱会影响怀孕成功率外，精子DNA的质量也会影响后代健康。该分析中可观测到一个控制良好的临床研究，精液参数随着年龄增加平稳地不断降低；其他则表明35岁之后有些精液参数会变差，40岁之后则有更多的参数开始降低。该研究认为，男性生育年龄推迟也是不容忽视的导致男性不育发病率上升的问题之一，以致更多不育夫妻需要通过辅助生殖技术生育。

虽然通过人类辅助生殖技术可以解决精液常规参数异常的问题，仍可使女方受孕并生育子代（如体外受精及卵胞浆内单精子显微注射技术），但男性年龄是否会影响人类辅助生殖的结果一直有着争论。

有研究指出，男子年龄对辅助生殖的卵子受精率、2～3天的胚胎质量、着床率、怀孕成功率、流产、活产率没有明显影响，而如果男子年龄大于60周岁，其辅助生殖技术的受精率、优胚率及囊胚的质量、着床率都显著减少。

二、影响生育力的环境和药物因素

（一）影响生育力的生活环境因素

环境因素对不育风险的影响之大，其实要比遗传或像精索静脉曲张之类的不育病因影响更突出，且也更加常见。一般不育患者受到环境因素影响的主要途径为食品、空气和饮用水的环境污染，常见于家庭和工作环境的污染。

目前，通过质谱分析等检测方法，已证实多种环境污染物对精子的杀伤作用，可能通过多种途径降低精子数量、活力、存活率等。作用于生殖系统的生殖有毒化合物通过遗传性或遗传外的方式，可以影响到后代，烯菌酮和甲氧氯杀虫药导致男子生殖细胞遗传性外的变化，造成子辈高显性的精子发生缺陷，生殖系统的遗传性变化在产生变种人病理表型中可能不是很突出，但很重要。生活习惯对生育也会产生影响，如吸烟、饮酒、洗桑拿等；长期口服精制棉籽油可以导致不育；对于久坐的男性而言，精液产生也会受影响；生活中的微波对男子生育力影响尚未明确。

（二）影响生育力的药物因素

常用药物影响：如以前应用过此类药品，则应该考虑是否可以停用，或是寻求不影响性功能和精子品质的替代药品，比如用美沙拉秦替代柳氮氨苯磺胺哌啶基来防治克罗恩氏病和溃疡性结肠炎等消化道病症。需要持续服药而且缺乏替代品的以及放疗病人，可以考虑在治疗之前冷冻保存精液。

（三）禁欲对生育力的影响

迄今为止，长时间的禁欲在不少人的观念中是自律、节制的行为。手册第5版建议精液检查时间为2～7天，而在实际工作中，1～2周以上的禁欲并不少见。禁欲时间对于男性生育力的影响涉及以下几个方面：

1.精液参数

首先，长时间的禁欲使精液量明显增加，然而单纯精液量大并不是生育力提高的表现，相反，手册第5版指出，精液量>5 mL，应当考虑生殖系统炎症的可能性。并且在性行为过程中，过多的精液量也会影响怀孕概率，因为射精后，阴道后穹隆容纳精液的量有限，精液量过大反而可能导致精液漏出。

其次，长时间禁欲对精子数量也存在影响。短期内，禁欲时间的延长会使单次射精的精子数量有所增加，但长期长时间禁欲反而会影响生精功能，甚至导致精子数量减少。

对于禁欲天数问题，近年的研究所得倾向也是建议增加排精次数。有研究尝试使ICSI的男方患者每天排精一次，持续1周，ICSI当日取精与上一次排精间隔小于12小时，发现ICSI的结局更好。

2.精子DNA碎片指数（DFI）

年龄和长时间禁欲是目前DFI相对明确的影响因素，已有多个研究发现，长时间禁欲的人群DFI显著升高。除非精子数量极少，频繁射精可以明显改善精子DNA的完整性。

3.遗精

长时间禁欲可能导致遗精。遗精是指在没有性生活时发生射精，对于青少年男性，一般认为是正常的生理现象。遗精发生的原因是分泌精浆的生殖腺由于精浆成分积聚过多而自行排出，也就是通常所说的“精满自溢”。虽然遗精是自然现象，但并不是有益的，一般遗精的发生同时会伴有附属性腺的炎症。

4.性功能

长时间禁欲对性功能也存在不良影响，可以使性欲下降、射精潜伏期缩短，且勃起功能障碍发生概率增加。

5.ART结局

目前已有不少研究显示，更频繁的射精可以改善精子质量，缩短禁欲时间可以提高ART的成功率。传统认为的2～7天或2～5天禁欲是值得商榷的。在ART前，减少禁欲时间至数小时反而对ART的结局更加有利。

第六节　男性婚前/孕前检查

一、婚前/孕前医学检查的目的和内容

孕前医学检查是为准备妊娠的夫妇在孕前3～6个月提供医学检查、健康状况评估和孕前保健基本知识和咨询为主要内容的服务，有些内容与婚前医学检查有相似性，其目的是降低甚至防止对怀孕的不利因素，降低生育问题的出现。孕前医学检查的重点是了解受检者是不是具有影响生育、不能生育以及影响下一代身体健康的有关病症。医生也会针对遗传疾病、感染性疾病等病史，进行病史询问和体格检查，包括生殖系统的检查、常规辅助检查（包括常规血、尿液检查，宫颈脱落细胞学检查，阴道分泌物检测，B超等）和相关项目检查（TORCH筛查，HBV、淋病、梅毒、HIV筛查，妇科内分泌测定，甲状腺功能测定等）。同时，医生也会进行健康状况评估，除一般的孕前生理和心理保健指导外，对有不良因素暴露史（如接触有毒害物质）的夫妇，会建议其避免或改善不良的生活工作环境后再考虑生育。对于有不良孕产史、遗传病家族史的对象，以及有重大脏器病变、感染性疾病等特殊人群会转诊到有关专科门诊，明确诊断，进行处理与指导，并给出是否适合怀孕的建议。同时，对男女双方做出心理健康引导，协助他们形成健康的生活方式，指导孕前应该关注的事宜，引导双方挑选合适的怀孕时间等。

二、婚前/孕前检查中常见的男性问题

孕前检查中涉及很多项目，对男性的项目似乎有限，多数的项目显然是针对女性的。有些男性认为，他们需要做的仿佛只是一个精液检查，而要强调的是，孕前医学检查也是一个知识普及的过程，从而能够改变男性可能存在的不良行为习惯（如吸烟），使其最终为生育一个健康的孩子负起应有的责任。

婚检或孕检中常见的男性生殖系统问题有包皮过长、包茎、尿道下裂、睾丸发育不良、单侧隐睾、精索静脉曲张等，一般的疾病以高血压、脂肪肝多见。以生殖系统的异常为例，当发现这些问题时，婚前或孕前检查的医生会向对象做出必要的解释和指导，对是否影响婚姻和生育以及应该如何治疗等要点做相关咨询。

（一）隐睾症

隐睾症是指睾丸在发育过程中未能按正常情况下降到阴囊内。单侧隐睾症约30%～60%无生育能力。检查发现后建议行精液常规检查，判断生育能力，同时评估在体内的睾丸是否有恶变的可能等。需要注意的是，在男科诊疗中，对于隐睾的定位、手术方式及手术时机决定了患者能否

保留睾丸以及最大限度地预防隐睾恶变，这些应当优先于生育的需求。

（二）包皮过长和包茎

包皮过长是阴茎在非勃起状态下，包皮长而覆盖于整个阴茎头和尿道外口，但仍可用手把包皮上翻外露阴茎头者；包茎是指阴茎包皮口狭窄，或包皮和阴茎头粘连，使包皮不能上翻，外露阴茎头。它们对男性的影响主要是可能引发男性性功能障碍，包茎可影响阴茎发育。它们是性传播疾病风险原因之一，易于引起局部的炎症，建议重视包皮卫生。包茎者应及时行包皮环切术后再行性交为宜。

（三）精索静脉曲张

精索静脉曲张是指精索静脉回流受阻或静脉瓣膜失效，血液返流导致精索内蔓状静脉丛出现静脉异常迂曲、扩张，多见于左侧及青壮年，发病率为男性人群的5%～20%。根据曲张程度，可分为轻、中、重三度。精索静脉曲张可引起精子生成障碍，是男性不育因素之一，患者应行精液常规检查。中重度患者自觉症状明显或精液检测质量差者可手术治疗，但手术不能保证一定改善精子质量。

（四）勃起功能障碍

勃起功能障碍可分为功能性和器质性，后者又分为神经性、血管性和内分泌性等。医生应询问病史、病程长短、形式，以及是否存在心理因素，是否有疾病正服用某种药物等。必要时，应检查激素水平、血糖、甲状腺素等，从而寻找可能的原因。严重的勃起功能障碍会因不能将精液射入女方阴道而导致不孕，必要时可采用辅助生育技术解决生育问题。

（五）精液检查

精液检查是孕前检查的主要内容之一，但临床上对于孕前精液检查发现问题的处理应当谨慎，应在告知检查参数及可能导致结果的情况下，由被检查者根据其试孕的计划确定是否治疗、如何治疗以及何时开始治疗。

三、婚前/孕前检查的咨询中应着重孕前准备宣教和强调男性参与

在怀孕前，男女双方要保持身体的健康状态，有计划地妊娠，应鼓励夫妇双方在怀孕前有良好的营养，经常锻炼，有健康的生活方式。

在孕前这个阶段，对男性而言相对重要的是保护生育能力，健康的生活方式有利于生成健康的精子。男性应注意防治自身的疾病，特别如腮腺炎等，同时也应注意自己的年龄、体重等。虽然男性的年龄不像女性那样对生殖细胞的影响那么显著，但他们同样有一个最优的生殖年龄。注意肥胖问题，不推荐短期的临时减肥，而是倡导长期的、健康的生活方式，以及适当的饮食、适量的运动。男性应明确自己的身体状况，如果有疾病，特别是性传播疾病，一定要在孕前治疗好。了解自己的家族史，必要时可做遗传咨询。保持健康的心理状态，支持女性做出的健康改变。在没有想好生育的时候，双方应一起做好避孕措施，避免意外妊娠。

第七节　男性不育人群的生育力保护

生育力保护是指对可能引起男性生育力下降的各种因素采取早防早治及一些特殊的保护或保存措施，使这些具有不孕或不育风险的成人及孩子可以维持其生殖内分泌功能并保存生殖潜力，同时获得形成遗传学后代的能力。潜在的生育力保障对象不仅包括疾病群体，而且包含有生育需要的健康群体。尽管影响生殖健康的原因错综复杂，类型很多，但是部分生殖健康问题是能够防范与规避的。保护生育力首先要做好预防，维护生殖健康，一旦出现生育问题，要积极接受生殖相关的检查和治疗。

一、生育力保护的措施

男性生育力保护的内容可以分为预防、治疗和生育力保存三个方面。

（一）预防

预防生育力低下是生育力保护的首要措施。预防的措施包括亚健康生活习惯的调整，如戒烟戒酒，调整作息，不久坐，不憋尿，合理膳食，忌过度的辛辣、刺激食物，放松心态，尽量避免接触有毒有害物质，防止性传播疾病，以及选择恰当的生育时间。运用媒体进行健康教育，广泛传播生殖保健的重要性、改善不良的生活方式、减少错误的生育行为是预防的重要方面。

（二）治疗

男性生育力的治疗首先是原发疾病治疗。对于原发疾病治疗后仍然存在的以及特发性因素导致的少、弱、畸形精子症等情况下，可采取常用的药物或手术治疗措施。对男性而言，在备孕期间，对慢性前列腺炎、附睾炎、精囊炎、精索静脉曲张等疾病的适度治疗可以提高生育的概率。对育龄期恶性肿瘤患者，由于化疗药物的不断更新，放化疗方法的改良和肿瘤早期临床检出概率的提高，小儿和青少年病人的生存率明显提高，使很多青少年成年后与育龄期的肿瘤病人均能够生育。因此，如何维护和保持这部分病人的生育力，选择合适的个体化治疗方案则是目前面临的重要课题。

（三）生育力保存

生育力保护的第三项措施就是利用ART进行生育力保存。随着ART的出现和发展，生育这一自然的过程，现在可以被人为干预和调整；卵母细胞发育、精子发育、受精和早期胚胎发育等过程能够脱离人体环境和性活动而完成，在受精时间和空间范围上具有相当的可变性和灵活性。也就是说，ART的进展为生育力的保存（如精子冷冻、胚胎冷冻、睾丸组织冷冻等）提供了技术上的保障，对所有要求暂缓生育的健康人群、不育症患者、具有生精功能衰退风险的人群以及恶性肿瘤等因疾病要求暂停生育的人群均是较好的保障。

精子冷冻技术目前在ART领域中已发展成熟。除了常规精子冷冻使用的玻璃化冷冻技术，考虑到常规的精子冻存方式会导致冻融过程中产生不同程度的损失，不适宜微量精子的冻存，所以经过进一步尝试研究针对稀少精子的冷冻方法，目前比较普遍的稀少精子的冻存方式如空卵膜冻结法、微滴冻结法、麦管冻结法、睾丸组织冷冻等均可以更有效地冻存稀少精子。

目前，非ART目的的精子冷冻保存还不普及，一般生殖中心仅对辅助生殖技术周期内的男方患者开展精子冻存技术，冻存精子的对象也主要是自慰取精困难的、精液参数波动较大的、因其他疾病需要应用对生殖有影响的药物或放化疗的，以及因个人原因无法在女方取卵或人工授精当天到场的患者。而生殖保险仅在人类精子库进行，受众不多。

目前，对生育力保护的研究主要集中在ART生育力保存技术方面。当然，由于当前对生育力保护/保存这一概念宣教的不足、人们对生殖保险意识的缺乏等，导致了这一现状。其实对于任何疾病，预防重于治疗，如何合理地规避生育力下降或提前下降的问题远比如何冷冻精子更值得研究。还值得一提的是，目前，所有生育力保存方法都没有确保能实现生育目的的，在临床开展生育力保存的同时，仍需要大量基础研究和临床随访数据论证其长远的稳定性，以引导和规范这项技术的开展。

二、各种方法适应的人群

男性肿瘤患者的生育力遇到的主要问题是生殖细胞的丢失。相对于肿瘤本身，放疗和化疗更大程度地直接影响精子的形成和存活，因而针对这些病人，首先应考虑在满足肿瘤治疗的要求下，尽量选择对生育力影响较小的药物和给药方式，减少对精子和生殖细胞的损伤。另外，在放化疗之前，提前用促性腺激素释放激素激动剂或雌激素受体拮抗剂等药物治疗，曾被用以保护男性生育力，降低生殖细胞损伤的严重程度。由于这些药物的效果并不能达到生育力保护的要求，故而现在并不作为生育力保护的必要手段。目前，精液冻存是男子生育力保护的主要对策。

对于在睾丸/附睾穿刺或显微取精术取得精子的无精子症患者，行稀少精子冷冻是生育力保存的最好办法。继发性的睾丸功能损伤可能进一步影响生育能力，在发现精子的同时，冷冻保存精子备用ART技术是合理的办法，当然，其中一部分可以明确梗阻部位的梗阻性无精子症患者，仍然可以通过输精管或输精管-附睾显微吻合术获得自然怀孕的机会。

对射精功能障碍的患者，不同的疾病类型处理的方式不同。例如，不射精即性交时阴茎能够勃起及插入阴道，可以正常地完成性交过程，但无法出现射精反射和达到性高潮，这类患者需要明确是否在任何情况下都不能完成射精抑或在某些情况下不能完成射精。对于所有性行为均不能完成射精的患者，各种心理行为治疗、药物治疗均不能解决的情况下，可采用电刺激取精的方式获得精液并保存或用于ART。而对于仅仅性交不能完成射精而自慰方式可以获得精液的患者并不需要生育力保存，可以直接行ART。逆行射精（RE）即男性患者性欲正常，阴茎能够正常勃起，能插入阴道进行性交，有射精动作和高潮感受时却无精液排出，性交后尿液化验检查时可发现大量精子。这类患者如果保守治疗无效，可以通过对精液和尿液的混合物进行处理，以利于患者进行ART，解决这类患者的生育问题，可先给予碱化尿液的药物治疗，但过度碱化尿液可能产生其他并发症，故理想的pH值为7.0左右。在射精前，患者还应多饮水以使尿液稀释，在射精后，标本立即按照实验室程序用标准的试剂处理，并准备合适的ART。对于逆行射精的患者，建议在ART前对取得的精子进行预处理，可以在术前冷冻保存满足ART需要的精子样本。

三、男性生育力保护的时机

男性生育力保护应从青春期前甚至儿童期即开始，早期预防工作首先应是性教育。基于儿童期男孩的身心特征以及可能面临的性的相关问题，开展对儿童期男孩性教育的必要性毋庸置疑。也就是说，需要讨论的不是“是否教育”的问题，而是“如何教育”的问题，针对家长、教师等群体的调查也支持了这一点。孙晓勉等在深圳市3所幼儿园的调查显示：80.35%的家长认为早期性教育很有必要，其中43%的家长认为应从3～5岁开始性教育，37.35%的家长认为从6～9岁开始为宜。62.25%的教师赞成儿童期性教育，其中27.65%的教师认为应从3～5岁开始，34.60%的教师认为应从6～9岁开始。尽管态度上积极，但具体实践中对儿童开展性教育的情况并不乐观：96.08%的教师没有对孩子进行性教育的经历，85.60%教师不知如何对孩子进行性教育；仅有40.55%的家长有意识地对孩子进行过早期性教育，69.65%的家长不知如何回答孩子提出的性问题，29.77%的家长对孩子提出的性问题采取回避态度。

出现上述结果并不意外。目前，针对青春期性教育的研究有相当的进展，但国内儿童期性教育特别是儿童期男孩性教育的理论和实践报告相对较少。尽管在某些方面基本达成了共识，例如：包括性教育在内的“男孩危机”需要关注；儿童期性教育应该适时适度，但究竟怎样算“适时”和“适度”，儿童期男孩和女孩的性教育是否有差别或有怎样的差别，都缺乏足够系统的资料。目前，已有的相关论著与文章基本是对儿童性教育基本概念和理论的回顾，对儿童期出现的性相关问题的调查性描述和个案报道，对家长和老师针对开展儿童性教育的态度的调查综述，鲜有关于儿童期性教育的目标和内容框架的系统性研究和报道。

在我国，教育部2008年下发《中小学健康教育指导纲要》，明确规定了从小学一年级到高中三年级性安全与性健康教育的内容，是现阶段我国明确规定的中小学性安全和性教育内容的重要官方文件。但在青春期教育中，女性的教育一直更受重视，很多男性常见的青春期前和青春期疾病的保健常识并未在纲要中列出；实际的教育过程也是更多关注女性的安全问题，而对男性主要以知识宣教和道德教育为主。青春期教育和后续的生殖健康教育、性教育是一脉相承的，在大学再开展生殖健康的课程一定程度上只是亡羊补牢。因此，及时有效的青春期教育才是生育力保存的一级预防。

青春期开始，更多的重心转向各种导致生育力下降的行为或疾病的预防，包括低促性腺激素性腺功能减退的早发现和早治疗、隐睾等解剖发育异常的处理、第二性征发育情况及功能情况的评估以及青春期性心理的调适，进而在育龄期需要预防性功能障碍、慢性生殖系统炎症和感染以及对生育力情况的评估。

当发现影响生育力的因素时，适时的保守治疗是处理的首选。对于青春期或育龄期的恶性肿瘤患者而言，国际指南建议，精液标本冻存应该在放化疗之前进行，而国内目前人类精子库的生殖保险项目开展情况参差不齐，需要在临床路径、诊疗规范以及科普宣传等多个方面统筹建设。

（滕晓明）

参考文献

[1] 中华医学会男科学分会 男性不育诊疗指南编写组.男性不育诊疗指南[J].中华男科学杂志.2022,28(01):66-76.

[2] INHORN M C, PATRIZIO P. Infertility around the globe: new thinking on gender, reproductive technologies and global movements in the 21st century[J]. Human Reproduction Update, 2015, 21(4): 411-426.

[3] KEIHANI S, VERRILLI L E, ZHANG C, et al. Semen parameter thresholds and time-to-conception in subfertile couples: how high is high enough?[J]. Human Reproduction, 2021, 36(8): 2121-2133.

[4] MELMED S, CASANUEVA F C, HOFFMAN A R, et al. Diagnosis and treatment of hyperprolactinemia: An endocrine society clinical practice guideline[J]. Journal of Clinical Endocrinology & Metabogy. 2011,96(2):273-288.

[5] KOHN TP, KOHN JR, OWEN RC, et al. The prevalence of Y-chromosome microdeletions in oligozoospermic men: A system review and meta-analysis of European and North American studies[J]. European Urology, 2019,76(5):626-636.

[6] LEHTI M S, SIRONEN A. Formation and function of sperm tail structures in association with sperm motility defects[J]. Biology Reproduction, 2017,97(4):522-536.

[7] LOEBENSTEIN M, THORUP J, CORTES D, et al. Cryptorchidism, gonocyte development, and the risks of germ cell malignancy and infertility: A system review[J]. Journal of Pediatric Surgery, 2020,55(7):1201-1210.

[8] JENSEN C F S, ØSTERGREN P, DUPREE J M, et al. Varicocele and male infertility[J]. Nature Reviews Urology, 2017, 14(9): 523-533.

[9] MA Y, HE X, QI K, et al. Effects of environmental contaminants on fertility and reproductive health[J]. Journal of Environmental Sciences, 2019, 77: 210-217.

[10] PENG J, YUAN Y M, CUI W S, et al. Causes of suspected epididymal obstruction in Chinese men[J]. Urology, 2012,80(6):1258-1261.

[11] PATAT O, PAGIN A, SIEGFRIED A, et al. Truncating mutations in the adhesion G protein-coupled receptor G2 gene ADGRG2 cause an X-linked congenital bilateral absence of vas deferens[J]. American Journal of Human Genetics, 2016,99(2):437-442.

[12] MODGIL V, RAI S, RALPH D J, et al. An update on the diagnosis and management of ejaculatory duct obstruction[J]. Nature Reviews Urology, 2016,13(1):13-20.

[13] KAUSHAL M, BAXI A. Birth after intracytoplasmic sperm injection with use of testicular sperm from men with Kartagener or immotile cilia syndrome[J]. Fertility & Sterility, 2007,88(2):497 e9-11.

[14] 卢文红,谷翊群,贾孟春,等. 世界卫生组织《人类精液检查与处理实验室手册(第6版)》简介[J].生殖医学杂志,2021,30(12):1661-1663.

[15] 李宏军,彭婧. 男科诊疗常规[M]. 北京: 中国医药科技出版社, 2020.

[16] 姜辉. 维生素E在男性不育中临床应用专家共识(2014 版)[J].中华男性科学杂志. 2015, 21(3):277-279.

[17] 陈振文. 辅助生殖男性技术[M].北京:人民卫生出版社, 2016.

第二十八章 不孕不育人群的辅助生殖技术应用策略

由于当前社会生活压力大、饮食不健康、不良性行为增多等原因造成的人工流产率增加，受多种因素的影响，我国不孕不育的发病率逐年增加，生殖健康相关问题也日益突出。不孕不育症（infertility）是指夫妇双方有规律且无保护的性生活1年及以上未获得临床妊娠的生殖系统疾病。据世界卫生组织（WHO）的统计，全球目前至少有2亿的不孕不育夫妇，中国不孕不育症的发生率约为15%～20%。目前，不孕不育症患者的生育健康问题已受到广泛关注，并成为全球范围内亟须解决的社会问题和公共卫生问题之一。

辅助生殖技术（ART）是指对配子和胚胎在体外实验室培养环境中进行相关的技术处理，帮助生育困难的不孕夫妇完成受孕过程的技术，包括人工授精（AI）、体外受精-胚胎移植（IVF-ET）、经卵胞质精子注射（ICSI）、胚胎植入前遗传学检测（PGT）、冻融胚胎移植（frozen embryo transfer，FET）、未成熟卵母细胞体外成熟（IVM）、胚胎辅助孵化（assisted hatching，AH）等技术。

1978年，世界第一例“试管婴儿”在英国诞生，之后，ART技术呈现出极大的生机和活力，为众多的不孕不育家庭带来了希望。目前，全世界“试管婴儿”总数已有650多万。20世纪80年代，我国ART技术开始应用于临床，截至2020年底，经国家批准的可以实施人类辅助生殖技术的医疗卫生机构共有536家，经批准可以设置精子库的医疗卫生机构共有27家。

第一节 人工授精

人工授精（AI）是指将男性采用非性交方式取出的精子，在实验室进行优化处理，然后通过导管注射到女性的生殖道内，使卵子和精子自然结合受精，从而使女性受孕的一种技术。

一、人工授精的分类

人工授精根据不同的精液来源分为：夫精人工授精（AIH），是指在女性的排卵期使用丈夫的精子适时进行AIH手术；供精人工授精（AID），是指在女性的排卵期使用第三方供者的精子适时进行AID手术。

根据不同的授精部位可分为：阴道内人工授精（intravaginal insemination，IVI），是指将新鲜的精液通过人工的方式注入女性阴道后穹隆和宫颈外口，达到受孕目的；宫颈管内人工授精（intracervical insemination，ICI），是指将排出体外的精液或体外分离后的精子悬液注入女性宫颈外口或宫颈管靠外口处，达到受孕的目的；宫腔内人工授精（IUI），是指将排出体外的精子在实验室进行优化处理，然后使用导管将其注入女性宫腔内，达到受孕的目的，处理后的精液量为

0.4～0.5 mL，是目前临床上最常用的技术；经阴道输卵管内人工授精（transvaginal tubal artificial insemination with titanium，TITI），是指先将精子优化处理，然后直接注射到输卵管壶腹部-峡部交界处，达到受孕的目的。

二、人工授精的适应证和禁忌证

（一）夫精人工授精（AIH）

1.适应证

①因男性原因导致的不育，如轻度少弱精子症、精子液化功能异常、性功能障碍、生殖器畸形等。②因女性原因导致的不孕，如生殖道异常、心理因素导致性交困难，或者由于女方宫颈因素使精子在女性生殖道内的运行受阻，不能进入阴道或宫颈内。③免疫性因素。④不明原因的不孕。

2.所需基本条件

①女方相关检查显示至少单侧输卵管通畅。②人工授精治疗周期中输卵管通畅侧有排卵。③男方所取精液经实验室优化处理后前向运动精子（a级精子和b级精子）总数不少于$10×10^6$/mL。

3.禁忌证

①男女任何一方患有严重的精神心理疾病，处于生殖泌尿系统急性感染期或患有性传播疾病。②男女双方患有《中华人民共和国母婴保健法》中规定的不宜生育后代的疾病。③男女任何一方接触致畸量的药品、射线、毒物等并处于毒性作用期。④男女任何一方有吸毒、严重酗酒等严重不良嗜好。⑤女方的子宫状态不具备妊娠功能或女方患有严重的躯体疾病不能正常耐受妊娠。

（二）供精人工授精（AID）

1.适应证

①非梗阻性无精子症及严重的少、弱、畸形精子症。②梗阻性无精子症精道缺如或精道复通失败。③射精功能障碍。④非梗阻性无精子症患者手术取精失败。⑤男方和/或家族有不宜生育的严重遗传性疾病。⑥母儿血型不合不能得到存活新生儿。

前三条适应证中，除非梗阻性无精子症外，其他行AID技术助孕的患者，医务人员须与患者充分沟通，告知患者亦可通过ICSI技术生育和男性患者有血亲关系的后代。若患者夫妇坚持放弃血亲，则必须签署完善的相关知情同意书后，方可采用AID技术助孕。

2.禁忌证

同夫精人工授精（AIH）。

三、人工授精的术前准备

（一）初诊患者男方需完成精液常规筛查和评估

女方需进行卵巢功能评估，必要时行输卵管检查等。确定助孕方式后，夫妇双方需完成辅助生殖技术相关的健康体检项目。

（二）供精人工授精手术前需反复严格评估男方的生育能力

男方在不同时期取精至少有3次精液标本离心镜检后未发现精子才能诊断为无精子症；此类患者应有附睾、睾丸穿刺或活检报告，必要时行染色体核型分析；若夫妇患有严重的遗传性疾病不适宜生育，需提供符合要求的遗传学诊断证明，证明该疾病无法通过现有医学手段干预。评估完成后根据受者夫妇的血型及要求预约供精标本。

（三）夫妇双方需准备合法有效的证件资料

夫妇双方应充分了解人工授精的相关治疗方案、治疗流程及随访要求。证件（如身份证、结婚证等）及体检资料准备完成后，由医务人员为患者夫妇审核身份信息，建立电子病历档案，签署知情同意书并预约治疗时间。

四、人工授精的治疗方案和流程

（一）临床治疗方案

1. 自然周期

适用于月经周期规律，有正常卵泡发育并排卵的患者。自月经期第10～12天开始监测卵泡发育情况，当最大卵泡φ<10 mm时，可每4～5天复诊B超监测一次；当最大卵泡φ10～14 mm时，可每2～3天复诊B超监测一次；当最大卵泡φ>14 mm时，每日或隔日B超监测一次，适时检查血清或尿促黄体生成素（LH）的水平；当主导卵泡φ18～20 mm时，根据卵泡的大小和激素水平确定人工授精的手术时机。

2. 促排卵周期

排卵障碍的患者可选择进行促排卵治疗，常用的药物包括来曲唑（LE）、氯米芬（CC）、促性腺激素（Gn）。患者于月经第2～4天检查激素并超声，排除功能性囊肿后可先口服CC/LE促排，一般使用5～7天后进行超声检查，若卵泡发育速度良好（优势卵泡直径达到13～14 mm），动态监测卵泡及激素水平即可，若卵泡发育欠佳（≤12 mm），可适量给予Gn辅助治疗。当优势卵泡直径≥16～18 mm时，需进行激素测定，根据血LH水平，适时进行人工授精手术。

（二）宫腔内人工授精（IUI）的时机

人工授精手术时机的选择非常重要，一般在排卵前2日至排卵后12小时这一时间段内进行手术的妊娠率较高，但每个排卵周期进行几次人工授精尚无定论。有研究认为，在卵巢刺激周期进行一次或两次人工授精对妊娠率没有差别。各中心可根据患者的月经周期、卵泡发育情况、激素水平等适时安排人工授精时机和手术次数，通常选择在出现LH峰、注射HCG或短效GnRH-a 24～36小时后进行人工授精，术后次日B超检查是否排卵。

（三）夫精宫腔内人工授精手术的操作流程

将男方新鲜采集的精液优化处理后，由手术医师通过专用导管将处理后的精子缓慢注入女方的子宫腔内。处理后的前向运动（a+b）精子数量应达到5×10^6/mL，若处理后精液密度或成活率未达到标准，应取消本周期。

五、人工授精并发症

（一）出血及感染

宫颈曲度异常或宫颈管粘连可能导致手术操作时插管困难，引起少量出血。此外，由于人工授精为逆行性侵入性操作，可能会增加宫腔感染的机会。因此，要排查女方的生殖系统炎症，并注意精液采集和处理以及人工授精手术前后的无菌操作。

（二）卵巢过度刺激综合征

卵巢过度刺激综合征（OHSS）是卵巢刺激周期使用促排卵药物后可能发生的一种严重并发症，可以通过超声监测和激素水平测定进行预测和评估。当有OHSS发生倾向时应及时调整药物进行预防，严格把握促排卵药物的使用规范，必要时取消该治疗周期。

（三）多胎妊娠

多胎妊娠多发生于卵巢刺激周期，应严格把握促排卵的适应证和治疗规范，在促排卵治疗周期中，若优势卵泡数量≥3个，应充分告知患者OHSS风险，选用合适的扳机药物，必要时取消该治疗周期。

（四）腹痛

少数病人在人工授精术后出现腹痛的症状，可能是由于手术中注入精液过快和过量导致痉挛性腹痛，应注意控制宫腔内精液注入量，一般为0.4～0.5 mL，不超过1 mL。

第二节　体外受精-胚胎移植

体外受精-胚胎移植（IVF-ET）俗称“试管婴儿”，是指将患者夫妇的精子和卵子取出体外，在实验室进行授精和胚胎培养，然后将形成的可利用胚胎移植进患者子宫内，胚胎在子宫内着床并继续发育从而达到妊娠的目的。1978年，英国学者斯特普托（Steptoe）和爱德华兹（Edwards）成功实施该技术，世界首例试管婴儿诞生。我国第一例试管婴儿于1988年在北京大学第三医院助孕成功并活产，我国首例ICSI和PGT患者助孕成功并分别于1996年和1999年在中山大学附属第一医院成功活产。

一、技术分类及介绍

（一）常规体外受精-胚胎移植

常规体外受精-胚胎移植俗称“一代试管婴儿技术”，是指将患者夫妇的卵子和精子取出后，在体外培养的环境下精卵自然结合，形成的可用胚胎再移植回患者子宫内继续发育成胎儿。1978年该技术成功应用之后得到了快速发展，目前通过试管婴儿技术出生的婴儿已达数百万名。根据精液来源又可分为夫精体外受精-胚胎移植和供精体外受精-胚胎移植。

（二）卵胞浆内单精子注射

卵胞浆内单精子注射俗称“二代试管婴儿技术”，是指使用显微操作技术将单个精子制动后注射到卵细胞胞浆内使其受精，再将形成的可利用胚胎移植到母体子宫内发育着床。1992年巴勒莫（Palerme）等成功实施ICSI技术授精的试管婴儿活产，该技术主要用于严重的少、弱、畸形精子症患者（尤其是常规的体外受精无法解决的男性不育）。另外，ICSI技术结合睾丸穿刺取精（TESE）、经皮附睾穿刺取精（percutaneous epididymal sperm aspiration，PESA）和显微镜下睾丸切开取精术（Micro-TESE），在梗阻性无精子症和非梗阻性无精子症中也得到广泛应用。

（三）胚胎植入前遗传学检测

胚胎植入前遗传学检测俗称“三代试管婴儿技术”，是在IVF/ICSI技术的基础上，将胚胎进行活检并行基因检测，筛选检测结果正常的胚胎移植，防止遗传病的垂直传递。1990年，英国学者汉迪萨德（Handyside）等采用卵裂期胚胎活检结合聚合酶链式反应（polymerase chain reaction，PCR）扩增Y染色体特异性DNA片段，为X连锁隐形疾病携带者进行胚胎植入前检测，成功诞生第一例PGT婴儿。

二、体外受精胚胎移植的适应证和禁忌证

（一）常规体外受精-胚胎移植术适应证

1.各种因素导致的女方配子运送障碍

包括先天或盆腹腔手术造成的输卵管缺如或梗阻、输卵管功能丧失、盆腔粘连等。根据阻塞的部位及严重程度，可选择宫腹腔镜手术治疗或IVF-ET治疗。若输卵管病变严重，有输卵管妊娠史或手术史者，建议首选IVF-ET治疗。

2.排卵障碍

排卵障碍尤其是PCOS患者，经反复促排卵治疗，或联合宫腔内人工授精未成功妊娠者，或合并其他不孕因素者，均可选择IVF-ET助孕治疗。

3.子宫内膜异位症和子宫腺肌病

患者首先应进行全面的不孕症相关检查和生育力方面的评估。年龄>35岁的患者，若合并男方精液检查异常或配子运输障碍等其他不孕因素，可疑卵巢子宫内膜异位囊肿者，建议直接行IVF-ET。对于有子宫腺肌病的不孕患者，推荐IVF-ET助孕治疗。病情较轻的年轻患者（≤35岁），若有自然试孕受孕的可能，可给予促性腺激素释放激素激动剂治疗3～6个月，短时间试孕未孕者可考虑IVF-ET。选择进行腹腔镜手术的患者，子宫内膜异位症生育指数（endometriosis fertility index，EFI）评分若≥5分，术后可自然试孕半年，若患者要求，也可直接进行辅助生殖治疗；若EFI评分≤4分，或复发性卵巢子宫内膜异位囊肿，或深部浸润型内异症合并不孕者，建议直接行IVF-ET。

4.男方少、弱精子症

男方少、弱精子症或多因素导致的男性不育，经过人工授精治疗未孕，或病情严重程度不适宜进行人工授精者，详见人工授精适应证。

5.不明原因不孕或免疫性不孕

反复IUI未孕或其他常规治疗未孕者。

6.其他因素

年龄因素引起的生育力下降或卵巢储备低下患者。

（二）卵胞浆内单精子注射适应证

1.严重的少、弱、畸精子症

（1）严重少精子症

严重少精子症：精子浓度<5×10^6/mL；隐匿精子症：指新鲜精液标本中通过普通镜检未检测到精子，但离心镜检可发现精子。

（2）严重弱精子症

严重弱精子症：1%<前向运动精子率（PR）<10%；极度弱精子症：PR<1%（包括不动精子

症：PR=0%）。

（3）严重畸形精子症

严重畸形精子症：正常形态精子率<1%。

遗传因素也是严重少、弱、畸形精子症的重要原因。因此，针对严重的少、弱精子症，严重弱精子症合并原发性纤毛运动障碍综合征，严重畸形精子症，推荐进行遗传学筛查，评估子代遗传风险。

2. 精道不可复通的梗阻性无精子症

对于精道无法复通的梗阻性无精子症，可通过经皮附睾穿刺取精（PESA）获取附睾精子，或通过睾丸穿刺取精术（TESE）或显微镜下睾丸切开取精术（Micro-TESE）获取睾丸精子用于ICSI助孕。

针对输精管缺如导致的机械性梗阻性无精子症和因睾丸输出小管纤毛运动障碍导致的功能性梗阻性无精子症，推荐进行遗传学筛查，例如：CFTR基因突变导致输精管缺如；DNAH5基因突变可导致睾丸输出小管纤毛运动障碍，进而导致功能性梗阻性无精子症，可通过ICSI和PGT技术阻断子代遗传缺陷发生。

3. 非梗阻性无精子症

对于非遗传缺陷导致的非梗阻性精子症，部分患者可通过Micro-TESE-ICSI助孕；对于遗传缺陷导致的非梗阻性精子症，少部分患者可采用Micro-TESE-ICSI结合PGT技术助孕生育表型健康的子代。

4. 免疫性不育

当血–睾屏障被破坏时，自身免疫系统启动并对精液中的抗原产生免疫反应，从而对精子的形态和功能造成破坏，进而导致男性不育。ICSI技术可克服因免疫因素所致精子损伤导致的不育。

5. 常规IVF-ET受精失败或受精率低于30%

多次IVF失败或受精率低的患者可行ICSI技术提高受精率。

6. 精子顶体异常

主要表现为精子顶体缺失或顶体功能异常等。如遗传缺陷导致的圆头精子症，可进行遗传筛查，并通过ICSI和/或PGT技术联合人工辅助卵母细胞激活生育表型健康的子代。

7. 需行PGT助孕的患者

疑有遗传性因素引起的不孕，应进行有关遗传学检查。

（三）胚胎植入前遗传学检测适应证

目前，主要用于染色体病、单基因遗传病及可能生育异常患儿的高风险人群等，分为非整倍体的胚胎植入前遗传学检测（PGT-A）、染色体结构重排的胚胎植入前遗传学检测（PGT-SR）、单基因病的胚胎植入前遗传学检测（PGT-M）三类。

1. PGT-A适应证

（1）高龄

高龄（advanced maternal age，AMA）是指女方年龄≥38岁。

（2）不明原因的反复自然流产

不明原因的反复自然流产（recurrent miscarriage，RM）是指患者反复发生自然流产2次及以上，其中流产主要指孕12周之前的早期自然流产，包括生化妊娠。但孕12周之后，因胚胎染色体拷贝数异常而导致流产的风险逐渐降低，一般不建议进行PGT助孕，除非既往自然流产所引产的胎儿的染色体检查提示为染色体异常。

（3）不明原因的反复种植失败

不明原因的反复种植失败（RIF）是指体外受精-胚胎移植3次及以上未孕，或多次移植高评分的胚胎均未孕的患者。

（4）严重畸精子症

详见ICSI指征。

2.PGT-SR适应证

男女双方任何一方或双方携带的染色体结构的异常，包括：

（1）相互易位

相互易位（translocation）是指两条染色体同时发生断裂，而后断裂的片段发生易位和重接，形成两条衍生染色体。临床上以非同源两条染色体的相互平衡易位多见，理论上夫妇一方若为携带者，其生育子代正常染色体的概率为1/18，携带者为1/18，非平衡易位为16/18，若双方均携带染色体平衡易位时，则健康生育概率极低。另外，同源染色体的平衡易位无法采用PGT助孕。

（2）罗氏易位

罗氏易位（Robertsonian translocation）为平衡易位的一种特殊存在形式，只发生在近端着丝粒染色体（13、14、15、21和22号染色体）上。理论上夫妇一方为携带者时，其生育子代正常染色体概率为1/6，携带者的概率为1/6，染色体三体或单体为4/6，若双方均携带罗氏易位时，则健康生育概率明显降低，且同源染色体的罗氏易位无法采用PGT助孕。

（3）倒位

倒位（inversion）是指同一条染色体连续发生两次断裂，卵裂的中间片段发生180°的倒转，片段倒转后再重接，该断裂若发生在染色体同一条臂内，为“臂内倒位”，若发生在染色体长臂和短臂之间，则为“臂间倒位”。理论上夫妇一方为倒位携带者时，其生育子代正常染色体概率为1/4，携带者为1/4，染色体部分缺失或重复为2/4。

（4）复杂易位

复杂易位（complex translocation）是指三条或三条以上的染色体发生断裂，同时断裂的片段发生了易位和重接，形成了多条的衍生染色体。理论上子代染色体异常概率较高，自然流产风险极高。

（5）致病性微缺失或微重复

致病性微缺失或微重复（deletion or duplication）指染色体缺失或增加了某个区带或片段，且缺失或重复片段大于4 Mb。

（6）环状染色体

环状染色体（circular chromosome）指同一条染色体长臂及短臂的远端各发生一次断裂，含有着丝粒片段的长臂断端和短臂断端相互连接形成一环状染色体，无着丝粒的片段丢失。

（7）插入

插入（insert）是指一条染色体内部同时发生两处断裂，其断裂点之间的片段转移并插入到同一条染色体的其他部位或插入到另一条染色体上。

（8）等臂染色体

等臂染色体（iso chromosome）是指在细胞有丝分裂后期或减数分裂Ⅱ期，着丝粒横向分离，分离后的染色体长臂或短臂各自再复制，形成两条形态各异仅包含长臂遗传物质或短臂遗传物质的等臂染色体。

3.PGT-M适应证

（1）具有生育常遗传病子代高风险的夫妇且家族中致病基因突变诊断明确或致病基因连锁标记明确

如常染色体显性遗传（autosomal dominance inheritance，AD）的神经纤维瘤病、家族性高胆固醇血症等，常染色体隐性遗传（autosomal recessive inheritance，AR）的地中海贫血等，X连锁遗传的DMD、血友病、色素失禁症、Alport肾炎等，Y连锁遗传的AZF缺失等。

（2）具有遗传易感性的严重疾病

夫妇任意一方或双方携带有严重疾病的遗传易感基因的致病突变，目前比较明确的如遗传性乳腺癌致病突变（BRCA1、BRCA2）。

（3）人类白细胞抗原（HLA）配型

夫妇既往曾生育过需要进行骨髓移植的严重血液系统疾病患儿的，可以通过PGT技术选择生育一个和先前患儿HLA配型相同的同胞，在新生儿出生时采集造血干细胞并进行移植，救治患病同胞。

4.胚胎植入前遗传学检测禁忌证

①男女任意一方患有严重的精神心理疾病，处于生殖泌尿系统急性感染期或患有性传播疾病。②男女双方患有《中华人民共和国母婴保健法》中明确规定的不宜生育并且目前无法通过PGT技术阻断的疾病。③男女任意一方接触致畸量的药品、毒物或射线等，并处于毒性作用期。④男女任意一方有吸毒、重度酗酒等严重不良嗜好。⑤女方子宫状态不具备妊娠功能，或患有严重躯体疾病不能耐受正常妊娠过程。

三、体外受精胚胎移植术前准备

（一）术前检查评估

接诊医师对患者的生育史、家族史及全身情况进行综合评估，符合辅助生殖技术助孕的适应证，夫妇双方完善相关体检项目。对于遗传相关的疾病，助孕前需经过遗传咨询医师详细评估，必要时可进行多学科会诊，并告知可能的风险后再确定治疗方案。

1.女方检查

①常规妇科检查和体格检查。②不孕症的相关检查（输卵管通畅性检查、宫腔镜检查、超声检查、遗传及免疫相关检查）。③内分泌相关检查（基础性激素、抗苗勒氏管激素、甲状腺激素）。④感染性疾病检查（阴道分泌物、优生抗体、传染病等）。⑤一般系统功能性检查（生化检查、心电图及系统超声检查等）。

2.男方检查

①常规体检和生殖系统检查。②生殖系统彩超。③精液相关检查（精液常规及形态学、精子-透明质酸结合率、DNA碎片率、抗精子膜抗体）。④遗传学检查（染色体、Y染色体的AZF基因微缺失检测）。⑤生殖内分泌检查（性激素、抑制素B、抗苗勒氏管激素）。⑥感染性和性传播疾病检查（阴道分泌物检查、优生相关检查、传染病检查）。

（二）证件及知情同意

夫妇双方需充分了解助孕的流程，并准备有效证件（身份证、结婚证），签署辅助生殖技术助孕治疗的相关知情同意书，建立病历档案后进入治疗周期。

四、体外受精-胚胎移植的方案准备

（一）卵巢反应性评估

卵巢反应性（ovary response）评估是根据患者的年龄、双侧卵巢窦卵泡个数（AFC）、基础性激素及抗苗勒氏管激素、病史及既往促排卵情况，对患者进行的评估。

1.卵巢高反应（HOR）

目前没有统一诊断标准。一般认为，在促排卵中满足1个及以上指标：①优势卵泡数>20个。②E_2水平大于4000 pg/mL。③和/或获卵数>15个。易发生高反应的人群特点为：年轻、瘦小、有OHSS发生史、PCOS患者。

2.卵巢正常反应（normal ovarian response，NOR）

①年龄<35岁。②1.1～1.4 ng/mL<AMH<3.5～4.0 ng/mL。③6<AFC<15。④FSH<10 mIU/mL。⑤既往无卵巢低反应或高反应发生史。卵巢正常反应的定义或者诊断尚无统一的共识或指南。主要根据年龄、卵巢储备功能以及既往促排卵周期中是否存在卵巢低反应或高反应史，综合评估卵巢是否属于正常反应。卵巢储备功能正常且适用于各类促排卵方案。

3.卵巢低反应（POR）

①高龄≥40岁。②前次IVF周期获卵数≤3个。③AFC<5～7个或AMH<0.5～1.1 ng/mL。以上3条符合2条即可诊断为卵巢低反应。若患者在既往COS过程中曾使用最大剂量的Gn，仍反复出现POR（≥2个周期），则可直接定义为卵巢低反应。

（二）控制性促排卵

根据患者的一般情况、卵巢储备功能、既往促排情况等个体化选择卵巢刺激方案。临床中，常用的控制性促排卵（COS）方案主要分为以下几类：

1.黄体中期GnRH-a长方案

适用于年轻、卵巢储备良好的患者。

对于月经规律、B超监测有正常排卵的患者，在黄体中期开始使用降调节药物；月经不规律及排卵障碍的患者可使用口服避孕药（OC）控制月经周期，OC余4～6片时应使用降调节药物。GnRH-a长方案按剂型，分为长效长方案和短效长方案：①长效长方案，使用1.25～1.875 mg的长效GnRH-a单次肌肉注射，剂量选择根据患者的BMI量。②短效长方案，每天使用0.1 mg或0.05 mg短效GnRH-a直至扳机日。降调节14～20天后进行激素水平测定和超声检查，降调节达标（FSH<5 mIU/mL，LH<5 mIU/mL，E_2<50 pg/mL，P<1 ng/mL，子宫内膜厚度<5 mm，卵泡直径均<10 mm）后开始进行促排卵治疗，长效剂型患者仅使用外源性促性腺激素（Gn），短效剂型患者GnRH-a 0.05 mg联合Gn至扳机日。Gn的启动剂量为75 IU～300 IU，具体取决于患者的年龄、窦卵泡数、AMH、体重指数及既往卵巢的反应性。促排期间根据卵泡发育情况及激素水平适时调整用药。

2.改良长效长方案

卵巢高反应、正常反应及低反应均可使用。

月经周期第2～4天，单次肌肉注射GnRH-a 3.75 mg，30～35天后进行血清激素水平测定和超声检查，当达到降调节标准后根据卵泡大小及激素水平确定启动Gn时机，Gn启动量及COS过程与长方案相同。

3.GnRH-a超长方案

适用于子宫腺肌病、子宫内膜异位症、反复种植失败的患者。

月经周期第2～4天肌肉注射GnRH-a 3.75 mg，4周后再次注射第2支GnRH-a 3.75 mg，间隔4周后再次进行血清激素水平测定和超声检查，降调达标后适时启动Gn，Gn启动量及COS过程与长方案相同。

4.GnRH-a短方案

主要适用于卵巢反应不良或卵巢储备功能下降的患者。月经第2天开始皮下注射GnRH-a 0.05～0.1mg至扳机日，当天或延后一天应用Gn，Gn启动量及COS过程与长方案相同。

5.GnRH拮抗剂方案

适用于各类不同卵巢反应人群。月经期第2～3天开始启动促排卵，Gn启动剂量为75～300 IU，监测过程亦参考长方案。拮抗剂方案分为固定方案和灵活方案，固定方案是指在使用Gn后第5～6日开始添加拮抗剂至扳机日，灵活方案中添加拮抗剂的时机目前尚无统一标准，当优势卵泡φ14～15 mm时，也可以在优势卵泡φ>12 mm和血清E_2>300 pg/mL时。

6. 卵泡期高孕酮状态下促排卵

卵泡期高孕酮状态下促排卵（progestin-primed ovarian stimulation，PPOS）适用于各类人群。月经第2～3天起口服安宫黄体酮片（medroxyprogesterone acetate，MPA）10 mg/d，同时注射Gn 150～300 IU/d，根据卵巢反应调整Gn用量。

7. 微刺激方案

适用于卵巢低反应、高反应人群和有激素依赖肿瘤发生风险的患者。月经第2～3天开始启动Gn(75～150 IU）或联合口服促排卵药物氯米芬50～100 mg/d，或/和来曲唑2.5～5.0 mg/d，根据卵泡和激素水平调整复诊频率及Gn用量。

8. 自然周期/改良自然周期

①适用于卵巢低反应的患者。②激素依赖性肿瘤或存在此类疾病风险不能进行促排卵的患者。③自愿选择者。

五、取卵时机及扳机方式

当多数卵子接近成熟时，通过外源性药物扳机模拟排卵前LH峰促进卵母细胞的成熟和取出。扳机时机与卵子回收和成熟度密切相关，可影响临床妊娠结局。

（一）取卵时机

需要根据患者的主导卵泡大小和激素水平以及既往促排卵周期卵子的回收情况来确定扳机时机。对于降调节方案，当φ≥18 mm卵泡占优势卵泡（φ≥14 mm）50%甚至60%以上时，给予HCG扳机，HCG的剂量根据优势卵泡的数量、激素水平以及既往周期情况进行调整。对于非降调节方案，当3个主导卵泡φ≥17 mm或2个主导卵泡φ≥18 mm时扳机，同时结合孕酮和雌二醇的水平。亦有学者提出，在进行扳机时机的选择时，还需要基于不同卵巢反应进行考量。

（二）扳机方式

1.HCG扳机

可用于所有的患者，根据卵泡的发育情况选择合适的扳机剂量，多为4000～10000 IU，但HCG扳机在HOR人群中诱发OHSS的风险大。

2.双扳机（GnRH-a+HCG）

多用于拮抗剂方案及非降调节方案的患者，双扳机可提高部分患者的卵子成熟度。

3.GnRH-a扳机

多用于拮抗剂方案及非降调节方案中OHSS高风险患者。如果在促排卵过程中发现患者LH

活性不足，即使可能存在发生OHSS的风险，扳机的时候也应该适当地添加小剂量的HCG进行联合扳机，以提高获卵数和成熟卵数。

六、体外受精-胚胎移植的过程

（一）取卵术

取卵术（oocyte retrieval）是以获取卵母细胞为目的的卵泡抽吸术。

1.适应证

同体外受精胚胎移植及其衍生技术操作常规的适应证。

2.禁忌证

①泌尿生殖系统炎症急性期。②凝血功能异常。③心电图明显异常。

3.操作步骤

①术前患者排空膀胱，取膀胱截石位，纱布擦拭阴道和穹隆部。②责任护士核对手术器械及患者基本信息；铺消毒巾，安装阴道探头套及穿刺架，连接负压吸引装置。③阴道超声观察子宫内膜厚度及形态、卵泡数目及大小，监测卵泡穿刺和卵泡液抽吸过程，注意区别卵泡与血管的回声。单腔或双腔取卵针在阴道超声指引下由阴道后/侧穹隆进针。穿刺卵泡前应调整阴道探头方向，从最靠近阴道壁的卵泡开始，由近及远，待一侧卵巢内卵泡抽吸尽后退出穿刺针，同法穿刺对侧卵巢，尽量减少对阴道壁的穿刺次数。④培养室人员检查抽吸所得卵泡液，回收卵母细胞。⑤穿刺结束后退出穿刺针，超声复查盆腔有无出血和积液，检查穿刺点是否出血，必要时可加用止血药物或填塞纱布止血。

4.注意事项

①术前对外阴、阴道及宫颈进行擦洗消毒，避免感染或污染穿刺相关耗材。②尽量减少穿刺进针的次数，减少感染的机会。③穿刺需要避开超声可见的阴道壁及盆腔内的血管。④术前半小时需要排空膀胱，尽量避免盆腔脏器的损伤。⑤全麻取卵患者禁食禁水8小时以上，术中监护，术后麻醉复苏。

（二）体外受精和胚胎培养

将接受助孕的患者夫妇的精子与卵子取出，在体外培养系统中完成受精和早期胚胎培养的过程。

1. 精液处理

核对患者精液标本信息后接收精液标本，在实验室对精液进行洗涤优化处理。精液优化的方法可分为密度梯度离心法、直接上游法和直接离心法。其中密度梯度离心法是实验室最常用的方法。

对于重度少、弱精子样本，可以通过微量密度梯度离心处理，或直接洗涤处理。特殊来源的精子如PESA、TESE及Mirco-TESE等，于倒置显微镜下观察有无精子，若有活动精子，将组织进行进一步处理后用于冷冻或ICSI受精备用。逆行射精的患者取精前禁欲3天并口服碳酸氢钠碱化尿液，患者排精时一旦精液排出，应立刻排尿至装有洗精液的大口容器中离心收集沉淀，再进行密度梯度离心或直接离心处理后备用。

2. 卵子回收和评价

取卵术中将取出的卵泡液迅速倒入预热的捡卵皿中，轻轻晃动使卵泡液分布均匀，在解剖显微镜下按顺序识别卵母细胞卵丘复合物（cumulus-oocyte complex，COC），拾取COC后证实有无卵子。根据卵子成熟度，分为生发泡期（geminal vesicle，GV）、第一次减数分裂期（metaphase

I，MI）和第二次减数分裂期（metaphase Ⅱ，MⅡ）。卵子质量的评估除卵母细胞成熟度之外，还包括细胞质结构、透明带（zona pellucida，ZP）外观、卵周间隙（perivitelline space，PVS）大小和第一极体的形态。

3.体外受精

常规体外受精分为长时受精和短时受精。长时受精指精卵共同培养过夜（16～20小时）的受精方式，通常在第一天观察胚胎前才去除精子。短时受精指精子和卵子共同培养数小时（2～4小时）后去除精子的受精方式。卵胞浆内单精子注射是在高倍显微镜下，通过显微注射针将精子制动后缓缓注入卵子胞浆内，而后放回培养皿移入培养箱继续培养。

4.胚胎评估

对体外受精的胚胎进行连续的评估和记录，是筛选胚胎发育潜能的重要评价指标。经典的胚胎评估方法是胚胎的形态学评估，近些年还有植入前胚胎遗传学筛查、胚胎代谢组学、time-lapse胚胎实时观察系统，均可以为胚胎筛选提供更多信息。

卵裂期胚胎形态学的评估标准主要是根据胚胎卵裂球的数目、对称性及碎片情况将早期胚胎分为4级。1级：细胞大小均匀，形态规则，透明带完整，胞质均匀清晰，无颗粒现象，碎片小于5%；2级：细胞大小略不均匀，形态略不规则，胞质可有颗粒现象，碎片6%～20%；3级：细胞大小明显不均，可有明显的形态不规则，胞质可有颗粒现象，碎片<50%；4级：细胞大小严重不均，胞质可有严重颗粒现象，碎片>50%。2018年，中华医学会生殖医学分会的《胚胎实验室关键指标质控专家共识》指出，卵裂期优质胚胎定义为正常受精后第3天胚胎细胞数为7～9个、发育速度正常、碎片程度<10%、无多核化的胚胎。发育停滞、过快或过慢时，妊娠率及活产率下降。

囊胚评分按照Gardner进行。根据扩张程度，分为1～6期：

1期：早期囊胚，囊胚腔体积<囊胚总体积的一半；2期：囊胚腔体积>囊胚总体积的一半；3期：完全扩展后囊胚，囊胚腔体积占据整个囊胚；4期：扩展后囊胚，囊胚腔体积较早期囊胚明显扩大，透明带变薄；5期：正在孵化的囊胚，囊胚正在从透明带裂口孵出；6期：孵化出的囊胚，囊胚完全从透明带中脱出。

处于3～6期的囊胚，还需对内细胞团和外滋养层进行质量分级。

囊胚内细胞团（inner cell mass，ICM）分级：

A级：细胞数目多，排列紧密；B级：细胞数目少，排列松散；C级：细胞数目很少。

囊胚滋养层细胞（trophectoderm，TE）分级：

A级：上皮细胞层由较多的细胞组成，结构紧密；B级：上皮细胞层由不多的细胞组成，结构松散；C级：上皮细胞层由稀疏的细胞组成。

（三）胚胎移植术

1.胚胎移植时间

取卵后第3天移植卵裂期胚胎，取卵后第5～6天移植囊胚。

2.移植胚胎数量

常规选择1～2个胚胎移植，对有单胚移植指征者行单卵裂期胚胎或单囊胚移植。适应证如下：①子宫手术史、子宫发育畸形、宫颈机能不全、既往双胎妊娠流产史、合并不适宜双胎妊娠的身体疾病患者。②身材瘦小、轻度OHSS倾向并强烈要求胚胎移植的患者。③供卵及供精患者。④有多个优质胚胎或囊胚的年轻患者。

3.手术操作步骤

①手术室护士、术者及胚胎室工作人员共同核对患者夫妇姓名无误。患者取膀胱截石位，铺

消毒巾，擦拭清理阴道、宫颈分泌物和颈管内黏液栓。②腹部B超指导下将移植外管由宫颈外口进入，缓慢送入子宫内膜较厚处（宫腔中上段），移植困难者加硬芯引导。③胚胎室人员将载有胚胎的移植内芯递给术者，再由术者将内芯插入移植外管并缓慢续入宫腔，退外管同时进内芯，内芯所至深度一般为宫腔中段，将胚胎注入宫腔，留置片刻，退出移植内芯和外管。④培养室人员在显微镜下检查移植管有无胚胎残留，必要时二次移植。

4.注意事项

①移植前反复核对夫妇双方姓名。②移植时严格无菌、无毒、无味、无尘操作。③动作轻柔，尽量减轻操作对子宫的刺激。④若移植困难，可取消移植，可先将胚胎进行冷冻保存，宫腔镜检查明确病因。⑤注入胚胎时应控制推注速度及压力。⑥注入胚胎后保持注射器推注后的状态，避免胚胎回吸入移植管内而使胚胎遗留。

（四）黄体支持

不孕患者中黄体功能不足（LPD）的发生率较高，因此，取卵及移植后需酌情适量使用孕酮、雌激素、HCG及GnRH-a等药物进行黄体支持。新鲜周期胚胎移植黄体支持一般在取卵当日或3日内开始。常用的孕激素有口服、经阴道给药及肌肉注射。国内专家共识推荐的用法用量如下：

①口服黄体酮类：地屈孕酮30 mg/d，或微粒化黄体酮胶囊每日1～2次，每次200 mg。②阴道用黄体酮类：黄体酮阴道缓释凝胶90 mg/d；微粒化黄体酮胶囊每日3次，每次200 mg。③肌注黄体酮类：20 mg/d。

七、体外受精-胚胎移植的并发症及处理

（一）卵巢过度刺激综合征（OHSS）

主要是由于卵巢刺激后而发生的医源性并发症。患者卵巢体积增大，血管通透性升高，体液渗透进入人体第三腔隙，进而引起一系列临床症状。ART中OHSS的发生率为1%～10%，重度OHSS的发生率为0.5%～5%。年轻、低BMI、PCOS或既往曾发生OHSS的患者，是发生OHSS的高危人群；另外，HCG日血清E_2水平、卵泡数也是发生OHSS的相关因素。有研究显示，妊娠周期中OHSS发生率比非妊娠周期约高4倍。

OHSS常见临床症状与体征：①可先有腹胀并进行性加重，也可合并恶心、呕吐等胃肠道症状。②严重者发生呼吸困难、少尿或无尿等。③可有腹水、胸腔积液、腹围增大、体重增加等体征。

根据发生OHSS时间的早晚可分为早发型和晚发型。早发型OHSS主要发生在卵泡发育成熟后使用HCG扳机后3～9天内，主要由于过度卵巢刺激引起；晚发型OHSS主要发生在使用HCG12～17天内，多见于妊娠后，主要与妊娠状态下内源性HCG分泌增高有关。根据临床症状、超声和实验室结果可将OHSS分为轻度、中度、重度、危重四类，见表28-1。

表28-1　卵巢过度刺激综合征（OHSS）分类

病情程度	临床表现	实验室检查
轻度	腹胀不适，轻度恶心/呕吐，轻度呼吸困难，腹泻，卵巢增大	无明显变化
中度	腹部症状（包括腹胀、纳差、轻度恶心及呕吐），卵巢增大，超声证实腹水存在	红细胞比容>41%，白细胞>15×10⁹/L

续表28-1

病情程度	临床表现	实验室检查
重度	有轻度到中度的腹部症状，临床证实存在腹水、胸腔积液，呼吸困难，少尿或无尿，顽固性恶心和/或呕吐	红细胞比容>55%，白细胞>25×10⁹/L，肌酐清除率<50 mL/min，肌酐>1.6 mg/dL，血钠<135 mmol/L，血钾>5 mmol/L，肝酶升高
危重	低血压或低中心静脉压，胸腔积液和/或心包积液，体重增加>1 kg/24 h，晕厥，严重腹痛，静脉栓塞，动脉血栓形成，无尿、急性肾功能衰竭，心律失常，成人呼吸窘迫综合征，脓毒血症	（以上实验室指标进一步恶化）

注：引自钟依平，徐佳慧．辅助生殖技术后妊娠合并卵巢过度刺激综合征的诊治[J]．中华产科急救电子杂志，2020，9(1)：31-35.

1.预防措施

早期发现并识别OHSS的高危因素，通过使用合理的临床方案可减少OHSS及其他严重并发症的发生。

（1）识别OHSS高危因素

年轻患者（<35岁）、低BMI、PCOS或既往有OHSS病史，在促排卵过程中高E_2水平、卵泡数量较多等。

（2）个体化促排卵方案

对于OHSS高危人群可选用非降调节方案，降低Gn使用剂量。

（3）调整扳机方式

目前，对于降低HCG剂量是否可以减少OHSS的发生研究结果存在争议，与HCG扳机相比，非降调节方案中使用GnRH-a扳机OHSS发生率降低，但GnRH-a长方案不适合使用GnRH-a扳机。

（4）药物预防

有OHSS倾向者，可预防性给予泼尼松5～10 mg/d，肠溶阿司匹林片75～100 mg/d，亦可预防性使用人工胶体如低分子右旋糖酐500～1000 mL等。

（5）全胚冷冻

有OHSS倾向的患者可进行全胚冷冻，择期再进行胚胎移植，可避免妊娠状态下因HCG持续升高造成的OHSS的发生。

2.治疗措施

（1）OHSS

轻度OHSS：COS周期中较常见，不必特殊处理。中度OHSS：患者可进行自我监测和管理，包括充足的休息、低盐高蛋白饮食、测腹围、记录24小时出入水量，必要时也可住院观察。重度OHSS：住院治疗、扩容、纠正血液浓缩状态、保证正常尿量、改善患者的临床症状，避免出现严重并发症。

（2）腹水及胸水处理

当出现持续加重的腹胀或腹痛、胸闷、尿量减少等表现时，应及时进行胸部彩超及阴超检查，必要时进行腹腔穿刺引流部分腹水或胸腔穿刺置管引流胸腔积液。

（3）对症治疗

休息，低盐高蛋白饮食；扩容，首选人体白蛋白静脉滴注；血液浓缩明显时，可合并使用低分子右旋糖酐、羟乙基淀粉。

（4）预防血栓形成

鼓励患者活动，可根据情况使用阿司匹林及肝素抗凝。

（5）其他情况

卵巢黄体囊肿破裂、内出血严重时，需紧急进行手术治疗；OHSS后卵巢或附件发生不完全扭转时，部分患者可自行复位，但若扭转时间较长，引起卵巢缺血性坏死时，需腹腔镜下行患侧附件切除术。

（二）出血

接受取卵手术的患者，术后出现出血的概率约为0.24%，腹腔内出血、阴道出血的发生率依次为0.23%、0.01%，腹膜后出血较为少见。穿刺取卵时，穿刺针需经过阴道壁及卵巢，部分患者甚至需要穿刺过子宫肌层、宫颈、膀胱、盆腔静脉丛和其他盆腔脏器，从而导致出血。术前应加强对凝血功能异常及血小板降低患者的重视程度，控制促排药物的使用剂量，获得适量的优势卵泡，选择合适的取卵针，穿刺时注意尽可能避开盆腔血管及脏器。

（三）感染

感染发生率约为0.01%～0.04%，与不孕症患者多数有慢性盆腔输卵管炎性疾病史、子宫内膜异位症等有关，也可能与取卵前阴道冲洗消毒不彻底、术中穿刺入肠管或炎性组织中有关。术后感染主要包括急性盆腔炎、输卵管卵巢脓肿、腹膜炎等。目前感染多数采用抗炎药物保守治疗，内科治疗效果不佳者仍需开腹或用腹腔镜手术探查。因此，取卵术中应严格无菌操作，尽量减少进针次数，避开肠管或用其他影像可见的卵巢子宫内膜异位囊肿、输卵管积水等。术后预防性使用抗生素，对高危人群应加强抗生素应用，术后2天复查血常规并观察生命体征的变化。

（四）脏器损伤

有盆腔粘连、盆腹腔手术史或子宫内膜异位症的患者，盆腔的解剖学结构发生变化，通过B超影像准确识别相对困难，因此，取卵术中发生脏器损伤的风险会有所增加。若患者取卵术后出现下腹痛，休息或变换体位后仍不缓解，要特别警惕卵巢损伤出血和卵巢外脏器损伤的可能；若考虑脏器损伤，要尽快明确损伤部位，及时处理，防止出现严重并发症。

（五）多胎妊娠

多胎妊娠是指一次妊娠子宫腔内同时有两个或两个以上胎儿。正常人群中，多胎妊娠的发生率约为$1/90^{n-1}$。ART中，多胎妊娠的发生率约为20%～35%。

我国2003年修订实施的《人类辅助生殖技术规范》中规定：患者必须到具有选择性减胎术医疗条件的医疗机构进行选择性减胎术；对于多胎妊娠必须实施减胎术，避免双胎、严禁三胎和三胎以上妊娠分娩。

多胎减胎术适用于：①自然妊娠及通过辅助生殖技术助孕妊娠三胎及三胎以上的患者必须减胎，根据患者的情况建议减至单胎或双胎；双胎妊娠的患者应与其充分沟通，告知多胎妊娠及减胎手术风险，建议减胎。②据孕中期产前诊断结果，如果多胎妊娠中有遗传病、染色体病或结构异常胎儿者，则必须实施减胎术。③早期妊娠诊断为多胎妊娠需要减胎，但如夫妇一方有染色体异常、先天畸形儿分娩史，可保留至妊娠中期，根据产前诊断结果再选择性减胎。④子宫畸形、有子宫手术史、宫颈功能不全等患者，若多胎妊娠建议减为单胎。⑤孕妇合并其他内外科基础疾病时，建议减为单胎。

根据减胎时患者的妊娠周数及胎儿的绒毛膜性选择合适的减胎方法。孕早期若需减胎，多采用经阴道后穹隆穿刺机械破坏法和抽吸胚胎法；孕中期减胎，则采用经腹壁药物注射法和射频消融法。减胎时，妊娠周数越短，孕妇受到的手术刺激越小，残留在宫腔的胚胎坏死组织越少，安全性越高且妊娠结局越优。

（六）卵巢扭转

卵巢扭转是指卵巢或附件区的血管蒂以其本身为轴，发生部分或完全扭转，可累及同侧输卵管以及其他结构，使血管受压致卵巢实质充血和出血性梗死。IVF-ET后卵巢扭转的发生率约为0.1%。促排卵过程中，卵巢内多个卵泡同步发育，卵巢囊性增大，比重分布不均匀，故易发生附件扭转。另外，剧烈活动后、排尿或排便后、妊娠后均易引起卵巢位置改变而诱发卵巢扭转。

临床表现主要为突发的下腹部疼痛，常局限于患侧。疼痛具有放射性，可伴有恶心、呕吐等胃肠道不适，诊断时还应结合患者的IVF-ET病史和体位变化情况。除急腹症表现外，还要依据超声影像学检查，超声显示双侧卵巢明显增大，见多个囊肿及间质水肿、卵巢局部血流信号缺乏，可辅助诊断。发生卵巢扭转时，卵巢静脉回流受阻，卵巢局部水肿增大，不易自行复位。一旦确诊，需转至妇科进行综合评估及对症治疗，必要时手术治疗。手术探查卵巢未坏死的患者可行扭转卵巢复位固定术，对已坏死无保留意义的卵巢，可在腹腔镜下行患侧附件切除术。

（七）异位妊娠或宫内外同时妊娠

IVF-ET中异位妊娠的发生与盆腔输卵管炎性疾病、移植胚胎个数、移植胚胎类型、内膜因素及子宫异常收缩等相关，通过改善ART临床和实验室的移植策略，如减少移植气液滴的体积、避免移植管进入宫腔过深、减少移植胚胎的数量等均可降低EP的发生率。目前数据显示，辅助生殖技术中异位妊娠的发生率与自然妊娠中异位妊娠的发生率（2%～3%）相比并未增加。

对于异位妊娠高危患者，应严密随访以便早发现、早治疗。治疗方案分为手术治疗和药物治疗。手术治疗适用于输卵管妊娠破裂出血或使用药物保守治疗失败者，或特殊部位妊娠（宫角妊娠、卵巢妊娠、腹腔妊娠）者；药物治疗适用于血流动力学稳定、无药物使用禁忌、妊娠部位未破裂、无明显内出血者。若宫内外同时妊娠，确诊后应立即进行治疗，如何处理异位妊娠决定了患者的预后。治疗首选手术，术后应加强保胎治疗以维持宫内妊娠继续。

八、体外受精-胚胎移植的子代安全

ART实施过程中需要在体外对配子及胚胎进行操作，因此，子代安全一直是学者们关注的重点。有研究显示，ART导致出生缺陷的风险与自然妊娠相比增加了29%～41%，但其机制目前尚不明确。越来越多的研究认为，ART后出现不良产科结局增多的原因与接受助孕患者的不孕症背景及多胎妊娠结局相关，选择性单胚胎移植可以减少由多胎妊娠所造成的不良产科结局。

中华医学会生殖医学分会（Chinese Society of Reproductive Medicine，CSRM）数据上报系统显示，2018年AIH出生缺陷率为0.64%，AID出生缺陷率为0.56%，IVF出生缺陷率为0.87%。另外，ART出生子代的生长发育情况和社会心理健康亦受到学者及全社会的关注。加强ART子代的长期随访和管理，做好产前筛查，降低出生缺陷的发生率，任重而道远。

第三节 体外受精-胚胎移植衍生技术

一、胚胎冷冻

卵巢刺激周期中，若获得的可利用胚胎数大于所需移植的胚胎数，则可将多余的胚胎冷冻保存，不仅可以避免胚胎浪费，而且可以节约下一个治疗周期的医疗成本，同时提高累积妊娠率。此外，胚胎冷冻也为一些不适合新鲜周期移植的患者提供了延后移植的可能。

（一）胚胎冷冻的方法

包括程序化冷冻和玻璃化冷冻。玻璃化冷冻是采用高浓度的冷冻保护剂进行短时间平衡之后，使用最小的液体体积且采用导热性能好、薄的容器作为载体，直接投入-196 ℃液氮中，以达到最快的降温速度。可以在没有任何昂贵的冷冻仪器的情况下进行，并且简便、快速，能避免细胞内外冰晶形成，冷冻复苏率高，近年来已基本取代程序化冷冻，在辅助生殖临床上得到广泛应用。

（二）胚胎冷冻的选择标准

1. 卵裂期胚胎冷冻

目前，评估胚胎质量的形态学参数有卵裂球的数目、大小、形状、对称性、有无碎片等。通常选择受精后第3天发育达到4个细胞以上且胚胎碎片小于20%的胚胎进行冷冻保存。

2. 囊胚冷冻

根据囊胚形成的时间分为受精后第5～7天的囊胚，囊胚冷冻前应进行形态学评分，选择有发育潜能的囊胚进行冷冻保存。目前，囊胚评价的标准是Gardner评分标准。

3. 全胚冷冻适应证

①OHSS高危倾向。②宫腔异常，如内膜偏薄、内膜回声不均、宫腔积液等。③特殊COS方案，如PPOS方案、黄体期促排卵。④孕酮偏高，P>1.5～2 ng/mL。⑤患有不适合胚胎移植的疾病。⑥个人原因，如患者要求、证件不完善等。⑦供卵助孕。⑧PGT助孕的患者。

二、冷冻胚胎复苏移植

冷冻胚胎复苏移植（frozen embryo transfer，FET）是指患者再次移植时，复苏既往所冷冻的胚胎，并将其植入子宫腔内，以获得妊娠的过程。冷冻胚胎保存在-196 ℃的液氮中，细胞长期处于休眠状态，理论上只要冷冻环境保持不变，就可以保存较长时间。对胚胎而言，冷冻保存的期限目前国内国际尚无明确的规定，各个国家冷冻胚胎保存期限一般在5～10年。国内最近几年陆续报道了冷冻16年和18年的胚胎复苏后成功妊娠并出生的案例。

（一）不同内膜准备方案

1. 自然周期（NC-FET）

适用于月经正常且排卵规律、既往检查内膜正常的患者。

2.人工替代周期（HRT-FET）

适用于月经周期不规律、排卵障碍的患者。

3.降调节人工替代周期（GnRH-a-HRT-FET）

适用于不明原因反复种植失败，以及子宫腺肌病、子宫肌瘤、内膜异常（过厚、过薄、宫腔积液）、PCOS患者。

4.促排卵周期

适用于排卵障碍者（PCOS）或HRT周期内膜不理想者。

（二）胚胎移植时间

1.自然周期或促排卵周期

可在排卵后第3天移植卵裂期胚胎，排卵后第5天移植囊胚。

2.人工周期

子宫内膜达标后使用孕酮转化内膜，一般转化内膜后3～4天移植卵裂期胚胎，5～6天后移植囊胚。

3.其他

部分患者亦可根据子宫内膜容受性检测（endometrial receptivity testing，ERT）结果确定胚胎移植时间。

三、赠卵体外受精-胚胎移植

赠卵是一种人道主义行为，目前，卵子主要来源于接受辅助生殖技术治疗夫妇捐赠的剩余卵子。供卵助孕治疗需遵循双盲原则，禁止任何组织和个人进行商业化的供卵行为。

赠卵体外受精-胚胎移植技术适用于：①卵巢功能衰竭的患者，如卵巢功能早衰，包括特发性、遗传、自身免疫性、医源性POF。②卵巢抵抗综合征。③有卵巢功能障碍的患者，如女方染色体疾病。④多次促排或取卵失败，由于卵子质量导致的受精失败或胚胎种植失败等。

四、卵母细胞冷冻

卵母细胞冷冻技术是一种对卵母细胞进行冷冻和超低温储存的医疗技术，可以达到保存女性生育力、治疗不孕症的目的，该技术的发展明显落后于精子冷冻和胚胎冷冻。1986年，世界首例运用卵母细胞冷冻技术活产婴儿诞生。我国首例冷冻卵母细胞婴儿诞生于2005年。目前，卵母细胞冷冻技术主要用于取卵日因各种原因无法获得可用精子进行体外受精的患者及患恶性肿瘤需要进行生育力保存的患者。国内不允许为单身女性进行卵子冷冻。

有数据显示，卵子解冻后复苏率约在90%，每个冷冻卵母细胞的临床妊娠率约为4.5%～12%，如果获得1个活产则需要至少有10枚卵母细胞冻存。冷冻和复苏过程可导致卵母细胞DNA断裂、纺锤体和细胞器的损伤及卵子老化，因此，临床上应用此技术的安全性是需要重视的问题。研究结果显示，使用玻璃化冷冻卵母细胞进行试管婴儿助孕与使用新鲜卵母细胞相比，两者出生子代和母婴围产结局差异均无统计学意义。

五、辅助孵化

辅助孵化（AH）是胚胎种植过程中的重要环节，是通过显微操作技术在透明带上开孔或者削薄，从而促进胚胎从透明带中孵出的技术。主要适用于透明带厚、反复种植失败及女方高龄等患者。一项Meta分析共纳入36个随机对照研究，结果显示，AH能够提高临床妊娠率和多胎率（证据等级B级），尚无证据证明AH可以提高活产率（证据等级C级）。当然，需要更多的随机对照实验和数据进一步证实AH对妊娠结局的长远影响。

六、卵母细胞体外成熟

未成熟卵母细胞体外成熟（IVM）是指从未使用或低剂量使用药物刺激的卵巢内穿刺获得未成熟的卵母细胞，而后在体外模拟体内卵母细胞发育成熟的环境，继续培养使其成熟为MⅡ卵母细胞并用于体外受精培养的技术。该技术主要用于PCOS相关性不孕、取卵中小卵泡或未成熟卵、卵巢组织生育力保存、卵母细胞成熟障碍以及卵母细胞捐赠等。已有研究报道，在卵巢抵抗综合征（resistant ovary syndrome，ROS）患者中采用IVM技术助孕治疗，最终实现妊娠和活产，活产率约为33.3%，此技术的发展和应用为ROS患者获得自身生物学的后代提供了可能。

1994年，特劳森（Trounson）等报道了全球首例IVM活产，产妇是一名PCOS患者。截至目前，全世界已有超过5000个IVM婴儿诞生。据随访数据显示，该技术未明显增加妊娠相关风险、产科并发症及新生儿的异常。窦卵泡数高的患者（如多囊卵巢综合征）是实施IVM技术好的候选者，但IVM与常规IVF相比，前者的囊胚形成率、胚胎着床率有降低的可能。

七、卵巢组织冷冻

卵巢组织冷冻（OTC）是通过手术将患者的卵巢组织取出体外，立即低温运送至实验室处理和冷冻保存，患者需要时，复苏既往冻存的卵巢组织并通过腹腔镜手术重新移植回患者体内，继而恢复女性内分泌功能，达到保存生育力的目的，适用于恶性肿瘤治疗不能延后的患者和青春期恶性肿瘤的患者。卵巢组织冷冻能将数百个始基和窦前卵泡保存起来无须促排，可以一次保存大量原始卵泡并立即开始肿瘤治疗。相较于卵子冷冻和胚胎冷冻，卵巢组织冷冻的优势在于更有利于保护卵巢发育的天然微环境，有利于复苏后细胞继续发挥内分泌功能。

据统计，冻存的卵巢组织若通过手术的方式重新移植入患者体内，那么，每移植1次，卵巢功能恢复的概率可达到77%～95%，妊娠率约为55%，活产率约为40%。截至2021年，世界范围内已有200多例婴儿通过此技术顺利诞生。2019年，ASRM也声明OTC技术不再是试验性技术。

八、精子冷冻技术

精子冷冻（semen cryopreservation）技术是利用超低温冷冻保存技术保存精子的生物学活性的方法，也是男性生育力保存的一种方法，适用于恶性肿瘤患者治疗前及辅助生殖技术中男方无法提供新鲜精液进行体外受精的患者。研究发现，人类精子通过实验室技术进行冷冻后，精子的mtDNA（mitochondrial DNA）的拷贝数增加，并与反映精子质量的相关检验参数呈负相关，这表明精子冷冻后其质量有一定程度的下降。亦有研究发现，冷冻精子复苏过程中精子DNA损伤加重，可能与高活性氧水平或氧化还原失衡有关。

（张翠莲、路锦、徐嘉宁）

参考文献

[1] SZAMATOWICZ M，SZAMATOWICZ J. Proven and unproven methods for diagnosis and treatment of infertility[J]. Advances in Medical Sciences，2020，65(1)：93-96.

[2] 陈子江，刘嘉茵，黄荷凤，等. 不孕症诊断指南[J]. 中华妇产科杂志，2019，54(8)：505-511.

[3] 胡琳莉，孙莹璞. 中国辅助生殖技术发展历程和现状[J]. 生殖医学杂志，2019，28(10)：1113-1134.

[4] 刘伟信，曾琴，何丽冰．建国70年人类辅助生殖技术快速发展及展望［J］．中国计划生育和妇产科，2019，11(7)：3-5.

[5] 林小娜，黄国宁，孙海翔，等．输卵管性不孕诊治的中国专家共识［J］．生殖医学杂志，2018，27(11)：1048-1056.

[6] 许茜亚，全松．排卵障碍性不孕症的诊疗策略［J］．实用妇产科杂志，2020，36(5)：328-332.

[7] 中国医师协会妇产科医师分会，中华医学会妇产科学分会子宫内膜异位症协作组．子宫内膜异位症诊治指南(第三版)［J］．中华妇产科杂志，2021，56(12)：812-824.

[8] 中国医师协会生殖医学专业委员会．高龄女性不孕诊治指南［J］．中华生殖与避孕杂志，2017，37(2)：87-100.

[9]《胚胎植入前遗传学诊断/筛查专家共识》编写组．胚胎植入前遗传学诊断/筛查技术专家共识［J］．中华医学遗传学杂志，2018，35(2)：151-155.

[10] 胡琳莉，黄国宁，孙海翔，等．辅助生殖技术临床关键指标质控专家共识［J］．生殖医学杂志，2018，27(9)：828-835.

[11] 中国女医师协会生殖医学专业委员会专家共识编写组．辅助生殖领域拮抗剂方案标准化应用专家共识［J］．中华生殖与避孕杂志，2022，42(2)：109-116.

[12] 郭映纯，李婷婷，方丛．卵裂期评分对优质囊胚移植妊娠结局的预测价值探讨［J］．实用妇产科杂志，2019，35(2)：132-136.

[13] 中国医师协会生殖医学专业委员会．孕激素维持妊娠与黄体支持临床实践指南［J］．中华生殖与避孕杂志，2021，41(2)：95-105.

[14] MOURAD S，BROWN J，FARQUHAR C. Interventions for the prevention of OHSS in ART cycles：an overview of Cochrane reviews［J］. Cochrane Database of Systematic Reviews，2017，1(1)：Cd012103.

[15] 谢奇君，李欣，赵纯，等．辅助生殖技术相关并发症的研究进展［J］．国际生殖健康/计划生育杂志，2021，40(3)：204-208.

[16] 张新艳，姚元庆．人类辅助生殖技术子代安全性研究进展［J］．中国生育健康杂志，2016，27(5)：491-493.

[17] 白符，刘畅，张懿心，等．卵母细胞冷冻技术评估研究进展［J］．中华预防医学杂志，2020，54(5)：577-580.

[18] FRITZ R，JINDAL S. Reproductive aging and elective fertility preservation［J］. Journal of Ovarian Research，2018，11(1)：1-8.

[19] LI D，YANG D L，AN J，et al. Effect of assisted hatching on pregnancy outcomes：a systematic review and meta-analysis of randomized controlled trials［J］. Scientific Reports，2016，6(1)：31228.

[20] 徐红，刘伟信，曾琴，等．卵母细胞体外成熟技术研究进展［J］．中国计划生育和妇产科，2018，10(1)：11-14.

[21] GALVÃO A，SEGERS I，SMITZ J，et al. In vitro maturation (IVM) of oocytes in patients with resistant ovary syndrome and in patients with repeated deficient oocyte maturation［J］. Journal of Assistant Reproduction Genetics，2018，35(12)：2161-2171.

[22] PACHECO F，OKTAY K. Current Success and Efficiency of Autologous Ovarian Transplantation：A Meta-Analysis［J］. Reproduction Science，2017，24(8)：1111-1120.

[23] DOLMANS M M，DONNEZ J，CACCIOTTOLA L. Fertility Preservation：The Challenge of Freezing and Transplanting Ovarian Tissue［J］. Trends in Molecular Medicine，2021，27(8)：777-791.

[24] RARANI F Z, GOLSHAN-IRANPOUR F, DASHTI G R. Correlation between sperm motility and sperm chromatin/DNA damage before and after cryopreservation and the effect of folic acid and nicotinic acid on post-thaw sperm quality in normozoospermic men [J]. Cell Tissue Bank, 2019, 20(3): 367–378.

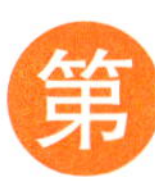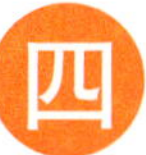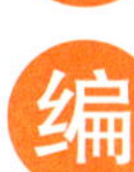第四编

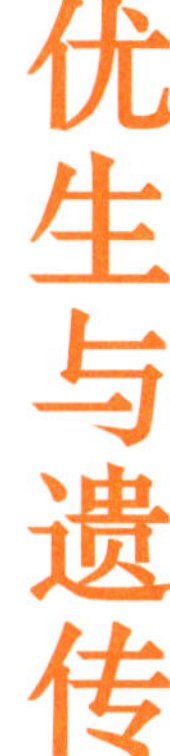优生与遗传

第二十九章 出生缺陷与健康管理

第一节　优生与遗传概论

一、优生的基本概念

优生学（eugenics）是一门利用遗传学原理来提高人群遗传质量和培育优秀后代的学科。优生学的主要理论基础是人类遗传学，它的落实也涉及影响婚姻和生育的各种社会因素，如思想观念、经济政策、婚姻制度、法律、宗教等。

二、优生学思想理论的发展

（一）优生学的提出

“优生”一词是由英国博物学家F.高尔顿提出的，它起源于1883年希腊的“eugenes”一词，该词最初的意思是“出生良好的”，也就是说，“研究在社会控制下可能改善或削弱后代种族（遗传）质量的动机，这种遗传特性既包括身体特性，也包括智力特性”。

（二）优生学思想的发展

实际上，从人类历史发展的角度看，优生学的思想和措施古已有之。古希腊哲学家柏拉图在其著作《理想国》中强调了伴侣选择和生育年龄对后代健康的影响。在那之后，亚里士多德在他的政治书中增加了妊娠期卫生的观点。古代斯巴达人甚至采取了血腥和残忍的方式来选择他们的后代，以使子孙后代在斗争中变得强大善战。

自19世纪中叶进化论提出“物竞天择，适者生存”的理论后，人们很快意识到，作为生物之一的人类，也在经历了漫长的自然选择后逐渐进化为现代人。考虑到现代人类文明（包括科学、技术、宗教、伦理、法律、道德等）的变革影响，关于自然环境和生活方式，出现了两种看似截然相反但相互补充的观点：一种观点是，人类可以创造出一个既适合自己的物种，又可以繁衍的环境，甚至是那些原本不能繁衍的物种也可以繁衍后代，这就造成了人口中的不良基因负担；另一种观点是，人类社会能够利用他们所学到的知识和才能，在提高他们子孙后代的基因质量方面，比自然界更加有效和成功。而最先意识到这“两个可能”的人，就是高尔顿。

然而，由于人们对基因学和优生学的认识不足，导致了优生学的误入歧途。特别是20世纪初期，德国优生学者提出种族卫生学，宣扬北欧人是杰出的人种，必须避免雅利安人的优良血统被低等民族所玷污。甚至发展到与纳粹的反犹种族主义勾结，为希特勒领导的纳粹德国于1940年开始大规模的大屠杀提供了舆论和理论依据，后人理应铭记这一历史教训。

（三）预防性优生学和进取性优生学的提出

二战以后，优生学重归正途，走上了健康发展之路。美国的遗传学者斯特恩（C.Stern）在1960年提出了将优生学分为预防优生学和主动优生学两大类。

预防优生学又叫“负优生学”，其目的是降低人群中的不良表型基因的发生率，从而使那些有严重遗传疾病和先天遗传疾病的个体免于出生。预防优生学主要包括遗传咨询、产前诊断、宫内治疗等。

进取性优生学也叫“正优生学”，其目的是提高具有有利表现型的基因频率。近年来，人工授精、人体胚胎移植、基因编辑等技术的出现，为进取性优生学的发展带来了新的发展空间。

（四）中国的优生历史

《左传》一书中就有“男女同姓，其生不蕃”的记载，表明了古代先民意识到，近亲通婚会对子孙后代的健康繁衍产生不利的影响，从而体现了优生学的早期思想和方法。《黄帝内经》中有关的记载，早已认识到了环境对胎儿的影响；“妇产”一词是孙思邈在《千金方》中第一次提出的；而在唐代《经效产宝》中，优生的弊端也已被明确。

近代以来，中国的优生学经历了一段艰辛而又曲折的历程。近代“优生学”概念在20世纪20年代初期在中国出现，当时被翻译成“善种学”。中国学者潘光旦曾到美国学习优生学，回国后曾在上海和北京等高校教授优生学，并出版《优生原理》等著作，为中国推广优生学做出了重大贡献。

20世纪70年代后期，我国实行计划生育政策后，由于人口需求的限制以及医学遗传学的普及，优生学得到了社会各界的关注，并迅速发展起来。

三、优生内涵的扩大

随着科学技术的迅速发展和人类医疗卫生知识的扩展，人们意识到，除了在受精过程中已经确定的基因结构之外，在胚胎发育、分娩和婴儿养育方面，优生也起着举足轻重的作用。所以优育是继优生之后出现的概念，主要是为了提高胎儿的智力、营养和教养条件。近年来，围产期医学越来越受到关注，其重点是预防早产、新生儿窒息、产伤等对子代智力及健康的影响。

以上所介绍的新学科，虽不能改变人群的基因频率，但在改善人体生理和心理健康方面也有很大的实用价值，因此，受到了各个领域的广泛关注。

优生学是一门正在发展中的综合学科，其学科的范围很广，涉及分子遗传学、人类遗传学、医学遗传学、行为遗传学、胚胎学、妇产科学、围产医学、儿科学、社会学、伦理学、人口学、教育学、流行病学、环境科学和法律等多个领域。

四、优生科学的基本内容

目前，优生科学可划分为以下领域：

（一）基础优生学

基础优生学从生物学、基础医学两个层面探讨了影响出生缺陷的因素、作用机理，并提出相应的干预措施来实现优生的目标。对遗传性、先天性疾病的类型、分布、临床表型特点和发病率进行的流行病学和分子流行病学的调查，对我国的优生政策、优生法规、优生技术措施等具有重要的参考价值。

（二）社会优生学

社会优生学是对优生进行社会科学与社会运动方面研究的科学。其目标是推进优生立法，贯彻优生政策，开展优生宣传，促进优生工作社会化、群众化，以提高全社会人口素质。

（三）临床优生学

临床优生学是对与优生有关的医疗措施的研究，可分为两大支：

一是预防性优生，也叫“负优生”或“消极优生”，其目的在于探讨预防患病的不良后代和消除劣生的方法；二是演进性优生，也叫“正优生”或“积极优生”，其目的是培养优良的下一代，从提高新生儿的先天素质这一方面来进行优生的研究。二者的目标是一样的，都是为了降低不利的基因因子，增加有利的基因因子，从而改善人口质量。

1.预防性优生

预防性优生的主要内容包括：

（1）婚前咨询及婚前检查

这是优生的第一步，如果能做到这一点，即事半功倍。通过咨询，了解双方的身体状况或结婚是否在合适的时机，既能有效地防止出生缺陷，又能促进家庭和谐，促进社会稳定。所以咨询和婚前检查是优生工作的重要依据，应该得到更多的重视。

（2）孕前咨询

目的是保障孕妇及胎儿的身体健康，并安排最佳的怀孕时机。女性如果有慢性疾病，要及时进行治疗，直到病情得到控制，身体可以承受妊娠负担或者没有传染性时才可以怀孕；另外，如果长期暴露于对胎儿有害的物质，或长期使用某种药品，或是长期暴露于某种化学物质，会影响到卵子或精子的生长，或是蓄积在体内对胎儿造成毒害，这类物质都应该在怀孕之前尽量不接触。

（3）孕期指导

对孕妇进行营养、保健、用药等多个方面的早期指导，能有效地防止妊娠并发症，防止胎儿受到不良因素的影响而导致发育不良，甚至导致流产，对母婴的健康都有很大的好处。

（4）产前诊断

又叫“出生前诊断”“宫内诊断”，可以用来预测一个孩子在出生之前有没有遗传疾病或先天缺陷。其最理想的结果是，可以抑制种群中携带的有害基因的遗传，这是预防性优生的一个重要手段。

目前，产前诊断技术发展迅速，主要有以下几种：

1）羊膜腔穿刺。在怀孕16～20周做羊膜腔穿刺，取羊水进行检查，通过细胞培养、性别鉴定、染色体核型分析、甲胎蛋白检测、生物化学检测等方法来判断胎儿的发育情况，以及对胎儿的一些遗传疾病和畸形的诊断。

2）妊娠早期绒毛活体组织检查。怀孕6～9周，用吸管从宫颈口进入宫腔绒毛附着处，抽取少量滋养叶细胞进行培养，或是直接进行染色体检测。这种方法可以把产前诊断的时间提前，也可以通过DNA探针或酶检测来进行产前诊断。

3）影像技术。超声波诊断能正确估计胎龄、胎盘位置、羊水量及胎儿畸形，是一种简单实用的产前检查手段；X射线诊断，通常在怀孕20周以后，用来检查胎儿的骨骼和中枢神经系统的异常；胎儿镜诊断，也叫“宫腔镜诊断”或“羊膜腔镜”，通过内窥镜直接观察胎儿在子宫内的形态，不仅可以发现胎儿的形态异常，还可以对胎儿的血液、皮肤等组织进行检测，还可以进行宫内治疗，早期纠正胎儿的病态。

4）母血游离DNA产前诊断。产前检查的对象是35岁以上孕妇，生育过畸形、智力低下者，或有染色体异常患儿的孕妇、近亲结婚的夫妇、有遗传病家族史者和接触过致畸因子的孕妇。

2.演进性优生

演进性优生的主要内容有：

（1）精液冻存

经处理后的新鲜精液，在-196 ℃的液氮环境下，可以储存几个月到几十年的时间。畸形或发育异常的精子在冷冻过程中会被逐步淘汰。

（2）用丈夫提供的精子与妻子的卵子受精

（3）在子宫外使人卵受孕

将卵子和精子放在培养皿中进行体外培养，使受精卵在4～8个细胞周期后被移植到受孕者的子宫中。所以如果夫妇中有一方或者两方存在相关的遗传疾病，并且符合医疗道德，那么，可以通过他人提供来获得精子或者卵子，从而降低缺陷婴儿的出生概率。

（4）配子输卵管移植

配子输卵管移植对于至少一侧输卵管通畅的病人是有效的。在女性排卵期间，将丈夫或供精者的精子提取出来，并将其与所取卵子结合，然后直接注射到输卵管中。

伴随着胚胎学、遗传学、生殖内分泌、免疫学等学科的发展，生殖技术日趋成熟，为未来的进取性优生开辟了广阔的前景。

（四）环境优生学

环境优生学是随着医学、生态科学、环境科学的发展而充实起来的。环境优生学的一个重要课题就是消除环境污染，预防母体、胎儿及整个人类的健康危害。

从整体上看，影响优生的因素有物理因素、化学因素和生物因素。

1.物理因素

在环境中，引起基因突变的最常见的自然因素是辐射能，如紫外线、电离辐射，这些辐射通过引起DNA链的破坏来达到致突变作用。

（1）紫外线

分为320～400 nm的UVA、280～320 nm的UVB、200～280 nm的UVC。UVB是一种生物活性物质，能被DNA碱基所吸附，所以UVB的照射能将邻近的嘧啶碱基与DNA结构中的嘧啶基结合，从而形成嘧啶二聚体，其中以胸腺嘧啶二聚体最为普遍。在复制和转录过程中，这个位置的碱基会出现配对的错误，导致新的DNA或者RNA链的碱基发生变化。

（2）电离辐射

由电磁辐射（x-线和γ线）和特定辐射（α-粒子、β-粒子、原子和中子）组成。射线可直接作用于DNA链，使DNA分子在吸收能量后，引起DNA链和染色体断裂，并进行重组，导致基因突变或染色体结构畸变。

2.化学因素

环境中能诱发基因突变的化学因素相当广泛，种类繁多，与人类的接触也非常密切，可归结为以下几大类：

（1）羟胺类

羟胺是一种还原性化合物，能使DNA分子中的胞嘧啶（C）的化学成分发生变化，而不能与鸟嘌呤（G）形成互补配对，从而与腺嘌呤（A）配对，进而使C-G碱基对突变成T-A碱基对。

（2）亚硝酸类化合物

亚硝酸类化合物能使碱基脱氨，使原碱基分子发生结构和性能变化，从而产生基因突变。

（3）碱基类似物

在细胞S期，碱基类似物能掺入DNA分子以代替原来的碱基，导致基因发生变异。

（4）芳香族化合物

一些具有扁平分子构型的芳香族化合物，如焦宁、吖啶等，能被嵌入DNA的核苷酸序列，使碱基插入或丢失，进而引起基因的变异。

（5）烷化剂

如甲醛、氯乙烯等，主要是在多核苷酸链中的任何一个部位引入烷基基因，导致被烷基化的核苷酸产生不匹配而引起基因突变。

3. 生物因素

其中，最常见的是病毒、细菌和真菌。

（1）病毒

许多DNA和RNA病毒都能引起基因突变，但其致病机制尚未完全清楚，但一般认为它们是与宿主细胞DNA结合而产生作用的，比如风疹病毒、疱疹病毒、乳头瘤病毒、乙肝病毒、人类免疫缺陷病毒等。

（2）细菌和真菌

很多细菌和真菌所分泌的有毒物质或代谢物都有明显的诱变效应。

优生学是一门古老而又年轻的科学，它涵盖了自然科学和社会科学的各个领域。基本优生学侧重于生物学，主要是研究优生与劣生（出生缺陷）的普遍规律；社会优生学以社会学为主导，以改变政策、法令、舆论、道德、教育、经济等人文环境为主；临床优生学侧重于医学，主要是指针对母亲和胎儿采取的医疗预防技术措施；而环境优生学则侧重于人类生态学与防病医学，其主要目的是改善人的生存环境。四个方面是互补且无可替代的，必须协调发展。

五、遗传与遗传病的基本概念

遗传是指在生物繁衍的过程中，子代与亲代相近，并维持种群的相对稳定。根据病因学的观点，可以把该病分为四种类型：一是完全受遗传因素影响的疾病，目前未发现环境因素的作用；二是主要由于遗传因素，但也需要一些环境的刺激；三是具有遗传与环境因素两方面的原因；四是完全由于环境因素引起。通常，我们将这种遗传因素是唯一或主要病因的疾病称为“遗传病”。这里，遗传因素有可能是基因的结构或表达调控发生异常，也有可能是表观修饰发生的异常，既可以发生在生殖细胞或受精卵内，也可以发生在体细胞内。

六、遗传病的特点和分类

遗传病具有垂直传递、亲子代特定数量关系、先天性、家族聚集性及传染性等特点。根据遗传物质变异的途径和传播规律，可以将人类遗传病划分为五大类：单基因病、多基因病、染色体病、体细胞遗传病以及线粒体遗传病。

进入21世纪，尤其是在人类基因组计划结束后，优生的相关遗传研究已经从测定基因序列的角度转向了研究基因的生物学功能，从分子水平层面探究人类健康以及优生管理，从而促进了优生模式的改变。从深度方面讲，基因组导向下的健康与优生管理更加注重管理实践过程和管理效果，其所涉及的复杂的方方面面，包括基因健康信息的有效获取和传播，以及现代的研究、干预方法和手段等，以促使人们真正改善人类生存和健康状况，事半功倍地防控出生缺陷，改善人口健康水平。

第二节 出生缺陷健康管理的目标和意义

一、我国出生缺陷健康管理面临的挑战

我国目前实施的计划生育政策，对于提高我国人口结构的比重、促进我国经济和社会的长期发展，将起到非常积极的作用。我们不仅要注重人口数量，还要不断地改善人口素质。我国居民身体素质与世界发达国家相比较，在婴儿死亡率、平均寿命等指标水平方面尚有一定差距，因此，在实施健康中国战略目标中，防治出生缺陷、促进优生优育、提高人口质量、持续发展优生学等，仍然是我国人口政策的重要方面。

现在，全球每年大约有790万的缺陷儿出生，每年因先天缺陷而死亡的5岁以下儿童超过330万，而生存下来伴有终生缺陷的缺陷儿则有320万。中国新生儿的出生缺陷发生率大约为5.6%，临床上可见的先天性畸形每年约有25万例。据世界卫生组织（WHO）的估算，在全世界低收入国家、中等收入国家和高收入国家中，出生缺陷发生率分别为6.42%、5.57%和4.72%。

据统计，我国目前有814万名出生缺陷患者，占全国残疾人口的9.6%。在这些出生缺陷儿中，肢体残疾者占29.62%，听力残疾者占24.97%，智力残疾者占21.57%。这些先天缺陷儿给患者、家庭、社会造成经济和精神上的巨大压力。比如，我国唐氏综合征发生率约为1.47‰，每年新增唐氏综合征2.3万～2.5万例，一位新发唐氏综合征患者的生命周期经济负担为45万元，而全国范围内新发患者生命周期的总经济负担为81亿～100亿元。全国每年新增13万例先天性心脏病患者，每位患者生命周期的经济负担为9.7万元，而新发患者生命周期的总经济负担为109亿～156亿元。

总之，我国在出生缺陷健康管理方面还面临着严峻的挑战，主要表现为：一是社会大众对出生缺陷危害的认识有待提高；二是已有的出生缺陷防治措施有效利用不足；三是出生缺陷综合防治能力有待进一步提高，防治体系尚待进一步完善；四是欠发达地区获得出生缺陷防治技术服务的制度还有待进一步健全。

二、我国出生缺陷健康管理的应对

针对上述挑战，我国目前采取了一系列积极的防控措施，完善了三级预防措施。一级预防为降低新生儿出生缺陷，重点开展了孕前准备、婚前体检、优生优育教育、遗传咨询等工作；二级预防是加强妊娠早期发现重度出生缺陷新生儿的发生率、扩大产前检查的覆盖面和提高产前诊断技术；三级预防的重点则是新生儿的疾病筛查和先天性疾病的治疗。

同时，要进一步完善有关的政策和保障，包括：一是提高贫困人口的卫生保障公平性，减少疾病负担，健全医疗保障体系，提高技术服务的可及性，营造预防出生缺陷的环境，改善人群的身体健康状况；二是完善国家新生儿出生缺陷筛查和诊断网络，强化对产前诊断工作的监察，保障母婴安全，充分发挥省、市、县三级网络的协同效应，在提高产前筛查的使用率、扩大新生儿疾病筛查和患儿综合治疗等方面，已取得很大进展；三是加强人才队伍建设，加强交流合作，提高科技创新能力，强化理论指导和技术培训，促进我国对出生缺陷的主动防治工作。

三、出生缺陷健康管理的目标和意义

实践证明，随着健康管理科学、生命信息科学和基因组学以及现代医学技术的迅猛发展，传统的优生管理措施逐渐无法适应人类遗传疾病谱、出生缺陷健康管理防治以及现代健康管理实践的需要，其内涵和外延正在发生着深刻变化，有必要进一步发展和完善。

出生缺陷健康管理是精准医学大背景下的一项新生事物，是创新思维的产物。相较于传统遗传分析和遗传咨询而言，无论从深度还是广度而言，其内容都得到了极大的丰富和完善。从广度方面讲，出生缺陷健康管理内容至少应包括优生优育、精准出生缺陷防控及生命全周期健康维护等三个方面。科学的快速发展使我们逐渐认识到，从本质上来讲，如果我们不从战略上设计并改变人类生存所必须面临的环境、文化和心理等问题，现在一切针对出生缺陷防控的措施都将是相对的治标而不是治本。因此，长远来看，出生缺陷健康管理还应该包括加强、加快优生文化创新工作，并以此为基础，传播优生文化、健康思维和健康心理等内容，以期最终养成国民优生健康行动的自觉，真正拥有高质量的国民身心素质和健康的未来。从深度方面讲，出生缺陷健康管理应更加注重管理实践过程和管理效果，其所涉及的方方面面，包括复杂的社会因素和心理因素及思维方式、遗传信息的有效获取和传播，以及更加充实的基础研究和先进的干预方法与技术等，促使人们更加尊重人与自然、人与社会、两性间的相互作用规律，真正改善和解决人类优生和出生缺陷防控问题，事半功倍地改善人类健康。因此，新的趋势需要我们加大创新力度，整合相关知识、技术和人才等，从优生的角度快速促进生殖医学事业的可持续性发展。

第三节　单基因遗传病的遗传分析及遗传咨询

一、单基因遗传病概述

单基因遗传病是一种由一对等位基因（主基因）支配的疾病，它与孟德尔遗传规律相一致，因此，也被称作“孟德尔式遗传病”。

致病基因的染色体可以是常染色体，也可以是性染色体，基因特性可以是隐性遗传病，也可以是显性遗传病。根据上述特点，单基因遗传病可分为常染色体隐性遗传病、常染色体显性遗传病、X连锁隐性遗传病、X连锁显性遗传病和Y连锁遗传病。在目前记录的单基因遗传病中，约36%为常染色体隐性遗传，50%以上为常染色体显性遗传，约10%为X连锁遗传。

（一）常染色体显性遗传

当控制某种性状或疾病的基因位于22对常染色体（第1～22号染色体，非性染色体）中的一对上，并且致病基因是显性的，这种遗传方式就是常染色体显性遗传（AD），由此引起的疾病称为“常染色体显性遗传病”。

在常染色体显性遗传疾病中，如果显性遗传基因用A代表，隐性正常基因用a代表，AA型和Aa型个体表现为疾病，而aa型个体表现为正常。大部分人类的致病基因都源于正常基因发生基因突变，而基因突变的频率是很低的（基因突变率为10-6～10-4/代），因而在常染色体显性遗传病中，绝大多数患者的基因型为杂合的基因型（Aa），而纯合基因型（AA）在临床上比较罕见，且在大多数病例中，纯合子患者的病情往往比杂合子患者的病情严重得多。如果患有

常染色体显性遗传病（Aa）的患者与正常人（aa）结婚，患者所生的孩子中约有一半是患病个体（Aa），一半是正常人（aa）。由此可见，对这对夫妇来说，每次生育子女都会有1/2的患病风险。

基因表达往往会受到内、外环境等多种因素的影响，导致杂合子（Aa）可以有不同的表现形式。根据其形式，常染色体显性遗传可分为以下亚型：

1.完全显性遗传

杂合子（Aa）和显性纯合子（AA）患者的表现型完全一致，没有任何临床表现上的差异。这种常染色体显性遗传称为“完全显性遗传”（complete dominance inheritance）。在完全显性遗传的杂合子（Aa）中，隐性基因a的作用被完全遮蔽，显性遗传基因A的影响完全显现，因此，杂合子个体（Aa）与显性纯合子个体（AA）的症状完全一致。

2.不完全显性遗传

杂合子个体（Aa）的表现形式介于显性纯合子个体（AA）和隐性纯合子（aa）之间，即不完全显性遗传（incomplete dominance inheritance）或半显性遗传（semi-dominance inheritance）。在此不完全显性遗传中，Aa的隐性基因a的表型在某些方面也有一定表现，因此，在该种遗传方式中，杂合子（Aa）为轻型患者，纯合子（AA）为重型患者。两个杂合子个体（Aa）婚配后，后代的表型比例不是3∶1，而是1∶2∶1。不完全显性遗传的代表性疾病包括家族性高胆固醇血症、β-珠蛋白生成障碍性贫血、软骨发育不全症等。

3.共显性遗传

一对等位基因不存在显性或隐性差异，当它们处于杂合状态时，它们的影响就会全部显现，这就是所谓的共显性遗传（codominance inheritance）。

人类血型系统有20多种，其中，ABO血型和MN血型遗传就是共显性遗传典型的例子。ABO血型是由红细胞表面抗原决定的，在红细胞表面存在A抗原，在血清中存在β抗体者为A血型；β抗体存在于红细胞表面，而在血清中存在α抗体的人为B血型；当红细胞表面有A抗原和B抗原时，血清中没有抗体的人就是AB血型；当血清中存在α、β两种抗体时，红细胞表面没有A抗原和B抗原，则为O血型。

复等位基因（multiple alleles）是一对同源染色体中的一个特殊位点，存在3个或更多个等位基因，这是基因变异的多向性呈现。ABO血型是由一组复等位基因决定的，即IA、IB、i。上述3个基因互为等位基因，在9号染色体长臂处的同一位点，但是每个个体只有其中某2个基因。在这组复等位基因中，红细胞表面的A抗原由IA决定，红细胞表面的B抗原由IB决定，i决定了红细胞表面既无A抗原又无B抗原。IA和IB之间无显性与隐性之分（表现为共显性），二者对i都是显性的。IAIA、IAi表现为A血型，IBIB、IBi表现为B血型，ii表现为O血型，而IAIB则表现为AB血型。

4.不规则显性遗传

在某些常染色体显性遗传病中，杂合子个体（Aa）受不同环境因素和遗传背景的影响，导致显性基因未能表现出作用，或显性基因表达程度有差异，导致显性性状传递不规则，这种遗传现象称为“不规则显性遗传”（irregular dominance inheritance），如Ⅰ型神经纤维瘤、多指症、Marfan综合征、成骨发育不全综合征等。

形成上述这种现象的最常见的原因之一是外显率降低。外显性是指某一特定的基因型，在特定的环境条件下，其对应的表现类型的比率，通常以百分率（%）来表达。外显率为100%的是完全外显，而在100%以下的是不完全外显或外显不全。比如，在20名携带有致病基因A的杂合子个体中，只有16名出现了与显性基因相应的症状，另外4人未出现相应的症状，则该杂合子（Aa）的外显率为16/20×100%=80%。

5.延迟显性遗传

在生命初期，杂合子个体（Aa）的致病基因没有表达，或者没有达到足够的表达程度，直到达到一定年龄后才会出现临床症状，这种常染色体显性遗传被称为“延迟显性遗传”（delayed dominance inheritance）。

6.从性遗传

从性遗传（sex-influenced inheritance）是指基因在常染色体上，性激素对杂合子（Aa）的表达有一定的影响，不同性别有不同的表型。比如，秃顶是一种常染色体显性遗传疾病，其特征是从成年男性头前部到头顶的毛发逐渐脱落，而在枕部和两侧都有正常的毛发。男性杂合子（Bb）会表现为脱发现象，而女性杂合子（Bb）则不会出现脱发现象，但是会遗传给下一代，其子代中1/2的男性会出现脱发现象。这种表达上的差异可能与雄激素的影响有关。

（二）常染色体隐性遗传

在常染色体上有一控制某一特征或病症的基因，其致病基因为隐性，这种遗传形式叫作“常染色体隐性遗传”（AR），这种致病基因引起的疾病称为“常染色体隐性遗传病”。目前，已被确认的常染色体隐性遗传病有1000余种，如苯丙酮尿症Ⅰ型、白化病、先天性聋哑、半乳糖血症、尿黑酸尿症、肝豆状核变性、镰形细胞贫血症、高度近视等。先天性代谢病多半是常染色体隐性遗传病。

在常染色体隐性遗传的等位基因B和b中，b是突变致病基因，当基因型为bb时，个体表现患病，而杂合子（Bb）虽然带有一个致病基因，但隐性致病基因（b）的作用被显性正常基因（B）掩盖，因此，杂合子（Bb）的表型与正常人（BB）相同，但它仍然能够把隐性的致病基因传给下一代。这种带有致病基因，但具有正常的表型，能把致病基因传给下一代的个体叫作“携带者”（carrier）。最常见的婚配类型是两个携带者（Aa×Aa）婚配。

值得注意的是，常染色体隐性遗传病患者的同胞患上同种疾病的可能性理论上为1/4，但临床上观察的结果往往大于1/4，这是由于小家系中同胞数较少，有时无法精确地显示出发病比例。如果将同一婚配类型的小家族系结合在一起，可观察到与理论值相近的发病比例。

近亲结婚的子代有更大的患病风险。近亲结婚是指在3～5代内具有相同祖先的男性和女性进行婚配。因为有共同的祖先，所以近亲个体可能会携带同样的致病基因，亲缘关系越近，就越有可能携带相同的病原体基因。近亲婚配时，子女成为隐性纯合子的机会更大，比随机婚配时要高许多倍，因此，近亲结婚子女的发病风险显著增加。

从遗传角度看，亲属间的关系亲密程度一般都是以亲缘系数来表达的。亲缘系数（relationship coefficient）是指一个群体中的个体基因之间构成的相似性，也就是拥有同一祖先的人在某个位点上拥有同一基因的概率。亲缘关系愈密切，其亲缘系数愈高。

（三）X连锁遗传

控制某一个特征或疾病的基因在X染色体上，可以通过X染色体的传递来传递，这种遗传形式被称作“X链遗传”（X-linked inheritance）。按致病基因的性质，可将其分为X连锁显性和X连锁隐性两种类型。

X连锁遗传具有两个主要特征：一是男性是半合子。半合子是因为男性只有一条X染色体，X染色体上的基因在Y染色体上没有相应的等位基因，所以男性只有成对基因中的一个成员，也就是半合子（hemizygote）。X染色体上有致病基因，就会出现对应的症状。二是交叉遗传现象。所谓的交叉遗传（criss-cross inheritance），就是在X连锁遗传中，男性X染色体上的致病基因只能从他的母亲身上传到他的女儿身上，而不会从男性传递到男性身上。

1. X连锁显性遗传

X连锁显性遗传（X-linked dominant inheritance，XD）是某些性状或遗传病的基因位于X染色体上，且其性质为显性的遗传方式，X染色体上显性致病基因引起的疾病称为“X连锁显性遗传病”。目前，已知的X连锁显性遗传病不足20种，主要包括：色素失调症、抗维生素D性佝偻病、高氨血症Ⅰ型、遗传性肾炎、Albright遗传性骨营养不良和口面指综合征等。

在X连锁显性遗传病中，假设显性致病基因为A，隐性正常基因为a，则男性的基因型有XAY（患病）和XaY（正常）两种，女性的基因型有XAXA（患病）、XAXa（患病）和XaXa（正常）三种。在临床上常见的女性患者绝大多数是杂合子（XAXa），且病情往往较轻，女性纯合子患者较为罕见。

X连锁显性遗传中，系谱中的女性患者比男性多，但是女性患者的情况通常比男性患者要轻；系谱中有连续遗传的现象；存在交叉遗传现象，也就是在男性患者的子女中，儿子均表现为正常，女儿均为患者，而在女性患者的后代中，子女的患病概率各有1/2。

2. X连锁隐性遗传

X连锁隐性遗传（X-linked recessive inheritance，XR）是某些性状或遗传病的基因位于X染色体上，且其性质为隐性的遗传方式。甲型血友病、红绿色盲、家族性低血色素贫血和假肥大型肌营养不良等都是临床比较常见的疾病。

在X连锁隐性遗传疾病中，如果正常基因是A，致病基因是a，男性的基因型则有XAY（正常）和XaY（患者）两种；而女性的基因型有XAXA（正常）、XAXa（携带者）和XaXa（患者）三种。当女性两条X染色体的等位基因均为隐性纯合子时（XaXa）时，表现为患病；当为杂合子（XAXa）时，表现为正常。在男性中，因为只有一条X染色体，所以X染色体上存在着隐性致病基因（XaY）就会患病，因此，男性比女性的发病率要高。

红绿色盲为常染色体隐性遗传，由X染色体上紧密相连的隐性红色盲基因和绿色盲基因决定，致病基因位于Xq28，表现为患者不能正确区分红色和绿色。红绿色盲的发病率在男性和女性中差别很大，男性患者远多于女性患者。据报道，红绿色盲在男性中发病率约为7%，在女性中发病率约为0.5%。

（四）Y连锁遗传

由Y染色体上的基因支配的性状或疾病的遗传方式叫作“Y连锁遗传”，而由Y连锁遗传导致的疾病叫作“Y连锁遗传病”。因为X染色体缺乏对应的等位基因，所以致病基因必然会通过Y染色体进行传递，也就是说，只有从父到子、从子到孙，所以Y连锁遗传也叫“全男性遗传”或“限雄性遗传”。据2002年统计，Y连锁致病基因有43个，目前已被确认的Y连锁遗传病有19种。

二、常见单基因遗传病的遗传分析

（一）马凡综合征

马凡综合征是一种少见的全身结缔组织遗传性疾病，由法国儿科医师马凡（Marfan）于1896年首次描述，其发病率约为1/10000。

马凡综合征是一种常染色体不规则显性遗传，其临床表现为眼、心血管系统及骨骼等不同程度的损伤。临床表现多样化，包括身材高瘦，四肢特长，手指细长如蜘蛛腿一样，所以也被称为“蜘蛛指（趾）综合征”。少数患者眼部晶状体脱位，出现近视、青光眼、虹膜炎、蓝白色巩膜等症状，伴有心血管疾病，包括主动脉瓣闭合不严，主动脉夹层动脉瘤的患者占60%～80%。马凡综合征目前尚无有效治疗方法，患者平均寿命不到32岁，其死亡原因是动脉瘤破裂和充血性心力衰竭，而男性和新突变病例预后不良。

马凡综合征外显率较高，但在同一家族中可出现外显不全的情况。对生育过马凡综合征患者的孕妇，可通过羊膜穿刺术行羊水细胞学检查或绒毛取样进行突变基因鉴定或连锁分析进行基因诊断。如患者父母之一是患者，出生的儿童复发的风险可达50%，若无可靠诊断手段，则不应该继续生育。若患者父母正常，家系调查表明无家族遗传病史，则患病原因可能为基因突变，该种情况下，子女的再发风险较低，可考虑再生育，但需进行相关的产前诊断。

（二）家族性高胆固醇血症

家族性高胆固醇血症为常染色体不完全显性遗传，是遗传性高脂血症的一种类型。与纯合子患者相比，杂合子患者病情较轻、发病率较高。纯合子患者发病率约为1/100000，杂合子患者发病率约为1/500。

家族性高胆固醇血症的发生与其细胞膜上低密度脂蛋白受体（Low-density lipoprotein receptor，LDLR）基因的突变有关，其主要临床症状有：血浆低密度脂蛋白胆固醇（Low-density Lipoprotein Cholesterol，LDL-C）水平升高、角膜弓、黄色瘤以及早发性冠心病。纯合子患者的血浆低密度脂蛋白（LDL）比正常人群高6～8倍，表现为早发动脉粥样硬化和多部位肌腱黄色瘤，严重者在青少年时期可发生冠状动脉粥样硬化，甚至心肌梗死导致死亡。杂合症患者的血液中的胆固醇含量一般为正常人群的2～3倍，伴有跟腱的黄色瘤改变。家族性高胆固醇血症的治疗主要包括药物治疗和食物治疗。低胆固醇、低脂肪、高碳水化合物的饮食方案有助于降低血浆胆固醇和低密度脂蛋白胆固醇的浓度。

家族性高胆固醇血症高血脂的发病率高、危害大（特别是纯合子）。在进行遗传咨询时，要将家族性高胆固醇血症的临床表现、发病特点和严重后果告知病人和家人，以便于了解各种基因类型的复发风险率。对高危胎儿可进行胎儿LDLR功能测定以及血胆固醇浓度测量，并根据基因水平进行相应的产前诊断（如检测LDLR的缺陷）等，若为患病纯合子胎儿，则建议终止妊娠。

（三）镰状细胞贫血

镰状细胞贫血是常染色体隐性遗传血红蛋白病，也是最早阐明发病机制的分子病。

镰状细胞贫血是因为单一碱基突变，导致β珠蛋白N末端第6位的谷氨酸被缬氨酸取代，从而使正常血红蛋白变为镰形血红蛋白。镰状红细胞能提高血黏度，阻碍微循环，导致局部组织缺氧，甚至坏死。同时，由于镰状红细胞的变形能力较弱，不易在狭窄的毛细血管中变形，容易发生挤压破裂，造成溶血性贫血。纯合子患者往往出现骨骼、关节或腹部剧烈疼痛的症状，有溶血、黄疸、贫血等症状。镰状细胞贫血目前没有特效治疗手段，主要靠输血维持，患者多在成年前死亡。

由于镰状细胞贫血的预后情况较差，目前还没有有效的治疗方法，所以必须重视预防并倡导优生。检出携带者、避免携带者结婚是杜绝患儿出生的关键。若父母均系镰状细胞贫血携带者，可通过产前检查孕妇羊水层细胞核内酶，并分析DNA碎片来确定胎儿是否患病，若提示胎儿是该病患者，应采取必要措施，以防患儿出生。

（四）苯丙酮尿症

苯丙酮尿症为常染色体隐性遗传疾病，是一种常见的氨基酸代谢病，因苯丙氨酸代谢过程中酶的缺陷，导致苯丙氨酸不能转化为酪氨酸，从而引起苯丙氨酸和酮酸的堆积，使得患者尿中含苯丙酮酸。在我国，这种疾病的平均发病率是1/16500，北方城市中发病率较南方城市高。

本病起因于苯丙氨酸羟化酶的缺失。患者出生时无任何症状，出生后3～4个月时出现发育迟缓，并呈进行性发展。其主要特点为智力低下，湿疹，精神神经症状，皮肤抓痕征，鼠尿气味，特殊步态、体态和坐姿，脑电图异常等。未经饮食治疗的患者中罕有智力正常者。若能在患儿出生后3周内做出明确诊断，则应立即断乳并使用低苯丙氨酸饮食治疗（如低动物蛋白、素食餐、特制奶粉等），可以减低智力损害，前述临床表现可不发生，患儿智力多数正常，脑电图也可恢复。饮食疗法的期限一般为8～10年。

如果苯丙酮尿症患儿的双亲都是致病基因携带者，则其孩子的发病风险为25%，子女为携带者的风险为50%，再发风险高，若无可靠诊断办法则不宜再生育。近亲结婚是本病发病率升高的主要原因。在苯丙酮尿症高发地区，可采取预防策略，进行携带者筛查（群体的或以家系为线索的），并实施首次妊娠产前诊断。

（五）半乳糖血症

半乳糖血症为常染色体隐性遗传疾病，是半乳糖增高导致的中毒性的临床代谢综合征。经典型半乳糖血症发生于半乳糖代谢的第2步，也就是1-磷酸-半乳糖尿苷转移酶不足，造成其前体1-磷酸-半乳糖的积累。本病患儿出生时正常，症状发生于哺乳之后。一般情况下，因乳汁中含有半乳糖，患儿可出现拒食、呕吐、腹泻、倦怠、失重、蛋白尿等，1周后可能发生肝损伤（肝大、腹水、黄疸），长期可出现白内障，如未采取相应措施，患儿在数月后可能会有智力障碍，最终死于肝衰竭或感染。

通过检测血液及尿液中的半乳糖含量，可以做出诊断；新生儿可用血滤纸法进行普查，一旦怀疑本病，应限制摄入含乳糖和半乳糖的乳类食品（如改用豆浆、米粉等），并补充维生素、脂肪等营养必需物质。

如果半乳糖血症患儿双亲都是致病基因携带者，其所生子女为携带者的风险为50%，再发风险为25%，再发风险高。如果没有可靠的诊断方法则不应该再生育。高危孕妇应限制饮食中含乳糖和半乳糖的含量，补充维生素和矿物质，最大程度降低对胎儿的危害。

（六）成骨不全

成骨不全又叫作“脆骨病”“先天性发育不全”“瓷娃娃”，是一种累及肌腱、骨骼、韧带、筋膜及牙齿的胶原蛋白病。男女发病率大致相同，为1/40000～1/20000。其中大部分患者为常染色体显性遗传，少数为常染色体隐性遗传，这是一种罕见的遗传性骨疾病。

成骨不全的病因不明，根据基因突变可分为4种类型，以Ⅰ、Ⅱ型最为普遍，都是常染色体显性遗传。Ⅰ型成骨不全又称“蓝色巩膜综合征”，症状包括骨质疏松、易骨折、骨脆伴随骨骼畸形，以及早期听力丧失、蓝色巩膜、牙本质发育不全等，预后较轻。Ⅱ型成骨不全又称“先天性致死性成骨不全”，多数为新发生突变而致病。患者在宫内可因骨质疏松而引起肋骨、四肢骨折，造成胸廓变形、四肢弯曲和缩短，多数在子宫内死亡，或在分娩后不久死亡。

一些手段有助于本疾病的早期发现，包括放射学、超声学检查、抽取羊水检查磷酸盐水平并进行羊水及绒毛的基因分析等。Ⅰ型成骨不全的患者若要生育后代，必须进行COLIA 1或COLIA 2基因连锁分析及超声检查等产前诊断；对于Ⅱ型成骨不全的患者，应该进行产前超声检查，如果检测到患胎，就应该立即终止妊娠。如果隐性遗传的患儿双亲都是致病基因携带者，其后代的再发风险高达25%，如果没有可靠的产前诊断方法，就不适合再生育。

（七）葡萄糖-6-磷酸脱氢酶缺乏症

葡萄糖-6-磷酸脱氢酶（Glucose-6-phosphate dehydrogenase，G-6-PD）缺乏症是一种最常见

的遗传性酶缺乏症，它是由调节G-6-PD的基因发生变异而引起的，是X连锁不完全显性遗传，也就是所谓的“蚕豆病”。我国四川、广东、福建、广西等地区发病率较高，广东约为8%，广西约为15.6%，为该病高发区。

G-6-PD缺乏症主要表现有蚕豆病、药物性溶血性贫血、感染性溶血性贫血和新生儿G-6-PD缺乏溶血症等。

1.蚕豆病

由蚕豆及其制品（酱油、豆瓣酱）或吸入蚕豆花粉等所致的溶血性贫血，常见于9岁以下儿童，主要表现为贫血、黄疸、血红蛋白尿（尿色呈酱油色、浓茶色或血色）。

2.药物、感染性溶血性贫血

由服用氧化性药物，如抗疟药、镇痛退热药、呋喃西林、磺胺类、维生素K等，或接触樟脑丸等，都是溶血性贫血的发病诱因；G-6-PD缺陷者的溶血性贫血是由病毒性肝炎、腮腺炎、流感、大叶性肺炎等病毒和细菌感染引起的。

3.新生儿G-6-PD缺乏溶血症

新生儿在出生2～4天后会出现黄疸，严重者会出现核黄疸。多与应用氧化性药物和接触樟脑丸有关，有的可无任何诱发因素。

G-6-PD缺陷者应避免接触诱发因素，如进食蚕豆、服用溶血性贫血药物、避免细菌或病毒感染等。G-6-PD缺乏症为X连锁不完全显性遗传。若患儿父母均非患者，可能由基因突变引起，再发风险小。若母亲为患者，子女的患病风险达50%，再发风险高，不利于优生。若父亲为患者，女儿患病风险为100%，而儿子则正常。G-6-PD缺乏并不是产前诊断的唯一指标，有些患者在没有诱发因素的时候和正常人没有区别，但一旦发病，即是很严重的遗传性疾病，所以临床上要根据具体情况具体分析。其核心是开展筛查，让患者了解自身携带的致病基因，在结婚后能准确地预测胎儿的患病风险，并做好预防措施。

（八）假肥大型进行性肌营养不良

假肥大型进行性肌营养不良是一种典型的进行性肌营养不良症，为X连锁隐性遗传，多见于男性，而女性通常是致病基因的携带者。

假肥大型进行性肌营养不良是由于编码抗肌萎缩蛋白的基因突变导致，临床表现以进行性肌萎缩为主，预后较差。所有患儿出生时的活动都正常，但从1岁开始，就有了站不稳和走路困难的问题。患儿行动迟缓，容易摔倒，步态不稳，为特有的“鸭步”，两侧腓肠肌逐渐出现假性肥大，最后腱反射减弱或消失。本病病变呈进行性加重，一般患儿在10岁时就无法走路，严重者甚至最终卧床不起，目前对该病尚无特效治疗方法。

假肥大型进行性肌营养不良女性携带者，有50%的概率产下男患儿。已证实为携带者的女性，妊娠后需做产前基因诊断，如为男性患胎，建议终止妊娠；如胎儿为女性携带者，医生应对孕妇及其亲属告知其预后状况。临床实践中新发生突变多见，对散发病例再次妊娠应通过家系调查、血清磷酸肌酸激酶测定、DNA分析进行产前诊断，确诊后建议终止妊娠；已生育过患儿的夫妇，如无可靠的产前诊断办法，则不宜再生育。

（九）血友病

血友病是一种具有遗传性凝血功能障碍的出血性疾病，主要表现为活性凝血酶生成障碍，凝血时间延长，创伤后有出血可能，在没有外伤的情况下，也会出现自发性出血等。血友病主要有血友病A（血友病甲）、血友病B（血友病乙）和血友病C（血友病丙）。

血友病A是一种出血性疾病，主要病因是遗传性缺乏凝血因子Ⅷ。男性的发病率高达

1/6000，占血友病患者总数的85%，主要症状是轻度外伤后大出血不止，或者是反复的自发性大出血，出血的部位可以是身体的各个部位且反复发生，关节的大出血会引起关节的变形，深层次的肌肉出血会出现血肿，而颅内出血则会造成致命的后果。患者发病一般在学龄前。

血友病B是由于凝血因子Ⅸ遗传性缺乏或凝血功能降低而引起的出血性疾病，发病率一般为1/10000～1.5/100000。该病的出血量很小，有些患儿平日无大出血，只有在创伤或术后才会大出血。

血友病C是由于凝血因子Ⅺ不足所致的一种凝血障碍性疾病，其临床症状比血友病A、血友病B要轻。

血友病A和血友病B均属X连锁隐性遗传，病情较为严重，再发风险很高，男性为主要发病人群，女性多为携带者。携带者或患者可通过PGT或产前诊断进行疾病阻断。

第四节　多基因遗传病的遗传分析及遗传咨询

一、多基因遗传病概述

多基因遗传病受两对和两对以上致病基因影响，与遗传因素和环境因素密切相关，有基因累加效应。近几年，利用全基因组关联研究（GWAS），许多慢性疾病相关的差异基因被发现，这些基因位点在改善预测模型中的作用受到了广泛关注。个体的遗传位点解释疾病的变异很小，因此，有必要创造新的遗传参数，结合尽可能多的遗传位点的影响。这些新的参数旨在更好地区分易患疾病的个体和不会患上疾病的个体，通过GWAS数据开发的多基因风险评分系统，都需要临床验证它们对疾病的影响，有助于理解复杂疾病遗传性状的分子基础，从而改善疾病预防和治疗。实现这一目标的最佳方法是研究罕见变异，需要仔细筛选候选基因；仔细选择表型，通常是一个数量变量的极端个体或对具有相对高遗传性状的个体进行研究。

（一）多基因遗传病数量性状的遗传特征

多基因遗传（polygenic inheritance）即数量性状遗传，患者临床表型不受单基因决定，而是由多基因多位点共同作用的结果，因而表现出数量上的多样性，并且在种群中的分布具有连续性。多基因遗传尽管受多个基因控制其性状，但是每个基因对该性状的影响都很小，而且是累加的，所以这些基因称作“微效基因”（minor gene）。一般而言，微效基因之间没有显性隐性之分，但其具有多效性，即在某些数量遗传性状中起到微小且累积的作用，但也可以作为修饰基因对其他性状起作用，多基因遗传就是由许多对微效基因联合效应累积的结果。

（二）多基因遗传病易患性和发病阈值

携带致病基因个体，罹患某种复杂疾病的风险，叫作“易感性”（susceptibility），仅指个体的遗传基础。在群体中，多基因遗传病的发病受遗传因素和环境因素共同影响，决定某一个体患有该多基因遗传病的可能性的大小，称为“易患性”（liability），易患性的变化曲线呈正态分布。

多基因遗传病的易患性达到一定限度时，就会导致个体发病，这个限度称为“阈值”

(threshold)。一个群体对应某多基因遗传病的易患性均值距离阈值越近时，该遗传病在这一群体中的发病率越高；反之，则越低。多基因遗传病的再发风险与许多因素相关，见表29-1。

表29-1　影响多基因遗传病在群体中再发风险因素

因素	多基因遗传病在群体中再发风险因素
与一般群体发病率及亲属级别有关	在绝大部分多基因病中，其群体的发病率为0.1%～1%，遗传率为70%～80%，患者的一级亲属的发病率(f)近似于群体发病率的平方根，即$f=\sqrt{P}$，这就是Edward公式
与亲属中的患病人数有关	一个家庭中的患病人数越多，疾病的再发风险越高
与疾病的严重程度有关	一般来说，病情越严重的患者往往携带有更多的易患基因，那么，患者的亲属也会携带有较多的易患基因，导致该疾病的易患性更接近于阈值，使得再次生育时，疾病的再发风险升高
与发病率的性别差异有关	当某一疾病的发病率伴随有性别差异时，发病率较高的性别，其患者亲属再发风险低；发病率较低的性别，其患者亲属再发风险高，这即是Carter效应

注：Carter效应是指多基因遗传病在群体中受性别差异影响时，发病率低的性别，其发病阈值高，即需要更高的易患性才会发病，患者携带的易感基因越多，其亲属获得易感基因的概率也就越大；高发病率的性别所携带的易患基因少，因此，病人家属不太容易得到易感性的基因，从而降低了再发风险。

二、多基因遗传病遗传特点

多基因遗传病存在着家庭聚集现象，患者一级亲属的患病率高于群体发病率，随着亲缘系数的降低，患者的发病率随之下降，近亲婚配的发病率远高于群体发病率。

多基因遗传病具有多基因累加效应，多基因遗传病家族中携带的致病基因数量越多，患者的发病率越高，病情越严重，发病患者的人数也越多。

多基因遗传病受性别和种族的影响，由于基因频率的不同，同一疾病的发病率在性别和种族之间也有差异。以先天性幽门狭窄为例，男性的发病率是女性的5倍；而唇腭裂的发病率黑种人为0.04‰，白种人为1‰，黄种人为1.7‰。

多基因遗传病是由遗传和环境两方面共同作用的，遗传率较低表明其受遗传基因的影响较少而受环境因素的影响较大，受遗传因素影响大而受环境影响小的疾病在子代中的发病率高。

三、常见多基因遗传病的遗传分析

（一）糖尿病

糖尿病（DM）是一种复杂的疾病，其特点是由免疫、环境、饮食和遗传因素共同引起的高血糖疾病。糖尿病可分为四种类型：1型糖尿病（type 1 diabetes mellitus，T1DM）、2型糖尿病（type 2 diabetes mellitus，T2DM）、妊娠期糖尿病（gestational diabetes mellitus，GDM）和其他特殊类型的糖尿病（OSDM），其临床特点见表29-2。

2型糖尿病是一种常见和严重的慢性疾病，由遗传和环境以及其他风险因素（如肥胖和久坐不动的生活方式）之间复杂的相互作用引起。2型糖尿病及其并发症是世界范围内的一个主要公共卫生问题，几乎影响到发达国家和发展中国家的所有人口，与糖尿病有关的发病率和死亡率都很高。2型糖尿病的发病率正在成倍增加，在发展中国家和发达国家的人群中发病率更高。糖尿病的多种风险因素、诊断延迟及微血管和大血管并发症的发生，严重威胁人类生命健康。针对目前由该疾病治疗失败和高昂治疗成本所引发的对于患者治疗的经济负担，有必要开发新的有效治疗策略和适当的预防措施来控制2型糖尿病。目前，由于人类遗传学的进步和全基因组关联方法的应用，已经发现了20多个与肥胖和2型糖尿病相关的基因位点。然而，迄今为止所发现的大多数基因位点均对该疾病发病率影响较小，这表明环境因素对该疾病发病率有较大的影响。

表29-2　四种类型糖尿病主要临床特征比较

临床特征	T1DM	T2DM	GDM	其他类型糖尿病
我国发病率	5%～10%	90%～95%	1%～5%	少见
发病年龄	青少年	>40	妊娠期妇女	任何年龄
主要病因	自身免疫性损伤	遗传+环境	妊娠期母体生理变化	根据病因分为八类
胰岛素分泌	无	有	有	β细胞功能的遗传缺陷可见
胰岛素抵抗	无	有	有	胰岛素作用的遗传缺陷可见
抗体（ICA、GAD、ICA521等）	阳性	阴性	阳性	罕见的免疫介导糖尿病可见
肥胖	少见	多见（BMI>25，占50%）	部分可见（孕前BMI>24）	少见
家族史	无	有	有	有
临床表现	“三多一少”症状明显	少数有“三多一少”症状	“三多一少”症状不明显，常表现为外阴瘙痒、假丝酵母菌反复感染、羊水过多或巨大儿等	临床表现多样，可伴有原发病症状
并发症	糖尿病酮症酸中毒	非酮症高渗性昏迷	流产、酮症、巨大儿、难产等	并发症表现多样
易感基因	HLA、CTLA-4、PTPN22、INS、IFIH1等	HDAC、SIRT2、TCF7L2、PARL、eNOS	SYNPR、CDH18、PTCIS等	DQA1*03-DQB1*0303及DQA1*03-DQB1*0401
单卵双生一致性	0.35～0.50	0.90	—	—
同胞再发风险	1%～6%	10%～15%	—	—

注：引自吕文山，董砚虎，钱荣立．糖尿病的诊断和分型[J]．中国糖尿病杂志，2000，8（1）：3.

大量的流行病学研究和随机对照试验表明，不健康的饮食习惯及生活方式所导致的肥胖是引发2型糖尿病的主要风险因素。基因和生活方式之间相互作用的研究表明，肥胖和2型糖尿病的遗传易感性是可以通过生活方式的调整来得到部分或完全控制的。故此，通过改变生活方式、饮食习惯和适度增加体育锻炼可较好地预防肥胖和2型糖尿病。目前，慢性疾病的健康管理也成为社区医疗的热点问题。

（二）先天性心脏病

先天性心脏缺陷（CHD）是新生儿最常见的先天性疾病，它们在临床上存在异质性，在严重程度、可治疗性和预后方面差异很大，其发病机制涉及遗传和环境因素。由于这是一种遗传异质性疾病，因此，阐明遗传受累基因仍然很困难。目前，已确定的主要遗传原因包括染色体畸变及染色体微缺失、微重复和点突变引起的复杂性疾病等。然而，还有更多的问题有待解决。冠心病遗传学研究的一个重要发现是，在心脏发育过程中，任何基因水平的改变，只要改变了所需基因的剂量，就会导致发育缺陷。通过传统的细胞遗传学、多重连接探针扩增技术（multiplex ligation-dependent probe amplification，MLPA）、一代测序和二代测序（next-generation sequencing，NGS）等遗传学技术，在高度保守的转录调控基因、信号分子和结构蛋白基因中发现了大量的遗传学改变，这些基因对正常的心脏发生、发育至关重要，已经确定了大量的遗传原因。近几十年来，由于产前、产后诊断以及心血管疾病的心脏和胸外科技术的显著发展，先天性心脏缺陷患者的生存率和生活质量有了显著提高。由于进入成年和生育年龄的患者数量不断增加，更好地了解先天性心脏缺陷的遗传学可能对患者的诊断、预后和生育指导至关重要。

（三）原发性高血压

原发性高血压（essential hypertension，EH）是指病因未明的体循环动脉收缩期和/或舒张期血压持续增高，当收缩压≥140 mmHg和/或舒张压≥90 mmHg，临床表现伴或不伴有多种心血管危险因素的综合征。血压升高初期，心脏处于代偿状态，通过增加心脏做功维持身体正常血供，如果血压仍未下降，心脏将进入失代偿状态期，进展为心力衰竭。由于其高患病率以及与冠心病、肾病、中风、外周血管疾病及相关疾病的相关性，在发展中国家和发达国家都是一个主要的公共卫生问题。原发性高血压（EH）是本病最常见的诊断，提示单原因病因尚未确定。然而，也发现了一些与EH相关的风险因素，如年龄、性别、人口统计学、环境、遗传和血管因素。近年来，分子生物学研究取得了进展，明确了孟德尔高血压疾病的分子基础。分子遗传学研究已经确定了导致人类孟德尔型高血压的几个基因突变。然而，在所有样本和所有人群中，通过连锁或关联分析发现，没有一个单一的基因变异与血压水平一致相关。此外，候选基因的一些多态性与血压的差异有关，最突出的候选者是肾素-血管紧张素-醛固酮系统的基因多态性。总之，EH可能是一种多基因疾病，由多个易感基因的遗传导致，涉及多种环境因素，这些决定因素使对普通人群血压变化的研究复杂化。

（四）神经退行性疾病

神经退行性疾病（neurodegenerative disease）包括阿尔茨海默病（Alzheimer disease，AD）、帕金森病（Parkinson's disease，PD）、肌萎缩性侧索硬化（amyotrophic lateral sclerosis，ALS）等。

阿尔茨海默病（AD）是指一种与年龄相关的特殊发病和认知功能衰退性疾病，并有特定的神经病理学。1906年，阿洛伊斯·阿尔茨海默（Alois Alzheimer）首次描述了他在1901年第一次遇到的一位病人。目前，阿尔茨海默病是美国最常见的神经退行性痴呆症，编码和存储新记忆能力的缺陷是该疾病最初阶段的特征，随后认知行为障碍会伴随其后半生。淀粉样前体蛋白（amyloid precursor protein，APP）裂解和APP片段淀粉样蛋白（A段）产生的变化以及过度磷酸化的tau蛋白聚集结合，导致突触强度降低、突触损失和神经变性。对症治疗在认知方面有所改善，但尚不能治愈。目前，研究发现与阿尔茨海默病风险相关的6个变异基因、APOE多基因风险评分评估和APOE分层显示，APOEε4携带者阿尔茨海默病发病的中位年龄相差4～5.5岁。现利用多途径、多靶点的治疗，对改善神经退行性疾病患者的症状起到了很好的作用。另一方面，对于神经退行性疾病做到早诊断、早治疗，减缓疾病进一步发展是重中之重。

（五）哮喘

哮喘和其他环境引起的慢性肺部疾病发病率逐年增高是一个重要的公共卫生问题。现在人们普遍认识到，这些疾病的病因涉及遗传背景和复杂的环境因素，这对制定预防和治疗肺病的新战略是一项重大挑战。人类基因组计划（Human Genome Project）和人类基因组单体型图（HapMap）计划的完成、基因分型技术的进步以及全基因组关联分析的潜力，导致哮喘和其他环境诱发的慢性肺部疾病的潜在易感基因数量迅速增加。遗传学研究主要使用两种方法，即定位基因位点的定位技术和识别与各种哮喘机制（如炎症介质）相关的基因和其多态性的研究。由于活性氧的形成是慢性肺部疾病炎症过程的一个主要方面，与解毒酶相关的基因畸变也可以解释为什么一些慢性肺部疾病患者似乎更有可能因环境损害而恶化。

四、多基因遗传病的遗传咨询

由于多基因病均为常见病、多发病，遗传咨询面临的问题一方面需要医生仔细询问家族史，根据多基因遗传病的遗传特点及以往亲属患病率，推算再生育子女的患病率，使患该疾病的家庭将疾病的发生风险降至最低。另一方面，多基因遗传病受环境因素的影响，也有一定的防治措施，因此，可以根据亲属发病情况及个体的患病率，对预测较易发病的人群作为重点防治的对象，通过改变生活方式及定期体检达到预防疾病发生的目的。

第五节　染色体病的遗传分析及遗传咨询

人类染色体共有46条23对，其中22对为常染色体，1对为性染色体。男性46，XY；女性46，XX。引起染色体数目和结构异常的疾病称为“染色体病”，染色体病数目异常由于涉及染色体的整条缺失和增加，在临床上往往累及多系统、多脏器，通常以综合征的形式表现出其严重的临床表型。染色体结构异常，特别是染色体平衡易位的患者，虽说其遗传物质没有改变，但在配子形成的过程中染色体错配，以致婚育中出现反复流产和胎停；若夫妻双方有平衡易位携带者，可进一步通过辅助生殖技术解决生育困难的问题。

一、常见染色体数目异常疾病

（一）三体综合征

1. Down综合征

Down综合征，即唐氏综合征（DS），又称为“21-三体综合征”，是最常见的染色体病。发病率不受种族及胎儿性别的影响，全球新生儿的发生率约为1/800～1/1000。唐氏综合征的发生率与母亲生育年龄有关，35岁以上的高龄孕妇，其生育DS患儿的概率远高于低龄孕妇，由于孕妇年龄越大，卵细胞承受有害物质的影响也就越多，这些因素都会导致卵细胞分裂过程中出现染色体不分离现象。DS发病率与父亲年龄也有关，环境污染及有害物质的接触均可造成精子老化及畸形精子比例增高，父亲年龄大于40岁，DS患儿的风险也会增加。

（1）Down综合征的表型特征

智力低下、生长发育迟缓、较宽的眼距、内眦赘皮、斜眼裂、颈部皮肤松弛、扁平的鼻梁、舌外伸、通贯掌、心脏血管畸形是DS患儿最常见的临床表型。此外，早发阿尔茨海默病、心脏缺陷和甲状腺功能异常、超重、肥胖、高胆固醇血症及维生素和矿物质缺乏等，都会影响患者智力发育、身材矮小、甲状腺功能紊乱等临床表型。

（2）Down综合征的遗传分型及发生机制

根据患者的核型组成不同，可将Down综合征分为3种遗传学类型，其核型及发生机制见表29-3。

表29-3 Down综合征的遗传学分型及发生机制

遗传类型	核型	发生机制
游离型	47,XX(XY),+21	游离型与父母核型无关，主要是由于生殖细胞或受精卵形成过程中，减数分裂21号染色体不分离所致。21号染色体发生不分离，在母方的比例约占95%，其余5%见于父方，且21号染色体不分离主要发生在第一次减数分裂中
易位型	46,XX(XY),-14,+t(14q;21q)	新增21号染色体并不独立存在，而是和D组或G组染色体发生罗伯逊易位，是染色体数目不变、核型发生改变的假二倍体
嵌合型	46,XX(XY)/47,XX(XY),+21	嵌合体的发生率与标准的三体型一样，随母亲年龄的增长而增加，是受精卵有丝分裂不分离所致。如果第一次卵裂时发生不分离，就会产生47,XX(XY),+21和45,XX(XY),-21两个细胞系，45,XX(XY),-21这种类型的细胞系很难存活，因此，导致嵌合体的不分离多半发生在以后的某次有丝分裂中，所以嵌合体内都有正常的细胞系。不分离发生的时间越晚，正常细胞系所占比例就越多，患者的临床症状就越轻

注：引自顾毅中，邱信芳.Down综合征的细胞与分子遗传学[J].国际遗传学杂志，1987(5):228-233.

（3）Down综合征的预防及遗传咨询

Down综合征是严重影响新生儿智力发育的染色体病，一个DS患儿全生命周期需要花费近40万元作为基本生活保障，还需要支付相当大的陪护费及教育费，给家庭和社会带来极大影响，也严重影响我国人口素质。通过卫生经济学评价，基于以上负担，为了预防DS患儿的出生，对于低龄孕妇可通过孕早期、孕中期血清学筛查及无创产前筛查（NIPT）技术筛出DS高风险孕妇，并对高风险孕妇进行产前诊断，明确诊断的怀有DS的患儿，可建议终止妊娠。对于年龄大于35岁的高龄孕妇、曾出生过一个DS患儿的家庭及父母双亲之一是D/G组、G/G组平衡易位携带者，建议其怀孕后直接进入产前诊断流程；对于母亲21号染色体同源罗氏异位者，建议受卵助孕，若父亲为21号染色体同源罗氏异位者，建议供精助孕。

2.18-三体综合征

18-三体综合征，存在一个额外的18号染色体，或完整，或部分三体18q。其发生率仅次于21-三体综合征，活产患病率估计为1/6000～1/8000。随着产妇年龄的增加，18-三体综合征的患病率也随之上升。如果一个家庭有一个18-三体综合征的孩子，再次生育的风险约为1%。目前，大多数18-三体综合征的病例都是产前诊断的，主要依据是母亲年龄的筛查、母亲血清标志物的筛查或超声异常的检测（如颈部半透明厚度增加、生长迟缓、脉络膜丛囊肿、手指重叠、先天性心脏缺陷等）。患儿伴有严重的唇腭裂、特殊的握拳姿势。最常见的畸形是心脏和肾脏异常，喂养困难，可能需要肠内营养，大约50%的18-三体综合征婴儿寿命超过1周，大约5%～10%的患儿寿命超过1岁。死亡的主要原因包括中枢性呼吸暂停、心脏畸形导致的心力衰竭、通气不足导致的呼吸功能不全、误吸或上呼吸道阻塞。18-三体综合征常见核型为：47，XX（XY），+18；46，XX（XY）/47，XX（XY），+18；46，XX（XY），dup（18）（q）。

3.13-三体综合征

1960年，帕塔（Patau）等发现13-三体综合征的患者多了一条D组染色体，故也称为“Patau综合征”。其后，在1966年，尤尼斯（Yunis）等用显带技术确定其增多的染色体为13号染色体，因而命名为“13-三体综合征”。

（1）临床特征

对于发生在1/10，000～1/20，000活产婴儿中的Patau综合征较21-三体综合征、18-三体综合征发病率低，女性多于男性，发病率与孕妇高龄有关。99%以上的胎儿自然流产，有45%的患儿在出生后1个月内死亡，有90%的患儿在6个月内死亡，整体生存期短，这与患儿高发严重先天性畸形增加了其死亡率有关。13-三体综合征婴儿的心脏并发症也会伴有其他并发症，如呼吸、神经、泌尿生殖、腹部、耳鼻喉和骨科并发症，这些并发症会影响他们的生活质量。

（2）核型与遗传学发病机制

根据患者的核型组成不同，可将13-三体综合征分为3种遗传学类型：47，XX（XY），+13；46，XX（XY），-14，+t（13q；14q）；46，XX（XY），-21，+t（13q；21q）。几种常见染色体三体综合征的临床特点见表29-4。

表29-4 几种常见染色体病的主要临床特征

发生部位	临床表现		
	21-三体综合征	18-三体综合征	13-三体综合征
神经系统	严重智力低下、肌张力低下	智力低下、肌张力亢进	严重智力低下、肌张力异常
头部	小头畸形、枕部扁平	头长、枕部凸出	小头畸形
颈部	颈短、颈蹼	颈短	
眼部	眼距宽、外眼角上斜、内眦赘皮	眼距宽、内眦赘皮、眼球小	虹膜缺损、偶有独眼或无眼畸形
耳部	耳廓小、位低	耳廓畸形、位低	耳廓畸形、位低
鼻部	鼻梁低平		
口部	张口伸舌、流涎	小口、小颌、唇裂/腭裂	唇裂/腭裂
心脏	先天性心脏病	先天性心脏病	先天性心脏病
腹部	胃肠畸形	肠息肉、腹股沟疝或脐疝	胃肠畸形
泌尿生殖系统	隐睾、无生育能力	肾畸形、隐睾	肾畸形、隐睾、双阴道、双角子宫
手	短而宽，第5指桡侧弯	特殊握拳状	多指、特殊握拳状
足	短而宽，第1、2趾间距宽	摇椅样足	多趾、足内翻
皮肤纹理	通贯手、atd角增大、第5指一条褶纹	通贯手、指弓形纹增多	通贯手、atd角增大、指弓

注：引自左伋，王培林，李晓雯，等.医学遗传学[M].4版.北京：人民卫生出版社，2004：180.

4.特纳综合征

特纳综合征（Turner syndrome）是临床最常见的性染色体疾病，占女性新生儿的1/5000。1938年，特纳（Turner）首次报道了这种综合征的临床表型，当时称该病为“幼稚型先天性颈蹼肘外翻综合征”，后来改称为“Turner综合征”。该病患者因1条X染色体的完全或部分缺失，导致患者身材矮小、青春期延迟、卵巢发育不良、高促性腺功能减退症、不孕、先天性心脏畸形、内分泌失调（如1型糖尿病和2型糖尿病）、骨质疏松和自身免疫性疾病等临床特征，患者诊断的平均年龄约为15岁。近年来，随着生长激素和雌激素的替代治疗，Turner综合征患者的生长发育得到了一定改善。

（1）遗传学发病机制

Turner综合征的发病机制是精子减抗分裂过程中性染色体不分离，由此产生的X染色体缺失的精子与正常卵子结合，则形成X单体受精卵，即45，X与常见的常染色体三体不同。Turner综合征的发生与孕妇年龄无关，与父亲精子减数分裂性染色体不分离有关。换言之，大多数Turner综合征唯一的X染色体来源于母方。除了45，X以外，与Turner综合征有关的其他核型还有46，X，i(Xq）等多种，Turner综合征核型种类及其发生频率见表29-5。

表29-5 Turner综合征核型种类及其频率

核型	频率(%)	核型	频率(%)
45,X	53	45,X/46,XX镶嵌体	15
46,X,i(Xq)	10	45,X/46,X,i(Xq)	8
46,XXq-或46,XXp-	6	45,X/其他镶嵌体	8

99%以上有X单体的患者会在28孕周前流产，然而，出生后Turner综合征的表现型却较轻，其原因尚不清楚。含Xq等臂染色体核型的病人具有典型的Turner综合征临床表现；含X短臂缺失的病人表现为矮小和先天性畸形，而含X长臂缺失的表型只有生殖腺功能不全。这说明了与Turner综合征关系密切的基因位于X短臂。之后的研究表明，Xp11.2-p22.1是Turner综合征的关键区域，并发现了有关的候选基因。

（2）临床表现

Turner综合征的典型临床表现是身材矮小、生殖腺发育不良（通常是条索状）、后发际低、颈蹼、胸平而宽、乳头间距增宽、心血管和肾脏畸形。出生时身材矮小、低体重；从出生到3岁，骨骼成熟迟缓；3～12岁，骨骼成熟基本正常，但身体生长速度减慢；12岁以后，生长速度减低，骨骼成熟也减慢。四肢骨骼所受的影响较躯干骨骼严重，最终身高只有1.4米左右。患者有体重增加、肥胖的倾向。卵巢发育不良是本病的临床特点，早期卵巢几乎正常却很快萎缩呈条索状；多数病人青春期的卵巢无卵泡，已失去正常功能；病人雄激素水平很低，促性腺激素水平增高，出现原发性闭经和不孕。约10%～20%的患者表现出自然的青春期发育；2%～5%的病人尚可以经历初潮和规律性月经，但仅持续数月或数年，早期绝经。据报道，有核型为45，X的患者经历过妊娠，但受孕后流产的危险性高。阴毛、外阴和乳腺等第二性征发育不良，严重程度则因人而异。此外，45，X/46，XY嵌合体的女性病人可能出现小阴茎、腹腔隐睾及尿道下裂等外生殖器两性畸形。

（3）临床及实验室诊断

根据身材矮小、颈蹼、胸平而宽、乳头间距增宽、卵巢发育不良、闭经、不孕和第二性征发育不良等临床症状，对本病进行临床诊断并不困难。超声可见水囊状淋巴管瘤和手足水肿，是产前超声诊断的重要依据。实验室诊断结果包括促性腺激素水平升高、外周血染色体核型分析为45，X即可确诊。荧光原位杂交（fluorescent in situ hybridization，FISH）和聚合酶链式反应（PCR）诊断方法可以对隐蔽的或低水平的45，X/46，XX嵌合体进行诊断。

（4）遗传咨询

除了一般染色体异常的常规遗传咨询外，应注意针对Turner综合征的特殊性进行咨询，这主要包括解决病人生育能力的问题。大多数患者对个子矮小、第二性征发育不良、生育力缺陷（除特殊病例外）特别敏感并经常为此感到痛苦，由于这类患者可长期存活，幼儿期、青春期生长激素及雌激素的临床应用，对改善其身高、性腺发育有一定的作用，早诊断显得尤为重要。因此，有目的地向病人解释疾病的特点并介绍有关专科进行早期治疗是遗传咨询的重点。

（二）克氏综合征

克氏综合征是人类男性不育最常见的遗传原因，但由于临床表现差异较大，以及目前学界对该综合征本身的专业认识不足，许多病例仍未确诊。早期发现和激素治疗可以大大提高患者生活质量并防止严重后果。睾酮替代可纠正雄激素缺乏的症状，但对不孕不育无积极作用。然而，现在的克氏综合征患者，包括非嵌合型者，不再认为是不可挽回的不育，因为胞浆内精子注射为生育提供了一个机会，即使在射精中没有精子，在大量无精子症患者中，可以从睾丸活检样本中提取精子，并实现怀孕和活产。克氏综合征患者精子发生性染色体多倍体和常染色体非整倍体的频率高于正常男性，因此，在某些情况下，染色体错误可能会遗传给患有这种综合征的男性的后代。受精程序的遗传影响，包括移植前或产前遗传评估，必须向患者及其伴侣解释清楚。

1.遗传学和发病机理

导致47，XXY染色体异常的遗传病理与其他染色体数目异常染色体病相同，由生殖细胞减数分裂染色体不分离导致性染色体二体生殖子（XY，XX）或三体生殖子（XXX或XXY）的发生，其中精、卵细胞减数分裂过程的染色体不分离突变基本各占一半，其中3/4的卵细胞减数分裂突变发生在细胞减数分裂Ⅰ期，并与孕妇高龄关系明显。导致XY生殖子生成的染色体不分离突变且只限于精细胞减数分裂Ⅰ期。主要核型为47，XXY，占80%～85%；其次为嵌合体46，XY/47，XXY（约占15%）；48，XXXY和49，XXXXY仅占少数。此外，还有48，XXYY变异型，其机制尚不清楚。

2.临床表现

新生儿期生长发育无明显异常，到5岁时生长速度开始加快，青春期身材细长，并以下肢为明显；大部分患者的智商较同龄对照组稍低，平均IQ为85～90，语言IQ低于动作IQ，因而特别需要阅读和拼写的照顾，亦有发展为幼稚、不安全感、害羞、判断能力差、难以和同伴相处等倾向；童年时，阴茎和睾丸相对小；青春期发育与正常年龄相符，但睾丸依然小；睾丸激素量不足，通常低于正常对照的一半；第二性征发育异常，胡须稀少，50%的青春期患者的乳腺过度发育呈女性样，无精或精子过少；由于促性腺激素的过度分泌，精小管呈玻璃样变性和纤维样变性；偶然会有乳腺癌的发生、糖尿病、甲状腺功能低下、性腺细胞瘤等。

3.临床诊断与实验室诊断

由于青春期前病人表现基本正常，以青春期早期血清雄激素会增高等临床特点为主，所以早期诊断困难。到15岁左右，血清雄激素量开始下降，FSH、LH和雌激素固醇浓度在青春期中期明显升高。出现第二性征发育异常，如小睾丸、乳房大、高大体形以及婚后不孕等临床症状后，应对该病高度怀疑，多数病人都因不孕求医而得到诊断，外周血染色体核型分析可以明确诊断。

4.遗传咨询

医生和家庭成员都应该关心和帮助病人以解除他们的心理障碍，使他们愿意接受治疗，建立改善自我形象的信心。雄激素治疗可以使体形男性化、增强性欲，但不能治疗已经闭锁的性细胞和已经增大的乳房。由于长期应用雄激素会引起前列腺肥大，患者从30岁起，应每年定期检查。产前诊断遗传咨询应告知孕妇，胎儿属男性，青春期前基本正常，青春期后会出现第二性征发育不良、不育等，激素治疗有助于纠正激素的不平衡，注意提供有关性发育的指导咨询。

5.超雄综合征

超雄综合征，也称“XYY综合征”（XYY syndrome），是一种常见的性染色体疾病，男新生儿的发病率为1/1000。由于患者体细胞比正常男性多一条Y染色体，故又称“超雄综合征”。该病1961年由桑德伯格（Sandburg）等首次报道，其表现型基本正常，没有特殊的临床指征，多数病人都未能在童年甚至成年得到诊断。

（1）遗传学和发病机理

与其他染色体数目异常不同，只有精细胞减数分裂Ⅱ期姐妹染色体单体发生不分离，生成YY染色体二体生殖子，才能导致XYY综合征的发生。突变与父母年龄无关，如果在卵裂过程中发生有丝分裂染色体迟滞，从而丢掉一条Y染色体，那么，就会形成核型为47，XYY/46，XY的嵌合体。XYY综合征在羊水产前诊断和新生儿中的发病率相似，都为1/1000，说明其从妊娠中期到后期均不易流产。除了47，XYY核型外，还有少见的48，XYYY和49，XYYYY变异型，其遗传病理可能是精原细胞有丝分裂过程发生染色体不分离，生成XYY精原细胞，然后在减数分裂过程发生Ⅱ期染色体不分离生成含YYYY生殖子，或发生Ⅱ期染色体迟滞生成YYY生殖子，最后与正常卵子受精分别生成49，XYYYY和48，XYYY合子。与其他的性染色体数目异常一样，XYY综合征的表型变化可能与Y染色体基因剂量效应有关。

（2）临床表现

典型的XYY综合征病人在儿童期的临床表现并不突出，成年后主要表现为身材高大、智力发育低和较强的对抗性格。出生时，身长与体重无明显异常；童年早期或中期则生长速度加快、骨骼增长明显，尤以颅顶、手、脚更为明显，体形高大、漏斗胸或鸡胸；青春期发育较同龄男性平均晚6个月，但此后发育正常。此外，该病患者印堂突出、牙齿长、耳朵长、面部不对称；青春期时易患严重结节囊性痤疮，偶尔亦见于新生儿。智力与个性方面，多数智力不低下，但较其同胞稍差；语言发育晚，约50%的病人有学习障碍；通常多动，易兴奋，性情较为暴躁，自控力差，易发生攻击行为，大多数病人第二性征和生育力正常。核型为48，XYYY和49，XYYYY的病人可能出现轻度多发躯干畸形，如眼距宽、低位耳、小颌、桡尺骨骨性连接等。IQ通常比XYY核型者低。

（3）遗传咨询

无特殊技术要求，但应注意对病人性格方面的指导，一般认为再发风险率不升高，大部分患者有生育能力。

二、常见微结构异常染色体病

迄今为止，拷贝数变异（CNVs）引起的染色体微缺失/微重复综合征已有300多种，约占因染色体畸变而导致出生缺陷的50%，大部分患者临床表型复杂多变，常常表现为全身发育迟缓、多发畸形和智力障碍等，造成家庭和社会严重的经济负担。

（一）22q11.2微缺失综合征

22q11.2微缺失综合征（22q11.2 deletion syndrome，22q11.2 DS）是由22q11.21～q11.23区域杂合性缺失或关键基因突变引起的复杂的多器官疾病，该病在新生儿中发病率约为1/4000～1/2000，在胎儿中发病率约为1/1000，是人类最常见的一种微缺失综合征。该综合征表型几乎涉及人体的各个部分，不同患者临床严重程度存在显著差异，表型和缺失片段大小无显著关联，常见的临床表型包括先天性心脏病（如圆锥动脉干畸形、法洛四联症、室间隔缺损和主动脉弓畸形等）、腭裂和特殊面容、胸腺发育不全（免疫缺陷）、甲状旁腺功能减退（低血钙），肾脏和/或骨骼异常也很常见，其他问题包括喂养困难、血小板减少、胃肠道疾病和听力障碍等，部分患者存在生长发育迟缓、语言障碍以及认知和精神异常（如学习困难、注意力缺陷、精神分裂症、抑郁和焦虑等）。

22q11.2区域富含多个低拷贝重复序列（low-copy repeats，LCRs），这些LCR 96%以上是相同的，使得该区域容易发生减数分裂错误。首先，90%的22q11.2 DS患者的缺失片段大小为3 Mb（源于LCR22A和LCR22D之间的非等位基因同源重组），包含46个编码蛋白的基因；其次是约占患者7%的1.5 Mb/2 Mb大小的缺失，是由LCR22A和LCR22B/LCR22C重组引起的；其他一些特异缺失或易位引起的缺失约占3%。TBX1是LCR22A-LCR22B区域的关键基因，该基因是进化过程中保守的转录因子T-box家族成员之一，胚胎发生过程中其表达受到精确的调控，小鼠TBX1的杂合功能缺失突变导致心血管异常、胸腺和甲状旁腺缺陷，与人类表型相似。此外，TBX1与大脑微血管发育有关，可能在认知和行为缺陷方面发挥了一定作用；除了TBX1基因外，其他基因如DGCR8、CRKL、SNAP29和COMT等也被发现与22q11.2 DS的临床表型相关。

22q11.2 DS的临床诊断需要根据心脏超声、胸部射线、实验室检测结果以及患者特殊面容等综合判断，分子遗传学检测是确诊的重要手段，常用的方法包括荧光原位杂交（fluorescent in situ hybridization，FISH）、多重连接探针扩增技术（MLPA）、染色体芯片分析（CMA）和数字变异测序（copy number variation sequencing，CNV-seq）等。约90%～95%的22q11.2缺失是新发事件，若父母一方涉及22q11.2染色体的平衡/非平衡易位，则其后代22q11.2 DS的发病风险会增加；对于有家族史或者已经生育过22q11.2 DS患儿的母亲来说，因其可能存在生殖细胞突变或者低比例嵌合，再次生育相同患儿的风险会增加，存在上述情况的孕妇应建议进行遗传咨询和产前诊断。此外，若产前超声发现胎儿患先天性心脏病和/或其他相关异常，尽管不能确定为22q11.2 DS高风险，但也应考虑有针对性的产前检测。目前，对于该病主要是对症和支持治疗，预后取决于临床表型的严重程度。

（二）1p36微缺失综合征

1p36微缺失综合征（1p36 deletion syndrome，OMIM#607872）是由1号染色体短臂末端杂合性缺失所致的先天性出生缺陷，在新生儿中的发生率约为1/5000，是人类最常见的染色体末端缺失。1p36区域包含的DNA片段长达30 Mb，不同患者缺失片段的大小、位置及涉及的基因不尽相同，其中约52%的患者为末端缺失，其余为间隙缺失（约占29%）、复杂重排（约占12%）和不平衡易位衍生的染色体（约占7%），这可能部分导致了该病临床表型的复杂多样。

1p36缺失综合征常见临床表型包括：①智力障碍、语言障碍、发育迟缓、癫痫、肌张力低下、行为异常和大脑结构异常。②特殊面容，典型面容表现为一字眉、眼睛深陷、上颌发育不良、宽鼻梁、尖下巴、长人中和外耳异常。③先天性心脏病。④视力/听力障碍，如远视、神经性耳聋等。⑤骨骼异常，如小头畸形、短足、短而弯曲的手指/脚趾等。⑥外生殖器异常和肾脏异常等。

1p36缺失综合征的临床表型被认为和1p36区域多个关键基因的单倍剂量不足相关，如MMP23B基因可能和患者囟门闭合晚有关，GABRD基因与神经发育异常、神经精神问题和癫痫发作相关，SKI基因可能与患者眼窝深陷和上颌发育不良相关，SKI、PRDM16、RERE、CASZ1、SPEN、PDPN、ECE1和HSPG2基因可能与先天性心脏病有关，KCNAB2基因被认为可能和患者严重癫痫发作相关，UBE4B基因可能和心脏及神经发育异常相关。

1p36微缺失综合征的临床诊断需要结合患者特征性临床表型及相关影像学检查等综合判断，分子遗传学检测是确诊的重要手段。大部分1p36微缺失综合征患者是新发缺失，其中约60%发生在母源染色体上，在这种情况下，尽管父母双方染色体正常，但再次生育时需进行产前诊断，因不能排除生殖细胞嵌合体的可能性；约7%的先证者1号衍生染色体来自父母平衡易位染色体的异常分离，因此，先证者父母需要进行核型分析或FISH检测以确认是否为平衡易位携带者，如果一方为平衡易位携带者，再次生育需要进行产前诊断，仅有1/9的概率为表型正常儿，此外，携带者家系其他成员也应进行同样检测，以排除1号染色体平衡易位。

（三）Prader-Willi综合征

Prader-Willi综合征（Prader-Willi syndrome，PWS，OMIM#176270）被认为是人类肥胖症最常见的遗传原因，发病率约为1/30000～1/10000，大部分为散发病例。该病由父源15q11.2-q13区域印记基因表达缺失引起，与PWS相关的区域长约6 Mb。

PWS发病的遗传学机制主要包括三种：Ⅰ型，父源15q11.2-q13区域微缺失，约占65%～75%；Ⅱ型，母源单亲二倍体（uniparental disomy，UPD），即2条15号染色体都来源于母亲，约占20%～30%，UPD已被证实与高龄产妇有关；Ⅲ型，印记中心（imprinting center，IC）缺陷，约占1%～3%，大多数印记缺陷（imprinting defects，ID）是由表观遗传因素引起的（尽管存在双亲等位基因，但只有母体的DNA是甲基化模式）。

PWS患者临床表型随年龄而变化，婴儿期主要表现为肌张力减退、吸吮力差、喂食困难和生长发育迟缓；儿童期开始贪食，导致过量进食和肥胖，可能引起阻塞性睡眠呼吸暂停、2型糖尿病和其他代谢综合征，随后有智力障碍（学习困难）、身材矮小、手足短小、性腺发育不全和行为异常等，且随着年龄增长显现出来。部分患者有骨质疏松、脊柱侧弯和/或后凸以及皮肤和毛发色素浅淡等表型。此外，PWS患者有着典型的面部特征，如窄前额、杏仁眼、三角嘴、上唇薄、口角下移等，60%～70%的患者伴有斜视。肥胖及其并发症是PWS患者死亡的主要原因。

PWS的临床诊断需要根据患者典型临床表型以及血糖、生长激素、性激素等实验室检测结果综合判断，分子遗传学检测是确诊和分类PWS的重要手段。DNA甲基化分析是唯一可同时针对常见三类PWS患者进行检测的技术，是临床首选检查，约99%的患者可通过DNA甲基化分析得到临床确诊，但该方法无法对PMS的遗传机制进行明确分类，需要采用FISH、CMA、MS-PCR/MS-MLPA、基因测序等技术进一步明确，有助于临床医生评估疾病进展以及制定个性化临床管理方案。PWS的分子遗传机制复杂多样，遗传咨询必须建立在明确遗传机制的基础上，PWS先证者同胞再发风险见表29-6。目前，除部分罕见病例外，大部分PWS患者不能生育，其后代遗传咨询应视具体情况而定，PWS暂无有效的治疗方法，主要是对症治疗。

表29-6　PWS先证者同胞再发风险

分型	占总体发病百分数	发病机制	同胞再发风险
Ⅰa	65%～75%	5-6Mb缺失	<1%
Ⅰb	<1%	染色体重排	可能高达50%
Ⅱa	20%～30%	母源UPD	<1%
Ⅱb	<1%	因母亲染色体相互易位或标记染色体所致母源UPD	可变范围，从1%～100%都有可能
Ⅲa	<0.5%	伴有印记中心（IC）缺失的印记缺陷（ID）	如父亲存在IC缺失，则高达50%
Ⅲb	2.5%	不伴有IC缺失的ID	<1%

注：引自邬玲仟，张学．医学遗传学[M]．北京：人民卫生出版社，2016：603.

（四）Angelman综合征

Angelman综合征（AS，OMIM#105830）是一种罕见的由位于母源15q11.2-q13区域中UBE3A基因功能丧失所致的神经发育障碍性疾病，发病率约为1/20000～1/12000，散发病例占大多数。在印记中心调控下，UBE3A基因在人体不同组织中表达不同，正常脑组织中，母源性UBE3A基因表达活跃，而父源性UBE3A基因被沉默。

AS发病的遗传学机制主要包括四种：Ⅰ型，母源15q11.2-q13区域微缺失，多数缺失片段大小为5～7 Mb，约占70%；Ⅱ型，父源单亲二倍体（UPD），即1对15号染色体均来自父系，无母系来源，约占2%～7%；Ⅲ型，印记中心缺陷，约占3%～5%，印记中心缺陷患者颅内无法表达UBE3A基因；Ⅳ型，母源UBE3A基因突变，约占10%。

AS患者临床特征根据其发生频率通常分为3类：①典型表现（100%）为严重的生长发育迟缓，运动或平衡障碍，通常表现为步态不稳或肢体震颤，行为异常，包括经常大笑/微笑，明显兴奋的动作，易激怒，常有手扑翼运动，多动，注意力只能短暂集中。②常见表现（>80%）为头围生长延迟（通常在2岁时表现为小头畸形），癫痫发作（通常3岁前出现），异常脑电图。③相关表现（<80%）为枕部扁平、枕沟，喜欢吐舌、经常流涎、吸吮/吞咽障碍，婴儿期喂养困难，口大、牙缝宽、过度咀嚼，与家人相比皮肤色素减退（仅见于缺失型患者），下肢腱反射亢进，行走时喜上肢抬起，热敏感性增加，睡眠紊乱等。AS患者通常在胎儿和新生儿期有正常的临床表型，典型症状通常在1岁后比较明显。缺失型AS患者比非缺失型临床表型更为严重，提示除UBE3A以外，其他基因的缺失亦会增加疾病的严重性，AS患者寿命一般接近正常人。

典型的临床特征是AS诊断的重要依据，分子遗传学检测是AS确诊和分类的重要手段，DNA甲基化检测可以检出约80%的AS患者，包括Ⅰ型、Ⅱ型和Ⅲ型，应作为首选检查。如果DNA甲基化检测结果出现异常，下一步应采用FISH、CMA、MLPA和qPCR等技术对AS的遗传机制进行明确分类；如果DNA甲基化检测结果无异常，下一步应对UBE3A进行测序。

在临床诊断为AS的患者中，可能有约10%的患者通过以上检查仍未能发现致病原因，此时需要考虑：①临床诊断有误。②可能存在不能检出的UBE3A调控区突变。③存在与UBE3A功能调控相关的基因或机制异常。先证者同胞的发病风险取决于导致AS患者以何种机制发病，因此，遗传咨询必须建立在明确遗传机制的基础上。目前，AS暂无有效的治疗方法，主要是对症治疗，但多个小分子/基因治疗药物正处于临床或临床前研发阶段，有望成为未来治疗该疾病的希望。

三、微缺失异常染色体病的遗传咨询

随着二代测序技术的发展，越来越多的微缺失综合征患者得以明确诊断，微缺失、微重复综合征根据染色体缺失/重复片段大小不同，受累的基因较多，影响到与胎儿生长发育相关的基因缺失，就会导致相关的脏器发育异常，因此，微缺失综合征患者多属于多器官、多系统受累，严重影响胎儿的生长发育及智力发育。对于新发突变，明确其致病性，需要一定的生物学功能验证，对于已知的致病突变，可以建议生育过微缺失综合征患儿的父母进行CNV的检测，预防再生育同种疾病患儿的风险。

（谢小冬、李娟、谢寒冰）

参考文献

[1] 欧阳雁玲. 多基因遗传病与染色体遗传病[J]. 中国计划生育学杂志，2015，23(1)：64-67.

[2] CROUCH D J M，BODMER W F. Polygenic inheritance，GWAS，polygenic risk scores，and the search for functional variants[J]. Proceedings of the National Academy of Sciences，2020，117(32)：18924-18933.

[3] 邬玲仟，张学. 医学遗传学[M]. 北京：人民卫生出版社，2016：28-41.

[4] CORDELL HEATHER J. Detecting gene-gene interactions that underlie human diseases[J]. Nature Reviews Genetics，2009，10(6)：392-404.

[5] 均波，徐永健，王辰. 内科学[M]. 9版. 北京：人民卫生出版社，2018：725-729.

[6] WU Y，DING Y，TANAKA Y，et al. Risk factors contributing to type 2 diabetes and recent ad-

vances in the treatment and prevention[J]. International Journal of Medical Sciences, 2014, 11(11): 1185.

[7] TEMELKOVA-KURKTSCHIEV T, STEFANOV T. Lifestyle and genetics in obesity and type 2 diabetes[J]. Experimental and Clinical Endocrinology & Diabetes, 2012, 120(01): 1-6.

[8] NAGY D, SZÉLL M. Congenitalis vitiumok genetikai heterogenitása és komplexitása[J]. Orvosi Hetilap, 2018, 159(17): 661-670.

[9] Singh M, Singh A K, Pandey P, et al. Molecular genetics of essential hypertension[J]. Clinical and Experimental Hypertension, 2016, 38(3): 268-277.

[10] CEREDA A, CAREY J C. The trisomy 18 syndrome[J]. Orphanet Journal of Rare Diseases, 2012, 7(1): 1-14.

[11] SATGÉ D, NISHI M, SIRVENT N, et al. A tumor profile in Patau syndrome (trisomy 13)[J]. American Journal of Medical Genetics Part A, 2017, 173(8): 2088-2096.

[12] GRAVHOLT C H, VIUFF M H, BRUN S, et al. Turner syndrome: mechanisms and management[J]. Nature Reviews Endocrinology, 2019, 15(10): 601-614.

[13] BARDSLEY M Z, KOWAL K, LEVY C, et al. 47, XYY syndrome: clinical phenotype and timing of ascertainment[J]. The Journal of Pediatrics, 2013, 163(4): 1085-1094.

[14] CIRILLO A, LIONCINO M, MARATEA A, et al. Clinical Manifestations of 22q11.2 Deletion Syndrome[J]. Heart Failure Clinics, 2022, 18(1): 155-164.

[15] 中华医学会医学遗传学分会遗传病临床实践指南撰写组，李川，谢波波，等. Prader-Willi综合征的临床实践指南[J]. 中华医学遗传学杂志, 2020, 37(03): 318-323.

第三十章 遗传技术在生殖健康管理中的应用

第一节　遗传学实验室技术发展史

导致人类遗传病的变异包含多种，可以是一个碱基变化引起的变异，也可以是整条染色体发生的异常，还可以是不同大小的染色体片段异常，针对这些变异的实验室检测技术也在不断地进步和发展。

1956年，人体细胞内有46条染色体被正式确认，基于此，人们发现了因染色体数目异常导致的唐氏综合征、特纳综合征和克氏综合征等疾病。1970年，染色体核型分析技术出现，但应用过程中发现部分染色体亚显微结构变异，因其太小而无法用核型分析检测，因此，1980年，染色体高分辨率分析技术的诞生，使得检测更为微小的染色体结构变异成为可能。随着技术的发展，染色体显带技术也有了多样化的分类，常规的有G显带、R显带和Q显带等。其中，最普遍使用的技术G显带，由帕杜（Pardue）等建立。

1986年，荧光原位杂交（FISH）应用于人体染色体分析，该技术使得染色体和DNA序列被直接联系起来。

1991年，首个以玻片为载体，以基因杂交测序为基础的微阵列的诞生，标志着生物芯片正式成为分析生物学检测的一种新技术。1995年，以玻璃为载体的首块基因微矩阵芯片的研发成功，代表着基因芯片测序技术正式应用及深入研究的时代到来。当前，基因芯片检测技术主要分为两类，即微阵列比较基因组杂交（array-comparative genomic hybridization，array-CGH，aCGH）和基因型杂交阵列，主要用于检测分析染色体拷贝数的变化。

1977年，由桑格（Sanger）等人提出的DNA双脱氧链末端终止测序法被称为“一代测序”。进入21世纪后，基因测序技术快速发展，之后又出现了二代测序技术，主要包括如焦磷酸测序法、半导体测序法、可逆终止末端测序技术等。因二代测序其本身存在的局限性，基于此，第三代测序（third-generation sequencing，TGS）技术也迎来了快速发展，实现了二代测序技术的升级，最具有代表性的是单分子测序（single-molecule sequencing，SMS）及纳米孔测序，都是未来基因测序发展的主要技术方向。

第二节　遗传学实验室技术

目前，遗传性疾病的发现已经超过6000种，其中绝大部分的遗传性疾病仍缺乏有效的治疗方法，遗传性疾病已经成为人类发展的严峻挑战。根据我国新生儿的出生缺陷统计，出生缺陷率已经达到5.6%，代表着我国每年有接近30万的新生儿出生诊断异常，80%拥有遗传背景。因此，预防遗传性疾病患儿出生、减少遗传疾病致病基因的出现频率已经刻不容缓。目前，预防和诊断遗传病的主要手段包括基因筛查、孕前携带者筛查、产前筛查、产前诊断等，这些项目主要依托于各种遗传学检测技术，自20世纪70年代以来诺贝尔奖得主桑格、穆利斯（Mullis）分别发明了链终止法（Sanger测序法）和PCR技术，即聚合酶链式反应，遗传学检测技术发展已经进入了一个全新的时代。遗传学实验室技术常规主要包括核型分析、荧光定量PCR、芯片分析技术、基因测序技术等。核型分析技术目前已经开发出多种荧光染料，可染色条带数量已经达到1000条以上，可用于染色体数目异常对的检测，如常见的21、18、13三体综合征；也可实现结构异常的检测，如平衡易位检测。

微阵列比较基因组杂交（aCGH）通过对待测样本和参考样本基因组DNA拷贝数的比较，来判断基因的缺失重复，常用于判断整个染色体组中遗传性疾病基因组DNA的缺失或重复，普遍运用于产前染色体异常检测；基因测序技术通过直接识别个人基因组内的DNA序列并做相应的分析及遗传信息解读，具有通量高和检测精度高的特点，目前已广泛运用于遗传病的基因诊断、产前诊断等各个领域。随着遗传学检测技术和生物信息分析技术等的不断进步，我们对人类基因的认识已经越来越深入，这使得现代医学不断向精准医学发展，对更多的遗传性疾病进行诊断已经成为一种趋势，包括向肿瘤易感综合征的易感性分析、迟发性疾病的基因预测等。

一、核型分析技术

（一）染色体核型分析概述

染色体是染色质经过缠绕、折叠、包装的线状结构，是遗传物质的载体。染色体的基本结构包括着丝粒（centromere）、长臂（简写“q”）、短臂（简写“p”）和端粒（telomere）。每条染色体都有1个着丝粒，不同染色体具有不同的形态，其形态的不同与着丝粒在染色体上的位置有关，着丝粒也可作为锚点来定位特定基因在染色体上的具体位置。

一个细胞内的所有染色体构成的二维图像被称为“核型”（又称“染色体组型”，karyotype）。染色体核型分析是指通过显带技术对细胞分裂中期的所有染色体数目和形态进行观察和分析的一种方法。染色体核型分析可为细胞遗传学分类、物种间的亲缘关系分析等研究提供重要依据，也是辅助临床进行遗传学诊断的重要手段之一，被普遍认为是细胞遗传学诊断的“金标准”。

（二）染色体核型分析的技术原理

当细胞处于分裂中期时，其形态和数目最为清晰，便于识别，所以染色体核型分析使用秋水仙素处理细胞，使染色体形态和数目“固定”在分裂中期；接着对细胞进行低渗处理，使得染色体展开；最后，经过固定、染色步骤后，即可在光学显微镜下对染色体数目和形态进行观察和分析。

染色体显带核型分析在核型分析的基础上增加了染色体显带技术处理，能够显示出一定数量的、明暗相间的带纹。在同样的显带处理方式下，每条染色体的带纹具有特异性。同一条染色体在不同的显带技术处理下也会产生不同的带纹。目前，被应用最广泛的是G显带方法，该方法产生的带为G带，见图30-1。该方法将吉姆萨（Giemsa）染料作为染剂，在染色体上产生明暗交替的横纹。由于G显带方法操作相对简便，显示的染色体带纹清晰，普通显微镜下便于分辨，并且标本可长期保存，因此，该技术被广泛应用。

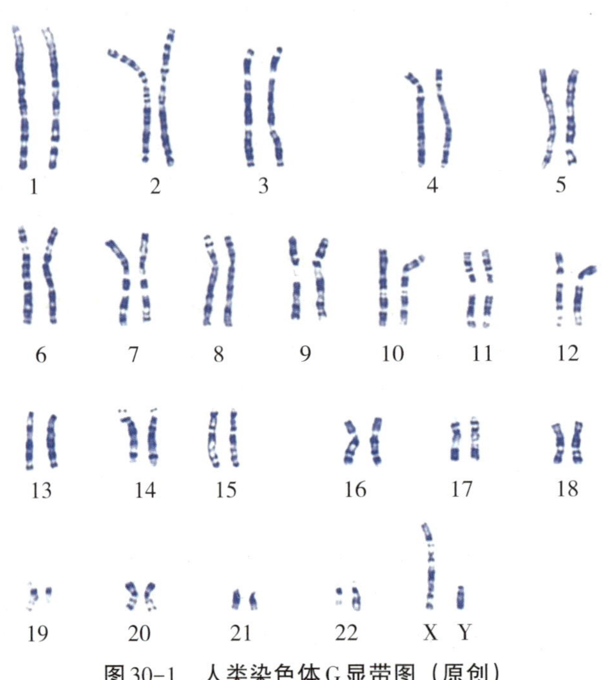

图30-1 人类染色体G显带图（原创）

（三）染色体核型分析的应用及局限性

染色体核型分析可以对大部分的染色体数目或结构异常进行提示。

核型分析的分辨率取决于显带技术在单倍体（配子包含的全套染色体组，即22条常染色体+X/Y染色体）上所显现的条带数目。目前，常见的显带数目包括300条带、400条带、550条带、700条带和850条带。在实际应用中，300～400条带称为“低分辨率核型”，最大分辨率为5～10 Mb；550～850条带称为“高分辨率核型”，最大分辨率为3 Mb左右。

显带技术可清晰识别5～10 Mb以上的染色体缺失、重复、倒位、易位及插入等异常，所以染色体核型分析是检查先天性畸形、全面发育迟缓、血液肿瘤等疾病的重要诊断方法；临床中也通过羊水核型分析技术对胎儿的染色体数目和结构异常进行诊断。同时，核型分析在生殖医学方面有着重要作用：临床上常对不孕不育或复发性流产的患者进行核型分析来筛查遗传学病因；临床上多种样本类型均可采用核型分析的技术进行分析，如外周血淋巴细胞、羊水细胞、妊娠早期绒毛细胞、胸腔积液、腹水、骨髓细胞等。

尽管G显带分析技术高度可靠，但该技术需要对细胞进行培养，耗时较长，且存在一定的失败风险，同时对检验人员的技术要求较高，最高的分辨率只能达到3～5 Mb，无法精确识别染色体的细微变异，因此，开发出能检测更细微的变异技术至关重要。

二、荧光定量PCR技术介绍

聚合酶链式反应（PCR）能够扩增特定的核酸片段，是分子实验室目前应用最为广泛的一种

DNA检测技术，可以选择性地将特定的单个DNA分子迅速扩增几百万个拷贝。

随着分子检测技术的发展，为了能够准确对扩增产物进行定量，1992年，伊古奇（Higuchi）提出监测PCR过程的设想，他设想在PCR反应过程加入可发光的物质，对PCR产物变化进行监控。溴化乙啶（ethidium bromide，EB）是一种常见的能够实现对DNA进行标记的荧光染料，EB分子可嵌入DNA双链的碱基之间，其对DNA分子的碱基顺序无选择性，但对于单链DNA分子的亲和力相对较小。因此，若在PCR反应退火或延伸阶段加入EB染料，通过测定荧光强度变化即可推测PCR在循环复制过程中产物的变化。

1995年，美国珀金埃尔默（Perkin Elmer）公司基于伊古奇的设想，研发出了荧光定量PCR检测技术，该技术利用TaqMan探针，真正实现了对PCR反应过程的实时监控，该技术最大的特点为具有高的特异性和灵敏度。

1996年，美国应用生物系统（Applied Biosystems）公司研发出另外一种荧光定量PCR技术，该技术通过利用荧光染料实现了对PCR产物的实时监测，在此基础上，能够进一步对PCR产物进行定量。与普通PCR相比，实时荧光定量PCR（Real-time qPCR）具有高灵敏度、能同时实现准确定量、极好的重复性等特点，具有划时代意义。

（一）荧光定量PCR技术原理

Real-time qPCR包括探针法和染料法，二者主要区别为荧光染料的发光原理不同。

1.探针法技术原理

探针法主要根据寡核苷酸探针与PCR产物结合后，对释放出的荧光进行检测，以TaqMan探针应用最为广泛。该方法核心技术为特异性寡核苷酸荧光探针，该探针两头分别标记了荧光基团和淬灭荧光基团。主要作用原理为：扩增启动前，荧光探针与任意DNA单链分子结合；PCR扩增程序启动后，探针一端的荧光基团会被酶切掉，从而使得荧光基团和淬灭荧光基团分开，通过紫外光对荧光基团的照射，即可发出光信号；荧光监测系统接收到荧光信号后进行实时记录，即每一个荧光分子的形成均代表1条DNA链的扩增完成，通过对荧光信号累积强度的检测即可判断PCR产物量。

2.染料法技术原理

染料法以SYBR Green I为主要代表，主要利用能够同双链DNA结合的荧光素与PCR产物结合释放的荧光信号进行定量检测。SYBR Green I能与双链DNA结合并发出荧光，随着PCR的扩增，荧光检测系统检测的荧光信号增强，根据荧光信号的增加可实时检测PCR产物的量。

3.荧光实时定量PCR技术特点及主要应用

荧光实时定量PCR发展至今已有几十年，与常规PCR技术相比，其具有快速有效、定量准确、实时监测等优点，已被广泛应用于分子基础研究、作物育种、检验检疫、医学诊断等相关领域。在遗传学实验室中，由于荧光实时定量PCR可准确检测靶向基因或目标序列的拷贝数，因此，在临床分子诊断方面应用广泛。针对染色体异常分析，荧光实时定量PCR技术可用于快速检测13、18、21三体综合征。在单基因病的诊断中，荧光实时定量PCR技术主要用于鉴定常见大片段缺失/重复的单基因遗传病类型，如杜氏进行性肌营养不良、脊髓性肌萎缩症、囊性纤维化等遗传病。

三、芯片分析技术介绍

染色体芯片分析（CMA）能够实现全基因组范围的微缺失、微重复等基因组不平衡性的拷贝数变异（CNV）检测，目前已作为临床一项常规的遗传学诊断技术，使用非常广泛，检测优势巨大。

（一）array-CGH

array-CGH（aCGH）又称为“基于芯片的比较基因组杂交”，该技术是在CGH（comparative genomic hybridization）技术上发展起来的。

1.array-CGH技术原理

array-CGH技术原理采用红色（Cy5荧光素）和绿色（Cy3荧光素）两种不同的荧光染料分别将待测DNA与对照组DNA进行标记之后并将其进行等量混合，将混合好的DNA样本再与芯片上已经设计好的全基因组的探针进行竞争性的杂交。杂交后的芯片通过芯片扫描设备进行扫描，再将得到的荧光信号进行数字化处理，最后利用专业的分析软件加以处理，通过对每个点红光和绿光的强度比较，就可以准确检测染色体拷贝数（CNV）的变化。若待测样本拷贝数出现了复制，则红色荧光信号会过强；若待测样本拷贝数出现了缺失，则红色荧光信号会过弱；若待测样本拷贝数未出现异常，则红色荧光信号与绿色荧光信号会均等。

2.array-CGH技术特点及应用

相较于FISH、荧光定量PCR等技术，array-CGH可以做到对整个基因组同时进行检测。但是探针大小、数量以及分布都会影响array-CGH的分辨率。理论上，array-CGH能覆盖任何基因片段。由于array-CGH是待测样本与对照样本之间拷贝数的比较，因此，较难实现对于整倍体变化的检测。该技术在分辨率、自动化程度以及报告周期上与传统染色体核型相比较具有更好的优势，并可弥补核型分析的不足。由于array-CGH同时兼具非常好的准确度和分辨率，使其在许多先天性疾病诊断中得到很好的应用，该技术目前已有广泛的临床应用。

（二）SNP array

SNP即“单核苷酸多态”，广泛分布于人类基因组中，基因组上的密度达到了约每500～1000个碱基对中就存在1个SNP，大约有300多万的SNP位点存在于基因组中。SNP属于一种二态标记，由单个碱基的转换、颠换、插入、缺失所引起。由于SNP覆盖人类整个基因组，因此，SNP不仅存在于编码区，也存在于非编码区和基因间区。

1.SNP array技术原理

SNP array通过荧光染料将待测样本进行标记，再将其与芯片上的探针进行杂交，杂交完成后，通过芯片扫描仪对每个探针上的荧光强度进行测量，计算每个基因座和该基因座处每个等位基因的荧光强度。通过不同样本信号强度之间的比较，就可以得到每个位点的拷贝数。

2.SNP array技术特点及应用

SNP array可以检测所有染色体的非平衡异常，在不需要细胞培养和少量DNA样本的情况下就能迅速检出拷贝数的异常，并能对CNV进行定位。与传统的核型分析技术相比，SNP array具有更高的分辨率，可以检测Kb级别以上的染色体失衡。不仅能够检出CNV，对于单亲二倍体及三倍体等也能做到很好检出，SNP作为新一代的遗传标记目前已广泛应用于临床多个检测领域。

四、基因测序技术介绍

（一）一代测序

1975年的桑格（Sanger）和考尔森（Carlson）以及1977年的马克西姆（Maxim）和吉尔伯特（Gilbert）分别发明了链终止法和化学法（链降解）的一代测序技术，之后桑格通过链终止法的技术完整地将第一个噬菌体phiX-174的基因组序列进行了测定，标志着基因组学时代的到来。2001年，人类基因组计划图谱的绘制采用Sanger测序技术并得以圆满完成。

1. 一代测序技术原理

Sanger测序法是基于在DNA合成过程中所需的原料为dNTP，而ddNTP与dNTP结构基本相同，区别在于ddNTP的2'和3'端都不含羟基，通过在体系中加入ddNTP导致DNA合成过程无法形成磷酸二酯键而随机终止，再将合成的终止产物利用琼脂糖凝胶电泳和放射自显影后，根据电泳带的位置和大小进行碱基的转换和识别。

2. 一代测序技术的优势和局限性

一代测序技术的出现使人类获得了窥探生命本质的能力，推动了测序技术的快速发展，在此之后陆续出现了二代测序、三代测序等技术。但相较于二代测序和三代测序而言，一代测序因其独有的测序原理和现有实验质控体系的完善和最高的测序准确性，目前仍是测序行业的"金标准"；同时，其测序结果直观可视，除可以分辨出碱基置换、颠换、缺失和插入四种变异形式外，还可进行DNA片段分析，针对个性化基因检测如单个位点验证等低通量的检测项目，具有明显的价格优势及单次检测设备运行时间短等特点。

一代测序单次反应只能得到一条序列，首先是测序通量低，当需要进行大量序列的检测时成本较高；其次是灵敏度低，对于较低突变频率的变异（20%以下），检测效果较差，Sanger测序最终结果以峰图形式呈现，主要用于检测纯合或杂合变异，对于检测样本中体细胞嵌合体、线粒体DNA等低丰度变异检测结果不理想。对于CNV等突变类型无法检测，对高GC区域和重复区域的检测结果不理想；另外，Sanger测序只能对特定基因进行检测，无法实现新致病基因的科研发现。

3. 一代测序的主要应用

一代测序的特点是准确度高，但通量较低，目前在临床中主要应用于如已知明确致病基因位点的检测，对二代测序技术检测出变异进行验证以及重测序，如对目的基因的PCR产物进行测序，同时可进行片段分析，包括微卫星不稳定MSI分析、基因座STR分析等，还可应用于微生物和真菌分类学鉴定等。

（二）二代测序

二代测序（NGS）是在PCR和基因芯片的基础上发展而来的DNA测序技术。标志着生命科学开始进入高通量测序时代的事件为2005年罗氏公司454测序平台的推出，在这之后，solexa公司被Illumina公司收购并推出自己的测序平台，大大降低了二代测序的价格。2015年，我国测序公司华大基因推出自己研发的首款测序仪，标志着测序平台的国产化制造，加速推动了高通量测序技术在生命科学各个研究领域的普及。

二代测序的主要过程是：将提取好的基因组DNA打断后连接上测序所需要的接头，然后将带有接头的DNA待测片段固定在测序芯片上，采用PCR进行信号放大，测序过程通过检测记录合成过程中释放的光信号或者离子信号，最终将该信号转换成碱基数据，得到数据后进行后续的生信分析等。

1. 二代测序技术原理

一代测序主要原理为合成终止反应，二代测序是在DNA复制过程中通过在碱基上进行特殊的标记或通过DNA合成过程中释放的信号来最终进行碱基的识别和转换，进而进行DNA序列的测定，现有主要的测序方法包括可逆末端终止测序法、半导体测序法、联合锚定探针聚合技术。

（1）可逆末端终止法测序原理

测序采用边合成边测序的方法，基于可逆末端终止的原理。将已经完成接头连接的DNA目的片段与芯片表面的特异性的oligo序列进行结合，经过桥式PCR扩增后会形成大量的同一DNA片段扩增形成的DNA簇（Cluster），利用四种带有不同荧光基团的碱基和边合成边测序的技术实现对待测模板碱基测定。

（2）半导体测序法原理

通过一片含有许多小孔的半导体芯片，当一个连接在磁珠上的待测DNA模板经过乳液PCR扩增后，磁珠上则带有同一DNA片段的扩增产物，之后将磁珠载入芯片的小孔中进行测序反应，按照一定顺序流经四种不同的碱基，当所加入的碱基与模板DNA互补配对时，那么，将会有H离子的释放，从而导致pH值的变化，该变化会被离子感应器所感应，通过对该变化的检测，最终实现碱基信息的转换。

（3）联合锚定探针聚合技术原理

联合锚定探针聚合技术（combinatorial Probe-Anchor synthesis，cPAS）是基于DNBSEQ测序技术，将完成接头连接的基因组DNA待测片段经过热变性形成DNA单链（single stranded DNA，SSDNA），通过将单链DNA片段的首尾进行连接形成单链环状DNA，以该环状DNA为扩增的模板，使用能够链置换的DNA聚合酶进行滚环扩增（rolling circle amplification，RCA），最终形成的扩增产物称为“DNA纳米球”。采用该扩增技术最大的优势在于，每次进行扩增的模板均为原始的DNA序列，避免扩增错误的累积，因此，可保证最高的扩增保真度。将制备好的DNA加载到芯片后即开始测序反应，使用联合锚定探针聚合技术（cPAS），通过测序引物锚定分子以及荧光探针在DNA纳米球上进行反应，再通过对光信号进行采集、读取和识别，从而将其转换为碱基序列信息，最终实现整个DNA序列的测定和组合。

2.二代测序技术的特点

二代测序目前已有非常广泛的应用，无论是临床领域还是科研领域，相较于一代测序技术，检测通量明显提升，测序成本也明显降低，现单条序列成本已非常低廉，适合大通量的检测；但因在实际检测过程中DNA聚合酶活性的下降，导致相同序列的DNA信号不一致，DNA测序的准确性下降，限制了二代测序的读长，该特点也是二代测序读长为几百bp的主要原因；同时，二代测序单次会产出大量的数据，相较于一代测序直观的检测结果，二代测序需要专业的生信分析人员和数据解读人员。

3.二代测序主要应用和适用范围

二代测序作为一种广泛使用的检测技术，目前在临床中主要应用于基因变异的检测。主要包括：靶向目标区域测序（panel），适用于panel内相关疾病的诊断，可检测单碱基变异、基因组结构变异等，不同panel的检测范围不同；全外显子组测序（whole exome sequencing，WES），适用于患者全身或多系统受累等情况下的检测，可实现所有基因的外显子区域的检测，多种变异类型均可检测，但对于基因大片段拷贝数变异、基因组结构变异、动态突变、复杂重组等特殊突变类型无法做到准确检测，同时对于基因调控区及深度内含子区无法检测；全基因组测序（WGS）可以将整个基因组进行检测，不仅能检测编码区，还能检测非编码区及调控区，可以检测单碱基变异，基因组内的插入/缺失以及一些结构变异等，但二代测序单次检测可获得大量信息，其中很多变异的功能在一定程度上未知，会对临床造成一定困惑；还可适用于线粒体DNA测序、转录组测序、宏基因组测序等多个领域。

（三）三代测序

高通量测序技术在产前筛查和辅助生殖领域起到了非常重要的作用，现阶段拷贝数变异检测（copy number variation sequencing，CNV-seq）、胚胎植入前遗传学测试（PGT）等多种基于二代检测的方法已在临床广泛应用。

随着基因测序的变革，第三代测序（TGS）/单分子测序（SMS）出现了，可以产生前所未有的质量基因组组装。此外，它还可以直接检测到DNA上的表观遗传修饰，并且在不需要组装的情况下进行全转录本测序，这也标志着测序技术的第三次革命。

近年来，三代测序在临床检测领域的应用也在不断拓展，对于二代测序的局限性做到了很好的弥补。三代纳米孔测序技术单分子、长读长的特性非常适合基因组结构变异的检测，是唯一能够同时对点突变和结构变异进行有效检测的技术平台。其中一流的生命科学技术公司Pacific Bioscience（PACB）和Oxford Nanopore Technologies（ONT）已独立建立起两种测序技术和平台。

1.三代测序技术原理

（1）Pacbio平台测序原理

Pacbio测序通过将一种称为"发夹适配器"的元件连接到目标双链DNA（dsDNA）分子的两端，从而形成一种封闭的单链圆形DNA，称为"SMRTbell"。

处理后的待测模板加载到芯片上，该芯片称为"SMRT"。待测分子扩散到一个称为"零模波导"（zero mode waveguide，ZMW）的测序单元中，通过在每个ZMW底部固定单个DNA聚合酶，利用它模板上的任一发夹适配器与DNA聚合酶结合并开始复制。将四种带有不同荧光标记的碱基添加到SMRT中，当碱基被聚合酶聚合上时，通过ZMW底部的光脉冲进入孔中来实现对每个碱基的识别。SMRT单元的所有ZMW中的复制过程由光脉冲的"电影"记录，并且对应于每个ZMW的脉冲可以解释为碱基序列，也称为"连续长读取"（continuous long read，CLR）。最新的平台Pacbio RS Ⅱ通常产生长度为0.5～4小时的测序过程。由于待测模板形成一个闭合圆圈，因此，当模板的一条链复制完成之后，可继续结合适配器的碱基对另一条链进行复制和检测。如果聚合酶的活性能够长时间保存，则可以实现在单个CLR中对两条链进行多次测序（称为"通过"）。通过对适配器序列的识别和剪切，可以将CLR拆分为多个读取（称为"子线程"）。单个ZMW中，多个子线程的共识序列生成具有更高精度的循环共识序列（circular consensus sequence，CCS）读取。

（2）Nanopore平台测序原理

Nanopore与以往测序技术有所不同，从光信号的检测变为电信号的测序。其主要原理是DNA序列中的不同碱基通过纳米孔时，会导致膜两侧的电流发生变化，通过不同碱基导致的电流信号的变化程度不同，最终借助机器学习方法将该电流信号转换为碱基序列。

2.三代测序主要特点

基于三代纳米孔测序技术的Nanopore测序平台的单分子、长读长的特性，非常适合基因组结构变异的检测，是唯一能够同时对点突变和结构变异进行有效检测的技术平台。再者，三代纳米孔测序还具备设备成本低、便携程度高、环境要求低、单个样本也可检测等特点。因此，在规模较小的临检实验室也能顺利开展相关检测。

SMRT测序平台具有敏感性强的优势，可以检测频率在0.1%的Minor Variants；在测序的过程中，一方面可以通过DNA聚合酶的动力学变化过程实现对DNA序列的直接检测，另一方面还能对碱基修饰情况进行检测，还可实现对二代测序难以检测的区域进行完美覆盖，如高GC含量区域、低GC含量区域等，保证检测序列的均匀覆盖。

3.三代测序在遗传学上的应用

三代测序目前已在临床中有较多的应用，通过三代测序也实现了对于特殊区域等的检测，如已有广泛研究的通过三代测序对于染色体平衡易位携带者的断裂点的检测，通过三代测序即可实现全基因组范围内平衡易位断裂点检测，并将断裂点定位至单碱基水平，并基于连锁SNP位点构建精准单体型，从而为后续的PGT检测提供精准靶点，帮助染色体平衡易位的夫妇获得核型正常的胎儿。三代纳米孔测序能够对几乎所有变异类型进行精确到单碱基精度的检测，因此，随着测序成本的不断下降，有望成为PGT检测的最佳平台。

NIPT是目前高通量测序技术在产前筛查领域最为广泛的应用，被称为“NIPT之父”的卢煜明教授早在2015年就对三代纳米孔技术进行了系统性评估，认为三代纳米孔测序平台具有开展NIPT检测的能力。此外，由于其单分子测序的特性，能够有效避免PCR偏好性带来的检测误差，从而能够获得更加精准的检测结果。

三代纳米孔测序平台可以有效检测样本中的CNV，根据三代测序的特点，可以有效避免PCR偏好性对CNV结果的干扰，加上其长读长的特点，也更容易捕获到CNV断点信息。因此，CNV-seq作为在产前领域的重要应用，通过合理地调整测序片段长度，可直接检测样本中的CNV，提高检测精准度。

不仅如此，对甲基化检测、SV检测具有独特优势，三代测序还能用于遗传病筛查、微生物、癌症等方向的工作。在未来，随着三代测序技术的发展和进步，相信在临床医疗中，尤其是在产前筛查和辅助生殖领域将解锁更多应用场景。

第三节　生殖健康中的应用

一、孕前筛查

（一）生育力评估

随着生育年龄的延长，以及二孩政策的全面实施和三胎政策的大力支持，高龄生育人群正在迅速增加，导致产妇自身及后代的风险相应增加。目前，一般高于35岁妊娠定义为高龄女性的参考标准，男性大于40岁亦被定义为高龄。除年龄因素外，有诸多因素可能造成女性卵巢功能障碍、男性精子质量下降，从而导致生育力功能损伤，增加不孕不育风险。

衡量女性医学生育力方法包括多种技术指标，如女性卵巢储备功能、子宫内膜容受性、全身因素等情况的综合评价，这些指标可以用来评估女性不孕、复发性流产及反复种植失败等。目前，卵巢性生育力低下是女性医学生育能力低下的重要原因，大致分为三个方面：

1.卵巢储备降低的评估

随着女性年龄的增加，卵巢储备也会不可逆降低，原始卵泡的数量和质量也会下降，这将造成更严重的不孕症和绝经问题。一般来说，女性卵巢储备评估指标包含：年龄、基础卵泡刺激素、雌二醇、抑制素B、抗苗勒管激素、窦卵泡计数、卵巢体积及卵巢基质血流等。

2.排卵功能障碍的评估

由于缺乏正常排卵机制，女性生育能力受到严重影响，而多囊卵巢综合征及卵巢储备功能减退则被认为是最经典的两种排卵功能障碍。

3.卵巢反应不良的评估

即使患者卵巢功能表现正常，亦有可能在辅助生殖技术促排卵过程中发现卵巢的不良反应，如卵巢低反应、空卵泡综合征及卵母细胞成熟障碍等。

结合考虑各种内分泌指标和超声检查结果，年龄和AMH是衡量女性医学生育力的两个关键指标。然而由于个体差异，女性医学生育力还会受基因、自然环境、生活方式和病情等诸多方面的限制，因此，必须全面考虑这些因素，以便更准确地评价女性医学生育力。

随着年龄的增大，男人的精子数量会显著减少，也会影响到前列腺和睾丸功能、生殖激素、精子参数、精子DNA完整性、端粒长度、染色体结构及表观遗传因素，性功能的变化也将对生育造成不良影响。根据最新统计，约30%的男性不育是由于染色体异常或基因变异，既包括因性染色体异常导致的不育（如Y染色体微缺失）等，也包括因常染色体异常引起的不育（如先天性输精管缺如）等。

总而言之，生育力损害受到诸多因素的限制，包括年龄、遗传、自然环境、生活方式等。因此，我们应该尽早进行医学生育评估和预测，制订合理的生育及生活规划并进行生育功能储备，以防止由于生育功能不可逆转而造成的损害，同时根据评估的结果选择适合的生育方式，如自然试孕、ART助孕、赠卵或放弃继续生育等。

（二）遗传病携带者筛查

临床实践证明，单基因遗传病携带者筛查是出生缺陷防控中重要的第一级防控措施。早在20世纪60年代，相关机构就针对特定种族或地域人群开展了携带者筛查，其中最著名的是针对希腊人开展的镰状细胞性贫血筛查，这为以后的携带者筛查奠定了基础。此外，后续几十年还开展了多项不同种族、不同疾病的携带者筛查，这些筛查措施有效减少了地区高发常染色体隐性遗传病的发生可能性。近年来，中国的遗传病携带者筛查已经不再仅限于某一种或某一类特殊疾病，比如遗传性耳聋、SMA、PKU、G6PD、地中海贫血等，而是更加广泛地涵盖了多种疾病，以满足当今社会的多样化需求。

2003年，人类基因组计划的完成也实现了更多的基因和疾病关系的明确，同样，检测技术的发展也为检测疾病的致病基因提供了新的方法，如Panel、全外显子测序，从而更好地揭示出致病基因的复杂性。根据千人基因组计划的数据，普通人群中每人携带了2～5种可能导致隐性遗传病的致病突变，这一发现为我们提供了重要的科学信息，也意味着筛查遗传病对于出生缺陷防控非常关键。由于高通量测序技术（NGS），又称“下一代测序技术”在医学领域的广泛应用，扩展性携带者筛查技术（expanded carrier screening，ECS）应运而生，可以同时筛查多种遗传病相关的致病基因，大大提高了筛查效率。通过对孕前或早孕期夫妇的遗传背景进行评估，可以更好地预测他们后代患遗传病的风险，从而达到优生优育的目的。

从2008年至今，国内外多个学术团体发布了多项关于ECS的临床应用指南和建议，为后续ECS的开展提供了重要的参考。国外在ECS方面的研究早于国内，随着检测技术的发展和社会民众的迫切需要，国内众多临床机构和第三方实验室也开始积极推进ECS的应用及针对中国孕前人群的研究，以期获得更好的效果。

目前，国内已有的关于孕前人群的携带者筛查研究，针对中国人群常见变异数据库已经积累了相关经验，但鉴于ECS在个人、社会、法制及伦理等诸多方面的影响，在实际推广应用中依然存在问题。民众普遍对单基因遗传病的认识不足，而国内专业的遗传咨询从业人员相对紧缺，国内也没有相关的指南或共识指导支持ECS的开展。因此，要实现ECS大幅度推广应用，需要加大对相关专业人员的遗传咨询能力培养，以期能够为民众在检测前后提供充分且专业的遗传咨询，从而达到提高优生优育水平、降低出生缺陷的目的。

二、不孕不育相关检测

（一）Y染色体微缺失重复检测

Y染色体是人体内最小的染色体，只包含70～200个左右的基因。与男性不育发生密切的区域称为“AZF区”，主要包括AZFa区、AZFb区和AZFc区。单纯AZFa区缺失仅占其中的5%左右，单纯AZFa区缺失变异是唯支持细胞综合征（sertoli cell only syndrome，SCOS）的常见病因，临床上多表现为无精症和小睾丸；出现AZFb区缺失的患者，其精子会发生阻滞现象，精细胞分裂到精母细胞阶段就不再分裂，从而出现无精症；在AZF微缺失类型中，AZFc区缺失不足最为典型，占到总缺失种类的80%左右，而单独的AZFc缺失患者精子表现出多种情况，有精子数目异常，也有少精症或无精症。有研究揭示，AZFc区域缺失的少精症患者，其精子总量会随年龄增长出现下降，最终可能进展成无精症，故对于此类患者应建议提前做好生育力保存。

1976年，蒂耶波洛（Tiepolo）等首次研究提出，Y染色体微缺失可导致男性出现不育的情况，并提出AZF的概念。1996年，沃格特（Vogt）在Yq11远端确定了AZF的具体区域。2013年，有研究者综合了专家们的意见，并结合了10年的临床实践经验，对Y染色体微缺失的实践操作指导进行了重大更新，以进一步规范临床应用，推荐使用STS-PCR检测。

近年来，随着检测技术的发展，从FISH到基于多重/单链STS-PCR，再到实时荧光定量PCR和染色体微阵列分析，对Y染色体微缺失的检测灵敏度和分辨率不断提高。近年来，高通量测序技术（NGS）迅猛发展，可以同时测定数百万条DNA片段序列，具有成本低、通量高和精度高等优势，现已逐渐应用于临床。NGS对Y染色体的全面测序可以得到AZF区域缺失情况和其他染色体异常情况，多项专家指南共识也对于Y染色体检测的策略和规范进行了指导，帮助其更加合理开展，推动了男性生殖相关基因检测临床规范性的提升。Y微缺失检测目前主要针对男性精子异常的患者，根据检测结果可以帮助患者制定合适的生育方案，避免不必要的治疗给患者带来的痛苦，实现精准治疗。

（二）不孕不育基因诊断

不孕不育已经成为危害人体身体健康的第三大病症，仅次于先天性心脏病和恶性肿瘤，其影响力日益加剧也成为全球性的社会问题。

导致不孕不育的病因繁多，常见的有感染原因、免疫原因、解剖原因、内分泌原因、遗传原因等。常见的遗传原因有染色体异常和基因变异，欧美相关指南共识对不孕不育进行染色体异常检测的阐述较为多见，如染色体核型分析与Y染色体微缺失检测等项目，而对于基因变异检测较少描述。随着科技的发展和研究的深入，越来越多的基因变异被检测出来，这些检测出的变异被明确与不孕不育有关。对于不孕不育进行基因变异检测也慢慢得到临床认可，近些年，国内关于男性不育方面的多篇指南共识均有提及对于男性不育患者应考虑进行基因检测，以指导后续生育。

当然，不孕不育基因检测的应用有着严格的使用场景和人群。2020年，沈晓婷和徐艳文两位联合发表了《遗传因素性不孕不育的诊疗流程》的文章，详细系统地介绍了遗传因素不孕不育检测适用对象、病史采集时遗传咨询要点、遗传因素检测技术选择等。

一般常规推荐以下人群进行不孕不育基因检测：①有异常孕产史。②男性严重少、弱、畸精子症或无精症。③不明原因的卵巢储备功能下降。④卵子成熟障碍、受精障碍或反复胚胎质量差。⑤复发性流产、反复种植失败或反复体外受精失败等。

常规优先进行染色体核型分析，对于核型分析正常的人群再建议行基因变异检测。一般可使用基于高通量测序技术的基因panel产品进行基因变异检测，但需注意不同产品对于相关基因的纳入问题，有条件的单位可使用全外显子测序产品进行不孕不育基因检测，以发现更多的可能导致不孕不育的基因变异。临床上，可根据基因检测结果给出药物治疗、辅助生殖以及供精供卵等不同的科学生育方案。

三、胚胎植入前遗传学检测

1990年，PGD技术第一个临床案例被报道：霍华德（Handyside）通过对植入前卵裂期胚胎进行活检，利用PCR技术对胚胎单细胞Y染色体重复片段进行扩增，继而筛选女性胚胎进行植入，成功避免了X连锁隐性遗传病胚胎的植入；1993年，杰蒙尼（Munne）团队利用FISH对植入前胚胎染色体数目进行检查，但仅能够检测5对染色体（18、13、21和X、Y）；19世纪90年代末，随着芯片技术和单细胞扩增技术的快速发展，以aCGH和aSNP为代表的芯片技术实现了胚胎全染色体的筛查；20世纪以来，高通量测序技术快速发展与普及，基于全基因组测序（WGS）的植入前胚胎检测也得到广泛应用，包括对胚胎进行非整倍体、单基因遗传病以及染色体易位携带状态的检测。

PGT至今已有30多年历史，遗传学检测技术与辅助生殖技术使得PGT的应用更加广泛。2017年，国际辅助生殖技术监控委员会将PGT分为三大类：胚胎植入前染色体非整倍体检测（PGT-A）、胚胎植入前单基因遗传病检测（PGT-M）和胚胎植入前染色体结构异常检测（PGT-SR）。目前，PGT可以用于检测单基因遗传病、染色体数目异常与结构异常、人类白细胞抗原（HLA）分型以及人类易感基因的阻断等。随着遗传学知识的普及以及基因检测技术的发展，越来越多的生殖医学中心开始重视三代试管婴儿技术在辅助生殖中的应用。据最新公布的数据，截至2022年12月31日，国内拥有PGD运行资质的医疗机构为93家。PGD最大的优越性在于可对植入前胚胎进行遗传学筛选，从妊娠的源头上实现优生，并能够提高妊娠率、降低流产率。

为了使PGT达到与常规基因检测同样高的质量水平，国内外生殖医学委员会等机构相继发布了PGT的实践指南应用。其中PGDIS于2004年发布了PGD技术指南，并于2008年根据ESHRE重新订正了合理的PGD操作流程及实验室质量保障，从而对PGD实验室质控标准和PGD的操作流程给出了指导性建议。2015年，加拿大妇产科学会（SOGC）发布了胚胎植入前遗传学检测指南，包括基因检测方向和染色体方向的检测，证明了PGD和PGS技术在临床当中的应用价值。在国内，2017年，中华医学会生殖医学分会发布了基于NGS技术的PGD/PGS技术规范。2018年，中国医师协会生殖医学分会发布了PGT实验室技术指南；同年，中国医师协会生殖医学分会发布了PGT技术专家共识；2021年，又发布了PGT-M技术专家共识，使得PGT的应用更加规范化、标准化。

（一）胚胎植入前染色体非整倍体检测（PGT-A）

传统试管婴儿的临床难点在于只能通过形态学观察胚胎好坏，无法从基因层面精准确认胚胎是否健康正常，而胚胎植入前染色体非整倍体检测技术可解决这一临床困境。PGT-A是指在利用ICSI技术受精后，胚胎需在体外培养到囊胚期，将胚胎的外滋养层选取5～6个细胞进行活检，随后对活检细胞进行PGT-A检测。选取检测结果为正常的胚胎移植到母体子宫内，从而提高妊娠率和降低流产率。

2019年，研究者李（Lee）团队在高龄孕妇中比对了PGT-A组和noPGT-A组的临床数据，结果发现，和未实施PGT-A助孕的人群相比，实施PGT-A助孕的人群植入成功率由原来的27.3%提升至56.1%，妊娠率由原来的49.2%提升至65.6%，活产率由原来的32.8%提升至54.1%，由此证明，试管婴儿进行PGT-A筛查具有显著的临床意义和价值，采用高通量测序技术的PGT-A能够检测全部23对染色体数目异常以及4 M及以上染色体片段缺失重复的情况。对于在辅助生殖门诊进行IVF助孕的患者，PGT-A技术将更有效地应用于女方高龄、反复流产、反复种植失败和男性严重畸形精子症的患者身上。

（二）胚胎植入前单基因遗传病检测（PGT-M）

该检测是针对单基因遗传病诊断明确的患者，对先证者及其家系进行单体型连锁分析，确定致病变异位点所在染色体，继而通过捕获致病基因上下游SNP信息来判断胚胎是否携带致病变异，最终挑选不携带该致病变异的胚胎进行植入，以阻断该遗传病的亲子代传递。从2005年至2020年，欧洲人类生殖与胚胎学会（ESHRE）前后共更新了PGT-M的实践指南3次。2015年，美国人类生殖研究所（Institute for Human Reproduction，IHR）对于人类白细胞抗原（HLA）配型的PGT-M指南正式提出；2021年，中国医师协会最新PGT-M专家共识认为要进行PGT-M检测，疾病的致病基因必须明确，并且需综合考虑疾病产生表型的严重程度以及需要进行PGT检测的家系本身的实际情况。

PGT-M适应证：

①单基因病。夫妻一方为单基因病患者或夫妻双方是同一单基因病的携带者，曾孕育或具有生育致畸、致残、致死的单基因病患儿高风险的夫妻，可以进行PGT-M。

②线粒体病。由细胞核基因突变导致的线粒体病，PGT检测策略同常规单基因病；由线粒体DNA（mtDNA）突变导致的线粒体病，因大多数突变具有异质性，所以在进行PGT检测前需要进行遗传咨询。

③HLA分型。已生育严重血液/肿瘤疾病、原发性免疫缺陷病、遗传性代谢病等疾病患儿的夫妻，在缺乏其他有效治疗方法的情况下，需要选择生育与患儿HLA配型相同的同胞，对患儿进行造血干细胞移植治疗。

④具有较高致病概率的遗传易感性严重疾病。夫妻双方或一方携带能导致严重疾病的具有高外显率、家族遗传倾向及较高致病概率的易感基因突变。如遗传性肿瘤当中的乳腺癌、卵巢癌具有明确的致病基因突变等。PGT-M能够防止出生缺陷，改变传统单基因遗传病对于产前诊断技术的依赖，降低胎儿携带致病基因需要人工引产的生育风险。

（三）胚胎植入前染色体结构异常检测（PGT-SR）

染色体结构异常主要包括相互易位、罗氏易位和倒位。相互易位、罗氏易位和倒位的结构异常均会产生高比例的不平衡配子，这也是临床上染色体平衡型结构异常的携带者夫妻出现反复流产及不孕不育的重要原因。2017年，塔科夫斯基（Talkowski）团队在《自然遗传学》（Nature Genetics）上的报告显示，平衡型结构异常（主要为相互易位、罗氏易位和倒位）的人群发生率为0.2%～0.5%。通过PGT-SR检测后易位患者的妊娠率能够达到45%～70%；通过PGT-SR检测，易位患者的妊娠率能够达到45%～70%。PGT-SR主要是用于区分染色体数目和结构是否正常，PGT-SR项目的应用技术为胚胎植入前单体型连锁分析（preimplantation genetic haplotyping，PGH），即利用全基因组SNP芯片或高通量测序法，通过对胚胎以及家系样本进行检测，获得染色体易位断裂点上下游的SNP信息，确定易位携带型胚胎的单体型，继而在剩余的整倍体胚胎中鉴别正常胚胎与平衡易位携带型胚胎，最终挑选正常胚胎进行植入，阻断染色体平衡易位的传递，能够解决部分平衡易位携带者的生育障碍，降低人群流产率。

四、产前诊断

（一）胎儿染色体非整倍无创筛查

胎儿染色体无创产前筛查（NIPT）是采用无创的方式，从孕妇的外周血中提取胎儿游离DNA，随后用高通量测序技术进行检测，将测序的结果结合生物信息学分析，进而观察胎儿染色体是否存在非整倍体（T21、T18、T13）风险的一种产前筛查方式。与传统血清学筛查相比，NIPT具有高灵敏度和高特异性的特点。2016年，国家卫健委发布了相应的指南规范，对NIPT的使用范围、实验过程、开展模式等进行了详细说明，规范了我国产前筛查NIPT的临床使用。美国NIPT的临床应用较国内稍早，美国妇产科学会（ACOG）曾分别于2015年和2020年发布相关指南，建议所有孕妇符合NIPT检测条件时均需进行NIPT检测，以获得较为准确的产前筛查染色体非整倍体评估风险。

在我国，实施NIPT检测有着明确的孕周和人群要求，常规推荐孕12～22周进行NIPT检测，主要适用人群分为四类：①血清学筛查显示胎儿常见染色体非整倍体风险值介于高风险切割值与1/1000的孕妇。②有介入性产前诊断禁忌证者（如先兆流产、发热、出血倾向、慢性病原体感染活动期、孕妇Rh阴性血型等）。③孕20周$^{+6}$以上，错过血清学筛查最佳时间，但要求评估21、18、13三体综合征风险者。此外，对于相关规范中的慎用人群，经过临床医生的遗传咨询和风险告知后，也可以进行NIPT的检测。

目前，NIPT已在全国范围内具有产前诊断或产前产筛资质的医院广泛开展，筛查有效性也得到开展医院的一致认同。但值得注意的是，NIPT检测的是孕妇血浆中的胎儿游离DNA，非直接检测胎儿样本，仍属于筛查技术，不能替代介入性诊断。因此，如若NIPT结果提示高风险，则需要进行针对性产前诊断，再依据产前诊断结果进行临床处置，不可因NIPT高风险的单一指标直接进行引产处理。

（二）羊水CNV

2012年相关报道显示，我国的出生缺陷率约为5.6%，常见的染色体异常具体包括染色体整倍体异常（如平衡易位、倒位等），以及染色体拷贝数变异（copy number variation，CNV）和染色体非整倍体异常等。在染色体检测技术中，核型分析技术是最早用于检测染色体异常的技术，也是产前进行检测染色体异常的“金标准”。虽是“金标准”，但核型分析的劣势在于：需要细胞培养，检测周期长；结果需要人工判断，可能存在人员误差；分辨率较低等。

研究表明，核型分析与超声均未发现异常的胎儿中，有1%的可能存在致病性或可能致病性的CNVs，这将引发胎儿异常。

目前，染色体微阵列分析（CMA）也常用于检测CNVs异常。但是，该技术存在嵌合体检测能力弱、探针固定，且成本偏高等问题，不利于在大多数产前诊断机构广泛应用。此外，由于CMA所使用的芯片探针的检测能力有限，因此，一些致病性CNV可能无法被检出。

基于NGS技术的基因组拷贝数变异检测（CNV-seq），近些年逐渐成为检测CNVs变异的常用手段。CNV-seq是通过对待测样本DNA进行NGS测序，通过生物信息学分析，得到受检样本的染色体异常情况。但是，目前常用的CNV-seq产品基本无法检测染色体纯合区域异常。2020年，国内相关专家共识指出，在产前诊断方面使用CNV-seq产品时，应注意针对需要进行染色体纯合区域异常的人群选择基因芯片技术产品进行检测，而可以检测染色体纯合区域异常的CNV-seq产品也将是未来的主要需求。

在产前诊断时，由于穿刺样本在取样时需用穿刺针穿过母体组织，所以穿刺绒毛、羊水或脐带血均可能存在一定程度的母源污染。在对穿刺样本进行染色体或基因变异检测时，应先使用STR技术或QPCR技术进行样本母源污染的鉴定，对于无污染或者低污染样本，再进行后续的遗传学检测，从而保证结果的可靠性。

目前，对于产前诊断胎儿穿刺样本的染色体异常检测，临床上通常采用核型分析和CNV-seq或基因芯片产品组合检测的方式，在检测内容上主要包括：染色体数目异常、≥100 kb染色体片段缺失或重复异常、5 Mb或10 Mb以上染色体纯合区域异常以及20%以上嵌合体异常等。有些医院为了进一步保障产前诊断的可靠性以及尽可能防止缺陷患儿的出生，对于大孕周（孕30周及以上）的产前诊断样本采取两个平台的CNV-seq产品或CMA产品结果对照的方式进行产前诊断。

（三）羊水WES

在孕期产检的超声检测中，有时会提示部分胎儿出现先天性结构异常。临床上，对于这样异常的情况，常建议进行产前诊断，通过对胎儿穿刺样本进行及时准确的技术诊断来预防出生缺陷的发生。CMA、核型分析、MLPA和CNV-seq等检测技术常用于结构异常胎儿穿刺样本的产前诊断。

近年来，全外显子组测序（WES）在临床遗传病检测上的应用广泛。同时，在癫痫、智力低下及语言功能落后等神经系统疾病诊断方面，WES已成为一线临床诊断方法。

2018年，国际产前诊断协会（International Society of Prenatal Diagnosis，ISPD）、母胎医学学会（Society for Maternal-Fetal Medicine，SMFM）和围产期质量基金会（Perinatal Quality Foundation，PQF）发布的关于使用全基因组测序（WGS）进行胎儿诊断的联合立场声明，和2020年美国医学遗传学学会（American College of Medical Genetics，ACMG）发布的对胎儿全外显子测序在产前诊断中应用的意见中，均建议：在胎儿超声异常，但核型及CMA正常的情况下可采用WES进行检测。2020年，国内相关团体也对WES在产前的应用达成共识：受检测技术和医学认知水平所限，目前WES在产前诊断中的应用仅限对超声或磁共振发现的胎儿结构畸形相关的遗传学病因筛查；强烈建议胎儿连同其父母同时进行WES检测，以减少假阳性结果。

常规WES的检测变异主要为点突变及20 bp以内的缺失重复变，随着技术发展，其检测内容也在不断扩充，目前已经可以补充检测线粒体基因变异、假基因以及较大片段缺失重复变异等。但由于WES技术本身的局限性，对于常规检测出的变异，一般要求对变异进行一代测序或荧光定量PCR技术的验证，才可将检测结果作为临床治疗的依据。

在临床实践中，许多单基因遗传病在胎儿宫内时期便会出现异常症状，且可被超声发现，在核型和染色体微阵列分析显示为正常时，使用WES多可发现6.2%～80.0%的致病变异，这些研究均显示了WES的强大检测效能。鉴于产前诊断的特殊性，目前有些临床应用时，逐渐将WES项目由常规外送模式转为医院本地化模式，一方面可进一步缩短报告周期，另一方面可减少外送带来的患者信息外泄风险。

五、新生儿筛查

（一）新生儿耳聋筛查

新生儿听力障碍包括感音和传音障碍，分为神经中枢功能障碍及器质性病变。临床上主要通过新生儿听力筛查（universal newborn hearing screening，UNHS）筛选患儿，但并不是所有新生儿都能通过初筛。对于没有通过初筛的患儿，需3月龄时进行复筛和听力学诊断，一般需要3～6个月的时间方可确诊。

造成耳聋的因素有很多，包括环境因素（主要包括年龄、噪声敏感及药物影响等）及遗传因素，约60%～70%的耳聋由遗传因素引起。在遗传性耳聋患者中，约70%为非综合性耳聋。耳聋的遗传致病基因多种多样，但绝大多数的耳聋为常染色体隐性遗传方式。常见致聋基因中包括GJB2和SLC26A4基因，均为常染色体隐性遗传，此类基因的突变者即使听力正常，后代中仍有25%为听力障碍儿童。线粒体12S rRNA A1555G突变和C1494T突变导致的药物性耳聋最为常见，线粒体遗传遵循母系遗传规律，可由母系遗传给下一代。

随着耳聋基因检测项目的不断发展，发现其具有不可替代性，很多地区都将其加入新生儿常规筛查及婚前/孕前检测项目。随着人类基因组研究和分子生物学技术的发展，耳聋基因的筛查方法也一直在发展。近年来，高通量测序技术发展迅速，在临床上使用越来越广泛。目前，以高通量为特点的第二代测序技术也已得到广泛的应用并逐渐发展成熟，随着检测方法的不断更新和完善，基因检测的漏诊率及误诊率明显降低，同时可筛查的人群范围也越来越广泛。

随着我国临床耳聋基因诊断技术的发展及诊断水平的提升，高通量测序越来越普遍地应用于临床检测中。目前，已发现400余个综合征或非综合征性耳聋基因，但仍有大量的遗传性耳聋致病基因尚未明确，在这方面，高通量测序技术具有广阔的应用前景。

（二）常见遗传病筛查

新生儿遗传病筛查（newborn screening，NBS）主要包括细菌抑制法、荧光免疫法、串联质谱法等，可在患儿出生后数天至数十天内得到诊断及治疗，帮助降低新生儿因遗传病导致的死亡、致残风险或减轻残疾的程度。但这些技术均属于生化指标检测，有其自身检测的局限性，如部分疾病筛查假阴性率高、易出现假阳性结果等。

近几年来，新生儿遗传病筛查上有广泛的应用并已产生丰富的研究成果。英国坎彭（Campen）等人设计了一个包含HBB、PAH、TSHR、ACADM、CFTR等基因的基因包，用于五种遗传病的筛查，结果显示检测效果优异（灵敏度100%、特异度99.96%、准确度99.5%），证实了该基因包测序用于新生儿筛查的有效性，且其报告时间缩短至1周。此后，国内有专家设计了包含573种基因的基因包，可对更大范围的遗传性疾病进行高通量基因筛查。基因包测序联合串联质谱法可弥补目前新生儿遗传代谢病筛查的缺陷，有效降低假阳性率和假阴性率，并降低临床检测成本，大大缩短报告等待时间，能够更好地辅助临床新生儿遗传代谢病筛查与诊断。

六、新生儿疾病基因诊断

已知约85%的遗传病致病变异是由该外显子突变所致，覆盖全系统遗传性疾病。全外显子组测序（WES）检测技术已在新生儿及基因组学研究领域受到临床普遍接受，为系统遗传病（包括神经系统、呼吸、免疫、内分泌、心血管、泌尿、血液、骨骼和消化系统等）提供了全面的诊断方案，促进了新生儿及儿科遗传病的诊断。

随着WES测序技术在临床等多层面的广泛应用，ACMG在2015年首次发布了针对测序位点解读注释指南，该指南梳理出支持致病或良性的证据项并程序化致病性的判断逻辑，进一步提高了该指南的临床实操性。2016年，ACMG对次要发现的处理规范再次做出了更新。2017年，国内专家对2015年的解读指南进行了翻译并发表，得到行业内的一致认可和广泛使用。随后，序列变异解读指南得到进一步细化，并陆续推出了针对遗传性耳聋、心血管等疾病系统的解读指南。2019年，由《中华儿科》杂志编辑委员会作为牵头单位，邀请儿科领域方面经验丰富的资深专家共同进行探讨，最终针对遗传检测技术在临床上的应用意见达成一致，建议选择高通量测序技术如Panel、WES进行遗传检测；针对日益递增的疑难罕见疾病，则可以通过其核心家系（Trio-WES）遗传检测手段进行遗传学病因的查究。同年5月，举行第二届基因检测联盟会议后，学界制定形成了《遗传病二代测序临床检测全流程规范化共识探讨》。2020年，针对胎儿外显子组检测技术在产前诊断中的应用也进行了发布。

因此，随着基因检测技术和生物信息学的快速发展，为更进一步推进精准医学模式的建立，通过对外显子组进行测序，可以快速、有效地鉴定人类疾病遗传变异，辅助临床寻找遗传性疾病的致病原因，尤其在查究临床表型与疾病关联并不清晰、不明确以及疾病亚型确认、临床表型多元化的疾病诊断与筛查，还有对于复杂遗传病的诊断等方面具有重要意义。

（毛斌）

参考文献

[1] LEVY B, WAPNER R. Prenatal diagnosis by chromosomal microarray analysis[J]. Fertility and sterility, 2018, 109(2): 201-212.

[2] JEZKOVA J, HEATH J, WILLIAMS A, et al. Exon-focused targeted oligonucleotide microarray design increases detection of clinically relevant variants across multiple NHS genomic centres[J]. NPJ Genomic Medicine, 2020, 5(1): 28.

[3] PAULI T, MEUSEMANN K, KUKOWKA S, et al. Analysis of RNA-seq, DNA target enrichment, and Sanger nucleotide sequence data resolves deep splits in the phylogeny of cuckoo wasps (Hymenoptera: Chrysididae)[J]. Insect Systematics and Diversity, 2021, 5(1): 1.

[4] JING C, CHEN H, LIANG Y, et al. Clinical Evaluation of an Improved Metagenomic Next-Generation Sequencing Test for the Diagnosis of Bloodstream Infections[J]. Clinical Chemistry, 2021, (8): 1133-1143.

[5] WANG Y, ZHAO Y, BOLLAS A, et al. Nanopore sequencing technology, bioinformatics and applications[J]. Nature biotechnology, 2021, 39(11): 1348-1365.

[6] TSE O Y O, JIANG P, CHENG S H, et al. Genome-wide detection of cytosine methylation by single molecule real-time sequencing[J]. Proceedings of the National Academy of Sciences, 2021, 118(5): e2019768118.

[7] CHENG SH, JIANG P, SUN K, et al. Noninvasive Prenatal Testing by Nanopore Sequencing of Maternal Plasma DNA: Feasibility Assessment[J]. Clinical Chemistry, 2015, (10):1305-1306.

[8] HUNT S, VOLLENHOVEN B. Assessment of female fertility in the general practice setting[J]. Australian Journal of General Practice, 2020, 49(6): 304-308.

[9] INHORN M C, PATRIZIO P. Infertility around the globe: new thinking on gender, reproductive technologies and global movements in the 21st century[J]. Human Reproduction Update, 2015, 21(4): 411-426.

[10] Practice Committee of the American Society for Reproductive Medicine. Diagnostic evaluation of the infertile male: a committee opinion[J]. Fertility & Sterility, 2015, 103(3): e18-e25.

[11] MUTEA L, ONTIRI S, KADIRI F, et al. Access to information and use of adolescent sexual reproductive health services: Qualitative exploration of barriers and facilitators in Kisumu and Kakamega, Kenya[J]. PLos One, 2020, 15(11): e0241985.

[12] ZEGERS-HOCHSCHILD F, ADAMSON G D, DYER S, et al. The international glossary on infertility and fertility care, 2017[J]. Human Reproduction, 2017, 32(9): 1786-1801.

[13] DILLARD L K, MARTINEZ R X, PEREZ L L, et al. Prevalence of aminoglycoside-induced hearing loss in drug-resistant tuberculosis patients: A systematic review[J]. Journal of Infection, 2021, 83(1): 27-36.

[14] ALMANNAI M, MAROM R, SUTTON V R. Newborn screening: a review of history, recent advancements, and future perspectives in the era of next generation sequencing[J]. Current Opinion in Pediatrics, 2016, 28(6): 694-699.

[15] RICHARDS S, AZIZ N, BALE S, et al. Standards and guidelines for the interpretation of sequence variants: a joint consensus recommendation of the American College of Medical Genetics and Genomics and the Association for Molecular Pathology[J]. Genetics in Medicine Official Journal of the American College of Medical Genetics, 2015, 17(5):405-424.

[16] KALIA S S, ADELMAN K, BALE S J, et al. Recommendations for reporting of secondary findings in clinical exome and genome sequencing, 2016 update (ACMG SF v2. 0): a policy statement of the American College of Medical Genetics and Genomics[J]. Genetics in Medicine, 2017, 19(2): 249-255.

第三十一章
女性避孕与节育的健康管理

近年来，随着社会加速发展及经济全球化进程的逐步加快，物质条件的显著改善促使人们提高了生活水平，并加深了对健康重要性的认识。健康不仅仅是没有疾病，还包括身体、心理和外界适应方面的完好状态。

避孕与节育的关键目的是保护育龄期妇女的身心健康，减少意外怀孕和流产的发生率及为广大妇女创造健康的生活环境，是生殖健康和社会文明进步的重要组成部分，也是人类社会的体现，更是人类社会的必然要求和选择。

第一节　女性避孕及健康管理

科学避孕不仅有效，而且对身体的危害也较小，它还可以保护女性的健康，使伴侣能够分担对双方、家庭和社会的责任，更成熟地面对未来的生活，避免意外怀孕和流产的发生。

一、药物避孕

这种避孕药也称为“激素避孕药”，由雌、孕激素以及一些非甾体药物组成，通过影响生殖过程的各个部分来达到预防生育的目的。我国有团队于1963年通过不懈努力研制出第一批甾体类激素口服避孕药，之后随着科学技术和药理学的研究与发展，在临床实践中已经创新开发出了多种其他药物避孕方法，并仍有很大的发展空间。

长期使用避孕药会对女性及其后代产生影响，如突破性出血、出血增加、面部色素沉着、乳房疼痛、中风、心脏病发作以及蛋白水平降低。用药时，凝血因子的升高也会增加使用避孕药的女性患血栓的风险。还有研究证实，用药期间避孕失败后，意外妊娠的新生儿可能有出生缺陷的风险。

（一）药物避孕的作用机制

药物避孕的作用机制包括：甾体激素类避孕药中存在雌激素和孕激素成分，可以作为负反馈因子对下丘脑-垂体-卵巢性腺轴做出反馈调节，从而影响排卵前促黄体激素的峰值出现，抑制排卵；孕激素还可以增加宫颈黏液的产生，增加黏度降低拉伸程度，使精子难以渗透而达到避孕效果；雌孕激素的协同作用可以抑制子宫内膜增殖时间的变化，使子宫内膜和胚胎不能同步，输卵管也可因为受到了雌激素和孕激素的影响使其功能发生改变，从而联合干扰受精卵在宫腔的植入过程。现将目前常用的女用甾体激素类避孕药总结于表31-1。

表31-1　目前常用的女用甾体激素类避孕药

种类	名称		雌激素含量(mg)	孕激素含量(mg)	剂型
复方短效口服避孕药	复方炔诺酮片		炔雌醇0.035	炔诺酮0.6	22片/板
	复方甲地孕酮片		炔雌醇0.035	甲地孕酮1.0	22片/板
	复方避孕片0号		炔雌醇0.035	炔诺酮0.3、甲地孕酮0.5	22片/板
	复方去氧孕烯片		炔雌醇0.03	去氧孕烯0.15	21片/板
	炔雌醇环丙孕酮片		炔雌醇0.035	环丙孕酮2.0	21片/板
	屈螺酮炔雌醇片		炔雌醇0.03	屈螺酮3.0	21片/板
	屈螺酮炔雌醇2代		炔雌醇0.02	屈螺酮3.0	24+4/板
	左炔诺孕酮/炔雌醇三相	第一相(1～6片)	炔雌醇0.03	左炔诺孕酮0.05	/
		第二相(7～11片)	炔雌醇0.04	左炔诺孕酮0.075	/
		第三相(12～21片)	炔雌醇0.03	左炔诺孕酮0.0125	/
长效避孕针	醋酸羟孕酮避孕针		/	醋酸羟孕酮150	针剂
	庚炔诺酮注射液		/	庚炔诺酮200	针剂
	复方庚酸炔诺酮(避孕1号针)		戊酸雌二醇5	庚酸炔诺酮50	针剂
探亲避孕药	炔诺酮探亲片		/	炔诺酮5.0	片剂
	甲地孕酮探亲片		/	甲地孕酮2.0	片剂
	炔诺孕酮探亲片		/	炔诺孕酮3.0	片剂
	53号避孕药		/	双炔失碳酯7,5	片剂
	皮下埋植剂	左炔诺孕酮硅胶棒Ⅰ型	/	左炔诺孕酮36/根	6根
		左炔诺孕酮硅胶棒Ⅱ型	/	左炔诺孕酮75/根	2根
		依托孕烯植入剂	/	依托孕烯68/根	1根
	阴道避孕环	左炔诺孕酮阴道避孕环	/	左炔诺孕酮7.5	/
		甲地孕酮硅胶环	/	甲地孕酮200/250	/
		依托孕烯炔雌醇阴道环	炔雌醇2.7	依托孕烯11.7	/

注:引自谢幸,孔北华,段涛.妇产科学[M].第9版.北京:人民卫生出版社,2018:5-14.

(二) 复方短效口服避孕药

短效口服避孕药与其他避孕药物，如紧急避孕药和长效避孕药相比，具有安全、高效、使用便捷等优点，目前几乎适用于所有有避孕需求的育龄妇女。短效口服避孕药成分中雌激素、孕激素的具体种类及成分含量因不同药物种类而不同。

由于短效口服避孕药的副作用和血栓形成风险与其雌激素含量呈正相关，降低短效口服避孕药中的雌激素和孕激素，可以有效降低服用女性心脑血管疾病的风险。因此，在避孕效果不受影响的基础上，美国生产的爱诺韦德（Enovid）是市场上第一个短效口服避孕药，主要成分是乙炔雌二醇甲酯。2003年，一些研究人员提出了一种新的短效口服避孕药，其中含有15～25 μg极低剂量的雌激素。目前，只含有10 μg雌激素的产品，如LoLoestrin Fe于2010年在美国获批上市，我国也有含雌激素20 μg的短效口服避孕药，如优思悦等。

不同的短效口服避孕药，其服用方式不同，常用的女用甾体激素类避孕药物如炔诺酮丸、甲地孕酮丸等，医生推荐在月经第5天时服用第1粒，连续服用22天，停药7天后服用第2个周期。而如去氧孕烯片、孕二烯酮片、屈螺酮片则推荐于月经期第1日开始服用，连续服用21天，停药7天后，紧接着开始第2个服药周期。如果在服药期间漏服1剂，建议尽快规律服药并为意外怀孕的可能做好准备；如果漏服2剂，则建议补服并增加使用其他避孕措施；如果漏服3剂，则推荐在下一个月经周期开始服药。

（三）复方长效口服避孕药

长效避孕药由长效性雌激素与孕激素配置组成，作用机制为通过激素影响抑制女性排卵并阻挡受精卵着床过程，并可经胃肠吸收后长期储存于女性脂肪组织中，从而发挥长效、稳定的避孕效果。医生推荐药物服用方法为：月经后第5天服用1剂，20天后再服用，然后每月按此顺序服用第2剂。长效复方口服避孕药激素含量高、副作用多，常有早孕、月经不调等不良反应，故目前临床上很少使用。

（四）紧急避孕药

紧急避孕是指在意外性发生无保护性行为或采取避孕方式失败，如避孕套破裂或滑脱、女性因外因漏服避孕药等，为防止意外怀孕或降低流产率而使用的避孕药具，也称为“产后节育”或“紧急节育”。

紧急避孕药的种类主要依据雌激素与孕激素含量和混合制剂分为雌孕激素混合类制剂、纯孕激素类制剂和纯抗孕激素类制剂。我国目前唯一可用的单纯孕激素类紧急避孕药制剂为左炔诺孕酮丸，服用方法是在无保护性交或发觉避孕方式失败后72小时内服用1剂，12小时后再次服用1剂，有研究指出此种方法如果操作正确，受孕率仅为4%。孕激素抵抗剂即我们熟知的米非司酮片剂，推荐在无保护性行为或发觉避孕方式失败后120小时内服用10 mg或25 mg片剂，研究指出避孕有效率超过85%。

紧急避孕药仅仅适用于单次无保护性行为或单次发觉避孕方式失败者，其避孕效果较其他长期性避孕方法弱，且常出现包括恶心、呕吐、阴道不规则出血或月经不调等副反应，不推荐作为常规避孕方式的替代品而长期应用。

（五）长效避孕针

长效避孕针主要经肌肉注射后，局部储存于肌层后缓慢释放，从而起到长效避孕的作用，在临床实践中也被广泛使用。如有女性在应用口服甾体激素类避孕药时出现严重不良反应，此时及时替换长效避孕针则可降低此不良反应的发生率。目前临床上使用较多的长效避孕针剂为长效复方避孕针，其对适用对象无明显禁忌，一般推荐有生育能力的健康女性均可以考虑使用，避孕效果可达98%以上。

女用长效避孕针剂有以下种类和使用方法：

①复方庚酸炔诺酮：每月注射1次即可避孕1个月，首次使用于月经期第5日双倍剂量肌肉注射，后在每次月经周期第10～12日肌注单次剂量即可。②庚炔诺酮避孕注射剂：每2个月于月经期第5日肌肉注射单次剂量，后根据第1次注射日期持续每2个月注射1次。③醋酸甲羟孕酮避孕针：于月经周期的第3～5日首次注射，然后每3个月注射1次。

长效避孕药的副作用与口服避孕药相似，可能会出现月经稀发或闭经，以及月经不调等内分泌失调。此外，长期服用长效避孕药还会引起体重增加、色素沉着或食欲增加，以及皮疹、瘙痒等多种副作用，在严重的情况下，可能会出现头痛、视力模糊、胸痛或其他不良反应。

（六）探亲避孕药

探亲避孕药是一种不需要严格限制使用日期，且不需要严格遵守月经周期的速效避孕方式，适用于短期同居或回家短期探访的夫妻，作用机制是降低宫颈黏度使精子无法进入宫颈。

常见的探亲类避孕药包括以下几类：

①炔诺酮探亲片：内含炔诺酮5.0 mg，推荐于同居当晚开始服用，每次1片，服用天数依据同居时长而定，如同居超15日，则应于服用炔诺酮探亲片14日后换药，改服复方炔诺酮直至探亲结束。②甲地孕酮探亲片：又称“探亲避孕片1号”，作用机制为在服药后12小时内依靠激素改变宫颈黏液的黏稠度，使精子不能或难以穿过宫颈管。服用方法为在探亲前一日晚上开始服第1片，以后每日1片，连服14日，如探亲当日开始服用此药，则必须在探亲第2日加服1片。③炔诺孕酮探亲避孕片：推荐从探亲开始，每晚服用1片，如探亲少于14日，则每日服用1片至探亲结束，如探亲大于14日，则推荐连服该药14日后，改服1号或2号短效避孕药至探亲结束。④53号探亲药（双炔失碳酯）：其作用是使子宫内膜发生激素样变化，不利于受精卵着床。推荐在性交后即时服1片，第2日早上加服1片，以后每次性交后服1片。

探亲避孕药常见的副作用有以下四个方面：

①类早孕样反应：部分女性服药后可能会出现恶心、呕吐、头晕、乏力等类似妊娠样反应。轻度反应的人不需要特殊治疗，部分反应严重的人可以通过服用维生素B_6或维生素C来帮助缓解症状。②突破性出血：服药期间由于雌激素过低或雌孕激素比例不平衡，可能导致子宫内膜部分脱落，可用乙炔雌二醇治疗或改用口服避孕药1号或2号治疗。③月经周期延长或闭经：少数女性在服用探亲避孕药后可能会出现月经周期延长或闭经的情况，可用氯米芬治疗。如果月经推迟1周，应进行尿妊娠试验，以确定探亲避孕药是否有效，也有避孕失败的可能。

（七）缓释避孕药

缓释避孕系统是一种由甾体激素避孕药和聚合缓释材料组成的可实现长效避孕的系统。甾体类激素避孕药往往需要每日服用，经消化道口服吸收后通过肝脏的作用会降低药物的生物利用度，增加机体负荷。为了解决这个问题，近20年来，随着高分子化学的进步，类固醇激素类缓释避孕系统，包括皮下植入物、缓释阴道避孕环及透皮避孕贴剂等均得到了迅速发展。

1.皮下植入物

传统的皮下植入物包含2～6个用于激素输送的柔性管，而现代临床皮下植入物仅包含1根带有黄体酮的柔性EVA管，在局部麻醉下注射并植入上臂内侧的皮下，并在插入后24小时产生避孕效果。它每天释放30 μg的左炔诺孕酮，可使用3～5年，避孕效果为99%，结束使用后短期内可恢复月经周期规律，适用于绝大多数需要中长期避孕的女性。依托孕烯植入剂（Evanon）是目前唯一获得美国联邦食物药品监督管理局（Food and Drug Administration，FDA）批准的单一皮下植入剂避孕药，并于2012年获得我国批准。依托孕烯植入剂不含雌激素，耐受性良好，并且作为植入物可以避免子宫损伤和感染。但与所有其他激素避孕药一样，植入物可能会导致女性生理性月经周期模式及规律的改变，如出血、功能性卵巢囊肿、情绪波动、头痛等。

2.缓解阴道避孕环

阴道避孕环是一种以大分子化合物制成的环状管，以它为载体，通过将小剂量避孕药局部连续输送到阴道内，从而达到长效避孕效果。该环是由医用级硅橡胶制成的圆环，含有甲地孕酮、炔诺酮或18-甲基炔诺酮，并添加孕酮和各种雌激素等。国外使用的阴道避孕环有氧硅酮避孕环、左炔诺孕酮阴道环、分泌左炔诺孕酮和雌二醇的阴道环等，但目前国内只有硅胶避孕环。

3. 透皮避孕贴剂

应用于育龄妇女皮肤表面的透皮避孕贴也是一种缓释避孕药，由通过皮肤吸收的类固醇激素组成，作用机制类似于用于更年期的激素替代疗法或用于戒烟的持续释放系统。该贴片含有L-18-甲基炔诺酮和天然雌二醇，其中天然雌二醇通过皮肤而不是口服吸收。Ⅱ期临床试验中使用的改良透皮避孕贴剂的表面积为20 cm^2，每天可输送125 μg L-18-甲基炔诺酮和35 μg雌二醇。使用透皮避孕贴的方法是在月经周期的第5日贴在腹部，连续贴用7日更换第2枚贴剂，连续贴3枚后停药。停药后2～3日可能会出现戒断综合征，如出血。透皮避孕贴剂的副作用类似于复方口服避孕药，如恶心、头晕、乏力等，还有贴片相关的轻微副作用，如局部皮肤瘙痒和过敏等。透皮避孕贴目前处于临床试验阶段，其可避免肝脏的首次通过效应，同样可为育龄妇女提供更多的避孕选择。

（八）药物避孕的禁忌证

口服避孕药的使用对象应严格排除癌症、严重心血管疾病、凝血功能障碍性血栓性疾病、急慢性肝炎和肾炎、内分泌紊乱性糖尿病或甲状腺功能亢进等患者。哺乳期妇女因雌激素会抑制乳汁分泌而不推荐使用复方口服避孕药，可疑精神疾病患者、高龄吸烟女性、严重偏头痛并长期反复发作的女性同样不建议服用口服避孕药。

（九）药物避孕的副作用及处理

常规药物避孕主要是对计划生育和保护妇女有用的甾体激素避孕药，但也有很多副作用，最常见的有以下几种：

①早孕样反应：是指与怀孕初期的早孕反应相似，出现恶心、呕吐、乏力、头晕等症状，可随服药周期自行消失。②阴道出血：主要发生于漏服者，部分情况还发生于未漏服避孕药的女性，如果出现大量出血，建议在服用避孕药的同时服用雌激素或选择其他避孕方式。③闭经：此副作用发生率仅为1%～2%，并在既往月经不规律的女性中更为常见，如果3个月内月经仍未来潮，则应停药监测。④体重和皮肤的变化：早期避孕药会导致服药女性食欲增强、体重增加，面部也可能出现红血丝或棕色色素样沉着，发生的可能原因为雌激素导致体内水和钠潴留。

近年来，随着避孕药的不断更新，此类副作用的发生已明显降低，现有的新一代避孕药如屈螺酮、乙炔雌二醇等含有盐皮质激素，可减少水钠潴留；其他服药期间的不良反应还包括头痛、乳房胀痛、复视等，均可对症治疗。

（十）药物避孕的健康管理

必须密切监测女性口服避孕药的情况，以防止女性因长期服用对身体造成严重伤害。最重要的是，需要更多地向女性宣传避孕知识，并选择专业医务工作者对购买药物的女性进行指导，并向她们宣教正确使用药物的方法和预防措施。通过宣教，女性可以更好地了解避孕药具和避孕方法，从而选择适合自己的避孕方法，也可以有效减少意外怀孕的机会，提高女性的生活质量。

如果女性选择了口服药物的避孕方式，在服用口服避孕药时，应养成定时服药的习惯，以免因漏服而产生不良结局。同时，应严格按规定时间服用避孕药，晚服用会影响避孕效果。如果既往有高血压、心脏病、肝肾功能不全和糖尿病等病史的患者，应在医生监督及指导下服用避孕药。在服用避孕药时，如果发现明显或严重出血等不良反应，建议及时就医。

二、宫内节育器

宫内节育器通过放置于子宫腔而产生避孕效果，因早期宫内节育器多为圆形，又称为“避孕环”，其中无药物释放的宫内节育器称为“惰性宫内节育器”。惰性宫内节育器与加入孕激素或Cu^{2+}成分而达到避孕效果的活性宫内节育器不同，通常是由不锈钢材料、塑料制品、硅橡胶等制成。

（一）宫内节育器的作用机制

大量研究证实，多数宫内节育器主要是通过节育器与子宫内膜接触面对子宫内膜产生的异物反应，达到干扰受精卵着床的效果，其具体机制可包括：

①节育器金属成分对精子和受精胚胎产生毒性作用。②节育器作为异物可诱发局部炎症反应，其分泌的炎症细胞对胚胎有毒性反应，分泌的巨噬细胞可包裹子宫内膜，影响着床和胚胎发育，产生的Cu^{2+}可通过分离精子的头部和尾部使宫内节育器具有毒性作用，阻止精子获能。③异物长时间存在并作用刺激会导致原本已经损伤的子宫内膜进一步产生前列腺素，输卵管的蠕动性变差，受精后的卵母细胞无法顺利着床，缺血的子宫内膜和巨噬细胞的作用可激活纤溶酶原溶解并吞噬囊胚，Cu^{2+}也可进入细胞从而影响锌酶系统的活性，如碱性磷酸酶活性改变会损害和抑制受精及排卵的过程，还会影响糖原代谢。④一些宫内节育器释放的孕激素也会使局部子宫内膜腺体萎缩，间质去卵化后抑制受精卵着床，宫颈黏液的性状也会因此作用而变稠及增加拉丝度，使渗透更困难而不利于精子与卵子相遇。

（二）宫内节育器的副作用

宫内节育器最常见的副作用是不规则的阴道出血，可能表现为月经分泌物增多伴出血或月经期间出血，通常不需要治疗，放置节育器几个月后，正常的月经周期即可恢复。除了月经变化外，使用宫内节育器可能还会引起加重的下腹疼痛或不适等症状，可以对症治疗。

（三）第一代宫内节育器

这种避孕方法也称为“惰性宫内节育器”，是一种由金属、硅胶、塑料等惰性材料制成的宫内节育器，但目前基本已被弃用。

（四）第二代宫内节育器

随着科学技术的发展，第二代宫内节育器含有Cu^{2+}、激素、药物等，按成分不同，可分为含铜宫内节育器和药物性宫内节育器。

1.含铜宫内节育器

含铜宫内节育器通过不断释放具有生物活性的Cu^{2+}起作用，在子宫内具有很强的抗生育作用，按其形态可分为T形、V形、宫形等，目前应用较为广泛。其Cu^{2+}含量因节育器形态及种类不同而不同，避孕效果也不同。在我国，通常使用的含铜宫内节育器有以下几种：

①铜基T形宫内节育器：这是临床实践中最常用的节育器，铜丝版本因易断裂故放置年限短，铜套版本则可放置10～15年。②铜V形宫内节育器：它由一个不锈钢V形卡箍组成，周围有硅胶管壳，带尾丝，放置周期约为5～7年。这种类型的宫内节育器怀孕率及安装失败率均很低，且取出率高。③母体乐：它是聚乙烯支架用于形成“伞”形的宫内节育器，于1995年由我国引进并开始生产，至今仍在使用，避孕寿命可达5～8年。④宫内节育器：形似宫腔，无尾丝，可使用20年左右。⑤含铜无框宫内节育器：又称“基尼环”，由6个铜套连接在一起组成，尖端带

有结的尼龙线附着在子宫内膜上，从而卡在子宫腔中不易脱落，有尾丝，避孕年限可达10年。

2.药物性宫内节育器

药物性宫内节育器是指有药物保留在宫内节育器中，通过每天的微释放来增强避孕效果。目前，我国主要的临床应用是含孕酮的宫内节育器和含吲哚美辛的宫内节育器，其中包括每天释放20 μg孕酮并作用于子宫内膜的左诺地节育器，使受精卵形成难以植入着床的状态。此外，它会影响宫颈黏液的稠度，使精子难以穿透，有效率可达99%。含吲哚美辛的宫内节育器还包括含铜宫内节育器和活性γ宫内节育器等，宫内节育器通过释放吲哚美辛可以减少节育器放置后致月经过多等副作用的发生。

（五）宫内节育器放置术

宫内节育器曾是我国计划生育和节育的主要方法，适用于无生育禁忌和需要积极采用避孕措施的人群，具有简单、经济、安全、可恢复性好的优点。应于月经干净后3～7天放置，也有共识提出可根据实际情况考虑宫内节育器的放置，具体包括：①阴道分娩或剖宫产期间。②产后1～3个月。③中期人工引产术或早期人工流产后。④月经期的第3～5天等。

如有以下特殊情况，应禁止或暂缓进行放置宫内节育器操作：妊娠或疑似妊娠，流产引起的大量出血，疑似残留妊娠组织或可能有感染风险，妊娠中期引产，阴道分娩或剖宫产术后出血较多，子宫等生殖器官或生殖道感染，生殖器官及生殖道肿瘤可疑，纵隔或双角子宫等生殖器畸形，宫颈内口松弛状态，既往有陈旧性宫颈裂伤史或子宫不可恢复性脱垂病史，其他全身性疾病，异常子宫腔（包括子宫腔过小或过大，如长直径<5.5 cm或>9 cm），放置前3个月内有月经周期不规律、不规则阴道流血史，对铜金属过敏者等。

宫内节育器放置的办法是：先用双手行双合诊扪及子宫的大概大小和位置分布，对外阴进行消毒，铺上无菌巾，并露出宫颈和宫颈管，后用宫颈钳钳夹住宫颈前唇，并用子宫探针沿子宫方向探查子宫腔深度并确定放置位置，宫内节育器的上部边缘必须到达子宫底部，对于有尾丝的宫内节育器，尾丝应在距宫颈孔2 cm处修剪，如果没有出血等不良反应，则放置成功。放置术后常规休息3天，1周内避免剧烈运动和繁重体力活动，2周内禁止性生活、游泳或盆浴，术后1、3、6、12个月进行常规动态观察，然后每年跟踪随访1次，直至停止使用。

虽然宫内节育器是一种有效的节育手段，但也可能发生以下并发症：

①宫内节育器脱位：这是由子宫穿孔或手术不当、宫内节育器放置在子宫腔外或宫内节育器尺寸过大引起的。子宫壁太硬或子宫壁又薄又软两种极端状态也可能导致宫内节育器随着子宫收缩逐渐被挤出子宫腔。②宫内节育器受压或破裂：宫内节育器受压或破裂可能是由于宫内节育器使停留的子宫壁功能失调或在体内停留太久而导致气体残留，从而挤压节育器，甚至使节育器被损坏。③宫内节育器错误性向下移动或脱落：这可能是由于操作者操作不当，导致宫内节育器未安装至底部，或宫颈内口薄弱，肌力松弛。此外，宫内节育器因月经过多或宫内节育器的大小和子宫腔形状不匹配而引起宫内敏感度增加，都可能导致宫内节育器位置改变。④带器怀孕：这种类型的不良结局在宫内节育器异常向宫外移动、受压或位置偏移时较常见。

（六）宫内节育器取出术

在生理和病理两种情况下建议取出宫内节育器。

生理情况包括：①放置宫内节育器年限已过，需要移除并重新更换宫内节育器。②计划再次生育或性生活不活跃且不再需要避孕的女性。③绝经6个月～1年，欲更换其他避孕或绝育方法者。病理情况包括：①放置宫内节育器后出现不良副作用或并发症，且经治疗或纠正后无好转者。②超声或X射线检查提示需要取出并重新放置已移位或变形的宫内节育器者。③一旦被诊断为“带器怀孕”，无论尚未确定是宫内孕还是宫外孕，或母体是否患有生殖系统炎症、严重的系统性疾病或是否正处于某类疾病急性期，均是这种手术的禁忌证。

根据专家建议，对手术时间和去除宫内节育器的方法有明确的要求：①通常建议在经期结束后3～7天取出宫内节育器，如果为“带器怀孕”，可以在术前诊断性刮宫后，同时行终止妊娠流产术时取出宫内节育器，术后康复可出院。②不规则子宫出血的患者需要诊断性刮宫排除子宫内膜异常者，可行宫内节育器取出术。通常的取出方法是：在计划灭菌后小心取出宫内节育器，如果宫内节育器有尾导线，用止血夹夹住尾导线，并小心拉出，可用环钳取出无尾丝的宫内节育器；如果外部因素导致无尾丝的宫内节育器，如子宫颈环取出困难，外科医生可以在超声监测下进行手术，必要时进行宫腔镜手术。

取出宫内节育器前，专家建议进行常规超声或X光检查，确定宫内节育器的位置和类型，手术过程中切不可盲目钩取宫内节育器，以免损伤子宫壁，术后应向患者及家属宣教避孕方式及术后注意事项。

（七）宫内节育器避孕的健康管理

现代社会，随着科学技术的进步，人们对生殖健康的认识不断提高，越来越多的女性选择科学有效的避孕方法，宫内节育器的使用早已普及。除了关注宫内节育器放置和取出的适应证和禁忌证外，饮食、日常生活作息和情绪改变也对此类避孕方法的成功与否有重要影响。相关指南建议保持健康饮食，多吃富含铁元素的食物，减少或避免繁重的体力劳动，并在宫内节育器放置期间保持外阴清洁。如果节育器放置后出现阴道流血及出血量大、月经周期明显变化等不良反应，应及时去医院就诊。

三、外用避孕法

（一）阴茎套

也称“避孕套”，作为一种男性避孕方法，是为防止精子进入阴道而进行的避孕。它分为不同的性能和材料，装置顶部的一个小袋形结构用于储存精子，最大容量为1.8 mL，建议使用前检查是否有破裂或泄漏，以防意外妊娠的发生。一些研究表明，在性交时使用避孕套可以提供93%～95%的避孕率，也可以预防性传播疾病的发生，近年来该避孕方法引起了全世界的关注。

（二）阴道套

即女用避孕套，目前我国尚未展开使用。

（三）外用杀精剂

外用杀精剂是一种化学制剂，其活性成分是壬二酚及其基质，可在性交前注射到女性阴道内。壬二酚可以通过破坏精子细胞膜使精子失活，从而高效杀死精子。基质的存在可以使杀精剂扩散覆盖宫颈，增强杀精效果，达到避孕的目的。该产品的避孕效果可达到95%以上。

在使用外用局部杀精剂时，应了解并警惕遵守以下预防措施：①每次性交前都应使用。②药片剂、棒栓剂和胶薄片剂均应放在阴道内等待5～10分钟，只有在它们溶解后才可性交，如果注射外用局部杀精剂后30分钟内没有成功性交，建议在第二次性交前再次注射外用局部杀精剂。③更年期（过渡期）的女性由于激素水平下降、阴道分泌物量减少，一般难以快速溶解外用杀精剂，因此，建议使用果冻或凝胶状杀精剂。

外用杀精剂使用时应预防不良反应的发生，女性在使用时生殖器部位可能会出现局部瘙痒、疼痛或白带增多等过敏反应，男性阴茎也会造成刺激，如产生泌尿系统刺激症状（尿急、尿频等）。如果这些不良反应反复出现且难以纠正，建议更换避孕方法。

（四）安全期避孕

该方法也称为“自然节育”，即依靠女性生殖的生理变化来预测女性排卵，并在月经周期的生育期内戒除性行为以达到避孕目的，如日历法、宫颈黏液监测法、基础体温法等。

日历法通常用于既往有规律月经周期的女性，一般认为下一个月经周期开始前14天是排卵期，排卵前后4～5天是生育期，在此期间应注意严格避孕，其他时间可认为是安全期。宫颈黏液监测法和基础体温法则是通过改变宫颈黏液的特征和温度波动曲线来预测排卵日期。以上三种方法因受其他因素影响波动较大，有不可靠性而不宜推广。

（五）其他方式避孕

目前，正在研究的避孕方法还包括以黄体生成激素类似物为基础的避孕药、针对性别的免疫避孕药和需要进一步研究和开发的生育疫苗等。

第二节　女性节育及健康管理

当避孕失败时，人工流产是常见的补救措施，其最终目标是预防或减少意外怀孕发生，促进和改善计划生育。人工流产的定义具体为：妊娠<12周因意外妊娠或基础疾病原因采用人工方式终止妊娠，其对女性的生殖健康有一定影响，且终止妊娠的具体方法往往会因妊娠周期的不同和孕妇的基础状况不同而有所不同。

一、手术流产

（一）负压吸引术

负压吸引是一种利用负压抽吸原理从子宫腔抽吸孕妇妊娠物的手术方法，它适用于怀孕不到10周且没有明显禁忌证的妇女，或患有某些疾病而不适合继续受孕的妇女。这种手术的禁忌证是生殖器感染、疾病的急性阶段、一般状况差和对手术不耐受并有感染的可能性。

负压吸引术的流程如下：正常手术区消毒后，通过双手检查研究评估子宫的位置、大小和附属物位置分布，利用探针沿子宫方向确定位置、方向和深度，然后根据子宫腔的大小选择负压吸管和宫颈扩张器，推荐宫颈扩张器通常比吸引器大0.5～1 mm。手术开始，外科医生将一根吸引管慢慢地插入子宫底，然后根据妊娠年龄和子宫腔大小设置适当的负压，通常为400～500 mmHg，然后对子宫腔以顺时针方向旋转1～2圈进行抽吸，后通过宫腔触诊感觉到宫内肌壁粗糙，如有必要，应再次设置负压对腔内物质进行吸引。手术后常规对吸出物进行过滤，后检查是否有绒毛结构存在，如肉眼下无绒毛存在，应送病理检查。

（二）钳刮术

钳刮术也是人工流产的一种形式，它通常用于怀孕第11～14周的流产，由于胎儿胎体较大，因此，需要行钳刮术，且通常使用药物辅助性软化和扩张子宫颈。常用软化药有以下几类：

①前列腺素衍生物：又称“16双甲基-反式前列腺素”或“ONO802栓剂”，行人工流产术前3～4小时放置于阴道后穹隆，可软化宫颈扩张至0.6～1.0 cm。②国产15-甲基-PGF2ct栓剂：置入阴道后穹隆3～4小时，可软化宫颈扩张至0.6～1.0 cm。③米索前列醇：前列腺素类药物，每片0.2 mg，相关指南常规推荐术前1～3小时患者口服0.4～0.6 mg或术前12小时将2～3片放置于阴道后穹隆，便可软化和扩张阴道宫颈至0.6～1.0 cm。④甲基PGF2ct注射液：肌注3小时后可扩张宫颈口0.6～1.0 cm。⑤替普罗酮：前列腺素衍生物，通常用生理溶液稀释后肌肉注射，可使宫颈软化扩张约0.6～1.0 cm。

钳刮术的手术步骤与负压吸引术的初期步骤大致相同，钳刮术的吸力一般设置为600 mmHg左右，手术时缓慢用吸头转动使羊膜囊破裂，后用锯齿卵圆钳逐渐分离并钳夹胎盘组织，通过按摩宫底或摇晃卵圆钳尽可能使胎盘组织完全或大部分剥离，然后从子宫腔中寻找胎儿头和体，并应用分段夹紧法，在挤压胎儿体部时，最好保持胎儿的纵向位置，以免胎儿的骨骼结构损伤子宫壁。手术结束后，建议使用中等大小的刮匙再次刮除子宫壁一遍，并测量宫腔纵向直径的长度，后检查宫颈是否有活动性出血和子宫整体收缩状况。如有异常，必须及时处理。

（三）手术流产并发症及处理

手术流产是对宫腔的干预及操作，会有一些副作用和并发症的存在，人工流产综合征最为明显，通常是由于手术过程中疼痛或局部刺激，或由于操作者强制性收紧宫颈或接受者的神经体验感强，导致手术者迷走神经的反射性兴奋，可表现出血压骤降、头晕、恶心、晕厥、呕吐、休克、心律失常等，严重时可能导致心脏骤停，必要时可通过吸氧和静脉注射阿托品来控制。主要的副作用和并发症有：

①子宫穿孔：其发生概率取决于外科医生使用的手术方式和子宫自身的条件、状况。术者在操作过程中，如突然感到与子宫底部失去接触或仪器深度超过初始测量深度，必须及时停止操作并仔细检查，并实时观测受者生命体征变化并及时对症处理。②出血和感染：在孕中期，子宫收缩力较弱，可能导致大量出血，这也与负压吸引器的压力调节有关，且该不良反应还会导致急性子宫内膜炎、盆腔炎等的发生，故手术后常规推荐使用抗生素进行预防感染。③吸漏或空吸：“吸漏”是指人工流产手术中胚胎和绒毛未被吸出，导致妊娠持续或胚胎发育停止，主要原因是子宫畸形、胚胎植入位置异常或操作人员未经严格的临床训练等原因；“空吸”是由误诊的宫内孕及人工流产决定，手术后不可见绒毛结构，因此，此时应注意宫外孕的可能性。④子宫吸引不全：指人工流产后子宫腔内仍有残留的妊娠组织，常伴有胚胎植入位置异常和子宫畸形。这种情况往往表现为接受者术后阴道大出血或止血后复发性再次出血，通常可由超声和血检帮助诊断。⑤羊水栓塞：即严重的长期并发症之一，主要发生在“夹钳术”接受者身上，其机制是在宫颈损伤过程中被动地打开血窦，或在胎盘剥落羊水时进入血液，可引起严重的并发症，如呼吸急促、紫绀、出血、昏迷、心血管系统紊乱等。

接受人工流产的妇女可能会出现严重的术后并发症和远期不良结局，如宫颈粘连、宫内粘连、骨盆器官器质性慢性炎症、月经周期紊乱，甚至远期继发不孕等。

（四）手术流产的健康管理

进行人工流产时，不仅要在术前正确评估子宫的大小、走行方向及双附件区一般情况，整个手术过程要轻柔并严格掌握无菌操作，并告知患者术后检查及注意事项，应向育龄期女性大力宣传避孕选择的重要性及避孕方式的多样性。

二、药物流产

使用口服药终止妊娠称为“药物流产”，具体指以口服米非司酮片和米索前列醇片终止早孕的方法，近年来一直受到临床的重视。米非司酮是一种类固醇抗孕激素，作用于孕激素和糖皮质激素，而米索前列醇，即前列腺素的类似物，具有刺激子宫的作用，并可以软化宫颈。因此，如果合理使用，可以使成功终止妊娠的可能性提高到90%。

（一）药物流产适应证及禁忌证

口服药物终止妊娠的适应证包括以下几个方面：①健康女性（18～40岁）、自愿、妊娠期≤49天、经超声或血液检查证实的宫内孕。②人工流产有禁忌证，如宫颈颈管活动的僵硬或发育不良、生殖器官或骨盆有严重畸形、有子宫和附属物手术史等。③接受过多次人工流产手术者。④对人工手术流产有顾虑和担心者。⑤剖宫产后不足6个月或哺乳期孕妇。

选择口服药物流产的禁忌证是：①米非司酮禁忌证，如肾上腺疾病、糖尿病、甲状腺疾病和其他内分泌疾病、各种器官的良性肿瘤和恶性肿瘤、血液病、凝血功能异常性血栓病、皮肤瘙痒等。②前列腺素处方药的禁忌证是心血管疾病、青光眼、哮喘病史、癫痫史、结肠炎等消化功能不良患者。③已使用宫内节育器避孕，但仍发生计划外怀孕者。④怀疑宫外孕者。⑤以前长期服用抗结核和抗癫痫药物及抗抑郁药、抗前列腺素药物。⑥易过敏患者。⑦孕早期严重呕吐者。

（二）药物流产常见服药方案

选择口服药物流产方式的服药方案因米非司酮服药不同，可分为顿服法及分服法。顿服法指服药前空腹1小时后于用药第1日顿服米非司酮200 mg，并于第3日早上服药前后禁食1小时后口服米索前列醇0.6 mg，后密切观察阴道流血及自诉症状变化。分服法则是指治疗第1日早上服用米非司酮50 mg，8～12小时后再服25 mg，并于治疗第2日早、晚服米非司酮25 mg，第3日早上再次服米非司酮25 mg，1小时后服米索前列醇0.6 mg，之后密切观察阴道出血及症状变化。

（三）药物流产的健康管理

使用口服药物进行流产是最近20年医学的新发展，在选择口服药物终止妊娠时，应准确了解药物在终止妊娠时的适应证和禁忌证，并仔细监测用药者用药后的变化，并警惕恶心、呕吐、腹痛等胃肠道症状的发生，腹泻和出血是药物流产后的常见症状和严重副作用，应及时对症处理，故建议以口服药物方式流产者应在有规范急救设施的医疗机构中进行。

三、中期妊娠终止术

在怀孕13～28周使用人工终止妊娠的方法称为“妊娠中期终止妊娠术”，需要住院治疗。

（一）水囊引产术

由于其简单、安全和有效的优点，水囊引产是妊娠中期最常用的诱导分娩方法，如果在妊娠晚期使用，这种诱导分娩方法则称为“低位小水囊术”。水囊引产诱导分娩适用于处于妊娠13～24周因自身疾病不适合继续妊娠或因各种人为和外部原因需要终止妊娠者，操作要求为无性交史3天，体温不超过37.5 ℃，且阴道清洁度达到1～2级。禁忌证则有：①各种系统性疾病的急性期。②疤痕妊娠。③在急性炎症阶段的生殖器官或生殖系统炎症。④妊娠期有复发性阴道出血及前置胎盘史。⑤有死胎或晚期人工流产史。⑥存在发生严重妊娠并发症，如妊娠高血压和妊娠心脏病的高危孕妇。

（二）子宫腔内引产术

这是一种简单易行的手术，成功概率很高，并优于其他诱导分娩的方法，如水囊诱导分娩和羊腔外注射药物终止妊娠。常用的药物是乳酸依沙吖啶，在临床上通常称为“利凡诺”。此外，前列腺素类药物如PGF和PGF-2α也广泛用于宫内注射以刺激分娩，但此种药物价格昂贵，且有许多副作用，目前很少使用。其他方法，如康素依、芫花制剂、高渗盐水和宫内注射25%的酒精也被用于人工引产，虽然它们对刺激分娩有一定的作用，但由于许多副作用或药物来源供应不足，不建议常规使用。

作为一种有效的杀菌剂，乳酸依沙吖啶的作用机制是，当它被注射到羊膜囊中诱导分娩时，可引起胎盘组织变性，增加前列腺素的合成，从而软化和扩大宫颈，刺激子宫平滑肌肌层收缩，胎儿经羊水吸收此药制剂成分后，损伤胎儿主要器官，引起胎儿中毒死亡，达到终止妊娠的目的。在宫腔内注射依他吖啶进行子宫腔内引产时，术前应定期检查血、尿、肝、肾功能，利用超声监测胎盘位置和羊水深度以决定合适的穿刺部位及深度。

（三）子宫腔外引产术

在怀孕12～14周时，由于羊水量少或其他已用药物无法诱导提前分娩，可以使用羊水外注射来刺激分娩，常用药物为乳酸依沙吖啶，剂量同子宫腔内药物注射引产。操作方式包括经宫颈口使导尿管接触子宫侧壁，并准确定位于子宫侧壁与胎囊之间，后将制备好的依沙吖啶溶液沿导尿管缓慢注入子宫腔内，后用粗丝线固定输尿管末端并加压包扎于阴道穹隆处，防止脱出，从而达到终止妊娠的目的。

（四）剖宫取胎术

近年来，由于科学技术的进步，孕中期引产的方法已逐渐增多，且手术操作愈发变得简单、方便、安全，因此，剖宫取胎术的终止妊娠方式使用频率低，或根本不用。

（五）中期妊娠终止术的健康管理

在接受咨询或决定终止妊娠的方法时，必须详细了解女性病史，包括以前的病史，如出血史、月经史、怀孕和分娩史，并于术前进行全身检查，尤应进行妇科检查及白带常规化验。术中及术后对受术者女性生命体征如体温、脉搏、血压的监测也十分重要。专家建议术前常规给予抗生素预防感染，术后倡导营养补充，及时宣教避孕也十分重要。

第三节 避孕及节育措施的选择

避孕方法的知情选择是优质计划生育服务的重要组成部分，通过对育龄妇女进行广泛全面的宣传、普及、培训、健康教育和优劣比较，提高妇女生活质量，让她们可以选择一种安全有效，合理适用于自身需要，并符合家庭、身体、婚姻状况的避孕方式。

一、新婚期避孕节育方式

新婚夫妇往往年轻并尚未生育，如暂无生育计划，通常建议选择便捷且不影响生育的避孕方法，通常推荐的方案包括：

①短效口服避孕药：这种避孕方式简单，避孕效果好，并且不影响性生活，它可以归结为第一选择。②男用避孕套：也是理想的避孕方法，通常建议在夫妇性生活适应后使用男用避孕套避孕。除上述两种外，外用避孕药栓剂和局部避孕药等方法也可以合理选择。

因新婚夫妇尚未生育的特点，一般不推荐使用宫内节育器放置等避孕方式，安全期避孕、体外排精或长期避孕药的服用也不推荐于此类人群，易导致意外妊娠的出现。

二、哺乳期避孕节育方式

哺乳期女性如有性需求，可在不影响自身乳汁分泌或对婴儿健康无明显不良后果的前提下选择合理的避孕方式进行避孕。分娩后<6个月的哺乳期女性，建议首选男用阴茎套为避孕方式，且产后女性因生殖系统生理周期性变化的破坏常感阴道干涩，男用阴茎套内润滑剂成分的存在还可以一定程度减轻阴道干涩症状，从而降低同房以后引起的不适感。

口服避孕药成分中的雌激素可能影响乳汁的分泌，同时还会影响乳汁的吸收，对婴儿有不良影响，故哺乳期女性一般不适宜选用口服避孕药避孕。此外，产后短时间内子宫内膜尚未恢复原有生理周期性变化，故不建议采用安全期避孕方式，容易导致意外妊娠的发生。

如分娩后>3个月或行剖宫产手术终止妊娠>6个月的女性要求避孕，在排除使用禁忌证后，若短期内无再次生育要求者，也可以选择放置宫内节育器的避孕方式。在放置手术过程中，因哺乳期女性子宫肌力恢复欠佳，质地较正常女性软，术者应警惕轻柔操作，防止子宫穿孔等不良副作用的发生。

三、生育后期避孕节育方式

在生育后期选择适当的避孕和节育方法，可以帮助减少因计划外怀孕导致的被动流产而带来的痛苦及不良后期结局。宫内节育器、皮下植入物避孕、复合配方口服避孕药、避孕针剂注射、避孕套等目前都适合此类妇女，但不同方式应严格排除禁忌证。

在上述选择中，宫内节育器、皮下植入物避孕和某些长效避孕药（如长效针剂注射避孕）可优先使用。宫内节育器种类繁多，并可以长期使用至更年期前，如果没有明显的禁忌证，其简单、舒适、可靠、经济的优势决定了可被优先选择。目前研究表明，也不会对性生活产生直接影响。在放置以后的任何时候，如有再次生育的要求，仍可以随时取出并恢复子宫原有生理状态。

四、绝经过渡期避孕节育方式

由于更年期（过渡期）个体差异的存在，某些女性可能还有排卵现象，因此，仍应坚持科学避孕，此时建议选择以男性避孕套等外部避孕手段为基础的避孕方法。如有女性以前已使用宫内节育器避孕且目前尚无副作用或不良现象出现，仍可继续选用宫内节育器避孕至绝经后6个月。

除宫内节育器放置及男用阴茎套等外用避孕方法外，绝经过渡期女性因阴道分泌物受体内甾体类激素减少的影响而变少，不建议选择避孕药薄膜避孕，但必要时可选用避孕栓剂或凝胶栓剂进行；也不推荐服用复方口服避孕药或安全期避孕方式，以免对女性造成意外妊娠的伤害。

（孙晓彤）

参考文献

[1] 周健.新时期避孕药具管理[J].中国实用妇科与产科杂志,2021,37(08):808-811.

[2] 谢幸,孔北华,段涛.妇产科学[M].第9版.北京:人民卫生出版社,2018:5-14.

[3] Paton DM. Estetrol and drospirenone: a novel oral contraceptive [J]. Drugs Today (Barc),

2022,58(1)：1-8.

[4] LI HWR, K GEMZELL-DANIELSSON. Mechanisms of action of emergency contraception pills [J]. European Journal of Contraception Reproduction and Health Care, 2019,24(1)：11-12.

[5] YANG L, YANG Y. Polymeric microneedle-mediated sustained release systems：Design strategies and promising applications for drug delivery[J]. Asian Journal of Pharmaceutic Science, 2022, 17(1)：70-86.

[6] 韦佳佳,李晶晶.依托孕烯植入剂与左炔诺孕酮宫内缓释系统的非避孕益处比较[J].中国计划生育和妇产科,2019,11(10)：71-75.

[7] 段雪艳,马佳男.孕二烯酮缓释避孕微针含量及其有关物质的测定方法研究[J].中国计划生育学杂志,2018,26(10)：897-900.

[8] 胡贤君,姚晓英.复方缓释阴道避孕环[J].中国计划生育学杂志,2018,26(12)：1265-1267.

[9] 钱翠凤,范光升.低剂量左炔诺孕酮宫内缓释系统避孕有效性与安全性的多中心研究[J].中华妇产科杂志,2018,53(06)：409-413.

[10] 谭智慧.如何正确认识和使用避孕药[J].中国生殖健康,2018(09):12.

[11] 李瑛.复方口服避孕药不良反应的处理及预防[J].中国计划生育和妇产科,2018,10(06)：3-8.

[12] 寇城坤,赵旭.口服避孕药物与高血压的关系及特点[J].中华高血压杂志,2020,28(12)：1110-1114.

[13] 杨锐.宫内节育器与异常子宫出血的关系[J].医学理论与实践,2021,34(18)：3150-3152.

[14] 安欣裕,张学红.宫内节育器取出后的生育能力[J].生殖医学杂志,2019,28(01)：90-94.

[15] 管丽.3种宫内节育器临床应用效果对比分析[J].中国医疗器械信息,2021,27(20)：134-135.

[16] 张国晋,王丹,张文娟,等.宫内节育器异位致绞窄性肠梗阻并肠坏死1例[J].中国医学影像技术,2017,33(6)：943-943.

[17] HARRIS D M, DAM A, MORRISON K, et al. Barriers and Enablers Influencing Women's Adoption and Continuation of Vaginally Inserted Contraceptive Methods：A Literature Review[J]. Studies in Family Planning, 2022, 53(3)：455-490.

[18] 徐晋勋.外用避孕药具安全性研究进展[J].实用妇产科杂志,2014,30(07)：490-492.

[19] 黄丽君,张丽姿.人工流产次数对剖宫产后再次妊娠母婴围产结局的影响[J].现代妇产科进展,2022,31(01)：61-64.

[20] 许莉,秦玉璇.黄体酮联合益宫颗粒对药物流产术后阴道出血的临床研究[J].中国临床药理学杂志,2021,37(20)：2749-2751.

第三十二章
男性避孕与节育的健康管理

目前，全世界大多数的避孕都是以女性作为主要服务对象，事实上，两性关系中，多由男性主导生殖活动的启动，因此，男性是一个不容忽视的避孕群体，忽视男性参与避孕和节育，则有可能导致避孕普及率的降低。男性参与避孕是促进社会经济发展和实现可持续发展战略的重要组成部分，对个人和家庭及整个社会都具有重要的现实意义和社会意义。提高男性对生殖健康的认知水平，不仅是基于平等和公正，而且有助于减轻女性的健康负担，保障育龄女性有更多的选择机会，减少非意愿妊娠的发生和人工流产的风险及相关并发症的发生。因此，保障女性生殖健康，也需要鼓励和推动男性积极参与其中。

从生物学角度来看，男性是生殖活动的启动者。从性和家庭关系角度来看，男性在家庭中属于核心人物，既是丈夫也是父亲。从生育调节角度来看，男性是避孕方法的接受者。从社会学角度看，男性是计划生育政策的制定者和管理者。总之，男性完全可能在生殖调控中承担更多的角色和责任。

第一节　男性避孕的历史

远古时期由于社会生产力极其低下，人们的生活也极不稳定，死亡率极高，人们无控制生育的概念。随着社会生产力和文化水平的不断发展进步，人们开始萌芽了预防非意愿性妊娠的想法，并开始尝试避孕方法，如禁欲、延长哺乳期和体外排精等。我国医书记载了公元前2700年关于避孕和流产的药方，古埃及的书籍也提到公元前1550年的阴道杀精药棉塞。

体外排精是目前已知最古老的避孕方法，在《圣经》和《古兰经》及犹太教的法典上均有记载，也是两个世纪前导致欧洲和北美出生率下降的重要原因之一。但体外排精失败率较高，有时还可能影响性生活质量，甚至使人产生心理压力。

阴茎套的使用历史已经超过250年，最初是为了防止性传播疾病。目前，全世界约有8960万育龄女性的伴侣使用阴茎套，其中2/3在发达国家，我国占4%左右。理论上，阴茎套的避孕失败率为0.4%～2%，实际为2.4%～7.5%。

输精管结扎术产生于19世纪，但直到20世纪60年代才作为一种有效控制人类自身繁衍的手段而被全世界大多数国家和地区所接受。至1995年，我国累计已有5000万男性接受了输精管结扎术。近30年来，为提高避孕成功率和减少并发症，国内外尤其是我国学者做了许多创造性的改进，使手术器械、输精管固定方法、手术入径等操作简易、有效且有较好的可接受性。

男性避孕和节育始终是生育调控的薄弱环节。男性节育研究的最终目标是除了可逆性地干扰精子发生或受精能力外，还不影响性欲和性功能。2016年5月，在巴黎举行了第一届男性避孕大会，国际男性节育联盟（International Coalition for Male Contraceptions，ICMC）提出，在2026年至少要将一种可靠、可逆和可负担起的男性避孕药推向市场。因此，国际社会目前迫切需要开发安全、有效、可逆及可接受性好的男性生育调控方法。

第二节　男性避孕与节育的方法

一、男性节育可能的途径

男性节育可能的途径有以下：

①干扰性激素，抑制精子发生。

②直接用于睾丸，干扰精子发生。

③干扰附睾内精子的成熟。

④阻断输精管道，形成机械性屏障。

⑤使精子失活或直接杀死精子。

⑥阻止精子和卵子的相互作用。

⑦免疫避孕。

二、体外射精

（一）避孕原理

体外射精是指男性达到性高潮时将阴茎抽出在体外而不是在阴道内射精的避孕方法。此方法虽简单，但失败率较高。

（二）体外射精的不足

1.失败率高

原因是：第一，难以准确把握射精时机，可导致部分精液进入阴道；第二，泌精时少量精子可进入阴道；第三，射精后，存留在阴道口附近的精液可通过抚摸等方式不慎带入阴道。

2.男性可导致发生勃起功能障碍或不射精

由于性交是一个连续的过程，如果强行中断性交可能会使中枢神经系统和脊髓射精中枢功能受到干扰，长此以往可能会导致男性发生勃起功能障碍或不射精。

3.女性发生性冷淡

男女性反应存在明显差异，在男性达到性高潮而女性尚未达到时男性体外射精，可能导致女性性兴奋锐减，长期可能造成女性性冷淡。

4.长期体外射精可能导致夫妻性生活不和谐

反复体外射精会导致男性患者出现焦虑情绪，这种情绪会导致男性患者出现射精控制能力下降的情况，导致其出现早泄的症状，长时间持续则会导致夫妻性生活不和谐。

三、自然避孕

（一）避孕原理

根据女性月经周期中出现的症状和体征可间接判断排卵过程，识别受孕期后禁欲而达到生育调节的目的。

（二）自然避孕的方法

1. 安全期避孕

适用于月经周期基本规律的女性。以排卵发生在下次月经前14天左右为理论基础，计算排卵的发生时间，前后禁欲数天，包括精子可能存活的5天和卵子排出后存活的24小时。

2. 基础体温法

理论上，排卵后孕激素水平的增加会使体温上升，而在休息或刚睡醒时的体温是一天中最低的，因此，可在排卵前每天测量，如果有排卵，体温可明显上升，上升约0.2 ℃。常用的方法有口腔法、阴道法和肛门法。

3. 症状-体温法

女性排卵前会出现一些相关的症状和体征，如宫颈黏液增加、乳房胀痛、下腹疼痛或沉重感、腰痛、阴唇水肿等，可用这些症状结合基础体温进行判断。

4. 比林斯法

通过观察宫颈黏液的周期性变化来明确判断易受孕期和不易受孕期，这种方法称为“宫颈黏液法”，由于是由澳大利亚比林斯（Billings）医生创立的，所以称之为“比林斯法”。在干燥期时，隔天晚上进行性生活，一旦出现宫颈黏液时禁欲，直到重新干燥3天后，也就是第4天晚上再次进行性生活。是否处于干燥期需要女性经过一整天的观察才能确认，因此，性生活只能在晚上进行。性生活后的第2天，宫颈黏液和阴道分泌物等从阴道流出，会发生与宫颈黏液不易区分的现象，因此，只能隔天晚上进行性生活。一旦出现宫颈黏液，哪怕是黏稠无弹性，也标志着已进入了“危险期”，所以此时应回避性生活。峰日标志着接近排卵、正在排卵或排卵刚刚发生，因此，从峰日后的第4日起至下次月经来潮前为安全期。

5. 哺乳期闭经避孕法

产后6个月内产妇若完全或几乎是纯母乳喂养且月经未恢复，意外妊娠的可能性在2%以下，这种方法叫“哺乳期闭经避孕法”。

四、屏障避孕

（一）避孕原理

屏障避孕是使用外用避孕器具和杀精子剂的统称，是利用物理方法阻止精子达到子宫内，或用化学制剂在阴道内灭活精子，或者两者合用，以阻止精子和卵子相遇而达到避孕目的。目前认为屏障避孕法是所有避孕节育方法中唯一兼有避孕和预防部分性传播疾病双重功能的避孕方法。包括物理方法和化学方法两种。物理方法有男用避孕套、阴道隔膜、宫颈帽、女用避孕套等，化学方法有杀精剂、生物黏附缓释避孕剂等。

（二）男用避孕套

又叫“阴茎套”，是由17世纪英国医生约瑟夫·康德姆（Joseph Condom）发明的，因此，英文名又称为“condom”。阴茎套已成为当今有效预防性传播疾病和AIDS的方法之一。世界上避孕套使用率最高的国家是日本。20世纪50年代，我国开始生产避孕套，但产量低、质量差，60年代实现生产自动化，80年代后生产数量和质量都有较大提高，90年代中期，已经在数量上完全满足了国内需求。

我国生产的避孕套长度都在10 cm左右，根据直径大小分为特大号、大号、中号、小号4种，对应的直径分别为37 mm、35 mm、33 mm、31 mm，特小号直径为20 mm，但市场上较少见。阴茎套根据材料不同可分为天然乳胶避孕套、聚氨酯避孕套、合成橡胶避孕套、生物制品避孕套等。目前市场上使用最多的是天然乳胶避孕套。

1. 阴茎套的适应证

除极少数对乳胶过敏或者存在勃起功能障碍无法戴套者外，其他育龄夫妇或高危人群均可使用，尤其适用于新婚夫妇，以及剖宫产术后、哺乳期内、既往患有心血管、肺功能异常等慢性严重疾病不能使用激素类药物或节育环避孕的妇女等特殊人群。而且由于阴茎套内含有硅油，使用时可增加润滑效果，还可用来减轻中老年女性因阴道干涩引起的性交不适感。

2. 阴茎套的优点

①操作简单，容易掌握。②可有效预防性传播疾病和AIDS。③有利于维护妇女的生殖健康，预防和减少异位妊娠的发生。④有利于治疗男性早泄。⑤由于套口处的橡胶圈可起轻度的止血带样压迫作用，从而使得阴茎海绵体血液回流减慢，因此，有利于减轻勃起功能障碍。⑥可用于治疗精液过敏症和免疫性不育。

3. 使用方法

先用手捏瘪前端的储精囊，挤出囊内的空气，然后将卷起的避孕套套在勃起的阴茎龟头上，用拇指和食指、中指的指腹逆行向阴茎近端推展，边推边套，直推到阴茎根部后松开储精囊。射精后在阴茎软缩前用手捏住避孕套口，将阴茎连同避孕套同时从阴道口抽出，以防阴茎软缩后避孕套脱落在阴道内或精液从避孕套口溢至阴道，导致避孕失败。如发现精液有泄漏，可在72小时内采取紧急避孕措施。

4. 避孕套的避孕效果

使用避孕套，妊娠发生率可降低到0.4～1.4/100（妇女·年），HIV阳性的一方坚持使用阴茎套者的感染发生率为0.9/100（人·年），有时使用者为5.1/100（人·年），从不使用者为6.5/100（人·年）。此外，使用阴茎套还可使支原体和淋球菌的感染风险下降60%～80%，阴道毛滴虫的感染风险下降30%。尽管如此，它不能有效预防如疱疹、湿疣和其他通过未被避孕套遮盖部分皮肤接触传播的性传播疾病。

5. 避孕失败的原因

①使用过程中发生阴茎套破裂或滑脱。②不坚持使用。③没有在性生活中坚持全程使用。④缺乏使用的动机或性生活技巧。⑤避孕套本身存在质量问题，诸如形状、理化因素和储存时间等。

（三）传统屏障避孕方法

1. 阴道隔膜

性交前放入阴道内，覆盖于子宫颈和阴道后穹隆的乳胶或硅酮帽状避孕工具，边缘有弹簧环，柔软而富有弹性。避孕有效率为70%～99%，失败率约为18%。

2. 宫颈帽

是一种与阴道隔膜相类似的橡胶屏障避孕工具，避孕失败率为5%～18%。

3. 阴道用杀精剂

性交前将杀精剂放至阴道顶端，溶解的药物与精子细胞膜的脂蛋白相互作用，增加膜的通透性，使得细胞膜内容物外溢而使精子制动，最后死亡。可有片剂、栓剂、薄膜、胶冻剂、海绵剂和缓释凝胶等。不适用于围绝经期妇女，因为围绝经期妇女阴道分泌物较少，杀精剂不易溶解。禁忌证主要有子宫脱垂、阴道松弛、严重会阴撕裂、阴道炎、重度宫颈糜烂等。

（四）现代屏障避孕法

1. 女用避孕套

女用避孕套是一种聚氨酯材料制成的柔软、宽松的袋状屏障避孕装置，长15～17 cm，开口处有一直径为7 cm柔韧的外环，封闭端套内游离一直径为6.5 cm的内环，避孕失败率约为5%。其特点是：①可在性交前预先放置，不影响前戏，也不影响性交全过程，从而缓解男性对戴套的抵触情绪。②可贴近阴道壁，内置水溶性润滑剂，不与阴茎皮肤贴紧，性交时可使阴茎自由活动，不影响快感，而且由于是聚氨酯超薄材料，使性伴侣双方都能获得最大的性快感。③无须勃起的阴茎作为避孕套置入和取出的辅助，可允许阴茎在完全勃起前插入，适用于轻度的勃起功能障碍者和已过育龄期且阴道干涩的妇女。④由于同时覆盖了阴道入口、外阴和阴茎根部，因此，可预防性传播疾病。⑤较少会发生精液漏出现象。⑥外环有足够的强度，使避孕套的外口不会滑入阴道内。⑦聚氨酯具有坚韧耐用、不易受温度和湿度影响的特点，储存要求低。⑧特殊情况下，如男性饮酒或用药后不能使用男用避孕套时，女用避孕套可增加对女性的保护。⑨对女性来说，可给自己带来更大的控制权，使女性有权力决定何时采用何种避孕方法。

2. 阴道海绵

阴道海绵是由阴道隔膜和外用避孕栓剂（膜剂）发展而来的，由圆形的医用海绵（氨甲基甲酸酯）和杀精药物组成，一侧为凹面，另一侧为平面或微凸面，并附有丝带作为牵引。

3. 生物黏附缓释避孕剂

生物黏附缓释避孕剂置入阴道后，在阴道分泌物的参与下，高分子聚合物立即与阴道黏膜细胞表面通过界面作用紧密黏附，聚合物搭载的3.5%的N-9缓慢释放，24小时内均可发挥杀精灭菌作用。

五、输精管结扎术

输精管结扎术是一种通过手术的方式切断和结扎输精管的节育方式。自20世纪60年代以来，输精管结扎术安全、可靠、简便、经济，被很多国家用于计划生育规划。据统计，全世界约有1亿男性接受了输精管结扎术，我国已有5000万男性实施了该手术，仅次于宫内节育器和输卵管结扎术的女性人数。越是经济发达的国家，输精管结扎术的普及率越高，在美国，每年有17.5～50万的男性进行输精管结扎手术。

（一）手术方式的变革历史

早期经腹股沟途径。1987年和1909年，范米特（Van Meter）和夏普（Sharp）分别采用了腹侧端结扎而睾丸端开放的方式。1955年，哈弗（Haver）使用了单切口方式。1900年，哈里森（Harrison）发现自发性输精管再通。罗尔尼克（Rolnick）在1924年通过报道犬输精管通过鞘的内皮化再生再通进一步证实这一事实。此后，出现了很多关于避免再通的关闭输精管末端的方法。斯特罗德（Strode）于1973年首先采用筋膜隔断两侧输精管断端的方法。1966年，施密希（Schmich）采用电凝和发红的导丝电灼快速封闭输精管同时关闭远睾端输精管鞘的方法以防再通。贾维纳（Jhaver）用钽夹代替结扎。到了1972年，似乎所有的改良手术到了尽头。1973年，我国医生李顺强等开创了“直视钳穿法输精管结扎术”，该手术无须手术刀，只用环钳抓住输精管和止血钳分离。此后，直视钳穿法输精管结扎术在我国广泛传播，并作为一种常规绝育方法实施。1974年至1988年，我国共有800万例男性实施了该手术。1985年，美国Cornell医学中心的迈克·戈德斯坦（Mark Goldstein）完成美国历史上的第一例直视钳穿法输精管结扎术。该手术以时间短、损伤小、术后基本无肿胀、疼痛少、血肿发生率低为特点，同时人们开始尝试一些新的输精管关闭技术，如塑料塞、输精管内装置、输精管夹和输精管阀等。

（二）禁忌证

1. 相对禁忌证

严重贫血、存在出血性风险的凝血系统疾病、严重神经系统疾病、精神障碍、精索静脉曲张、隐睾、腹股沟斜疝、阴囊肿物等，可在手术处理原发疾病的同时进行输精管结扎。

2 . 其他禁忌

存在勃起功能障碍或其他性功能障碍者建议慎重选择手术。

3 . 暂时禁忌

如全身性感染、泌尿生殖系统感染、阴囊局部炎症等。

（三）术前准备

1. 术前咨询和知情同意

需夫妻双方共同参与，旨在让受术者做出完全自愿的决定。告知内容包括：

①介绍其他各种避孕和节育方式及优缺点。②解释输精管结扎术的手术机制、步骤、有效性和失败率。③介绍术后的并发症，如术后血肿、慢性疼痛等。④务必强调手术的不可逆性。⑤输精管结扎前建议行精子冷冻保存。⑥术后坚持避孕3个月或以上，直至精液中未发现精子。

2. 医学评价

（1）病史采集

重点了解手术禁忌证和有无药物过敏史。

（2）体格检查

重点关注阴囊及其内容物的情况，如输精管有无增粗、结节、压痛、重复或缺失，有无精索静脉曲张，有无阴囊肿块或腹股沟斜疝等。还应行前列腺肛诊，以排除前列腺疾病。

（3）实验室检查

一般不需要，必要时检查尿常规、血常规、传染病、前列腺液常规。

3. 抗生素预防

不常规使用，但对一些免疫力低下或受到抑制的特殊病人，如全关节置换术后2年内、HIV感染、糖尿病、移植术后、恶性肿瘤的患者推荐预防性使用。包括一代头孢（头孢氨苄）、喹诺酮类（如诺氟沙星）或氨基糖苷类（如庆大霉素）。切开后1～2小时内给药。

4. 受术者准备

术前备皮、肥皂水清洗外生殖器、排尿。

5. 器械准备

与手术相关的专用器械如输精管分离钳、固定输精管的圈钳等。

（四）麻醉方式

使用局部麻醉，用1%～2%的利多卡因，不加肾上腺素；替代配方为1%的利多卡因和0.5%的布比卡因，比例为1:1。具体操作方式为：用三指将输精管固定在阴囊表面，在阴茎根部将输精管与精索血管分开，在阴囊前壁做一约1 cm的皮丘，然后在输精管周围注入2～3 mL的局麻药，尽量避免多点穿刺和反复进针而造成局部血肿形成，影响输精管的暴露。

（五）手术步骤

1. 入路选择

根据术中的习惯和技能及受术者的情况选择。

（1）阴囊两侧

为传统手术方式的入路，在阴囊壁前外侧中上1/3入路。

（2）阴囊中线

在阴囊中线中上1/3入路。

（3）耻骨联合中点旁阴囊根部入路

2. 固定输精管

是输精管结扎术的关键步骤。

（1）常用手法

包括三指法和两指法。前者是指将输精管固定在左手中指和拇指之间，中指上顶，拇、示指下压，使输精管固定在皮下浅表位置。后者是指由术者和助手分别用拇指和示指固定住阴囊下端和上端输精管。

（2）器械固定

包括输精管固定钳、鼠齿钳、布巾钳和注射针等。

3. 游离输精管

分开阴囊皮肤后，用手术器械提出输精管，分离其周围组织，游离输精管，与提出的输精管方向一致，以免撕裂血管，分开输卵管周围的结缔组织，直接暴露输精管约3 cm。切开或分离阴囊皮肤和精索时，裂口不小于输精管直径的2倍，否则可造成输精管嵌顿或不易发现的输精管动脉断裂后的出血。

4. 输精管断端的处理方法

（1）单纯切除和结扎

不进行其他处理。

（2）筋膜分层隔离

结扎切除的输精管的两侧断端，将附睾端包埋于精索筋膜内，而精囊端在精索外。

（3）断端反折

两断端反折结扎或一端反折结扎，另一端单纯结扎。

（4）交叉重叠

上提附睾端，下拉精囊端，一段重叠，一并结扎。

（5）精囊端合并

切断一段输精管后开放附睾端，两侧精囊端合并结扎。

（6）输精管隔离

切除一段输精管后，两断端均不结扎，使其自然回缩，而后结扎输精管被膜，隔离两端。

（7）附睾端悬吊

止血钳压榨精囊端，游离附睾端2 cm，穿0号丝线，由管腔向管壁缝一针，穿过阴囊肉膜打结，固定在肉膜上。

（8）残端分层缝合

切除输精管2 cm以上，然后分层缝合两断端。

（9）附睾端开放

将精囊端输精管结扎，附睾端旷置，断端间可用精索筋膜隔离或不用。

（10）不切断结扎

在游离好的输精管拟结扎的3处位置上用止血钳压迫，然后分别用丝线结扎。

（11）电凝

切除一段输精管后的断端内插入电灼器的电极或电灼器头，双向烧灼管腔组织一段。

（12）苯酚烧灼

用苯酚、95%的酒精和生理盐水烧灼和清洗断端。

（13）金属夹

不切断或切断但不切除或切除一段输精管，再用金属夹在输精管或两个断端夹闭。

（六）术后护理

术后观察2小时，观察局部有无出血等现象，若无，则可离院；术后8～12小时间断冰敷阴囊，减少肿胀；术后48小时内穿紧身裤或使用阴囊托抬高阴囊，并保持伤口干燥；用双氯芬酸钠术后镇痛；1周内避免剧烈运动尤其是骑车和性生活等；伤口如有出血、阴囊肿胀、发热、伤口部位疼痛进行性加重等应及时就诊；5天后复查，去除伤口敷料。

（七）术后精液的检查和随访

告知患者术后应避孕至少12周，等术后精液分析证实为不育后才能解除避孕措施。

术后2～3个月后，开始进行精液检查。若术后3个月第一次检查证实未发现精子，则不需要进一步检查；若为不活动的精子，则需每月检查一次，直到完全未发现精子。

术后3个月，若发现存在活动的精子，则1个月后复查，仍出现活动的精子，则需再次进行输精管结扎。

是否需要无精子才能绝育，在欧洲国家规定不一。欧洲指南认为，每毫升存在1万～10万个不运动的精子可作为受术者无须避孕的标准，这些建议是基于在精液中发现少量的不运动精子再通率很低的基础上提出的，而美国严格要求必须为无精子症才可以停止避孕。

（八）输精管结扎术的并发症

1.出血

一般发生在术后24小时内，是最常见的早期并发症，可有阴囊皮下出血、精索血肿和阴囊血肿，可能与医生经验多少和手术方式的选择有一定关系。预防血肿的关键在于术中严格止血，同时术后应适当护理，包括抬高阴囊和加压敷料包扎，也有助于减少术后出血。

2.输精管结扎手术失败

主要原因可能是手术失误，如过多结扎了输精管外的其他组织、对输精管离断不完全、未发现可能存在的重复输精管、同侧输精管做了两次结扎、术后过早进行无避孕措施的性交等。此外，还有输精管的再通。精子肉芽肿内可形成多个上皮化微细管道，连接输精管残端，从而重建输精管道通道而导致手术失败。

3.痛性结节

痛性结节实际是症状学的诊断，病理上大多数为精子肉芽肿，发生率为0.1%～3%，可在术后2～3周或数年后发生，性兴奋或射精时加重。充血性附睾炎和慢性睾丸疼痛并不是术后常见的并发症，一般称为“输精管结扎术后疼痛综合征”。病因较为复杂，一般认为与充血性附睾炎及输精管伴行神经因结扎、炎症或瘢痕等因素受压有关。治疗一般首选保守治疗，如阴囊抬高、阴囊托、使用热敷或冷敷、积极收缩（包括主动收缩和性交）；也可口服镇痛药物，疗程至少3个月。精索神经封闭和局部注射类固醇激素可缓解疼痛症状，三环类抗抑郁药对少数病例有效。经直肠注射布比卡因和加强龙到盆从也是一种选择。保守治疗无效可选择手术治疗，如附睾切除术、输精管复通术、精索去神经术和睾丸切除术等。

4. 附睾淤积症

输精管阻断后由于附睾内压增高，精子外溢，导致发生附睾对溢出精子的无菌性炎症反应，通常在术后2～3周发生。治疗一般使用阴囊托、热水坐浴和理疗等；若症状明显，保守治疗失败时，可行全附睾-近附睾端输精管-结扎结节的整体切除术。

5. 感染

发生率约为3.5%，一般发生在术后3～4天，感染的发生与手术方式有很大关系，也与手术医生对阴囊备皮消毒的重视程度有关，有阴囊入口感染、输精管炎或精索炎、前列腺炎或精囊炎三种类型。但感染大多是局限性的，通常采用单剂抗生素治疗即可。

6. 抗精子抗体

输精管结扎引起精子抗原的暴露诱发机体免疫反应而导致抗精子抗体的产生。目前认为抗精子抗体不会增加其他免疫相关疾病的风险，但对输精管复通术来说可能会影响精子功能而导致生育障碍。

7. 性功能障碍

可表现为性欲减退、勃起功能障碍和早泄等。但性功能障碍的影响因素非常复杂，即便有性功能障碍的表现，也不一定就是术后所致，必要时需鉴别是否为心因性性功能障碍。

六、其他输精管节育技术

（一）输精管粘堵术

输精管粘堵术是指通过经皮的方式向输精管内注射化学制剂，造成局部无菌性炎症反应致使管腔纤维化而闭锁或形成管腔机械性阻塞，以此来实现输精管管道阻断的一种节育方式。1972年，我国学者首次将其应用于临床，与直视钳穿法输精管结扎术一起被国家卫生部和计划生育委员会定为我国主要的男性节育手术，在全国范围内推广使用。注射粘堵术是一种安全、简便、有效、经济的非手术男性绝育方法，在国际上也受到高度重视和评价。并发症有血肿、感染、结节等。

（二）输精管栓堵术

输精管栓堵术是在输精管粘堵的基础上，通过对药物的改进而使用的一种节育方法。采用的栓堵材料为医用聚氨酯弹性体，由于其化学性质稳定和生物相容性良好，以及具有潜在的可重复性，在临床受到广泛的关注。

（三）输精管内节育装置

1. 管内堵塞装置

对于堵塞输精管腔的装置或材料，1972年，报道过一种埋置的尼龙线或硅酮包裹的丝线用以堵塞输精管腔。1973年，报道过一种可逆性的串珠样的丙烯装置。1988年，报道过一种叫作Shug的装置，它是由2个4-0的尼龙线连接起来的中空的硅酮塞子。

2. 管内瓣膜装置

1975年，有研究者采用了一种叫作RIOD的聚合材料作为瓣膜装置，组成管桥型结构，末段表面有多孔，使得组织向内生长，因此，不需要切断或结扎输精管，而是通过转变有色标的连接段，即可开放通道，关闭后，可造成精子数量下降。1975年，有学者研制了一种由硅胶导管和瓣膜组成的叫作spacer的精子控制器，瓣膜为不锈钢的启闭杆，当启闭杆压向瓣膜时，导管便关闭。1994年，我国学者邓亚光等报道了一种长6～7 mm的可复性输精管节育器，根据外径大小有3种规格，分别是1.6 mm、1.4 mm和1.2 mm，它们都有一个不锈钢的外套和器芯，中间器芯的中部有一个侧孔与另一端相通。

3.过滤装置

过滤装置是由我国研究者研究的一种“滤过式节育装置”，是在输精管内植入的一个内含合成纤维的硅橡胶管，可过滤精浆而保留精子，但滤过的精子由于滤过膜的损伤大多数已破损或残缺不全。虽然这种方法可减缓输精管阻断后由于逆压的增高而对附睾的压力，可减少附睾淤积症的发生，但长期使用可发生阻塞。

（四）输精管夹

利用输精管夹环绕输精管，即利用外部压力阻断输精管通道的一种方法。报道的有输精管钳夹术和输精管环夹术。

七、药物避孕

（一）激素类避孕药

1.雄激素单用

外源性雄激素可反馈性阻断卵泡刺激素（FSH）和黄体生成素（LH）的分泌，减少雄激素的合成和释放，因此，可导致精子发生障碍。但单用雄激素抑制GnRH水平需超生理剂量，可能对其他器官产生影响，如前列腺、肝脏、肌肉和骨骼等，代表药物有庚酸睾酮和十一酸睾酮等。

2.雄激素与孕激素联用

孕激素除有强抗垂体促性腺激素的作用外，还可抑制5α-还原酶的活动，抑制精子发生。因此，孕激素和雄激素合用可发挥协同作用，既可以减少两种药物的剂量，还能显著抑制促性腺激素释放激素（GnRH），降低雄激素对其他器官的影响。但孕激素有增加体重的作用，代表药物有长效醋酸甲羟孕酮和左炔诺黄体酮。

3.雄激素与GnRH拮抗剂合用

GnRH拮抗剂通过竞争内源性GnRH受体，抑制促性腺激素的合成和释放，与雄激素联用时可减弱GnRH拮抗剂对垂体和睾丸的抑制作用。不足之处是药物费用较高，需皮下注射。

4.目前和未来的激素治疗方法

睾酮和醋酸酮透皮凝胶、基于吻蛋白的下丘脑-垂体-睾丸轴（HPG轴）抑制、合成的雄激素-孕激素化合物和选择性雄激素受体调节剂（如11-甲基19去甲基碳酸氧睾酮、十二烷酸二甲兰酮）。

（二）非激素类避孕药

1.棉酚

可损伤精子细胞和粗线期精母细胞，由于较高的精子发生抑制不可逆和严重不良反应，如低钾血症的发生等，导致棉酚在临床推广困难。

2.雷公藤

抗生育的主要成分为环氧二萜类化合物，通过抑制附睾功能、抑制精子的成熟而达到抗生育目的。

3. 昆明山海棠

为雷公藤的同属植物，但较雷公藤便宜。

4. 双二氯乙酰双胺类

具有可逆性，其中发挥作用的是Winl 8446，作用于晚期精子细胞。

5. 3-吲哚羧酸类

主要有氯苄吲哚酸和苄吲哚酸，作用于生殖细胞的能量代谢。

6. 植物药

世界卫生组织（WHO）在249种植物中发现其中的23种植物运用在动物模型上可有抗生育的作用。

（三）用于附睾的药物

雄激素结合蛋白抑制剂，如双环己烷的衍生物PRDX、氯代甘油类、6-氯代去氧糖类、嘧啶类如柳氮磺吡啶、Bin-1b（抗菌肽蛋白）抑制剂、5α-还原酶抑制剂如非那雄胺等。

（四）用于附睾后的药物

内服抗精子TM避孕药、1-代咪唑类、双-三氯甲基砜、氯醇硝唑、金雀花、抑制精液液化的药物等。

（五）化学药物节育

如鱼肝油酸钠、高分子水合凝胶HFMC、精氨酸锌、苦楝油。

八、免疫避孕

（一）激素类

抗GnRH疫苗、抗FSH疫苗、抗HCG疫苗。

（二）精子膜避孕疫苗

包括经典的精子膜抗原和新发的精子膜抗原，如富含半胱氨酸分泌蛋白-1、附睾蛋白酶抑制剂、精子相关抗原9、Izumo蛋白。

（三）其他节育药物

离子通道阻滞剂、视黄酸受体拮抗剂、Adjudin（AF-2364）、氯尼达明的类似物、CDB-4022（茚并芘啶类化合物）、JQ1。

（王丽）

参考文献

[1] 陈志婷，等.屏障法和药物干预男性避孕的研究进展[J]. 中华生殖与避孕杂志，2018，38(5)：432-437.

[2] 严偲，等. 男性避孕药研究及其进展[J]. 国际生殖健康/计划生育杂志，2016，35(6)：519-523.

[3] AMORY J K. Development of Novel Male Contraceptives[J]. Clinical and Translational Sci-

ence, 2020. 13(2): 228-237.

[4] 刘晃, 张欣宗. RISUG男性避孕针研究进展[J]. 中华生殖与避孕杂志, 2021, 41(8):712-716.

[5] 孟志翔, 吕金星. 血-睾屏障与男性避孕[J]. 中国男科学杂志, 2022, 36(2): 112-116.

[6] 郭应禄.男科学[M]. 第2版.北京:人民卫生出版社,2019.

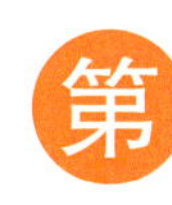
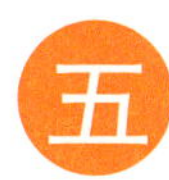
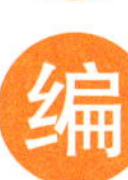

第五编

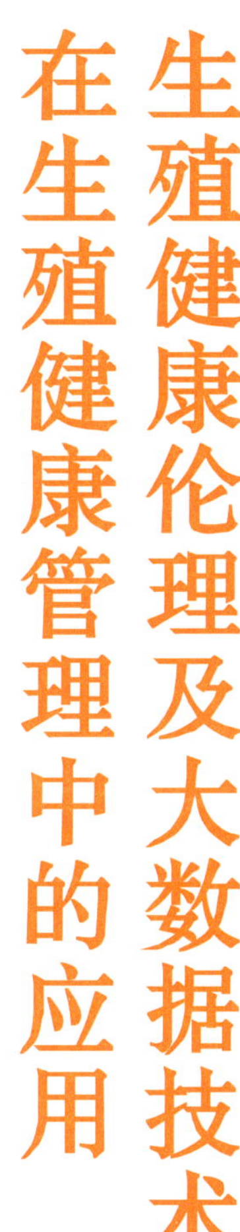

生殖健康伦理及大数据技术在生殖健康管理中的应用

第三十三章
生殖健康相关伦理学知识

第一节　生殖健康的重要性与伦理

一、生殖健康的重要性

1994年，《关于国际人口与发展行动纲领》在国际人口发展大会正式通过。该会议是关于人口问题的一个转折点，从单纯的数量和生育率转变为强调性与生殖健康，人类同时开始认识到生殖健康也代表着性别平等与社会公正。同年，我国召开的国际妇女生殖健康研讨会中提出，生殖健康的基础是男女平等，强调妇女的社会地位和生殖权利。二十多年来，我国政府认真履行对人口发展大会行动纲领的承诺，坚持以人的全面发展为中心，全面强化计划生育优质服务，促进男女平等，有力推动了我国人口资源环境与经济社会协调发展。

2016年，《"健康中国2030"规划纲要》首次提出，全民健康和共建共享的发展战略主题，树立以人民健康为中心的卫生安全管理意识，同时将全人类和全生命周期作为人类健康维护的两个重要抓手，为社会提供公平的健康服务，从而提升全民的健康水平。2019年，《中国妇女发展纲要（2021—2030年）》在中国首次印发，标志着妇女生殖健康的提升已经被纳入国家管理层面。

健康指的是个体的精神、身体以及社会层面处于完好状态，未出现任何疾病或有所不适。生殖健康指的是生殖系统处于良好运行状态，具备相应功能的健康形式。生殖健康是全民健康不可或缺的一部分，全民健康的提出意味着我国公民在生殖健康领域享有以下相关的权利：生殖健康及其权利，男女在计划生育上处于平等地位，获得健康教育及计划生育同等权利，享有避孕节育相关技术支持的权利，获得适宜避孕节育服务的相关权利，计划生育者享有财产和人生不遭受侵害的权利，在遭受侵害以后获得司法救济的权利等。

生殖健康贯穿生命的各个阶段，生殖系统及其功能和生殖过程中的身体、精神和社会适应的完好状态，而不仅仅是没有疾病或不适。生殖健康是全民健康不可或缺的一部分，全民健康也意味着我国公民在生殖健康领域享有以下相关权利：生殖健康和生殖的权利，计划生育男女平等的权利，获得计划生育/生殖健康信息和教育的权利，获得避孕节育技术及生殖保健服务的权利，奖励、优待、社会保障和平等发展的权利，知情选择安全有效、适宜避孕节育服务的权利，计划生育人身权、财产权不受侵害的权利，获取生殖健康相关法律救济的权利。生殖健康不仅是满足人民日益增长的美好生活的需要、全面提高人口素质的需要，也是促进人类可持续发展的需要。

二、生殖健康与伦理

伦理学从本质上讲是一项化解道德问题的科学，是人类社会进入一定阶段后，对道德思想进行系统化和理论化的结果。其核心研究对象为人类的道德问题，需要解决的问题与人类的生活息息相关且错综复杂，但究其根本而言，主要涉及的是道德之间的关系问题。古希腊哲学家亚里士多德所著《尼各马可伦理学》是最早关于伦理方面的学术专著。中国在近代以前并无“伦理学”一词之说，但早在先秦诸子百家时期，便有大量著作涉及道德和伦理方面的内容，中国强调的“君臣孝悌”皆属于道德范畴，属于伦理学的管辖范围。“医乃仁术”是中国传统医德的核心内容，也就是说，医者应当富有对病人的关怀、爱护、同情之心，如此，也才有好的医术。医疗技术的发展与应用造福于人类，才能够促进人类健康生活与发展，但只有技术而缺乏仁爱之心，纵然技术再高超也无法对人类的发展产生任何积极价值，甚至还有可能会让人类遭受灭顶之灾。因此，在发展医疗技术的同时要将医师职业及道德放在首位，才能够真正地确保技术的发展惠及患者、惠及民众。

《生命医学伦理原则》是最早的一本系统阐述生命医学伦理方面的著作，其中提到了几个被广泛认同与理解的原则。一是有利原则，又称为“行善原则”，侧重于从行动者的角度出发，用各种行为来增进他人利益，维护他人权益。依据这一原则，医务人员在实施各种形式的医疗行为时，都要将保护病人利益、帮助病人恢复健康、提高病人生活质量作为行为指南。无论在西方还是中国的医学伦理体系中，有利原则始终是一条最基本和最重要的道德原则。二是尊重原则，又称“自主原则”，体现病人生命价值和人格尊严。三是公平原则，又称“公正原则”，公平原则要求在健康需求上，每个人应受到同等且公平的对待，每个人都有充分享有医疗服务的权利，也即所谓的医疗公平。四是不伤害原则，患者在接受诊疗的过程中不能因为医护人员的失误或失职遭受身心权益的侵害。任何医疗技术本身都可能存在着利与弊，是一把“双刃剑”，在为人类带来便利的同时，也存在着对患者的潜在伤害。每个公民行使自己健康需求的权利时，也要遵守社会的法律法规和伦理道德。

第二节　生殖健康中的伦理问题

生殖健康领域的伦理问题有很多，根据时代和社会的发展，关注的重点问题和讨论的热点问题有所不同，如避孕问题、近亲婚配问题、青少年妊娠问题、终止妊娠问题、计划生育问题等。随着辅助生殖技术在全世界的广泛应用以及生命科学领域技术的不断突破，生殖领域的伦理问题也越来越突出。

一、辅助生殖的相关伦理问题

辅助生殖技术（ART）指的是以特定的医疗设备和技术为辅助手段，帮助那些无法通过正常性交获得受孕结果的伴侣达到生育目的的医疗技术手段。它主要包括两大类技术形式，一是人工授精，二是体外受孕和胚胎移植。如今又衍生出其他各种形式的技术，可有效帮助不孕不育夫妇成功受孕，并且在阻断遗传病方面也有巨大优势。

为了保证辅助生殖技术符合伦理规范，我国专门出台了相关的技术规范标准，并颁布了《人类辅助生殖技术管理办法》，严禁商业化供精和供卵，也要求不能违背利益道德在经济利益的驱动下随意使用ART技术。总的来说，辅助生殖伦理要遵从多重能力原则，其中主要包括尊重原则、保护后代原则、严禁技术滥用原则、社会公益性原则、知情同意原则、保密原则、自主原则、公正原则、辅助检查伦理原则、用药伦理原则、伦理监督原则。

（一）供精助孕的伦理问题

供精辅助生殖技术主要是为无精子症患者或出现严重畸形精子或不宜生育个体提供人类精子库中储存的精子以助其达到相应生育效果的技术形式。通俗地讲，也就是一对夫妇使用存于人类精子库的精子，通过医院的帮助，使女方受孕。供精助孕包括两类，一是供精人工授精（AID），从精子库中取出冷冻的精子，将其置于特定条件下使其复苏后通过人工注入的形式，到达女性生殖道，并达到体内受精的目的。二是供精体外受精-胚胎移植（IVF-ET），将已经成功复苏的精子与卵子在体外通过适宜的环境培养使其发育成为受精卵，在一定天数后将其移植到女性子宫中以达到生育的目的。

供精助孕技术改变了以血缘为基础的家庭亲子关系，从而可能引发一系列伦理与法律等方面的社会问题。

第一个普遍关注的问题是后代近亲结婚的问题。在我国颁布的一项法规中指出，单供精者提供的精液标准仅供5名妇女受孕，可通过相关规定达到有效控制近亲分配的目的。由于中国人口规模较大，人员流动率高，近亲结婚的概率极低。有研究通过测算可以得知，若该5名妊娠妇女均生活在同一城市，当该城市的市民分配人群数量达到了160万时，首代子女出现近亲结婚的概率在4%左右。倘若供精者自身生育子女1名，那么，出现近亲结婚的概率为6/1000000左右；如果第一代子女均有2个子代，后代共12名，第二代子女近亲婚配的概率约为2/100000；如果第二代子女均有2个子代，后代共24名，第三代子女近亲婚配的概率就已经接近了1/10000。因此，可以看出通过这种控制方法能够有效地降低所生子女近亲结婚的概率。

第二个普遍关注的问题是家庭伦理关系。据原卫生部颁布的条例，供精助孕技术的供方与受方夫妇要保持互盲状态，供方同实施者也应如此。通过设定互盲保密原则能够有效地防止家庭伦理困境的出现。不管是供精助孕出生还是自然受孕分娩，这类群体及其后代同样享受继承权和受教育权且具有赡养父母的义务等。

第三个问题是知情同意的问题。医务人员对患者实施供精助孕时，要采取审慎的态度，明确患者不仅符合供精助孕的适应证，而且自愿放弃血亲后代，同时对未来供精助孕出生的后代要履行抚养、教育等相应的义务。在供精出生的后代婚配时，为减少近亲结婚的概率，实施助孕的医疗机构建议供精助孕夫妇前往助孕机构开展遗传咨询，由助孕机构和提供精子的人类精子库相互协作，完成近亲排查。但是，我国是个重视血脉传承的国度，在传统文化熏陶之下，供精助孕的夫妇一般不会将此情况告知自己的后代，因此，目前子代婚配时，进行近亲排查仅仅停留在建议阶段。在当今世界上，供精者有实名捐精和匿名捐精两种，前者的身份信息是可以提供给接受供精助孕的夫妇及后代的，后者的身份信息则是保密的。在我国，供精者信息是保密的。供精后出生的后代即使知道自己是供精受孕，其社会学父亲并非其生物学父亲，他或她也无权知晓相关的供精者身份信息。

（二）冷冻胚胎的伦理问题

冷冻胚胎是指体外的精子与卵子结合而成的受精卵在某种特定情形下或在某种原因下为移植到母体中，而通过采取相应的快速降温方式使其处于-196 ℃液氮中予以妥善保存的方法。冷冻胚胎是目前保存胚胎唯一的成熟方法，有生物人的全套遗传信息，具有孕育成人的可能。冷冻胚胎本身也是特殊的伦理产物，具有人格尊严属性、潜在生命属性，而又不能绝对“人格化”。相关技术的诞生与发展应用，给不孕不育家庭带来希望的同时，也带来了诸多伦理和法律问题，包括：冷冻胚胎的属性问题、冷冻胚胎的处理问题、冷冻胚胎的保存问题、代孕合法性问题等。

我国在2003年就专门颁布了一份关于伦理原则方面的通知，其中明文规定禁止代、买卖配子和胚胎等。生殖医学中心也要充分根据制定的相关管理规定行医，同时参考“知情同意书”中夫妇的双方意愿对冷冻胚胎进行相应处置，大体如下：第一，在-196 ℃的液氮中冻存；第二，植入母体孕育并可能分娩出现实的生命；第三，胚胎标本去标识后捐献于科研；第四，经医学方法处理后销毁；第五，捐赠他人。我国法律法规目前不允许捐赠胚胎和代孕。因此，一般来讲胚胎的去向就只有前四种。

冷冻胚胎的处理要充分尊重夫妻双方意见，且必须由两者达成共识后才能确认。然而在实际处置过程中，一旦进入一些模糊地带或遇到突发事件就需要裁判者探求法律，同时，在价值冲突中选择应维护的价值。根据我国相关法律法规，中华医学会生殖医学分会制定了专家共识，具体处理办法如下：

离异患者夫妇中有一方不再同意继续冷冻保存剩余胚胎，可以依据原先签订的“知情同意书”中约定的处置方式进行相应的停止储存处理，也可以由患者对其发起新的授权，并按照相关内容进行处理，如可以将其销毁或者用于其他的科研工作中等。倘若在离婚以后，双方未能就具体处理意见达成共识，要求继续保存冷冻胚胎的有主张的一方缴纳保存费用可继续维持保存处理，相关法律法规规定胚胎冷冻保存时长不超过10年。另外，我国卫生行政部门明确指出，单身女性不得实施辅助生殖技术，因此，在夫妻双方婚姻关系未恢复之前冷冻备胎无法应用于单方生育中。如果夫妻双方均丧失民事行为能力或双方均亡故，此时无法进行充分的意见表达，也未设置相应的冷冻胚胎处置授权对象，此时就应当参照之前患者签署的同意书中对相关胚胎进行相应处理。上述情况中的剩余冷冻胚胎，患者夫妇及相关亲属都无继承索取或使用相关胚胎的权利。

冷冻胚胎为患者夫妇带来期待新生命的希望，但近年来有关冷冻胚胎行使权利的纠纷时有发生。2014年，中国出现的首例人体冷冻胚胎纠纷案得到了社会各界人士的广泛关注，一时之间，冷冻胚胎的权利归属与处置规则等相关问题成为人们热议的话题。在这起案件中，患者夫妇因生殖功能障碍，于某生殖医学中心行辅助生殖技术助孕，随后进行多枚胚胎冷冻处理并签署了相关协议。该协议指出，院方能够按照约定中的内容处理相关胚胎；当胚胎的年限超过规定年限以后，将胚胎予以丢弃处理。结果两人后因车祸身故，于是双方父母与医院之间就胚胎的归属问题发生了严重争执。由于我国法律对该问题缺乏明确规定，导致法院一审和二审判决结果大相径庭。

目前，我国还不具备较为完善的法律法规明确冷冻胚胎性质。虽然在2003年颁布的《人类辅助生育技术规范》等相关文件中，提到诸如“禁止实施胚胎赠送”之类的内容，但相关规定只具有较为狭窄的适用范围，而且对冷冻胚胎的处置规则和法律归属未给出明确的界定。从本质上看，冷冻胚胎并非自然人，因此，也不具备相应的属性特征，但同时又不能将其划分为物的范畴。但从长远看，它具有发育成长为自然人的内在潜质，因此，可以看出其法律属性实际上是在物与人两者之间，对待其要保持敬畏，并尊重其生存权利。对人类胚胎价值的考量要站在生命能力学的角度上，从人类尊严的层面对其做出科学的判定，才能够更好地化解归属问题，加强人类对胚胎尊严的尊重，让人们对生育，即生命孕育的伟大有清醒的认知，从而促进整个人类积极文明、健康进步。

（三）植入前遗传学诊断/筛查的伦理问题

植入前遗传学诊断/筛查（PGD/PGS）是在胚胎移植前，从受精卵中或特定的卵细胞中取出

1～2个卵裂球或滋养细胞，然后对其进行遗传学性状检测，从中挑选出健康的胚胎移植。该技术主要适用于明确患有遗传性疾病且明确相关病因的患者，在进行胚胎种植前，先需要对其进行遗传学诊断，以判断是否存在单基因病或染色体疾病。尤其是高龄或反复孕育的患者，PGS具有良好的适用性。在治疗开始之前，夫妇双方都应当对整个技术治疗过程的风险有所认知，还应当明确相关的治疗过程，若需要持续妊娠的话，还要进行产前确诊等。

PGD/PGS虽然能让部分人群获益，但由于技术发展本身存在缺陷，由此会产生相应的伦理问题：首先，PGD/PGS需要通过显微注射方式（如ICSI），以达到防范多余外源基因对检测结果造成干扰的目的，而采取这种注射方式，本身就具备一定的技术风险；其次，对早期胚胎进行活检有损伤胚胎的风险和可能；再次，胚胎发育早期有嵌合体的可能，活检的胚胎细胞是否能够反映胚胎的全貌等，还不得而知。

由于不同的社会文化、宗教信仰及国情的影响，目前世界范围内对采用PGD/PGS技术进行性别选择的态度有所不同，这一点也是备受伦理争议。在西方国家，一般无重男轻女的思想，他们使用医疗技术进行性别选择主要是为家庭中有合理或理想的性别比例，但是基督徒及天主教会坚决禁止PGD/PGS进行性别选择。我国的相关法律法规是禁止无医学指征的性别选择。通过该技术进行有医学指征的性别选择也仅在少数一些遗传病中适用。在亚洲，以性别选择为目的的堕胎已经导致一些国家或地区性别比例严重失衡，这种现象会持续引发一系列社会效应。联合国将新生儿的性别比通常限定在102～107，超出或低于这一范围都被视作异常。例如，将1设定为女性婴儿系数，于是便能够测定出其合理区间在1.02～1.07。我国1990—2021年的新生儿性别比一直在1.10～1.17，均高于合理区间。我国的文化传统自古以来就有重男轻女的倾向，如不禁止无医学指征的性别选择，这一比例还将持续在高位，严重的男女性别比例失衡对整个国家和社会都是一场不可预测的灾难。

国内外医学专家对PGD/PGS都抱着谨慎的态度，仅在有明确适应证的情况下，才建议实施此项技术。此项医学技术的实施必须有相应的法律法规进行规范与约束，同时在伦理的监管下对技术的安全性、合法性及合理性做出充分的、综合的考量，才能更好地服务患者、造福社会。

二、终止妊娠的伦理问题

（一）相关问题概述

终止妊娠是指终止胎儿在母体体内发育。终止妊娠发生的目的有所不同，可以据此将其划分为两种类型：一是治疗性终止妊娠，多次出现在孕妇因患有不适合孕育的疾病，或妊娠会危及母体健康甚至生命安全而采取的终止妊娠方式；二是非治疗性终止妊娠，其存在的原因众多，如在妊娠期胎儿被诊断出患有严重的先天性疾病或非意愿妊娠等而终止妊娠。

一般将妊娠12周前人工干预终止妊娠称为“人工流产”；妊娠12周后，可以通过采取人工处理的方式使子宫收缩从而达到结束妊娠的目的，这种处置方式通常又称作“引产”。根据孕周的不同可以将其划分为两种类型：一是中期妊娠引产，其孕期在14～28周；二是晚期妊娠引产，其孕期在28周以后。

终止妊娠这个与医学技术相关的问题，也是一个典型的伦理问题。治疗性终止妊娠需要建立在严格的审查和评估的基础上，以确保对母体健康不会造成影响，防止出现严重畸形新生儿。此外，还有非医学性指征，特指妊娠妇女因家庭或自身原因未能达到医学指征而在医生帮助下进行终止妊娠的行为。

人工终止妊娠伦理争论的焦点在于“胎儿是不是人?”或者说，“胎儿什么时候才具备一个人的权利和价值”，以及“在多大程度上具备一个人的权利和价值”。持允许观点者认为，受精卵、胚胎和胎儿尽管是生命，但还不是人，因而人工流产在伦理上可以接受。人们为了更大的价值，如母亲的生命和健康、避免缺陷儿的出生等，应该进行人工流产，这也是孕妇的权利。持反对观点者认为胎儿就是人，任何形式的人工流产都是不道德的。

终止妊娠，应具体情况具体分析，不能搞“一刀切”。就这一问题而言，存在两条相冲突的伦理原则。一是生命价值原则，按照该原则的观点，可推知受孕体具有绝对生命权，故任何堕胎都是对生命权的侵犯。在《希波克拉底的誓言》中就明确地写着“我决不行堕胎之术”，体现的正是医学敬畏生命的最高原则。二是个人自由原则，根据个人自由原则的观点，妇女对于自己的身体和生命拥有绝对权利，她们有权自由选择妊娠或者流产。《德黑兰宣言》在1968年正式宣告，妇女的生育权是先于法律的伦理纲常权利，也是与生俱来的，妇女具有相应的生育时间、生育方式和生育质量的决定权。到了2019年，中国专门发布了《中国妇女发展纲要》，其中就强调妇女具有避孕节育及相关的知情权和自主选择权，从而达到减少非医学人工流产的目的。

无论是从医学实践还是伦理原则上考虑，大多数观点都认为母亲的健康比胎儿更重要，若孕妇患严重疾病，让其继续妊娠，很可能会威胁其生命，所以为了救治孕妇而施行人工流产术是符合伦理的。此外，产前诊断技术明确胎儿患严重遗传性疾病或有严重缺陷时，做出终止妊娠的决定，同样是照顾到孕妇本人和家庭的最大利益，因此，也不违背伦理。

全面普及生殖健康和优生优育相关知识，提高妇女生殖健康水平，保障妇女始终享有避孕节育的知情自主选择权，应将生殖健康服务融入女性全生命健康管理过程中，减少非意愿妊娠，促进生殖健康。

（二）其他特殊问题

终止妊娠，还有一些特殊问题需要根据情况具体分析：

1.青少年妊娠问题

根据世界卫生组织（WHO）的统计，全世界每年约有1600万15～19岁的青少年发生妊娠，妊娠和分娩期出现较高的并发症，是少女（15～19岁）死亡原因中位居第二的原因。这一年龄阶段生下婴儿出现死亡的概率要远远超出20～29岁母亲生下婴儿死亡的概率；而且母亲年龄越小，本人出现死亡的风险越大，为此，青少年妊娠对母婴的身体健康增加了大量风险。青少年如果出现意外妊娠，带来的情绪不稳定或焦虑等问题，倘若无法得到及时救治或规范疏导，将很可能严重损害其身心健康，影响未来的学业和生活。此外，还有可能会引发心理情感障碍，出现自杀、自伤或自虐等行为，增加社会的不安定性，因此，适时、安全地终止青少年非意愿妊娠显得非常重要，学校应在青少年不同年龄阶段开展多种形式的科学实用的健康科普教育。例如，以青少年能够接受的方式科学地科普生殖健康相关知识，开展性教育，提高青少年的自我保护能力；增强青年男女的性道德、性健康、性安全意识，倡导共担避孕责任，减少或避免青少年妊娠问题。

2.大月份引产问题

孕周越小，终止妊娠对孕妇的身体影响越小，时间一般应控制在妊娠24周之内。但是，随着产前诊断技术的运用和开展，超过最佳时机才发现胎儿缺陷的情况时有发生。从产前诊断的技术角度看，有些畸形需在24周之后才能发现，这时将面临伦理抉择：如果是致死性的严重畸形，为保护孕妇的权益可以做中期引产；如果是非致死性的一般缺陷，医学上无终止妊娠的指征，但是孕妇及其家庭考虑生下一个有缺陷的孩子会使家庭背负沉重的精神和经济负担，也可能影响孩子将来的发展等现实，要求终止妊娠。在这些问题上，怎样抉择才是合适的，一直争论不断。

胎儿生存权的相关问题会牵扯多方主体的利益，既有宗教信仰问题，也有伦理道德问题。有学者研究认为，不管是胚胎还是胎儿都可能最终发展成生命，具有相应的潜质，因此，他们的生存权不应当受外界环境或因素的侵害。还有学者认为，如果胎儿胎龄未达到28周，一旦离开母体，将会很大程度上剥夺其生存权，因此，其不能被视作独立于母体的生命体，自然也不具备独立生存权；28周之后的胎儿可被视为独立的“人”，其生存权不能随意被侵犯。另有部分学者及我国大部分学者认为，胎儿作为一个生命体，有其生存的权利，但由于中枢神经系统未发育成熟，胎儿的生命权一定是建立在孕妇自主权的基础上的，两者是无法分割的；但在临床中，对有病胎儿进行处理时，孕妇具有决定性的权利。

无论哪种观点，都应当对胎儿的生存权给予足够的重视，不得随意剥夺其生存权利。我国在贯彻实施计划相关生育政策和具体措施时，也严格禁止大月份胎儿的引产。

三、基因编辑的伦理问题

20世纪以来，科学技术迅猛发展，以基因为基点进行遗传学探索是生物学领域取得的巨大革命进展。基因编辑通常称作“分子剪刀”，这种能够通过精准处置方式对特定生物体基因组进行适当修饰的技术手段，能够通过对基因组中目标的精准识别和定点编辑，达到对目标基因进行有效修饰的目的，该技术当前已成为生命科学的主流技术。随着研究和应用的不断深入，尤其是该技术用于人类基因编辑之后，相关伦理问题便引发了探讨。

根据受体细胞的不同，人类基因编辑技术包括人类体细胞基因编辑和人类生殖细胞基因编辑。人类体细胞基因编辑应用于临床，为单基因遗传病（如色盲、β-地中海贫血症及镰状红细胞贫血等）的前期诊断和后期治疗、康复提供了治疗可能；对于一些多基因遗传类疾病，如糖尿病或高血压等，往往难以发挥有效的治疗作用。此外，对生殖细胞进行基因编辑，特指对受精卵精子或卵子的定点修饰，采取这种操作方式会使得遗传因子出现不同程度的改变，造成的影响不单会涉及胚胎，还会涉及其种族和后代，影响人类基因池。

基因编辑技术在技术应用过程中的诸多不确定性、风险及可能导致的后果尚无定论；有实验团队通过多次使用CRISPR技术对人类胚胎基因进行编辑，结果发现全部编辑完成的胚胎到次日死亡数量达到了15个。随后通过随机检测的方式，检查其中54个胚胎基因的对接情况，结果发现成功的数量只有一半左右。为此，这个人类胚胎基因编辑实验结果显示该技术并不完善，存在失败的风险。

生殖细胞基因编辑所波及的范围远远不止受者个体，也会影响到对象个体的后代。一方面，实施者可能通过该技术手段进行胚胎特质选择，随着“致病基因”的消失，人类基因的多样性随之下降，而其他好的性状也可能会消失；编辑后被转移的遗传物质将会随着生殖细胞代代相传，阻断或改变人类的某些遗传性状。这是对自然进化提出挑战的同时，对人类整体基因产生的重大影响，会破坏其完整性与进化性，甚至可能导致人类基因库发生重大变化。而且在相关技术实施过程中，一旦出现操作失败或操作错误都会造成基因受到污染，影响到人类的子孙后代，其后果十分严重。

因此，为了最大限度地避免采取基因编辑技术为人类带来不可知的风险，确保人类遗传资源的丰富和多样，当前能够应用在医学领域的只是限于体细胞基因编辑上，尚未开放生殖细胞基因治疗。而且在相关问题上，世界绝大多数国家都保持高度审慎的态度，明令禁止相关事项。除此以外，世界各国政府及相关组织也在努力尝试通过召开共识会议、共同发布宣言或订立公约等形式严格限制相关的临床实践活动，以达成全人类整体行动共识。在2015年召开的人类基因编辑高峰会议中，专门成立了人类基因编辑委员会，随后发布了《人类基因组编辑：科学、伦理学和治理》着重申明：对生殖系统细胞的编辑仅允许对治疗重大疾病开展研究，但要严格限定在相关的规定标准范围内。

2018年，南方科技大学团队完成免疫艾滋病病毒基因编辑工作，首例相关病例健康婴儿成功诞生，引发了海内外舆论批评“刷屏”，使人类基因编辑的合法性以及风险监管的有效性开始直面社会质疑。2018年11月，第二届人类基因编辑高峰会议再次召开，再次重申禁止生殖细胞编辑工作的开展。不久，我国又专门在刑法修正案中将相关事项纳入刑事法律责任体系当中；随后在刑法第336条中明确规定基因编辑、克隆人类胚胎等相关工作属于违法事项，根据相应情节处以3年以下、3年到7年等有期徒刑，并处以没收相应违法所得或罚金的惩处。这项规定为我国今后关于基因编辑等行为规制提供了制度化的法律依据。

（张爱萍、颜耀华）

参考文献

[1] 张欣宗，王奇玲，唐运革，等. 供精生育夫妇再生育面临的伦理管理问题及对策[J]. 中国医学伦理学，2018，31(12)，1520–1523.

[2] 屠馨怡. 供精助孕技术的社会伦理问题[J]. 医学与哲学，2022,43(4)：22–25.

[3] 全松，黄国宁，孙海翔，等. 冷冻胚胎保存时限的中国专家共识[J]. 生殖医学杂志，2018，27(10)：925–931.

[4] 张宁媛，黄国宁，范立青，等. 胚胎植入前遗传学诊断与筛查实验室技术指南[J]. 生殖医学杂志，2018，29(9)：819–826.

[5] 黄荷凤，乔杰，刘嘉茵等. 胚胎植入前遗传学诊断/筛查技术专家共识中华医学遗传学杂志，2018，35(2)：151–155.

[6] LABONTE M L. An analysis of US fertility centre educational mate-rials suggests that informed consent for preimplantation genetic diagnosis may be inadequate[J]. Journal of Medical Ethics，2012，38(8)：479–484.

[7] 陆小溦，冯云. 植入前遗传学诊断及筛查技术相关伦理问题[J]. 中国实用妇科与产科杂志，2016，32(3)：255–259.

[8] DONDORP W，DE WERT G，PENNINGS G，et al.ESHRE Task Force on ethics and Law 20：sex selection for non-medical reasons[J]. Human Reproduction，2013，28(6)：1448–1454.

[9] 樊民胜. 人工流产及中期妊娠引产的伦理学问题[J]. 中国实用妇科与产科杂志，2012，28(9)：672–674.

[10] 李亚萍，朱显琴，邹余粮. 未婚青少年意外妊娠原因及伦理对策[J]. 中国医学伦理学，2011，24(3)：241–243.

[11] 来天娇，郭艺红. 多胎妊娠减胎术伦理争议[J]. 生殖医学杂志，2012，26(3)：219–223.

[12] 张成岗，新兴技术发展与风险伦理规约[J]. 中国科技论坛，2019，(1)：1–3.

第三十四章
大数据技术在生殖健康相关医疗中的应用

第一节　大数据的特性

大数据（big data）定义有多种，一般是指利用传统数据处理技术无法及时处理的海量数据。随着信息处理技术的发展，海量数据处理方式方法发生了重大变化，通过处理可以增强洞察力、提升决策力，大数据已然成为重要的资产。大数据具有以下特点：大量（volume）、高速（velocity）、多样（variety）、低价值密度（value）、真实性（veracity）。其中数据增速快和数据量大也是健康医疗大数据的重要特点。据IBM公司统计，全球健康医疗大数据的年增长率高达48%，其中2020年数据量累计超过2300 EB。

健康医疗大数据是大数据在医疗卫生领域的一个小分支，具体而言，是指从出生到死亡整个生命全周期所产生的各类心理、生理、健康管理、疾病诊疗、基因检测等多领域数据的聚合。根据健康活动的来源，可将其分为四种类型，即临床、健康、生物和运营四个方面：

一、临床大数据

主要包括电子健康档案、生物医学影像信息等可反映身体健康状况的数据。

二、健康大数据

如健康医疗设备存储的长期、连续性健康信息数据，通过社交媒体平台等途径采集的与个人健康相关的行为和生活方式等信息数据。

三、相关研究数据

通过临床数据、生物医学实验等获得的相关研究数据。

四、运营数据

指各类医疗机构、医疗保险机构及药店等所产生的运营数据。

在科学信息时代，大数据不再是单纯数据，而是重要的生产要素，然而高度的信息化使得个人隐私信息泄漏风险增加。医学伦理中强调保障个性隐私权，为此，我国不断推出《中华人民共和国网络安全法》《中华人民共和国数据安全法》和《中华人民共和国个人信息保护法》等法规，以保障网络安全，保障个性隐私权，保障社区公平正义。为了保障我国医疗大数据的安全性，

《信息安全技术——健康医疗数据安全指南》的制定，强化了保健医学大数据服务管理工作，可推动“互联网+医疗健康”蓬勃发展，充分调动保健医疗信息这个我国重大经济社会技术基础战略资源的功能，从而实现国家层面安全性保障体系的建立。从个体层面看，我们应该通过宣传和教育等多种方式培养和加强个人隐私保护意识，主动拒绝不明渠道的信息索取，防止自身健康信息数据外泄，尤其是生殖相关数据更为隐私，更需要做好相关数据安全保护工作。

随着卫生医学大数据应用的不断发展，我们面临着许多长期以来一直需要解决的挑战，包括数据质量、数据利用深度和伦理问题等。因此，我们必须采取积极有效的措施，尽快解决这些问题，以促进健康医疗互联网的优化和发展，为我国医疗行业的发展打下坚实的基础。

第二节　大数据技术的发展趋势

大数据技术涵盖了资料的收集、传递、储存、分析和销毁等全寿命，其中数据分析技术尤为重要，它不仅是传统数据分析理论与技术的基础，而且与近代统计学、测量经济学领域、计算自然科学、生命统计专业、教育统计学、情报统计、健康统计等专业有着密切的关系，为分析提供了新的思路和方法。伴随大数字观念的传播，新技术不断涌现，其中最重要的技术主要是大数据采集、预处理、储存与信息管理、安全以及挖掘技术。其中，大数据挖掘技术是技术发展的核心，也是大数据应用的主要目标，它可以帮助我们预测、估计和管理被监控对象的行为。

“小数据分析”是传统意义上的数据分析，但它的采集方式依赖于人工，使得研究成本较高。因此，为了更好地理解数据分析，采用传统数学的公理化体系，如用样本抽样、分布假设、估计理论和推算基础理论来估算总体，以确保研究结果的准确性和合理化。人工智能及其相关技术的发展，极大地改变了中国传统数据分析思维和方法系统，使得计算机的运算能力得到了极大提升，从而使得传统统计学的算法能够更好地应对数据分析规模和变化的快速增长。在此种情形下，一系列以效果为主的计算逐步出现并运用于分析方面，虽然这些算法原理不详且缺少数学上的严谨性，但计算简单高效，可以利用已有计算力对大量信息做出高效加工，而且以效果为主导，通过计算形式和参数的迭代，对问题的判断和划分的准确度进一步提高，使这类专门解决人工智能的技术打破了学科理论分析的限制，快速布局到商务、工业乃至医疗领域，并通过几年的快速蓬勃发展，已开始出现反过来干扰分析的领域划分，而且成为高等教育的新课程。

随着数据科学的出现，传统统计学和大数据技术得以有机结合，数据科学不仅继承了统计学的研究理论，而且在新的数据规模和方法领域开创性地提出了一套全新的理论体系，并形成了一套完整的理论框架，以引导和促进IT时代任何领域的增长和突破，从而推动社会的进步和经济发展。随着IT产业的蓬勃发展，信息科学技术成为一个新兴领域，与天然技术、社会生产等领域的交汇成为必然趋势。随着大量信息的出现，信息集投影也将变得更加庞大，因此，信息科学的发展将为一些相关学科的信息化和数据化提供更多的可能性，从而推动其蓬勃发展。另外，随着大数据技术的发展，数据的安全和隐私保护也面临着巨大挑战，因此，在数据保护技术上催生了更多的发展方向和领域，如区块链技术、分布式存储技术、边缘计算技术等，甚至元宇宙技术也因此有了更丰富的数据，让数字孪生、元宇宙从科幻小说走进了实验室。

随着强大的应用需求不断增加，数据科学的发展将迎来前所未有的高速增长时期，预计未来20至30年将会出现一个全新的高度。目前，我国在数据科学领域的发展已经超越了其他科技强国，在基础建设、制造业生产数量、教育规模乃至科技研发投入等领域，我们也有着突出的优势，可以更好地把握未来的发展趋势，实现更大的发展空间。随着互联网的发展，中国拥有世界上最大规模的网民数量、智能机器与终端设备，有着巨大的数据储备规模，所有的这些都将是中国加速建设成为数据强国的先决条件。在这一信息时代背景下，数据科学与大数据技术的建设、发展以及人才培养的大规模稳定输出，将在一定程度上有力地保障我国现代化建设、产业升级、政府治理能力的提升，以及中国制造、民族复兴等伟大事业的成功。

第三节　医疗健康大数据的特点

医疗健康大数据具有多种特点，包括数据海量性、复杂性、精确性和安全性。此外，它也具有一定的异构性。

一、海量性

海量性是指数据体量巨大。早在2011年，美国所拥有的医疗健康数据量就高达150 EB。随着信息技术的不断发展，健康数据除了传统医院产生的临床或检验中的数据之外，还出现了很多其他类型的数据。由于物联网技术的发展，人与物、物与物相互之间的连接变得更加便捷，数据量也变得更加庞大，比如便携式医疗设备可以收集大量的患者健康监测数据。此外，智能化可穿戴装备的问世，也促使个人血压、心率、重量、血糖、心电图等健康数据的检测变得可行，从而极大地提高了人们的生活质量。基因测序技术已经成为健康数据中最重要的一环，它可以产生超过300 GB的个人基因测序数据，这是一项巨大的数据收集和分析工具。这些海量数据，也推进了数据分析速度的发展，甚至可以按“秒”计算。

二、复杂性

大数据在医疗领域具有极高的复杂性，它不仅包含大量医学术语（如3万多种疾病名字），而且有数以万计的临床诊断、各种治疗手术和用药名目，还包括影片、医嘱和病历等非数据，这些数据都可以帮助医患更好地了解医疗信息，从而提高医疗机构的医疗服务质量。医学数据分析是临床诊疗流程中的一部分，它们之间的关系十分复杂，其中有些数据分析可能会受到不同因素的影响而存在偏差。由于各医疗机构之间存在着差异，如患者的身体状况、疾病程度、公立医院的诊断和治疗技术水平、医疗数据的记录方式和编码水平等，这些因素会导致即便是同样的描述形式，其句法和语义也可能存在差异，从而使得数据分析变得更加复杂。

三、精确性

医疗行业的数据与其他领域有着本质的不同，它们与人类的健康和生命息息相关，任何一个小小数据的错误记录或丢失都可能导致严重的后果，从而影响临床诊疗工作，给患者和临床实践带来极大的损失。因此，在数据处理过程中，必须确保数据的完整性和约束完整性，前者指的是数据的准确性、一致性和兼容性；而后者指的是数据之间的关联性，它是表达数据之间逻辑关系的唯一标志，也是数据发布和交换的基础。

四、安全性

随着大数据技术的发展，数据关联性分析让数据安全受到更大的挑战，这不仅是对个体，而且是对一个民族、一个国家都会带来的不可预见的后果。保护和利用海量数据是一个持续探索和研究的课题。医疗和健康数据非常敏感，不仅包含患者的隐私信息，还包含大量关于医院运营、诊疗方法和药物疗效等信息。这些数据不仅涉及商业利益，还会直接影响患者生命健康安全，因此，保护数据安全是一个巨大挑战。

五、异构性（多样性）

由于不同的数据源、管理系统和标准，数据的多样性和异构性变得更加明显，从而使得数据的分析和处理变得更加复杂和多样化。近年来，国家加强了数据集成和整合，各地也建设了一批区域集成平台，医院也逐渐将原来分散到各个独立系统中的数据进行了汇聚。综合卫生数据平台拥有丰富的信息资源，包含诊所、自主医疗检查单位、社区卫生服务单位、社区医疗信息网络平台、第三方检测单位、新农合、个人用户以及网络社区等，这些信息可以通过云端存储和社交网络进行分析。此外，该网络平台还提供了多样化的信息，包含病史、身体检测、生化检测、市民基本卫生文件、各种信息以及网站等，为用户提供更加全面、准确的健康服务。信息源的类型多样，包含结构化、半结构化和非结构化数据。系统的异构性主要来源于控制系统和数据库，而不同的系统采用不同的技术来实现这种异构性。为了保证数据的一致性和互联互通，目前常用的技术标准主要有CDA、HL7和DCOM接口等。

第四节　大数据对生殖健康的影响

随着时代的进步，生殖保健的定义也发生了变化。为了保障全人类的生殖健康，我们应当从大卫生、大健康、大妇幼等多个角度审视这一概念，并在落实最新的计划生育政策措施、促进“健康中国”的大背景下，加强对生殖健康的重视和关注。

随着女权运动的不断开展，“繁殖保健”这一国际性的行动纲领，由世界卫生机构人体繁殖技术研究开发培训特别工作负责人巴赛拉多（Barce lona）于1988年首次明确提出。1994年9月，埃及开罗举行了全球人群与健康发展代表大会，在座谈会上，“繁殖能力和繁殖保健”真正被纳入其中，以此来阐述世界卫生组织（WHO）对于保健的定义。“2015年人们拥有生殖保健”的总体目标在1995年被明确提出，并在2004年的十七届世界卫生大会第五次会议上得到强调。这一战略旨在为实现国际发展总体目标提供强大支持，包括加强计划生育公共服务、促进身体健康的发展和改善等五个方面。2015年，全球健康组织在《妇女、儿童和青少年健康发展国际策略（2016—2030）》中明确提出了一个重要目标：到2030年，实现生殖健康保护公共服务和普遍性健康服务的全面覆盖，包括计划生育、信息获取和教育，并将其列为国家发展策略和方案的一部分。

2016年，习近平总书记在卫生防疫与保健会议上重申：要坚定不移地坚持以防控为首的方向，积极推进防控紧密结合、群防群控和联防联控，全力以赴为人民群众提供全面、优质的卫生防疫与保健服务。生殖健康是人类健康的重要组成部分，不仅是医学界应当重视的问题，也是社会共同承担的责任。它关系到人们的全生命周期，需要全面呵护，以确保身心健康，达到一个完美的状态。在这个新时代，生殖健康在一定程度上可以大大加强人们对生活的满意程度，提高其幸福指数，所以现阶段对于生殖健康相关的服务将是一项十分艰巨的任务。由于经济发展，人类对繁殖保健的要求也愈来愈高，但是现有的繁殖健康服务仍然不能适应人类的需要，因此，我们必须加强对繁殖健康服务的投入，提高服务水平，提升服务效率。此外，我们还应该加强城乡、区域之间的医疗卫生条件，提高计划生育的全面服务覆盖率，以更好地适应群众的保健需要，推动经济社会的发展。由于计划生育政策措施的不断调整，妇幼保健服务供给的能力也在不断提升，但是，由于晚婚晚育现象增多，高危孕产妇的比例也在持续上升，这对优生优育提出了更高的要求。此外，老龄人群和男性的生殖健康要求之间的矛盾也变得更加激烈。

目前，国内生殖健康状况仍然令人担忧。大量统计数据和研究结果显示，女性生殖道感染率超过50%，男子性功能和前列腺增生的比率也超过50%，不孕不育发病率在10%～15%。此外，我国性传播疾病、人体免疫缺陷病毒传染、艾滋病（STD/HIV/AIDS）等严重影响生殖健康的患病率居亚洲第二位，而且AIDS在2018年新发患者中，感染比例达到94.8%。这些都表明，我国生殖健康状况仍有待加强，需要采取有效措施来改善，以保障全民健康水平。据估计，全国艾滋病感染人数为110～140万，而每年人工流产的数量达到900万例，反复流产率更是达到50%，此外，宫颈癌的发病率也达到了13.15/100000人。

以上这些现状表明生殖健康问题仍然很严重，这让大数据技术在生殖健康领域有了更广阔的应用前景。积极推进"互联网+妇幼健康"的服务模式，能够有效地提高服务效率和服务质量。智能手机的出现可以高效且快捷地对人类进行宣传和教育，使得手机应用程序成为加强性健康的有效手段。随着科技的发展，国内外生殖健康相关的手机APP已经从传统的四类模式发展到了更多的类别，包括数据采集、咨询诊断业务、干预游戏和保健干预，这些APP具备多种优势，如覆盖面广、检测数据准确性高、可及性强、智能化创新等，因此，它们将作为未来保健和卫生干预的有效工具。

大数据技术对生殖健康的影响体现在以下两个方面：一方面，它可以帮助我们更好地探索和解决生殖健康领域的基础研究问题，比如生育问题、小儿严重疾患、母子健康、妇女宫颈癌乳腺癌等，它可以提供丰富的分析模型和计算能力，从而减少研究院所需的时间、资源和费用；另一方面，它还可以为个人生活提供更加便捷的服务，比如穿戴设备，让个人可以随时随地获取信息，从而更好地了解自己的健康状况。通过科学干预，可以有效整合各方资源和力量，深入探究重大疾病及其健康问题的病因，准确诊断影响健康的主要因素，为妇女和少年儿童提供全面、规范、综合的医疗保健服务，以确保他们的健康和安全。

随着时代的进步，人类生活方式和工作压力改变，不孕不育的人数也在逐渐增加。尽管辅助生殖技术被认为是目前最有效的医疗方法，但它也存在一些挑战，比如诊断时限长、流程繁杂、诊断结论有不确定性等。此外，由于大多数女性对不孕不育的专业知识了解还不够全面，她们未能按照医嘱进行诊治，这也会影响她们的妊娠结果。"互联网+"服务模式是一种全新的医疗服务模式，它不仅能够有效地满足病人对专业知识的需求，而且可以及时反馈病人的情况，从而大大降低服务模式中未遵医嘱的发生率。手机作为我们人类最亲密的伙伴，能够记录生活方方面面的同时，自然也能进行健康宣教，以便于人们能够及时了解正确的生殖健康知识，医护工作者也能及时了解患者的生活状态，并给予正确的指导，促进生育率的提升。随着移动互联网的普及，年轻人更容易获取正确的性知识，并且可以通过这些渠道获取有关生殖健康的信息，这将有助于降低青少年人工流产、非意愿妊娠和HIV感染率，阻止STD的传播，保护他们的生育能力。

（黄昊）

参考文献

[1] 叶清，刘迅，周晓梅，等．健康医疗大数据应用存在的问题及对策探讨[J]．中国医院管理，2022，42(01)：83-85.

[2] 魏海斌，苏菁涵，吴一波，等．大数据背景下健康辟谣现状研究述评[J]．卫生软科学，

2019,33(12):86-90.

[3] 施乐旻，虞铭明，施利忠.基于区域健康信息平台大数据的医疗管理实践[J].医学信息，2022,35(02):20-22.

[4] 邢丹，姚俊明.医疗健康大数据:概念、特点、平台及数据集成问题研究[J].物联网技术，2018,8(08):104-106.

[5] 罗铭忠，刘宁，张倩.健康中国战略下中国生殖健康促进的理论发展和实践创新[J].中国计划生育学杂志，2020,28(08):1170-1173.

[6] 薛鹏，白安颖，江宇，等.WHO数字健康全球战略及对中国的启示[J].中华预防医学杂志，2022,56(2):4.

[7] 习近平出席全国卫生与健康大会并发表重要讲话[J].医学信息学杂志，2016,37(09):95-96.

第三十五章
生殖健康问题预防与基于大数据的保健

生殖健康是人类健康的基本要素，其目的在于提高生活质量和增进个人幸福感。完整的生殖健康大数据涵盖了新生儿、儿童、青少年、孕产期、育龄期及中老年全生命周期数据汇集与融合，可通过有效整合，为人民群众提供生殖健康信息服务。

应用流行病学方法可以用来发现和确定生殖健康问题，对影响生殖健康的各种致病因素、临床诊疗、妊娠结局及母体和子代健康进行多环节、多因素分析，并进行健康干预。通过问题的确定，包含被影响人群特征的描述，对遗传缺陷性疾病早期诊断和阻断，进而预防出生缺陷发生。从整体上提升生殖疾病和出生缺陷防控科技水平，为提高生殖健康水平，稳定生育水平，降低重大出生缺陷发生率、患病率、致残率和死亡率，提高出生人口素质，通常使用分析流行病学方法进行健康干预。

第一节　生殖健康的大数据架构

由于生殖保健工作是由一系列服务和管理业务活动有机组成，这些业务活动的具体执行和业务数据产生的多种途径，来源于不同的机构、不同的业务系统多源数据，存在数据异构现象。为加强信息资源高效整合和充分利用，避免系统功能重复建设和数据重复采集，应通过开展生殖健康相关疾病预警，做到早期筛查、诊断、治疗。同时，以提高生殖健康水平和降低出生缺陷为目标，做好大数据架构以及相关业务应用系统的数据流程再造以及功能模型的优化设计，按照由业务到技术、由核心到边界的领域模型设计原则，从对生殖健康相关疾病、出生缺陷发生和辅助生殖技术业务活动的需求分析开始，通过构建业务模型、功能模型和信息模型，在概念和逻辑层次上对主要业务活动和信息系统总体架构进行全面分析和抽象。

一、数据采集层

（一）采集内容

整合了个人健康基本信息、电子病历、基本公共卫生服务、个性化健康管理四大模块的内容，实现了预防保健、临床诊疗、康复护理以及自我健康管理的功能，在健康管理方面全方位覆盖人的整个生命周期。其内容数据主要用于支撑传染病、免疫接种、慢性病（包含职业病、地方病）、精神疾病等以人为核心的疾病监测的全程管理。内容主要包括：个人基础信息（人口学信息、出生、死亡登记）、体检筛查史、疾病诊断史、检验检测史、治疗随访史、流行病学史和预防接种史等动态信息。以电子病历（electronic medical record，EMR）、电子健康档案（electronic health records，EHR）和全员人口库为基础，通过协同工作机制，共享交换疾病监测相关数据，形成居民电子疾病档案。医院需要采集的数据内容包括但不限于下列系统及系统中的信息，见表35-1。

表35-1 采集数据信息内容

业务系统	采集数据信息内容
医院信息系统	患者、挂号、入院记录、出院记录、转院记录、就诊、处方/医嘱、申请、收费等信息
医学检验系统	标本、检验结果等信息
超声信息系统	超声检查、超声报告等信息
放射信息系统	放射检查、放射报告等信息
核医学信息系统	核医学检查、核医学报告等信息
病理信息系统	病理检查、病理标本、病理报告等信息
放疗信息系统	放疗处方、放疗记录等信息
电子病历系统	入院记录、出院记录、病程等病历信息
内镜信息系统	内镜检查、内镜报告等信息
移动护理系统	护理记录、观察记录、护理文书、用药记录等信息
病案管理系统	病案首页信息
重症监护系统	重症护理记录、观察记录、护理文书、用药记录等信息
心电信息系统	心电检查、心电报告等信息
手术麻醉系统	手术记录、事件、用药等信息
基因检测系统	基因检测报告、基因分型等信息

（二）采集方式

数据同步采集方式是利用数据库本身或采用第三方提供的数据同步工具，直接从生产系统数据库进行数据采集的实时同步模式。为了业务数据安全的考虑，需要为业务系统部署采集前置服务器。数据同步方式可以实现业务数据从生产系统数据库到前置服务器，再被汇聚统一的采集过程。

二、数据存储层

生殖大健康大数据存储与管理要同时解决大数据在物理层面和逻辑层面的存储和管理问题。在物理层面上，需要构建可靠的分布式文件系统，例如，HDFS，提供可用的、安全的、弹性可配置的大数据存储技术。在逻辑层面上，基于大数据建模技术如数据中台，提供非关系型大数据管理与处理能力，异构数据的数据融合和数据组织能力。

三、数据处理

（一）卫生数据标准

医疗卫生信息标准是针对医疗卫生领域的产品、过程或服务，综合信息科学与技术领域知识的事物和概念，通过确立共同使用和重复使用的条款以及编制、发布和应用文件的活动，以获得最佳秩序和社会效益的过程。目的是在医疗卫生实践与服务乃至大健康产业过程中，在基于安全和保护隐私的前提下，实现卫生信息的互联互通、共享互认、重复应用、互动协作、支持管理和临床辅助决策等目标，提升医疗工作效率，降低医疗成本，改善医疗质量，减少医疗差错。近年来，为了推进医疗卫生信息交换和共享，国家卫生部门先后发布了200多个医疗卫生信息相关标准规范，其中大部分是数据类标准，为国内医疗卫生数据的互联互通、交互共享奠定了基础。

（二）卫生信息标准相关概念

对于卫生信息标准，需要了解数据、元数据、数据元、数据元目录和数据集的概念。

1.数据（data）

在计算机科学中，数据是指所有能输入计算机并处理的数字、字母、符号等的统称。健康医疗数据是所有数据中最复杂的一类，它既包括患者病程记录等自然语言数据，又有CT、X线等医学影像数据、检验结果等数值数据，还有生物电等电信号数据、基因组学的DNA数据，以及浩瀚如海的医学文献、穿戴设备数据等。

2.元数据（meta data）

元数据是指从数据资源中抽取出来的用于说明数据的特征、内容、结构化的数据（如编码、名称、定义、版本、表示和相关说明等），用于组织、描述、查询、管理数据资源，又称为“数据的数据”。元数据的应用具体表现为一系列的数据编制标准规范。例如，国内发布的WST305-2009《卫生信息数据集元数据规范》、WS363.1-2011《卫生信息数据元目录》第1部分（总则），分别对卫生信息数据集、卫生信息数据元的编制做了规范。

3.数据元（data element）

数据元是由一组属性规定其定义、标识、表示和允许值的数据单元。数据元是数据标准的最基本单元，直接用于医疗卫生业务的信息标准化。

4.数据元目录（data element dictionary）

数据元目录是指一定领域中数据元的集合。现使用的标准是原卫生部制定的WS363.1-2011《卫生信息数据元目录》标准，为国内医疗卫生信息化的应用、医疗卫生相关基本数据集编制提供了基本的规范化数据。

5.数据集（dataset）

数据集是指具有一定主题，可以标识并可以被计算机化处理的数据集合。在医疗卫生领域中，按照业务数据需求，将相关的数据元组织起来，为该业务的数据标准化提供支撑，如WS/T 303-2009《卫生信息数据集分类与编码规则》规定了卫生信息数据集分类与编码需要遵循的基本原则、技术方法以及应用规则。

分类方法分为三个步骤：①采用主题优先法构建主分类框架；②采用多属性复分法，在若干相同主题数据集中，根据其特有属性（如疾病、学科、机构等）构成辅助分类体系；③采用组配分类法，按照多维度、交叉性方式，将数据集的主分类框架和复分类表组合使用，对数据集进行分类。编码方法采用BG/T7027《信息分类和编码的基本原则与方法》规定的方式。WS365-2011《城乡居民健康档案基本数据集》部分内容如表35-2所示。

表35-2　WS365-2011《城乡居民健康档案基本数据集》部分内容

标准名称	内容	标准名称	内容
城乡居民健康档案基本数据集	个人基本信息	城乡居民健康档案基本数据集	职业病报告卡
	健康体检		食源性疾病报告卡
	新生儿家庭访视		高血压患者随访
	儿童健速检查		2型糖尿病患者随访
	产前随访数		重型精神疾病患者管理
	产后访视		门诊摘要
	产后42天健康检查		住院摘要
	预防接种卡		会诊信息
	传染病报告卡		转诊信息

（三）数据映射

1.原始数据、通用数据库以及主题数据库的映射

根据通用模型的定义对原始数据进行数据抽取，将原始数据映射到对应的数据模型表及字段上，通用数据库的字段基本上通过字段映射就可以完成，不需要进行复杂的计算。

主题数据库面向特定的业务应用，除了可以直接映射的字段外，还有很多派生字段，这些派生字段需要进行一些计算、标准化或者后结构化处理后才能生成。

2.ETL映射

ETL映射指在数据采集加工处理流程中的数据映射工作，具体内容如下：

主题数据模型重构之后需要根据一定的数据标准将数据进行抽取。临床各业务系统之间数据格式和数据标准不一致，需要制定相关数据存储标准，对历史数据和实时数据进行统一转换和清洗，根据信息系统数据情况，制定符合自身生殖健康大数据后期数据利用要求的数据存储规范、数据转换对照。

ETL的转换主要包括：①数据格式规范。②数据编码规范。③数据粒度分解。④数据约束等标准化、规范化处理。ETL实际上也是一个数据的标准化环节，在大数据应用中，除了非结构化数据需要进行ETL处理外，结构化数据也需要ETL处理，以适合于生殖健康大数据的应用。

四、数据的挖掘与知识的应用

数据经过整理和汇聚，形成的大数据集聚后，医务工作者迫切需要从这些数据中提取有用的信息和知识，并应用到临床试验、药物分析、风险预测等各个领域。数据挖掘和知识发现技术为大数据的使用提供了基础，常用聚类算法、关联规则相关算法。若读者想深层次学习大数据的挖掘，请阅读相关的大数据挖掘技术。

第二节　基于生殖健康大数据的分析、预防、保健

生殖健康大数据分析针对生殖遗传资源与生殖健康大数据资源整合，通过收集的个人健康信息，分析建立生活起居、生存环境、家族遗传等危险因素与健康之间的量化关系，以生殖健康大数据集成-表征-学习理论，关注预警数据，分析作用机制，发现疾病征兆，实施干预措施，从而有效维护群众的健康。它包括一般健康风险评估、疾病风险评估和预防与保健。

一、一般健康风险评估

一般健康风险评估主要是对危险因素和可能发生疾病的评估，主要有两个方面：

（一）妇女保健管理

涉及婚前保健服务、计划生育技术服务、妇女病普查、孕产期保健服务、孕产妇高危、出生医学证明管理、产前筛查与诊断管理、孕产妇死亡报告管理等。

（二）儿童健康管理

按时间轴进行管理，包括胎儿期保健、新生儿疾病筛查管理、儿童健康体检管理、体弱儿管理、出生缺陷监测管理、5岁以下儿童死亡报告管理等。主要研究影响儿童健康的疾病流行因素。

二、疾病风险评估

疾病风险评估指的是对特定疾病患病风险的评估。疾病风险评估作为健康风险评估的一个主要类型，与管理策略有着密切联系。通过疾病风险评估可以将人群进行分类，关注重点地区、重点人群，对处于不同类型和等级的个人或人群实施不同的医疗服务，实现预防性治疗。

疾病风险评估主要有以下步骤：①选择符合条件的疾病（病种）。②识别该疾病发生有关的危险因素和关键指标（如关键病因和发病阶段）。③采用科学分析方法建立疾病风险预测模型和初步诊断方案并进行治疗。④验证评估模型的准确性，进行效果评估。

三、预防与保健

通过分析流行病学，生殖健康需要对传染性疾病及其风险因素进行定期检测、连续监测、评估与综合干预管理。治疗在需要医生制订详细治疗计划的同时，也需要患者能够配合治疗计划进行康复性治疗。

生殖健康治疗是一个长期、持续的过程，患者需要接受医生定期的治疗效果评估。患者在接受医生阶段性治疗后，医生回顾本阶段的治疗过程给出治疗结果，并评估此次治疗效果，因患者病因不同，治疗方式也有所不同，医生应对患者进行异常预警预防。

（李巍）

第三十六章 生殖健康的医药研发

生殖健康的具体内容主要包括：全人类有身心健康且和谐的性生理、正常的性爱生活，无须惧怕性传播、性疾病及非计划内的怀孕；全人类有生育能力，但可以自由地决定要不要生育、能不能生育或者具体生育多少，具备一定的科学控制和调整能力；不管是男性还是女性，应该知晓生育存在的风险，应该知晓生育的最佳时机，选择可以接纳的生育控制方式；生育期内能够享受到安全可靠的医疗保健服务，能够帮助女性如期妊娠、分娩，能够帮助夫妇生育身心健康的新生儿；性成熟的精子、卵子，以及安全的怀孕、生育过程，健康的产后各个阶段，生育能力的恢复，不孕不育等病症的诊断，各类生殖系统的疾病防治等。以上共同构成了生殖健康的内容。

我国大数据方面科学研究起步较晚，特别是在医学教育层面还存在非常大的科学研究和广泛应用空间。临床医学大数据的收集整理、存储、系统分析和科学应用已经不断深入到预防、诊治、身心健康管理、教育、图书资料和特色医学等方方面面，因此，早已正式成为临床医学科学决策非常重要的支撑之一。通过利用大数据技术应用，提升精准医学的研究水平，是当代医学发展的主要方向，也是研究某项疾病的产生原因、发展过程、治疗方案及某些群体抗病特点的主要依据之一。

第一节 生殖健康相关病因、发病机制、流行病学方面的大数据应用

一、生殖健康的影响因素

生殖健康方面的数据调查显示，生殖系统类疾病在疾病构成中比重较高，妇女生殖系统类疾病发病概率较男性高3倍左右。干扰和影响生殖健康的不利因素包括日常生活的外部环境、医疗保健、日常生活方式等诸多方面。

年龄未满18岁的女性，尚未发育成熟，如果存在早婚、早孕、早育等情况，会因为生殖器官发育不完全，致使流产、难产等且并发症发生率高，分娩时的致死率也较20岁以上生育的女性高2倍，新生儿的致死率甚至更高。现在多数女性已经不存在该因素的影响，但国内尚有偏远地区未成年女性生育情况，这个问题和女性生长的环境、知识层次、家庭地位等均有关系。

孕产妇死亡也是妇女生殖健康保健方面不容小觑的一个难题。结合临床，死亡原因主要可以总结为产科出血、妊娠高血压综合征、羊水栓塞、妊娠合并内科疾病、难产等，这些妇产科疑难重症直接影响了孕产妇及围产儿的致死率。要结合孕产妇自身的身体情况、既往史等综合分析，

才能有效对症预防、治疗，降低生殖健康类重症的发生率。

近年来，不孕不育类患者数量居高不下，此类疾病已成为干扰人们生殖健康的常见病、多发病，值得研究发病原因及有效的防治措施。工作方面，心理压力过大造成内分泌基本功能紊乱，环境污染及化学类有害物质等理化因素产生不良影响，导致卵子质量下降、精子异常及畸形率增高等都可能造成不孕不育。

生殖系统病毒感染也是导致系统健康类病症的主要不利因素，常见的有真菌、滴虫、病菌、衣原体或支原体、弓形体、病毒等，首先导致阴道炎，而后随着炎症扩散导致盆腔炎等，进而导致不孕症；对于男性，则可能产生尿道炎、前列腺炎、附睾炎、睾丸炎等，也可能影响男性生殖能力，这些感染类疾病都可导致生殖系统类疾病。

要准确、有效地对生殖类健康疾病进行研究，需要结合临床数据进一步进行分析，将海量的临床数据通过大数据，快速加以归纳、计算和分析，得出应用价值高的信息，见表36-1。来源各不相同、结构各有不同的大数据通过抽取、清洗、统计分析、解读、深入研究处理等操作，对生殖健康类疾病的研究将会产生巨大影响，可以更准确地掌握影响因素的比重，进而提前进行预防和干预。

表36-1　各类大数据价值发现方式比较

比较项	数据服务	数据分析	数据探索
用户信息需求	单一、明确	多样、明确	多样、变化
搜索对象	点	面	点面结合
观察角度	微观	宏观	微观为主
用户目的	查阅资料	决策支持	学习、调研
交互模式	一轮	一轮或多轮	多轮

注：引自杜小勇，陈峻，陈跃国．大数据探索式搜索研究[J].通信学报，2015，36(12)：77-88.

二、大数据应用思想

（一）生殖健康类大数据的内容

1.数据获取

研究生殖健康类疾病的病因、发病机制、流行病等方面的因素，首先需要获取医疗机构生殖类疾病患者的基础数据，主要来源于病案首页，主要包含个人基本信息数据和诊治护理信息，如年龄、婚姻状况、职业、出生地、居住地、入院诊断、出院诊断、医嘱信息、手术信息、孕产史等。

2.数据整理

通过脱敏处理后的信息数据，再借由数据挖掘分析辅助工具进行数据清洗和梳理，原始数据中的疾病诊断应该严格按照国际标准的疾病分类ICD-10代码与中文诊断进行规范化处理；为了避免损失有效的诊断信息，考虑到有些诊断中包含类似孕产史、孕周等关键信息，可将诊断信息进行文本拆分，对应标准ICD-10代码进行诊断数据保存。对数据中的隐私数据，如身份证号、姓名等个人信息进行加密处理，同时去除住院记录中变量一致的重复记录。将原始数据拆分为基本信息和诊疗信息，基本信息包括个人编码、出生日期、户口类型、文化程度、婚姻状况、职业、入院时间、手术时间、出院时间、现住址、户口地址等，诊疗信息主要包括（急）门诊诊断、入院诊断、出院诊断、手术名称等。

3.数据清洗

依照需要数据信息的类别对数据进行分类归纳，不同分类的数据按照不同的清洗方法进行清洗。类似居住地址等信息，可以作为无规则的纯文本型变量，通过程序将其转化为标准的省市县等变量；类似文化程度、婚姻状况、职业等数据，可以通过统一编码并制作对应的字典说明；针对所有日期型的数据，核查数据的格式和合理性后，将所有日期型的数据转换为统一标准的日期格式。按照类似方法，最终完成对大数据的清洗整理。

（二）定义数据研究指征和研究方法

依据研究的数据源内容，确定研究生殖健康类疾病的研究指征。

1.患者类型

根据患者的性别、年龄，确定研究对象的基础类。

2.疾病类型

根据ICD-10的疾病分类，对生殖健康类疾病诊断进行数据字典维护。主要有泌尿生殖系统病症、妊娠、分娩和产褥期类病症、源自围生期的一些疾病等大类，各大类下面又细分为亚类和具体的疾病进行疾病谱绘制。当然，其他大类疾病里，也有包含生殖类疾病的亚类，也应该一并进行维护。

3.描述性分析

数值变量统计描述指标根据分布不同采用不同的指标值，平均数和标准差一般应用于正态分布变量，中位数和四分位数间距统计表述一般应用于偏态分布。采用等级地图描述生殖健康类患者人数、各类疾病占比等在各影响因子中的分布特征。

4.绘制疾病谱

疾病谱可以形象地展示各类生殖疾病发生的情况。不同区域、不同年龄的患者，疾病负担存在异质性，可根据患者年龄、所在区域、职业类型等分别绘制不同的疾病谱。

5.数据建模

根据不同的疾病谱，确定数据分析模型，可以分别针对病因、发病机制、流行病学方面等建立不同的数据模型，通过数据模型分析不同因素在生殖健康类疾病预防、发病及诊治过程中的作用。

（三）应用大数据保护的关键技术

1.数据质量

大数据分析处理的结果，主要取决于数据质量，也就是来源于数据的重大结论。学术界一直以来都比较关注大数据可靠性问题。针对数据开展不一致性检查这个问题，也就是辨别批量源数据中的差错，相关学者通过各种检测方法不断在研究数据不一致的原因及检测方法，产业界也通过开发出各种工具来进行数据清洗工作，以此来解决数据在应用时的数据质量问题。

2.数据管理

之前，在开源社区就已经有相关数据生命周期管理的开源项目，辅助技术研究人员通过定义元数据对象的模型并进行分类，来实现元数据交换，实现数据血缘关系的研究和数据生命周期的管理。

3.隐私保护

在数据的广泛应用层面，一方面要基于数据信息发布采取个人隐私保护措施，同时要基于数据挖掘、数据分析进行隐私保护。数据通过关联性分析有可能会产生个人敏感数据，为了保护由于数据挖掘分析形成的隐私数据，可以借助数据扰动技术，其核心内容是通过对数据信息进行转换，使其中敏感数据被隐藏，只显现出数据的统计学特点。在这方面，早已有非常多的学者提出了许多不错的算法。例如，要实现在数据转换前后、数据和数据之间保持不变的相对距离，奥利韦拉（Oliveira）等曾提出可以采用平移、缩放和旋转的转换方式，但实验的结果是，虽然满足了聚类可操作性，却达不到隐私保护的理想结果。结合数据干扰方和数据查询增加限制，国内学者张鹏等提出了隐私保护关联规则挖掘方法，主要采用的技术是基于部分隐藏随机化回答（randomized response with partial hiding，RRPH）。也有利用用户分类实现隐私保护的方法，像许焕霞等提出的数据挖掘算法，进行数据处理主要利用了随机正交变化法；也有利用混合算法，在半诚实模型下，解决了水平分布数据隐私保护问题，主要应用了基于安全的多方计算和随机干扰相结合，达到了良好的解决效果。

（四）大数据应用的困境及风险

1.生殖健康类大数据的来源范围有限，数据不够全面

现阶段，生殖健康类疾病患病率的统计结果呈逐年上升状态，发生原因多与人们不规律的生活节奏、心理行为、社会活动等多种不同因素有关。真正意义上的生殖健康类大数据，应该是包括与人类生殖健康类活动有关系的各类数据源，比如直接的生物、临床、心理等数据，又或者间接的行为、社交、环境、商业等数据。但如今大数据应用的现状，是大家更关注的基因组学类的生物统计数据、就医时形成的诊疗数据、治疗过程中的费用数据等，对覆盖类型全面的海量数据采集并不重视。例如，可以连续地采集人的心理行为等定量评估数据，同时，采集人体周围的居住环境、工作环境以及其他社会因素，分析他们之间的关联性，这样的数据采集和分析更具有研究意义。

2.数据可靠性和数据规范化程度都有待于进一步提高

生殖健康相关的医疗大数据既包括电子诊疗文书、医学检查影像、住院治疗信息等医疗信息，也包括居民个人健康档案、体征信息等健康数据，同时涵盖分子生物学、基因组学数据信息、治疗成本、医疗费用报销等数据。多样的数据来自各不相同的机构的多个信息系统，虽然实现了丰富多样的数据结构，但缺陷也很明显，数据冗余、缺乏准确性和一致性。目前，已经实现的大数据分析技术，主要是对已经经过标准化、规范化处理的数据进行分析，而面对海量种类繁多、错综复杂的医疗数据，如何有效地进行数据清洗和处理，把有价值的信息提取出来，是医疗大数据高效应用的一大难题。举例来说，健康评价的准确性、可靠性与健康数据的全面性、整体性高度相关，像CT、核磁共振等基础医学影像资料中，蕴含了丰富的患者健康数据信息，但因为这些数据不是结构化、规范化的，要想利用大数据技术深度挖掘其涵盖的健康信息仍然存在很大难度。

3.各类医疗机构间不同信息系统间的数据互联互通程度仍需加强

生殖健康类相关的医疗数据主要来源于各个医疗机构、各级卫生管理部门、各类健康科技公司，但目前国内各类机构之间并没有建立完善的互联互通信息系统体系，个人医疗信息仍是独立地、分散地存储在各类系统之间。一方面，医疗数据分散分布，没有集成的整合数据的互联互通平台。另一方面，数据标准化、结构化程度不足，不容易实现各医疗机构间信息数据的互联互通。比如，医疗机构内部产生的电子病历数据中，既包含结构化信息，也包含非结构化信息，以及患者图像信息，而非结构化信息和图像信息往往难以识别。此外，医疗大数据对不同医疗机构能够产生的价值不同，使得数据研究方向不同，医疗机构利用大数据研究更希望通过数据分析结果对提高医疗水平和诊疗效果提供有效帮助，各级卫生管理部门希望数据分析结果能够帮助社会提升公共卫生事业管理水平，而健康科技公司则希望通过数据分析提高健康管理服务的商业化价值。不同机构之间自成一派、相互独立，缺乏整体合力推动整体系统数据互联互通的举措，因此，医疗大数据很难在健康评价、健康干预和跟踪监测中发挥数据引领作用，也严重阻碍了健康管理事业的发展。

4.健康医疗大数据需要不断完善相应的信息安全管理体系和应用管理体系

实现“健康中国”战略目标，推动中国全民健康事业发展，助力推动全人类健康管理，医疗大数据可以发挥其重要作用，实现其重要意义，但医疗健康大数据的挖掘应用需要有规划，有底线。在健康医疗大数据的应用中，要保证数据安全、可用，不能忽视数据复杂的多源性和较高的数据隐私性，要避免在挖掘使用数据的过程中，造成伦理道德、法律相关的问题，这也是现在医疗健康大数据应用的难点。

首先，没有明确的法律条文对医疗数据查询、应用提出清晰的边界，对患者隐私的范围界定也不清晰。在应用过程中，如何很好地协调公共利益和个人权益是需要不断探索的问题。其次，信息数据相关的法律还没有完善的体系，公众对数据安全防范的意识也不到位，技术方面的风险防范也不完善，都会使得信息数据面临不同程度的威胁。早在2019年，相关健康医疗方面的网络安全监测报告就有数据表明，一方面，网络安全风险在整个医疗行业中，实际属于较高风险，最常见的威胁就是植入恶意程序破坏系统、数据泄露、恶意篡改网页等各种风险，属于防范能力弱，但安全隐患多的。另一方面，因为医疗大数据不可避免的特性，数据量大、结构复杂，对医疗机构数据存储和维护都提出了高要求，不仅要有空间充足的“硬实力”，还要有较高开发应用能力的“软实力”，但实际现状是，各大医疗机构缺乏技术过硬的医疗信息人才，所以很难满足现实需求。

健康医疗大数据应用技术在现阶段还不够成熟，经常会有“大数据陷阱”。所谓的大数据陷阱，不单纯指数据模型自身存在缺陷，还包括因外部利益影响产生的陷阱。大数据技术的研究和应用仍无法脱离由技术人员研发、建模的模式，因此，难以避免有人为操作漏洞，很多想利用大数据技术在健康领域研究获得一定经济效益的企业，就会利用存在的漏洞，人为制造一些数据分析偏差，诱导一些利用大数据生产的产品使用者进行非必要的检查和诊疗，帮助企业获取超过标准范围的利润，也对医疗资源造成了浪费。

第二节　生殖健康相关药品研发中的大数据应用

新药品研发在科技领域，最明显的特点就是投资金额大、周期长、风险高。从临床应用来看，每一个药品从研究者发现药品可研，到通过数以万计的严苛试验，到药品正式上市，再到临床试验，能够为患者带来治疗效果，经历的过程可谓漫长。有数据表明，通常需要花费10～20年时间，投入金额高达5亿～26亿美元。

新药品研发的阶段，一般包括发现（制订研究计划和制备新化合物阶段）、验证（药物临床前研究阶段）、临床应用（药物临床研究阶段、药品的申报与审批阶段、新药监测阶段）等，见图36-1。

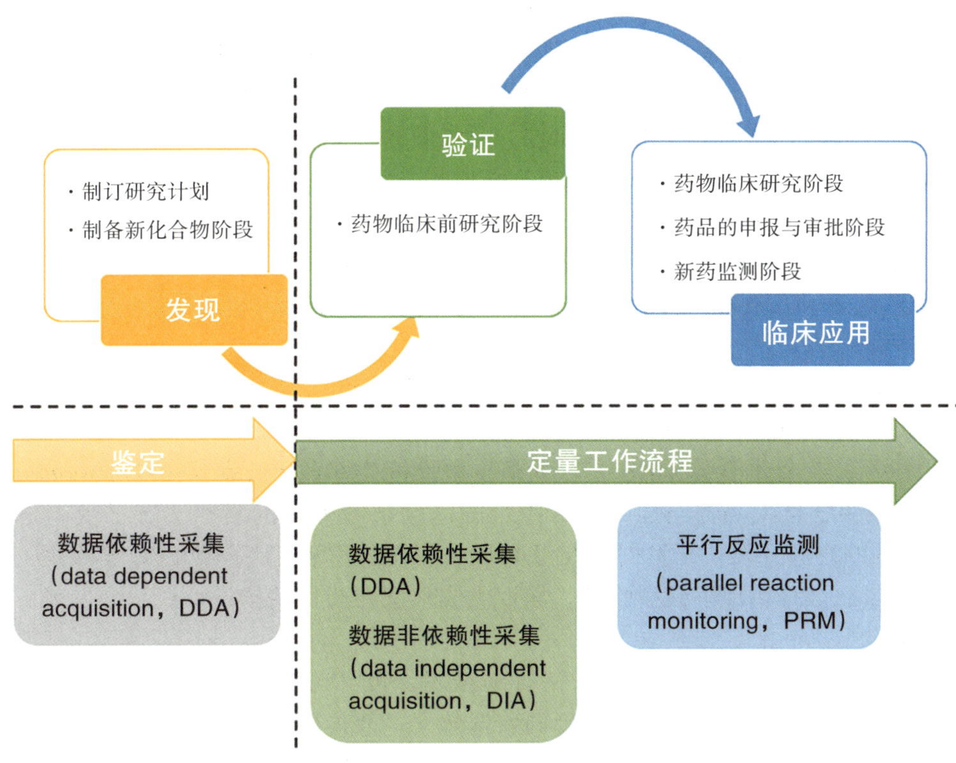

图36-1　药物研发过程（原创）

近几年来，大数据技术应用活跃在各行各业，医疗健康领域的应用潜力也是显而易见的。最普遍的，例如，新药研发时海量数据可以提供的试验数据，疾病预防诊疗方面可以提供的经验数据，以及在个性化医疗应用中起到的辅助作用。药物研发领域，大数据应用使得药物研发从以前的试验数据支撑转变为经验数据支撑，开创了新药研发的新局面，也提出了新的挑战。海量的数据，如果研发人员可以从中挖掘出化学、药理、生物、临床等很多学科有价值的、有效的数据，必将迎来医药研发的“黄金时代”。

一、大数据+人工智能，实现药品研发的高价值数据挖掘

随着大数据时代的到来，新兴技术也越来越广泛地应用于药品研发中。药品研发需要前期的药物发现、临床前研究、临床研究各个不同阶段大量各种各样的数据，以及数据类型覆盖图片、电子文献、纸质刊物等各类数据。如何做到数据的快速“清洗”，在海量的原始“脏数据”中提取出真正有参考价值的“干净数据”，是药品研发过程中需要解决的难题。

在新药研发的全过程，大数据技术和人工智能（artificial inteligence，AI）技术都能发挥很大的作用。医疗大数据是很重要的新型数据资产，它本身具备量大、高速、多样、价值、真实的特点，就决定了在利用它的时候需要进行清洗和优化，让有价值的数据充分发挥作用，为药品研发提供数据支撑。AI技术是以机器为载体，实现部分人工智能，AI技术在医学的应用，很重要的一部分就表现在药物研发和应用方面。例如，在药物靶点的遴选方面，要快速发现隐藏的药物与病症、病症与基因相互之间存在的联系，需要利用AI深度学习技术来缩短靶点发现周期。AI技术利用模拟小分子化合物的药物特性，在化学合成阶段，利用很短的时间，就可以甄选出最佳模拟化合物，深入开展化学合成的科学实验，辅助提升药物化学合成方案制定速度，降低药物合成操作成本。

现阶段，AI技术应用于药品临床试验难以突破的问题，主要包括：一是在生物学中，产生的数据过于复杂，通过AI建模有一定难度。目前汇集的临床医疗数据，仍然没有实现标准化、电子化，同时因为要考虑患者隐私，数据灵活应用也受限不小。二是在实验中，化合物于人体靶点产生反应的过程又掺杂了一定程度的复杂性，产生的数据不稳定，可重复性也不佳，这些都增加了AI建模的难度。三是已经形成的一些稍具临床相关性的模型，真正能够利用AI技术实现数据挖掘的却依然不多。如我国医疗大环境下，能够称之为“大数据中心的平台”尚未构建，数据集中，仍然缺乏各个阶段患者的用药数据，也很难收集不同病症的样本，所以只能说，利用AI技术，可以提升新药研发的能力，它能提供的整合、挖掘数据的能力可以是新药研发的一个突破口。

不断增长的化合物特征数据量，以及各类化合物鉴别项目的推进，促进了深度学习算法的迅速发展，也广泛应用于新药研发的课题。

例如：2019年，在全球华人科学家创立的微生物组和生物信息交叉学科期刊*Nature Biotechnology*中提到，利用变分自编码器与强化学习组合的深度学习神经网络，实现了受体络氨酸激酶DDR1新型抑制剂的快速开发，开发周期仅仅46天，研发过程涵盖了早期的数据收集、整理，也完成了化合物合成，最终实现了模型验证，深度生成模型在药物结构设计过程中展现了为药品研发带来的“加速度”。

已经成功的案例，展示了医疗大数据在与AI技术深度“碰撞”后，为新药研发领域展现出的大好发展前景。技术的深度融合会提高新药研发效率，改善患者受益面，也势必会大力驱动我国医药加速创新转型，为我国临床医学研究迎来“大数据时代”做好准备。整体而言，目前大数据主要应用在药物发现阶段，存在的难题还是源于临床数据库的缺乏、复杂的生物学特征等。在AI技术的辅助下，需要持续挖掘有价值的临床数据，完成数据的积累、清洗、完善，形成高质量的医疗数据库，不断完善AI建模，持续推动大数据和AI技术的融合，真正在临床研究中发挥价值，实现新药研发提速。

二、基于大数据的药品研发，助力精准医疗服务

（一）基于大数据的精准医疗服务：精准诊断、精准治疗与精准药物

精准诊断主要是指分子诊断，通俗讲，就是对不同个体，结合其自身的生理状态、疾病特征等，对其开展“量身定做”的医疗过程。首先，借助于电子病历等医疗系统、生物样本数据库，可以对临床患者的诊疗数据、药品数据、样本信息进行初步采集；其次，细化分解数据，借助基因测序平台，生成患者分子层面的数据信息；再次，利用技术完成已有信息数据的整合分析，通过生物信息学分析工具，对分析结果进行可视化展现，最终实现辅助医生诊疗的目标，比如预测疾病的发生、发展规律以及可能的发展结局，提供相对精准的预测报告。

精准治疗对医生和患者产生的意义各不相同。对医生而言，数据分析的目的是更加精准地分析疾病可能发生的原因，更加精准地定位治疗疾病的靶点，更加精准地为临床提供数据支持和依据，分析的过程更多的是对患者信息和样本的分析，是对某种特定疾病进行生物标记物的综合分析和验证；但对患者而言，他们更关注的是针对自身疾病制定高效的治疗策略，数据利用和分析更多的是对患者自身生物标记物、基因组学等相关内容的研究，目的更倾向于确定精准的治疗药物，获得最佳的用药效果。

精准药物对大数据的要求，主要是指根据不同的疾病类别，数据分析可以辅助进行靶向药物研发，有效降低产生不良反应的概率，同时，根据基因组个体差异，可以对用药提出合理的指导，改善药物产品对既定患者群体的治疗过程，优化治疗指数。常规药品研发是为了治疗或者缓

解对应的疾病，但精准药物有别于常规药品研发，利用新技术开展的精准药物研发，是对载药体系和传送系统进行的改良。精准药物研发形成的靶向特异性药物，已经在提高临床治疗效果方面取得了一定成绩，优势在于药品靶标明确，但仍存在风险和挑战，药物毒性的指标性数据、治疗抵抗方面的数据，仍需要不断研究和确定。未来药品研发的方向，需要更多体现更高的疾病特异性和更低的用药毒性。

（二）技术体系：生物样本库、生物信息学、电子病历和大数据分析技术

生物样本库是集中保存各种人类生物材料，并提供人类生物资源及其相关信息，在疾病的临床治疗方面，为生命科学研究服务的应用系统，属于转化医学研究方面的重要资源。转化医学研究利用各个专业领域的方法，包括数理统计学、分子生物学、遗传学、计算机科学等，以临床医学数据为基础，融合基因组学技术，成为精准医疗重要的组成部分，对数组序列、疾病科学进行深入研究，通过数据预测生物样本，辨认生物标记物，并辅以验证，体现生物样本的资源保障作用。

生物信息学是在生命科学的研究过程中，综合利用数理统计学、分子生物学、遗传学、计算机科学等学科体系知识，以计算机等设备为存储工具，对大量生物数据结合辅助提供的大量临床信息数据、临床试验结果进行检索、分析和研究。通过生物信息学，发现蛋白质、基因、代谢产物等生物标记物，在药物设计过程中提供帮助，并提出合理建议优化病症的治疗方案。

电子病历系统存储了大量患者的诊疗信息，在生物标记物的发现过程中，患者样本数据和临床数据缺一不可，相辅相成，电子病历系统的作用，是对各类数据的整合，包括生物信息数据、临床数据、患者基本信息等数据，经过不断分析整合，可为基因和分子信息分析奠定基础。

要实现精准医疗，生物样本库、生物信息学、电子病历是基础，大数据分析是技术，更是关键。收集、整合分散在医疗云、服务器集群等数字化平台中的各类医疗大数据，通过数据挖掘技术，实现数据规范化，提高可用性，对分类数据进行分析利用，面向不同的受众用户进行分类展示，真正实现“正确的目标、正确的药物、正确的患者”的“金三角治疗”。

三、药品试验数据的法律保护和限制

（一）药品试验数据的概念

药品试验数据是指制药商在药品申请上市销售前，为了证明药品安全有效而进行的所有实验室试验与临床试验获得的数据。药品试验数据代表的是药品研发经历的一系列过程中，每一次改良和校正，数据的收集经历了反复的、严谨的、专业的过程。实验数据的有效性、安全性，决定了能否成功生产新药。在药品开始研发到成功上市的漫长过程中，药品试验数据承载了药品研发消耗的人力、物力和时间成本，它本身就蕴藏了很高的商业价值。有效的药品试验数据是药品上市的重要依据，可以有效排除仿制药，因此，在一定期限内，对初期的药品开发商提供的药品试验数据予以保护，是对药品质量的保证，也是对制药企业的保障。

（二）药品试验数据的法律保护

对药品试验数据提供法律保护，是有效保护制药商合法利益的措施。常规情况下，新药大约需要十余年的临床试验，每一次成功的试验才能获得一组有效的试验数据，在这样一个漫长的过程中，会耗费大量的人力、物力和时间成本。如果不对试验数据提供保护，仿制药生产商便可以无成本获取药品研发数据，形成不合理的药品市场竞争，这对于已耗费大量成本去研制药品的开发商是不合理、不公平的，也会抑制其继续开展药品创新的动力。为此，药品试验数据保护本身

也是为了补偿药品研发过程中的各项投入。此外，为药品试验数据提供法律保护，也是合理维护公共利益、平衡药商利益的手段。药品不是普通的商品，药品更多是为了维护社会公共健康，更应体现它的公益性，为了维护社会健康与公共利益，药品试验数据也不应过度保护，因此，在合理的条件下，药品主管部门允许依赖公开的试验数据批准仿制药的上市。受到法律保护的药品实验数据，可有效平衡公共利益和制药商之间的利益。

我国对药品试验数据的法律保护，在加入世界贸易组织（World Trade Organization，WTO）谈判时就已做出承诺，成为WTO正式成员后，药品数据保护在国内也已立法，同时，在与各国的双边条约签署中，也主动加入药品试验数据保护条款。回顾我国有关药品试验数据法律保护的制度发展，2002年颁布的《中华人民共和国药品管理法实施条例》第35条中，明确药品试验数据若含有新化学成分，药品数据6年内不得公开；2007年颁布的《药品注册管理办法》第20条中，对药品试验数据保护制度做了进一步补充，把申请人或仿制药商自行所取得的数据纳入药品监督管理机构认可的范围，完善了数据保护制度；2016年我国对《中华人民共和国药品管理实施条例》进行修订，规定对治疗严重危及生命且尚无有效治疗手段的疾病以及公共卫生方面急需的药品，药物临床试验已有数据显示疗效并能预测其临床价值的，可以附条件批准，并在药品注册证书中载明相关事项。

药品试验数据法律保护制度的不断完善，充分明确了药品试验数据保护的主体是新药的研发制药商，保护对象仅限于“含有新型化学成分”的药品，对申请人的要求是药品试验数据必须自行获取、数据未披露，药品试验数据必须在药品上市申请前提交，数据保护期限从注册之日起计算，在保护期限内，该数据仅对申请人有效。

（李睿）

参考文献

[1] 杜小勇，陈峻，陈跃国. 大数据探索式搜索研究[J]. 通信学报，2015，36(12):77-88.

[2] DU X Y，CHEN J，CHEN Y G.Exploratory search on big data[J]. Journal on Communications，2015，36(12):77-88.

[3] OLIVEIRA S R M，ZAIANE O R.Privacy preserving clustering by data transformation[J]. Journal of Information and Data Management，2010，1(1):53-56.

[4] 陈兴蜀，杨露，罗永刚. 大数据安全保护技术[J]. 工程科学与技术，2017，49(05):1-12.

[5] LIU F，XUE AR，WANG W. Hybrid algorithm for privacy preserving association rules mining[J]. Application Research of Computers，2012，29(3):1107-1110.

[6] 何明燕，夏景林，王向东. 精准医学研究进展[J]. 世界临床药物，2015，36(06):418-422.

[7] 张雪娇，李海燕，龚树生，等. 国内生物样本库建设现状分析与对策探讨[J]. 中国医院管理，2013，33(7):76-77.

[8] COSTA F F. Big data in biomedicine[J]. Drug Discovery Today，2014，19(4):433-440.

第三十七章
生殖健康相关政策、法规决策中的大数据应用

国家颁布的各类法律法规以及相关政策，涉及各个行业领域的方方面面，特别是《中华人民共和国卫生法》在颁布了40多年的历程中，其内容得到了持续修改、补充和完善。生殖健康法律法规以及相关政策，是作为国家卫生法的重要构成部分，其中主要包括了人类辅助生殖技术相关的法律责任、技术监管、实施政策、审批流程、应用规则；同时涉及母婴相关的法律条例、相关职责、筛查原则、鉴定程序、服务范围；此外，还包括人口与计划生育相关的法律法规、权利义务、奖励政策、社保范围、生育政策、职责分工等。从中可以发现，生殖健康管理涉及的法律法规、政策条例内容繁多、结构复杂、信息量大，这与大数据概念特性——大量（volume）、多样（variety）、高速（velocity）、真实（veracity）、价值（value）（“5V”特性）不谋而合。法律法规必须遵循，政策条例需要追溯，生殖健康法规政策发布的目的是什么，发布及更新后将对生殖健康医疗护理造成怎样的影响，如何详细解读和分析，并将这些条例和内容转化为生产力、医护工作的执行力、医疗机构高层的决策力，这些都需要应用信息大数据技术来提供分析和支持。

《“健康中国2030”规划纲要》中明确指出，大数据是国家重要的基础性战略资源，国家将积极促进大数据技术与健康医疗服务的深度融合与应用，促进大数据的发展是实现“健康中国”战略以及国家持续发展战略的重要途径。因此，通过大数据技术快速而全面地收集、分析和解读生殖健康相关的法律法规以及政策文件，挖掘其中的信息元素、数据维度以及关联性问题等，从而形成一套完善的法规政策研究解析数据链，可为医护人员、医疗机构提供便捷的法律政策渠道、相互关联的医疗案例事件，以此预防和降低医疗事故，提升医护效率，为患者提供更完善的医疗服务等，这将具有重要的现实意义。

第一节　概　述

一、生殖健康政策法规决策大数据

科普中国将大数据定义为“big data”，即巨量资料。大数据是一种大规模的获取、存储、管理、分析，均超出了传统数据库软件工具能力范围的数据集合，具有海量的数据规模、快速的数据流转、多样的数据类型、价值性、真实性五大特征。大数据技术的战略意义不在于掌握庞大的数据信息，而在于对这些含有意义的数据进行专业化处理，从而撷取关键且有价值的信息。目前，对于生殖健康法律法规及政策大数据的内涵方面，查询文献并没有相关统一的官方解释，也未形成相应的行业标准，通过模糊检索法发现与之相关联的文献涉及医疗大数据、临床大数据、

健康大数据、生物医学大数据等方面的内容。尽管不同的专家学者对生殖健康政策法规决策大数据可能存在理解上的偏差、认知或研究方面的侧重点，但不难发现，生殖健康政策法规大数据与医疗卫生领域，特别是与生殖健康管理息息相关，主要可以应用到生殖健康诊疗、相关药品研发、生殖健康管理决策、生殖健康医疗安全等各个环节。从生殖健康政策法规大数据的内容和来源看，其具有微观性、全面性、冗余性、时效性、隐私性、追溯回溯性等特征，属于广义上的大数据范畴。

二、法律法规与政策

法律法规泛指中华人民共和国现行有效的法律、行政法规、司法解释、地方性法规、部门规章等规范性文件，以及对这些法律法规的不断修改和补充性文件。其中，法律有广义和狭义两种理解。广义上的法律泛指一切规范性文件，狭义上的法律仅指全国人大及其常委会制定的规范性文件。概括而言，法律是指狭义上的一系列的规则和制度。法规主要是指行政法规、地方性法规、民族自治法规和经济特区法规等。政策是国家政府部门为了管理和调控社会或行业领域，颁布的行为准则和措施，主要指政府部门在一定时期为了实现某些特定目标所采取的宏观调控手段，包括一系列措施、谋略、方法、法令、条例等。政策是由政府部门或权威机构所制订的计划、规划或行动，具有涉及范围广泛、内容丰富、表现形式多样的特性。政策并非固定的存在，而是由一系列活动所构成的过程，政策在推动或约束行业领域方面发挥了重要作用。

第二节　生殖健康政策法规决策中的大数据应用

一、构建初步的生殖健康政策法规大数据文本库及资料库

原国家卫生和计划生育委员会、国家卫生部，现国家卫健委主要负责全民健康政策、卫生健康工作的拟定、决策和部署，并负责颁布相应的政策文件，生殖健康的相关政策主要来源于此。为了确保获取真实、可用、可靠的生殖健康相关政策数据信息，可通过对该部门官方网站的文本网页进行相应政策检索以及数据获取。例如，包括利用Nutch、WebCollector、Scrapy等网络数据采集工具，从卫健委官方网站上获取政策和数据信息，该方法可以将非结构化数据从网页中抽取出来，并存储为统一的本地数据文件，同时以结构化的方式进行存储。另外，还需要包括对办公厅、基层健康卫生司等机构颁布的条令、意见、纲要等政策文件进行数据挖掘和获取。随后，通过对“计划生育”“辅助生殖”“生育”“母婴”“孕产”“妊娠”等关键词检索后，将所有检索到的政策文本进行分门别类的整理和组配，为确保获取的生殖健康相关政策具有全面性和覆盖性，最后，还需要运用同样的策略，在“中国法律检索系统”数据库中进行政策全文精确检索，从检索记录中选择出相关政策文本作为补充。通过内容分析和信息过滤等流程，剔除无关及重复政策文本后，最终遴选并建立粗略的生殖健康政策法规大数据文本库及资料库，完成本地化存储，流程详见图37-1。

值得注意的是，相关政策的数据采集源头主要面向一手发布数据源，而非经过转载后的二手数据，以保证信息获取的及时性、准确性和可靠性。由于与生殖健康相关的法律法规条例主要包含于国家卫生法，而卫生法是指由国家立法机关颁布的卫生法律、国家行政机关颁布的卫生法规、国务院卫生行政部门颁布的行政规章，以及卫生行政部门颁布的技术规范所共同构成的相关

健康的法律规范之总和。因此，生殖健康相关法律法规方面的信息收集与数据获取，可参照政策信息和数据的获取方式以此类推，本章不再赘述。

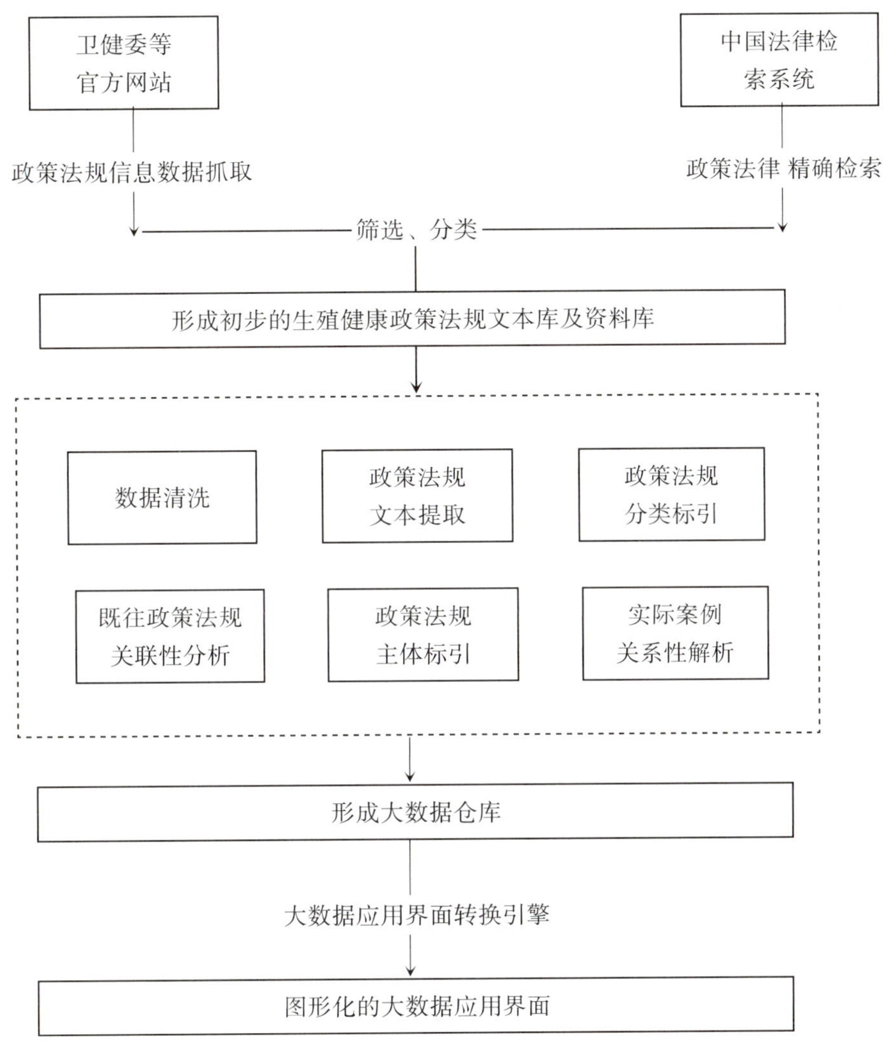

图37-1　生殖健康政策法规大数据文本库及资料库构建流程图（原创）

在生殖健康政策法规文本数据采集过程中，不仅将网页的非结构化数据转变成半结构化数据，而且提取了政策法规名称、发布时间、政策法规文本内容，以及发文机构名称等相关数据信息，为对后续进行的生殖健康政策法规大数据挖掘和加工处理提供了必要条件，也为医务人员、医疗机构快速有效地解读政策法规内容提供了数据基础环境。

二、形成相互关联性的政策法规大数据标签

对前期已经初步构建的生殖健康政策法规文本库，应进一步展开大数据的挖掘和分析。这个过程首先要涉及“关键词”的关联性问题，关键词是对政策法规文本内容的浓缩和提炼，通过大数据对这些关键词进行分析，能够让相关人员一目了然地获取生殖健康政策法规文本的侧重点。为了便于实现政策法规大数据应用，需要对已构架的政策法规文本库中的各个文本关键词进行关联。例如，通过使用Python应用程序，按照现有规则建立词汇关联，依据关联词出现的频次进行升序或降序排列；随后，通过人工智能算法对相关政策法规文本进行初步分词和分组；最后，利

用信息熵的方法合并分词后的各个词语，当两个词同时满足互相邻近和多次共同出现时，将这两个词合并为一个词，再把这些筛选合并后的新组合词添加到大数据词典中，并对原文本进一步分词。重复多次循环这个过程，直至分词后的高频词没有歧义后，对各个政策法规文本进行关键词标注，形成关联性的政策法规大数据标签。利用这些政策法规标签，以细分导航的方式，进行政策法规可视化的列表展示。

三、生殖健康政策法规大数据挖掘

在前期已完成关键词标签的基础上，以政策法规的具体文本内容为分析对象，对其中共性内容出现的概率、特定名词的语义进行定性和定量的分析和挖掘。例如，结合共词分析及聚类分析对政策法规文本进行主体分析。共词分析是通过对两个或两个以上的关键词共同出现的次数进行统计学分析。通过这样的分析，能够发现这些词条的关联性和亲疏性。聚类分析是在共词分析的基础上，将主题词集结起来形成一种同质化的群组，以“关系树”的形式展现，便于快速挖掘海量的政策法规信息。最后利用语义分析技术，将多个政策法规相关度超过一定阈值的内容关联到一起，实现复杂语义关系的深度挖掘，从而完成对生殖健康政策法规进行相互关联分析。最后结合信息系统工具对政策法规及其相关的解读性文献加以处理，综合性分析后得到相应的大数据分析结果。

四、生殖健康政策法规决策大数据的应用价值

生殖健康政策法规大数据对相关医务人员、医疗机构乃至法规政策的制定和修缮都是息息相关的。新政策、新法规对其而言具有迫切性和时限性，新的法规对于生殖健康方面的医务人员而言，可能影响其对相应患者所采取的医疗措施、医疗方法、合理用药等等；对于医疗机构而言，更需要及时研究新政策及法规，以便于对医疗机构的发展方向、趋势、科研管理、经费投入、决策分析等方面制定有效的内部策略。然而，政策法规信息来源广泛、发布时间不集中、信息有待关联整合等问题，都影响和制约了生殖健康相关医务人员乃至医疗机构获取政策法规信息的及时性、可用性等方面，因此，需要政策法规大数据提供支撑和决策；而对于制定颁布生殖健康政策法规的国家政府机构，缺乏大数据的支撑，那么，制定的政策法规可能会存在与实际层面上的偏理性和局限性。总而言之，生殖健康政策法规决策大数据对于医务人员乃至医疗机构都是非常有价值的。

（一）便于从海量的生殖健康政策法规中萃取有效信息数据资源

由于生殖健康政策法规数据来源广泛，相关政策法规的发布来自各级政府机构以及卫生管理部门，查询相关政策法规信息相对比较困难。一是，权威的政策法规查询渠道多为政府机构，如卫生主管部门的官方网站、手机APP客户端、官方微信公众号和官方认证微博等，相关来源渠道繁多；二是，政府部门按级别、部门等划分，数量较为庞大，即便仅关注单一领域的政策法规，也需要关注多个官方信息发布源头；三是，对于政策法规发布后的解读诠释，除了相关机构在官网发布的解读文章外，卫生机构官员、医疗行业专家、政策法规研究人员等所撰写的解读文章也具有参考价值，但是这些信息渠道更加广泛，包括发表或转载于新闻门户网站、微信公众号、个人微博等各类新媒体渠道。总之，缺乏大数据的支持，想要逐一浏览各方发表的政策法规和解读资源存在一定困难，而生殖健康政策法规大数据的应用，恰恰便于从海量的政策法规大数据中，萃取有价值的信息数据资源，为相关医务人员乃至医疗机构提供了生殖健康政策法规获取的便利渠道。

（二）便于实时挖掘生殖健康政策法规时效性及关联性

政策法规本身具有时效性的特征，特别是生殖健康这类医疗行业政策法规，一旦错过时效，对于相关医疗规范及治疗措施等方面，可谓“差之毫厘，失之千里”。因此，需要医务人员、医疗机构对相关政策法规深度理解和挖掘，并研究关联性和时效性。近几十年生殖健康医疗技术发展历程中，相关政策持续出台，相应法律法规不断修订完善。这些政策的出台、法律法规的颁布是根据国民生殖健康发展规划及医疗行业发展需求等方面实时推出的，因此，许多最新政策法规信息内容，仅依靠人为方式难以实时获取，更难以提及深度挖掘其中更为深层次的含义及关联。例如，以往对生殖健康政策法规的研究和分析方式比较混乱，多以定性分析、经验积累为主，且大多采用以回顾性的政策法规解读法为主的研究方法，难以对其内涵、时效、深度等不同元素进行理解和关联性分析，另外，还可能存在人为的误导搅和，或是认知、理解方面的偏差。因此，采用以大数据为主的定量关联分析法，对国家已颁布的生殖健康政策法规进行大数据分析研究，可以包括对政策法规年度、类型、主体、特征等多维度的分析研究，对涉及的内容进行内部层面的挖掘，拓展了研究生殖健康政策法规的类型和方法，改善了以往研究方法、研究类型相对单一的状况。因此，依靠大数据机器算法将已有信息进行智能分析，帮助医务人员和医疗机构深度理解和研究这些生殖健康政策法规，不仅能从字面意思去了解，而且能从更深的层面进行内容和数据的关联，同时加以分析与总结，有利于生殖健康医务人员及机构精准获取、认知和使用这些政策法规，为患者提供更好的医疗服务，同时能为政府决策机构对生殖健康政策法规的制定、修缮和优化提供理论基础及修缮依据。

（三）利于国家制定生殖健康相关政策法规的高效性及全面性

国家政策法规的制定过程，从古至今，都是需要依赖大量的信息数据作为支撑和研究的，行政机构在收集这些信息数据的过程中，相关信息的收集、汇总、整理、分析依然是政府行政决策所不可或缺的，其完整性、准确性、效率性，将直接影响制定的政策法规内容以及这些政策法规落地后的质量和执行效力。如若在生殖健康相关政策法规的制定过程中，相关政府机构仅仅依靠官员的本位思想、官员层级制度的行政体系，甚至局限于系统内部的信息传递渠道，那么，政策法规的制定将犹如闭门造车，这样制定颁布的政策法规可能与广大医务人员、医疗机构及患者的真实诉求相偏离。政府机构在制定生殖健康政策法规的过程中，通过运用大数据技术，将各类信息进行高度集成，与传统人工收集整理海量信息相比，大数据中的数据信息内容更加翔实，同时它反映的是真实而客观的问题，因此，能为相关政策法规的理论层面提供可靠的数据支持。另一方面，大数据的来源并不局限于政府机构内部，不必通过幕僚机构或定点咨询部门。大数据的渠道呈多样性，这样多渠道的信息获取途径，可确保生殖健康的相关政策及法律法规过程所依赖的信息数据能够客观、真实，避免信息收集人员、机构刻意曲解，避免决策上的偏差导致重大失误，所以真实可靠的大数据信息能为政府行政决策提供相对可靠的技术支撑和决策依据。

（史森中）

参考文献

[1] 汪建荣等. 卫生法[M].第五版.北京:人民卫生出版社，2018.

[2] 大卫·洛辛(David Loshin). 大数据分析[M]. 尚慧萍，鲍忠贵译.北京:国防工业出版社，2021.

[3] 孙烨祥，吕筠，沈鹏. 等. 健康医疗大数据驱动下的疾病防控新模式[J].中华流行病学杂志，2021(8):1325-1329.

［4］徐心怡，于琦，王琪，等．近30年我国健康教育政策的计量分析［J］．现代预防医学，2020（18）：3343-3347

［5］杨雅麟，林平，杨烁，等．北京市60件抗感染药物用药纠纷调解案例分析及防控措施探讨［J］．中国医院药学杂志，2021(8)：850-866.

［6］练婧曦，蒋祎，严可，等．结合分级诊疗政策论卫生研究成果向政策转化的障碍［J］．医学争鸣，2018(6)：68-71.

［7］杨蓉，梁瑜，于秋霞，等．医学分子生物学CRISPR基因编辑与社会法规的进步与完善［J］．医学与社会，2019(6)：33-38.

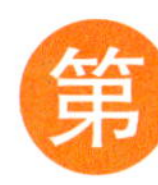

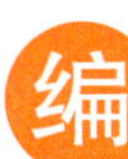

第六编

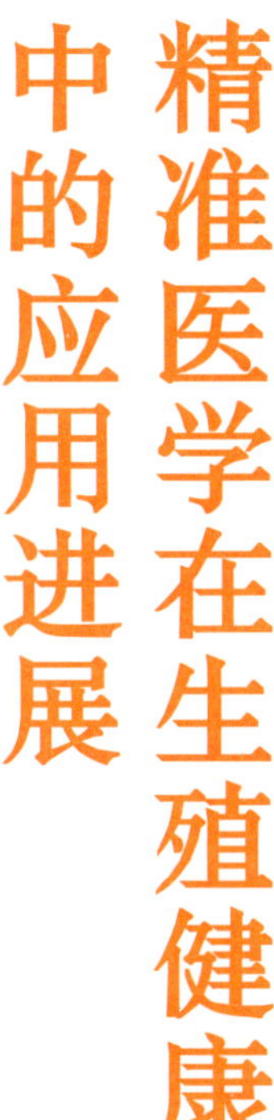

精准医学在生殖健康中的应用进展

第三十八章
精准医学在生殖健康管理中的应用

第一节　精准医学概述

一、精准医学的提出

（一）精准医学的起源和定义

随着2003年人类基因组计划（HGP）的实施完成，分子生物学技术得到了令人瞩目的飞速发展。最新的科学突破和技术进步，通过基因组学、转录组学、表观组学、蛋白质组学、代谢组学和宏基因组学等组学技术与手段，可以有效地帮助我们进行疾病的分型、诊断、治疗和预防，从而提高治疗效果。随着研究和应用的不断深入，我们对疾病的认知得到了极大提升，诊断和治疗方法也发生了巨大变化，能为个体患者提供更加精准、有效的预测、预防和个性化的医疗保健服务。此外，大数据革命也为人工智能和机器学习算法的应用提供了更多的可能性，为挖掘庞大的数据库提供了机会，从而推动了医疗保健的发展。个体化医疗有望彻底改变医疗保健，它的核心目标是通过精准的诊断和治疗，为每一位患者提供最佳的治疗方案，以达到最佳的治疗效果。

2008年，美国总统科学技术咨询委员会（President's Council of Advisors on Science and Technology，PCAST）提出了一种新的概念——个体化医疗（personalized medicine），以更好地满足个体的需求，并且在现代医疗模式的基础上进行改进。个体化医疗是一种量身定制的医疗服务，依据病人的个人特征，如疾病易感性、治疗反应性等，把个人分为疾病的亚群体进行分层治疗，定制最适合他们的方案，以达到最佳的效果。通过预防性或治疗性干预，可以有效地帮助那些能够受益的患者；对于无法从中受益的患者，可以节省费用和减少不良反应。

2011年，美国国家研究委员会发布了《迈向精准医学：构建生物医学知识网络和疾病新分类体系》的报告，提出了一种崭新的医疗发展模式——精准医学（precision medicine）的概念，以更精确的方式诊断和治疗疾病，取代了“个体化医疗”这一同义词。“个体化医疗”一词被广泛用于描述个体的治疗方案，但有时也被误解为一种针对每个人的特定治疗方案。因此，委员会认为，“精准医学”一词比“个体化医疗”一词更能体现本报告中预期的含义，精准医学更强调基于遗传、生活方式和环境因素的治疗和预防，以期达到最佳的健康状态。

为了构建这个新的分类法及其信息共享和知识网络，委员会建议进行以下内容：

①试点研究，初步启动填充信息共享空间中的数据。②数据整合，构建疾病知识网络。③在

适当的联盟机构内启动程序，以评估与创建信息共享所需的与研究相关的隐私问题。④确保数据共享。⑤开发有效的验证过程，将来自疾病知识网络的信息合并到一个新的分类法中。⑥鼓励涉及政府、药物开发商、监管机构、倡导团体和支付者的公私伙伴关系。

2015年1月20日，时任美国总统奥巴马发表了一篇国情咨文演说，公布将启动一项由政府资助的健康生命科学技术发展领域新工程——精准医疗计划（Precision Medicine Initiative），将招募超过100万名志愿者，预计这些参与者将分享十多年来从基因测序报告、电子病历信息、个性化报告和数字健康技术中获得的数据资料。通过建立一个庞大的患者医学信息数据库，深入分析数据，以进一步地理解疾病的生物学特征和发病机理，从而更有效地预防和治疗疾病，改善患者身体健康，提升公共卫生质量。这个计划旨在加速迈向精准医学新时代的进程，计划的近期目标重点关注癌症领域，长期目标是产生适用于整个健康和疾病范围的知识。

随着“精准医疗计划”的出台，精准医学已经成为医药生物领域的热门话题，我国也高度重视这一领域。2015年2月，国家主席习近平批示国家卫生计生委和科技部，要求组建中国精准医疗战略专家组；同年3月，国家卫生计生委、科技部等部门经过专家论证，认定精准医疗是整个医学界的重大机遇，并根据中国国情和人民需要制订了中国版的精准医疗计划，以期更好地满足国人的健康需求，推动我国医疗事业的蓬勃发展，并将精准医疗制定为重大国策，使之成为中国科技界的研究方向和卫生健康领域努力实现的目标。

2016年3月，科技部发布《国家重点研发计划精准医学研究等重点专项2016年度项目申报指南的通知》，旨在推动新一代基因测序技术、干细胞与再生医学、生物医学大数据分析、基因治疗等先进技术的应用，促进生物治疗前沿技术的发展，提高国民健康水平。自此，中国开启了一场精准医疗的重大专项科研行动，并正式进入实施阶段。精准医学技术研发作为“健康保障”重大科技项目的一部分，被纳入“十三五”国家科技创新规划，以推动国家科技发展和创新，具有重要的意义。

中国在开展精准医学的过程中，不能盲目一味跟风，而应该根据自身的国情进行客观评估，制定出一条符合自身实际的发展路径。为了达到更精准、更安全、更高效的目标，中国正在努力建设一流的精准医疗研究平台和保障体系，把握重点关键技术，研制国产现代化防治药品、疫苗、医疗器械和设备，以满足国内外市场的需求，并与国际先进技术和理念接轨，以提供更优质的医疗健康服务。通过研究和实践，已制定出一批具有中国特色、国际认可的疾病诊疗指南、临床路径和干预措施。

（二）精准医学的内容

精准医学通常包括以下两个方面：

1.关注结果

即个性化治疗策略：基于基因遗传性、生物学标志物、表型或心理社会学特征等，针对个体患者的需求进行治疗，并将其与其他有着相似症状的病人区别开来，以实现最佳的医疗效果。

2.关注过程和利用数据

将精准医疗作为一个综合性的模型，将患者的临床表现和其他数据结合起来，以疾病易感性和表现的共同特征为基础，将患者划分为不同的亚组，以此来确定更加精确的治疗方案，进而提高治疗效果。

二、精准医学的发展目标

（一）精准医学的短期目标：癌症治疗

癌症的治疗已被视为精准医学的短期目标。癌症不仅是常见的疾病，而且随着人口老龄化的进程加快，已成为中国以及全球其他地区主要的死亡原因，对社会和经济发展构成严峻挑战。癌症目前无治愈手段，治疗效果也是因人而异，由于癌症的早期诊断往往被忽视，手术和药物治疗效果较差。传统的肿瘤三大综合治疗方案（手术、放疗、化疗）不能满足癌症迅速发展的迫切需求。因此，新型的治疗方案应该加以重视，以提高治疗效果。早期发现癌症至关重要，可以在癌症扩散之前及时发现和诊断，并尽早提供精准药物。

研究发现，分子病变是驱动许多癌症的诱因，不同的肿瘤可能由特定的基因组印记、肿瘤标记物和突变模式引起。虽然日常生活中的基因组损伤可能会导致肿瘤的发生，但是可遗传的基因变异也会增加患癌的风险，因此，我们应该采取有效的措施来预防和治疗这些疾病。随着新的致癌机制的发现，新药和抗体开发的过程中针对癌症风险、分类诊断及其治疗策略的评价发生了重大变化。临床上肿瘤的靶向治疗有些也已取得显著成果，为患者带来了实质性的好处，同时最新针对癌症的免疫疗法也产生了积极影响。

（二）精准医学的长期目标：健康管理

精准医学计划的长期目标是通过不断改进科研技术，从而提升对疾病风险的评估能力，深入了解发病机制，并预测最佳治疗方案，将精准医学广泛应用于健康和医疗保健领域。该计划将鼓励和支持科学家开发更加先进的、更具创新性的方法，以检测、测量和分析范围广泛的生物医学信息——包括分子、基因、细胞、临床、行为、生理学和社会环境参数等。随着诊断技术的发展，血细胞计数已经被更先进的免疫细胞筛查所代替；移动设备的数据分析能够即时监测血糖、血压和心率，而基因组分型检查则能够发现特殊的基因组变异，这些变异能够为某些疾病提供有效的预防；粪便取样能够帮助我们更进一步地了解导致肥胖的肠道微生物模式，从而更好地控制和预防病变的发生。

总之，“精准”全面涵盖整个医疗过程，它不仅可以帮助医生准确诊断疾病，准确预测风险，精准使用药品，精准评价疗效，还能够准确判断患者的预后。

第二节　健康管理：从传统到精准

一、传统健康管理和精准健康管理

不只是疾病的治疗，病前的健康管理同样需要精准。我国健康管理理念源于20世纪90年代末，历经20余年发展，从理论到实践已经逐渐积累一定方法。尽管传统健康管理以健康医学思想为根基，但它仍深受各种疾病医疗方式的深远影响，因此，“疾病管理”“疾病风险评估”“疾病的危险因素干预”等以疾病为中心的服务，是目前实际开展的卫生服务管理模式，但是以“保健”为中心的内容仍然缺乏完善，如身体健康状态评估、卫生水平评估、健康能力评价、康复干预等，而且许多卫生管理从业者也缺乏系统和深刻的认识，这些都需要加以重视和改进。2016

年10月发布的《“健康中国2030”规划纲要》中，“精准”被引入了健康管理，确定了“健康中国”建设的总体战略，强调以预防为主、管理关口前移，减少疾病发生；重视早期诊断、治疗和康复；推动健康产业发展，促进全民健康。

随着“健康中国”战略的推进，我国卫生与健康工作的重心从“以治病为中心”转变为“以健康为中心”。医疗保健开始经历转型，利用新技术生成新数据，并支持精准医学的出现势在必行。

健康管理是一种旨在提升人们健康水平的综合性服务，它结合了现代医学、管理理论等学科的理论知识、技能和方法，采用中医“治未病”思维，对个人或群体的健康状况及健康风险因素实行全方位监测、评价和干预工作。

全生命周期健康管理的理念，是以人的生命周期为基础，旨在全面考虑健康影响因素，从婴儿期、幼儿期、儿童期、少年期、青年期、成年期、老年期等各个阶段，采用综合性的保健措施，持续管理和服务，以确保人类的身体健康。不仅针对寿命的各阶段，而且针对不同群体的特征，在重要时期为重点人群进行有效的健康干预，将保健的重心放在预防和控制上，以最大限度地减少健康损害的发生概率，实现“少患病、少患大病、健康长寿”的目标。

通过利用医学大数据和生物医学，精准健康管理可以建立人群健康风险模型，并对其进行评估和预测，从而为个人提供全生命周期的精准健康服务，即在特定时间采取有效的干预措施，以促进和维护健康，这是一门具有重要示范意义的精准健康管理学科。精准健康管理的四大技术支撑是移动互联网信息技术IT、高通量生物组学信息技术、大数据挖掘技术和人工智能应用技术，它们可以有效地帮助人们更好地掌握自身健康状况，并且可以有效地改善健康状况。

二、精准健康管理的主要研究内容

精准健康管理的研究内容不仅仅涉及影响健康和疾病的行为、社会人口学和群体水平等多个方面，更重要的是指在分子、细胞、组织等多水平上深入探究发生机制，即探究DNA、RNA和蛋白质等生物学因子如何影响和调控这些步骤。通过对高通量多维度组学数据的分析，我们可以更好地理解病症的发生机制。这些数据包括基因组突变、基因表达异常、表观遗传性变化和信息通道紊乱等，它们可以进行疾病的调节和控制。通过对这些数据的分析，我们不但可以发现身体健康风险原因，找出反映身体健康状况不同的敏感性生物标记，而且可以更全面深入地了解病症的发展流程。通过精确的评价、预测和干预，最终改善健康状况。

利用移动互联网和高通量生物组学技术收集的大量健康数据，结合机器学习、生物信息挖掘和人工智能技术，可以达到对健康状况的准确描述、预测和处方解析，从而达到全生命周期的有效干预，这是精细化健康管理的核心内容。

第三节　精准医学在生殖健康管理中的应用

精准医学在个人生命周期的各个时期都可应用于健康管理。通过基因筛查，我们可以预测遗传疾病对后代的风险，从而在受孕前采取措施。通过对孕前基因组的评估，我们可以为个人和夫妻提供临床策略。在个人层面，基因组信息可以帮助我们更好地明确不孕症的原因，并预测与生育无关的疾病的健康风险。此外，特定变体还可以用于为不孕症患者和一般健康状况者提供个性化的药物治疗方案。在夫妇层面，结合基因组信息可用于识别将隐性致病基因传递给后代的潜在风险，从而允许其及时提供生殖策略。目前，基因组检测可以通过孕前载体筛查（preconception carrier screening，PCS）和植入前基因检测或妊娠期常规产前检测（即羊膜穿刺术和绒毛膜绒毛取样）等准确评估备孕或不孕夫妇的生殖风险。其中，在家族中存在严重遗传疾病的夫妇中，隐性遗传疾病的PCS在生殖风险评估上已经迈出了重要的一步。

孕妇在妊娠8～12周时，可以通过母体血浆中胎儿游离DNA的分析来评估胎儿的染色体异常，并且可以对胎儿的全基因组进行测序，通过筛查，及早发现出生缺陷，并采取有效措施及时终止，以预防出生缺陷的发生，这是精准医学在出生缺陷领域应用的一个方向。在出生时，用于新生儿重症监护病房（Neonatal Intensive Care Units，NICU）遗传病诊断的快速全基因组测序（WGS），可以在50小时左右筛查和诊断多种关键疾病，从而使患儿早期获得可操作的干预机会，降低发病率和死亡率。在后续的生命周期中，这些筛查方法的应用可以用于预防、诊断和治疗各种疾病，目前最具有优势的是能更准确地诊断癌症和指导慢性疾病的治疗。

医疗卫生保健的不同组成部分有助于精准健康管理。一个个体可以在出生前或出生时进行遗传学筛查，以帮助明确其独特的疾病风险。根据这些信息，定制患者在家中使用健康监测设备，通过家庭监测设备测量环境和生理参数，并将数据传输到综合健康门户。该门户可以通过分析健康相关数据，对不同类型的患者提出分层干预措施，从而协助保健决策。其中，如饮食或体重变化的数据，可以通过简单、低风险的干预措施，直接向患者提供教育和生活方式指导，其他干预措施可能需要家庭或照顾者的参与。更复杂的疾病和治疗管理，涉及医生、医院和门诊中心，并应适当调整定制的监测设备和监测频率。因此，精准的健康管理旨在让患者维持自己的健康，减少返回医院干预或治疗的频率。

未来，精准医学将使医疗保健提供者能够根据人们的独特特征，包括基因组序列、微生物序列、健康状况、生活方式和饮食习惯等，提供更加精准的服务，以满足人们的个性化需求，从而实现更有效的治疗和预防。精准健康和综合诊断的发展日后将成为医疗卫生保健的未来，这个过程可能需要几十年的时间才能实现，但这是一个值得追求的长期目标。为了达成这一目标，我们必须克服几个关键挑战：准确预测疾病风险，寻找有助于早期发现健康状况的生物标志物，整合分析不同类型的数据包括代谢组学（特定时间点体内的化学物质）、微生物组（体表或体内微生物的集合）以及由医疗保健者收集和患者自己提供的尽可能多的健康大数据，以准确区分真阳性和假阳性。成功的基础是这些数据是可移植的，并能在提供者、研究人员，最重要的是患者和研究参与者之间轻松共享。

精准医学的新型医疗模式整合了遗传学信息、微生物组数据以及患者环境和生活方式的信息，以更好地识别并分类疾病过程，提供量身定制的治疗解决方案。精准医学必将在健康管理领域有更广阔的发展空间和前景，从而对整个人类健康产生积极影响。

（朱依敏、冯国芳）

参考文献

[1] QORONFLEH M W，CHOUCHANE L，MIFSUD B，et al. THE FUTURE OF MEDICINE，healthcare innovation through precision medicine：policy case study of Qatar[J]. Life Sciences，Society and Policy，2020，16(1)：1-20.

[2] JAMESON J L，LONGO D L. Precision medicine-personalized，problematic，and promising[J]. New England Journal of Medicine，2015，372(23)：2229-2234.

[3] MCGRATH S，GHERSI D. Building towards precision medicine：empowering medical professionals for the next revolution[J]. BMC Medical Genomics，2016，9(1)：1-6.

[4] CAPALBO A，POLI M，RIERA-ESCAMILLA A，et al. Preconception genome medicine：cur-

rent state and future perspectives to improve infertility diagnosis and reproductive and health outcomes based on individual genomic data[J]. Human Reproduction Update, 2021, 27(2): 254-279.

[5] Topol E J. Individualized medicine from pre-womb to tomb[J]. Cell, 2014,157(1):241-253.

[6] GAMBHIR S S, GE T J, VERMESH O, et al. Toward achieving precision health[J]. Science Translational Medicine, 2018, 10(430): eaao3612.

第三十九章
生殖健康领域的精准医学探索与实践

第一节　生育障碍的精准医学技术应用

人类生殖系统健康包括配子发生、受精、着床、妊娠等多个生理过程，任意环节出现问题，均可导致不孕不育疾病的发生。近几年来，全球不孕不育的发病率呈现上升势头，且逐年增长。生殖障碍性疾病是最常见的女性不孕疾病，其临床表型复杂多样，而诱发生殖障碍性疾病的因素多种多样，临床上多数生殖障碍性疾病的发病原因不明，表型高度异质性。针对生殖障碍性疾病的患者，精准医学背景下的个体化治疗概念逐步被大众所接受。精准医学是一种将个体遗传信息与环境等多因素差异综合评估的疾病预防与诊疗的新兴治疗手段，其本质是利用测序技术对患者的疾病类型进行精准标记分析和鉴定，并利用临床大数据分析，从而寻找疾病的原因和治疗的靶点，实现疾病的个体化治疗。

一、植入前胚胎遗传学诊断与精准医学

随着精准医学技术的快速发展，精准化和个性化的治疗理念逐渐受到临床生殖医学专家的重视。植入前遗传学诊断（PGD）和植入前胚胎遗传学筛查（PGS）是重要的技术，它们可以帮助医生更准确地诊断并筛选出胚胎发育过程中的遗传因素。该技术的出现，是通过遗传学诊断的方式对胚胎进行个性化治疗，以提高生育能力的里程碑事件。PGD是一种高通量测序技术，它是从体外受精第3天的胚胎或发育到第5天的桑椹胚中提取1～2个细胞或部分滋养细胞，通过全基因组DNA扩增，以获取高覆盖率、完整的基因组结构序列，进一步实现对基因组结构的高效检测和分析，从而检出致病基因或异常核型。PGD检测可能会对4～8个细胞时期的胚胎造成严重损伤，所以应该谨慎进行，以避免这种情况的发生。因而目前，我们主要通过检测滋养外胚层细胞来实现PGD。PGD可以帮助异常染色体携带者或患有基因病的夫妻获得健康后代，通过检测携带染色体或基因异常风险的胚胎，可以确保选择健康的胚胎，从而避免出生缺陷的发生。该技术可用于治疗多种遗传疾病，包括染色体变异、单基因遗传病和线粒体疾病等。

PGS是一种可以在早期胚胎种植前测定早期胚胎的染色体变异数目和结构特征的技术，是产前诊断的延伸，其适用于筛查夫妇双方身体健康但后代具有较高患病风险的胚胎。临床上，该技术主要用于治疗复发性流产、反复IVF失败、女方高龄等患者。科学家们发现，采用PGS检测可以显著提高单胚胎移植的成功率。荧光原位杂交（FISH）、比较基因组杂交（CGH）、微阵列比较基因组杂交（array-CGH）、单核苷酸多态性-微阵列（SNP-array），这些方法都可以用来对比基

因组杂交、微阵列对比基因组杂交和单核苷酸多态性，从而更好地理解基因组的结构和功能。SNP-array、Karyomapping等技术是PGT和PGS治疗的主要技术手段。其中Karyomapping是通过连锁分析，研究全基因组单核苷酸多肽的结构和功能特征的技术，其特点是所有样本必须由先前证实者或患病亲属提供，以确保准确性。二代测序技术的发展，可以检测新发突变，从而提高SNP覆盖率，使得脊髓性肌萎缩症等疾病的诊断更加准确、可靠。因此，二代测序技术可以有效地帮助诊断这些疾病，而不必依赖其他方法。NGS作为一种新兴的PGD检测技术，为遗传诊断筛查领域带来了前所未有的发展机遇和挑战。NGS技术具有卓越的精度和准确性，可以检测出染色体非整倍体、结构异常以及单基因疾病，为生物医药研发提供了史无前例的便利。通过这种方法，我们还可以在没有对照样本的情况下同时检测数百万个位点，甚至能够检测到差异性中等或较小的基因，从而大大减少单细胞基因扩增过程中因等位基因脱扣导致的误诊率，从而加速胚胎植入前遗传学单体型分析技术的变革。

单细胞全基因组扩增技术（whole genome amplification，WGA）可以大幅提高单细胞生物的基因表达水平，这项新技术可以在单细胞水平上大规模扩增全基因组，从而在胚胎植入前，通过对胚胎中每个细胞的分析，推断出卵子的全部基因组信息，进而实现对其功能的有效掌控。作为PGD手段之一，WGA可大大降低辅助生殖的医疗风险，大幅提高效率的同时，尽可能减少先天性遗传缺陷婴儿的出生。

例如，MALBAC是一种全新的WGA方法，具有等位基因的脱扣率较低、较高的均一性和重现性等特点，它通过多次退火环状循环来实现扩增，从而提高材料的性能和稳定性。以高通量测序和MALBAC为基础，北大谢晓亮研究小组研发了一种新的方法，利用高通量测序发现，突变等位基因与染色体异常和连锁分析结合，可以有效地避免检测中出现假阳性和假阴性结果。通过对MALBAC产物进行聚合酶链式反应（PCR）技术，可以检测单基因疾病相关的拷贝数变异、单核苷酸变异等。该团队采用此技术，对一个可能拥有来自母方的X染色体单碱基突变和来自父方的常染色体单碱基突变的胚胎进行遗传学诊断，选择没有遗传到父母单基因疾病的健康婴儿，并且迎来了他的诞生，大大提高了治疗效率及成功率。以高通量测序为基础的另一种检测手段长读长测序，与先前的方法相比，这种方法具有显著的优势，如超长读取时间和极低GC偏好性，能够精确检测串联重复序列和结构变异等问题，但同时暴露了检测时间较长、应用成本较高等缺点。缪（Miao）等人利用长读长测序技术，在G6PC等位基因上捕捉到以往未能发现的长达7.1 kb的杂合缺失，这一发现令人惊讶，经过短读测序，发现了另一个等位基因上的点突变，并将它们结合在一起，确定了Ia型糖原贮积病这一常染色体隐性遗传病的致病基因。后续治疗过程中，他们通过联合微卫星连锁分析和实时定量PCR技术，成功地筛选出了一个仅携带母源点突变的胚胎，并将其移植到母亲体内，最终诞生了一个健康的女婴。

二、多囊卵巢综合征与精准医学

多囊卵巢综合征（PCOS）是一种复杂的内分泌系统疾病，发病率为6%～15%，其临床表现多种多样，以高雄激素水平、无排卵或稀发排卵、卵巢多囊变化、不孕及新陈代谢障碍为特点，是育龄期妇女中最普遍的内分泌代谢性疾病，可能会影响到患者的生育能力和健康状况。大约75%的PCOS患者需要通过促排卵或辅助生殖技术获得妊娠。

目前，PCOS的诊断标准在国内外各有不同，这些标准基于PCOS的诊断特点，包括：①稀发排卵/无排卵。②高雄性素的症状或生化指数。③卵巢多囊变化。④排除一些能够引起雄性素浓度增高的症状。按照前三种诊断特点的组合，可以将其分成A型：OA+HA+PCO；B；OA+HA+PCO。B型：OA+HA；C；OA+HA。C型：HA+PCO；D；HA+PCO。D型：OA+PCO。

中国PCOS标准重点关注患者的代谢状况，并在此基础上提出了临床分型，主要是：①肥胖症程度和中心性肥胖。②糖耐量受损、糖尿病、代谢综合征。③雄激素水平，即是否属于经典型。PCOS发病原因有高度异质性，现有PCOS诊断标准及诊疗策略缺乏统一的标准，使得PCOS的诊疗成为辅助生殖技术的难点之一。

20世纪30年代，PCOS这一困扰育龄女性生育能力的生殖代谢性疾病就已经被发现，然而关于PCOS发病机制的研究却进展缓慢。近20年来，由于高通量测序科技的发展，如全基因组和转录组检测取得了巨大进步，使得分子水平解析PCOS发病机制的研究成为可能。早期用于PCOS患者的高通量测序技术是全基因组关联研究（GWAS），它可以帮助我们更好地了解患者的基因组结构和功能。通过对PCOS人群队列的GWAS分析，发现了多个与PCOS发生密切相关的易感基因或易感位点，从而为探讨PCOS的遗传特征奠定了坚实的基础。这些发现的遗传易感位点与PCOS的不同表型有关，包含生殖系统激素的合成和代谢相关基因、机体代谢紊乱相关基因等。

除了对中国人群中PCOS发病的GWAS分析，多位外国学者也对欧洲人群中PCOS患者进行了GWAS分析，经过研究，发现其中12个位点在中国人群中具有相似的风险效果，但是它们发生的频率存在显著差异。这表明，上述位点在不同人群中可能会产生遗传效应，但是它们发生的概率也会因人而异，见图39-1。此后，新一代高通量转录组测序技术的普及，使得研究者们可以利用更高测序深度的检测方法解析PCOS发生的分子调控机制。针对PCOS患者不同来源的病理标本（如颗粒细胞、卵丘细胞、卵母细胞以及卵泡液等），研究人员开展了大量的测序研究。同时，测序内容也从最初的编码RNA（mRNA）测序，逐渐发展到近几年的非编码RNA（包括mRNA、lncRNA、circRNA等）测序。近年来，遗传学研究的进步为PCOS亚型的准确识别、诊断、治疗和预测提供了重要的理论保障，为临床实践提供了有力支撑。

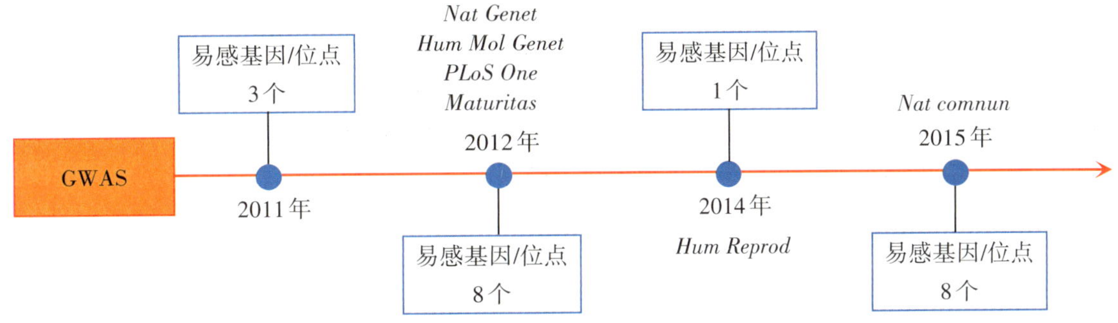

注：*Nat Genet Hum Mol Genet PLoS One Maturitas*、*Hum Reprod*、*Nat comnin*均为外文期刊。

图39-1　PCOS易感基因GWAS相关文献研究现状（原创）

三、早发性卵巢功能不全与精准医学

早发性卵巢功能不全（POI）是一种典型的生殖系统疾病，它会导致妇女在40岁以前出现经期紊乱，临床表现为经血量减少、月经周期异常，同时还会引起促性腺激素增高和体内雌激素波动性降低等改变。临床研究表明，POI累及1%～5%的育龄期女性。由于POI确诊时大多数女性卵巢功能已出现不可逆性损伤，因此，治愈POI变得极其困难，不仅会导致生育能力的下降，还会使卵巢对外源性刺激的反应变得不佳，使获得的卵母细胞数量减少，妊娠率降低，周期取消率增加，从而影响胚胎移植的效果，直接影响IVF-ET的成败，给女性带来极大的身心压力，是临床治疗过程中的难点。

同时，提前进入绝经期所带来的远期心脑血管、骨质疏松风险也影响女性健康及寿命，甚至影响家庭稳定。POI的过程表现为一种慢性的卵巢功能衰竭，其可分成四个阶段：正常期、隐匿期、生化异常期和临床异常期。卵巢功能早衰是这一过程的最终阶段，它会导致卵巢功能的衰退，可能影响患者的生育能力和月经情况。POI的病因和临床表现多种多样，目前已知可能导致POI发生的因素包括遗传、外科手术、放疗、免疫、代谢紊乱以及感染等，但大多数POI患者的病因仍然不明确，需要进一步研究来确定。探索POI发生的致病机制，有助于早期识别、早期干预、精准治疗，对维护女性生殖健康、家庭幸福和社会稳定有着重要意义，也是生殖内分泌领域亟待解决的问题。已有研究表明，POI的发生可以是单独的（非综合征的），也可作为多效性遗传综合征的一个组成部分，因此，POI在病因学上同样具有高度异质性。

遗传是POI发生的重要因素之一。流行病学显示，POI具有较强的遗传易感性，染色体异常或者单个基因缺陷均可能导致其发生。最近的研究发现，许多候选的遗传变异基因与卵母细胞的特性表达和生殖内分泌功能有关，其中包括NANOS3、PGRMC1和FMR1、FIGLA和NOBOX等，它们与初级生殖细胞迁移增生、细胞凋亡以及卵母细胞特殊转录因子等有着密切的关系。随着测序技术的进步，全基因组关联分析和微阵列比较基因组杂交（aCGH）在POI致病基因筛选中的应用，筛选出了一些可能与POI发生相关的位点，但不足的是，大部分研究缺乏对可能的致病基因的精细定位，且其提示的候选基因往往缺乏表型或者和卵巢直接相关的生物学证据。近年来，全外显子组测序（WES）已经取得了巨大进步，为研究者提供了更多的可能性。WES广泛应用于POI家系的遗传分析研究中。经过对POI家族或特发性POI患者的全外显子结构的详细分析，研究发现了多个致病基因，它们参与了POI发生的过程，主要表现为DNA损伤修复、同源重组和减数分裂等卵子发育过程中的调控作用，如STAG3、HFM1、BRCA2等。研究发现的新致病基因，为POI患者的发病机制提供了重要线索和指导，为其可能的并发症及基因缺陷传递至后代的风险提供了理论依据，也有助于临床干预和健康管理；同时，POI相关致病基因的鉴定，也可以为POI的分子诊断和风险预警提供指导。尽管目前已发现了近百个POI致病基因，但已知的基因变异累积起来仅能解释一小部分（<5%）患者的发病机制，意味着仍有其他因素参与POI的发生、发展，影响卵泡发育。除此之外，针对POI患者的病理标本，研究人员同样开展了大量的测序研究，包括mRNA、lncRNA和circRNA等测序。POI发病机制的分子水平研究，为POI患者的精准分类、诊断、治疗及预测提供了充足的理论依据。

四、配子及胚胎发育异常与精准医学

关于精准医学在人类配子和早期胚胎发育异常诊治过程中的作用也有较多的研究。通过联合多个生殖中心，我国科学家建立了针对配子发生和受精障碍患者的临床队列，利用快速发展的测序技术，在疾病散发患者中，筛选到了与配子发生和受精障碍发生密切相关的遗传致病突变。研究团队在复旦大学进行了一项重要研究，他们收集了辅助生殖治疗过程中出现的卵子成熟障碍和早期胚胎发育异常的病例，最终发现了tubb8、PATL2和padi6基因，它们都是与人类早期胚胎发育有关的致病基因，可能是导致卵子成熟障碍的原因之一。研究团队在各种类型的受精障碍病人家系中找到WEE2基因，它具有多种纯合突变基因，该突变基因可以破坏CDC2和WEE2蛋白的磷酸化，导致成熟促进因子（maturation promoting factor，MPF）活性的显著提升，使得第二次减数分裂中期卵子活化受到严重阻碍，从而造成受精过程的失败。经过分子干涉，WEE2突变病人卵子的受精困难表型得到了改变，为未来的遗传学诊断提供了重要依据，从而改善了患者的生活质量和生存期限。

尽管已有多个与卵子成熟和受精异常发生密切相关的致病基因或者突变被研究者发现，但人类卵子和早期胚胎发育过程中还潜藏着大量未被发现的新基因，这是一个令人惊讶的事实。因此，通过辅助生殖技术，我们可以更精准地诊断和治疗发育异常的卵子和胚胎，从而实现精准医学的目标。

五、复发性流产与精准医学

复发性流产（RSA），也称“习惯性流产”，是指女性在怀孕不足28周或胎儿体重不足1000 g时，连续出现2次或2次以上的自然流产或生化妊娠，这种情况可能会导致胎儿发育受阻，从而影响母亲的健康和生育能力（精卵结合发育成受精卵但未在子宫着床）。RSA的病因比较复杂，遗传和免疫因素是RSA常见的致病原因。

遗传因素是RSA患者的重要病因，其中包含夫妇各方至少有一方染色体变异，以及胚胎发育时期可能存在的染色体变异。为了确定RSA患者是否有生育正常胎儿的可能性，临床上可以进行遗传学检测，主要为：①夫妻双方染色体异常检测，以确定有无出现染色体异常。②胚胎停育者流产后，行胚胎绒毛染色体异常检测，以确定有无出现胚胎发育异常，以及有无出现胎儿发育异常等，了解胎停育是否为胚胎染色体异常所致。③排除其他已知原因导致的复发性流产，如胚胎植入前非整倍体筛查，从而减少流产的风险。针对RSA病人，建议进行外周血及胚胎染色体核型检查，以确定其家庭史是否存在，因为早期流产的重要遗传因素可能是父系、母系或者胚胎的遗传物质异常。特别是针对有自然流产史的病人，更应该重视这一检测，以确保其预后。夫妇染色体异常可能会导致染色体核型变异、携带致病基因、凝血、代谢、免疫等相关基因发生突变或多态性，从而影响夫妇的健康状况。

在RSA夫妇中，染色体异常的比例介于4%～8%，其中89%是由于染色体结构异常引起，而少数则是由于染色体数量异常所致。研究表明，染色体多态性是引起流产、畸胎和死胎的最普遍遗传因素之一，其中包含染色体长短、随体大小和数目多少，深入研究表明，其与RSA关系密切。最近一项研究表明，在RSA患者中，即使在常规核型检测中未发现异常，也有可能存在这种情况。通过基因组测序发现，染色体异常携带者发生率高达11.7%。CMA是目前最有效的遗传学诊断方法，它可以检测非整倍体和不均匀性染色体重排，与常规核型分析方法相比，有着更高的清晰度和灵敏度，而且还能找到另外有诊断价值的基因组CNV，因此，它在遗传学研究中有着重要的意义，可以为医学提供有价值的信息。CMA技术能够用于检测妊娠产物，如自然流产、胎死宫内、婴幼儿致死等，它不要求进行组织培育，测试时间短，能够准确定位错误片段的起源，为基因型-表型关系的分析提供更加客观准确的理解。

尽管CMA没法测试染色体平衡易位和倒位等结构重排，但低深度全基因组测序（CNV-seq）能够一次性测试全基因组染色体非整倍体、大片段遗漏/重叠，从而有效地筛查出完整遗传学组结构特点，而且样本量少、成本小，检测分辨率可根据测序深浅的差异而变化，因此，具备显著的优势。

尽管CNV-seq技术可以用于RSA患者染色体数目和结构异常的检测，但它仍然不会发生染色体平衡易位、倒位等染色体结构重排，而且可能会漏检低比率的嵌合体，此外，它也不会发现流产组织中的单亲二倍体等杂合性障碍。随着RSA技术的发展，高深度全基因测序（whole-genome sequencing，WGS）在自然流产物中CNV检测方面的应用越来越广泛，一些Sub-I通过比较WGS与CMA的检测结果，认为WGS的准确性不仅可以被CMA验证，而且可以检测更多的染色体变异，从而更好地揭示出CNV的特征和功能。

结果表明，WGS技术比CMA更适用于RSA染色体反常的检查，因为它可以有效地检查出平衡的染色体重排。此外，二代测序技术的发展也为鉴定RSA发病性遗传因子提供了新的机遇，它可以在单基长层次上和完整基因组水平上检测WGS，还可以检测蛋白编码区段上的全外显子组，从而更好地了解RSA的致病机制。尽管WES在RSA研究中的应用仍然相对较少，但是最近的一项研究发现，一些与RSA有关的致病基因仍然存在，并且具有重要意义。

六、生育力保存与精准医学

随着计划生育力保护技术的不断发展，它为临床治疗上解决生育力低下问题提供了多种有效的技术支持。生育力保障的适用人群一般包含：患有癌症、推迟生育年龄、因妇科良性疾病而需要手术、卵巢功能衰退以及自身免疫性或血液系统疾病等患者。对于部分卵巢功能早衰患者或男性不育需接受治疗而伴侣年龄较大的患者，可以考虑进行生育力保存。冷冻技术是保存生育能力的关键，特别是在冷冻配子、胚胎和卵巢组织方面。近年来，我国妇产和生殖医学科学家在这一领域取得了巨大进展，他们不断探索、改进和完善卵巢组织保存库，优化冷冻保存技术，并开发出多种衍生技术，如卵泡体外培养和移植技术，以期望有助于更好地治疗病人，进一步提高病人的生存水平。

乔杰等研究团队建立的低毒性卵母细胞玻璃化冷冻培养体系以及人卵泡体外三维培养体系，可以体外诱导卵泡从静止期进入生长期，并在此基础上提出了利用细胞和生物材料体外重构人卵泡发育微环境的新理念来优化卵巢组织移植方法，改善卵巢组织移植术后血供，使得卵泡丢失率减少一半。目前，卵子冷冻过程存在影响成熟卵子冻存后存活率的多种因素，包括卵子胞浆体积大、水分含量高、对热和渗透压极敏感、冷冻及解冻过程造成的损伤以及冷冻液的细胞毒性等。相比较于卵子冷冻技术，胚胎冷冻技术更为成熟，但胚胎冷冻技术的实施对于生育力保存患者而言具有一定的局限性。

山东大学通过辅助生殖治疗的多中心前瞻性随机对照试验（RCT），证明在排卵障碍性和非排卵障碍性不孕患者中，冷冻胚胎较新鲜胚胎移植可获得更优的临床结局，并降低了母婴风险，为临床治疗标准化提供了循证医学A类证据。冷冻卵巢组织是一种有效保存女性生育能力的技术，它与胚胎冷冻和卵母细胞冷冻相比，具有显著优势，可以有效地保护女性的生育能力。人卵巢自体移植工艺技术可以有效地修复卵巢内分泌物和繁殖功能，而且不要求预先提供卵巢刺激，这使得它成为青春期前或患有雌激素敏感恶性癌症的年轻女性唯一可靠的生育力保护方法。此外，人卵母细胞体外成熟技术也是一种有效的工艺技术，它可以将卵巢采集的未成熟卵母细胞在体外培育，从而达到最佳的生育效果。通过将卵巢组织冷冻与未成熟卵母细胞体外成熟（IVM）技术相结合，可以有效降低恶性癌症再次种植在病人身上的风险，从而更好地保护和利用卵巢组织。IVM方法适用于必须采用放化疗的恶性肿瘤患者、PCOS病人、卵巢反应不良以及反复胚胎质量欠佳的孕妇等，可以有效改善患者的生活质量。尽管IVM培养体系已经获得了一定发展，但卵母细胞的成熟率依然不尽如人意，因此，IVM方法形成的下一代安全性依然存在疑问，必须通过大量的研究来证实其可靠性和安全性。

精准医疗之所以精准，很重要的一个原因是获取了大量数据。基于“个体”的特殊性，结合现代基因、基因分子图像、生命数据和临床医学数据，精确治疗可以有效帮助患者实施个体化的防范、诊断和治疗方案，从而有效避免常规医学模式中由于诊断不准确和治疗不当而造成的医疗资源损失，同时可以有效避免不合理或过分治疗的现象，这是基于组学和生物医学大数据的精确医疗技术的重要应用。通过提高诊治效率，降低治疗成本，罕见病患者获得了更多的治疗机会，这对于经济和社会发展具有重要意义。

伴随着互联网技术的飞速发展，随着医疗和健康数据的不断收集和整合，“大数据”这一具有海量数据规模、高速流转以及多样类型特点的医学大数据应运而生，为医学研究提供了强大的支持。机器可以根据已有的数据信息，针对患者的不同临床表型，通过数据分析、计算机模拟等技术手段，更好地帮助临床医生“对症下药”。随着医疗信息化的不断深入，数据挖掘技术已成为医疗领域不可或缺的一环，它可以帮助医生更好地分析和研究影响试管婴儿成活率的因素，为临床提出更有效的方案，从而大大提高治疗的效率。

2003年，第一个人类基因组工程的实现标志着后基因组时代的开端，为基因组医学的发展奠定了坚实的基础，生殖医学也迅速进入了这一新兴领域。近几年，我国在基因组分析技术方面已经处于世界领先地位，令人瞩目。近30年来，基因组分析技术已被广泛应用于辅助生殖科学技术的研究中，使得生殖医疗获得了巨大的进展。它不仅涵盖到妇产科学、男科学技术等医疗临床专业，还涵盖到生殖生物学基础科研，以及人类伦理学等多学科的交叉研究，为人类健康提供了重要支持。对生殖生物学的研究，尤其是对人类配子和胚胎发育特征的深入探究，为临床治疗提供了更精准、更有效的诊断和治疗方法，使得许多疑难夫妇得到了有效治疗，给社会带来了实实在在的福祉。

第二节 出生缺陷的精准医学技术应用

一、出生缺陷

出生缺陷是指出生时存在的结构异常，这些缺陷可由遗传异常和/或环境暴露引起。生育问题可能是单一的，也可能是一个特定的、可能影响众多人类器官体系的特质性问题。

（一）出生缺陷的病因

出生缺陷的病因可分为遗传性和非遗传性。遗传异常可分为染色体病和单基因病。染色体异常可以表现为唐氏综合征，而单基因病则有不同遗传模式，包括隐性、显性和X连锁遗传。其中，显性遗传的常见病例有缺指（趾）-外胚层发育不良-唇/腭裂综合征，这些病症可能会导致患者出现严重的后果。p63基因的显性致病性变异与该综合征和其他相关综合征有关。Adams-Oliver综合征是一种常染色体隐性遗传，这种罕见疾病的特征是肢体缩短缺陷（肢体发育不全、缺指/趾、缺足、并指/趾），常伴有头皮皮肤发育不全。X连锁遗传，如局灶性真皮发育不全（Goltz综合征），这种综合征由Xp11.23位点的PORCN基因突变引起，可导致重度肢体畸形（缺指/趾、多指/趾畸形、并指/趾畸形），以及皮肤-真皮缺损伴脂肪疝。

非遗传性致畸病因包括母亲苯丙酮尿症或糖尿病，药物和化学物质（如酒精和口服异维A酸）、产前感染（如巨细胞病毒、风疹、寨卡病毒）等，以及多胎妊娠引起的胎儿拥挤等。

多因素疾病是指由多个基因与环境因素相互作用引起的疾病，如非综合征性唇/腭裂、非综合征性先天性心脏病、神经管缺陷等。

（二）出生缺陷的形式

出生缺陷的形式包括综合征（syndrome）、序列征（sequence）、发育场缺陷（field defect）和联合征（association）。

综合征是指伴有一系列症状和体征、共同发生的一组畸形。turner综合征是一种由X染色体单体引起的病因已知的综合征，患者通常表现出身材矮小、体形消瘦、智力受损、蹼颈、盾状胸、第二性征发育不全和不孕不育等症状。遗传基础未知的综合征包括Aicardi综合征，这是一种X连锁显性遗传病，表现为典型的三联征，包括胼胝体发育不全、脉络膜视网膜缺陷和癫痫发作，虽然已知该综合征为X连锁遗传，但确切的遗传缺陷尚未知。

序列征是指发育过程中的单一已知缺陷引起后续一系列异常的形式，Potter序列征就属于这类疾病。由于肾脏缺如或其他肾脏异常引起胎儿尿量减少，从而引起羊水过少，这种情况会限制胎动，从而引发特征性的异常现象，包括面部扁平、鼻尖凹陷、耳郭折叠异常、皮肤褶皱和足错位（包括马蹄足畸形）。

发育场缺陷是指胚胎某区域在相邻物理空间发育所形成的干扰导致的异常形式，该区域称为“发育场”。前脑无裂畸形是典型的发育场缺陷例子，其临床表现多样，有的患者非常严重，前脑几乎缺如，有的患者临床表现则较轻，如单颗中切牙。虽然前脑无裂畸形的病因很多，但主要缺陷是脊索前中胚层对前脑的正常诱导作用缺失，导致胚胎前脑异常分裂。因为胚胎前脑继而影响面中部中胚层的发育过程，所以颅面结构也会受到影响。

联合征是一种复杂的异常，它可能由多种因素引起，并且出现频率远高于预期的偶然重合率。联合征的病因还不明确，某些联合征可能是发育场缺陷。例如，VATER或VACTERL联合征，它们是一组典型联合异常的首字母缩写。VACTERL联合征包含脊椎畸形（vertebral anomalies)、肛门闭锁（anal atresia)、心脏疾病（cardiac defects)、气管食管瘘（TE fistula)、肾脏疾病(renal defects）和肢体缺陷（limb defects)。少数患者也有范可尼贫血。这些联合征中的异常往往同时发生。

二、精准医学技术应用

精准医学是指应用患者特定信息，结合遗传学和基因组数据以及临床和环境因素，从而评估个体风险并制定疾病的预防和管理策略。

（一）病史

通过产前病史调查，可以更准确地确定暴露和病因，收集的信息包括病史、生育史等多方面的内容，如胎龄、产前检查和母体暴露（如乙醇、处方药或违禁药品、香烟、发热、疾病、化学物质和辐射)。了解产前有创和无创检查的结果，包括超声检查。

获取全面的家族史和系谱信息，以识别可能与出生缺陷有关的医学问题或可能影响家族的其他医学问题。父母的生育年龄很重要，高龄母亲的孩子发生染色体非整倍性的概率增加，而且高龄父母的孩子更易出现新生儿常染色体显性遗传变异（如软骨发育不全、神经纤维瘤病1型），父亲高龄时该效果更显著。应该检查家族中是否存在近亲婚配，这可能会增加常染色体隐性遗传病的风险。

确定种族/人种可能也有帮助，因为某些疾病在某些种族/人种中更常见。例如，轴后多指/趾畸形更常见于黑人，患病率为1.3%，该出生缺陷可由常染色体显性遗传性状所致。多指/趾畸形与一组确定的同源异形框基因、转录因子和Wnt信号传递有关。评估多指/趾畸形儿童时应仔细询问家族史，尤其是对于黑人，因为该性状可能不完全外显。

（二）体格检查

1.对出生缺陷患儿进行全面体格检查

除了标准的体重、身长和头围测量以外，测量特定身体结构也可能有帮助，可将这些测量结果与标准测量结果相比较。临床遗传学采用的标准测量参数包括常用的头围（枕额周长)、身高/身长及体重。对于身高/身长较矮和/或疑似骨骼发育不良的儿童，常需测量臂展和上下半身比例，这些参数还可用于评估结缔组织疾病如马凡氏综合征。颅面结构的测量值有助于确定可疑的临床表现和识别综合征，此外，当临床诊断决策不确定时也应进行这些测量以确诊。具体测量参数包括耳长、内眦距离、外眦距离、瞳距、睑裂长，以及人中长度（鼻中隔至上唇唇红缘)。其他常用测量参数包括手长、足长和指/趾长，以便确定有无短指/趾畸形或蜘蛛指/趾等。

2.胎盘和脐带检查

单脐动脉与先天性心脏缺陷有关。宫内生长迟缓可能由影响生长的胎盘病变（如胎盘染色体嵌合，血栓、梗死等血管异常）导致。

3.对家庭成员的补充检查

例如，前脑无裂畸形儿童，父母一方可能为单颗切牙或眼距过窄，可能是同一疾病的轻型表现。Treacher-Collins综合征是一种常见的遗传性疾病，它可能会导致后代的多种发育异常，父母一方可能有极轻微的小耳畸形或轻度面部颧骨结构发育不全，这些异常可能在先前的检查中被遗漏。

（三）实验室检查

如果临床表现提示相关原因，则应检测具体感染源，如TORCH感染、寨卡病毒等，或检测有无母体自身免疫性疾病。若根据初始评估结果怀疑某种遗传缺陷，应行诊断性基因检测。若根据病史和体格检查未得出具体的诊断结论，则应使用范围更广的基因筛查工具，根据临床表现确定实验室检查项目。对于大部分表现为单个或多个出生缺陷的儿童，首先检查染色体是否异常。如果神经系统表现包括肌张力低或怀疑内脏肥大，则应行专业检查，如针对Zellweger综合征（脑-肝-肾综合征）的过氧化物酶检测、针对Smith-Lemli-Opitz综合征（斯-里-奥综合征）的血清胆固醇前体检测、针对戊二酸血症Ⅰ型的尿液有机酸检测。外显子组测序对识别罕见的单基因病非常有帮助，如对于遗传缺陷不明的多发先天性异常伴或不伴智力障碍病例，以及存在先天性疾病其他多种复杂表现的病例，应使用外显子组测序，最好是对患儿和其父母进行三重测序，基因组测序能对内含子区和调节区进行测序，适用于确定拷贝数变异的改变（通常经染色体微阵列分析发现）。

1.染色体检测

分子染色体微阵列分析广泛用于诊断在临床和/或细胞遗传学上难以识别的疾病（如16号染色体短臂微缺失或22q11.2微缺失）。aCGH是检测存在多种畸形和智力障碍儿童的一线检测方法，已经取代了如Giemsa显带核型分析（G显带）和荧光原位杂交（FISH）分析等传统的细胞遗传学检测。优选aCGH的原因是其能够识别出G显带等传统染色体检查无法发现的细微染色体异常（如腭心面综合征的22q11.2关键区重复），而且aCGH不需要临床推定性诊断，也不需要事先了解需检测哪个染色体区域，而以前基于分子的检测技术（如FISH）需要这些前提条件。传统染色体检测的检出率约为5%，而使用aCGH可将检出率提升至12%～15%。

FISH检查往往作为aCGH检出异常（尤其是微缺失或微重复）后的确认性检查，广泛用于羊水样本的产前筛查。当aCGH检出异常但无法确定具体病因时，通常采用传统染色体检查进行二次评估。例如，aCGH可识别出遗传物质的缺失或获得，然而在有遗传物质获得的情况下，它可能无法确定物质获得的发生位置。遗传物质获得可能是因为染色体区域重复、易位、多余染色体片段插入另一条染色体内，或标记染色体（导致部分三体的结构异常染色体）。

开展aCGH的指征包括：①1处或多处重度畸形（如先天性心脏病）。②3处或3处以上轻度畸形。③不明原因的智力障碍伴或不伴变形特征或其他畸形。④不明原因的生长迟滞。⑤任何先天畸形且具备出生缺陷和/或多次流产的家族史。

开展传统染色体检测的指征包括：①临床表现提示唐氏综合征和疑似唐氏综合征病例，染色体检测优于aCGH，前者可鉴别21-三体与染色体易位，而aCGH显示均为异常但无法进行区分。②不明原因的智力障碍，伴或不伴变形特征或其他畸形。③外生殖器性别不清，如果性染色体有镶嵌现象，则需行染色体检查联合aCGH做出诊断。④怀疑性染色体异常（仅通过aCGH可能难以检出性染色体镶嵌）。⑤发生过多次（3次以上）早期妊娠自然流产的女性夫妇双方或一方可能是aCGH无法检出的染色体平衡易位。

2.专业的代谢性基因检查

根据临床表现、变形特征及体格检查线索，可能需要做其他专业的代谢性基因检查。比如：①通过尿液有机酸检查，可以排除有机酸血症（如戊二酸血症Ⅰ型），这种疾病的典型表现包括不明原因的代谢性酸中毒、发作性呕吐、癫痫发作、生长迟滞、频繁感染、中性粒细胞减少、发育迟缓。②过氧化物酶检查（如Zellweger综合征，表现为大头畸形、前囟宽大、肌张力低、癫痫发作、视网膜色素变性、白内障、肝肿大、肾囊肿及精神运动发育迟缓）。③血清胆固醇前体（7-脱氢胆甾醇）检查，Smith-Lemli-Opitz综合征是一种由胆固醇生物合成障碍所引发的疾病，表现为小头畸形、上睑下垂、鼻孔前倾、腭裂、先天性心脏病、肢体畸形（即多指/趾畸形、第2/3脚趾并趾），以及男性外生殖器性别不清。④对于表现为重度肌张力低下、癫痫发作、上睑下垂、眼外肌麻痹和感音神经性聋的疑似线粒体疾病患者，可能需要行乳酸和丙酮酸检查。⑤代谢物组学检查采用质谱分析法检测并量化血浆中近千种小分子（约900种），从而检出先天性代谢缺陷。代谢物组学检查往往优于常规代谢检查，有可能取代目前应用的多种代谢检查。

3.全外显子组测序和全基因组测序

全外显子组测序（WES）是一种强大的基因检测技术，用于诊断存在多发畸形、智力障碍和/或癫痫发作的儿童。WES应用新一代测序技术分析外显子或同时分析含19000～20000个基因的编码区。该检查对于发现孟德尔基因（单基因）的致病变化极其有用。通过外显子组测序并与正常参考序列比较，可发现个体患者DNA序列的变化，从而与疾病相关联，以揭示病因。WES不适合检测微缺失或微重复，这些可通过染色体微阵列分析检出。

不同于WES，全基因组测序（WGS）可发现深部内含子区、编码区外调节区、非翻译区中更大的缺失或重复、三核苷酸重复扩增和致病性变异。不过，WGS也是一种价格更贵的筛查工具，而且有其自身局限。

（四）影像学检查

应借助影像学检查来帮助明确体格检查中不明显的异常，如脑部CT和MRI、超声心动图和相应的X线摄影。例如，脑部MRI或CT扫描适用于小头畸形、大头畸形、前脑无裂畸形、癫痫发作或发育倒退的患儿。MRI适用于检查脑部结构，以确定有无髓鞘形成、脑白质发育、结构异常和移行缺陷。头部CT扫描对检查颅缝早闭有用。全身X线摄影，适用于存在肢体畸形或由于出生前或出生后生长受限而怀疑侏儒症的患者。通过超声检查，可以评估胎儿肾脏、泌尿生殖系统和内生殖器的解剖结构，对于外生殖器性别分辨不清或者可疑先天性肾脏和泌尿系统畸形（congenital anomalies of the kidneys and urinary tract，CAKUT）的患者，可评估肾脏的大小和位置，同时评估输尿管畸形、子宫畸形和睾丸位置。如果婴儿死亡，建议尸检病理学检查，对于确立诊断和提供正确的患者咨询非常重要。

（五）亚专科评估

评估有遗传缺陷的患者可能还需要进一步的亚专科转诊评估。例如，眼科评估就是一项重要的技术，它可以帮助确定多种遗传病常见的很多表现，如虹膜或视神经缺损（CHARGE综合征）、视神经萎缩、视网膜色素变性（Cockayne综合征）、白内障（黏多糖病）、晶状体脱位（马凡氏综合征）及视神经胶质瘤（神经纤维瘤病1型）。

第三节　生殖系统肿瘤的精准医学技术应用

生殖系统恶性肿瘤严重危害女性的生理健康，其中卵巢、宫颈和子宫内膜恶性肿瘤是三个最常见的生殖系统恶性肿瘤。生殖系统恶性肿瘤现阶段的治疗方案仍以手术为主，放化疗为辅，但患者的总生存率（overall survival，OS）和无进展生存期（progression-free survival，PFS）仍不理想。基于基因测序技术的逐步普及，第二代测序（NGS）逐渐成为寻找新的肿瘤标志物和恶性肿瘤的精准医学的重要手段。

随着癌症基因组计划（cancer genome project，CGP）、国际癌症基因组协会（International Cancer Genome Consortium，ICGC）和癌症基因组图谱项目（the cancer genome atlas，TCGA）一些数据的公布，恶性肿瘤的精准医疗技术获得了巨大提升，迈入了一个全新的发展阶段。尽管恶性肿瘤可能存在广泛的个体化差异，但是根据患者的具体情况，制定出个性化的精确治疗方案对于治疗恶性肿瘤至关重要。

一、卵巢恶性肿瘤的精准医学技术应用

卵巢恶性肿瘤的发病率在所有恶性肿瘤中居第七位。由于卵巢位于女性盆腔深处，早期卵巢恶性肿瘤通常没有明显的临床表现。75%的患者在就诊时已经出现了广泛的盆腹腔种植转移，是妇科致死率最高的恶性肿瘤。2021年，美国新发约19880名卵巢恶性肿瘤患者，约有12810名患者死亡。过去30年中，卵巢恶性肿瘤的治疗方案已经发展出一套完善的规范化治疗方案，以手术治疗和铂类药物为基础的规范化化疗，在一定程度上改善了患者的预后。尽管取得了这些进步，卵巢恶性肿瘤患者的5年生存率也没有出现明显的提升，即使在美国等发达国家，患者的5年生存率也不足47%，而上皮性卵巢恶性肿瘤（epithelial ovarian cancer，EOC）的发病率占卵巢恶性肿瘤的95%以上。

手术是治疗EOC的主要手段，对于EOC患者推荐在经验丰富的妇科医生主刀下进行全面分期手术，进行肿瘤细胞减灭。最近对于手术中淋巴结切除术的研究表明，对于淋巴结转移阴性的晚期EOC患者进行盆腔淋巴结清扫和主动脉旁淋巴结切除术并不能提高OS和PFS。由于基础疾病、患者一般状态等情况无法及时进行手术的患者，可以推迟到化疗开始后进行的手术称为“中间型减瘤术”（interval debulking surgery，IDS），治疗目的是完全切除残余疾病，通常在3个化疗周期后考虑。两项前瞻性随机临床试验评估了减瘤术与IDS之间的差异，并证明随机接受IDS的患者没有生存劣势，但是这一研究受到了绝大部分患者接受治疗时处于中晚期的限制。

对IDS术式的更全面的随机对照试验（RCT）目前正在进行。基于精准医学策略的IDS，是下一步个体化外科卵巢癌治疗的策略，制定针对患者的个体化诊疗方案，选择最佳的手术时机和手术方式是下一步的诊疗趋势。目前有RCT研究认为，残存的肿瘤组织大小与患者的OS和PFS呈负相关，接受完整肿瘤组织切除的患者临床结局更好。因此，手术方案的关键点在于进行最合适的减灭术，尽可能完全切除恶性肿瘤组织，达到肉眼上没有肿瘤组织残留的减灭术。在精准医学的基础上，通过数字化技术的人工智能算法，可以在术前进行三维建模成像，更好地让术者预计术中情况，辅助肿瘤组织的完整切除，以提高患者的预后。

腹腔热灌注化疗（hyperthermic intraperitoneal peroperative chemotherapy，HIPEC）技术是通过精确的控温设备将含有化疗药物的生理盐水或葡萄糖液（灌注液）预热至特定温度后，通过循环

泵装置和多根腹腔引流管将灌注液进行腹腔内循环灌注并维持一定时间的技术。最近，有研究证实了手术期间HIPEC的可行性和益处。一项有245名患者参与的多中心随机Ⅲ期临床试验证明，接受HIPEC和肿瘤细胞减灭术的患者预后有显著改善，HIPEC是可行和耐受的。尽管关于HIPEC的使用仍存在争议，但是可能会被考虑用于EOC患者的一线治疗。

靶向药物已逐渐被引入治疗复发性EOC的临床试验中。在过去10年中，随着贝伐单抗、序贯贝伐单抗和聚腺苷二磷酸核糖聚合酶抑制剂逐步进入了临床试验阶段，对EOC患者的预后有了一定程度的改善。2004年，美国联邦食物药品监督管理局（FDA）允许贝伐单抗上市，它是血管内皮生长因子（vascular endothelial growth factor，VEGF）的单克隆抗体。贝伐单抗能够有效地控制VEGF的活性，阻止血管内皮细胞的增生，防止新毛细血管的成形，以达到治疗目的。早期临床研究表明，应用贝伐单抗可以改善多种实体恶性肿瘤患者的PFS和OS。EOC的发生被认为与VEGF高表达导致肿瘤体微血管生成加速，且加强了肿瘤增殖、转移能力相关。在EOC患者中加入贝伐单抗治疗后，发现PFS和中位OS总体上有显著改善，尤其对不能手术或者肿瘤细胞减灭术不满意的患者效果更甚；类似地，Ⅳ期EOC患者在一线化疗期间后加服贝伐单抗也会获得生存优势。此外，Ⅰ～Ⅲ期临床研究表明，长期使用贝伐单抗可能会带来额外的益处。对于那些复发转移的EOC患者，无论他们之前是否接受过贝伐单抗治疗，复发时接受使用贝伐单抗治疗依然能够进一步提高他们的无进展生存期。当贝伐单抗与吉西他滨+卡铂方案或紫杉醇+卡铂方案联合时，铂类敏感的EOC复发性疾病患者的PFS显著改善。其他抗血管生成药物对卵巢恶性肿瘤的治疗效果也进行了评估，这些药物包括帕佐帕尼、索拉非尼、舒尼替尼、西地拉尼、VEGF-trap（aflibercept）和AMG386等，但目前贝伐单抗是常规临床实践中唯一的抗血管生成药物。

BRCA1/2突变与EOC的发生密切相关。EOC在正常人群中发病率约为1%，而有研究表明在BRCA1突变携带者中，EOC的发病率高达49%，BRCA2突变携带者中，EOC的发病率达18%。经过细胞学实验的证实，当BRCA1/2被敲除时，由于同源重组修复通路受到阻碍，断裂的DNA双链无法实现同源重组修复，因此，部分损伤只能通过非同源重组途径来修复，以达到修复原有DNA结构的目的，从而大大增加了错配率，导致细胞癌变率。PARP抑制剂可以有效地针对BRCA1/2基因突变的癌细胞，通过协同作用有效对其进行杀伤，从而达到致死的效果。PARP抑制剂是一个针对BRCA1/2基因突变的EOC病人的精确靶向治疗方法。临床试验表明，PARP抑制剂奥拉帕尼对于铂类敏感患者的BRCA 1/2突变EOC患者临床有效率为46%，而对于铂类耐药患者的BRCA 1/2突变EOC患者临床有效率为33%。与紫杉醇+卡铂方案联合化疗相比，奥拉帕尼联合TC化疗方案可以显著延长晚期EOC患者的生存期，从而进一步提高患者的生存质量，而BRCA1/2突变的EOC患者对这种治疗的受益更加明显。FDA于2018年批准对接受铂类化疗后BRCA突变癌症的女性进行奥拉帕尼维持治疗。对于复发性EOC患者接受铂类药物治疗后，可以联合应用PARP抑制剂维持治疗效果，奥拉帕尼也被批准用于治疗BRCA 1/2突变的其他相关疾病。

正常卵巢组织无叶酸受体（folate receptor，FR）的表达，但在原发EOC中，约有70%的患者和复发性EOC中约有80%的患者的肿瘤病灶中检测到了FR阳性表达，因此，FRα可能成为EOC治疗尤其是复发性和难治性EOC的新型靶向位点，并可能作为抗体-药物偶联（antibody-drug conjugates，ADC）疗法的位点。叶酸受体抗体IMGN853可以按高度选择性的方式向表达FRα的癌细胞输送毒性药物。临床试验表明，在高表达FRα水平的EOC患者中，IMGN853展现了良好的总有效率，可以改善患者的中位PFS，且共同给药的疗效比独立给药更加显著。此外，在铂类耐药的EOC和其他高表达FRα的恶性肿瘤中，此类叶酸受体类药物具有更广阔的应用前景。

目前，免疫治疗的目标是平衡识别和消除癌细胞，而不会因激活免疫系统产生过度毒性。近年来，创新性的免疫疗法在恶性肿瘤的治疗中取得了巨大进展。针对PD-1/PD-L1或细胞毒性T

淋巴细胞相关抗原4（CTLA-4）的单药免疫抑制剂在临床试验中显示出约10%～15%的有效率。临床试验证明，在PD-L1表达的EOC患者中，针对PD-L1单抗单一疗法可能具有更高的总体反应率，但目前还没有FDA批准的EOC免疫疗法。目前，有几个将PD-L1抑制剂与化疗药物和贝伐单抗相结合，并可能添加PARP抑制剂的联合治疗方式也正在临床研究中。

二、宫颈恶性肿瘤的精准医学技术应用

宫颈恶性肿瘤是妇女常见的恶性癌症，其发生率和致死比例均高居全球女性恶性肿瘤的第二位，中国是宫颈癌的高发国家之一，每年新增宫颈恶性肿瘤患者达到130000例。对于早期宫颈恶性肿瘤，手术治疗是一种有效的治疗方法，据报道，患者术后5年生存率接近80%～95%，但仍有约10%～20%的患者会复发，复发性宫颈恶性肿瘤尚无有效的治疗手段。目前，中国宫颈恶性肿瘤发病的平均年龄为44.7岁，比20年前明显呈现年轻化趋势。高危型人乳头瘤病毒HPV病毒感染是宫颈恶性肿瘤的重要致病因素，因此，近年来，HPV筛查已经成为宫颈恶性肿瘤筛查的重要手段，针对HPV检测的技术仍在高速发展中。

第二代杂交捕获法（hybrid capture 2，HC2）已被广泛应用于检测HPV感染和宫颈上皮内瘤变（CIN）的发生。一般来说，HC2检测CIN2或以上的灵敏度为84.9%～100%，特异性为69.5%～95.8%。Cervista HPV HR检测于2009年获得FDA批准。许多临床试验报告表明，与HC2试验相比，Cervista HPV HR试验可以更准确地检测高危HPV，并且可能具有降低与其他HPV类型交叉反应性的优势。Cobas 4800 HPV检测在2011年获得FDA批准。临床研究表明，Cobas试验的敏感性与HC2试验相当，但由于与其他低风险HPV的交叉反应水平较低，检测可能会出现假阴性结果，Cobas试验的特异性有所提高。近年来，检测HPV E6/E7癌基因mRNA已成为HPV DNA检测的替代方法。研究表明，E6/E7 mRNA在短暂感染中几乎不表达，但在持续感染中，E6/E7 mRNA过度表达。因此，检测E6/E7 mRNA的表达可能与疾病进展直接相关，并可能进一步减少阴道镜检查转诊的病例数，但这些技术仍有许多局限性，如低丰度HPV的检测。然而，这些检测方法无法检测HPV病毒与感染者基因的整合状态，这是宫颈恶性肿瘤发展和进展中的关键基因事件。因此，由于NGS技术检测HPV与感染者基因组的整合情况，作为宫颈恶性肿瘤筛查的一种手段，正在成为基于HPV筛查宫颈恶性肿瘤的新策略。然而，基于NGS的HPV检测数据仍然缺乏，NGS在HPV检测方面具有极高的敏感性，因此，在使用这种方法时必须谨慎地解读结果，高灵敏度也意味着假阳性率过高和潜在的过度治疗风险。总的来说，基于NGS的检测很可能比经典的HPV检测（如Cobas 4800）更具成本效益。

相关研究显示，HPV感染可导致PD-1/PD-L1的表达增加。2020年NCCN指南中，帕博利珠单抗被推荐用于PD-L1表达阳性的晚期宫颈恶性肿瘤的二线治疗。同样，化疗联合贝伐单抗和PD-1抑制剂阿特殊单抗，可以显著提高宫颈恶性肿瘤患者的总存活率，且安全性良好。另外，PD-1/PD-L1抑制剂的单药或结合药物也能够表现出较好的治疗效果，从而为宫颈恶性肿瘤患者带来更多的治疗机会。PD-1/PD-L1抑制剂对于宫颈恶性肿瘤患者的治疗无论是单药还是联合用药都显示出良好的治疗反应，增加了宫颈恶性肿瘤患者的个体化治疗方案的选择，但是更大样本的临床试验、更多的联合治疗方案还需要进一步研究。

对452例转移或复发性宫颈癌患者进行了贝伐单抗结合化疗/PARP控制剂等新药的临床治疗试验，结果表明，贝伐单抗作为第一个被FDA批准的用于多个实体瘤治疗的抗血管生成新药，与单独化疗的治疗方案比较，联合化疗可以显著提高宫颈癌患者的中位生存期OS，明显改善病人的生命质量。英国癌症基金也批准了贝伐单抗用于复发和转移性宫颈恶性肿瘤的治疗方案。2015年NCCN指南中，推荐贝伐单抗联合铂类为基础的化疗（顺铂+紫杉醇或拓扑替康+紫杉醇）方式，以控制复发和转移性宫颈恶性肿瘤的发展。

随着对宫颈恶性肿瘤发病机制的深入研究，应用锌指核酶（zinc finger nuclease，ZFN）和转录激活因子样效应物核酸酶（transcription activator-like effector nucleases，TALEN）可以有效地抑制肿瘤的生长，从而为宫颈恶性肿瘤癌前病变逆转提供了可能。体外实验和动物实验已经证明应用分子剪辑技术可以特异性切割HPV基因、下调E7蛋白，从而抑制宫颈恶性肿瘤细胞增殖能力和裸鼠皮下种植瘤的生长速度。TALEN剪辑可以特异性靶向切割HPV E6、E7序列，从而达到敲除HPV基因的目的。如果可以联合该基因法和HPV检测技术，对CIN患者如伴随有持续性HPV感染，可以在确定HPV亚型的基础上选择针对这类亚型的特异性基因组编辑工具技术，以治疗HPV的感染及其相关的癌前疾病。

随着人体解剖学研究的新进展和达芬奇机器人的推广应用，宫颈恶性肿瘤更为精准的手术得以实现。机器人和数字化可视技术的结合，使手术过程更加精准和高质量。临床研究表明，采用机器人协助的宫颈恶性肿瘤手术可以显著降低术中出血量，减少术后并发症的产生，加快患者的术后恢复，缩短入院治疗时限，而且不会对患者的生存期造成不良影响。但是鉴于目前在宫颈恶性肿瘤治疗中应用微创手术仍存在争议，对这些患者应用机器人手术前要充分与患者交代利弊，并在经验丰富的肿瘤医师主刀下严格遵守无瘤原则。

三、子宫内膜恶性肿瘤的精准医学技术应用

子宫内膜恶性肿瘤是发达国家最常见的女性恶性肿瘤，随着肥胖、血糖升高、保留子宫的妇科术式的发展，子宫内膜恶性肿瘤的发生率逐年增加。2021年，美国共有65950名新发的子宫内膜恶性肿瘤患者，明显超过子宫颈恶性肿瘤和卵巢恶性肿瘤患者总和，在女性恶性肿瘤的发病率中仅次于乳腺恶性肿瘤。TCGA在2013年对373例子宫内膜恶性肿瘤进行了基因组学、转录组学和蛋白质组学测序，结果表明多数子宫内膜样癌的基因拷贝数变异较少，但是一些关键转录基因，如PTEN、CTNNB1、PIK3CA、ARID1a和KRAS也存在突变的可能性。基于这些结果，TCGA首次提出对子宫内膜恶性肿瘤的分子分型，将子宫内膜恶性肿瘤划分为POLE超突变型、MSI/高突变型（microsatellite instability/hyper-mutated，MSI-H）、低拷贝型/微卫星稳定型（copy number low，CNL/microsatellite stable）和高拷贝型/浆液性样型（copy number high，CNH/serous-like）四种不同的分子亚型。这一分类方式对于子宫内膜恶性肿瘤患者有预后评估和指导治疗的作用。

例如，POLE突变型子宫内膜恶性肿瘤的患者预后通常较为良好，但这些患者对常规化疗药物通常不敏感，因此，需要谨慎使用。TCGA子宫内膜恶性肿瘤分子分型已经纳入NCCN子宫内膜恶性肿瘤治疗指南。PD-1/PD-L1在大部分子宫内膜恶性肿瘤组织中均有表达，PD-L1的表达水平与肿瘤的分化程度成负相关。一系列临床试验数据证实了派姆单抗治疗对接受过一线治疗的MSI-H/DNA错配修复缺陷型晚期子宫内膜恶性肿瘤患者的疗效和安全性。目前，有数个Ⅱ期临床试验证明，PD-1抑制剂可以改善子宫内膜恶性肿瘤患者PFS。2017年，FDA批准了派姆单抗（pembrolizumab）用于MSI-H/dMMR类型，包括子宫内膜恶性肿瘤在内的实体恶性肿瘤，以期能够有效地控制转移，减少病情的恶化和发展；派姆单抗于2019年被FDA批准联合乐伐替尼（lenvatinib）用于一线治疗后出现进展的非MSI-H/ dMMR类型的晚期子宫内膜恶性肿瘤患者。

PI3K/AKT/mTOR信号传导通路抑制剂在子宫内膜恶性肿瘤的治疗中吸引了众多目光。研究表明，该信号通路是子宫内膜恶性肿瘤中最常见的被激活的信号传导通路之一，可以参与肿瘤细胞的增殖和转移。但遗憾的是，PI3K/AKT/mTOR通路抑制剂在临床试验中的结果目前并不让人满意，除替西罗莫司外，在Ⅱ期临床试验中客观缓解率小于10%，这与该通路在人体内参与大量的生理学过程和人体内广泛的信号通路调节干扰相关。与其他靶向药物进行联合治疗、多靶点双重抑制剂、特异性靶向抑制剂的选择是下一步的精准治疗方案。其他的靶向药物包括抗血管剂、EGFR抑制剂和FRα靶剂等靶向药物，对子宫内膜恶性肿瘤患者效果的Ⅱ期临床试验也在进行

中，是否可应用于子宫内膜恶性肿瘤患者的治疗还需要进一步证实。

第四节　其他生殖健康问题中精准医学技术的应用

精准生殖医学是精准医学在临床应用中的典范，除了在生殖障碍性疾病、出生缺陷以及生殖系统肿瘤诊疗的应用外，在一些其他生殖健康相关的问题及疾病中，如胎盘相关问题、子宫内膜、辅助生殖大数据等方面也得以较好应用。

一、精准医学在胎盘问题中的应用

胎盘介导的妊娠期相关疾病，包括胎盘早剥、子痫前期、胎儿生长受限、妊娠期胎儿丢失等，是导致医源性早产和不良妊娠结局的重要原因之一。研究发现，孕期胎盘可以释放出DNA、mRNA和miRNA等核酸组分，研究者还在母体循环中发现了胎盘来源的、持续释放的miRNA。这些核酸的组成和水平与孕周以及母胎的部分参数有关，反映了胎盘的功能和病理变化，可作为诊断胎盘介导的妊娠并发症的潜在分子标志物。

研究人员利用一种微芯片，将其嵌入纳米结构，从而能够将单个和成簇的循环滋养层细胞（circulating trophoblasts，cTBs）从母亲血浆中富集出来。华裔教授纳米·赛克罗（Nano Celcro）结合超声技术，用于检测胎盘植入性疾病（placenta accrete spectrum disorders，PAS）。目前，“临床信息-影像学特征-分子标志物”的预测体系尚缺乏大样本的人群验证，但是这种一体化、精准化的预测体系将成为未来研究的主流方向。

二、精准医学在子宫内膜中的应用

子宫内膜容受性是指子宫内膜在雌孕激素的影响下，接受胚胎着床、黏附和植入的能力。子宫内膜容受性检测（ERT）是一种基于遗传学分析的检测方法，通过高通量测序与机器学习分析子宫内膜容受性相关基因的表达，从而准确判断最佳着床窗口期，为临床医生指导最佳移植时间点，进行个体化、精准化的胚胎移植提供帮助，以提高辅助生殖的成功率。

子宫内膜异位症是一类复杂性的多因素疾病，由遗传、环境和免疫因素相互作用所致。研究发现，子宫内膜异位症患者在位和异位内膜的miRNA表达谱分析，可以帮助我们更准确地鉴别正常组织和异位组织。相较于RNA，miRNA，能更有效地帮助我们诊断和治疗子宫内膜异位症，对了解子宫内膜异位症发病机制具有指导意义。由于子宫内膜异位症发病机制的复杂性，目前还未研究出稳定性、特异性以及准确度均较高的分子标志物用于临床诊断和治疗，亟待广大专家深入研究。

研究表明，在特定条件下，骨髓间充质干细胞能够分化为子宫内膜间质细胞、子宫内膜上皮细胞和内皮细胞，在治疗女性生殖系统疾病方面（如卵巢功能衰竭、子宫内膜损伤等）具有巨大的潜力。目前，骨髓间充质干细胞用于治疗女性不育症还处于临床前研究阶段或较早期的临床试验阶段，其安全性和有效性尚需验证，以确保患者获得最佳的治疗效果。医疗、科学技术的发展，以及生命科学、生物医学、材料学、信息学等多学科联合，将促使世界再生医学领域快速发展，使得生殖系统疾病得以更加精准的治疗。

三、精准医学与生殖健康大数据

（一）生殖医学的后基因组时代

人类基因组计划的完成标志着后基因组时代的开启，生殖医学也迅速跨入了“后基因组时代”的应用领域。中国的基因组分析技术处于全球领先地位，北京大学乔杰研究团队和汤富酬研究团队联合绘制了世界上第一个精准重组定位个人遗传图谱，以及人类卵母细胞和植入前胚胎发育过程的转录组全景图谱、DNA甲基化组图谱，揭示了人类原始生殖细胞-精子/卵母细胞-早期胚胎发育等连续的生物事件的详尽转录及表观遗传网络。通过这一系列研究成果，人类可以更加直接、客观、深入地了解早期胚胎发育调控机制，对于辅助生殖技术安全性评估的改善及临床上早期胚胎发育异常疑难病例的诊治具有十分重要的意义。

（二）生殖健康领域的大数据

随着生物医学大数据和组学技术的不断发展，传统医学每天都在产生大量病例信息资料和影像图像，而精准医疗则利用这些信息，结合临床医学信息、遗传学、分子影像学等技术，制定出个体化精准预防、诊断和治疗方案，彻底打破了传统医学领域因诊断和治疗不准确引起的医疗资源浪费的困局，从根本上规避了传统医学效率偏低的问题，具有重大的社会效益和经济效益。

生殖医学是近几十年来新兴并迅速发展起来的一门学科。大规模、高质量的临床随机对照研究，为推动辅助生殖技术发展提供了强有力的循证医学证据。有关人类配子、胚胎发育的多组学研究产生了大量的组学数据，如基因组学、表观基因遗传组学、代谢组学等。通过对大数据的比较、分析和研究，可以根据患者的情况加以分类，从而制定个体化治疗方案，实施精准化、细致化、高效化、特异性的治疗，实现最理想的孕育目标。

（三）人工智能与生殖医学

人工智能（AI）是研究、开发用于模拟、拓展人类智能的新兴科学技术。大数据和精准医疗飞速发展之下，人工智能已成为医学研究领域的前沿热点和焦点问题，其在生殖医学中已有较为广泛的应用，如人工神经网络（artificial neural network，ANN）、深度学习模型、专家系统等。2018年，全球首次“人类染色体影像识别人机大战”轰动了世界，人类染色体影像处理机器人“半输半赢”战胜了10位资深专家，AI系统应用于染色体识别可以更高效、更快速，并且大大减轻了医生的工作压力。生殖医学与AI高效结合，可以指导临床医生预测患者的生育能力和临床结局，如超声卵泡自动化计数分类、优精优卵优胚的筛选等。

AI能够通过神经网络思考学习，模仿人们脑中的思维方式和行为模式，解释数据并做出决策，可广泛应用于疾病或结局预测、临床诊断以及个性化治疗。有研究小组利用人工神经网络技术，构建了一个IVF预测模型。该模型根据病因和诊断标准及相关文献制定输入参数和输出参数，依赖特定算法，并通过训练的方式进行学习，为预测IVF结局以及制定个性化治疗方案提供了客观指导和信息参考，但该系统目前尚存在一定的局限性和不稳定性。AI系统做出的预测、诊断及提出的治疗方案均来自对大数据的分析和学习，数据的质量决定了AI深度学习的结果，因此，开展多中心研究，建立更大规模、更高质量的大数据库，制定适合AI学习的行业标准十分必要。

精准医疗及其前沿技术和大数据的快速发展，促进了生殖医学发展，合理并高效地将多组学分析、大数据、AI等技术应用于临床，生殖医学领域必将迎来新纪元。

（朱依敏、白龙、孙瑜、冯书君、汪维）

参考文献

[1] 龙晓宇, 乔杰. 精准医疗在生殖医学临床中的应用[J]. 实用妇产科杂志, 2017, 33(6): 407-408.

[2] 赵鹏辉, 赵峥辉, 刘宣辰, 等. 高通量测序技术在生殖遗传学检测中的应用[J]. 医学研究与教育, 2018, 35(1): 46.

[3] YAN L, HUANG L, XU L, et al. Live births after simultaneous avoidance of monogenic diseases and chromosome abnormality by next generation sequencing with linkage analyses[J]. Proceedings National Academic Science USA, 2015, 112 (52) : 15964-15969.

[4] HAYES M G, URBANEK M, EHRMANN D A, et al. Genome-wide association of polycystic ovary syndrome implicates alterations in gonadotropin secretion in European ancestry populations[J]. Nature Communications, 2015, 18(6): 7502.

[5] LEE H, JEE-YOUNG O, YEON-AH S, et al. Genome-wide association study identified new susceptibility loci for polycystic ovary syndrome[J]. Human Reproduction, 2015, 30(3): 723-731.

[6] WANG M, KARTSONAKI C, GUO Y, et al. Factors related to age at natural menopause in China: results from the China Kadoorie Biobank[J]. Menopause, 2021, 28(10):1130-1142.

[7] WEBBER L, DAVIES M, ANDERSON R, et al. ESHRE Guideline: management of women with premature ovarian insufficiency[J]. Human Reproduction, 2016, 31(5):926-937.

[8] Huhtaniemi I, Hovatta O, La Marca A, et al. Advances in the Molecular Pathophysiology, Genetics, and Treatment of Primary Ovarian Insufficiency[J]. Trends in Endocrinology and Metabolism, 2018, 29(6):400-419.

[9] Turkyilmaz A, Alavanda C, Ates E, et al. Whole-exome sequencing reveals new potential genes and variants in patients with premature ovarian insufficiency[J]. Journal of Assisted Reproduction and Genetics, 2022, 39(3):695-710.

[10] VEITIA R. Primary ovarian insufficiency, meiosis and DNA repair[J]. Biomedical Journal, 2020, 43(2):115-123.

[11] JIAO X, K E HN, QIN Y Y, et al. Molecular Genetics of Premature Ovarian Insufficiency[J]. Trends in Endocrinology & Metabolism, 2018, 29(11):795-807.

[12] FRANÇA M, MENDONCA B. Genetics of ovarian insufficiency and defects of folliculogenesis [J]. Best Practice & Research Clinical Endocrinology & Metabolism, 2021, 36(1):101594.

[13] ZHOU X, LI Y, ZHANG J, et al. Expression profiles of circular RNA in granulosa cells from women with biochemical premature ovarian insufficiency[J]. Epigenomics, 2020, 12(4):319-332.

[14] FENG R Z, SANG Q, KUANG Y P, et al. Mutations in TUBB8 and Human oocyte meiotic arrest[J]. New England Journal of Medicine, 2016, 374(3):223-232.

[15] FENG R Z, YAN Z, LI B, et al. Cowan and Lei Wang. Mutations in TUBB8 cause a multiplicity of phenotype in human oocytes and early embryos[J]. Journal of Medical Genetics, 2016, 53 (10): 662-671.

[16] Biaobang Chen, Zhihua Zhang, Xiaoxi Sun, et al. Biallelic mutations in PATL2 cause female infertility characterized by oocyte maturation arrest[J]. American Journal of Human Genetics, 2017, 101 (4):609-615.

[17] XU Y, SHI Y L, YU M, et al. Mutations in PADI6 causes female infertility characterized by early embryonic arrest[J]. American Journal of Human Genetics, 2016, 99 (3):744-752.

[18] Sang Q, Li B, Kuang Y, et al. Homozygous Mutations in WEE2 Cause Fertilization Failure and Female Infertility[J]. American Journal of Human Genetics, 2018, 102(4):649-657.

[19] LAWRENZ B, MAHAJAN N, FATEMI H M. The effects of cancer therapy on women's fertility: what do we know now?[J]. Future Oncology, 2016, 12(14):1721-1729.

[20] ESTES S J. Fertility Preservation in Children and Adolescents [J]. Endocrinology and Metabolism Clinics of North America, 2015, 44(4):799-820.

[21] WEI D M, LIU J Y, SUN Y, et al. Frozen versus fresh single blastocyst transfer in ovulatory women: a multicentre, randomised controlled trial[J]. Lancet, 2019, 393 (10178): 1310-1318.

附　录
我国生殖健康相关政策及法律法规

一、我国性教育相关政策和法律法规

我国性教育相关政策和法律法规是指导和保障我国性教育实施的重要组成部分。

在2020年修订的《中华人民共和国未成年人保护法》中，明确指出应健全学生行为规范，并首次提出“学校、幼儿园应当对未成年人开展适合其年龄的性教育”。联合国《国际性教育技术指导纲要（修订版）》指出，在政策层面，一个完善的全面性教育的国家政策可直接和教育部门的规划相关联，也同艾滋病病毒和性与生殖健康方面的国家战略计划和政策框架密切相关。

目前，国家颁布的相关法律、纲要、标准和条例等从多个角度对性教育提出了相关要求。

（一）学校性教育相关法律及其地位

学校性教育的地位指在学校开展性教育所具有的法律地位。这一法律地位在包括《中华人民共和国母婴保健法》（2017年修正）、《中华人民共和国未成年人保护法》（2020年修订）、《中华人民共和国预防未成年人犯罪法》（2020年修订）、《中华人民共和国人口与计划生育法》（2021年修正）等法律法规中都得到了充分确立。

1.《中华人民共和国母婴保健法》（2017年修正）

1994年10月，《中华人民共和国母婴保健法》获得通过，自1995年6月1日起施行。其中第二章“婚前保健”指出，医疗保健机构应当为公民提供婚前保健服务，其中包括性卫生知识、生育知识和遗传病知识的教育。2017年修正的《中华人民共和国母婴保健法》保留了相关内容。

2.《中华人民共和国未成年人保护法》（2020年修订）

在2020年修订的《中华人民共和国未成年人保护法》中，第三章“学校保护”第40条明确指出：“学校、幼儿园应当对未成年人开展适合其年龄的性教育，提高未成年人防范性侵害、性骚扰的自我保护意识和能力。对遭受性侵害、性骚扰的未成年人，学校、幼儿园应当及时采取相关的保护措施。”体现了我国对于提供学校性教育政策保障的进步。

3.《中华人民共和国预防未成年人犯罪法》（2020年修订）

1999年实施的《中华人民共和国预防未成年人犯罪法》中第5条指出：“预防未成年人犯罪，应当结合未成年人不同年龄的生理、心理特点，加强青春期教育、心理矫治和预防犯罪对策的研究。”2013年1月1日起施行《中华人民共和国预防未成年人犯罪法》（2012年修正），2020年12月，第十三届全国人民代表大会常务委员会第二十四次会议修订通过。《中华人民共和国预防未成年人犯罪法》（2020年修订）中第12条规定：“预防未成年人犯罪，应当结合未成年人不同年龄的生理、心理特点，加强青春期教育、心理关爱、心理矫治和预防犯罪对策的研究。”

4.《中华人民共和国人口与计划生育法》（2021年修正）

2002年9月1日起施行的《中华人民共和国人口与计划生育法》中第13条规定教育、卫生等相关部门应当组织开展人口与计划生育宣传教育，“学校应当在学生中，以符合受教育者特征的适当方式，有计划地开展生理卫生教育、青春期教育或者性健康教育”。《中华人民共和国人口与计划生育法》（2021年修正）第18条中明确指出，一对夫妻可以生育三个子女。此外，其第13条也指出学校应当在学生中，以符合受教育者特征的适当方式，有计划地开展生理卫生教育、青春期教育或者性健康教育。

（二）中共中央、国务院相关政策

1.《中华人民共和国艾滋病预防和控制中期规划（1990—1992年）》

1990年8月，国务院发布《中华人民共和国艾滋病预防和控制中期规划（1990—1992年）》，该规划指出预防和控制艾滋病病毒的基础就是开展预防教育工作，并强调要开展针对中学、大学教师的培训，从而加强学校内的宣传教育。

2.《中共中央、国务院关于加强人口与计划生育工作、稳定低生育水平的决定》

2000年3月发布的《中共中央、国务院关于加强人口与计划生育工作、稳定低生育水平的决定》进一步落实了以宣传教育为主、避孕为主、经常性工作为主的“三为主”方针，以推动不同地区人口与计划生育工作均衡发展。该决定中明确各级党校、行政干部学校、团校等要重视人口与计划生育教育工作，在中等以上学校普遍开设人口及青春期、性保健讲座或课程。

3.《中国妇女发展纲要（2001—2010年）》

《中国妇女发展纲要（2001—2010年）》于2001年5月由国务院发布，其主要目标分为六大板块，分别是妇女与经济、妇女参与决策和管理、妇女与教育、妇女与健康、妇女与法律、妇女与环境。在健康目标上，法律和政策部门应以生殖健康教育为中心，普及生殖保健、优生优育、避孕节育知识，使生殖保健知识普及率和育龄人口计划生育知识普及率达到80%以上。

4.《艾滋病防治条例》

2006年1月，国务院发布《艾滋病防治条例》，规定县级以上人民政府教育主管部门应当指导、督促高等院校、中等职业学校和普通中学将艾滋病病毒防治知识纳入有关课程，开展有关课外教育活动。高等院校、中等职业学校和普通中学应当组织学生学习艾滋病病毒防治知识。

5.《中共中央、国务院关于全面加强人口和计划生育工作统筹解决人口问题的决定》

2006年12月发布的《中共中央、国务院关于全面加强人口和计划生育工作统筹解决人口问题的决定》规定，中等以上学校要将人口和计划生育、生殖健康纳入相关课程教学内容或开设专题讲座等；依托高等学校和重点科研机构，建设具有国际先进水平的计划生育生殖健康科研基地和学科体系，组建若干多学科交叉的国家重点实验室和工程技术研究中心。

（三）《国家中长期教育改革和发展规划纲要（2010—2020年）》

2010年6月，中共中央政治局发布《国家中长期教育改革和发展规划纲要（2010—2020年）》，指出要加强学生心理健康教育，促进学生身心健康、体魄强健、意志坚强，提高学生综合素质，使其成为德智体美全面发展的社会主义建设者和接班人。

1.《国务院关于进一步加强艾滋病防治工作的通知》

2010年12月，国务院发布《国务院关于进一步加强艾滋病防治工作的通知》，明确教育、卫生部门要建立预防艾滋病病毒宣传教育工作机制，切实落实初中及以上学生学习艾滋病病毒防治知识的规定。

2.《中国儿童发展纲要（2011—2020年）》

2011年7月，国务院发布《中国儿童发展纲要（2011—2020年）》，指出要加强对儿童的健康指导和干预。加强托幼机构和中小学校卫生保健管理，对儿童开展疾病预防、心理健康、生长发育与青春期保健等方面的教育和指导，提高儿童身心健康素养水平。该纲要在儿童与健康领域的策略措施部分指出："加强儿童生殖健康服务，将性与生殖健康教育纳入义务教育课程体系，增加性与生殖健康服务机构数量，加强能力建设，提供适合适龄儿童的服务，满足其咨询与治疗需求。"该纲要为在中小学开展性教育提供了制度保障。

3.《中国妇女发展纲要（2011—2020年）》

2011年7月，国务院发布《中国妇女发展纲要（2011—2020年）》，指出要进一步加大避孕知识宣传力度，提高妇女自我保护意识和选择科学合理避孕方式的能力，预防和控制非意愿妊娠和人工流产，并要强化男女共同承担避孕节育的责任意识。

4.《关于印发中国遏制与防治艾滋病"十二五"行动计划的通知》

2012年1月，国务院办公厅发布《关于印发中国遏制与防治艾滋病"十二五"行动计划的通知》，规定所有普通中学、中等职业学校、普通高等学校每学年按照规定要求开展艾滋病病毒综合防治知识专题教育或宣传教育活动。

5.《"健康中国2030"规划纲要》

2016年10月，中共中央、国务院发布《"健康中国2030"规划纲要》，规定要建立健全健康促进与教育体系，提高健康教育服务能力，从小抓起，普及健康科学知识。强化社会综合治理，以青少年、育龄妇女及流动人群为重点，开展性道德、性健康和性安全宣传教育和干预，加强对性传播高危行为人群的综合干预，减少意外妊娠和性相关疾病传播。

6.《中国儿童发展纲要（2021—2030年）》

2021年9月，国务院发布《中国儿童发展纲要（2021—2030年）》，提出70项主要目标和89项策略措施，"性教育"一词首次被写入其中。该纲要在儿童与健康领域中，提出了性教育的明确目标和策略。主要目标包括"适龄儿童普遍接受性教育，儿童性健康服务可及性明显提高"。在策略措施部分中，则提出为儿童提供性教育和性健康服务，引导儿童树立正确的性别观念和道德观念，正确认识两性关系。将性教育纳入基础教育体系和质量监测体系，增强教育效果。引导父母或其他监护人根据儿童年龄阶段和发展特点开展性教育，加强防范性侵害教育，提高儿童的自我保护意识和能力。促进学校与医疗机构密切协作，提供适宜儿童的性健康服务，保护就诊儿童隐私，设立儿童性健康保护热线。

（四）各部委相关教育类文件

1.《中学生物教学大纲》

教育部分别于1952年、1956年、1963年颁布了《中学生物教学大纲》。按照大纲的要求，人民教育出版社出版的教材就有有关性生理和性卫生的教学内容，如男女生殖系统的构造、生殖细胞的形态结构、月经和排卵、受精、胚胎在母体内的发育、人体各个发育时期的特点、各发育时期的卫生保健等。

2.《全日制十年制中学生理卫生大纲（试行草案）》

1978年，教育部颁发了《全日制十年制中学生理卫生大纲（试行草案）》，指出青春期生理卫生、晚婚和计划生育等内容必须引起足够的重视。在教学内容的安排上，青春期生理卫生在初中的"生理卫生"课程中教授，晚婚和计划生育等内容在高中人口教育讲座中涉及。此大纲是改革开放后颁布的第一部正式的与性教育有关的政策文件，意味着性教育的禁区就此被打破，有关青少年的性教育缺失等问题相继被社会公众与政府部门关注并被提上相关议程。

3.《关于改进和加强中学生理卫生知识教育的通知》

1984年3月，教育部、卫生部和国家计划生育委员会联合颁布了《关于改进和加强中学生理卫生知识教育的通知》，要求在中学进行青春期卫生知识的教育。通知指出，生理卫生课的内容应包括人体解剖、生理和卫生三方面的基础知识；生理卫生课中的“生殖和发育”一章内容，对帮助学生正确对待恋爱、婚姻、生育问题和将来自觉做到晚婚和计划生育，都具有重要意义。

4.《关于在中学开展青春期教育的通知》

1988年8月，国家教育委员会、国家计划生育委员会联合发布《关于在中学开展青春期教育的通知》，明确青春期教育包括性生理、性心理、性道德教育等三个方面，以社会主义道德教育为核心。要通过教育，使学生正确认识自身生理的发育变化，注意保护健康，养成卫生习惯；培养学生具有良好的心理素质和道德修养，懂得自尊、自爱、自重、自强，具有自我控制能力，能正确对待男女同学之间的友谊，珍惜青春年华。该通知对青春期教育的意义、内容、工作方针和原则做了说明，并指出了当前开展青春期教育要做好三项工作，即培训师资，尽快拟定教学大纲、编写教材，在实验中加强科学研究。它的发布也标志着中国已把青春期性教育正式纳入中学教育的内容。

5.《中国预防与控制艾滋病中长期规划（1998—2010年）》

1998年11月，卫生部、国家计委、科技部、财政部联合发布《中国预防与控制艾滋病中长期规划（1998—2010年）》，规定各类高等和中等学校需将预防艾滋病病毒、性传播疾病知识列为学校健康教育或青春期教育的重要内容，向新生发放预防艾滋病病毒、性传播疾病健康教育处方。

6.《学校预防艾滋病健康教育基本要求》

2002年5月，教育部、卫生部发布《学校预防艾滋病健康教育基本要求》，规定在中学阶段要将预防艾滋病病毒健康教育与相关学科教育结合，将有关预防艾滋病病毒健康教育知识渗透到思想品德、生物课、体育与健康、综合实践活动等课程中。利用专题讲座、主题班会、同伴教育、校园广播、墙报板报、知识竞赛等多种形式开展预防艾滋病病毒教育。

7.《中小学生预防艾滋病专题教育大纲》

2003年2月，教育部发布《中小学生预防艾滋病专题教育大纲》，对在中学开展预防艾滋病病毒教育提出了具体的课时要求。该大纲指出教育目标是通过专题教育形式，使学生了解预防艾滋病病毒的相关知识，培养其健康的生活方式，增强自我保护意识和抵御艾滋病病毒侵袭的能力。

8.《全国“十一五”人口和计划生育事业发展规划》

2006年12月，国家人口和计划生育委员会发布《全国“十一五”人口和计划生育事业发展规划》，强调要加强宣传教育，包括与教育部门配合，在小学高年级和中学以上学校普遍开设人口和计划生育、青春期性与生殖健康的课程。

9.《学生心理健康教育指南》

2012年12月，卫生部、中国国家标准化管理委员会颁布《学生心理健康教育指南》，指出应按照学生心理发展特点和身心发育的规律，制定教育内容，体现各年级学生心理健康教育的层次性和阶段性。教育内容应包括性心理教育、青春期性心理健康教育、恋爱心理教育等内容。

10.《普通高中体育与健康课程标准》

2017年，教育部颁发《普通高中体育与健康课程标准》，指出需教育学生提高预防疾病的意识和能力。包括了解艾滋病的传播途径和预防措施，了解性病的传播途径和预防措施，了解艾滋病和性病的国内外流行趋势，理解艾滋病和性病对人类社会发展造成的危害，积极参与预防艾滋病和性病的宣传和教育活动。心理健康教育方面需教育学生具有预防心理障碍和保持性心理健康的能力，包括了解性成熟的心理特征，认识自己的性心理变化，努力控制由于性吸引产生的干扰，正确认识正常的异性交往和性罪错的区别，增强性问题上的守法观念等。

11.《普通高等学校健康教育指导纲要》

根据2017年6月教育部颁布的《普通高等学校健康教育指导纲要》，高校健康教育内容主要包括健康的生活方式、疾病预防、心理健康、性与生殖健康、安全应急与避险五个方面。其中有关性与生殖健康方面的教育内容包括：性与生殖健康的基本知识；友谊、爱情、婚恋、家庭与伦理道德；优生优育与适宜有效的避孕方法；非意愿怀孕和应对措施；常见生殖健康问题与自我保健方法；无保护性行为对生殖健康的影响；常见性传播疾病和预防；艾滋病的传播、流行与控制，易感染艾滋病的高危行为和预防措施，艾滋病咨询检测和服务，不歧视艾滋病感染者和病人；预防性侵害的方法和技能。

12.《中国青少年健康教育核心信息及释义》

该文件要求，应教育学生掌握正确的生殖与性健康知识，避免过早发生性行为，预防艾滋病等性传播疾病。主要内容包括：①接受和参与全面性教育，可提升青少年对性与生殖健康的认知水平，提升保护自身、尊重他人身心健康的责任意识。②了解同性和异性生殖器官的构造、特点和相关功能。③了解青春期第二性征的发育，女性月经的发生、特点，男性的勃起和遗精等知识。④青少年性生理发育带来心理变化，对异性产生爱慕，需要理智客观地认识自我和他人，树立正确的恋爱观，认识到恋爱、婚姻与身心成长、成熟程度密切相关。⑤养成并保持良好的卫生习惯。如：保持外阴卫生，提倡每天清洗外阴；避免穿着紧身裤，应选择柔软舒适、透气性好、易于吸汗的棉质内裤等。⑥了解过早发生性行为、早孕或人工流产，会对青少年身心造成极大伤害。不安全性行为可带来艾滋病、梅毒、淋病等性传播疾病的感染风险。

（五）我国性教育情况

我国性教育在国家颁布的相关法律、纲要、标准和条例的保障及支持下，得到了不小的发展。政策的日益丰富与完善使得目前基本具备在义务教育阶段开设性教育课程的主客观条件，然而，学校性教育政策的具体落实仍然面临着多方面的挑战，主要包括性教育观念落后、性教育课时缺乏、性教育师资力量薄弱、性教育教材匮乏、性教育效果监测缺失等。因此，在未来，相关部门需要进一步加紧落实国家各项相关政策，使性教育真正得到宣教，从而惠及所有青少年及其家庭。

二、我国母婴保健相关政策与法律法规

（一）我国母婴保健相关法律体系

我国自1995年6月1日开始正式实施《中华人民共和国母婴保健法》，适用范围包括受该法保护的育龄妇女、孕产妇和新生儿，医疗保健机构及其工作人员，地方各级人民政府和卫生行政部门等。

2010年，国务院公布《中华人民共和国母婴保健法实施办法》，要求贯彻落实。此外，我国还先后制定实施了1995—2000年、2001—2010年、2011—2020年及2021—2030年妇女、儿童发展纲要，也将妇女和儿童健康纳入国民经济和社会发展规划。

原卫生部制定的一系列配套规章和文件，使母婴保健服务在行政管理、监督检查和技术规范等环节基本实现了有法可依。《中华人民共和国母婴保健法》的实施对促进妇儿健康发挥了重要作用，2015年，全国孕产妇、婴儿和5岁以下儿童死亡率分别下降至2.01‰、8.1‰、10.7‰。

（二）《中华人民共和国母婴保健法》

《中华人民共和国母婴保健法》包括总则、婚前保健、孕产期保健服务、技术鉴定、行政管

理、法律责任等内容。下面择重点部分简要介绍：

1.婚前保健

（1）婚前保健服务内容

①婚前卫生指导，关于性卫生知识、生育知识和遗传病知识的教育。

②婚前卫生咨询，对有关婚配、生育保健等问题提供医学意见。

③婚前医学检查，对准备结婚的男女双方可能患有影响结婚和生育的疾病进行医学检查。

（2）婚前医学检查内容

①严重遗传性疾病，是指由于遗传因素先天形成，患者全部或者部分丧失自主生活能力，后代再现风险高，医学上认为不宜生育的遗传性疾病。

②指定传染病，是指《中华人民共和国传染病防治法》中规定的艾滋病、淋病、梅毒、麻风病以及医学上认为影响结婚和生育的其他传染病。

③有关精神病，是指精神分裂症、躁狂抑郁型精神病以及其他重型精神病，经婚前医学检查，医疗保健机构应当出具婚前医学检查证明。

（3）婚前医学检查指导

经婚前医学检查，对患指定传染病在传染期内或者有关精神病在发病期内的，医师应当提出医学意见，准备结婚的男女双方应当暂缓结婚。

经婚前医学检查，对诊断患医学上认为不宜生育的严重遗传性疾病的，医师应当向男女双方说明情况，提出医学意见；经男女双方同意，采取长效避孕措施或者施行结扎手术后不生育的，可以结婚。

（4）婚前医学检查证明

婚前医学检查证明应当列明是否发现下列疾病：①在传染期内的指定传染病。②在发病期内的有关精神病。③不宜生育的严重遗传性疾病。④医学上认为不宜结婚的其他疾病。接受婚前医学检查的人员对检查结果持有异议的，可以申请医学技术鉴定，取得医学鉴定证明。

2.孕产期保健服务

（1）孕产期保健服务内容

①母婴保健指导：对孕育健康后代以及严重遗传性疾病和碘缺乏病等地方病的发病原因、治疗和预防方法提供医学意见。

②孕妇、产妇保健：为孕妇、产妇提供卫生、营养、心理等方面的咨询和指导以及产前定期检查等医疗保健服务。

③胎儿保健：为胎儿生长发育进行监护，提供咨询和医学指导。

④新生儿保健：为新生儿生长发育、哺乳和护理提供医疗保健服务。

（2）孕产期保健服务指导

生育过严重缺陷患儿的妇女再次妊娠前，夫妻双方应当到县级以上医疗保健机构接受医学检查。

医师发现或者怀疑患严重遗传性疾病的育龄夫妻，应当提出医学意见。育龄夫妻应当根据医师的医学意见采取相应的措施。

经产前诊断，有下列情形之一的，医师应当向夫妻双方说明情况，并提出终止妊娠的医学意见：①胎儿患严重遗传性疾病的。②胎儿有严重缺陷的。③因患严重疾病，继续妊娠可能危及孕妇生命安全或者严重危害孕妇健康的。

依照本法规定施行终止妊娠或者结扎手术，应当经本人同意并签署意见。本人无行为能力的，应当经其监护人同意并签署意见。依照本法规定施行终止妊娠或者结扎手术的，接受免费服务。

3.技术鉴定

（1）技术鉴定主体

县级以上地方人民政府可以设立医学技术鉴定组织，负责对婚前医学检查、遗传病诊断和产前诊断结果有异议的进行医学技术鉴定。

（2）技术鉴定人员资质

从事医学技术鉴定的人员，必须具有临床经验和医学遗传学知识，同时符合下列任职条件：①县级母婴保健医学技术鉴定委员会成员应当具有主治医师以上专业技术职务。②设区的市级和省级母婴保健医学技术鉴定委员会成员应当具有副主任医师以上专业技术职务。③医学技术鉴定组织的组成人员，由卫生行政部门提名，同级人民政府聘任。

4.法律责任

（1）回避制度

凡与当事人有利害关系，可能影响公正鉴定的人员，应当回避。

（2）技术准入

未取得国家颁发的有关合格证书的，有下列行为之一，县级以上地方人民政府卫生行政部门应当予以制止，并可以根据情节给予警告或者处以罚款：①从事婚前医学检查、遗传病诊断、产前诊断或者医学技术鉴定的。②施行终止妊娠手术的。③出具本法规定的有关医学证明的，此时出具的有关医学证明无效。

（3）法律责任

未取得国家颁发的有关合格证书，施行终止妊娠手术或者采取其他方法终止妊娠，致人死亡、残疾、丧失或者基本丧失劳动能力的，依照刑法的规定追究刑事责任。

从事母婴保健工作的人员违反本法规定，出具有关虚假医学证明或者进行胎儿性别鉴定的，由医疗保健机构或者卫生行政部门根据情节给予行政处分；情节严重的，依法取消执业资格。

（三）《中华人民共和国母婴保健法实施办法》

《中华人民共和国母婴保健法实施办法》进一步明确规定母婴保健技术服务主要包括：有关母婴保健的科普宣传、教育和咨询；婚前医学检查；产前诊断和遗传病诊断；助产技术；实施医学上需要的节育手术；新生儿疾病筛查；有关生育、节育、不育的其他生殖保健服务等。下面择重点部分简要介绍：

1.婚前保健

婚前保健即婚前卫生指导，具体包括：有关性卫生的保健和教育；新婚避孕知识及计划生育指导；受孕前的准备、环境和疾病对后代影响等孕前保健知识；遗传病的基本知识；影响婚育的有关疾病的基本知识；其他生殖健康知识。医师进行婚前卫生咨询时，应当为服务对象提供科学的信息，对可能产生的后果进行指导，并提出适当建议。

从事婚前医学检查的医疗、保健机构，由其所在地设区的市级人民政府卫生行政部门进行审查，应当具备下列条件：分别设置专用的男、女婚前医学检查室，配备常规检查和专科检查设备；设置婚前生殖健康宣传教育室；具有符合条件的进行男、女婚前医学检查的执业医师。符合条件的，应在其“医疗机构执业许可证”上注明。

2.孕产期保健

医疗、保健机构应为孕产妇提供医疗保健服务，具体包括：①为孕产妇建立保健手册（卡），定期进行产前检查。②为孕产妇提供卫生、营养、心理等方面的医学指导与咨询。③对高危孕妇进行重点监护、随访和医疗保健服务。④为孕产妇提供安全分娩技术服务。⑤定期进行产后访视，指导产妇科学喂养婴儿。⑥提供避孕咨询指导和技术服务。⑦对产妇及其家属进行生殖健康教育和科学育儿知识教育；⑧其他孕产期保健服务。

医疗、保健机构发现孕妇患有下列严重疾病或者接触物理、化学、生物等有毒、有害因素，可能危及孕妇生命安全或者可能严重影响孕妇健康和胎儿正常发育的，应当对孕妇进行医学指导和下列必要的医学检查：①严重的妊娠合并症或者并发症。②严重的精神性疾病。③国务院卫生行政部门规定的严重影响生育的其他疾病。

孕妇有下列情形之一的，医师应当对其进行产前诊断：①羊水过多或者过少的。②胎儿发育异常或者胎儿有可疑畸形的。③孕早期接触过可能导致胎儿先天缺陷的物质的。④有遗传病家族史或者曾经分娩过先天性严重缺陷婴儿的。⑤初产妇年龄超过35周岁的。

生育过严重遗传性疾病或严重缺陷患儿的，再次妊娠前，夫妻双方应当按照国家有关规定到医疗、保健机构进行医学检查。医疗、保健机构应当向当事人介绍有关遗传性疾病的知识，给予咨询、指导。

严禁对胎儿进行非医学指征的性别鉴定。

提倡住院分娩，严格实施消毒接生和新生儿复苏，预防产伤及产后出血等产科并发症，降低孕产妇及围产儿发病率、死亡率。

3.婴儿保健

医疗、保健机构应当按照国家有关规定开展新生儿先天性、遗传性代谢病筛查、诊断、治疗和监测。按照规定进行新生儿访视，定期对其进行健康检查，提供有关预防疾病、合理膳食、促进智力发育等科学知识，做好婴儿多发病、常见病防治等医疗保健服务。

医疗、保健机构应当按照规定的程序和项目对婴儿进行预防接种。

国家推行母乳喂养。医疗、保健机构应当为实施母乳喂养者提供技术指导，为住院分娩的产妇提供必要的母乳喂养条件。不得向孕产妇和婴儿家庭宣传、推荐母乳代用品。

妇女享有国家规定的产假。有不满1周岁婴儿的妇女，所在单位应当在劳动时间内为其安排一定的哺乳时间。

4.技术鉴定

母婴保健医学技术鉴定委员会分为省、市、县三级。

委员会成员应当符合下列任职条件：①县级母婴保健医学技术鉴定委员会成员应当具有主治医师以上专业技术职务。②设区的市级和省级母婴保健医学技术鉴定委员会成员应当具有副主任医师以上专业技术职务。

本办法同时对技术鉴定的具体操作规范、流程及时限等方面做了详细规定，母婴保健医学技术鉴定相关管理办法由国务院卫生行政部门制定。

5.监督管理

县级以上地方人民政府卫生行政部门负责本行政区域内的母婴保健监督管理工作，履行下列监督管理职责：①依照《中华人民共和国母婴保健法》和本办法以及国务院卫生行政部门规定的条件和技术标准，对从事母婴保健工作的机构和人员实施许可，并核发相应的许可证书。②对《中华人民共和国母婴保健法》和本办法的执行情况进行监督检查。③对违反《中华人民共和国母婴保健法》和本办法的行为，依法给予行政处罚。④负责母婴保健工作监督管理的其他事项。

同时规定了卫生监督部门在履行监督职能时的行为规范，以及医疗、保健机构对实施母婴保健的软硬件建设标准。为更好地指导母婴保健工作，国家还建立了孕产妇死亡、婴儿死亡和新生儿出生缺陷监测、报告制度。

6.罚则

对在实施母婴保健工作中出现的违法事项规定了严格的处罚措施。

（四）2021—2030年中国妇女儿童发展纲要

2021年9月，国务院印发《中国妇女发展纲要（2021—2030年）》和《中国儿童发展纲要（2021—2030年）》（简称“两纲”）。为深入贯彻落实“两纲”，推进妇幼健康事业高质量发展，推动“健康中国”建设，提高妇女儿童健康水平，之后又制定了《国家卫生健康委关于贯彻2021—2030年中国妇女儿童发展纲要的实施方案》（简称《实施方案》）。

《实施方案》共包括五个部分的内容：一是基本原则。坚持以人为本，共建共享；坚持统筹协调，分类指导；坚持防治结合，中西医并重；坚持目标导向，需求牵引。二是主要目标。按照“两纲”提出的主要目标，明确到2030年卫生健康领域要达到12项目标。三是主要任务。包括持续保障母婴安全、加强出生缺陷综合防治、加强儿童健康服务和管理、加强儿童疾病综合防治、预防和控制儿童伤害、建立完善女性全生命周期健康管理模式、防治妇女重大疾病、支持家庭与妇女全面发展八个方面主要任务。四是保障措施。包括坚持党的全面领导、完善妇幼健康法律与政策体系、加强妇幼健康服务体系建设、提升基层妇幼健康服务能力、推进妇幼中医药融合发展、提高妇幼信息化管理水平、加强科学研究与国际交流合作、推进妇幼健康文化建设八个方面保障措施。五是组织实施。包括加强组织领导、加强监测评估、加强宣传引导三个方面工作要求。

（五）医疗、保健机构提供母婴保健服务时的法律责任

1. 母婴保健法律体系中的法律责任

（1）《中华人民共和国母婴保健法》中的法律责任

《中华人民共和国母婴保健法》中明确了国家发展母婴保健事业，必须提供必要条件和物质帮助，使母亲和婴儿获得医疗保健服务，国家对边远贫困地区的母婴保健事业给予扶持，母婴保健事业应当纳入国民经济和社会发展计划。

国务院卫生行政部门主管全国母婴保健工作，县级以上地方人民政府卫生行政部门管理本行政区域内的母婴保健工作。医疗保健机构按照国务院卫生行政部门的规定，负责其职责范围内的母婴保健工作，建立医疗保健工作规范，提高医学技术水平，采取各种措施方便人民群众，做好母婴保健服务工作。

医疗保健机构依照本法规定开展婚前医学检查、遗传病诊断、产前诊断以及施行结扎手术和终止妊娠手术的，必须符合国务院卫生行政部门规定的条件和技术标准，并经县级以上地方人民政府卫生行政部门许可。

（2）《中华人民共和国母婴保健法实施办法》中的法律责任

《中华人民共和国母婴保健法实施办法》进一步规定，国务院卫生行政部门主管全国母婴保健工作，履行下列职责：①制定母婴保健法及本办法的配套规章和技术规范。②按照分级分类指导的原则，制定全国母婴保健工作发展规划和实施步骤。③组织推广母婴保健及其他生殖健康的适宜技术。④对母婴保健工作实施监督。严禁采用技术手段对胎儿进行性别鉴定，但医学上确有需要的除外。

（3）《产前诊断技术管理办法》及配套文件中的法律责任

《产前诊断技术管理办法》及《关于印发〈产前诊断技术管理办法〉相关配套文件的通知》指出，产前诊断技术是《中华人民共和国母婴保健法》规定的母婴保健技术服务的重要内容。

为了贯彻落实该管理办法，卫生部制定的7个相关配套文件分别是：①《开展产前诊断技术医疗保健机构的设置和职责》。②《开展产前诊断技术医疗保健机构的基本条件》。③《从事产前诊断卫生专业技术人员的基本条件》。④《遗传咨询技术规范》。⑤《21-三体综合征和神经管缺

陷产前筛查技术规范》。⑥《超声产前诊断技术规范》。⑦《胎儿染色体核型分析技术规范》。

至此，产前诊断机构人员的准入、技术规范，均有法律法规及具体的部门规章规定。

2. 母婴保健法律关系中的主体

母婴保健法律关系的主体是母婴保健机构和个人。其中，婚前检查、儿童体检在一般医疗机构均可进行，不需要特殊资质准入。但是，产前检查、分娩服务均需要资质准入。如从事助产技术服务、结扎手术和终止妊娠手术的医疗、保健机构及人员，须经县级人民政府卫生行政部门许可，并取得相应的资质证书。

产检机构的资质分为两种，包括产前筛查和产前诊断资质。其中产前筛查的资质准入，由县级以上地方人民政府卫生行政部门许可；产前诊断的资质准入，经省、自治区、直辖市人民政府卫生行政部门许可。

3. 产检机构法定义务

根据《产前诊断技术管理办法》等规定，产检机构的义务包括下列内容：

（1）检查义务

产检机构应当按照产前保健规范，对孕妇进行检查，以早期发现妊娠糖尿病、妊娠高血压疾病等可能危及母婴安全的合并症。

产检机构还应当按照产前筛查的工作规范，对孕妇进行产前筛查，包括孕早、中、晚期的超声检查及唐氏筛查等，以发现胎儿是否存在遗传性疾病或者先天性缺陷。其中，超声检查中最重要的是孕18～24周的系统超声检查，简称“排畸超声”。

胎儿出生后，产检机构还应当对新生儿进行疾病筛查，如新生儿听力筛查等，以早期发现新生儿存在的功能缺陷。

（2）建议义务

孕妇有下列情形之一的，主治医师应当建议其进行产前诊断：①羊水过多或者过少的。②胎儿发育异常或者胎儿有可疑畸形的。③孕早期时接触过可能导致胎儿先天缺陷的物质的。④有遗传病家族史或者曾经分娩过先天性严重缺陷婴儿的。⑤年龄超过35周岁的。

既往生育过严重遗传性疾病或者严重缺陷患儿的，再次妊娠前，夫妻双方应当到医疗保健机构进行遗传咨询。医务人员应当对当事人介绍有关知识，给予咨询和指导，提出医学建议。

（3）转诊义务

经产前检查，产检机构发现或者怀疑胎儿异常的，应当出具转诊单，要求孕妇到产前诊断机构进行相应的产前诊断。

（4）说明义务

首先，产检机构应当向孕妇进行有关母婴保健的科普宣传、教育和咨询。

其次，对于产前诊断技术及诊断结果，主治医师应本着科学、负责的态度，向孕妇或家属告知技术的安全性、有效性和风险性，使孕妇或家属理解技术可能存在的风险和结果的不确定性。

再次，经产前诊断，有下列情形之一的，医师应当向夫妻双方说明情况，并提出终止妊娠的医学意见：①胎儿患严重遗传性疾病的。②胎儿有严重缺陷的。③因患严重疾病，继续妊娠可能危及孕妇生命安全或者严重危害孕妇健康的。

最后，发现胎儿异常，主治医师必须将继续妊娠和终止妊娠可能出现的结果以及进一步处理意见以书面形式明确告知孕妇，由夫妻双方自行选择处理方案，并签署知情同意书。若孕妇缺乏认知能力，由其近亲属代为选择。涉及伦理问题的，应当提交医学伦理委员会讨论。

孕妇自行提出进行产前诊断的，产检机构可根据其情况提供医学咨询，由孕妇决定是否实施产前诊断技术。

（5）终止妊娠义务

产检机构应当为产妇实施助产技术，必要时实施医学上需要的节育手术。按照计生相关规定，施行终止妊娠或者结扎手术的，接受免费服务。

综上所述，产前检查是产检机构通过对孕妇进行身体检查，了解孕妇和胎儿身体状况，早期发现胎儿遗传性疾病和先天性缺陷线索的诊疗行为。胎儿是否健康，是由其自身因素决定的，并非产检技术决定的。产检机构受限于现有技术，通过产前检查可能发现胎儿存在的异常，也可能无法发现胎儿存在的异常。对于发现存在异常的胎儿，是否终止妊娠，最终决定权不在产检机构，而在孕妇家庭。产检机构按照产检规程，对孕妇进行检查即完成义务。孕妇有权获知产前检查的结果，有权获取建议，但不能要求医疗机构确保检查出某种结果或者确保生育健康的宝宝。

三、我国辅助生殖技术的相关法律法规

自1988年我国第一例试管婴儿在北京大学第三医院诞生，我国辅助生殖技术的临床应用便正式拉开了序幕。由于近年来不孕不育发病率的逐年升高，辅助生殖技术在临床的应用日趋广泛。

虽然辅助生殖技术在中国开始晚，但发展速度快，目前已经形成了较为完整的产业体系。以辅助生殖医疗服务为中心，药品和医疗器械端提供产品保障，同时随着互联网的兴起，“互联网+”服务也积极参与到产业中。辅助生殖技术作为一项关乎生命的新型技术，必须从法律层面予以充分规范，才能合理合法地发挥该技术的最大价值。

相关法律服务团队就辅助生殖领域法律问题进行系列解析，尝试以辅助生殖技术及应用端的医疗服务机构为切入点，通过分析相关法律法规，并结合案例对辅助生殖技术中所涉及的法律问题做出多方面、多层次的立体化梳理，以期为辅助生殖技术及整个领域的健康发展提供支持。

目前，辅助生殖技术的应用主要集中在临床和科学研究上。自2001年起，国家一直不断完善对医疗机构辅助生殖技术的监管，正式形成行业准入制度，此后每隔几年就会出台相应的行政法规、部门规章，内容涵盖了设置规划及准入、事中事后监管、临床研究监管、伦理原则等多方面。

（一）辅助生殖技术相关的法律及政策概览

2001年，卫生部颁布《人类辅助生殖技术管理办法》和《人类精子库管理办法》，正式将辅助生殖技术纳入医疗技术监管范围。这两部管理办法首次发布较为系统的辅助生殖技术管理办法，对辅助生殖技术实施机构的设立采取审批制，要求申请开展丈夫精液人工授精技术的医疗机构应由省、自治区、直辖市人民政府卫生行政部门审查批准。对申请精液人工授精和体外受精-胚胎移植技术及其衍生技术的医疗机构，由省、自治区、直辖市人民政府卫生行政部门提出初审意见，卫生部审批。同时规定人类辅助生殖技术批准证书每2年校验一次。

2001年5月，原卫生部颁布了《人类辅助生殖技术规范》《人类精子库基本标准和技术规范》和《人类辅助生殖技术和人类精子库伦理原则》，作为首个辅助生殖领域技术规范、基本标准和伦理原则文件，有效促进和规范了我国人类辅助生殖技术和人类精子库的发展和应用。

2003年6月，相关部门对2001年5月发布的《人类辅助生殖技术规范》《人类精子库基本标准和技术规范》《人类辅助生殖技术和人类精子库伦理原则》进行了修订，发布了新的技术规范、基本标准和伦理原则，并自2003年10月1日起执行。这些指导性文件明确了人类辅助生殖技术和人类精子库的技术规范及基本标准，针对技术设置条件、技术、人员、适应人群等做出了详细规定。同时，明确了辅助生殖技术的伦理原则：有利于原则、知情同意原则、保护后代原则、社会公益原则、保密原则、严防商业化原则、伦理监督原则等。

2003年7月，卫生部颁布《人类辅助生殖技术和人类精子库评审、审核和审批管理程序》，标志着我国人类辅助生殖技术和人类精子库已步入规范有序的程序化监管阶段。

2007年5月，卫生部颁布《关于加强人类辅助生殖技术和人类精子库设置规划和监督管理的通知》，文件中界定人类辅助生殖技术和人类精子库属于限制性应用的高新卫生技术，要求各省级卫生行政部门应依据辖区卫生发展规范、人群结构和不育症人口数量、不育症患者发病率和经济发展水平、城市布局及效能环境以及医疗机构的等级、性质、人员、技术、场地、相关科室设置等条件，制订设置规划，严格控制新开展的机构数量。

同年10月，国务院颁布了《关于第四批取消和调整行政审批项目的决定》，文件中将医疗机构开展辅助生殖技术许可全面下放至省、自治区、直辖市卫生行政主管部门。

2013年2月，原卫生部颁布《人类辅助生殖技术管理专项整治行政方案》解读意见，对开展辅助生殖技术的医疗机构进行清理整顿，严格准入审批，在专项整顿期间，建议暂缓辅助生殖技术审批，对已审批的辅助生殖机构，重新进行审核登记。

2015年5月，原国家卫生和计划生育委员会颁布《人类辅助生殖技术配置规划指导原则（2015版）》，其中明确新筹建辅助生殖技术应当配置在三级综合医院、三级妇幼保健院或三级妇产医院；同时规定，新筹建植入前胚胎遗传学诊断技术（第三代试管婴儿技术）应当配置在具备产前诊断资质的三级综合医院、三级妇幼保健院和三级妇产医院。规划筹建的辅助生殖机构要分年度、有计划审批，每年批准筹建的机构数量原则上不得超过规划筹建总数的20%。

同年，对上述文件又颁布相关解读文件，明确了配置规划的基本原则：整体效益原则、稳妥有序原则、分类指导原则、合理布局原则。明确辅助生殖技术配置测算实行分类控制：一是夫精人工授精、供精人工授精、体外受精-胚胎移植、卵胞浆内单精子显微注射技术，按常住人口数测算或按人口服务量比值法测算。二是要求新筹建开展植入前胚胎遗传学诊断技术应当配置在具备产前诊断资质的三级综合医院、三级妇幼保健院和三级妇产医院。每个省、自治区、直辖市的配置规划中应当结合当地实际，明确规划开展植入前胚胎遗传学诊断技术的辅助生殖机构数量。三是人类精子库，每个省、自治区、直辖市设置人类精子库原则上不超过1个，直辖市和常住人口1亿以上的省份，在数据库信息共享的前提下，可设置2个人类精子库。

同时颁布的《关于规范人类辅助生殖技术与人类精子库审批的补充规定》中要求，申请开展常规体外受精-胚胎移植技术、卵胞浆内单精子显微注射技术的机构至少实施夫精人工授精或供精人工授精技术满1年，申请胚胎遗传学诊断技术的机构至少实施常规体外受精-胚胎移植或卵胞浆内单精子显微注射技术满5年，经批准开展术前胚胎遗传学诊断技术的机构方可开展植入前胚胎遗传学筛查技术。

2016年9月，国家卫生和计划生育委员会颁发《国家卫生计生委关于简化人类辅助生殖技术治疗时生育证明查验程序的通知》，要求经批准开展人类辅助生殖技术的医疗机构在实施人类辅助生殖技术治疗时，不再查验患者夫妇的生育证明，由患者夫妇做出符合计划生育政策的书面承诺即可。各级卫生计生行政部门要加强事中事后监管，依法依规查处政策外多孩生育情况，维护正常生育秩序。

2017年9月，国家卫生和计划生育委员会、最高人民法院等12部门发布《关于建立查处违法违规应用人类辅助生殖技术长效工作机制的通知》，要求严厉打击非法采供精、非法采供卵、非法性别鉴定以及“代孕”等违法违规行为，各部门组成长效联合工作机制，包括联合执法调查机制、重大案件会商督办机制、案件移送机制、案件信息通报共享机制、舆情引导与合作机制、有奖举报机制。

2018年8月，国家卫健委发布《辅助生殖技术随机抽查办法》，明确抽查机制：各省、自治区、直辖市每年应当对辖区内20%以上的辅助生殖机构开展随机抽查，且不少于2家；明确了随机抽查的重点内容，除了技术标准外，还包括非法代孕、非法采供精、伦理审查、伦理原则等多方面内容。

2019年2月，国家卫健委又发布了《生物医学新技术临床应用管理条例（征求意见稿）》，其中将生物技术定义为：已完成临床前研究，拟作用于细胞、分子水平的，以对疾病做出判断或预防疾病、消除疾病、缓解病情、减轻痛苦、改善功能、延长生命、帮助恢复健康等为目的的医学专业手段和措施，并对生物技术进行了分级，将研究人员的征集档案与监管相衔接。

2019年9月，国家卫健委颁布《关于加强辅助生殖技术服务机构和人员管理的若干规定》，规定要求，以风险防范为重点，针对目前辅助生殖技术服务和管理的薄弱环节，从机构资质、服务患者、全程服务、内部管理、信息管理、人员资质、人员能力、医德医风、伦理监督、研究活动等10个方面对辅助生殖机构和从业人员提出明确要求。

以上这些行政法规、部门规章等相关法律文件，共同形成了我国现有的辅助生殖技术的规范体系。

（二）辅助生殖技术临床应用的准入及监管

1.辅助生殖技术临床应用的实施准入

辅助生殖技术在我国属于限制性应用的特殊临床诊疗技术，对其资质也有较高的限制和要求。目前，我国对辅助生殖技术的开展主要依托政府规划，以国务院卫生行政管理部门每5年颁发一次的《人类辅助生殖技术配置规划指导原则》为指导，地方政府及卫生管理部门再依据当地具体情况做具体行政区划。

2.辅助生殖技术临床应用的事中事后监管

辅助生殖技术和人类精子库涉及医学、伦理、社会、法律等诸多复杂问题，卫生行政部门在事前审批的基础上，也在不断加强辅助生殖技术的事中事后监管，以期这项技术能够合法合规应用。目前，我国已经确立了批准证书校验、随机抽查、机构自查三个层次的监督管理体系。

批准证书校验，依据《人类辅助生殖技术管理办法》的规定，人类辅助生殖技术和人类精子库的批准证书都是每2年由原审批机关组织校验一次。校验合格的，可以继续开展人类辅助生殖技术或人类精子库；校验不合格的，收回其批准证书。为更好地发挥批准证书校验的作用，2006年，卫生部颁发了《人类辅助生殖技术与人类精子库校验实施细则》（简称《实施细则》），其中对校验标准、校验程序、校验内容、校验结果有着详细的规定。依据《实施细则》的规定，校验内容涉及场地、人员、技术等各个方面，尤其是对实施供精体外受精-胚胎移植技术和供精人工授精技术的控制管理以及人类精子库对外供精的管理，要求防止技术滥用，保护生物资源数据安全。

随机抽查，是指卫生健康行政部门从辅助生殖机构（包括经批准开展人类辅助生殖技术和设置人类精子库的医疗机构）中随机抽取一定比例的机构，选派随机产生的检查人员，对被检查机构实施检查，抽查情况及查处结果按规定向社会公布的工作机制。随机抽查的结果可作为批准证书校验结果的重要参考。

机构自查是开展辅助生殖技术的机构自己定期或不定期对照现行的法律法规展开的自查，机构自查机制也是随机抽查和批准证书校验的重要内容。

3.辅助生殖技术科学研究领域的法律监管

近年来，辅助生殖技术相关的涉及人类基因和人体胚胎干细胞的研究一直是医学科研领域的热点。但是，其中涉及的技术、伦理和法律风险极高，尤其是临床试验中相关问题频发。我国关于临床研究的技术规范、伦理原则等相关规范性文件也开始从无到有，逐渐完善、规制、管理起来。

2003年，卫生部在发布的《人胚胎干细胞研究伦理指导原则》中首次确定了有关人胚胎干细胞研究的“14天原则”——利用体外受精、体细胞核移植、单性复制技术或遗传修饰获得的囊胚，其体外培养期限自受精或核移植开始不得超过14天。该原则同时明确了医学研究中胚胎干细胞仅能通过以下四种来源获得：①体外受精时多余的配子或囊胚。②自然或自愿选择流产的胎儿细胞。③体细胞核移植技术所获得的囊胚和单性分裂囊胚。④自愿捐献的生殖细胞。

2015年，国家卫计委和国家食品药品监督管理总局联合发布《干细胞临床研究管理办法（试行）》，在解读中明确指出，干细胞治疗相关技术不再按照第三类医疗技术管理；并且在2016年颁布的《涉及人的生物医学研究伦理审查办法》中强调了伦理委员会的设立和职责；在2018年的基因编辑事件后，国家进一步规范了相关技术的临床研究并提高了技术临床应用的门槛，并发布了《医疗技术临床应用管理办法》，对医疗技术施行负面清单管理；同时就《生物医学新技术临床应用管理条例》公开征求意见，其中将技术分级，也强调将研究人员的征信档案与监管相衔接；在2020年最新颁布的《中华人民共和国民法典》第1009条中明确规定了从事与人体基因、人类胚胎等有关的医学和科研活动的，应当遵守法律、行政法规和国家有关规定，不得危害人体健康，不得违背伦理道德，不得损害公共利益，将有关原则上升到了法律层面；新公布的《中华人民共和国刑法修正案（十一）》草案中，则提出将“非法采集国家人类遗传资源”及“违反国家有关规定，将基因编辑的胚胎、克隆的胚胎植入人类或者动物体内”的行为明确纳入刑法规制范围。

辅助生殖技术的应用实施关乎生命，涉及法理与伦理，其中很多问题影响人民的生命健康、社会稳定，甚至国家安全，仅仅依靠目前有限的行政法规和部门规章是不足以防范当下的风险隐患的，应当尽快通过法律形式确定一套更完备的监管体系，以保障行业健康发展。

四、我国其他生殖健康相关法律

（一）《性病防治管理办法》

1.概述

性传播疾病（STD）是一组主要与性接触传播有关的传染病的总称，该类疾病近年来在世界范围内病例数不断增加，流行地区日益扩大。我国1964年曾宣布基本上消灭了性病，由于诸多因素的影响，1977年报告出现新的STD病例，而且流行状况越来越严重。目前，性传播疾病是我国常见的传染病病种，居传染病发病率的第三位或第四位，已成为近年来常见的重要的公共卫生问题和社会问题。

我国政府非常重视性病的防治工作，为预防、控制和消除性病的发生与蔓延，保护群体健康，根据《中华人民共和国传染病防治法》的有关规定，1991年8月12日，卫生部发布了《性病防治管理办法》，对性病防治的策略和措施做了明确的规定。

2012年6月29日，经卫生部部务会审议通过了新的《性病防治管理办法》，并自2013年1月1日起施行，1991年8月12日卫生部公布的《性病防治管理办法》同时废止。

2.修订情况

（1）修订背景

《性病防治管理办法》自1991年实施以来，对于加强和规范性病防治工作起到了十分重要的作用。近十年来，我国性病防治形势发生了很大变化，主要体现在以下几个方面：一是报告性病的构成发生了显著变化，一些性病（如梅毒和生殖道沙眼衣原体感染）报告发病数逐年上升，一些性病（如软下疳、性病性淋巴肉芽肿）在我国已基本没有病例报告。二是我国艾滋病经性传播比例不断上升。性病是艾滋病传播的协同因素。性病患者更容易感染艾滋病，患艾滋病的性病患者更容易通过性接触方式传播艾滋病。加强性病防控对于预防艾滋病传播有积极的作用。三是《中华人民共和国传染病防治法》已于2004年进行了修订，从疫情报告、预防控制、监督管理、法律责任等方面对包括性病在内的传染病防控提出了新的要求。2010年，卫生部印发的《中国预防与控制梅毒规划（2010—2020年）》，也对加强梅毒防治工作提出了明确的任务。四是性病诊疗技术和防控措施在近年来有了新的进展。五是为了提高该办法实施效力和可操作性，需进一步明确监督管理和法律责任。基于上述原因，需要对1991年的该办法进行必要的修订。

修订后的《性病防治管理办法》，将进一步规范和指导我国今后一段时期的性病防治工作，对预防控制性病的发生与流行、遏制艾滋病经性途径传播等有着重要意义，也有助于《中国预防与控制梅毒规划（2010—2020年）》的顺利实施。

（2）修订原则

①依法原则。依据《中华人民共和国传染病防治法》《艾滋病防治条例》《医疗机构管理条例》等法律法规和《中共中央、国务院关于深化医药卫生体制改革的意见》《国务院关于进一步加强艾滋病防治工作的通知》《中国预防与控制梅毒规划（2010—2020年）》等相关政策对《性病防治管理办法》进行修订，确保该办法的各项规定符合现行法律法规和政策要求。

②科学适用原则。充分考虑性病防治工作的实际需要，合理确定性病种类、确定性病预防和治疗机构以及相应职责，规范性病疫情监测和报告、预防和控制、诊断和治疗工作，力求体现防治工作的标准化、规范化和可操作性。

③以人为本原则。强调了不得泄露性病患者涉及个人隐私的有关信息资料等内容，保护就诊者的权益，对就诊者进行性病相关检查时应当知情同意；明确了优先使用基本药物、公示收费价格等。

④广泛参与原则。提出了将性病防治工作纳入各级艾滋病防治工作协调机制，协调各相关部门共同开展性病防治工作；鼓励和支持有关协会、学会和民间团体等社会组织开展性病防治工作；鼓励和支持医疗卫生、科研等相关机构参加性病防治公益活动。

3.主要内容

共八章，包括总则、机构和人员、预防和控制、诊断和治疗、监测和报告、监督管理、法律责任和附则。下面，除“附则”外，对其他内容择要介绍：

（1）总则

为预防、控制性病的传播流行，保护人体健康，根据《中华人民共和国传染病防治法》和《艾滋病防治条例》有关规定，制定本办法。本办法所称的性病包括：梅毒、淋病、生殖道沙眼衣原体感染、尖锐湿疣、生殖器疱疹。明确了性病防治应坚持预防为主、防治结合的方针，遵循依法防治、科学管理、分级负责、专业指导、部门合作、社会参与的原则。

各级卫生行政部门应当在同级人民政府的领导下，建立和完善性病防治管理和服务体系，将性病防治工作逐步纳入基本公共卫生服务内容；加强性病防治队伍建设，负责安排性病防治所需经费，开展性病防治工作。医学院校、医务人员培训机构和医学考试机构，应当加强相关的教育和培训。任何单位和个人不得歧视性病患者及其家属。

（2）机构和人员

医疗机构开展性病诊疗业务应取得与性病诊疗相关的诊疗科目。

开展性病诊疗的医疗机构应履行如下职责：①根据诊断标准和技术规范进行诊疗并按规定报告疫情。②开展宣传、健康教育、咨询等必要的干预。③协助行政部门开展诊疗业务培训。④开展实验室检测质量控制。⑤协助疾控机构开展性病疫情漏报调查和流行病学调查等工作。

省级卫生行政部门应当定期组织从事性病诊疗和预防控制工作的专业人员进行岗位培训，并进行考核。

医疗机构人员开展性病诊疗业务，应当依法取得执业资格，并应定期接受性病专业技术岗位培训。疾控机构的人员开展性病预防控制工作，应当定期接受性病防治知识和专业技术岗位培训。

（3）预防和控制

各级疾控机构应当通过多种形式在有易感染性病危险行为的人群集中的场所宣传性病防治知识，倡导安全性行为，鼓励其定期到具备资质的医疗机构进行性病检查。

开展性病诊疗业务的医疗机构应当为性病就诊者提供性病和生殖健康教育、咨询检测以及其他疾病的转诊服务。

艾滋病咨询机构及社区药物维持门诊应将梅毒免费咨询检测纳入日常服务内容，梅毒阳性患者建议就诊，并按要求收集和上报相关信息。

开展妇幼保健和助产服务的医疗机构应当对孕产妇进行梅毒筛查检测、咨询，以及必要的诊疗或者转诊服务，预防先天梅毒的发生。

性病患者应当采取必要的防护措施，防止感染他人，不得以任何方式故意传播性病。性病流行严重的地区，卫生行政部门可以根据当地情况，对特定人群采取普查普治的防治措施。

（4）诊断和治疗

医疗机构及其医务人员对就诊者进行性病相关检查时，应当遵循知情同意的原则。

开展性病诊疗业务的医疗机构，应当按照安全、有效、经济、方便的原则提供性病治疗服务，优先使用基本药物。

提供孕产妇保健和助产服务的医疗机构，应当为感染梅毒的孕产妇提供治疗，并为婴幼儿提供必要的预防性治疗、随访、梅毒相关检测服务等。对确诊的先天梅毒的患儿给予治疗或者转诊。

开展性病诊疗的医务人员，应当规范书写病历，准确填报传染病报告卡报告疫情，对性病患者进行复查，提供健康教育与咨询服务，并予以记录。

开展性病诊疗的医疗机构进行性病临床检验，应当制定检验标准操作和质量控制程序，按照技术规范进行检验和结果报告，参加性病实验室质量评价，加强实验室生物安全管理。

性病治疗基本用药纳入基本药物目录并逐步提高报销比例，性病基本诊疗服务费用纳入报销范围。

（5）监测和报告

省级疾控机构根据全国性病监测方案和本地性病疫情情况，制定本行政区域的性病监测实施方案；组织开展性病监测和专题调查，了解不同人群性病发病特点和流行趋势。

开展性病诊疗的医疗机构应当结合流行病学史、临床表现和实验室检验结果等做出诊断，按照规定进行疫情报告，不得隐瞒、漏报、缓报疫情。医疗卫生机构不得泄露性病患者涉及个人隐私的有关信息、资料。

各级卫生行政部门负责本行政区域内性病疫情报告网络建设，为网络的正常运行提供必要的保障条件。

（6）监督管理

卫生部负责对全国性病防治工作进行监督管理，组织开展性病防治工作绩效考核和效果评估。卫生行政部门对开展性病诊疗服务的医疗机构进行校验和评审时，应当将性病诊治情况列入校验和评审内容。各级卫生行政部门应当受理个人或者组织对违反本办法行为的举报，并依法进行处理。县级以上地方卫生行政部门负责对本行政区域内性病防治工作进行监督管理，定期开展性病防治绩效考核与督导检查。

（7）法律责任

县级以上卫生行政部门违反本办法规定，造成性病疫情传播扩散的，按照《中华人民共和国传染病防治法》的有关规定进行处理；构成犯罪的，依法追究刑事责任。

未取得“医疗机构执业许可证”或超出诊疗科目登记范围开展性病诊疗活动的，应当按照《医疗机构管理条例》及其实施细则的有关规定进行处理。

医疗机构提供性病诊疗服务但违反诊疗规范的，由县级以上卫生行政部门责令限期改正，给予警告；逾期不改的，可以根据情节轻重处以3万元以下罚款。同时还分别规定了医生、护理人员及性病患者违反本办法所应承担的相应的法律责任。

（二）《艾滋病防治条例》

1.制定背景

艾滋病是我国重点防治的重大传染病。艾滋病防治工作是一项庞大的社会系统工程，涉及禁毒等社会环境综合整治、部分群体不良行为的改变等多方面因素，内容相当复杂，仅靠已经制定的《中华人民共和国传染病防治法》不能完全涵盖和解决艾滋病防治问题，该法第24条规定，防止艾滋病传播的具体办法由国务院制定。

2.颁布的重要意义

本条例明确了政府的工作职责，保障了防治经费的投入机制，保证了防治工作的可持续开展，统一了对防治工作中存在的一些问题的认识，体现了我国政府落实艾滋病防治承诺的决心和行动。

3.主要精神

第一，艾滋病的传播，与人的行为密切相关；艾滋病防治不仅是公共卫生问题，而且是社会问题。本条例着重控制艾滋病传播的社会行为因素，重点规范易感染艾滋病病毒危险行为人群的高危险行为，推广行为干预措施。

第二，政府主导与全社会参与相结合，充分发挥社会力量在艾滋病防治工作中的作用。

第三，艾滋病防治工作与禁毒戒毒、打击卖淫嫖娼工作相协调。国际社会的成功经验以及我国的试点经验已经证明，安全套的推广使用、对吸毒成瘾者实行美沙酮替代治疗等是行之有效的措施。从保护广大公众的健康出发，本条例规定有关部门针对一些特殊人群应当采取行为干预措施。

第四，以预防、宣传教育为主是我国艾滋病控制的工作方针。通过形式多样的宣传教育，向公众普及艾滋病防治知识，引导人们改变危险行为。

第五，处理好保护特殊人群的合法权益与采取控制措施的关系。本条例明确规定了艾滋病病毒感染者、艾滋病病人及其家属的权利和义务。

4.主要内容

本条例共七章，分别为总则、宣传教育、预防与控制、治疗与救助、保障措施、法律责任和附则。下面，除“附则”外，对其他内容择要介绍：

（1）总则

为了预防、控制艾滋病的发生与流行，保障人体健康和公共卫生，根据传染病防治法，制定本条例。艾滋病防治工作坚持预防为主、防治结合的方针，建立政府组织领导、部门各负其责、全社会共同参与的机制，加强宣传教育，采取行为干预和关怀救助等措施，实行综合防治。任何单位和个人不得歧视艾滋病病毒感染者、艾滋病病人及其家属。

国家鼓励和支持开展与艾滋病预防、诊断、治疗等有关的科学研究，提高艾滋病防治的科学技术水平，鼓励和支持开展传统医药以及传统医药与现代医药相结合防治艾滋病的临床治疗与研究。

县级以上人民政府和政府有关部门对在艾滋病防治工作中做出显著成绩和贡献的单位和个人，给予表彰和奖励。

对因参与艾滋病防治工作或者因执行公务感染艾滋病病毒，以及因此致病、丧失劳动能力或者死亡的人员，按照有关规定给予补助、抚恤。

（2）宣传教育

明确地方各级人民政府和政府有关部门在艾滋病防治宣传教育方面的职责。提倡健康文明的生活方式，营造良好的艾滋病防治的社会环境，并明确医疗机构以外的各类宣传教育的主体和对象。

医疗卫生机构应当组织工作人员学习有关艾滋病防治的法律法规、政策和知识；医务人员在开展艾滋病、性病等相关疾病咨询、诊断和治疗的过程中，应当对就诊者进行艾滋病防治的宣传教育。

（3）预防与控制

国家建立健全艾滋病监测网络，实行艾滋病自愿咨询和自愿检测制度，推广预防艾滋病的行为干预措施。建立艾滋病防治与禁毒工作的协调机制，落实针对吸毒人群的艾滋病防治措施，组织推广使用安全套，建立和完善安全套供应网络，在公共场所内放置安全套或者设置安全套发售设施。

公安、司法行政机关对受管理的艾滋病病毒感染者和艾滋病病人，应当采取相应的防治措施，防止艾滋病传播。

组织开展对卫生技术人员艾滋病防治知识和专业技能的培训，采取有效的卫生防护措施和医疗保健措施。

疾控机构按照属地管理的原则，对艾滋病病毒感染者和艾滋病病人进行医学随访。

防止医院感染和医源性感染、血液安全、采集或者使用人体组织、器官、细胞、骨髓等行为。

艾滋病病毒感染者和艾滋病病人应当履行相应义务。未经本人或者其监护人同意，任何单位或者个人不得公开艾滋病病毒感染者、艾滋病病人及其家属的姓名、住址、工作单位、肖像、病史资料以及其他可能推断出其具体身份的信息。

县级以上人民政府卫生主管部门和出入境检验检疫机构可以封存有证据证明可能被艾滋病病毒污染的物品，并予以检验或者进行消毒。

（4）治疗与救助

落实“四免一关怀”政策主要为：

“一免”：对农村居民和城镇未参加基本医疗保险等医疗保障制度的经济困难人员中的艾滋病病人免费提供抗病毒治疗药物。

“二免”：在全国范围内为自愿接受艾滋病咨询和病毒检测的人员免费提供咨询和初筛检测。

“三免”：为感染艾滋病病毒的孕妇提供免费母婴阻断药物和婴儿检测试剂。

“四免”：生活困难的艾滋病病人遗留的孤儿和感染艾滋病病毒的未成年人接受义务教育的，应当减免学费。

“一关怀”：将生活困难的艾滋病病人纳入政府救助范围，按照国家有关规定给予必要的生活救济。

（5）保障措施

县级以上人民政府应当将艾滋病防治工作纳入国民经济和社会发展规划，根据艾滋病防治工作需要，将艾滋病防治经费列入本级财政预算，储备抗艾滋病病毒治疗药品、检测试剂等物资。

（6）法律责任

分别规定了地方各级人民政府、县级以上人民政府卫生主管部门、县级以上人民政府有关部门、医疗卫生机构、血站和单采血浆站、公共场所经营者、艾滋病病毒感染者和艾滋病病人等违反本办法应承担的法律责任。

（颜耀华）

参考文献

[1] 全国人民代表大会常务委员会.中华人民共和国未成年人保护法[S]. 北京:中国法制出版社, 2020.

[2] 全国人民代表大会常务委员会.中华人民共和国预防未成年人犯罪法[S].北京:中国法制出版社, 2020.

[3] 全国人民代表大会常务委员会.中华人民共和国人口与计划生育法[S].北京:中国人口出版社,2021.

[4] 刘文利, 元英. 我国中小学性教育政策回顾(1984—2016)[J]. 教育与教学研究, 2017, 31(07): 44-55.

[5] 国家卫生和计划生育委员会.中国卫生和计划生育统计年鉴[M].北京:中国协和医科大学出版社,2016.

[6] 丁雪, 王芳, 赵君, 等. 母婴保健法律制度的国际经验与启示[J]. 中国社会医学杂志, 2018, 35(6):557-560.

附　录
缩略词简表

英文缩略词	英文全称	中文全称
ABP	androgen binding protein	雄激素结合蛋白
ACOG	American college of obstetricians and gynecologists	美国妇产科学会
AD	autosomal dominance inheritance	常染色体显性遗传
ADC	antibody-drug conjugates	抗体-药物偶联
AFC	antral follicle count	窦卵泡个数
AFP	alpha fetoprotein	甲胎蛋白
AH	assisted hatching	胚胎辅助孵化
AI	artificial insemination	人工授精
AID	artificial insemination by donor	供精人工授精
AIDs	autoimmune diseases	自身免疫疾病
AIH	artificial insemination by husband	夫精人工授精
AM	adenomyosis	子宫腺肌病
AMH	anti-mullerian hormone	抗苗勒管激素
ANN	artificial neural network	人工神经网络
APA	American Psychological Association	美国心理学会
aPLs	antiphospholipid antibodies	抗磷脂抗体
APS	antiphospholipid syndrome	抗磷脂综合征
AR	androgen receptor	雄激素受体
AR	autosomal recessive inheritance	常染色体隐性遗传
ART	assisted reproductive technology	辅助生殖技术
ASFR	age-specific fertility rates	年龄别生育率
AT	aromatase	芳香化酶
AUB	abnormal uterine bleeding	异常子宫出血
AVP	arginine vasopressin	精氨酸抗利尿激素
BEOC	availability of basic essential obstetric care	基本产科保健的可获得性
BTB	breakthrough bleeding	突破性出血
BV	bacterial vaginosis	细菌性阴道病

续表

英文缩略词	英文全称	中文全称
CBAVD	congenital bilateral absence of the vas deferens	先天性双侧输精管缺如
CBS	cystathionineβ-synthase	胱硫醚-β-合成酶
CE	chronic endometritis	慢性子宫内膜炎
CHD	congenital heart disease	先天性心脏缺陷
CHH	congenital hypogonadotropic hypogonadism	先天性低促性腺激素性性腺功能减退症
CIN	cervical intraepithelial neoplasia	宫颈上皮内瘤变
CIP	community intervention program	社区干预项目
CLS	climacteric syndrome	更年期综合征
CMA	chromosomal microarray analysis	染色体微阵列分析
CNH	copy number high	高拷贝型
CNL	copy number low	低拷贝型
CNV	copy number variation	染色体拷贝数变异
COC	combined oral contraceptives	复方口服避孕药
COC	cumulus-oocyte complex	卵母细胞卵丘复合物
COS	controlled ovarian stimulation	控制性促排卵
cPAS	combinatorial probe-anchor synthesis	联合探针锚定聚合技术
CPP	central precocious puberty	中枢性性早熟
CPR	contraceptive prevalence rate	避孕普及率
cTBs	circulating trophoblasts	循环滋养层细胞
CTL	cytotoxic T lymphocyte	细胞毒T淋巴
CVD	cardiovasular disease	心血管疾病
DA	dopamine	多巴胺
DC	dendritic cell	树突状细胞
DFI	DNA fragmentation index	精子DNA碎片指数
DHEA	dehydroepiandrosterone	脱氢表雄酮
DHT	dihydrotestosterone	双氢睾酮
DIC	decidual immune cells	蜕膜免疫细胞
DM	diabetes mellitus	糖尿病
dMφ	decidual macrophage	巨噬细胞
dNK	decidual natural killer cell	蜕膜自然杀伤细胞
DOR	diminished ovarian reserve	卵巢储备功能减退
DSC	decidual stromal cells	蜕膜基质细胞
E_2	estradiol	雌二醇
EAO	experimental allergic orchitis	实验性变态反应睾丸炎

续表

英文缩略词	英文全称	中文全称
EB	ethidium bromide	溴化乙啶
ECS	expanded carrier screening	扩展性携带者筛查技术
ED	erectile dysfunction	勃起功能障碍
EEDs	environmental endocrine disrupting chemicals	环境内分泌干扰物
EFI	endometriosis fertility index	子宫内膜异位症生育指数
EH	essential hypertension	原发性高血压
EMS	endometriosis	子宫内膜异位症
EOC	epithelial ovarian cancer	上皮性卵巢恶性肿瘤
EOP	endogenous opioid peptides	内源性阿片肽
Eppin	epididymal protease inhibitor	附睾蛋白酶抑制蛋白
ERA	endometrial receptivity analysis	子宫内膜容受性分析检测
ERT	endometrial receptivity testing	子宫内膜容受性检测
ER	ESTROGEN RECEPTOR	雌激素受体
EVT	extra villous trophoblast	绒毛外滋养细胞
FA-1	fertilization antigen-1	受精抗原1
FET	frozen embryo transfer	冷冻胚胎复苏移植
FF	follicular fluid	卵泡液
FGTB	female genital tract tuberculosis	女性生殖器结核
FISH	fluorescent in situ hybridization	荧光原位杂交技术
FR	folate receptor	叶酸受体
FSH	follicle-stimulating hormone	卵泡刺激素
GDM	gestational diabetes mellitus	妊娠期糖尿病
CDGP	constitutional delay of growth and puberty	体质性青春期生长发育延迟
GHRH	growth hormone releasing hormone	生长激素释放激素
GLP	glucagon-like peptide	胰高血糖素样肽
GnRH	gonadotropin releasing hormone	促性腺激素释放激素
GPCRs	G protein-coupled receptors	G蛋白偶联受体
GV	geminal vesicle	生发泡期
GWAS	genome-wide association study	全基因组关联分析
HCG	human chorionic gonadotropin	人绒毛膜促性腺激素
HDCP	hypertensive disorder complicating pregnancy	妊娠期高血压疾病
HDL-C	high-density lipoprotein cholesterol	高密度脂蛋白胆固醇
HGP	Human Genome Project	人类基因组计划
Hhcy	hyperhomocysteinemia	高同型半胱氨酸血症
HIFU	high intensity focused ultrasound	高强度聚焦超声技术

续表

英文缩略词	英文全称	中文全称
HIPEC	hyperthermic intraperitoneal chemotherapy	腹腔热灌注化疗
HIV	human immunodeficiency virus	人类免疫缺陷病毒
HLA	human lymphocyte antigen	人类白细胞抗原
HOMA-IR	homeostasis model assessment	稳态模型评估
HOR	high ovarian response	卵巢高反应
HPRL	hyperprolactinemia	高泌乳素血症
HPTA	hypothalamus-pituitary-thyroid axis	下丘脑-垂体-甲状腺轴
HPV	human papilloma virus	人乳头瘤病毒
HRA	health risk assessment	健康风险评估
HRT	hormone replacement therapy	激素补充治疗
HSG	hystero-salpingography	子宫输卵管造影
HSIL	high-grade squamous intraepithelial lesion	高级别鳞状上皮内病变
IC	imprinting center	印记中心
ICI	intracervical insemination	宫颈管内人工授精
ICSI	intracytoplasmatic sperm injection	经卵胞质精子注射
ID	imprinting defects	印记缺陷
IDS	interval debulking surgery	中间型减瘤术
IFN-α	interferon-α	干扰素-α
IGF	insulin-like growth factor	胰岛素样生长因子
IGRA	interferon gamma release assay	干扰素释放试验
ILC	innate lymphoid cell	固有淋巴细胞
ILL	innate-like lympocytes	固有样淋巴细胞
ILT	immunoglobulin-like transcript	免疫球蛋白样转录物
InhB	inhibin b	抑制素 B
INSL3	insulin-like peptide 3	胰岛素样肽 3
ITIM	immunoreceptor tyrosine inhibitory motif	免疫受体酪氨酸抑制基序
IUI	intrauterine insemination	宫腔内人工授精
IVF-ET	in vitro fertilization and embryo transfer	体外受精-胚胎移植
IVI	intravaginal insemination	阴道内人工授精
IVM	immature oocyte in vitro maturation	未成熟卵母细胞体外成熟
KIR	killer immunoglobulin-like receptor	杀伤免疫球蛋白样受体
LDL	low-density lipoprotein	低密度脂蛋白
LH	luteinizing hormone	促黄体生成素
lncRNAs	long non-coding RNAs	长链非编码 RNA
LNG-IUS	the levonorgestrel-releasing intra uterine system	左炔诺孕酮宫内缓释系统

续表

英文缩略词	英文全称	中文全称
LPD	luteal phase defect	黄体功能不足
LSIL	low-grade squamous intraepithelial lesion	低级别鳞状上皮内病变
MFP	male fertility preservation	男性生育力保存
MHC	major histocompatibility complex	组织相容性复合体
MHT	menopause hormone therapy	绝经激素治疗
MI	metaphase I	第一次减数分裂期
Micro-TESE	microdissection testicular sperm extraction	显微镜下睾丸切开取精术
MII	metaphase II	第二次减数分裂期
MMR	maternal mortality ratio	孕产妇死亡率
MPF	maturation promoting factor	成熟促进因子
MPS	menopausal syndrome	围绝经期综合征
MS	metabolic syndrome	代谢综合征
MSCT	multi-slice CT	多层螺旋CT
MSI-H	microsatellite instability/hyper-mutated	MSI/高突变型
mtDNA	mitochondrial DNA	线粒体DNA
MTHF	5-methylenetetrahydrofolate	5-甲基四氢叶酸
NGS	next-generation sequencing technology	二代基因测序技术
NGS	next generation sequencing	高通量测序技术
NIPT	non-invasive prenatal testing	染色体无创产前筛查
NK	natural killer	自然杀伤细胞
NMU	neuromedin U	神经介素 U
NOAPS	non-criteria OAPS	非典型 OAPS
NOR	normal ovarian response	卵巢正常反应
NSAIDs	non-steroidal anti-inflammatory drug	非甾体抗炎药
OA	osteoarthritis	骨关节炎
OA	obstructive azoospermia	梗阻性无精子症
OAPS	obstetric APS	产科抗磷脂综合征
OC	oral contraceptives	口服避孕药
OHSS	ovarian hyperstimulation syndrome	卵巢过度刺激综合征
OP	osteoporosis	骨质疏松症
OS	overall survival	生存率
OTC	ovarian tissue cryopreservation	卵巢组织冷冻
P32H	protein 32 hamster	仓鼠蛋白32
PAS	placenta accrete spectrum disorders	胎盘植入性疾病
PBMC	peripheral blood mononuclear cell	母体外周血单核细胞

续表

英文缩略词	英文全称	中文全称
PCOS	polycystic ovarian syndrome	多囊卵巢综合征
PCR	polymerase chain reaction	聚合酶链式反应
PEP	post-exposure prophylaxis	暴露后预防
PESA	percutaneous epididymal sperm aspiration	经皮附睾穿刺取精
PFD	pelvic floor dysfunction	盆底功能障碍
PFS	progression-free survival	无进展生存期
PG	prostaglandin	前列腺素
PGD	preimplantation genetic diagnosis	植入前遗传学诊断
PGH	preimplantation genetic haplotyping	胚胎植入前单体型连锁分析
PHA	phytohemagglutinin	促有丝分裂原植物血凝素
PID	pelvic inflammatory disease	盆腔炎性疾病
PMR	perinatal mortality rate	围产儿死亡率
PMS	premenstrual syndrome	经前期综合征
POF	premature ovarian failure	卵巢早衰
POI	primary ovarian insufficiency	早发性卵巢功能不全
POR	poor ovarian response	卵巢低反应
PP	precocious puberty	性早熟
PPOS	progestin-primed ovarian stimulation	卵泡期高孕酮状态下促排卵
PPP	peripheral precocious puberty	外周性性早熟
PR	progesterone receptor	孕激素受体
PrEP	pre-exposure prophylaxis	暴露前预防用药
PRL	prolactin	催乳素
PTS	prethrombotic state	血栓前状态
PVS	perivitelline space	卵周间隙
RCA	rolling circle amplification	滚环扩增
RCT	randomized controlled trial	随机对照试验
RIF	recurrent implantation failure	反复种植失败
RM	recurrent miscarriage	反复自然流产
ROS	reactive oxygen species	活性氧
ROS	resistant ovary syndrome	卵巢抵抗综合征
RSA	recurrent spontaneous abortion	复发性流产
RVVC	recurrent vulvovaginal candidiasis	复发性外阴阴道假丝酵母菌病
SAGA -1	sperm agglutination antigen-1	精子凝集抗原 1
SAMP	sperm acrosomal membrane-associated protein	人精子顶体膜相关蛋白
SHBG	sex hormone-binding globulin	性激素结合球蛋白

续表

英文缩略词	英文全称	中文全称
SIP	sphingosine-1-phosphate	1-磷酸鞘氨醇
SMS	single-molecule sequencing	单分子测序
SNP	single nucleotide polymorphisms	单核苷酸多态
SP-10	sperm protein-10	精子蛋白-10
SRY	sex-determining region Y	基因性别决定区域Y
STD	sexually transmitted diseases	性传播疾病
STI	sexually transmitted infection	性传播感染
T	testosterone	睾酮
TALEN	transcription activator-like effector nucleases	转录激活因子样效应物核酸酶
TC	testicular cancer	睾丸癌
TEM	effector-memory	效应记忆表型
TENS	transcutaneous electrical nerve stimulation	经皮电神经刺激
TESE	testicular sperm extraction	睾丸穿刺取精
TFR	total fertility rate	总和生育率
TG	triglyceride	三酰甘油
TGF-β	transforming growth factor β	β型转化生长因子
TGS	third-generation sequencing	第三代测序
Th	help T cells	辅助T细胞
TITI	transvaginal intratubal insemination	经阴道输卵管内人工授精
TNF	tumor necrosis factor	肿瘤坏死因子
tNK	tissue resident NK	组织居留的NK细胞
TRH	thyrotropin-releasing hormone	促甲状腺素释放激素
TSH	thyroid stimulating hormone	促甲状腺素
TVS	transvaginal ultrasound	经阴道超声
UNHS	universal newborn hearing screening	新生儿听力筛查
URSA	unexplained RSA	不明原因性复发性流产
VC	varicocele	精索静脉曲张
VCT	voluntary counseling and testing	艾滋病自愿咨询检测
ZFN	zinc finger nuclease	锌指核酶